U0805520

青蒿素类抗疟药

李国桥 李 英 李泽琳 曾美怡 等 编著

科 学 出 版 社
北 京

内容简介

全球当今青蒿素及其衍生物，无论单药或者复方，无论中国或者外国生产，无一不是中国人发明的。本书记录了青蒿素类抗疟药的发明全过程和详尽的研究数据，为我国在新药发明史上留下一份既全面又真实的珍贵文献。同时本书既有中国40年来相关的研究结果，又涵盖了近年国际上的最新发展，有较高的学术价值。第一章阐述发明历史和研发思路（以原始资料为据），第二章至第十章按植物学、化学、药物分析、药理毒理学、青蒿素类药各种制剂的临床研究和应用等系统阐述，先单药后复方。

本书可供从事医疗卫生工作人员、教师、学生等作为工具书、参考书使用。

图书在版编目(CIP)数据

青蒿素类抗疟药 / 李国桥等编著. —北京：科学出版社，2015.8

ISBN 978-7-03-045355-6

Ⅰ.① 青… Ⅱ.① 李… Ⅲ.① 青蒿–抗疟药–研究 Ⅳ.① R286 ② R978.61

中国版本图书馆CIP数据核字(2015)第189377号

责任编辑：李 悦 田明霞 张海洋／责任校对：郑金红

责任印制：赵 博／封面设计：北京铭轩堂设计公司

科学出版社 出版

北京东黄城根北街16号

邮政编码：100717

http://www.sciencep.com

北京厚诚则铭印刷科技有限公司印刷

科学出版社发行 各地新华书店经销

*

2015年9月第 一 版　开本：787×1092 1/16

2025年1月第五次印刷　印张：31 1/4

字数：732 000

定价：158.00元

（如有印装质量问题，我社负责调换）

编写委员会名单(以姓氏笔画为序)

王京燕	女	军事医学科学院微生物流行病研究所	研究员
叶和春	男	中国科学院植物研究所	研究员
叶祖光	男	中国中医科学院中药研究所	研究员
宁殿玺	男	军事医学科学院微生物流行病研究所	研究员
刘　旭	男	广西桂林制药厂	教授级高工
刘天伟	男	中国中信集团股份公司	项目经理
李　英	女	中国科学院上海药物研究所	研究员
李国桥	男	广州中医药大学热带医学研究所　青蒿研究中心	教授
李泽琳	女	中国中医科学院中药研究所	研究员
吴毓林	男	中国科学院上海有机化学研究所	研究员
陈　昌	男	中国疾病预防控制中心寄生虫病预防控制所	研究员
周钟鸣	男	中国中医科学院中药研究所	研究员
罗泽渊	女	云南省药物研究所　四川省中药研究所	研究员
施凛荣	男	全国 523 办公室	助理员
袁守军	男	军事医学科学院放射与辐射医学研究所	研究员
郭兴伯	男	广州中医药大学青蒿研究中心	研究员
焦岫卿	男	军事医学科学院微生物流行病研究所	研究员
曾美怡	女	中国中医科学院中药研究所	研究员

本书编写过程中，下列人员提供了历史、原始资料等方面的帮助

田　樱	女	山东中医药研究院	研究员
李福林	男	军事医学科学院微生物流行病研究所	研究员
吴照华	女	中国科学院上海有机化学研究所	副研究员
陈　林	男	第二军医大学寄生虫学教研室抗疟药研究室	教授
张秀平	女	上海医药工业研究院	研究员
张淑改	女	中国科学院上海药物研究所	科技处长
娄松年	男	山东中医药研究院	研究员
顾浩明	男	中国科学院上海药物研究所	副研究员

黄　衡	男	云南省药物研究所　四川省中药研究所	研究员
梁　丽	女	中国科学院生物物理研究所	研究员
詹尔益	男	云南省药物研究所	研究员
黎润红	女	北京大学医学人文研究院	助理研究员

本书出版获得下列单位资助

广东新南方青蒿科技有限责任公司
广西仙草堂制药有限责任公司

序　　一

疟疾是全球流行最严重的一种寄生虫病，20 世纪六七十年代，全球疟疾患者每年达 3 亿~5 亿人，约 500 万人死于疟疾，其中大部分为儿童。人类与疟疾的斗争历史悠久，在疟疾防治中，抗疟药占有非常重要的地位。合理用药可以收到很好的防治效果，并有助于消灭传染源、防止疟疾的传播。从金鸡纳树皮中成功提取出奎宁以后，20 世纪 40 年代又研制出氯喹，疟疾防治迎来了以氯喹为王牌药的新时代。60 年代以来，恶性疟原虫对氯喹产生了严重的抗药性，疟疾患者猛增，死亡率高，特别是在东南亚、南美洲和非洲的热带、亚热带地区，严重威胁民众的生命健康。

在美国和越南的战争中，作战双方都深受疟疾之苦，军队的非战斗减员一时甚至超过战斗减员。为了支援越南抗击美国，我国国家领导人下达了研究抗疟新药紧急援外任务(523 任务)，由国家有关部委组成 523 领导小组，并设立办事机构(523 办公室)，组织有关部委、军队直属和部分省、市、自治区有关的科研单位开展协作，全力投入抗疟药的研制。首先研制一批由老药组成的应急复方，解决防治疟疾燃眉之急；同时组织力量合成新型化学药，并从中药筛查及发掘中医中药入手研制新的抗疟药。

20 世纪 70 年代，我国科学家从祖国的医药学宝库中发掘出青蒿素，又相继研制出 3 个疗效更好的青蒿素衍生物(青蒿琥酯、蒿甲醚、双氢青蒿素)；新化学药研究发明了本芴醇及磷酸萘酚喹，并开发了哌喹。90 年代以来，为了提高治愈率及延缓抗药性的产生，在这些新药的基础上，相继研制出蒿甲醚–本芴醇复方(复方蒿甲醚)、青蒿素-磷酸萘酚喹复方(复方磷酸萘酚喹)、青蒿素类–哌喹复方(复方哌喹)等新药，通过国内及国际合作，将青蒿素类抗疟药推向世界。当今，我国开创性研制的青蒿素类复方药(ACT)已成为全球防治抗药性恶性疟的主流药物，在全球迅速推广应用，治愈了数以亿计的患者，挽救了数百万危重患者的生命。青蒿素的发现及其系列研究成果是世界抗疟药研究发展史上的重大突破，是全球抗疟史上新的里程碑，是我国科学工作者在世界抗疟事业中作出的重大贡献，也是中国近代医药研发史上的成功范例。在 523 项目早期的 5 年间，我曾参加抗疟药筛选及疟区临床试用研究，深刻地感受到抗疟药研究的艰巨及其重大意义，我为 523 项目取得的成就感到无比的高兴。

新药研究是一项多学科、多专业参与的医药学工程课题。在执行 523 科研项目的十余年间，全国科研、医疗、教学、生产等单位开展科学研究大协作，不仅取得了多项重大成果，还构建了一个“统一意志、统一目标、统一指挥、统一行动”的系统工程组织管理模式。数百名科技人员不计名利、顽强拼搏、团结合作、及时互通信息的精神及 523 领导小组和办事机构精干、高效的指挥协调能力，都堪称科技界的典范！523 任务结束后，在青蒿素指导委员会的组织协调下，青蒿素类抗疟药研究逐渐与国际规范接轨，研究水平不断提升，抗疟药研制进一步取得了突出的业绩！

我国科学家研制的新型抗疟药多次获得大奖，在国际上享有盛誉。国内外学者发表了大量有关青蒿素类抗疟药的学术及研发史论文，青蒿素的发现和青蒿素类新抗疟药的发明在国际上引起广泛关注，但至今尚缺乏一部由发明人团队和亲历者群体系统全面详述的专著。《青蒿素类抗疟药》一书的出版弥补了这一缺憾。

《青蒿素类抗疟药》的作者主要是不同单位、从事不同专业、亲自参加这些药物研究且年过花甲的专家。全书内容分研发史实和学术研究两大部分。研发史实客观全面地记述了我国青蒿素类药物的研发历程和不同时期的研究水平、研究思路及技术方法，以及组织管理和项目协作的特色；学术研究部分展示了我国半个世纪以来抗疟药研究的重要成果和翔实的科学总结资料。这是一部在医药学研究中有科学价值、值得珍藏的学术著作及参考书，希望它的出版对新药的研发有所启示和帮助。

衷心祝贺《青蒿素类抗疟药》一书的出版！

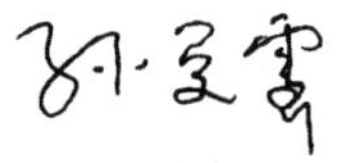

中国科学院院士

序　二

8 年前，由我和我的同事编写的《迟到的报告——五二三项目与青蒿素研发纪实》一书，在请有关参与青蒿素研究的专家审稿、征求意见时，熟悉青蒿素研发历史的沈家祥院士曾提议，出版了青蒿素研发历史的书，还应该出版一部青蒿素类抗疟药研究的学术专著。现由当年青蒿素抗疟药研制者联合编写的《青蒿素类抗疟药》一书出版了，这是 523 项目研究史上具有重大意义的一件事，我由衷地高兴。

523 项目是由我国国家领导人下达的一项紧急援外战备任务。任务繁重，时间紧迫。国家有关部委、军队总部，依照毛泽东主席对研制原子弹方案“要大力协同，做好这件工作”的批示精神，经国务院、中央军委批准，成立了全国疟疾防治研究领导小组（代号 523 领导小组），并设立了组织协调工作的办事机构，从全国集中了五六十个单位，五六百名科技人员的一支研究队伍，展开抗药性恶性疟疾防治药物的研究。在祖国传统中药方面，发明了青蒿素及其衍生物蒿甲醚、青蒿琥酯和双氢青蒿素；在化学合成药方面，创新发明了咯萘啶、本芴醇和萘酚喹等一批新药。523 任务结束后，卫生部、国家医药总局又成立了“青蒿素指导委员会”，继续组织和协调青蒿素类药物深入提高的研发工作。

523 大协作极大地推进了 523 项目及青蒿素类抗疟药研制工作的进展。当年，在我国科技人才、仪器设备较为缺少的情况下，把分散在不同部门、单位的技术力量和有限的设备，形成大协作的整体合力，统一计划安排，分工合作，专业取长补短，设备互通有无，一方有困难多方来相助，众志成城，全力以赴，才保证了研究任务的较快完成。以青蒿素的发现和青蒿素抗药发明的研究为例，从传统中药到粗提物到有效结晶，再到研发成为新抗疟药，涉及多单位不同的专业学科。中医研究院中药研究所青蒿研究先行起步，得到粗制剂及其临床试验疗效良好，并分离到抗疟有效成分，开了好头，但提取结晶的临床试验未能证实其对恶性疟的疗效。云南省药物研究所和山东省中医药研究所的黄花蒿研究起步虽晚，却进展顺利，均得到有效结晶。山东因没有病例而未能证实其对恶性疟的疗效。云南的黄蒿素经 523 办公室协调，交由正在滇缅边境研究脑型疟救治的广州中医学院 523 小组接手，2 个月内即作出治疗恶性疟的速效低毒的基本评价。抗疟新药青蒿素的发明，从中药青蒿（黄花蒿）的粗提物到提取结晶，到作出临床评价，仅用了 2 年多时间；到 1975 年青蒿素少量生产提供国外试用只用了 3 年；到 1979 年批量工业生产备战，也仅用了 6 年。

青蒿素及其多个衍生物和青蒿素类复方抗疟新药的发明都是 523 科技队伍大协作的劳动成果。新抗疟药青蒿素由全国 523 领导小组主持鉴定会通过鉴定，卫生部向国家科学技术委员会申报发明奖，1979 年 9 月，国家科学技术委员会向中医研究院中药研究所、山东省中医药研究所、云南省药物研究所、中国科学院生物物理研究所和上海有机化学研究所、广州中医学院 6 个单位颁发了发明证书。同时《人民日报》发表公告，向国内外郑重宣告我国科技工作者发明的“抗疟新药——青蒿素”诞生。在青蒿素栓、青蒿琥酯、蒿甲醚 3 个抗疟新药研制成功后，1987 年 9 月 11 日，卫生部召开新闻发布会，宣告由青蒿素改造而来的衍生物蒿甲醚的油针剂、青蒿琥酯的水针剂和青蒿素栓剂，作为治疗抗药性恶性疟和抢救脑型疟患者的特效药研制成功。

2006 年 12 月，在广州召开的青蒿素类研究国际座谈会上，世界卫生组织的代表对 523 办公室的同志说：“没有 523 项目就没有青蒿素，没有青蒿素就无法挽救世界疟区数百万人的生命，谢谢你们！”

此次编写出版《青蒿素类抗疟药》一书，记载着参加 523 项目的各位科技工作者，在十余年中为援助反侵略战争的兄弟、朋友，为我国边防部队战备，为挽救世界疟区人民的生命，不求名利，不计报酬，不畏艰险，辛勤劳动的凭证。我作为 523 办公室的一员，见证了青蒿素等抗疟药研发的全过程，与各位同志朋友，十载并肩战斗，结下了深厚的友情。每当忆起那不平常的岁月，研制成功青蒿素类及多种抗疟药，深受世界人民，尤其亚非拉人民盛赞，为祖国争得了光荣，愿与 523 项目工作者、广大读者共享此殊荣。

张剑方

原全国 523 办公室负责人

序　三

此书是青蒿类抗疟药的科学记录，是对学术文献的一大贡献，特别是对于抗疟药物感兴趣之人士的一个重要参考资料。此书是继 2006 年张剑方编写，以及我和夫人翻译成英文的《迟到的报告——五二三项目与青蒿素研发纪实》一书之后，一部内容翔实、资料丰富的科学著作。《迟到的报告——五二三项目与青蒿素研发纪实》一书主要在于陈述历史。此书补充前书，同时着重于科学研究资料。两书均记载青蒿素类药物研发的史实，让后人认识参与这个项目的中国科研人士在“文化大革命”非常困难、仪器设备不足的条件下是如何取得这项重大成果的。

青蒿素、青蒿素衍生物及其复方抗疟药现在成为世界上第一线和最广泛应用的抗疟药，减少了疟疾发病及死亡率, 挽救了全球成千上万的疟疾患者，证实了发明及开发青蒿素对千百万疟疾患者的重要性。

此书详述的科学实验充分表现出参与青蒿科研技术人员的科技高水平，勤劳、忘我的工作精神。从基本化学、物理学、植物学、制药学、X 射线单晶衍射、电子镜检至微生物学、药理毒理学、动物试验等不同领域专家，以及临床直接治疗患者的医护人员等各有所贡献。同样重要的贡献归于负责组织和管理行政业务(如张剑方、周克鼎)及 523 办公室的人员。技术人员需同本单位或通过 523 办公室帮助协调，同相隔遥远的单位合作。要组织这样一个多行业的研究队伍，且研究单位之间相隔千里，在物力极其缺乏的条件下而能够在较短的时间内取得这样重大的研究成果，这种组织和管理能力令人叹服。

我很荣幸能在青蒿素的研发和推荐青蒿素到西方的过程中有微小的贡献。于 1982 年与李国桥等在《柳叶刀》杂志发表了西方医学文献中首篇青蒿素类药物临床研究文章。我也觉得很荣幸获邀为此书写序。

我和李国桥教授的合作关系已有 35 年。这开始于 1979 年在广州中医药大学的实验室内他介绍青蒿素给我的时候。此后多年我们在中国和越南一同研究，进一步证实青蒿素、青蒿素衍生物和青蒿素复方的疗效和安全性。此学术合作维持至今。目前我们正共同研究和尽力推进李国桥教授的“快速灭源除疟”概念。

Keith Arnold

原罗氏基金远东区(香港)主任
曾任美国陆军研究所抗疟药物项目临床药理学家
曾任越南胡志明市热带病医院顾问
曾任广州中医药大学青蒿研究中心教授顾问

前　　言

20 世纪 60 年代，随着美国–越南战争的不断升级，交战双方投入的兵力不断增加。由于该地区抗药性恶性疟较严重，病死率高，给军队带来严重的非战斗减员。应越南领导人的求助，我国国家领导人下达开展防治抗药性恶性疟疾新药研究的“523 任务”，组成领导小组和办事机构（523 办公室），组织全国军、民科研单位大协作，开展抗药性恶性疟防治药物的研究。青蒿素类抗疟药就是我国科学家继承中医用药经验，发现中药青蒿的抗疟成分青蒿素，自主创新发明的治疗疟疾尤其是抗药性恶性疟的系列新药。

青蒿素类抗疟药的研究，是在 20 世纪 70 年代我国比较困难的历史时期，通过多部门、多学科、多单位人员的团结协作，以接力棒形式，攻克一个个难关，集体创造的科研成果。青蒿素是与已知抗疟药完全不同的新型化合物。它的发现及其抗疟药的发明，是世界抗疟药研究发展史上继奎宁之后，具有里程碑意义的重大突破，也是中西医药结合、继承发扬我国医药遗产的重大科研成果。

为了克服青蒿素难溶的缺点，我国科学家一方面探索其适宜的制剂，同时对其化学结构进行改造，利用青蒿素还原反应的产物双氢青蒿素，合成了蒿甲醚和青蒿琥酯。它们被先后研发成青蒿素栓、注射用青蒿琥酯、蒿甲醚注射液和双氢青蒿素片 4 个新药。为了延缓疟原虫对单药产生抗药性、提高治愈率和缩短疗程，20 世纪 90 年代以来又将青蒿素类药物与我国发明的化学合成新药本芴醇、萘酚喹和研发的哌喹等组成复方，发明了复方蒿甲醚、复方磷酸萘酚喹、复方哌喹等青蒿素类复方抗疟药，世界卫生组织称之为青蒿素复方疗法（ACT），成为当今全球防治恶性疟的首选药物。青蒿素类复方被誉为 21 世纪全球遏制疟疾的希望，青蒿素类药已挽救了数百万危重患者的生命。

从事青蒿素类药研究的科学家群体和个人，曾获国内外多项奖励，自 1979 年“抗疟新药——青蒿素”获国家技术发明奖二等奖后，又获得了国内外多项奖励，如青蒿琥酯（1989）和蒿甲醚（1996）获国家技术发明奖三等奖；1996 年求是科技基金会颁发的“杰出科技成就集体奖——青蒿素”；本芴醇（1990）、磷酸萘酚喹（1996）分别获国家技术发明奖一、二等奖； 2004 年，泰国国王为青蒿素类药研发集体颁发了最高医学奖；复方哌喹（2005）、复方蒿甲醚（2007）获国家科学技术进步奖二等奖；2009 年获欧洲发明人奖（非欧洲单元）；2011 年获美国拉斯克奖等。

由于当年抗疟药研究是作为一项军队紧急战备的保密项目立项的，一些研究信息、资料极少披露，特别是久为国内外医学史家十分关注的青蒿素类抗疟药研发历史，从未系统地向世人公开过。随着时间的流逝，这段奋斗史将随着故人的离去逐渐被淡忘，甚至有的被杜撰失实。此外，有关青蒿素类抗疟药的研究，至今尚无一部翔实的学术著作问世。

2012 年，一些曾经将青春年华奉献给这个伟大事业的科学工作者和管理者相聚一起，认为有责任在有生之年，将自己的经历和积累的研究资料整理出版，留传给后代，或许可为今后新药的创新研制提供一些参考，也是对 523 任务最好的纪念。40 多年前，大家风华正茂，在艰难条件下，全心投入了寻找防治抗药性恶性疟疾新药的研究；而今耄耋之年，仍不为名不为利，发扬当年团结合作的精神，穷余生精力，为那段可贵的经历留下真实的史录。

《青蒿素类抗疟药》一书在大家的共同努力下，历时三年多，几经修改，而今即将出版。执笔编写者来自不同单位、从事不同专业，或是亲历这些创新药物研究的发明人，或是主要参加者和管理者。书中反映了他们在研究思路和研究方法上不断创新，以及组织管理和协作攻关的一些独特做法，力求全面、客观地记述我国青蒿素类药物的研发史实和学术成果。本书重点是介绍我国的青蒿素类药物研发成果，包括化学、药理、毒理和临床等各专业详尽的研究资料。过去由于专利和国际合作等，有相当一部分研究资料未曾发表，这次属首次公开。另外，在相关部分尽可能引用国际最新技术资料。

在我国，青蒿素抗疟研究一直没有停止过。2003 年以来，又用青蒿素复方在柬埔寨和科摩罗开展“快速灭源除疟”的研究，取得了可喜的成效，有可能为全球控制和清除疟疾提供新的思路。本书也收集了这部分最新的研究资料。

本书是我国第一部对近半个世纪以来在青蒿素类抗疟药研究领域中取得的重要成果的全面总结，是一部宝贵的专业技术文献。它的出版对我国创新药物的研究、医药院校教学和医药史研究颇具参考价值，对图书馆及历史资料单位亦有收藏意义。

当然，随着时代的变迁和社会发展，以及科学技术的不断进步，当年的研究设备和条件，以及人们对未知事物的认识已难与今天同日而语。我们欢迎学术上不同观点的讨论和批评，对于书中存在的不足给予指正。

编　者

2015 年 4 月

目　　录

第一章　青蒿素的发现和青蒿素类抗疟药的研发历史

疟疾是热带和亚热带地区广泛流行的寄生虫传染病。恶性疟对人体的健康危害最大，无免疫力患者(儿童和非疟区人口)易发展为重症疟疾，死亡率高，仅非洲每年就有超过百万儿童被夺去生命。20 世纪 60 年代以来，由于恶性疟原虫对常用抗疟药氯喹等产生抗药性，在东南亚地区、南美洲和非洲蔓延，全球防治疟疾的形势十分严峻。疟疾防治也是军事医学的重要课题，仅以 60 年代美国–越南战争为例，疟疾造成了双方军队严重的非战斗减员。美国为此专门成立疟疾委员会加强研究力量，组织以华尔特里德陆军研究院为中心，联合英、法、澳大利亚等国的研究机构和欧洲的一些大药厂，开展抗疟新药研究。

应越南领导人的请求，根据毛泽东主席和周恩来总理指示，解决疟疾问题被列为一项紧急援外战备任务。国家科学技术委员会(以下简称国家科委)和中国人民解放军总后勤部(以下简称总后勤部)于 1967 年 5 月 23 日在北京召开有关部、委、军队总部直属和有关省(自治区)、市和军区等单位负责人参加的“疟疾防治药物研究工作”协作会议，以开会日期为代号，将这项紧急军事项目简称为“523 任务”或“523 项目”。由国家科委为组长单位，总后勤部为副组长单位，会同卫生部、化学工业部、国防科学技术工业委员会和中国科学院组成全国 523 领导小组，在军事医学科学院设立全国 523 办公室；有关省(自治区)、市和军区也成立相应的地区领导小组与办事机构，全面领导规划和计划的制订、管理与组织协调[1]。

我国科技工作者在研制成功“防疟 1 号片、2 号片、3 号片”几种复方预防药应急供部队使用后，从传统中药中发现了青蒿素，开始了我国抗疟药创新历程。由于青蒿素化学结构新颖，能高效、速效治疗恶性疟和间日疟，对氯喹等抗疟药无交叉抗药性等特点，解决了当今抗药性恶性疟难以治疗的难题。为提高青蒿素疗效和溶解度，研究者发明了蒿甲醚、青蒿琥酯、双氢青蒿素等系列衍生物。为延缓疟原虫产生抗药性、提高治愈率和缩短疗程，又以青蒿素类药物与自主发明的化学合成抗疟药本芴醇、磷酸萘酚喹和后续研发的哌喹等组成青蒿素类复方药，世界卫生组织称之为“青蒿素复方疗法”(artemisinin-based combination therapy，ACT)，在全世界各地遏制恶性疟的行动中发挥着重要作用。

本章介绍我国科学家发现青蒿素和发明青蒿素类抗疟药及其复方的过程。在统一规划下，科学家群体互相配合，互通有无，各单位在不同的研发阶段各自发挥了重要的作用。在这一历史过程中，全国 523 领导小组及其办公室，以及其后的青蒿素指导委员会和国家科委，在领导和组织协调这项抗疟药物研发系统工程中起到了重要作用。

第一节 青蒿素的发现及其抗疟药的早期研发

当年研究抗疟新药的工作从两方面展开：一是选择已有化合物进行筛选和人工合成新化合物，先后合成了磷酸咯萘啶、本芴醇和磷酸萘酚喹；二是从中医药方面筛选天然化合物。在 1967 年制订的 3 年研究规划中，建议作为重点研究的 7 种中草药中就有青蒿[2]。当年有的单位也对青蒿做过初筛，但未发现其抗疟作用，这可能和青蒿植物产地、品种不同，提取方法各异等因素有关。后来证实，只有来源为菊科植物黄花蒿(*Artemisia annua* L.)的中药青蒿才有抗疟作用；有效成分青蒿素的含量因南北产地、采收时间不同而差别很大；青蒿素在黄花蒿的花蕾前盛叶期的叶子中含量最高。这些关键因素也是在后来科研实践中被认识的。

一、青蒿素的发现过程

1. 疟区民间治疟草药的调查研究

我国的中草药大致可以归纳为两大类，一类是历代本草和医籍等中医药文献中记载的中医用药，即传统中药；另一类是地区性民间草药。523 项目成立了中医药专业协作组，他们在查阅中医药文献和民间经验资料的同时，分赴海南、云南边疆、广东、广西、四川、江苏、浙江等疟区，深入民间访问，收集治疗疟疾的单方、秘方和验方，采集中草药样品，在实验室初步制备，经动物药效及安全性试验，就地试用观察，试图从中找出可供深入研究的备选药物。如 1967～1969 年中国医学科学院药物研究所和军事医学科学院等单位，与云南、江苏和广东的科研人员组成民间药调查小组，在广东民间发现植物鹰爪[*Artabotrys uncinatus* (L.) Merr.]的根有抗疟作用，经实验研究和临床试用，疗效较好，在中国医学科学院药物研究所于德泉的主持下，与广州中山医学院、中山大学、中国科学院华南植物研究所协作，分离出有效单体鹰爪甲素，梁晓天、于德泉等[3]证明其为一种新型的倍半萜过氧化物。因植物资源缺乏，鹰爪甲素的稳定性又差，故未继续开发，但是鹰爪甲素的发现，对后来同属于倍半萜类过氧化物的青蒿素化学结构的确定有很大启发。

2. 疟疾单秘验方药物的筛选

1969 年 1 月，中国中医研究院中药研究所(以下简称中药研究所)参加 523 任务。该院领导指定屠呦呦任组长，组员为余亚纲。他们两人都毕业于北京医学院药学系(今北京大学医学部药学院)，受过现代科学研究方法的训练，并都在中医研究院西医学习中医研究班毕业，了解本草学的发展史。同年 4 月，中医研究院革委会业务组编写了含有 640 余方的《疟疾单秘验方集》(油印本)[2]。同时，他们将从中遴选的单味中药或复方的提取物，交由军事医学科学院做鼠疟抑制试验，发现胡椒、辣椒加明矾的提取物对鼠疟的抑制率达 80%以上。同年 7～10 月，屠呦呦和余亚纲、郎林福携胡椒和辣椒加明矾的提取物参加海南岛疟区现场试验工作，共进行 44 例临床效果观察，两药仅各有 1 例原虫转阴，最后，因效果不理想而终止研究(参考资料 1，简称资料 1，下同)。1970 年初，全国 523 办公室安排军事医学科学院正从事 523 中草药抗疟研究的顾国明到中药研究所，与余亚纲合作进行中药提取和鼠疟筛选的研究[1]。屠呦呦因另有任务，未能继续参与组内的研究[4]。

3. 初识青蒿的抗疟作用

余亚纲和顾国明继续查阅文献并进行中药提取，开展鼠疟筛选。余亚纲以上海市中医文献研究馆整理的《疟疾专辑》和清代《古今图书集成医部全录》的“疟门”为主要参考资料，进行深入细致的分析归纳后，提出：“重点筛选药为乌梅、乌头、鳖甲、青蒿等”，认为这些药“有单方应用经验，在复方里也出现频繁，值得反复动物筛选”。他所列的表格第一个记述青蒿的方剂是葛洪的《肘后备急方》，用法：“青蒿一握，水二升，捣汁服”。余亚纲以“523 组”的署名整理出《中医治疟方、药文献》手稿[2]。余亚纲和顾国明所做的中药提取物由军事医学科学院焦岫卿等做鼠疟筛选，据顾国明回忆：“挑选在抗疟中药方剂中出现频率较高者，作为我们筛选研究对象，其中包括青蒿、鳖甲等，经水煎或乙醇提取，送筛选组进行鼠疟筛选，发现青蒿具有一定的抗疟作用，大概在 60%～80%的抑制率”(资料 2)。正是余亚纲和顾国明首先通过实验证明青蒿的抗疟作用，为后人提供了有价值的参考。余亚纲把青蒿提取物的鼠疟抑制率较高的结果报告了屠呦呦[2]。1970 年 9 月，屠呦呦将青蒿列入筛选名单[2]。此后，余亚纲因接受其他任务被调离 523 课题组，顾国明也回原单位工作。1970 年 9 月至 1971 年 5 月中药研究所的中草药抗疟研究工作处于停滞状态(资料 1，资料 3)。

4. 青蒿抗疟有效部位的发现

1971 年 5 月下旬，在广州召开“疟疾防治研究工作座谈会”，卫生部领导和 523 办公室一再强调 523 任务的重要性，于是中药研究所重新组织力量进行研究(资料 4)。屠呦呦仍任组长，与组员钟裕蓉继续提取中药，他们经过 100 多个样品的筛选，不得不再考虑选择新的药物，同时又复筛过去显示效价较高的中药[5, 6]。他们曾做过青蒿 95%乙醇提取物，鼠疟抑制率仅为 40%，后来他们改用常规乙醚提取，效价显著提高，鼠疟抑制率达到 99%～100%，但毒性偏大。在去除其酸性部分后，得到抗疟效价高、毒性小的乙醚中性提取物(资料 5)，青蒿抗疟研究由此取得了新进展。

1972 年 3 月，在南京召开的 523 中草药专业会议上，屠呦呦代表中药研究所报告了青蒿的乙醚中性提取物对鼠疟抑制率可达 100% 的结果(资料 5)，引起全国 523 办公室和与会单位的关注。

青蒿的乙醚中性提取物(代号 91#)经过动物毒性试验和人体试服，证明无明显副作用后，1972 年 8～10 月，屠呦呦和戴绍德到海南岛进行临床观察，3 种剂量组均有效，其中大剂量组(总剂量 36g)疗效更明显。治疗间日疟 11 例(含混合感染 1 例)，全部有效；恶性疟 9 例，有效 7 例，无效 2 例(资料 6)。在 523 办公室协调下，解放军 302 医院临床验证 9 例间日疟，也全部有效。临床试验共 29 例，获得了比较满意的结果[1]。

中药研究所通过动物模型和疟疾患者临床观察均证实了青蒿乙醚中性提取物的抗疟作用，尤其是治疗恶性疟的效果，为后来青蒿的深入研究提供了重要的依据。

山东省寄生虫病防治研究所得知这一信息后，1972 年 10 月用当地的黄花蒿制得的乙醚中性提取物也证实了对鼠疟的良好效价[1]。1973 年又在当地用于治疗间日疟，也取得很好的疗效[1]。

5. 抗疟单体青蒿结晶Ⅱ的发现

1972 年 8 月，屠呦呦在海南岛观察乙醚中性提取物的临床疗效期间，其组员倪慕云将青蒿乙醚提取物中性部分进一步纯化，但用氧化铝进行柱层析时，未得到任何值得注意的单体。组员钟裕蓉改用硅胶柱层析，石油醚-乙酸乙酯梯度洗脱，于 1972 年 11 月 8 日，分离得到 3 种结晶，编号为结晶Ⅰ、结晶Ⅱ和结晶Ⅲ(资料 1，资料 3)。药理室叶祖光进行鼠疟筛选，证实结晶Ⅱ是唯一有抗疟作用的单体，该结晶 50～100mg 给小鼠灌胃，可使鼠疟原虫转阴。后来中药研究所将此结晶Ⅱ改称“青蒿素Ⅱ”(资料 1，资料 3)。

6. 青蒿素Ⅱ临床试验初步显示对间日疟有效

中药研究所用柱层析分离青蒿素Ⅱ的数量有限，在做了小鼠急性毒性试验后就进行健康人试服，由 3 名科研人员试服青蒿素Ⅱ，3 天总剂量 1 例为 3.5g，其余 2 例均为 5g，经心电图、脑电图、肝功能、肾功能、血液生化和尿常规检查，服药后均无明显变化[7]。1973 年 9～10 月由李传杰带领临床小组到海南岛昌江地区对青蒿素Ⅱ进行临床观察。据临床报告记录：“其中外来人口间日疟 3 例，胶囊剂总剂量 3～3.5g，平均原虫转阴时间为 18.5h，平均退热时间为 30h，复查 3 周，2 例治愈，1 例有效(13 天原虫再现)。外来人口恶性疟 5 例，1 例有效(原虫 7 万/mm^3 以上，片剂用药剂量 4.5g，37h 退热，65h 原虫转阴，第 6 天后原虫再现)，2 例因心脏出现期前收缩而停药(其中 1 例首次发病，原虫 3 万/mm^3 以上，服药 3g 后，32h 退热，停药 1 天后原虫再现，体温再升高)，2 例无效”(资料 7)。此次青蒿素Ⅱ临床试验初步看到对间日疟有一定效果，但未能确证对恶性疟的疗效。1974 年，中药研究所由于诸多原因未能提取青蒿素Ⅱ，未再进行临床试验。

7. 黄蒿素治疗恶性疟显特效

云南省药物研究所(以下简称云南药物所)的罗泽渊受中药研究所青蒿乙醚中性提取物临床疗效的启示，试图从同属植物中寻找有抗疟作用的药物，1973 年 3～4 月她将采集到的苦蒿用石油醚、乙醚、乙酸乙酯和甲醇连续提取，得到多种结晶。从乙醚提取物中得到的编号为“苦蒿结晶Ⅲ”，该所的黄衡用鼠疟抑制试验证实其有显著抗疟作用。后经植物学家吴征镒鉴定，“苦蒿”是黄花蒿的大头变型，简称大头黄花蒿(*Artemisia annua* L. f. *macrocephala* Pamp.)，遂将“苦蒿结晶Ⅲ”按原植物名改称“黄蒿素”(1978 年以后统一称青蒿素)。同年 6 月，由于当地原料不足，到四川药材公司采购到酉阳地区产的中药青蒿(植物黄花蒿)，其黄蒿素含量比大头黄花蒿高 10 倍。他们分离得到的黄蒿素为药理、化学和临床研究提供了充足的试验用药。1973 年 10 月完成了黄蒿素的药效和毒性试验，证明对鼠疟疗效高，毒性不明显[1]。该所詹尔益、罗泽渊等进而建立了黄蒿素的“溶剂汽油法”提取工艺，为大规模生产奠定了基础[1]。

1973 年秋，全国 523 办公室的周克鼎和中药研究所张衍箴到云南药物所了解大头黄花蒿研究进展情况和他们的提取方法。罗泽渊向他们做了提取分离黄蒿素的详细介绍，并送了一些黄蒿素给中药研究所作为对照品。1975 年，中药研究所刘静明等到云南药物所交流学习提取工艺，了解到黄花蒿优质原料产地等情况，使中药研究所得以自行解决青蒿素供药问题(资料 8)，体现了单位之间的互相支持。

1974 年 9～10 月，云南临床研究组到云县进行黄蒿素治疗恶性疟临床试验，因难找到病例，未有结果。全国 523 办公室的领导张剑方等到现场检查工作，临时决定将黄蒿素的临床试验任务交给正在云南省耿马县医院开展脑型疟救治研究的广州中医学院 523 小组[1]。李国桥从最初 3 例患者的试验中观察到，患者口服黄蒿素后，恶性疟原虫纤细环状体停止发育并迅速减少的现象，认定黄蒿素对恶性疟原虫的速杀作用远超奎宁和氯喹。为了对治疗恶性疟的疗效尽快作出评价，他立即制订黄蒿素鼻饲给药救治脑型疟的方案，派人到中缅边境沧源县南腊镇卫生院设点，争取在耿马县人民医院和沧源县南腊镇卫生院能收到脑型疟病例进行试验。10～12 月，他们共收治了 18 例患者，其中有 1 例脑型恶性疟、2 例黄疸型恶性疟和 11 例非重症恶性疟，4 例间日疟，全部迅速临床治愈(资料 9)。这是首次在临床上证实青蒿素治疗恶性疟的疗效及其速效、低毒的特点，是对青蒿素临床应用价值的重要发现[1]。他们建议尽快制成注射剂用于救治重症疟疾。

山东省中医药研究所的魏振兴受到北京的青蒿乙醚中性提取物临床有效的启示，1973 年 11 月，从当地的植物黄花蒿中提取出有效单体，命名为“黄花蒿素”(1978 年以后统一称青蒿素)。1974 年 5 月和 10 月，他们在山东巨野县用黄花蒿素治疗间日疟 19 例，“原虫迅速转阴，症状迅速控制，未见明显副作用”(资料 10)。

上述 1973 年青蒿素Ⅱ的临床试验结果与 1974 年黄(花)蒿素大不相同。由于当时中药研究所为临床试验提取分离青蒿素Ⅱ遇到诸多困难，因而难免混有相当量的杂质，加以对刚获得的青蒿素Ⅰ、Ⅱ、Ⅲ的认识尚粗浅，又误认为“青蒿素Ⅲ与青蒿素Ⅱ以等量配伍之后，可减少青蒿素Ⅱ用量，仅用原剂量的二分之一，即可显示相同的(鼠疟)效价”(资料 11)，因而临床试验用的青蒿素Ⅱ可能混有较多的青蒿素Ⅲ就可以理解了。青蒿素Ⅱ和黄蒿素对恶性疟的疗效显然不同已如前述，就是从间日疟的剂量和疗效分析，青蒿素Ⅱ与黄(花)蒿素也有很大的不同。青蒿素Ⅱ 3 天疗程总剂量为 3～3.5g，临床治愈 3 例中，1 例 13 天就复燃；山东的黄花蒿素 3 天总量 0.6～1.2g，19 例全部迅速临床治愈；云南的黄蒿素治疗 4 例间日疟，只用 1 天疗程，总量 0.2～0.3g，都迅速临床治愈。临床事实表明，青蒿素Ⅱ中含有的真正青蒿素太少。

综上所述，中药研究所于 1972 年首先分离到有效单体青蒿结晶Ⅱ，1973 年的青蒿素Ⅱ临床试验初步看到对间日疟有一定效果，但未能确证对恶性疟的疗效；1974 年云南、山东两地对 14 例恶性疟、23 例间日疟的临床观察，初步证实青蒿素治疗疟疾尤其是恶性疟和救治凶险型疟疾的速效远超氯喹和低毒的优点。全国 523 办公室认为云南、山东的临床试验结果“对深入开展青蒿研究起到很大的推动作用”（资料 12），为在全国开展更大范围合作研究的决策提供了重要依据[1]。

二、青蒿素抗疟研究大会战

为了加快青蒿素抗疟的研究，全国 523 领导小组于 1975 年 4 月在成都召开 523 中草药专业会议，国家有关部委、军队总部和 10 省（自治区）、市和军区所属几十个单位的科技人员代表和有关领导共 70 多人出席。会上报告了云南黄蒿素治疗恶性疟疾和救治重症疟疾的疗效，以及山东黄花蒿素治疗间日疟的疗效。会议对青蒿素的研发进行了全面部署，一是尽快肯定青蒿素的速效、低毒、无交叉抗药性的基本评价；二是确定化学结构，进一步开展化学合成或结构改造；三是研制复方、简易制剂，便于军民就地取材群防群治和提高疗效。围绕这些重点的研究工作，组织全国“大会战”（资料 13）。

1975～1977 年，全国各有关单位同心协力，完成了一系列研究，调查植物黄花蒿的资源分布，确定青蒿素的生产工艺，研究青蒿素的药效学和毒理学特性，鉴定青蒿素的化学结构，开展青蒿素结构改造，制订青蒿素的含量测定方法和质量标准，扩大临床验证。特别是在下述几方面工作，动员了全国的有关科研机构，共同攻关。

1. 扩大临床验证

1975 年重点任务是完成足够的临床试验病例数，以确认青蒿素的疗效和特点。1975 年，李国桥小组在海南乐东县医院继续进行黄蒿素鼻饲救治脑型疟研究，并与东方县医院等合作，用黄蒿素鼻饲给药救治脑型疟 36 例，治愈率达 91.7%，进一步肯定了黄蒿素用于救治脑型疟等重症疟疾的疗效[8]。同年 7 月，由全国 523 办公室安排，李国桥在乐东县医院举办了临床试验研讨班，并制订全国统一的临床试验方案。

成都会议后，用青蒿素各种制剂在我国海南、云南、河南、山东、江苏、湖北、四川、广西，以及老挝、柬埔寨治疗疟疾共 2099 例，其中恶性疟 588 例，间日疟 1511 例，平均退热时间和平均原虫转阴时间明显快于氯喹。青蒿素口服剂和注射剂近期疗效均达到 100%；口服剂 3 天疗程的复燃率为 50%左右，油混悬注射剂的复燃率为 10%左右；用青蒿素鼻饲给药、油混悬和水混悬注射剂共治疗脑型疟 141 例，治愈率为 91.5%。用于治疗孕妇患者，也未见不良反应；在海南、云南等地，对氯喹治疗失败的 143 例恶性疟病例，用青蒿素治疗均获成功，表明它与氯喹无交叉抗药性，适用于抗药性恶性疟的治疗。同期各地用青蒿提取物等简易制剂治疗 4456 例，疗效良好（资料 14）。

2. 确定青蒿素的化学结构

中药研究所分离到青蒿素Ⅱ以后，曾经测试了它的熔点、比旋度、红外光谱、元素分析。1973 年在北京医学院药学系林启寿教授关于确定功能基团及制备衍生物的建议下，用硼氢化钾等试剂与青蒿素Ⅱ进行反应，试图探索分子中是否有酮、醛类羰基存在。将反应产物和青蒿素Ⅱ的红外光谱相比，羰基峰消失，出现了羟基峰，当时认为青蒿素Ⅱ中含有酮基(资料 15)。

中药研究所为加速结构测定的进展，1973 年商请中国科学院上海有机化学研究所(以下简称有机化学所)合作进行青蒿素化学结构测定的研究。1974～1976 年初，中药研究所先后派倪慕云、樊菊芬和刘静明到有机化学所与吴照华、吴毓林和周维善一起进行结构研究工作。1975 年初，因青蒿素Ⅱ样品一度供应不上，由全国 523 办公室协调，山东省中医药研究所和云南药物所为化学结构测定支援了纯度较高的青蒿素结晶[1]。

1974 年年初，倪慕云到有机化学所后，吴照华按照结构鉴定的惯例，将青蒿素Ⅱ反复重结晶至熔点不变，重新进行元素分析，以后又测定了核磁共振氢谱和碳谱、高分辨质谱等，明确了青蒿素的分子式、分子质量及其 15 个碳原子的种类。

吴照华和倪慕云、刘静明、樊菊芬通过化学反应、颜色反应和定量分析确定了青蒿素Ⅱ中内酯基团的存在，结合红外光谱，确定了原先认为的酮基峰实为内酯基峰。以后他们又进行了系列反应，确证青蒿素分子中不存在双键、三元环环氧及游离酮、醛类羰基等[9]。

1975 年 4 月受鹰爪甲素分子结构中含有过氧基团的启发，吴照华和吴毓林通过定性和定量分析证实青蒿素也含有一个过氧基团。其后，他们又进行了青蒿素的硼氢化锌和硼氢化钠还原反应，高产率地获得了还原产物，通过定性试验确证过氧基团保留，通过核磁共振谱证明青蒿素的内酯被还原，生成由一对差向异构体组成的半内缩醛，这是一个十分罕见的内酯还原反应[10]。综合已有的实验数据，推定了一些分子结构的片段；再参考南斯拉夫化学家 1972 年从黄花蒿中分离到的 arteannuin B(青蒿乙素)的化学结构，1975 年下半年提出了一个含有过氧基内酯环的可能结构式[10]。

1975 年 3 月中国科学院生物物理研究所接受 523 办公室下达测定青蒿素结构的任务。李鹏飞和梁丽利用中药研究所提供的青蒿素单晶和分子式于 1975 年 11 月用 X 射线单晶衍射法测定了青蒿素分子是以过氧桥和氧桥与 3 个碳原子构成的一个六元环为其结构特征的化学结构式，证实了上文提到的过氧内酯环的可能结构式是错误的。X 射线晶体学测定的结构经过精修后，于 1978 年初由梁丽等以 X 射线反常散射方法确定了青蒿素的绝对构型[11]。由此确证青蒿素是一个含有过氧基团的新型倍半萜内酯。

1976 年 2 月全国 523 办公室下达研发青蒿素衍生物的任务，1977 年年底中国科学院上海药物研究所李英等和广西桂林制药厂刘旭等迅速研发了疗效优于青蒿素的蒿甲醚和青蒿琥酯注射剂。

3. 建立含量测定方法和制订质量标准

青蒿素化学结构的确定，为建立青蒿素含量测定方法和制订质量标准提供了必要的前提。1977 年 2 月由 523 办公室周克鼎主持，在山东省中医药研究所举办青蒿素含量测定技术交流学习班(资料 16)。参加学习班的除中医研究院中药研究所、山东中医药研究所和云南省药物研究所外，还有上海、广东、广西、江苏、河南、四川、湖北等地有关的药物研究所、制药厂等 15 个单位的专业人员，通过实地操作，交流各自建立的含量测定方法，比较了各种方法的优缺点。同年 9 月在中医研究院中药研究所再次举办含量测定技术交流学习班，以南京药学院和广州中医学院建立的紫外分光光度法为基础，讨论改进了操作方法，并在不同的仪器上比较其测定误差以后，一致认为此法的特异性、精密度和准确度都符合青蒿素原料药和制剂的测定要求，也便于基层药检部门执行。最后由沈璇坤(广州)、严克东(中国药品生物制品检定所)、罗泽渊(云南)、田樱(山东)、曾美怡(北京)共同完成紫外分光光度法测定青蒿素的文稿。青蒿素质量标准则是以中药研究所曾美怡起草的质量标准为主，参考云南和山东两单位起草的内容，制订出全国统一的青蒿素质量标准。

三、项目鉴定和获国家发明奖

1977 年底，已基本完成了青蒿素抗疟药的各项研究。1978 年 11 月 23～29 日，全国 523 领导小组在江苏省扬州市主持召开了青蒿素治疗疟疾科研成果鉴定会。来自卫生部、国家科学技术委员会、总后勤部，有关省(自治区)、市、军区，各地区 523 办公室，主要研究单位和协作单位的一百多人参加会议。提交鉴定会的资料汇总，分为青蒿品种资源、青蒿素化学、药理学、质量标准、制剂工艺、生产工艺、临床和衍生物研发等 12 个专题汇报[1]。会议通过了青蒿素成果鉴定书。

1979 年 9 月，由卫生部申报发明奖励，经国家科委评定，向卫生部中医研究院中药研究所、山东省中医药研究所、云南省药物研究所、中国科学院生物物理研究所、中国科学院上海有机化学研究所和广州中医学院 6 个单位颁发了《抗疟新药—— 青蒿素》发明证书，获国家技术发明奖二等奖。

回顾青蒿素发现的曲折跌宕过程，人们可以清楚地看到，青蒿素及其衍生物的成功，是当年国家处于科技欠发达时期，我国科学家群体自力更生，奋发图强，无私奉献，团结奋斗而奏响的一曲社会主义大协作的凯歌。

致谢：本节内容由当年 523 任务组织者和众多参与者，提供的大量原始资料和回忆记录写成。成文后又得到施凛荣、刘天伟、宁殿玺、焦岫卿等编委成员的修改和建议，黎润红提供参考意见，在此一并致谢。

参考文献

[1] 张剑方.迟到的报告——五二三项目与青蒿素研发纪实. 广州：羊城晚报出版社，2006：1-8，16-19，21-23，26-28，32-35，36，50-52
[2] 黎润红. “523 任务”与青蒿抗疟作用的再发现. 中国科技史杂志， 2011，32(4)：488-500
[3] 梁晓天，于德泉，吴伟良，等. 鹰爪甲素的化学结构. 化学学报， 1979，37(3)：215-230
[4] 李雅民. 青蒿素发现始末. 天津网-数字报刊[2011-10-14]
[5] 黎润红，饶毅，张大庆. “523 任务”与青蒿素发现的历史探究.自然辩证法通讯， 2013，35(1)：107-121
[6] 屠呦呦编著. 青蒿及青蒿素类药物. 北京：化学工业出版社， 2009：1-2
[7] 中医研究院中药研究所药理研究室. 青蒿的药理研究. 新医药学杂志，1979，(1)：23-33
[8] 李国桥，郭兴伯，靳瑞，等. 青蒿素及其衍生物治疗脑型疟疾的临床研究. 中医学杂志(英文版)，1982，2(2)：125-130
[9] 刘静明，倪慕云，樊菊芬，等. 青蒿素的结构和反应. 化学学报，1979，37(2)：129-143
[10] 李英，吴毓林. 青蒿素类化合物的药物化学和药理研究进展. 白东鲁，陈凯先. 药物化学进展. 北京：化学工业出版社，2005：435
[11] 中国科学院生物物理研究所抗疟药青蒿素协作组. 青蒿素的晶体结构及其绝对构型. 中国科学 B 辑，1979，(11)：1114-1128

参考资料

[1] 中国中医科学院中药研究所. 中国中医科学院发现青蒿素的主要历程(1969～1973 年). 2012
[2] 顾国明. 关于参加部分青蒿研究工作的回顾. 2004.6.5
[3] 中国中医科学院院史研究组. 中药研究所发现青蒿素的历程(1969～1973 年).2012
[4] 章国镇. 学习毛主席关于理论问题的重要指示. 把五二三工作促上去. 1975 年 5 月 16 日，7 月 16 日稿
[5] 中医研究院疟疾防治小组. 用毛泽东思想指导发掘抗疟中草药的工作. 1972，3.4
[6] 中医研究院中药研究所“523”临床验证小组. 91# 临床验证小结. 1972
[7] 中医研究院中药研究所. 青蒿抗疟研究(1971～1978 年).1978：26-34
[8] 徐天生. 中药研究所科研工作简报 1975 年第三期
[9] 广州中医学院 523 小组. 黄蒿素治疗疟疾 18 例总结(原稿). 1975
[10] 山东省中医药研究所. 黄花蒿素及黄花蒿丙酮提取物简易剂型治疗间日疟现症病人初步观察(见：山东省中医药研究所中医药研究资料“黄花蒿素专辑”：57). 1980
[11] 中医研究院中药研究所，中药青蒿抗疟研究. 1975，11：6-7
[12] 全国 523 办公室. 关于青蒿抗疟研究的情况. 1977.10
[13] 523 中医中药专业组. 523 中医中药专业座谈会简报(附件：1975 年 523 中医中药研究计划表)
[14] 全国疟疾防治研究领导小组. 青蒿素鉴定书. 1978
[15] 章国镇. 中药研究所一九七三年科研工作总结. 1974
[16] 全国疟疾防治研究领导小组办公室. 青蒿含量测定技术交流学习班简报(见：《疟疾防治研究工作简报 1977 年第一期》)

（曾美怡 李国桥 李 英 李泽琳）

第二节 青蒿素及其衍生物抗疟药的发明和研发史

青蒿素的发明为抗疟药发展史开启了一个新时代。1985 年我国建立了新药审评制度，青蒿素及其衍生物的抗疟药需按新药申请要求提供有关技术资料。中药研究所和广州中医学院合作研发的青蒿素栓是我国新药审评制度建立后第一个被批准的新药。其后，桂林制药厂、广西医学院、广西寄生虫病研究所、广州中医学院、上海医药工业研究院、军事医学科学院微生物流行病研究所(简称五所)、中国医学科学院药物研究所、

中医研究院中药研究所共 8 单位合作研发的青蒿琥酯，桂林第二制药厂、上海医药工业研究院和广州中医学院等合作研发的注射用青蒿琥酯，中国科学院上海药物研究所和昆明制药厂(现昆明制药集团股份有限公司)等合作研发的蒿甲醚和蒿甲醚油注射剂，均先后通过新药审评，获得新药证书和生产批文，成为我国最早批准的 3 个一类新药。双氢青蒿素片是后来开发的。为了使我国生产的抗疟新药尽快进入国际市场，青蒿素类药物开始向国际新药申请的要求靠拢，将我国新抗疟药推向国际水平。

一、青蒿素栓的研发

1981 年，世界卫生组织(WHO)在我国召开第四次疟疾化疗会议，会议提出“优先开发青蒿琥酯静脉注射剂，以解重症疟疾患者救治的急需”。但药品必须经由 WHO 认定符合 GMP(国际标准的良好生产规范)的药厂制备，符合 GLP(良好实验研究规范)和 GCP(良好临床研究规范)要求的研究机构和医院重新进行药理、毒性、临床的研究。WHO 专家对我国生产蒿甲醚和青蒿琥酯的药厂进行检查，却没有一家药厂符合 GMP 要求。因此，WHO 不同意我国生产的青蒿琥酯直接用于国外临床试验，要求中国提供青蒿琥酯原料，由美国制成制剂以供进一步研究。我方则坚持独立自主的立场，不同意原料外流，合作被暂时搁置。

医药科研人员意识到，我国研发的青蒿素类制剂，与国际新药研制标准存在较大的差距，要走向世界必须提高自己的研究与生产水平。但是，以当时国内的研制技术条件和能力，在短期内做到符合国际标准有困难，特别是静脉注射剂难以迅速达到 GMP 标准。李国桥根据鼻饲和肛门灌注给药均可救治重危患者的原理和经验，建议两条腿走路：一方面对注射剂药厂按国际 GMP 标准进行改造，对已生产应用的青蒿琥酯静脉注射剂和蒿甲醚油注射剂按国际 GLP 和 GCP 标准重新进行实验室和临床研究；另一方面，研究青蒿素栓剂，让青蒿素尽快应用于疟区民众，尤其是用于救治脑型疟等重症疟疾。

1982 年，中药研究所刘静明和李泽琳认为青蒿素若做成栓剂，能方便危重患者和贫困地区的儿童患者使用。于是和制剂室的沈联慈商量探索开展栓剂研究。当了解到南京药学院新合成的栓剂基质[聚氧乙烯(40)单硬酸酯，S-40]已批准生产，可以代替进口的可可豆脂，便以这种基质研制青蒿素栓。

青蒿素栓的研究，由刘静明、李泽琳和沈联慈担任课题负责人。中药研究所制剂室负责栓剂制剂工艺，供应临床用药，药理室承担药效、毒理(包括特殊毒性“三致”)和药代动力学研究，分析室负责建立栓剂中青蒿素的含量测定和青蒿素在体液中的含量测定方法，与药理室结合做药代动力学检测。由广州中医学院负责临床试验。1982～1984 年，先后在海南岛用青蒿素栓治疗恶性疟 358 例(含重症疟疾 32 例)，在湖北枣阳[1]、深圳市和海南岛治疗间日疟共 108 例，疗效良好(见第六章第一节之二)。

“青蒿素栓剂治疗疟疾的研究”鉴定会于 1984 年 10 月在广州召开，从会上知道卫生部将要颁布《新药审批办法》，并把青蒿素指导委员会重点开发的青蒿素栓、青蒿琥酯注射剂和蒿甲醚注射液作为第一批一类新药审批对象，要求青蒿素栓按照将于 1985 年 7 月开始实施的《新药审批办法》的规定申报。1985 年 6 月卫生部药品审评委员会化学药分委员会召开第一次新药审评会议，对青蒿素栓进行试审评，会后课题组按书面审评意见要求补充了资料。

1986 年 3 月正式评审青蒿素栓，审评结果要求课题组在 3 个月内补充两项资料：①应该采用直肠给药途径做动物药效；②药代动力学研究要有健康人Ⅰ期临床的结果。待补做部分有关实验后，同意作为化学药第一类新药报卫生部审批试生产两年[2]。

课题组在补做动物直肠给药的试验时，李泽琳、杨立新、戴宝强等一组人在军事医学科学院微生物流行病研究所焦岫卿和宁殿玺的支持合作下，顺利完成实验。周钟鸣等进行的健康人Ⅰ期临床药代动力学试验，用分析室赵世善、曾美怡建立的高效液相色谱柱前反应的方法测定血药浓度。

课题组在申报青蒿素栓时才知道，必须同时上报原料药青蒿素的有关资料。课题组按申报要求的内容，采用了当年 523 任务时中药研究所和其他单位协作或以协作组名义公开发表的有关青蒿素理化数据、化学结构、规格标准等的研究资料，整理补充上报新药审评办公室。1986 年 10 月 3 日，中药研究所获青蒿素栓新药证书，并独家获得青蒿素新药证书。此结果背离了 1979 年 9 月中药研究所和五个兄弟单位集体获得青蒿素国家发明证书的事实，这是课题组始料未及的。

由于国内恶性疟患者已很少，生产厂家广州白云山制药厂没有在国内推广青蒿素栓，也没有去开拓国际市场，最终，青蒿素栓由 Keith Arnold 博士带去越南试用于临床，随后越南自行生产并应用于基层[3~5]。

（李泽琳 李国桥）

二、蒿甲醚的发明及其制剂研发

1. 蒿甲醚的发明经过

为了寻找比青蒿素疗效更高和注射剂型的新抗疟药，全国 523 办公室于 1976 年 2 月将青蒿素结构改造的任务下达给中国科学院上海药物研究所。该所接受任务后，向合成化学室、植物化学室、药理室的 523 研究小组进行了具体分工。合成化学室负责青蒿素结构小改造；植化化学室负责青蒿素结构大改造和代谢研究；药理室负责结构改造化合物的动物筛选。合成化学室在已有的青蒿素化学反应研究的基础上，开展了化学结构和抗疟活性关系的研究，发现青蒿素中的过氧基团是抗疟活性的必需基团。经鼠疟筛选还发现青蒿素的还原产物——双氢青蒿素的抗疟效价比青蒿素约高 1 倍。由于双氢青蒿素的分子中存在半缩醛的结构，性质不够稳定，而且溶解度也未见改善，因此，合成化学室李英等又用双氢青蒿素合成了它的醚类、羧酸酯类和碳酸酯类衍生物[6]。药理室顾浩明等通过鼠疟(抗氯喹虫株，肌注)试验，测定它们的 SD_{90}(抑制 90%的疟原虫所需剂量)，发现几十个衍生物对鼠疟的效价几乎都高于青蒿素[7]。由于

SM224(后命名为蒿甲醚)的油溶性大、性质稳定，鼠疟的效价是青蒿素的 6 倍，被选中为重点研究对象。

2. 蒿甲醚注射液的早期研发

植化组陈仲良等对蒿甲醚的生产工艺进行了研究，发展了用硼氢化钾替代硼氢化钠、双氢青蒿素不经分离直接醚化的一步法工艺。在完成药学、药理毒理、制剂等实验研究后，全国 523 领导小组批准蒿甲醚在海南岛进行首次临床试验，1978 年 7～9 月，广州中医学院 523 临床研究小组的临床试验证明，蒿甲醚的疗效很好。

为扩大临床试验，云南昆明制药厂承担了试制蒿甲醚的任务。1980 年初夏，朱大元等到昆明制药厂参与扩大中试。该厂完成蒿甲醚及其油针剂的试产任务，为蒿甲醚大规模临床试验提供用药，后来成为蒿甲醚的生产厂。

1978～1980 年，在海南、云南、广西、湖北、河南开展蒿甲醚油针剂临床扩大试验，共收治 1088 例疟疾患者，其中恶性疟 829 例(包括脑型疟 56 例、抗氯喹疟疾 99 例)，间日疟 259 例。3～4 天疗程总剂量 600～640mg，近期治愈率 100%，患者在 24～48h 内退热、疟原虫转阴，速度超过氯喹。追踪 354 例，月复燃率为 7.8%。1981 年 1 月在上海召开“蒿甲醚治疗疟疾成果鉴定会”，通过了技术鉴定。随后，由云南省卫生厅批准试产试销。

3. 蒿甲醚注射液和其他剂型的新药研发

1985 年我国卫生部颁布《新药审评办法》，按照《新药审评办法》的要求，青蒿素指导委员会组织有关单位开展了蒿甲醚的三致(致癌、致畸、致突变)试验；由广州中医学院三亚热带医学研究所按照 GCP 规范进行 I 期和 II 期临床试验，共治疗恶性疟 315 例(其中脑型疟 7 例)，全部临床治愈，28 天复燃率为 7.4%，把疗程和剂量确定为 5 天疗程，总剂量 480mg(见第六章第三节)。1987 年 9 月上海药物研究所和昆明制药厂获得蒿甲醚原料药和蒿甲醚注射剂新药证书。

此后，昆明制药厂又相继开发出蒿甲醚胶囊、片剂两种剂型。1992 年 10 月，蒿甲醚胶囊获新药证书；1996 年蒿甲醚胶囊增加预防血吸虫病适应证，属五类新药并获得新药证书；1997 年 4 月，蒿甲醚片获新药证书。

1996 年，蒿甲醚获国家科学技术委员会颁发的国家发明三等奖。后来通过国际合作和交流，蒿甲醚被列入了世界卫生组织 1997 年颁布的第 9 版《基本药物目录》。蒿甲醚胶囊、蒿甲醚片和蒿甲醚注射液被收载于《国际药典》第 3 版第 5 卷(2003 年)和《国际药典》第 4 版(2013 年)。

4. 昆明制药厂两个生产车间先后获得国际 GMP 证书

2002 年，昆明制药厂最早的蒿甲醚合成车间获得澳大利亚药品管理局(TGA)的 GMP 证书；2005 年，获得 WHO 的 GMP 证书。2008 年，新建的蒿甲醚合成车间获得了美国 FDA 的 GMP 证书；2013 年获得 TGA 的 GMP 证书。

5. 蒿甲醚注射液进入国际市场

昆明制药厂的蒿甲醚产品在 20 世纪 90 年代就进入国际市场，已成为联合国儿童基金会等国际组织的供应商，蒿甲醚注射液作为急救用药。现已被苏丹、尼日利亚、加纳等数十个国家列入国家抗疟用药政策或国家医保目录，并在缅甸、坦桑尼亚、巴基斯坦、也门等 33 个国家和地区注册或销售。

致谢：以上史实根据中国科学院上海药物研究所原科技处长张淑改和昆明制药集团股份有限公司提供的材料写成。

（李　英）

三、青蒿琥酯的发明及其制剂研发

1. 青蒿琥酯的发明

1977 年 4 月，全国 523 办公室在广西南宁召开“中西医结合防治疟疾药物研究专业座谈会”。中国科学院上海药物研究所(以下简称上海药物所)的代表在会上介绍了青蒿素衍生物的合成和抗鼠疟效价。基于广西地区是我国黄花蒿资源较丰富，青蒿素含量较高的 3 个省份之一，广西地区 523 办公室随即组建广西青蒿素衍生物研究协作组。

同年 6 月，桂林制药厂刘旭出席在上海召开的疟疾防治研究合成药专业会议。上海药物所的代表报告了 SM224 等青蒿素衍生物的合成、筛选结果和青蒿素结构改造计划。刘旭回厂后，立即进行青蒿素衍生物的合成。先在青蒿素的还原反应中，将该厂已有的原料硼氢化钾成功代替硼氢化钠。8 月以后，刘旭等设计合成了双氢青蒿素的琥珀酸半酯(代号 804)，在鼠疟筛选中抗疟效价比青蒿素高 3(灌胃)～7 倍(静注)，它的钠盐(代号 804-Na)可用于制备静脉注射剂[8,9]，为救治重症疟疾患者提供速效、方便使用的剂型。

2. 青蒿琥酯制剂的早期研发

1978 年 7 月，桂林第二制药厂将 804-Na 制成粉针剂，桂林制药厂将“804”制成片剂。804-Na 由广西医学院、广西寄生虫病防治研究所、广州中医学院和北京师范大学放化教研室进行药理、毒理等试验，未见明显的毒性。同年 9 月，由广西寄生虫病防治研究所在广西宁明县用 804-Na 肌内注射治疗 32 例疟疾患者，疗程 3 天，总剂量 300mg，均迅速退热和原虫转阴。此后两年，广西寄生虫病防治研究所和广州中医学院，在海南岛用 804-Na 肌内注射、静脉注射和“804”片剂及 804-磺胺多辛联用口服共治疗疟疾 284 例，均获高效、速效、低毒的治疗效果。

1980 年 11 月，广西壮族自治区科学技术委员会、医药管理局和卫生厅在桂林召开“804”技术鉴定会，通过了鉴定。“804”定名为“青蒿酯”(1987 年后改称为青蒿琥酯)。1981 年 3 月广西卫生厅批准桂林制药厂的青蒿酯和青蒿酯片生产上市。

3. 青蒿琥酯和注射用青蒿琥酯的研发

WHO/TDR 疟疾化疗科学工作组会议上(1981 年 10 月北京)，中方报告了用青蒿酯静脉注射和蒿甲醚油剂肌内注射救治脑型疟的良好疗效。世界卫生组织提出：为解决治疗危重患者的急需，可优先开发青蒿酯静脉注射剂。

1982 年 3 月，国家医药管理总局科教司在上海召集上海医药工业研究院、桂林制药厂、桂林第二制药厂和昆明制药厂，协商研发青蒿素类药物的“标准化注射剂”。5 月，广西壮族自治区经济贸易委员会拨款在桂林制药厂建青蒿酯生产车间，国家医药总局安排上海医药设计院按 GMP 要求为该车间设计，1987 年生产车间建成投产。

1982 年 8 月，国家医药管理局技术委员会常务副主任金蕴华在瑞典 Uppsala 大学药代研究室合作进行了青蒿酯的药代研究[10]。

由于青蒿酯钠冻干粉针剂的稳定性较差，上海医药工业研究院试用“双针法”解决青蒿酯钠吸湿不稳定的难题，即一支安瓿装青蒿酯微晶，另一支装碳酸氢钠溶液，临用时将碳酸氢钠溶液注入青蒿酯的安瓿中将其溶解后注射。1983 年 6 月，桂林制药二厂施光霞用“湿法”成功制备青蒿酯微晶。“抗疟药青蒿琥酯的制备方法”发明专利于 1988 年获国家专利授权。

1984～1986 年，青蒿素指导委员会组织药学、药理毒理、临床单位按中国卫生部 1985 年 7 月颁布的《药品审评办法》和 WHO 的要求，对青蒿酯重新进行新药研发。

1985～1986 年，由广州中医学院主持，在海南岛和云南西双版纳地区，按国际标准对青蒿琥酯静脉注射剂重新进行临床试验，共治疗疟疾 500 例，其中恶性疟 443 例(含脑型疟 31 例)，间日疟和三日疟 57 例，疗效良好(见第六章第二节)。1988～1989 年，又对肌内注射给药的 180 例进行 3 天、5 天和 7 天疗程进行疗效比较，28 天原虫复燃率分别为 52%、9.8%和 2.5%。青蒿琥酯片口服治疗恶性疟 100 例，28 天复燃率 3 天疗程为 51.2%，5 天疗程为 4.4%。1987 年 4 月，青蒿琥酯和注射用青蒿琥酯获新药证书和生产批文。次年，青蒿琥酯片获新药证书和生产批文。

1989 年 3 月，桂林制药厂与泰国大西洋药厂合作在泰缅边境进行青蒿琥酯片临床验证。泰国卫生部于 1991 年 7 月批准青蒿琥酯片在泰国注册上市。之后又相继在缅甸、巴基斯坦、越南、印度、秘鲁和非洲地区共计 43 个国家注册上市。

1989 年，青蒿琥酯获得国家科学技术委员会颁发的国家技术发明奖三等奖。1991 年，青蒿琥酯的发明专利获中国专利优秀奖。1995 年，青蒿琥酯获国家医药局优秀医药一等奖。

1993 年，中国卫生部遴选注射用青蒿琥酯和青蒿琥酯片为国家基本药物。青蒿琥酯片后载入《中国药典》第二部(1995 年版)。

1994 年，又在多抗性恶性疟流行区用青蒿琥酯片 5 天疗程总量 600mg 和 7 天疗程总量 800mg 治疗无并发症恶性疟，经开放性随机比较，治疗恶性疟 100 例，结果复燃率 5 天疗程为 19.1%，7 天疗程为 4.2%，两组皆未见临床不良反应。提示青蒿琥酯片 7 天疗程总量 800mg 是一个高治愈率的给药方案[11]。1996 年 WHO/TDR 在马尼拉会议上确定此方案为标准疗程(体内敏感性评价的标准方案)。

1996年，卫生部批准青蒿琥酯片(100mg/片)预防日本血吸虫病(新适应证)上市。

2002年“青蒿琥酯预防日本血吸虫病优化方案及推广应用研究”获国家科学技术进步奖二等奖。

2002年青蒿琥酯片和注射用青蒿琥酯由WHO列入基本药物目录第11版，并载入《国际药典》第3版第5卷(2003)和《国际药典》第4版(2013)。2005年12月通过了WHO预认证。2006年WHO的《疟疾治疗指南》，将注射用青蒿琥酯列为抢救重症疟疾的第一选择。

2011年，WHO通过注射用青蒿琥酯供应商资格的质量预审。桂林南药集团是青蒿琥酯注射剂的主要生产供应企业。

(刘 旭)

四、双氢青蒿素及其片剂的研发

双氢青蒿素早期又称“还原青蒿素”。上海药物所因其溶解度没有改善，化学性质又不稳定，因而利用它作为制备衍生物的中间体研发出蒿甲醚；桂林制药厂则研发出青蒿琥酯。

1. 双氢青蒿素化学结构的研究经过

1973年10～12月中药研究所倪慕云等在林启寿教授指导下用硼氢化钾制得青蒿素的还原产物，仅测定了它的熔点和红外光谱。1974年与上海有机所合作，该所的吴照华用硼氢化锌还原青蒿素得到还原产物，通过元素分析确证了它的分子式为$C_{15}H_{24}O_5$。1975年上海有机所的吴毓林用硼氢化钠和青蒿素反应，得到同一化合物，并证明青蒿素的内酯被还原，生成由一对差向异构体组成的半内缩醛，直至1978年年初在生物物理研究所梁丽等确定了青蒿素的绝对构型后，才最终推断出还原青蒿素的结构[12,13]。

2. 双氢青蒿素片的研发

还原青蒿素的抗疟效果比青蒿素高一倍，又是蒿甲醚和青蒿琥酯在人体内的有效代谢产物，这就进一步突显出还原青蒿素的重要性。

1985年中药研究所以“恶性疟抗氯喹株的治疗–还原青蒿素抗疟药的研究”立题，向卫生部申请研究经费。项目负责人为屠呦呦(化学室)、李泽琳(药理室)和曾美怡(分析室)。制订了两年研究计划，包括：还原青蒿素及其制剂的制备、含量测定方法和质量标准，还原青蒿素剂型的药效学、毒理学和药代动力学研究(周钟鸣负责)，Ⅰ～Ⅱ期临床研究(与有关单位协作)等，青蒿素指导委员会为该课题提供了启动经费。1985年分析室曾美怡等的研究工作已经完成，建立了还原青蒿素含量测定方法[14]。该方法后来成为《中国药典》(2000版、2005版、2010版)的双氢青蒿素和双氢青蒿素片的含量测定方法(见本书第三章第六节)，而药理等其他方面的研究因种种原因无法按计划开展。

此后，由中药研究所委任屠呦呦为组长，并分别委托北京中医药大学进行鼠疟药效试验，军事医学科学院微生物流行病研究所进行猴疟药效试验，北京协和医学院寄生虫病教研组测定对人恶性疟原虫体外抗疟效价，中药研究所富杭育课题组进行大鼠和犬的亚急性毒性试验和生殖毒性试验，中国药品生物制品研究所进行微核、CHL 染色体畸变和 Ames 3 项致突变试验[15]。中国医学科学院药物研究所的放射免疫法用于非临床（兔和犬）药代动力学和双氢青蒿素Ⅰ期临床药代动力学研究[16,17]。课题组采用了周钟鸣和北京师范大学生物系合作完成的小鼠体内吸收分布排泄和代谢的试验结果[18]，并采用了已建立的双氢青蒿素含量测定方法用于片剂的测定[15]。

广州中医学院三亚热带医学研究所负责临床试验，其中Ⅰ期临床试验和药代动力学血标本是由中医研究院西苑医院收集的。临床试验在海南岛抗氯喹、哌喹恶性疟流行区的 6 家医院进行，共治疗恶性疟 349 例，均获速效、低副反应结果。其中 239 例采用 7 天疗程总量 480mg 方案，追踪观察 28 天者 205 例，复燃率为 2.0%，该方案被推荐为标准治疗方案。

1992 年 7 月获得双氢青蒿素和双氢青蒿素片的新药证书。中药研究所将这一研究成果转让给北京第六制药厂生产，由北京科泰新技术公司推向国际市场销售，商品名为“Cotexin”（科泰新片）。

致谢：本节内容由当年项目负责人提供的资料和回忆写成。成文后又得到吴毓林、刘天伟等编委成员的补充，在此一并致谢。

参考文献

[1] 李应庆，谢贵林，张明. 青蒿素直肠给药治疗间日疟的效果观察. 寄生虫学和寄生虫病杂志，1984，2(4)：279

[2]卫生部药品审评委员会办公室. 新药安舒平片和青蒿素及其栓剂审评情况. 中国临床药理学杂志，1986，(1)：31

[3] Arnold K，Hien TT，Chinh NT，*et al*. A randomized comparative study of artemisinin(qinghaosu) suppositories and oral quinine in acute falciparum malaria. Trans R Soc Trop Med Hyg，1990，84：499-502

[4] Hien TT，Tam DTH，Cuc NTK，*et al*. Comparative effectiveness of artemisinin suppositories and oral quinine in children with acute falciparum malaria. Trans R Soc Trop Med Hyg，1991，85：210-211

[5] Hien TT，Arnold K，Vinh H，*et al*. Comparison of artemisinin suppositories with intravenous artesunate and intravenous quinine in the treatment of cerebral malaria. Trans R Soc Trop Med Hyg，1992，86：582-583

[6] 李英，虞佩琳，陈一心，等. 青蒿素类似物的研究Ⅰ. 还原青蒿素的醚类、羧酸酯类和碳酸酯类的合成. 药学学报，1981，16(6)：429-439

[7] 顾浩明，吕宝芬，瞿志祥. 青蒿素衍生物对伯氏疟原虫抗氯喹株的抗疟活性. 中国药理学报，1980，1(1)：48-50

[8] 刘旭. 青蒿素衍生物研究. 药学通报，1980，15(4)：183

[9] 杨启超，甘俊，李培寿，等. 青蒿素衍生物——青蒿酯的抗疟活性与毒性. 广西医学院学报，1981，(4)：1-6

[10] Per O E，Douglas W，Jin YH，*et al*. Determination of artesunate and dihydroartemisinine in plasma by liquid chromatography with post-column derivatization and UV- detection. Acta Pharm Suec，1984，21：223- 234

[11] 符林春，李广谦，郭兴伯，等. 青蒿琥酯片治疗恶性疟的剂量再探索. 广州中医药大学学报，1998，15(2)：81-83

[12] 刘静明，倪慕云，樊菊芬，等. 青蒿素的结构和反应. 化学学报，1979，37(2)：129-140

[13] 中国科学院生物物理研究所青蒿素协作组. 青蒿素的晶体结构及其绝对构型. 中国科学，1979，(11)：1114-1128

[14] 曾美怡，赵世善. 紫外分光光度法测定双氢青蒿素含量. 药物分析杂志，1986，6(3)：135-138

[15] 屠呦呦. 青蒿及青蒿素类药物. 北京：化学工业出版社，2009：187-224

[16] 赵凯存，陈其明，宋振玉.青蒿素及其两个活性衍生物在狗体内药代动力学的研究. 药学学报，1986，21(10)：736-739

[17] 赵凯存，宋振玉. 双氢青蒿素在人的药代动力学及与青蒿素的比较. 药学学报，1993，28(5)：342-346

[18] 中医研究院中药研究所药理研究室. 青蒿的药理研究. 新医药学杂志，1979，(1)：23-33

(曾美怡　李国桥)

第三节　青蒿素类复方的研发

中国以青蒿素类药物和自主发明的本芴醇、磷酸萘酚喹及仿制研发的哌喹，分别组成复方始于20世纪80年代，90年代陆续研制成功5个青蒿素类复方药，并以不同的方式和途径推向世界，有的已成为当今世界治疗恶性疟疾的主流药物，世界卫生组织建议全球恶性疟流行区以ACT作为一线用药。

军事医学科学院抗疟药课题组以药物配伍增强药效，延缓抗药性，延长新药使用寿命为目的，通过实验室探索，用青蒿素或青蒿素衍生物与本芴醇、磷酸萘酚喹进行组方后，按中国新药研究的规范和技术要求，研制出复方蒿甲醚片(Coartem®)和复方磷酸萘酚喹片(ARCO®)。广州中医药大学青蒿抗疟团队，运用长期临床研究的经验和临床前实验室研究，以青蒿素类药与哌喹组成复方，先后研制出复方哌喹片(CV8®)、双氢青蒿素－磷酸哌喹片(Duo-Cotexin®)、青蒿素－哌喹片(Artequick®)。国外研发的有青蒿琥酯+甲氟喹、青蒿琥酯+阿莫地喹和青蒿琥酯+SP，韩国 Shin Pong 制药企业用青蒿琥酯和中国发明的磷酸咯萘啶组成复方(Pyramax®)。

一、复方蒿甲醚片的研发

复方蒿甲醚由军事医学科学院抗疟药课题组发明，与昆明制药集团股份有限公司合作研制，由中信技术公司牵头与瑞士汽巴－嘉基公司(Ciba-Geigy，现 Novartis，诺华公司的前身)合作，最后由诺华公司开拓国际市场。WHO 将复方蒿甲醚以英文名“Artemether and Lumefantrine”(AL)收载于其《基本药物目录》、《疟疾治疗指南》(第1、2版)和《国际药典》第4版(2013)。

1981～1982年，军事医学科学院微生物流行病研究所(以下简称五所)提出复方设想并立题探索，经过基础实验、组方研究、新药研制，然后国际合作，全球推广。复方蒿甲醚研发和推广大体分为3个阶段。

1. 中国自主创新研制阶段(1981～1992年)

20世纪80年代初，青蒿素类单药(青蒿素、蒿甲醚、青蒿琥酯)对恶性疟表现出高效、速效和低毒的治疗效果，但3～5天疗程杀虫不彻底，易复燃。1982年下半年，周义清和滕翕和向青蒿素指导委员会提出“合并用药延缓青蒿素抗性产生的探索研究”立题申请，得到批准资助。周义清认为青蒿素具有速效、高效和低毒的特点，但代谢快，半衰期短；如选择一个代谢较慢、半衰期较长的药物与其配伍，彻底杀灭血中的疟原虫以达到互补增效、缩短疗程、延缓抗性产生的目的，或许可以开辟一个复方组成的新思路。五所邓蓉仙、滕翕和等发明的本芴醇具有毒性小和长效的优点，正是具备这个配伍要求的抗疟新药，而且本芴醇作为一个尚未上市的新药组成复方更具优越性。因此对青蒿素与本芴醇两个新药进行组方研究。大量的实验数据说明以半衰期“长短结合”、作用协同互补的组方是可行的，具有互补增效、延缓抗性产生的作用。

1984 年，宁殿玺参加研究，共同审议青蒿素与本芴醇组方的实验结果，在分析青蒿素与本芴醇最佳配伍比例(20∶0.625)时感到青蒿素用量大，两药配比剂量相差悬殊，考虑到剂型的稳定性和可实施性，最后确定选用蒿甲醚与本芴醇配伍(Artemether-Benflumethol，简称 A+B)，重新进行实验。宁殿玺任课题第一负责人，和周义清、王云玲共同主持“抗疟新药复方蒿甲醚的研究”课题。

1987 年年初，完成了鼠疟、猴疟的药效学研究、初期制剂及含量测定方法研究(和中药研究所曾美怡合作)、动物急性毒性试验和药理实验研究，但经费不足，经青蒿素指导委员会协调，军事医学科学院和昆明制药厂就复方蒿甲醚合作研究达成共识，签署了《联合研制复方蒿甲醚协议书》，由昆明制药厂分期提供经费 30 万元，药厂负责中试和临床研究用药，军事医学科学院负责按商定的时限完成新药研究和申请新药证书，如果未能通过新药审评，应将 30 万元全部偿还给药厂。后来，军事医学科学院及时完成了此项研究，顺利通过临床试验和新药审评。这项合作研究，是国内较早的科企结合项目，合作双方都承担了研发的风险。

鼠疟模型蒿甲醚与本芴醇的最佳配比(2∶0.75)试验完成后，必须经过猴疟模型确证两药的最佳配比。宁殿玺查阅了两个单药的鼠疟、猴疟及人疟的药效数据，通过数据换算后，推断猴疟的最佳配比约为 1∶5.5，因此设计了 1∶4 和 1∶6 两种配比，猴疟试验研究证实 1∶6 配比的治愈率略优于 1∶4 的配比，两种配比的杀虫速度基本相同。同年在海南进行了临床初试，以 1∶5 和 1∶6 配比联合给药平行对比试验，结果表明了蒿甲醚和本芴醇 1∶6 是适宜配比。

1987～1991 年，在海南和云南抗氯喹恶性疟流行区完成了临床试验。1988 年丁德本和时云林在索马里南部用复方蒿甲醚进行了临床试验，治疗恶性疟患者 24 例，平均退热时间 25.7h，平均原虫消失时间 29.9h，28 天的随访，治愈率 100%。这是复方蒿甲醚早期在非洲较有影响的一次“亮剑”。1992 年完成了全部研究工作，通过新药审评，获得了复方蒿甲醚片新药证书和新药生产批件，由昆明制药厂生产。

2. 中瑞合作研发阶段(1990～1994 年)

1988 年 8 月，国家科学技术委员会社会发展科技司(简称国家科委科技司)组织了青蒿素类药品统一对外出口贸易或合作的招标工作，委托国内有实力的公司开拓青蒿素类抗疟药的国际市场。中国国际信托投资公司是 14 家中标公司之一，并由其直属子公司中信技术公司承办。经国家科委科技司推荐，瑞士汽巴－嘉基(Ciba-Geigy)公司开始和中信公司及周克鼎接触。1990 年 3 月，汽巴－嘉基公司与中信公司等中方单位签署了保密协议。4 月，瑞方派出以药物海外部经理金海娜(Jean Heimgartner)女士带队的药品评审团来华举行首次会谈，成员有临床医生青山(A. Poltera)博士等。中方参加会议的人员有国家科委科技司、中信公司、昆明制药厂和军事医学科学院的主要专家和有关人员，中方由丛众和周克鼎主谈。汽巴－嘉基公司明确表示不会选择不能申请到国际专利的药物，也不会考虑复燃率高和容易产生抗药性的药物，对中方推荐的青蒿素、蒿甲醚、青蒿琥酯均不考虑。当青山博士追问周克鼎“还有没有我们不知道的其他可提供的东西”时，周克鼎、丛众与军事医学科学院的专家商量后，向对方透露中方研究的复方正在进行III期临床试验。

1990 年 10 月，汽巴－嘉基公司再次来京洽谈，成员增加了专利事务专家施路普(Hanspeter Schluep)博士，中方出席的有焦岫卿、周义清、邓蓉仙、滕翕和、曾美怡等，中方向瑞方介绍了蒿甲醚－本芴醇复方的研究情况。瑞方检索该复方申报国际专利的可能性后，给中方明确答复：“复方蒿甲醚具有新颖性，可以申报国际专利，有可能会对疟疾治疗有所突破，瑞方选择此复方与中方合作”。

1991 年 4 月，汽巴－嘉基公司和中方签署了《第一阶段协议》，其中特别签署附件 I，明确中方利益。同年 8 月国家科委批复同意。《第一阶段协议》(1991～1994 年)双方要解决 3 个问题，即专利申请、临床效果验证和本芴醇药代动力学研究，其中一个出现问题都会使合作中断。

(1)国际专利申请有惊无险

有关专利申请存在几个问题。第一，1990 年在中国申报具有优先权的专利一年后必须公开，当时留给双方签署正式合作协议的时间只有半年左右，时间极为紧迫；第二，中国专利文本中公开的内容过细，不但组方比例明确，而且未设保护范围；第三，当时一篇有关复方制剂含量测定的论文投稿后已经定稿，该期杂志即将出版，论文一旦发表，复方即失去在国际上申请专利的可能，为此必须请该杂志立即撤稿，幸而得到该杂志的支持。

汽巴－嘉基公司的专家帮助中方重新起草专利申请，按照中国新专利法，从 1990 年专利申报的时间起算，申请国际专利最后期限只剩下 45 天，需要完成申请文件审查等一系列手续，并请求世界卫生组织出具证明，说明其专利申请时间上的有效性。此外对一个复方药物来讲，必须证明两个活性组分组合到一起要比单独使用有优势，为此，由 W.H.Wernsdorfer 教授进行实验，证实了蒿甲醚和本芴醇的协同作用。通过中瑞双方紧密合作，夜以继日，在距离国际专利申请有效期还剩两天的时间，把所有的文件递交到有关的 64 个国家和地区，从而保证了复方蒿甲醚在 49 个国家/地区获得专利保护。其中，国外的多数工作都是由 Hanspeter Schluep 博士及汽巴－嘉基公司的技术顾问 W.H.Wernsdorfer 教授共同完成的。

(2)按 GCP 要求通过临床试验

汽巴－嘉基公司聘请 W.H.Wernsdorfer 担任项目的顾问。双方按照国际 GLP 和 GCP 标准对复方蒿甲醚进行了历时 3 年多的全面评审。之所以耗时长，一方面，是因为双方都有各自的内部原因；另一方面，是因为本芴醇难溶于水，蒿甲醚又是脂溶性化合物，使得国外习惯研究水溶性化合物药物的专家对这个复方药感到疑虑，因而在汽巴－嘉基公司的治疗领域审查委员会和全球研发委员会审查时，这个抗疟药在优选产品的排队就落在后面。加以毒理学实验需要巨额费用，有人以此作为反对这一计划外项目的理由。汽巴－嘉基公司决定按 GCP 标准在中国进行 100 例恶性疟患者的治疗试验，如果这一试验能够证明与中国科学家已有的结果相同，就继续进行下去，否则停止这一项目。

青山博士与 W.H.Wernsdorfer 等制订了相应的试验计划和相关的病例记录格式，1993 年夏由焦岫卿主持在海南三亚进行了患者住院观察 28 天的治疗试验，汽巴－嘉基公司派监察员全程监督。临床试验结果证明了复方的治愈率为 96%，耐受性极好。1994 年的临床试验中设计了治疗前后恶性疟原虫配子体的观察，结果是治疗后配子体减少，这在随后的其他试验中也得到证实。通过此次试验也认同了蒿甲醚加本芴醇比组分单药更具优越性和两药具有协同作用。瑞方公司内部终于为这个项目开了绿灯。

(3) 本芴醇血药浓度测定法经受考验

在药代动力学研究方面，根据 W.H.Wernsdorfer 的安排，健康人口服本芴醇后，按时收集的血样每次两份，分别交给军事医学科学院和马来西亚槟榔城的 WHO 临床药理检测中心各自检测。1992 年，双方公布各自的检测结果，虽然时药浓度曲线趋向双方基本一致，但槟榔城 WHO 临床药理检测中心检测的血药浓度数值大部分偏低，甚至为 0；而军事医学科学院检测的血药浓度比他们平均高 14 倍；瑞方怀疑军事医学科学院建立的方法不准确。中方建议瑞方公司总部召开专家讨论会，会上两个实验室分别报告各自的实验操作过程，经过双方专家交流讨论，槟榔城的 WHO 临床药理检测中心承认他们工作有误。为了公正，由汽巴－嘉基公司组织保密小组制备了不同浓度的本芴醇血样，交由两个检测中心分别测定，结果证明军事医学科学院的检测结果全部正确。

通过双方的合作，增进了瑞方专家对军事医学科学院专家的信任，他们实事求是的科学态度也使中方专家深感钦佩。蒿甲醚和双氢青蒿素的血药浓度测定对设备条件要求高，该药由瑞方负责建立测定方法并进行测定。由于专利申报和科研工作进展顺利，推动了双方合作协议的成熟。

1994 年 9 月，汽巴－嘉基公司和中方的《许可和开发协议/Licence & Development Agreement》正式签署，即许可使用中国发明专利，开发符合国际标准的药物。12 月联合召开新闻发布会“中瑞双方合作研制开发新一代青蒿素系列抗疟药”。复方蒿甲醚进入了国际合作研发阶段。

3. 诺华公司开拓国际市场全球应用阶段（1995～2011 年）

1996 年，汽巴－嘉基公司与山德士(Sandoz Laboratories)公司合并为诺华公司(Novartis Pharma AG)，继续与中方合作。诺华公司以开拓国际市场为中心，对复方蒿甲醚的有效性、安全性、依从性和可接受性做了深入研发。首先按国际药物注册标准要求，补充必要的研究项目，如国际多中心临床试验，地跨亚、非、欧多地域多中心，包括黑、白、黄不同人种的成人、儿童共 3599 人的可监测的临床研究，包括幼儿、孕妇的观察结果，以及与组方单药和其他抗疟药的对比试验，充分证实其有效性和安全性。研制出适合婴幼儿可溶性分散片，并采用图文并茂的依从性包装。在市场上，采用双品牌(即 Coartem、Riamet)不同价格出售，Coartem 以成本价供给 WHO、全球基金和相关国际慈善组织，低价供给发展中国家；Riamet 高价供给发达国家私人市场。又与 WHO 等国际组织合作，改进疗法、降低价格、建厂扩产，及时送达需求国家或机构。2009 年获美国 FDA 批准注册，全球注册国家或地区达 86 个，截至 2014 年销售近 7 亿人份。2007 年“复方蒿甲醚的研发、国际化与产业化”获国家科学技术进步奖二等奖，2009 年周义清、宁殿玺团队获欧洲发明人奖，2010 年复方蒿甲醚获美国盖伦奖最佳药物奖。

致谢：本部分内容依据军事医学科学院抗疟药课题组编写的《复方蒿甲醚历程》一书中“亲历者的讲述”的内容整理而成。

（宁殿玺）

二、复方磷酸萘酚喹片的研发

复方磷酸萘酚喹片（ARCO®）是军事医学科学院微生物流行病研究所抗疟药课题组继复方蒿甲醚（Coartem®）后研制的又一个青蒿素类复方抗疟药，是由磷酸萘酚喹和青蒿素以 1∶2.5 的比例组成的复方制剂。ARCO® 除具有与 Coartem® 相似的增效互补、延缓抗性产生等特点外，最突出的优点是使用简便，只需口服一次便可治愈抗药性恶性疟，适合贫穷落后地区人群和儿童的治疗，对进入疟疾流行区部队和流动人口的防治尤为适用。ARCO® 是目前国内外使用最简便的青蒿素类复方。

1. 立题背景

磷酸萘酚喹是军事医学科学院五所抗疟药课题组研制的抗疟药。20 世纪 80 年代初由李福林设计合成，李福林、焦岫卿课题组对其进行药学、药理、毒性和临床的研究，1993 年获新药证书。虽然萘酚喹与氯喹同属 4-氨基喹啉类，但其疗效高于氯喹，且与氯喹无交叉抗药性。在鼠疟抗氯喹株模型上，氯喹的 90%有效剂量（ED_{90}）为 291.6mg/kg，而磷酸萘酚喹仅需 1.2mg/kg；抗性指数（I_{90}）氯喹为 89.7，磷酸萘酚喹仅为 1.7。磷酸萘酚喹较易产生抗性，小鼠口服磷酸萘酚喹后，每周血传进行抗性培育，到 30 代时 I_{90} 为 83.6，40 代时 I_{90} 为 164.5。临床研究发现，虽然磷酸萘酚喹杀虫彻底、治愈率高，但其起效较慢。由于磷酸萘酚喹半衰期（$t_{1/2}$）长，健康志愿者一次口服 $t_{1/2}$ 大于 300h，故临床使用疗程短、治愈率高是其重要优点。鉴于磷酸萘酚喹的特点，为克服其缺点、保护新药、延长新药使用寿命，在磷酸萘酚喹还未正式上市前，即着眼于延缓其抗药性的研究。青蒿素类药物的特点是高效、速效，但半衰期短，3 天疗程复燃率高，可与磷酸萘酚喹形成互补。

课题组将磷酸萘酚喹分别与青蒿素、蒿甲醚和青蒿琥酯进行配伍试验显示，磷酸萘酚喹与青蒿素或蒿甲醚配伍有明显的增效作用，其增效指数大于与青蒿琥酯配伍，而选用青蒿素则因为青蒿素来源更方便、稳定性好、价格便宜。1991 年正式立题进行磷酸萘酚喹与青蒿素配伍的复方研究。试验证实磷酸萘酚喹与青蒿素 1∶2.5 的比例配伍，具有增效互补的作用，不仅可降低组分单药剂量，还可采用一次疗法突破以往疟疾疗程至少要 3 天的传统观念，是一种创新。

2. 研究过程

1991 年复方磷酸萘酚喹的研究列入解放军总后勤部的指令性课题，先在鼠疟模型上通过正交试验证实青蒿素与磷酸萘酚喹配伍具有增效作用，对鼠疟敏感株增效指数为 4.2，抗氯喹株为 8.2。又进行了复方与组分单药的抗药性培育试验，培育到 20 代时，抗性指数(I_{90})磷酸萘酚喹组为 32.8(中度抗性)，而复方组仅为 1.5(敏感)，组方明显延缓单药抗药性的产生。在猴疟试验中，每组 3 只猴，口服给药一次，磷酸萘酚喹组 10mg/kg，青蒿素组 30mg/kg 治愈动物数均为 0/3；而磷酸萘酚喹 10mg/kg+青蒿素 25mg/kg，治愈动物数为 3/3，显示了两药配伍的增效作用。按 GLP 要求对小鼠、大鼠和犬进行了复方与组分单药对比的急性毒性和长期毒性试验，证实两药组方不增毒，靶器官无改变。1998 年，国家食品药品监督管理局批准该复方进行临床研究。

1998～2000 年，五所与海南省热带病研究所、南岛农场医院、东方市天安医院合作，进行复方与组分单药对比的临床试验，结果显示，青蒿素片总量 2500mg 分 3 天 4 次口服，治疗 30 例，28 天治愈率 66.7%；磷酸萘酚喹片总量 1000mg 分 2 天 2 次口服，治疗 100 例，28 天治愈率 100%；复方磷酸萘酚喹片总量 1400mg(含青蒿素 1000mg、磷酸萘酚喹 400mg)，一次顿服，治疗 100 例，28 天治愈率 97%(见第八章表 8-59)。复方磷酸萘酚喹既显示青蒿素的速效，同时也具有磷酸萘酚喹短疗程治愈率高的特点。在海南扩大的临床试验，共收治恶性疟患者 320 例，一次口服复方磷酸萘酚喹片，28 天治愈率达 97%。临床前研究和临床试验均证实了本组方和疗法的合理性和科学性。

复方磷酸萘酚喹片 2001 年获国家发明专利授权，2003 年获新药证书，2004 年转让给昆明制药集团，2005 年获生产批文。由昆明制药集团负责组织并已完成的 13 个国外多中心临床试验均显示，一次口服本品是高效、安全的，在亚洲、非洲疟疾流行区治疗恶性疟的平均治愈率大于 96%，截至 2013 年 5 月已获得 22 个国家的注册或许可。

该项目的研究获得解放军总后勤部“八五”、“九五”及国家科技部新药研究及产业化科技攻关项目的资助。“抗疟新药复方磷酸萘酚喹(ARCO®)的研制及国际市场开拓”获 2009 年军队科技进步奖二等奖。

复方磷酸萘酚喹(ARCO®)是军事医学科学院抗疟药课题组继复方蒿甲醚(Coartem®)后研制的新一代青蒿素类复方，是目前全球唯一口服一次便可治愈抗药性恶性疟的 ACT。遗憾的是，尽管 ARCO® 的临床试验结果优异(见第八章第二节和表 8-59)，但至今得不到某权威机构认可。其文件称：“ACT 必须 3 天疗程，以覆盖无性体原虫的 3 个生殖周期”。我们则认为 28 天或 42 天治愈率才是评判青蒿素类复方疗效的唯一标准。人们有理由相信，一次服药治疗疟疾的 ARCO® 必将在全球疟疾防治中继续发挥它的作用。

(王京燕　焦岫卿)

三、青蒿素类哌喹复方的研发

20 世纪 80 年代初期，广州中医学院青蒿抗疟团队，在海南岛对青蒿琥酯与磷酸哌喹联合用药进行临床研究，取得了较好的效果。而真正下决心全力开展新复方药的研究，是在 1992 年应邀去越南用青蒿素帮助救治脑型疟疾开始的。

1. 第一个复方 CV8 的诞生

20 世纪 80 年代末期，越南进入经济改革建设时期，大量人口流动，疟疾多处暴发流行，大量脑型疟等重症患者死亡。原为美军搞抗疟药研究，当时服务于瑞士罗氏制药公司的基思·阿诺德(Keith Arnold)博士，在胡志明市开展甲氟喹的临床研究。80 年代初，他曾在海南岛李国桥小组的研究基地合作观察甲氟喹的疗效，对他们救治脑型疟患者的研究工作和青蒿素非常了解。他向越南卫生部的胡志明市 Cho Ray 医院院长郑金影教授推荐邀请李国桥赴越南参与临床救治。

1991 年，李国桥青蒿抗疟团队的几名医生应邀前往胡志明市指导用青蒿素救治重症疟疾患者。此前当地使用的是奎宁，每年全国因疟疾死亡 5000 多人。面对如此严重状况，李国桥建议在越南全国疟疾流行区，立即广泛采用中国广西桂林制药厂生产的青蒿琥酯作为治疗药。他们从中国带去青蒿琥酯注射剂，在 Cho Ray 医院示范救治脑型疟，加上中国医生严格执行青蒿抗疟团队的规定："只要昏迷患者未清醒，医生不离开病房"，脑型疟病死率迅速被控制在 10%以下，远超过此前用奎宁救治的效果。

Cho Ray 医院院长郑金影教授号召该院医护人员向中国医生学习，随后他和该院黄安平主任医生(广州中山医学院毕业)带李国桥到河内会见越南卫生部领导。卫生部部长范双教授说："我国全国疟疾暴发流行，现在最紧急的是如何减少死亡问题。"李国桥从受到脑型疟患者家属深情叩谢中国医生的行为引发感触，加上卫生部长请求帮助减少疟疾死亡的谈话，激发了他重新研发青蒿素复方的热情。

当时，青蒿琥酯和蒿甲醚作为商品药已有多年，但都未能广泛应用于疟疾流行区，原因之一是疗程长。1988 年，李国桥等在疗程比较试验中，证明青蒿素及其衍生物的疗程必须 7 天，治愈率才能达到 95%，但患者对 7 天服药的依从性较差，由此也增加了用药量和药费的负担。同时，青蒿素的效果迅速，患者服药后次日就退热，症状消失，第 3 天就能出工劳动，剩下的药，患者往往留至下一次发病才用，其后果是原虫复燃和诱生抗药性。面对这种情况，可行的办法是与已知的抗疟药配伍，尽快研制出一个短疗程、效果好，而且能阻断传播、成本低的复方在流行区的基层医院普遍推广使用，来降低疟疾流行强度，从而降低发病率和大幅度降低重症疟疾的发生率，降低疟疾的病死率。这是比帮助越南救治重症疟疾患者更好的办法。

1992 年，该团队把 1984～1988 年在我国海南岛进行临床研究，有较高治愈率的青蒿琥酯与磷酸哌喹联合用药的一剂疗法在越南试用。在海南岛当时追踪了 47 例患者，28 天未见有复燃的现象，而在越南复燃率却上升到 30%。经分析认为，当地是多重抗药性恶性疟流行地区，而且也可能存在不同疟原虫株的差别。于是在当地重新进行临床联合用药多种方案的研究。

1991～1995 年，在越南帮助救治脑型疟患者的过程中，他们还开展了青蒿素类药对恶性疟原虫配子体作用的研究，和伯氨喹对恶性疟原虫配子体作用的量效关系的媒介按蚊感染性实验研究，证实青蒿素类药对其早期配子体虽有较快的杀灭作用，但对已具感染性的成熟配子体抑杀效果慢，要在药后 14 天才能使之 100%失去感染性，这部分患者治好后 14 天内仍然可成为传染源。在伯氨喹的量效关系研究中，又发现成人单次口服 7.5mg 伯氨喹后 24h，就能使恶性疟原虫成熟配子体 100%失去感染性，即使剂量低至 3.75mg 仍有低效作用，与青蒿素同服则有协同作用。李国桥意识到，利用青蒿素抑杀疟原虫配子体这一特性，加低剂量伯氨喹，就有可能快速阻断疟疾传播，降低疟疾流行的强度。

1993～1994 年，在驻越研究基地春禄医院，连续对 10 个联合用药组方在临床上进行了比较试验。由于组方中都含有青蒿素类药，在速效、低毒方面都优于当时使用的奎宁和乙胺嘧啶－周效磺胺复方(Fansidar)，又是为越南而研究的药物，临床试验得到合作者郑金影教授和春禄医院院长的支持。根据低复燃率、低副反应和迅速使疟原虫配子体失去感染性的综合权衡，最终选定了含伯氨喹的第 8 号组方(双氢青蒿素－磷酸哌喹－伯氨喹－甲氧苄啶)。

第 8 号组方的临床前研究，是按照我国新药研究的规范在广州中医药大学实验室进行的。越南国家疟疾和寄生虫病研究院后来也重复了动物毒性试验，证实此组方是安全的。临床试验则全部在越南中部和南部多个医院进行。该组方定名为“疟疾片－CV8”。其寓意是中越(C 为 China，V 为 Vietnam)合作研究的第 8 个组方。1997 年 6 月，“疟疾片－CV8”被越南卫生部批准注册，交由越南卫生部第 26 制药厂生产。1999 年 12 月 9 日，越南卫生部将其定为恶性疟流行区免费给患者服用的第一线药物。此后，越南卫生部每年为恶性疟流行区免费发放 CV8 数十万人份。该复方由于含有低剂量伯氨喹，临床研究中已证明既能使恶性疟原虫配子体迅速失去感染性、阻断疟疾传播，又不引起溶血，为越南控制恶性疟流行发挥了重要作用。2007 年 3 月，为表彰李国桥抗疟团队对越南疟疾防治的贡献，越南卫生部授予李国桥“为了人民健康”奖章。2011 年 6 月越南政府又授予他“友谊勋章”。

2. 新复方 Artekin 的研发

CV8 在越南注册、生产和推广应用，引起 WHO 驻越南、柬埔寨、老挝的代表 Allan Schapira 博士密切关注。1998 年，他专程访问了广州中医药大学，详细考察了 CV8 的研制情况和临床评价的结果。

2000 年初，WHO 邀请李国桥和王新华出席了在泰国清迈市召开的 WHO/TDR(热带病研究和培训特别规划署)会议，由王新华专题报告了 CV8 的研究情况，会后，应 WHO/TDR 的要求，李国桥与其负责人签订了技术保密协议，把 CV8 研究的全部技术资料交 WHO/TDR 进行评价。此后，A. Schapira 博士多次与李国桥交流，建议对 CV8 进行改进。

2001年5月，A. Schapira博士和英国牛津大学驻胡志明市Cho Qan医院热带病研究基地的Jeremy Farra博士到广州商谈改进配方的具体建议时，李国桥向他们出示重新调整了的双氢青蒿素和磷酸哌喹配比，而且不含伯氨喹和甲氧苄啶的新复方Artekin。他们带走了200人份，返回英国牛津大学驻越南的研究基地进行临床试验。

Artekin由双氢青蒿素－磷酸哌喹两药组成，疗程为2天4次服药，至2002年完成临床试验，28天治愈率97%以上。综合其疗效、不良反应、成本和使用方便度，可见Artekin是一个优点较全面的抗疟药。2003年1月，Artekin获我国注册和新药证书，由华立健药业有限公司生产。2010年3月被世界卫生组织收入《疟疾治疗指南》(第2版)。

值得一提的是，Artekin是523项目的后续成果，由双氢青蒿素和国内使用多年的老药磷酸哌喹组成的复方，成本造价比较低。A. Schapira博士对其极为关注。他希望Artekin能够进入公立医疗机构，取代氯喹，解决非洲疟疾因抗药性日趋严重而导致病死率和发病率有增无减的难题。后来，他担任WHO/TDR驻西太区代表，进而成为WHO总部分管疟疾控制的成员。2001年11月，他主持召开WHO/TDR(上海)抗疟药发展会议后，又筹划了2002年6月召开的WHO/TDR(广州)“加快双氢青蒿素－磷酸哌喹片国际标准化研讨会”。这是继1981年和1989年WHO疟疾化疗科学工作组在北京举行两次研讨会后，在中国又为青蒿素类抗疟药专门举行的会议。尤其是2002年6月的广州会议，请来了12名国际有关方面的权威专家，为推进加快Artekin的国际注册，列入WHO的基本药物目录，成为全球疟区一线抗疟药而共同出谋划策。

为了推进Artekin的国际标准化研发，A. Schapira博士建议李国桥与英国牛津大学Nicholas J. White教授和WHO/TDR合作。于是，他们联合申请疟疾风险基金(MMV)并获得了资助，基于此，华立药业有限公司与意大利的Sigma制药公司合作，按国际标准化重新进行研究评价。华立科泰公司通过与牛津大学合作进行了5000余例的国际多中心临床研究，治愈率稳定在97%以上。2009年12月，WHO发布的2009版全球疟疾报告中，明确将“双氢青蒿素－磷酸哌喹”列入推荐用药目录中。

2010年，WHO发布ACT采购规范和《疟疾治疗指南》(第2版)，双氢青蒿素－磷酸哌喹(DHA-PQP)列入推荐复方，该复方药品后来由华立科泰公司以商品名“科泰复”(Duo-Cotexin)生产和销售，这也是我国国家领导人向非洲国家赠送的抗疟药之一。

3. 青蒿素复方Artequick的研发

2003年，是欧盟援柬抗疟的第6年，此前，他们给柬埔寨发放了大量杀虫剂蚊帐，由柬方生产了青蒿琥酯－甲氟喹复方(Malarine)，作为疟疾治疗的第一线药物，免费发放至全国基层卫生站。据柬埔寨疟疾控制中心提供的统计数字，柬全国疟疾发病人数从1997年的170 387人，至2002年逐年下降到110 762人，5年总下降幅度为35.0%，但2003年又回升至132 571人，与1997年比较，仅下降22.2%，平均逐年下降4.1%。当年已是欧盟援柬抗疟的最后一年，柬埔寨国家疟疾中心主任向李国桥询问有何好办法帮助他们减少发病，再次激发了他改进青蒿素复方的念头。

Artekin中的磷酸哌喹总量与第一个复方相同，在CV8临床研究的早期，是分3次服药，恶心、呕吐副反应率比氯喹明显减少，但仍有 5%～10%的发生率，于是改为 3 天 4 次服药(0h、6～8h、24h、48h)，使每次服药剂量减少 25%，副反应率下降至 3%～6%，28 天治愈率仍保持在 95%以上。故 Artekin 的疗程改为 2 天 4 次服药(每天 2 次，每次隔 6～8h)，仍达到了高治愈率、低副反应率、缩短疗程的目的，且患者的依从性更好。但 2 天 4 次服药，仍不方便用于全民服药。

2003 年，根据柬埔寨尽快降低发病率的意愿，李国桥结合中国多年抗疟工作的实践经验，快速减少发病或迅速控制某地区的暴发流行，最好的办法是采用全民服药以快速清除传染源。因此，这次研发新的青蒿素复方，首先瞄准快速清除传染源的全民服药手段，全民服药必须是高治愈率、低副反应、用药简便、价格低廉，还能迅速抑制疟原虫配子体的感染性而阻断传播。在抑制配子体方面，1993～1996 年在越南基地的研究已证实低剂量伯氨喹(7.5mg)与青蒿素配合，可在单剂服药后 24h 使恶性疟原虫配子体 100%失去感染性。新的青蒿素复方只要在首剂加服低剂量伯氨喹，就能达到此目的。

为了减少服药次数和胃肠道副反应，新研制的复方把磷酸哌喹改用其碱基哌喹，此举是 1973 年前 523 研究的成功经验，去掉磷酸根后胃肠道副反应明显减少。复方中的另一成分是把双氢青蒿素改用青蒿素，其价格只有原来的 1/3，但改用青蒿素的合理剂量是多少？对此，需重新进行青蒿素临床使用剂量的探索。2003 年，对两组恶性疟患者每天分别口服青蒿素 100mg 和双氢青蒿素 100mg 进行比较，均于原虫纤细环状体期开始服药(下同)，每 6h 涂血片，计算原虫数，结果表明两者均能使原虫在服药后 24h 下降 95%，36h 下降 99%。经健康志愿者血清药理学实验证明，青蒿素口服 2mg/kg，抑制疟原虫的有效浓度能维持 12h，这为青蒿素配入新复方的适宜剂量提供了依据。最终青蒿素与哌喹的配比，每天剂量确定为 125mg∶750mg，大大减少了青蒿素的使用剂量。新青蒿素复方(Artequick)的疗程为 24h 服药 2 次，是疗程较短的新复方。随后，经与双氢青蒿素–磷酸哌喹片(Artekin)及复方蒿甲醚片(Coartem)在临床上比较，三者杀虫速度无显著差异。Artequick 经国际多中心临床治疗无并发症恶性疟近千例的研究观察，28 天的治愈率稳定在 95%以上。表明该药具有高效、速效、服药次数少、副反应小、性能稳定、价廉的优点，适合在贫穷地区推广。2005 年，新一代青蒿素复方(Artequick)完成新药的全部研究，于 2006 年 4 月获得新药证书及注册批件。2009 年被卫生部列为我国防治恶性疟的基本用药。2010 年被商务部列为援助非洲的抗疟药品。现已取得 38 个国家的专利保护，在 16 个疟疾流行国家注册销售，也是我国援助非洲的主要抗疟药之一。

4. Artequick 在快速灭源除疟中的应用

我国海南和世界几十年来控制疟疾的正反两方面的历史经验表明，在普遍存在野栖蚊媒的情况下，以防蚊灭蚊为主的抗疟措施效果太慢。因此，应改变疟疾防治的思路，大胆改革传统的抗疟策略，采用以清除传染源(疟原虫)为主的抗疟措施，主动、快速、彻底地消灭传染源，从而达到快速控制以至清除疟疾的目的。理由很简单，疟原虫在人体内可存活 1～2 年或更长时间，而蚊子的寿命通常是 1 个月左右，媒介按蚊体内的疟原虫随着蚊子生命终结而消逝，新生的蚊子如果吸不到带有疟原虫配子体的血液就不能传播疟疾。因此，防治措施应以清除人体内的疟原虫配子体为重点。这种做法与当前全球疟疾流行区推行的以杀蚊剂喷洒和浸泡蚊帐防蚊灭蚊为主的传统办法，从理论到具体措施方面都有本质上的区别。

2004 年年初，与柬埔寨国家卫生部及国家抗疟中心合作，选择石居省的恶性疟疾高度流行地区，结合 Artequick 的临床试验，尝试了采用 Artequick 加 9mg 伯氨喹，40 天内全民服药 2 次的方法，先后在 3 个地区共 2.8 万多人口进行了快速控制疟疾的试验。第 1 个试点为石居省 Aoral 地区，第一年使 7000 多人口疟区的人群带虫率从 52.3%下降至 13.2%，降幅为 74.8%。其中恶性疟带虫率从原来的 35.9%下降至 5.0%，降幅 86.1%。经改进措施后，2005 年 4 月，在靠近喷吓省的 Sprin 地区 3000 千多人再次进行试验，6 个月后使该地区人群恶性疟原虫的带虫率从 20.8%下降至 0%，进一步完善了技术方案。把快速灭源除疟简称为 FEMSE（fast elimination of malaria by source eradication）。

为了表彰李国桥等对柬埔寨抗疟作出的贡献，2006 年 6 月，柬埔寨政府向李国桥授予“莫尼莎拉潘”金质骑士级勋章。这也是对中柬联合抗疟工作组的表彰。

2006 年 9 月，广州中医药大学青蒿抗疟团队赴非洲，将 FEMSE 推荐到非洲岛国科摩罗。柬埔寨试点和科摩罗全国实施 FEMSE 的结果表明（见第十章第五节），把防蚊灭蚊为主的疟疾防治策略改变为以消灭传染源为主，只要措施落实，可使一个高疟区迅速转变为低疟区，减除疟疾死亡的发生，有可能使一个地区或国家控制和清除疟疾的过程从过去的几十年缩短为几年，大幅度降低抗疟成本，迅速解除疟疾造成的社会经济负担。

（施凛荣 李国桥）

第四节 中国青蒿素指导委员会工作实录

一、世界卫生组织关注中国研发青蒿素类抗疟药

1978 年 10 月我国卫生部部长江一真与 WHO 总干事 H. Mahler 博士在北京签订《中华人民共和国卫生部与世界卫生组织卫生技术合作备忘录》，开创了双方合作史上的里程碑（资料 1）。

1979 年 3 月，WHO/TDR 访问山东省寄生虫病防治研究所，时任 TDR 主任 A.O. Lucas 博士考察了青蒿素的抗疟研究，在他来访前卫生部提出了与 WHO 在寄生虫病方面进行合作的计划，包括青蒿素抗疟作用原理的研究，具体包括①青蒿素化合物对鼠疟原虫细胞膜磷脂代谢的影响，②青蒿素类药物的代谢与药物代谢动力学研究，③青蒿素构型与疟原虫表膜结构的关系等，研究单位是中医研究院中药研究所和中国科学院上海药物研究所（资料 2～4）。

1980 年 3 月，WHO/TDR 的疟疾化疗科学工作组（SWG-CHEMAL）Wallace Peters 教授接受我国卫生部的邀请来访（资料 5，资料 6）。Peters 教授建议，一是以 WHO/SWG-

CHEMAL 的名义在北京召开一次会议；二是资助中国学者(李泽琳)到其所在的伦敦卫生和热带病学院实验室共同进行青蒿素作用机制的研究。

在 WHO 助理总干事陈文杰教授的推动下，1980 年 12 月 WHO 总干事 H. Mahler 博士致信我国卫生部部长钱信忠："WHO/SWG-CHEMAL 认为下一次科学工作会议应讨论抗疟药青蒿素及其衍生物，因为发展新抗疟药物非常紧迫，建议此会议于 1981 年 4 月上旬在北京或其他地方，优先考虑在中国召开"(资料 7)。1981 年 4 月国务院批准了卫生部、国家医药管理总局、国家科学技术委员会关于在北京召开青蒿素国际学术会议的报告。

尽管 1981 年 3 月 523 项目已结束，卫生部考虑到青蒿素类抗疟药需继续深入研究，又要筹备 WHO 疟疾化疗科学工作组会议，以后还要开展与 WHO 的合作，为此，在原 523 办公室的基础上组建了会议筹备组。从 4 月下旬开始，根据 WHO 的提议，组织原 523 有关项目的参研人员撰写了青蒿素及其衍生物的化学、药理毒理、临床研究等 14 篇报告，在此基础上整合成 7 个方面的综合性报告进行讨论和完善，同时起草了与 WHO 合作的技术方案(资料 8)。同年 7 月，卫生部黄树则副部长主持，成立了筹备领导小组。

1981 年 10 月 6～10 日，WHO 在北京召开了疟疾化疗科学工作组第 4 次会议，主题是"抗疟药青蒿素及其衍生物的研究"，由中方宣读 7 篇研究报告，按专业分组讨论，就相关专题提出进一步研究的建议。WHO 与会专家高度评价青蒿素发现的意义，总结报告指出："合乎理想的新药都应具有新的结构和作用方式……此外还需要有易耐受、安全、作用快的制剂来治疗重症恶性疟，特别是脑型疟，青蒿素是符合上述主要要求的，因为它具有新型的化学结构，作用方式似乎与现有杀裂殖体的药物不同，并有速效特点" [1]。这次会议使中国研究人员开始了解到 GLP、GCP 和 GMP 等国际规范，对以后的工作有很大促进作用[2]。

WHO/ SWG-CHEMAL 召开此次会议旨在评价这些药物的已有资料，找出研究工作的空白，制订有关研究计划，以便使这些药物应用于将来的疟疾控制。会后举行"中国研究机构与疟疾化疗科学工作组之间在青蒿素及其衍生物研究的合作"会谈，TDR 专家指出研究中存在的主要问题是药代动力学和毒理学方面的资料不足，同时探讨合作研究的优先计划，为中国青蒿素及其衍生物将来进行国际注册打下基础，并建议中国成立一个指导委员会，以便履行规划和保证有效的组织协调。会议纪要中强调，中国有关部门和 WHO/SWG-CHEMAL 只是在发展青蒿素及其衍生物抗疟药的科学领域内合作，而不是商业活动或与生产有关的那些活动。此次会议后，中医研究院写给国家卫生部党组的报告中提出了"对会后加强这项研究工作的建议"，建议首先成立青蒿素发展研究领导小组(资料 9～11)。

二、中国青蒿素指导委员会的成立及其任务

1982 年 1 月在北京召开青蒿素及其衍生物研究攻关协作会议，成立了青蒿素及其衍生物研究开发指导委员会(简称青蒿素指导委员会)。卫生部科技局局长陈海峰担任主任委员，中国中医研究院副院长王佩和国家医药管理总局科教司佘德一任副主任委员，

各主要研究单位的领导和有关专家担任兼职委员。为了加强和 WHO 的联系，先后聘请国家医药管理总局的总工程师金蕴华和沈家祥担任顾问（沈家祥后受聘为 WHO/SWG-CHEMAL 顾问）。青蒿素指导委员会下设秘书处，由军事医学科学院的周克鼎（原全国 523 办公室负责人）担任委员兼专职秘书，其他兼职秘书为卫生部科技司王秀峰、中医研究院中药研究所张逵、李泽琳，山东中医药研究所朱海，国家医药管理总局杨淑愚。青蒿素指导委员会秘书处办公地点设在中医研究院，周克鼎负责青蒿素指导委员会日常工作，下设化学、药理、临床和制剂 4 个专业协作组。1982 年 1 月秘书处发了第一期简报（资料 12）。

简报中说明青蒿素指导委员会的任务是："组织制订与协调科研计划，提出与国外技术合作方案；组织学术交流与成果评定；提出经费分配和人员培训计划；总结我国创新药物研究与开发的经验等。青蒿素指导委员会与 WHO/TDR 合作的同时，保持独立自主，两条腿走路的方针。"简报特别强调说明了以下两点。

1）关于统一归口问题：青蒿素及其衍生物是国家重点研究项目。有关协作的日常工作由中国中医研究院牵头负责，遇有重大问题必须报请卫生部、国家医药管理总局审批。它的一切科研成果都是全国多部门、多单位长期共同努力协作的结果。为维护国家利益不受损失，在今后工作中，凡需向 WHO 或国外提供有关青蒿素及其衍生物的研究资料、原料、制剂及进行各种形式的合作谈判等，均由卫生部外事局统一归口，根据情况由卫生部外事局与有关部门或单位协商处理，或报请上级批准。

2）要继续发扬全国一盘棋和大协作的精神。会议认为要搞好与 WHO 的技术合作，首先是搞好我们国内的协作。青蒿素及其衍生物为我国首创药物，但要真正把这些新药达到国际注册标准，进入国际市场推广应用，还有大量的工作要做。这些不是一个部门、一个单位所能办得到的，必须依靠全国大协作和各部门、各单位共同支持，提倡全国一盘棋的精神，顾全大局，团结攻关。

这次会议制订的两年研究重点为："按照国际新药注册标准要求，优先完成青蒿酯钠水注射剂、蒿甲醚油注射剂和青蒿素口服制剂（后改为栓剂）的临床前药理毒理实验资料，为进一步实现这 3 个药物商品化和国际注册确立基础"。

三、青蒿素指导委员会和 WHO/TDR 合作项目的情况

1982 年 1 月的青蒿素及其衍生物研究攻关协作会议上，根据 1981 年 10 月卫生部与 WHO/SWG-CHEMAL 会谈关于开发青蒿素类新抗疟药在世界范围推广的精神，制订了 1982～1983 年研究攻关协作计划，提出了与 WHO 合作的建议。同年 2 月，WHO 疟疾化疗科学工作组（TDR/SWG-CHEMAL）的秘书 P.I.Trigg 博士、药物政策顾问 N.Heiffer 博士（美国华尔特里德陆军研究院药物室主任）、毒理学专家 C.C.Lee 博士（李振钧）来华访问上海、北京、广州和桂林，同意从中方提出的合作计划中选出 7 个项目上报 WHO/SWG-CHEMAL，并就预期在两年内的开发研究项目、技术要求、资助问题，提请 WHO 考虑的培训计划（5 名人员出国学习及举办药代动力学和药物代谢培训班）和到泰国进行青蒿酯

钠临床试用等达成初步共识，表 1-1 为青蒿素指导委员会与 WHO/SWG-CHEMAL 合作的课题和主要承担单位(研究资金由国内解决)。对未列入双方合作计划而又需要进行研究的课题，如青蒿素口服制剂、抗疟作用原理、部分系统药理、延缓抗性产生及资源调查等，均列入国内研究计划(资料 13，资料 14)。

表 1-1　青蒿素指导委员会与 TDR 合作课题和主要承担单位

序号	课题内容	主要承担单位
1	青蒿素衍生物青蒿酯钠、蒿甲醚特殊毒性的研究，包括致畸胎、致突变和对男性生殖的影响	中医研究院中药研究所
2	测定生物样品中青蒿素和青蒿酯钠浓度的灵敏方法及药代动力学的研究	中国医学科学院药物研究所
3	青蒿素衍生物青蒿酯钠、蒿甲醚对犬急性、亚急性毒性的研究	军事医学科学院微生物流行病研究所
4	青蒿素衍生物青蒿酯钠、蒿甲醚对啮齿类动物(大鼠、小鼠)急性、亚急性毒性的研究	中国科学院上海药物研究所
5	青蒿素、青蒿酯钠、蒿甲醚对鼠疟 ANK 株抗性的研究	山东省中医药研究所
6	青蒿素衍生物青蒿酯钠、蒿甲醚的临床试验研究	广州中医学院
7	青蒿酯钠、蒿甲醚标准制剂的研究	上海医药工业研究院

1. 青蒿酯钠开发合作的漫长谈判

1982 年 WHO/SWG-CHEMAL 制订的第一份青蒿酯钠开发计划概要中提出“为了使青蒿酯钠获得国际注册，需要生产出一批量的药物用于建立和保持符合(美国)FDA 现行 GMP 标准的对照品……这些工作将在中国完成，FDA 官员应检查、确认植物和各种设备，以决定按照现行的 GMP 各项进行工作的可能性”，检查项目包括新药原料的合成，冻干、封装的合适设备和步骤，包装和标签，药物原料和成品的分析，稳定性试验和消毒无菌及热源检查等。桂林第二制药厂的生产过程和工艺必须要经过“有资格的专家进行实地考察，才可在中国及其他国家进行临床研究”(资料 15)。

1982 年 3 月 P.I.Trigg 博士致函中国，确认青蒿酯钠静脉注射剂作为治疗脑型疟的药物优先开发，以 GMP 生产为前提。6 月 P.I.Trigg 来信告知 9 月来中国检查的 TDR 和 FDA 人员及行程安排，我方要求增加昆明制药厂蒿甲醚注射剂的检查。为了迎接 FDA 检查，青蒿素指导委员会组织上海医药工业研究院、桂林制药厂、桂林第二制药厂、上海药物研究所等单位，对现有青蒿酯钠制剂的原料制备、工艺流程、质量标准等进行了检查和研究改进。同年 7 月在北京召开了青蒿素衍生物制剂研讨会，重点评议了青蒿酯钠制剂的生产工艺，确认使用碳酸氢钠溶液和改进的冻干制剂作为重点研究的剂型(资料 16～18)。

同年 9～10 月，美国 FDA 国际调查部调查员 D. D. Tetzlaff 先生到中国进行检查，由 P.I.Trigg 博士和周克鼎秘书、李泽琳及上海医药工业研究院的王大林陪同(资料 19)。检查了桂林制药厂、桂林第二制药厂的青蒿酯钠生产和昆明制药厂的蒿甲醚注射剂生产。他们对 3 个药厂的 GMP 状况均持否定态度。应我方要求又检查了当时国内生产水平最高的上海信谊制药厂，但仍未能获得FDA检查员对其GMP的认可。

9月底，卫生部外事局周敏君副局长主持了总结会。TDR认为中方生产青蒿酯钠静脉注射剂的制药厂“均不符合GMP的条件，因此中方提供的青蒿酯钠制剂不能用于实验研究和提供国外临床试验，TDR建议的临床前和临床研究还不能开始”。P.I.Trigg建议：一是由中国新建一个符合GMP的车间；二是与国外合作，加工一批符合GMP的制剂，TDR可帮助选定国外的机构合作生产(资料20)。

同年11月，周敏君代表青蒿素指导委员会复函P.I.Trigg：计划在中国按GMP要求筹建车间，同时探索与美国华尔特里德陆军研究院(WRAIR)合作，加工一批量制剂和进行有关的全面合作的可能性，并提出合作的具体建议(资料21)。

1983年1月P.I.Trigg复函周敏君，WHO/SWG-CHEMAL决定推荐美国WRAIR与中国合作。3月P.I.Trigg来函告知已起草了合作方案，后又来电报告知WRAIR属于美国国防部下属单位，R.Young上校将到中国来谈判此事。青蒿素指导委员会表示推迟谈判，希望先看到合作协议。自此之后2年时间，双方通过多次信函往返，基本上认同合作协议草案(资料22～29)。

1985年9月TDR主任A.O.Lucas给青蒿素指导委员会主任许文博来函称：“由于一位中国科学家在美国国立卫生研究院(NIH)A. Brossi博士实验室发现青蒿酯在某些条件下不稳定，因此TDR认为青蒿酯不能优先开发”。长达2年半的合作谈判就此宣告结束。而TDR未事前通报中方就把青蒿素及其衍生物的开发研究项目向全球招标，包括从植物中提取青蒿素工艺技术，合成新的衍生物等6个课题(资料30，资料31)。1986年4月TDR制订了全面开发蒿乙醚的计划(蒿乙醚原本是由我国首先合成，但因效价不及蒿甲醚而被淘汰)。

1987年2月，由WHO/SWG-CHEMAL秘书W.H.Wernsdorfer和WHO亚太区负责人A. Shirai博士来华，与青蒿素指导委员会讨论青蒿素衍生物的合作，名义上是商量青蒿酯钠和蒿甲醚合作的事宜，但主要目的是为蒿乙醚的开发而获取我国青蒿素原料的支持(资料32)。

2. WHO派专家举办青蒿素及其衍生物体液中含量测定方法学习班

1983年10月中医研究院承办了卫生部与WHO联合举办的“建立青蒿素及其衍生物在生物体液中含量测定方法学习班”。WHO聘请美国休斯敦贝勒医学院的M. G. Horning和E. C. Horning教授夫妇，英国曼彻斯特大学药学系M. Rowland教授，美国阿拉巴马大学化学系W. Bertsch教授和美国哥伦比亚大学医学院V. P. Butler教授来华讲学，我国15名科技人员参加了学习(资料33)。教学内容包括：①药物代谢途径及其代谢产物的提取、分离和鉴定；②气质联用在定量测定生物体液中药物及其代谢产物的应用；③毛细管气相色谱法及其应用；④放射免疫测定法的建立；⑤药物代谢动力学的研究。

这次学习班对我国以后青蒿素类抗疟药的研发和检测方法的应用起到了重要的推动作用。1985年中国医学科学院药物研究所宋振玉等[3]用放射免疫法和杨树德等[4]用高效液相色谱电化学极谱检测法解决了青蒿琥酯和双氢青蒿素生物体液浓度测定；1986年中药研究所赵世善等[5]用高效液相色谱柱前反应紫外检测法解决了青蒿素血浆浓度测定，有关论文相继发表。

3. WHO/SWG-CHEMAL 再次在京开会

1987 年 3 月青蒿素指导委员会召开会议，听取参加 WHO/SWG-CHEMAL 会议的沈家祥的情况报告。该会议主席 C.J.Canfield 博士对中国开发蒿甲醚和青蒿酯依然表示“不能支持一个不符合标准的药物在世界范围内推广”。沈家祥作了强有力的辩论，在会议期间 TDR 主任 T. Godal 约见了沈家祥，沈家祥向他提出 6 条建议，T.Godal 博士表示积极回应，主要是 WHO 委托中国大量生产青蒿素及其衍生物，并表示 TDR/SWG-CHEMAL 将在 1989 年在中国召开会议(资料 34)。

1989 年 4 月 25～29 日，WHO/SWG-CHEMAL 在北京再次召开会议，议题是回顾和评价中国抗疟药研究工作的进展。由于青蒿素指导委员会已撤销，以卫生部科教司黄永昌司长为首成立了会议筹备领导小组，下设筹备组，由王秀峰、周克鼎、张逵等负责具体工作。这次会议的中方报告人有李泽琳、滕翕和、宋振玉、安静娴、曾衍霖、李国桥、邓蓉仙、周义清(钟景星代)、陈昌、李英等，对青蒿素类药物和化学合成药物咯萘啶、哌喹、本芴醇，以及蒿甲醚与本芴醇组方的研究进展做了报告，显示了我国抗疟研究已经由单药向复方发展(资料 35，资料 36)。

4. WHO/TDR 在其他方面的支持

①提供了 WHO 出版的 GLP 和 GMP 文件，组织专家帮助审查蒿甲醚注射液和青蒿琥酯注射剂的英文申报资料，按国际注册要求提出审核意见；②安排 FDA 调查员到中国检查 GMP 情况；③资助了中国 7 名科研人员出国进行专业培训或技术考察；④提供 8 只 Beagle 种犬和部分仪器设备、试剂；⑤与法国公司合作支持蒿甲醚的毒理实验和在非洲的Ⅲ期临床研究。

四、努力提高国内新药研究水平和生产规范

青蒿素指导委员会期间制订了 1982 年、1983 年和 1985 年 3 期研发计划，财政部先后给开发青蒿素类药物拨专款共 200 万元，其中青蒿素、青蒿琥酯、蒿甲醚、双氢青蒿素和本芴醇、复方蒿甲醚的研发，都是青蒿素指导委员会经费资助的项目；此外，对海南临床研究基地、军事医学科学院动物房建设、全国青蒿资源普查、青蒿素产业化建设等均给予资助。1982 年承担青蒿素指导委员会研发任务的单位共 13 家(表 1-2)。

表 1-2　青蒿素及其衍生物抗疟药开发研究 1982 年项目

单位	项目
桂林制药厂	青蒿酯、蒿甲醚的工艺制剂研究
桂林制药二厂	青蒿酯钠工艺制剂的制备
昆明制药厂	蒿甲醚工艺制剂的研制
上海医药工业研究院	青蒿酯钠制剂工艺的研究
中医研究院中药研究所	青蒿素衍生物三致、药理、制剂等研究

续表

单位	项目
军事医学科学院五所	青蒿素衍生物大动物急慢性毒性试验等
广州中医学院	青蒿素衍生物临床、临床药理研究
中国科学院上海药物研究所	青蒿素衍生物小动物急慢性毒性试验
中国医学科学院药物研究所	青蒿素超微量测定方法的建立
山东省中医药研究所	青蒿素及其衍生物抗性、口服制剂等研究
广西中医学院	青蒿素衍生物系统药理实验
广西医学院	青蒿素衍生物系统药理实验
中医研究院、军事医学科学院	引进 Beagle 犬饲养繁殖条件的创立
厦门市医学研究所	青蒿资源调查

青蒿素指导委员会强调指出，与国际合作的同时必须自力更生，提出几点具体要求(资料 37)。

1)继续争取 WHO 对中国有利的支持或资助，但不能等、靠、要，更不能让其捆着我们的手脚。

2)加紧国内工作，建设 GMP 车间，这条开发新药的路子迟早还得靠我们自己来走，国外援助总是暂时的，也代替不了我们的工作。

3)积极寻找其他渠道加工制剂，协助在国外进行国际注册，确保药品在国际上生产销售的权益。

4)积极开展双边技术交流，打开通往疟疾流行国家销售药物的渠道。

青蒿素指导委员会一方面尽量争取 WHO 的支持，通过合作开发青蒿酯钠水针剂的机会，积极引进国际新药研发的规程、标准和技术方法；另一方面以我为主进行青蒿素类新抗疟药的研究开发，使科研工作从封闭走向开放，加快了我国新药开发与国际接轨的步伐，培养了一支国际新药注册的科技队伍。他们掌握了新药研究开发的国际程序，熟悉了在新药研发和生产中 GLP、GCP 和 GMP 的规范要求，按照 WHO 提供的研究方案，对青蒿酯钠静脉注射剂和蒿甲醚油注射液的临床前药理、毒性重新评价和补充，重新进行临床试验，引进了纯种实验动物 Beagle 犬和纯种小白鼠，改善了药理毒性试验研究条件，完善了纯种实验动物(鼠、猴)模型，开展了致癌、致畸和致突变的特殊毒性试验，并建立了青蒿素、青蒿琥酯和双氢青蒿素的体液测定方法。

为了掌握药物国际注册的要求，沈家祥教授在 1988 年向 WHO 争取到经费，和周克鼎组织了“中国‘两药’注册文件编译专家组”，由卫生部新药审评办公室赵秀文按照国际药物注册的要求，对青蒿琥酯静脉注射剂和蒿甲醚油注射液两药的申报资料进行修改和补充，滕翕和、邓蓉仙、曾美怡等负责翻译成英文，宋书元、沈家祥审核中、英文稿。英文本请 WHO 专家协助评审，其委托制药企业 PSI 审查了中国“两药”的注册资料，依据欧洲经济合作和发展组织(OECD)及美国 FDA 的规定进行评价。1990 年 10 月，中国“两药”注册文件编译专家组将 WHO/ SWG-CHEMAL 对我国蒿甲醚和青蒿琥酯注册文件(英文本)的评价，发至与“两药”有关的科研、生产单位和编写注册文件的人员参考，对我国科研人员的研究工作和熟悉国际注册的要求有很大帮助，是企业开拓国际市场的参考文件(资料 38，资料 39)。

从 1985 年我国开始实施新药审评法至 1995 年，全国共批准一类新药 14 个，其中青蒿素类抗疟药就有 5 种。这表明青蒿素类药在我国新药研发历史中占有重要位置，在促进与国际接轨的过程中有重要作用。

五、组织青蒿资源调查和青蒿素生产基地建设

青蒿素指导委员会成立早期，即将青蒿资源调查和解决青蒿素定点产业化列入计划，拨专款给厦门市医药研究所进行资源调查。1983 年 8 月，在福建厦门召开了青蒿资源的开发利用会议，提出“为适应青蒿素的大量生产，需要有计划地培育和发展优质青蒿资源”(资料 40，资料 41)。

1984 年，以四川中医药研究院重庆南川药物种植研究所谭世贤和四川省涪陵地区药品检验所冯天炯为课题负责人，在四川省酉阳县进行资源调查。1985 年 7 月完成《四川省酉阳县青蒿资源、生态生物学及青蒿素含量调查研究报告》。酉阳历年收购量为 50 多万 kg，适宜青蒿生长的旱地面积就达 55 万亩①以上，产量可保持在每年 200 万 kg，最高可达 700 万 kg，平均含量为 0.59%；酉阳青蒿叶所含化学成分中，影响青蒿分离提取的杂质少，易于纯制。考虑到该县地处边远山区，将青蒿叶运往外地加工，不如投资兴建提取青蒿素中间产品的原料药厂或加工更为经济合理。1986 年 4 月，在成都召开了酉阳青蒿资源评审鉴定会，确定酉阳地区的青蒿符合产业化规模要求。酉阳县政府希望青蒿素指导委员会计划建设的提取厂在酉阳落户。6 月周克鼎复信冯天炯，对山区人民就地取材发展生产脱贫致富将给予支持，建议先从培训人员掌握技术入手(资料 42～44)。

1986 年 8 月，青蒿素指导委员会委托山东中医药研究所的魏振兴教授到酉阳进行青蒿的品种、含量的调查和提取方法比较。9 月周克鼎第一次到酉阳考察，商议建设青蒿素提取车间，得到了四川省科学技术委员会的资金支持。

1987 年，魏振兴负责技术工艺，总后勤部长城制药厂派出王套先等 5 名退伍军人帮助建设酉阳青蒿素厂。在青蒿素指导委员会“担保青蒿素一定能进入国际市场”后，刚成立的三峡总公司以三峡移民扶贫为由投入 125 万元；昆明制药厂将酉阳青蒿素厂作为其原料药生产基地，生产的青蒿素由昆明药厂包销，并由昆明制药厂拿出 30 万元作为青蒿素原料药预付款投入到建设中。1988 年四川省酉阳武陵山制药厂青蒿素车间开始兴建，1990 年建成世界上第一个吨级青蒿素的生产车间。至 1994 年 9 月底，武陵山制药厂共生产青蒿素近 8000kg。

---

① 1 亩≈666.7m^2。

六、早期开拓国际市场的准备

开拓国际市场的首要条件是新药的研究和生产必须符合国际 GLP、GCP、GMP 的要求。这对 20 世纪 80 年代我国科技水平和生产设施来说是有困难的。因此，为青蒿素类新药进入国际市场做好各种准备是当时青蒿素指导委员会的工作重点。

1988 年 5 月，国家科学技术委员会郭树言副主任从非洲考察回来，就我国青蒿素类抗疟药的生产、销售和开拓国际市场问题主持座谈会。7 月，国家科学技术委员会、国家医药管理总局、对外经济贸易部、农业部、卫生部联合下发了《关于加快青蒿素类抗疟药物科研成果推广和出口创汇的通知》，采取竞争方式委托有积极性和有条件的公司承担青蒿素的国际合作项目。当时，蒿甲醚和青蒿琥酯等抗疟药的研究和生产水平已逐渐提高，建立了 GMP 车间。经过 4 年的努力，有的药已在东南亚、非洲和拉丁美洲地区 20 多个国家注册，并且出口到一些国家，国际科技产业的合作正在逐步开展。

七、中国青蒿素指导委员会的结束

1987 年，中医研究院上报撤销青蒿素指导委员会的报告，当年 5 月 18 日卫生部部长陈敏章在这份报告上批示，考虑到尚未完成有关任务，并有对外的合作关系而暂缓撤销(资料 45)。

1988 年 6 月，卫生部和国家医药管理总局正式发文《关于撤销中国青蒿素及其衍生物研究指导委员会的通知》，该通知说明青蒿素指导委员会于 1987 年 6 月按计划完成了青蒿琥酯、蒿甲醚和青蒿素栓 3 种新抗疟药制剂的研究开发，任务圆满结束。此后，有关青蒿素类药物的研究开发工作纳入各有关部门管理。

青蒿素指导委员会成立 7 年来，推进了青蒿素类抗疟药的研发和与国际接轨，完善了几个药物的研发并开展了国际合作的探索。在其建立初期，因领导者的权威影响力，成为具有一定权威的临时性管理机构。从 1986 年起，随着主管领导的变动，青蒿素指导委员会专职负责人周克鼎和张逵转到沈家祥教授所在的中国医药研究开发中心办公，并参加了 1989 年 TDR 会议的筹备，又参加了国家科学技术委员会协调的国际市场开拓，积极协助做好各方面的组织协调。青蒿素指导委员会撤销后，国家科委继续支持军事医学科学院研发的复方蒿甲醚与瑞士诺华公司合作，其产品 Coartem(复方蒿甲醚)于 1998 年问世。

参考文献

[1] 张剑方. 迟到的报告——五二三项目与青蒿素研发纪实. 广州：羊城晚报出版社，2006：73-74

[2] 周廷冲，宋振玉，周克鼎. 世界卫生组织在北京召开青蒿素及其衍生物学术讨论会. 药学学报，1982，17(2)：158-159

[3] 宋振玉，赵凯存，梁晓天，等. 青蒿酯和青蒿素的放射免疫测定法.药学学报，1985，20(8)：610-614

[4] 杨树德，马建民，孙娟华，等. 还原型电化学极谱检测高效液相色谱法测定人血浆中青蒿酯和双氢青蒿素.药学学报，

1985，20(6)：457-462

[5] Zhao SS，Zeng MY. Application of precolumn reaction to HPLC of qinghaosu in animal plasma. Analytical Chemistry，1986，(58)：289-292

参考资料

[1] 法律图书馆. http：//www.law-lib.com/law/law_view.asp?id=75742

[2] 山东省寄生虫病防治研究，1979 年以来我所接待来访人员一览

[3] WHO/TDR，Making a Difference. Phase I(1975～1986). p. 15，2007

[4] 《我部拟与世界卫生组织在寄生虫病方面进行技术合作会谈方案(草稿)》，1979，2. 28

[5] WHO/TDR，Making a Difference. Phase I(1975～1986). p. 14，2007

[6] Dana G. Dalrymple，Agriculture，Artemisia annua，Artemisinin，ACTs and Malaria Control in Africa：The Interplay of Tradition，Science and Public Policy. Working Paper(draft)，September 30，2008

[7] 青蒿素及其衍生物的发展会议筹备组，联合国计划开发署/世界银行/世界卫生组织热带病研究和培训特别规划疟疾化疗科学工作组第四次会议《青蒿素及其衍生物的发展会议文件汇集》. 1981，8

[8] 青蒿素及其衍生物的发展会议筹备小组. 青蒿素及其衍生物的发展会议筹备工作简报(第一期). 1981.7.10

[9] UNDP/World Bank/WHO Special Programme for Research and Training in Tropical Diseases，Fourth Meeting of the Scientific Working Group of the Chemotherapy of Malaria, "The Development of Qinghaosu and its Derivates as Antimalarial Drug"，6-10 October，1981

[10] P.I.Trigg. 《中国研究机构与疟疾化疗科学工作组之间在抗疟药青蒿素及其衍生物研究的合作》会谈记录要点. 1981 年 10 月 12 日(五二三与青蒿素资料 1981～1988)

[11] 中医研究院. 关于国际青蒿素会议的情况报告和对加强这项研究工作的建议. 1981 年 10 月 20 日(五二三与青蒿素资料 1981～1988)

[12] 青蒿素指导委员会秘书处. 简报第一期. 1982 年 1 月 10 日(五二三与青蒿素资料 1981～1988)

[13] 青蒿素指导委员会. 关于青蒿素发展研究与 WHO 合作问题讨论情况的报告. 1982 年 2 月 26 日(五二三与青蒿素资料汇集 1981～1982)

[14] 青蒿素指导委员会秘书处. 简报第二期. 1982 年 3 月 24 日(五二三与青蒿素资料 1981～1988)

[15] 蒿酯钠开发计划概要(译稿). 1982(五二三与青蒿素资料汇集 1981～1982)

[16] P.I. Trigg 致卫生部外事局薛公焯局长的信(译稿). 1982 年 3 月 26 日(五二三与青蒿素资料汇集 1981～1982)

[17] P.I. Trigg 致陈海峰信，1982 年 6 月 29 日(五二三与青蒿素资料汇集 1981～1982)

[18] 青蒿素指导委员会秘书处. 简报第三期. 1982 年 7 月 25 日

[19] 卫生部. 接待世界卫生组织疟疾化疗科学工作组计划，(82)卫外字第 916 号

[20] P.I. Trigg. Note for the Record. 1982 年 9 月 30 日(会谈纪要，周克鼎手迹)五二三与青蒿素资料汇集(1981～1982)

[21] 周敏君副局长给 Trigg 博士复函. 1982. 11. 16(五二三与青蒿素资料汇集 1981～ 1982)

[22] P.I. Trigg. Letter to Zhou Min-Jun，4 January 1983.(五二三与青蒿素资料汇集 1983～1986)

[23] P.I. Trigg. Letter to Professor Zhou Min-Jun. T16/83/M2/2. 11 March 1983.(五二三与青蒿素资料汇集 1983～1986)

[24] P.I. Trigg. Briefing Note. Subject：Visit of Colonel Robert Young to China for Discussion on Production of Artesunate

[25] 周敏君有关资料. 1983. 5. 24(五二三与青蒿素资料汇集 1983～1986)

[26] An Agreement for the Cooperative Study of Artesunate Among The Ministry of Public Health，The World Health Organation and The U.S. Department of Defense.(五二三与青蒿素资料汇集 1983～1986)

[27] 1984 年 3 月 14～16 日会谈纪要(Note for the Record)(五二三与青蒿素资料汇集 1983～1986)

[28] H. Mahler. WHO Letter to the Minister of Public Health of PRC，T16/83/M2/2，12 March 1985(五二三与青蒿素资料汇集 1983～1986)

[29] 周克鼎手迹. 对 WHO 来信关于修改'青蒿酯合作协议'(草稿)的复核意见. 1985. 5. 20(五二三与青蒿素资料汇集 1983～1986)

[30] A.O. Lucas. Memorandum to Dr Lu Rushan，Subject：Development of Qinghaosu and its Derivatives. 20 August 1985.(五二三与青蒿素资料汇集 1983～1986)

[31] WHO Newsletter(Special Issue：TDR Workplan) No.22 p5. August 1986

[32] Note for the Record. Meeting with Representatives of Chinese Steering Committee for Development of Qinghaoshu and its

Derivatives，Beijing，26 February 1987.(五二三与青蒿素资料汇集 1987～1993)
[33] 中国青蒿素指导委员会秘书处. 简报第六期. 1983 年 12 月 5 日(周克鼎起草手迹)
[34] 秘书处备忘录，青蒿素指导委员会讨论与 CHEMAL 合作事. 1986 年 3 月 20 日(周克鼎手迹，五二三与青蒿素资料汇集 1987～1993)
[35] P.I. Trigg，Letter to Dr C.C. Shen. M20/83/2. 12 July 1988. 和 WHO Director-General Hiroshi Nakajima，Letter to the Ministry of Public Health of P.R. China. 5 October 1988.(五二三与青蒿素资料汇集 1987～1993)
[36] 沈家祥. 中国抗疟药物研究的进展. 北京：中国医药科技出版社，1989
[37] 青蒿素指导委员会，关于合作开发青蒿酯谈判方案的请示报告(周克鼎手迹二页，1984，2. 21)
[38] Tore Godal and Dr. E.B. Doberstyn. Contractual Services Agreement Exchange of Letters. 20 Apr. 1988.(五二三与青蒿素资料汇集 1987～1993)
[39] 中国“两药”注册文件编译专家组.(TDR 专家)对中国注册文件的评论. 1990. 10
[40] 青蒿素指导委员会秘书处. 简报第二期. 1982 年 3 月 24 日(五二三与青蒿素资料 1981～1988)
[41] 青蒿素指导委员会秘书处. 1982 年经费分配方案. 1982 年 7 月 27 日(五二三与青蒿素资料 1981～1988)
[42] 成都中医药研究院南川药物种植研究所，四川省涪陵地区药品检验所. 四川省酉阳县青蒿资源及其化学生态调查研究报告. 1985. 7
[43] 523 办公室对酉阳青蒿素工作汇报后的几点安排(王美胜手迹)1984. 6. 3
[44] 周克鼎，张逵. 1986 年 6 月 20 日致冯天炯的信(周克鼎手迹)
[45]《五二三与青蒿素资料 1981～1988》

(刘天伟)

第五节　青蒿素类抗疟药研究的管理

回顾青蒿素类抗疟药的发展历程，在条件相当困难的动荡年代，在科技人才少、仪器设备差、时间紧迫的情况下，从中草药青蒿→青蒿提取物→青蒿素→青蒿素衍生物，到各种青蒿素复方的发明，大家走过许多不平凡的道路，创造出系列优秀抗疟药，让人感到激动和自豪。

523 项目和青蒿素类抗疟药的研究是在统一领导，周密规划，有明确的研究方向、目标和具体的分工，在系统工程管理的模式下开展的。全国 523 办公室和其后的青蒿素指导委员会，国家科委业务部门，领导了中国抗疟新药研发的全过程，在研发的指导思想、任务的规划计划，人力、物力保证，以及管理协调工作中发挥了重要的作用。

523 任务的开展正逢“文化大革命”时期，但任务未受到干扰或中断，其原因是这项任务是毛泽东主席、周恩来总理直接过问和下达的支援越南人民抗美救国战争的紧急战备任务。毛泽东主席亲自审阅了 523 任务执行情况的报告。周恩来、李先念等国家领导人曾多次对 523 任务作了重要的批示。在国家领导人的关怀下，从中央各有关部、委到有关省(自治区)、市和军区对 523 项目均高度重视。即使在“文化大革命”特殊的年代，许多科研工作几乎停顿的状态下，523 项目却能得到自上而下的各部门和单位在人力、物力和财力上的充分保证。有幸参加该项目研究的科技人员，更是感到光荣和责任重大，激发出极高的热情和强大的工作动力。这些对 523 任务和青蒿素类抗疟药的研发成功是有力的推进。

一、明确的方向和目标

在全国 523 办公室和其后的青蒿素指导委员会的管理时期，青蒿素等新抗疟药物的研发，始终遵循着明确的研究方向和目标。

1967 年第一次 523 会议制订的研究规划，是明确针对东南亚抗药性恶性疟防治和部队行动特点提出的。事前经过实地考察和文献资料调查搜集，又组织专家论证。把解决防治抗药性恶性疟作为抗疟药主要的研究方向，在每年具体计划制订与执行中，都将其放在首位。

在制订研究规划时就把从发掘祖国医药学治疟方药和合成新化合物作为研究抗疟新药的两种途径，最终不仅从中药青蒿发现了抗疟有效单体青蒿素，发明了青蒿素类抗疟新药；同时，合成了本芴醇、萘酚喹、咯萘啶等抗疟新药，又仿制研发了哌喹。两方面都获得了丰硕的成果，并为以后的青蒿素类复方的创新打下了重要的物质基础。

在执行 523 任务的近 14 年间，先后制订了 3 次研究规划，根据研究工作的进展，及时提出了目标要求。从 523 领导小组及其办公室到青蒿素指导委员会及其秘书组协调管理的 21 年里，围绕既定的方向和目标，每年都有具体的研究计划、任务分工落实到承担单位，并通过专业会议或专题讨论，总结和交流研究工作的进展，有些进行了必要的调整，但始终不偏离原定的方向目标。

523 任务结束后，成立了青蒿素指导委员会及其办事机构(秘书组)，抓住已有的青蒿素及其衍生物的成果，瞄准国际抗疟药的发展方向和机遇，不失时机地制订一系列的研发计划，按照国际新药注册标准要求，为进一步实现我国青蒿素药物商品化和国际注册确定基本的目标与重点。在青蒿素指导委员会协调管理的 8 年间，组织多家药物研究、生产单位，不仅完成了青蒿素栓、青蒿琥酯和蒿甲醚制剂的研发，同时在国内开展青蒿资源调查和建设青蒿素生产基地，引进国际规范提高国内新药研究和生产水平，以及早期开拓国际市场的准备等方面都做了重要的工作。

二、立足创新及前瞻性

523 任务下达后，根据当时形势的发展，必须在短期内拿出降低疟疾发病率的有效药物供部队使用。当时应急的办法是“骑驴买马”，先采取仿制或老药新用，组成复方，及时解决了部队迫切的防治问题。同时也认识到，老药组成的复方，使用一定时间后又会出现抗药性。要想长期解决抗药性疟疾的防治问题，必须寻找新结构类型的新药，走创新之路。

化学合成药一方面开展新化学药的合成，另一方面从已有化合物中筛选寻找新药，既要借鉴国外寻找新化学合成药的思路，又不能重复他人研究工作的老路，而是坚持高标准、新标准。对于筛选的药物从严要求，期间化学合成或广筛的几万个化学样品中，有不少对动物疟疾模型的效果较好，但若与已有抗药性的氯喹等 4-氨基喹啉类、磺胺类、氯呱类等已有药物结构相似的，都需进行抗药性对照试验以决定取舍。

在发掘祖国医药宝库的过程中，既要开展方便使用、就地取材，提取有效部位的研究，又要着重分离有效单体，以期找到新结构的抗疟药。从中药青蒿中发现了青蒿素，当临床试验证实其抗疟特效之后，立即组织力量进行化学结构测定和结构改造的研究，以便克服当时青蒿素服用量大、疗程短则复燃率高的缺点，由此相继发明了蒿甲醚、青蒿琥酯和双氢青蒿素，抗疟效果明显提高。为了保护这些新药，延缓抗药性的产生，并提高疗效，军事医学科学院、广州中医学院(现广州中医药大学)着手用新药组成复方的研究。其中本芴醇–蒿甲醚复方、磷酸哌喹–双氢青蒿素复方，以及哌喹–青蒿素复方和磷酸萘酚喹–青蒿素复方在全球抗疟中正发挥着越来越重要的作用。

青蒿素是天然产物，经过几十年的研究，从生产成本考虑，全合成方法还不能代替天然植物提取。青蒿素指导委员会秘书处的周克鼎、张逵、朱海等预见青蒿素未来的应用前景，认为建立一个青蒿素的生产基地是刻不容缓的建设项目。当即组织开展了青蒿野生资源的调查，并安排山东省中医药研究所魏振兴着手生产工艺的改进研究和生产基地选址的论证，最终在四川省领导的支持下，在酉阳建立了年产吨位的青蒿素生产厂，及时解决了原料药的生产供应问题。

三、集中统一的管理体系

523 项目和青蒿素类抗疟药的研究能够取得重大的成果，在于有一个高权威性的任务计划领导核心的决策，办事机构根据决策制订规划和计划，并将其具体分解、分工和落实，以及各承担任务单位的高度执行力，在系统工程的管理模式下实施和创造的。

1967～1981 年，在完成 523 任务及青蒿素抗疟药的研发期间，上有全国领导小组及其办公室，负责组织制订规划计划，督促检查，发挥指挥协调的核心作用；下有承担任务地区的领导小组和办公室，负责规划计划的落实，协调管理，解决执行任务中需要解决的问题；全国和各有关地区领导小组成员单位，选定联络代表与 523 办公室保持联系，负责及时下情上报，传达领导指示，使 523 任务的执行一直处于集中统一的有效管理之中。

1981 年 523 任务和办事机构改变后，为了适应新形势，加强与 WHO 等机构的合作与联系，1982 年 1 月，卫生部和国家医药管理总局联合成立了青蒿素指导委员会及其办事机构(秘书组)，至 1988 年 6 月的 6 年多时间里，沿用 523 项目的管理模式，继续加强青蒿素及其衍生物研究的组织管理，指导协调青蒿素栓、青蒿琥酯水针剂及蒿甲醚油针剂 3 种新抗疟药研发工作。青蒿素指导委员会向财政部申请了 200 万元科研经费，分别资助了 15 个单位进行青蒿素及其衍生物和复方药物的研究，并支持四川省在酉阳建设青蒿素生产厂，在海南东方县设立临床研究基地，按国际要求实施了 GLP、GMP、GCP 等新药研制、生产的国际通用规范，推进了药厂的 GMP 建设，同时也促进了我国新药审评制度的建立和健全。

从 1967 年召开第一次 523 会议起，到 1988 年青蒿素指导委员会撤销的 21 年里，

523 办公室和青蒿素指导委员会秘书组，每年根据总体规划的目标，都要对计划任务执行情况进行检查。对各专业出现的好苗头，深入实际了解情况，一抓到底，不轻易放弃。单位、专业之间遇到难以解决的问题，由 523 办公室或青蒿素指导委员会秘书组及时协调解决。青蒿素指导委员会撤销后，国家科委社会发展科技司接手青蒿素的国外推广和应用的管理协调工作，在青蒿素类抗疟药走向世界的历程中，发挥了主导作用。

523 任务和青蒿素的研究项目，在此严密的组织管理体系中，多部门、多单位同心协力，保证了研发工作按着既定目标高速地开展。

四、发挥大协作群体优势

寻找一类创新型的新药，尤其是青蒿素类新药这一具有国际水平的科技成果，涉及化学、药学、药理毒理、临床、制剂工艺和生产等多学科专业、多部门单位的合作，是一个综合性的研究项目。

在 20 世纪中叶，国内科研条件和药物研究的力量较薄弱，以当时我国研究单位的条件和技术力量，只靠一个部门、一个单位难以在较短时间里完成。不论是青蒿素的发现，还是青蒿素衍生物的发明，都是在统一管理机构的协调下，按照统一计划，通过严密组织，把分散在各地的专业技术力量和设备条件组合起来，把实验室研究、临床试验、生产工艺研究各个环节，一环扣一环，相互衔接，互补配套进行的。在此过程中，充分发挥军队、地方各部门、地区、单位、专业间的人才和设备的优势，不分彼此，密切分工合作，经常进行技术交流，科研设备互通有无，一方有困难，各方来相助，全力以赴，以“接力赛”的方式，保证了各项研究工作的高速度、高效率和高质量地进行。

青蒿素的研究，中医研究院中药研究所先行起步取得良好的开头，随后研究工作遇到困难和挫折。山东省中医药研究所、云南省药物研究所受到中医研究院中药研究所青蒿粗提物研究的启示，对当地黄花蒿进行研究，起步虽晚却进展顺利。但山东临床研究现场没有恶性疟病例，云南临床组很难找到病例，时值高峰流行季节将过，为了发挥各临床现场组的优势，全国 523 办公室当即决定将黄蒿素临床试用任务交给广州中医学院在云南耿马现场的脑型疟救治研究小组。该组两个月内对青蒿素(当时称黄蒿素)治疗恶性疟和重症疟疾作出高效、速效、低毒的基本评价，这成为全国 523 领导小组下决心，组织全国科研力量大会战的依据。全国 523 办公室又立即组织各省的 523 研究组，从植物资源、化学结构测定、扩大临床观察、药理毒性、提取工艺、规格标准、剂型改进等进行全面大协作，快速推进了青蒿素抗疟研究的成功。

青蒿琥酯的研究开发，也是继青蒿素之后的又一次集中多单位、专业、设备和技术力量，合作成功研究的典型事例。当 WHO 建议在青蒿素的衍生物中，优先开发青蒿琥酯时，由于当时国内从实验室、临床到药厂的生产，尚未按国际的 GLP、GCP、GMP 的规范实施，青蒿琥酯的国际推广应用面临困难。青蒿素指导委员会及时向国家申请经费，组织了中国医学科学院药物研究所和军事医学科学院等 8 个单位有关专业的专家共同合作，按 WHO 国际新药的标准开展研究，从而高质量、高速度地完成了该药的研发工作。

五、尊重知识人才的氛围

在 523 任务和青蒿素的研究中，523 领导小组和青蒿素指导委员会本着尊重知识、尊重人才的精神，充分发挥和保护广大科技人员的积极性，重视发挥专业技术人才作用，把专业研究技术人员作为主体，极大地调动了科研人员的积极性和创造性。尤其是在“文化大革命”的特殊年代里，广大科技人员为有幸参加 523 项目和青蒿素的研究而受到鼓舞，在那动荡不定的环境中，能排除干扰，思想安定，心情舒畅，全身心投入紧张的研究工作，是难能可贵的。

在 523 任务和青蒿素的研究中，应急药物的选定研制、研究规划的制订和重要项目的立项，都是由专家提议并进行论证确定的。他们创新的思路得到了支持，创新的学术观点得到了尊重。化学合成药研究专业、中药研究专业、现场临床专业等，由资深科技人员组成专业组，定期举行研讨会，按照任务的总目标、总要求，结合本专业的实际，对研究计划或专业技术问题进行协调，针对研究工作中存在的难点，发扬学术民主，集思广益，探讨解决的办法。不同单位专业人员互相走访交流，互相启发，在这种氛围下，学术气氛活跃，研究人员施展各自的知识和才能，有力地推动了研究工作的深入发展。各专业组及其专业会议，为管理机构提供了第一手的信息资料，他们既是本专业技术的组织者，又是领导的业务参谋，在管理和项目决策中发挥了不可或缺的作用。

在生活物质供给紧张的情况下，对参研人员以思想动员与鼓励的同时，管理机构在一定能力下还帮助他们解决生活中的一些困难，在当年粮食、物资定量供应的条件下，为下现场和农村工作的人员提供生活补贴和粮食补助。因此，尽管单位、人员遍及各地，但共同任务和良好的内部环境，使其连接成充满活力的团队和特别能战斗的集体。这在当时只“抓革命”的年代，在国内是较为罕见的。昔日彼此间建立的真挚友谊，许多人至今难忘。有的地区当年在一起工作的技术和管理人员，每年的 5 月 23 日还相约聚会，重温那一段难忘的时光，怀念以往共同奋斗的友情。

在 523 领导小组和青蒿素指导委员会的领导和组织下，创造出一批世界一流的科研成果，使青蒿素及其衍生物和创新青蒿素类复方，这些举世闻名的抗疟药科研成果标记着中国的名字。

总结那段难忘的历史，可以肯定的是，正如原卫生部钱信忠部长听取 523 工作汇报后的评价：“‘文化大革命’期间，523 项目不但出了一批科研成果，培养了一批科技人才，而且保护了一批科研单位和一批知识分子。”通过 523 任务的开展和青蒿素指导委员会的工作，不仅研发了青蒿素系列抗疟新药，培养了一批药物研发各学科的专家，也成功应用了高效率的科研大协作管理方法。这些有目共睹的宝贵财富，凝集着管理人员的智慧和心血。曾任全国 523 办公室和青蒿素指导委员会负责人，来自军事医学科学院的周克鼎同志，自始至终参与了科研管理的全过程，他是其中一位备受各方称赞的科研管理工作者，也是中国青蒿素研制事业中众多无名英雄的代表。

而今，我国随着改革开放的发展，国家经济实力、科研技术力量和设备已今非昔比。但这些历史经验的总结和认识，对于今天某些科研项目的组织管理或许有借鉴的意义。

（施凛荣）

第二章 黄花蒿(中药青蒿)的生物学研究

第一节 黄花蒿的资源育种和栽培

一、黄花蒿的植物学和药材特性

(一)植物名称与形态学特征

黄花蒿，拉丁名：*Artemisia annua* L.，菊科一年生草本植物，芳香，无毛或具散在的细小密集茸毛。茎直立，有棱纹，绿色、黄绿色或紫绿色，生长阶段后期为褐色或紫褐色，野生生长高度为30～150cm，栽培生长高度可达300cm。叶绿色或黄绿色，叶面有蜂窝状分布的点状腺体，具短柄，卵形，三回羽状分裂，小裂片长椭圆状披针形，具短尖，全缘或具1～2齿；中部的茎生叶二回羽状分裂；上部叶无柄，羽片较小且少；最上部叶片苞片状，单叶，侧面具少数圆裂片。花黄色，头状花序球形，众多，分散或下垂，着生在短小花梗的近分枝处，形成长塔形圆锥花序；总苞光滑无毛，外层苞片线状椭圆形，绿色；内层苞片卵形或近圆形，具宽的膜质边缘，有光泽；花托凸起，无毛，外围的小花均为雌花，10～20朵，丝状，具点状腺体，柱头狭线形，顶部钝圆，从花冠管中伸出；花盘上的小花为两性花，10～30朵，花冠杯状管形，光滑；花药狭线形，花药顶端的附属物长，锐尖；基部的附属物极短，稍尖；花柱较雄蕊短，柱头直线形，略有分叉，顶端有纤毛。果实属瘦果，长椭圆形，黄褐色，表面有光泽，纵沟明显，胚乳白色，含油脂[1,2]。

根据明代以前的本草文献中记载的青蒿植物特征和药效考证，当时文献中记载的青蒿即黄花蒿 *Artemisia annua* L.[3]。明代李时珍将黄花蒿和青蒿分别列为两种药材。1753年 Linnaeus 和1852年 Hance 先后命名了 *Artemisia annua* L. 和 *Artemisia apiacea* Hance 这两种与青蒿有关的植物，后来国内外学者将青蒿考证为 *Artemisia apiacea* Hance，将黄花蒿考证为 *Artemisia annua* L.，因此出现了植物分类和中药材两个专业的学者在名称标准化上的不一致[4]。《中国药典》中含有青蒿素的中药材的名称为青蒿，表述为“本品为菊科植物黄花蒿 *Artemisia annua* L. 的干燥地上部分”[5]。

(二)药用部位与药材特性

传统医学中黄花蒿药用部位为干燥地上部分，秋季花盛开时采割，除去老茎，阴干；药材茎呈圆柱形，上部多分枝，长 30～80cm，直径 0.2～0.6cm，表面黄绿色或棕黄色，具纵棱线；质略硬，易折断，断面中部有髓；叶互生，暗绿色或棕绿色，卷缩易碎，完整者展平后为三回羽状深裂，裂片和小裂片矩圆形或长椭圆形，两面被短毛；气香特异，味微苦[5]。

作为提取青蒿素原料使用的黄花蒿药用部位为干燥叶，质脆，不同干燥条件下呈绿色、棕绿色或棕黄色，有黄花蒿特有的香气，味微苦、有清凉感，青蒿素含量 0.7%以上[1]。

传统医学中黄花蒿的用量很少，《中国药典》没有对青蒿药材的青蒿素含量进行规定[5]，野生黄花蒿资源能够满足传统医学需要，因此本节内容仅以黄花蒿干燥叶作为提取青蒿素原料使用、获得高青蒿素产量为目的进行编写，青蒿素含量数据除特殊说明外，指黄花蒿干燥叶中的青蒿素含量。

二、黄花蒿的资源分布和适生地

（一）地理分布与主产区

黄花蒿源于我国[1]。野生黄花蒿遍及全国，东部省区分布在海拔 1500m 以下地区，西北及西南省区分布在海拔 2000～3000m 地区，西藏分布在海拔 3650m 地区；黄花蒿环境适应性强，东部、南部省区生长在路旁、荒地、山坡、林缘等处，其他省区还生长在草原、森林草原、干河谷、半荒漠及砾质坡地等，也见于盐渍化的土壤上，局部地区可成为植物群落的优势种或主要伴生种；野生黄花蒿还广布于欧洲、亚洲的温带、寒温带及亚热带地区，在欧洲的中部、东部、南部及亚洲北部、中部、东部最多，向南延伸分布到地中海及非洲北部、亚洲南部、亚洲西南部各国；另外还从亚洲北部迁入北美洲，并广布于加拿大及美国[6]。

1975 年全国 523 项目办公室成都会议后，广东、云南、江苏、四川、广西、福建、北京各地区植物和中药生药专业人员，迅速在全国各地展开了黄花蒿野生资源的调查，证实黄花蒿在我国南北各省分布很广。野生黄花蒿青蒿素含量一般南方高于北方，以南岭山脉、武夷山脉以南为高含量区，尤以广西、广东及海南北部为最高；南岭以北秦岭以南为中含量区；秦岭以北地区为低含量区；东北地区多为微含量区。野生资源调查发现，重庆（原四川）酉阳、彭水、秀山等地，以及湖南的湘西地区、武陵山区和贵州、云南、广西、湖南交界的地区，生长的黄花蒿多呈群落分布，不但产量多，而且青蒿素的含量也较高，这些地区是野生黄花蒿的主产区[7]。

关于野生黄花蒿的青蒿素含量测定，陕西凤县、宝鸡、蒲城为0.13%～ 0.23%[8]；广西西林县为0.66%～0.98%[9]；广西13个地区为0.50%～1.01%[10]；武陵山区（川东南、鄂西、湘西及黔东北）为0.48%～0.89%，重庆市、武汉市、湖南省华容县、北京市分别为0.40%、0.57%、0.42%、0.11%[11]；内蒙古地区为0.12%～0.17%[12]；天津地区为0.50%[13]；湖南省常德地区为0.70%～1.11%[14]；黑龙江地区为0.01%～0.09%[15]。在国外，越南黄花蒿的青蒿素含量比较高，可达0.86%[16]；印度一些地区黄花蒿的青蒿素含量也可达0.42%[17]；国外其他绝大多数地区黄花蒿的青蒿素含量都很低（0.1%或以下）[11]。以上青蒿素含量数据均源于黄花蒿单株样品或几株混合样品，国内黄花蒿主产区多家青蒿素生产企业收购的野生黄花蒿干燥叶大批量产品青蒿素含量都在0.7%以下，大部分为0.4%～0.6%。

1987年，首家青蒿素生产企业四川武陵山制药厂宣布投产，1992年，湖南吉首制药厂投产，直到2001年这两家企业占青蒿素生产总量的90%以上，黄花蒿原料来自位于武陵山区的酉阳及其周边地区、湘西，绝大部分为野生黄花蒿，年均收购量约1500t，青蒿素提取率为0.4%左右。

2002年以来，受国际市场的影响，青蒿素产业急剧扩张，青蒿素生产企业由原来的几家发展到100多家，各地转改或新建青蒿素提取车间纷纷投产，并依靠地方行政力量或“公司+农户”模式大规模发展黄花蒿种植。2006年，主产区重庆、湖南、广东、广西、贵州、四川等地黄花蒿种植面积达到50万亩，生产严重过剩，青蒿素产业迅速陷入低迷，青蒿素生产企业和蒿农均损失惨重。2007～2008年黄花蒿种植面积锐减，2009年青蒿素生产企业和蒿农开始趋向理性。

由于青蒿素产业急剧扩张以来主产区野生黄花蒿连续多年被过度采收，野生黄花蒿群落分布急剧减少，青蒿素生产企业之间竞争激烈，同时国际市场青蒿素类药品需求逐步增加，野生黄花蒿收购数量和低含量早已不能满足青蒿素提取需要，目前黄花蒿原料主要来自农民种植，主要种植区有重庆酉阳及其周边地区、重庆东北部三峡库区、湖南西部、广西东北部、广东东部和北部、湖北西南部、贵州东部，种植总规模10万～20万亩，大批量产品青蒿素含量一般都在0.7%以上，大部分为0.8%～1.0%。

(二)适宜的生长环境

黄花蒿适应性强，喜阳光充足的环境，种子萌发的温度为7℃以上[1]。根据各地经验，黄花蒿的最佳生长温度为20～25℃，在山坡、林缘、荒地都可良好生长，生长海拔因地而异，在中国为600～800m，在越南为50～500m，在坦桑尼亚和肯尼亚则为1000～1500m [1]。黄花蒿在温暖气候中生长良好，经验表明，黄花蒿生长适宜的年均气温为13.5～17.5℃，10℃以上的积温需达3500～5000℃(视具体情况而定)，年日照小时数应为1000h 左右[1]。现已发现，黄花蒿的最佳生长环境位于热带湿润季风气候区，值黄花蒿生长期时，这里的平均气温为17.6～28.4℃，且年降雨量为1150～1350mm，而黄花蒿在生长季节需要的降雨量为600～1000mm[1]。只要土壤 pH 为4.5～8.5、表层土深厚且排水性能良好，黄花蒿就可在大多数类型的土壤中生长[18]。黄花蒿不耐涝，积水易导致滞长、烂根死苗。

在选择黄花蒿种植基地的过程中，从大环境条件看不管该基地是否适宜黄花蒿生长，都应进行黄花蒿的田间种植试验。黄花蒿受生长小环境影响青蒿素含量和产量可能有较大差异，各黄花蒿栽培品种(系)也有其相对应的适宜生长环境。栽培黄花蒿仅用于提取青蒿素，仅以单位面积获得最大青蒿素产量为目标，这与传统医学中药的道地栽培有很大区别，野生黄花蒿、栽培黄花蒿的适宜生长环境不尽相同，野生黄花蒿青蒿素含量较高、群落分布多的道地产区，并不能说明其是栽培黄花蒿的最适宜地区，反之，亦然。

三、黄花蒿的育种

(一)有性繁殖特性

黄花蒿属短日照植物，分枝期的植株对短时间光照刺激很敏感，此期进行诱导会在大约两周后开始孕蕾，黄花蒿的光周期约为13.5h[18，19]。黄花蒿从孕蕾期至花期营养生长明显变缓，嫩叶渐渐变厚、变小，老叶逐步黄化脱落。不同地区的日照时间长短不同，因此在合适的时间进行栽培非常重要，否则黄花蒿的干燥叶产量和青蒿素含量都将减少；日照小时数的多少会影响黄花蒿生长发育的各个阶段，日照时间延长将导致黄花蒿开花过早，日照时间缩短会使花期推迟[1]。不同的野生黄花蒿植株、不同黄花蒿的栽培品种(系)对短时间光照的敏感程度、光周期不同，表现为孕蕾期、花期不同，在广东地区花期最早9月12日开始、最晚10月15日开始。同地区栽培情况下，同一栽培品种(系)有性繁殖的植株间品种(系)的纯度越高花期越一致，单株无性繁殖的植株间花期一致，说明黄花蒿对短时间光照刺激敏感程度、光周期由遗传多基因控制。

黄花蒿自交不亲和，属典型的异花授粉植物。黄花蒿花序的头状结构非常适合自花授粉，但自花授粉率相当低、自交很难结实[20]。朱卫平2000年9月在盛蕾期任选黄花蒿植株50株，每株选1枝条挂牌套袋，在开花期过后取下套袋，12月收集套袋的果枝脱粒，50枝自交果枝只发现5粒种子[21]。张龙研究表明，黄花蒿自交率小于0.05%[22]。唐其2005年选黄花蒿单株实行严格隔离自交，一个单株最多只发现7粒种子；2007年对2006年套袋自交种子进行室内发芽试验，发芽率极低或者根本没有发芽，能发芽的植株生长很差，不能移栽；通过对黄花蒿花柱头的观察，发现雌花和两性花的柱头均为干燥型柱头，因此确定黄花蒿为孢子体型自交不亲和[23]。

广州中医药大学青蒿研究中心胡四化等2006年在广东省丰顺县对3个黄花蒿单株剪除一半枝条后严格隔离自交，将收获的种子播种，分别获得黄花蒿幼苗210株、357株、1034株，按黄花蒿异花授粉每株平均可产种子40g 计算，自交率分别为0.05%、0.08%、0.24%。2007年用1株黄花蒿的枝条扦插得到9株无性繁殖黄花蒿，严格隔离这9株黄花蒿在一起，种子收获后观察，种子外观、自交率及种子出芽成苗情况同单株自交种子基本一致。黄花蒿自交种子小而轻，成熟后与管状花苞没有分离，无光泽，外观颜色与花苞和花盘碎屑颜色相同，凭肉眼分辨不出种子与杂质，很难处理成净种子。自交种子3月初播种后7～10天萌发出芽，比异花授粉种子晚4～7天，发芽率很低，自交后代植株均表现为植株矮化、分枝节间变短、叶片变小而紧密、抗性减弱等。

黄花蒿的有性繁殖系数极高，可达10^4～10^5，少量种子生产地即可供很大面积栽培用种需要，这对黄花蒿育种有重要的积极影响。

(二)无性繁殖

无性繁殖以植物细胞的全能性、细胞的脱分化并恢复分生能力为理论基础，通过营养器官具有强烈的再生能力而实现，无性繁殖后代的基因型与亲代完全相同，能保持亲代的全部特性，在黄花蒿的栽培和育种研究中都具有重要意义。黄花蒿可以用扦插、嫁接和组织培养的方法进行无性繁殖。

许成琼等 1995 年在黄花蒿开花前 5 月、6 月、7 月、8 月对黄花蒿枝条的基部、中部、顶部进行扦插，结果表明，黄花蒿的最佳扦插时期为 7 月、8 月，顶部枝条为最佳插穗，扦插成活率达 86.0%。以黄花蒿顶部枝条作插穗，分别采用肥泥、火土、沙子为基质进行扦插，结果表明，扦插成活率的高低不但与扦插基质的营养成分有关，而且常受到扦插基质疏松程度的影响，火土基质不但含有一定的营养，而且疏松性较好，扦插成活率最高达 96.0%，肥泥基质的营养成分较高，但疏松性较差，扦插成活率次之，为 84.0%，沙子基质的疏松性较好，但几乎不含任何营养，扦插成活率最低，仅为 78.0%[24]。

胡四化等 2007 年 3 月在广东省丰顺县进行黄花蒿扦插试验，扦插基质为底层疏松土壤、上层 4cm 厚细黄砂，扦插成活率为 64%～100%，茎尖穗平均成活率(90%)比茎段穗(96%)略低，原因是茎尖穗比较嫩，其切口在形成愈伤组织前较易感染病菌而腐烂，但茎尖穗生根较快、生根数量也较多。茎尖穗成活后顶芽分蘖和生长速度较快，扦插后 26 天即已成苗(株高 15cm 以上)，比茎段穗早 10 天左右。扦插苗定植后较同期实生苗生长速度慢、分枝少，营养生长盛期株高仅 1.2～1.5m(同期实生苗 1.7～2m)。2008～2015 年每年用此方法大量繁殖黄花蒿无性系用于田间试验，扦插成活率 80%以上。

对黄花蒿扦插试验所得单株的青蒿素含量进行检测，母株与扦插株青蒿素含量的相关系数为 0.818，二者在 0.025 水平上显著相关。这些扦插株种植环境及田间管理过程基本相同，不同株系间青蒿素含量的差异源于母株基因型不同，说明可以用遗传学方法选育青蒿素含量高的黄花蒿品种。

黄花蒿的组织培养技术国内外研究很多，1983年贺锡纯等首先成功地进行了黄花蒿愈伤组织的诱导与植株的再生[25]。外植体可以为茎尖、茎段、叶片、花蕾、花枝、花序及种子，外植体消毒一般用乙醇溶液、次氯酸钠溶液和升汞溶液。培养条件一般为光照强度1500～2000lx、光照时间每天14～16h、温度25℃。

植物生长调节剂通常对植物生长发育有显著作用。贺锡纯等以黄花蒿叶片为外植体在改良的 N6培养基上25℃恒温培养5～10天得到愈伤组织，并将这种愈伤组织放在 B5培养基上继代培养，进而在改良的 MS+BA 培养基上再生出小植株[25]。杨耀文等研究表明，花序作外植体的增殖率是茎段的2～3倍，分化出的苗在1/2MS+IAA 0.5mg/L+NAA 0.5mg/L 的培养基上能迅速生根，组培苗移栽后成活率高[26]。王梦琼以黄花蒿的花枝、花序及叶片为外植体，以 MS 为基础培养基，附以不同的激素组合进行黄花蒿的愈伤组织诱导及植株再生，结果表明，以花枝为外植体，以 MS+6-BA 1mg/L +2，4-D 0.5mg/L 诱导愈伤组织，以 MS+IAA 0.1mg/L+KT 1mg/L 和 IAA 0.1mg/L +6-BA 1mg/L +NAA 1mg/L 分别分化出芽及根，可以较低的成本、简便的方法在较短的培养周期内获得黄花蒿的再生植株[27]。伍晓丽等以黄花蒿幼嫩叶片为外植体，结果以 MS+6-BA 0.1mg/L +2，4-D 0.3mg/L 诱导愈伤组织、以 MS+6-BA 0.1mg/L +IAA 0.3mg/L 分化、以 MS+IAA 0.1mg/L +NAA 0.3mg/L 生根最合适[28]。李晓娟研究表明，MS+6-BA 0.05mg/L +NAA 0.01mg/L

为黄花蒿茎段和叶片诱导的最佳培养基配方，以 MS+6-BA 1mg/L +NAA 0.2mg/L +KT 0.5mg/L 为黄花蒿继代增殖最佳培养基配方[29]。

广州中医药大学青蒿研究中心李诺等 2005 年以来每年以黄花蒿幼嫩茎尖、花蕾和花枝为外植体组织培养保种，多年研究及生产实践结果如下。外植体消毒方法：用肥皂水冲洗干净后先用 75%乙醇溶液浸泡 20s，再用饱和次氯酸钠溶液消毒 10min，最后用 0.05%升汞溶液消毒 8min。培养条件：光照强度 1500lx、光照时间每天 14h、温度 25℃。培养基选择：从生芽诱导 MS+6-BA 0.4mg/L+IAA 0.5mg/L，分化 MS+6-BA 1.5mg/L +IAA 0.3mg/L，生根 MS+ NAA 0.1mg/L。用茎尖、花蕾、花枝作外植体诱导丛生芽，不同部位的材料、不同的接种方式诱导所需要的时间和芽发生的部位、数量都不相同，茎尖用直插方法，大约 20 天在原来芽点的位置可生出单个芽，所长芽很快发育；花蕾可以用直插或平放方法，10 天即可诱导出丛生芽，但是直插只能在靠近培养基的位置诱导丛生芽，并且是单个产生，平放每节都有可能诱导丛生芽，有些花蕾在强光照条件下能转化成叶芽，用花蕾形成盘状、青绿色叶芽，继而形成丛生芽；用花枝诱导比用茎尖和花蕾的时间都长，大约 30 天才能形成丛生芽，所生成丛生芽少，发生部位与花蕾相似，已接近盛开的花枝不能在强光照下再转化成叶芽，且容易褐化。

黄花蒿可以用扦插、组织培养、嫁接等无性繁殖的方法获得无性系用于田间试验、保种、种子生产，但是通过无性繁殖育苗直接应用于大面积栽培不可行，因为无性繁殖育苗成本、技术和生产条件要求比较高，这可使无性繁殖育苗的优势失去意义。

（三）系统育种

黄花蒿系统育种是指利用现有品种（系）或各种类型在有性繁殖过程中的变异，通过单株选择、集团选择或混合选择的手段育成基因型接近纯合的黄花蒿新品种（系）的方法。黄花蒿是异花授粉植物，自交率极低且自交后代易自然淘汰，黄花蒿在自然状态下是高度杂合体，群落各植株外观性状及青蒿素含量差异很大，具有遗传多样性，为黄花蒿的遗传育种提供了丰富的选择材料。

1992 年开始丁德蓉主持四川省科学技术委员会重点项目“青蒿良种选育及人工栽培技术研究”，在重庆市酉阳县野生黄花蒿类型中选育出了‘川黄 1 号’黄花蒿品系，青蒿素含量为 1.0%，产量为 80kg/亩，1998 年通过重庆市科学技术委员会的技术鉴定[30]。

陈和荣、丁德蓉、罗荣昌、杨平辉等在重庆市酉阳县进行黄花蒿良种系统选育，培育出了适合酉阳县栽培的黄花蒿品系，这些品系通过多家单位及其研究人员的持续筛选和留种，逐步形成了具有株型塔型、株高较高、茎紫色或腋间紫色、稀裂叶、抗病性较强、干燥叶产量 160kg/亩左右、青蒿素含量 0.8%～1.0%等一致特点的黄花蒿“酉阳品种”。

2004年，马小军等通过比较各地72份黄花蒿种质，发现来源于广西靖西县的1份种质中青蒿素含量普遍较高，开花前对该品系的单株逐一进行测定，淘汰青蒿素含量低的单株，对含量高于1%的单株进行编号，隔离并单独留种，经3年改良混合选择，育成黄花蒿新品种‘桂蒿3号’，平均青蒿素含量1.08%，最高单株青蒿素含量为1.62%，药材产量229.5kg/亩，2006年12月通过广西壮族自治区农作物品种审定委员会品种登记，品种特征为植株健壮、叶型为三回羽状复叶、株型塔型、茎秆与一级分枝多呈青紫色、株高180～305cm、冠幅80～135cm、节间距2.8～4.5cm、一级分枝60～105条、分枝角度40～65°、叶长6.0～9.8cm、叶宽4.8～9.5cm、叶色浓绿、8月中旬孕蕾、9月上旬现蕾、9月下旬盛花，适宜广西西部和北部地区或类似气候区栽培[31]。

2001年，向极钎等在武陵山区进行了野生黄花蒿资源搜集评价，发现其表现型主要分为7个类型，2002～2004年在湖北省恩施土家族苗族自治州采用派生系统法和集团混合法对黄花蒿植株类型进行定向筛选，同类型中选单株混种纯化，2005～2006年在恩施土家族苗族自治州进行多点品种比较试验，选育出黄花蒿新品种‘鄂青蒿1号’，2007年3月通过湖北省农作物品种审定委员会品种审定，品种特征为株型塔型、较紧凑，茎秆白青色，叶淡黄色、稀裂叶，株高180cm，单株分枝数105个，生育期244天，亩产干黄花蒿叶280kg 左右，青蒿素含量1.07%，适于恩施土家族苗族自治州1200m 以下地区种植[32,33]。

2000～2001 年，李隆云等在重庆市酉阳县及武陵山附近收集黄花蒿栽培植株和野生植株，2001～2006 年先后在酉阳县、丰都县应用单株母系系统选育法和混合选择制种办法培育，2007～2008 年进行区域试验，选育出黄花蒿新品种‘渝青 1 号’，2009 年 4 月通过重庆市农作物品种审定委员会品种鉴定，品种特征为株型比较紧凑、茎紫色或紫红色、抗病性较强，黄花蒿干叶产量 150kg/亩以上，高产者 200kg/亩以上，青蒿素含量 0.82%～1.81%，适于重庆市海拔 800m 以下地区种植[35]。

2003～2004年，广州中医药大学青蒿研究中心陈和荣等从海南省琼海市和通什市、广西百色市、重庆市酉阳县、湖南省韶山市，以及广东省丰顺县、连平县、翁源县、韶关市收集黄花蒿种子或植株，2004年在广东省丰顺县引种试种植，植株外观性状不一，茎色紫、绿、黄混杂，大多数株型塔型、节间较长、叶片稀疏，引种到丰顺县平均青蒿素含量分别为0.73%(琼海市)、0.63%(通什市)、0.61%(百色市)、0.51%(酉阳县)、0.61%(韶山市)、0.47%(丰顺县)、0.50%(连平县)、0.58%(翁源县)、0.32%(韶关市)。2005～2011年，胡四化等在此基础上进行系统选育与种子生产，每年先以同类型高产量相关性状为标准进行选株，再采单株样检测青蒿素含量，根据当年种子生产需要留取高含量单株生产种子，留取最高含量少数单株严格隔离生产原种，次年用原种再用同样方法进行下一代选择，从中选育出黄花蒿新品系‘南丰1号’，单株最高青蒿素含量从0.99%提高到2.47%，各年度(世代)留种母株平均青蒿素含量分别为0.82%(2005年)、0.83%(2006年)、1.22%(2007年)、1.42%(2008年)、1.53%(2009年)、1.79%(2010年)、1.97%(2011年)。

‘南丰1号’属混合选择品系，株型柱型、茎色绿色或黄绿色、叶色绿色、叶型宽裂紧密、节间较短、抗病性中感，中熟，黄花蒿干叶产量约150kg/亩，干叶产品抽样平均青蒿素含量约1.20%，2006～2012年在广东省(丰顺县、清远市、乐昌市)、湖南省(祁东县、临武县)、重庆市(梁平县、酉阳县)、四川省(高县)等地区合作种植6万多亩。

（四）组合育种

黄花蒿组合育种是指根据选育目标，通过人工杂交组合不同亲本上的优良性状到杂种中，对其后代进行多代选择，经过比较鉴定获得基因型纯合或接近纯合的黄花蒿新品种（系）的方法，也称为有性杂交育种，其技术要点有种株的培育、亲本的保存与隔离、花期的调控或花粉的保存、杂交后的管理等，亲本后代的选择结合系统选育方法进行。

1993年，Delabays 等在瑞士用中国黄花蒿克隆间杂交，试管内繁殖，对意大利、南斯拉夫和西班牙的黄花蒿授粉，获得杂交品系，该品系黄花蒿干燥叶产量为133.3kg/亩，平均青蒿素含量0.64%～0.95%[35]。1994年，Delabays 等研究发现一种南斯拉夫与中国黄花蒿核型的杂交品系（Chine ×Yougoslavie 49）青蒿素产量为1.78kg/亩[36]。1996年，Debrunner 从越南两组黄花蒿中选择了5种高青蒿素含量核型，同中国的一种黄花蒿高青蒿素含量核型杂交，获得青蒿素产量为2.53kg/亩的杂交品系[37]。1999年，Magalhaes 等从中国和越南黄花蒿品系中选择核型杂交，获得了适合巴西种植的黄花蒿品系，该品系青蒿素产量最高达1.43kg/亩[38]。

2006年，胡四化等选择黄花蒿优良单株严格隔离自交；2007年在自交株系内再选择，获得不同类型高含量、高产量单株进行组织培养保种；2008年将这些无性系扩繁种植验证；2009年应用和原植株比较性状最稳定的无性系杂交试生产种子；2010年种植验证各组合青蒿素含量和产量，部分组合稳定性很好但植株外观性状一致性需要改进，当年即用其后代优良植株与亲本回交，成功选育出黄花蒿新品系‘广中1号’。该品系株型柱型、茎色绿色、部分分枝腋间有紫色点、叶色绿色、叶型宽裂紧密、节间很短、抗病性中抗，晚熟，干叶亩产量约160kg/亩，干叶产品抽样平均青蒿素含量约1.30%，2010～2013年在广西壮族自治区（融安县及其周边地区）、贵州省（务川县）、湖南省（祁东县、永州市）、广东省（丰顺县、韶关市）推广种植4万多亩。

（五）杂种优势育种

杂种优势育种是指利用生物界普遍存在的杂种优势，选育用于生产的杂交种品种（系）的过程。杂种一代与系统育种和组合育种所选育的常规品种（系）相比，具有明显的产量高、抗性强、整齐度好等优点，特别是杂种二代通常性状分离严重，使杂种一代具有广阔的产业化经营前景。目前世界上农作物杂交种品种（系）的使用率在 80%以上，除了经济落后国家还在大量使用常规品种（系）外，杂交种品种（系）已成为种子市场主体。

异花授粉植物更适于应用杂种优势育种。对包括黄花蒿在内的大多数异花授粉植物来说，如果令其连续自交，其后代往往会发生自交衰退现象，表现为生长势变弱、植株变矮小、抗性下降、产量下降等，这是因为异花授粉植物由于长期异交，不利的隐性基因有较多机会以杂合形式被保存下来，一旦自交，隐性不利基因趋于纯合就会表现出衰退现象。研究结果表明，黄花蒿有明显的自交衰退现象，自交后不同株系间杂交即可恢复其基因高度杂合状态和相应优良性状；黄花蒿自交率极低，杂交制种过程中可以忽略不计，不需要去雄或雄性不育，有利于应用杂种优势育种。

有效地培育、保存黄花蒿自交系是杂种优势育种的关键。自交系是指经过多代自交，经选择而产生的性状整齐一致、遗传稳定的系统，选育的作用在于经过多代的自交，使基因型纯合或接近纯合，并通过选择最大可能地保留目标性状，用杂种一般需要自交多代才能纯合。目前国内外还没有关于培育黄花蒿自交系的报道。

2005～2006 年胡四化等研究了黄花蒿自交系的培育方法，2006 年开始轮回选育、组织培养保存黄花蒿不同类型自交系，2010 年已获得大量自交系，这些自交系自交 2～5 代，各有不同的特点。试验过程中发现黄花蒿不同类型自交亲和性有较大区别，部分类型自交系自交到第 3 代就已经不能获得可发芽成苗的自交种子，有些类型自交系能够自交到第 5 代；再者自交系单株的组织培养保存难度随自交代数的增加而更困难。2011 年将各代表性自交系单株组织培养保存后开始杂交试验，在严格隔离条件下选择配对大量组合，部分组合 F_1代种子制种成功。2012 年种植 F_1代种子，发现其中多个组合的配合力很高，部分组合干叶产品抽样青蒿素含量 2.0%以上。2013 年将一个产量、含量均较高的组合投入大田种子生产，初步命名为‘广中 2 号’品系，2014 年大面积推广种植青蒿干叶产品青蒿素含量达到 1.50%、亩产量 170kg。今后将应用配合力更高的组合陆续生产青蒿杂交种子，并继续培育新自交系及进行更大范围的配合力试验，有望实现青蒿优良种子产业的良性循环。

(六)诱变与倍性育种

诱变育种是指利用理化因素诱导植物遗传性发生变异，然后从变异后代中选择培育新品种(系)的育种方法。诱变育种分为物理诱变和化学诱变两种，物理诱变是利用物理因素如各种射线、超声波、激光、太空环境等处理植物而诱发可遗传变异；化学诱变是用化学药品处理植株使之遗传性发生变异。倍性育种是指在研究染色体倍性变异规律的基础上，在人工条件下诱发植物染色体数目发生变异，在此基础上选育新品种(系)的技术方法。

1989 年陈和荣用秋水仙碱处理黄花蒿种子，选育出了青蒿素含量高、营养体质量显著增加、植株高大健壮、生长适应性强、稳定性好、抗逆性强的黄花蒿新品系‘京厦Ⅰ号’，青蒿素含量为 1.0%[39]。

Wallaart 等用秋水仙碱处理得到四倍体黄花蒿，发现青蒿素含量比二倍体提高38%，且叶片要大得多，但四倍体矮小，产量低 25%，尽管如此，四倍体仍是选育生长快、青蒿素含量高的黄花蒿植株的良好材料[40]。寻晓红等用 0.05%的秋水仙碱溶液浸泡黄花蒿带芽点愈伤组织 48h，诱发率达 60%，并获得了 $2n=4x=36$ 的多倍体试管苗，植株营养体及花蕾明显增大、增重[41]。穆胜玉以黄花蒿丛生芽为材料，采用秋水仙碱浸泡和在培养基中添加秋水仙碱相结合的方法，四倍体诱导率达到 69.2%，得到 10 个黄花蒿四倍体株系，移植后四倍体植株叶子明显比二倍体大，二倍体叶子的平均长度和宽度分别为 5cm 和 2.5cm，而四倍体叶子的平均长度和宽度达 7cm 和 3cm，同时叶子普遍比二倍体厚，颜色比较深；四倍体植株茎干明显比二倍体粗，根部也比二倍体粗大；四倍体株系青蒿素含量均比二倍体高，最高 0.96%（对照二倍体青蒿素含量 0.64%）[42]。李晓娟研究表明，黄花蒿染色体变异诱导最佳试验组合为：浸泡秋水仙碱溶液处理，种子处理浓度 0.1%～0.5%，处理时间 5～7 天；茎段以处理浓度 0.25%和 0.5%、处理时间达到 4～5 天时，诱导效果较好；固体培养基添加秋水仙碱溶液培养，处理浓度为 60mg/L 时，诱导效果较好；黄花蒿染色体数量为 $2n=4x=36$ [29]。

李诺等从 2005 年开始进行黄花蒿多倍体育种研究。2005～2008 年采用不同温度培养箱内、0.05%～0.20%秋水仙碱溶液处理黄花蒿种子 24h、然后播种到苗床进行筛选的方法；2009 年采用种子处理后在无菌培养基上进行培养，形成诱导苗进行筛选的方法，培育出了 DB3、DB4、BX69 三个四倍体株系，四倍体黄花蒿植株矮化、叶片较肥厚、气孔和花粉比较大，经鉴定植株根尖染色体数目为 $2n=4x=36$。目前正在进行黄花蒿四倍体和二倍体杂交、三倍体制种方面的研究。

中国科学院植物研究所李国凤等于1996年在“尖兵一号”返回式卫星上搭载黄花蒿种子，返回后通过无性繁殖培养筛选出航天高产株系 SP-18。SP-18株系分别在温室、北京市郊区、重庆市酉阳县种植，均具有节间长、茎杆粗壮、枝条伸展、叶片宽大的特点。其株型均为塔型，叶片黄绿色，区别于对照001株系的不规则株型和青绿色叶片。营养生长盛期和初蕾期的 SP-18株系分枝数和株高均是001株系的2倍。在重庆市酉阳县种植，SP-18株系的青蒿素产量可达1.89kg/亩，比001株系高1.35kg/亩。

（七）种子生产与检验

目前黄花蒿的整体育种水平与主要农作物相比处于起步阶段，常规原种一般情况下都是用育种家种子直接繁殖生产；无育种家种子时，采用派生系统法和集团混合法进行植株类型定向筛选，当选类型的典型性、一致性符合品种（系）的要求即可进行原种生产。获得黄花蒿原种后，由于原种数量有限，需要把原种再繁殖，筛选典型优良单株进行良种生产，供大田生产使用。

黄花蒿自交系杂交种子的生产程序相对简单，因为黄花蒿自交率极低可以忽略不计，父母本可按隔行种植的方式种植，种子成熟后可混合采种，如果正、反交杂种有明显性状差异可以分收。为了提高制种产量和质量，要注意保证花期相遇的一些措施。

黄花蒿1亩种子生产地（1000株）一般可以生产净种子25kg 以上，按1亩地用种量1g 计算，可以满足2.5万亩用种需要。但是不同种子生产方式和条件、不同品种（系）繁殖系数会有很大区别，应根据实际情况确定种子生产地面积。

黄花蒿种子的检验一般包括水分、千粒重、净度、发芽势和发芽率这5个项目。朱卫平1999年12月下旬精选从湖南3个地区采集的野生黄花蒿饱满种子在光照培养箱中进行发芽试验，温度25℃、每天光照12h，测得发芽率90%左右[21]。董青松等初步确定黄花蒿的发芽技术规定为：发芽床 TP，温度15～25℃或15～30℃、初次计数时间7天、末次计数时间14天[43]。李红莉等初步制订的黄花蒿种子质量分级标准为：含水率≤11.0%，1～3级千粒重分别为≥0.06g、≥0.04g、≥0.03g，1～3级净度分别为≥60%、≥50%、≥40%，1～3级发芽率分别为≥90%、≥70%、≥50%[44]。

胡四化等2006～2011年参照《农作物种子检验规程》检验所生产的黄花蒿大田种子，根据多年检验结果分析和种子保存需要，确定了黄花蒿种子质量分级参考标准(表2-1)。

表 2-1 黄花蒿种子质量分级参考标准

项目	种子分级标准		
	1 级	2 级	3 级
水分	≤9%	≤9%	≤9%
净度	≥90%	≥80%	≥70%
千粒重(g)	≥0.0300	≥0.0250	≥0.0200
发芽势	≥50%	≥40%	≥30%
发芽率	≥70%	≥60%	≥50%

黄花蒿种子无休眠期，在种子成熟期如果遇连日阴雨天气在果枝上即可发芽。黄花蒿种子的保存期取决于保存环境温度和湿度、种子水分、种子净度。许成琼等研究表明，黄花蒿种子的发芽率以低温贮藏的最高，其次是常温干燥贮藏，最低的是常温常湿贮藏，但无论在何种条件下贮藏的黄花蒿种子，其发芽率均为瓶装较布袋装的高[24]。李红莉等研究表明，低温冷藏(4～5℃)处理下贮藏黄花蒿种子420天后，种子发芽率仅比贮藏前下降2.2%；低温冷冻贮藏(–10～–4℃)420天后，黄花蒿种子发芽率下降了15.6%；而室内常温下贮藏的黄花蒿种子发芽率降低最快，贮藏180天后种子失去活力[45]。低温状态下种子的呼吸作用很微弱、代谢作用也处在很低水平上，黄花蒿种子宜采用密封的包装材料低温冷冻贮藏。

四、黄花蒿的栽培

(一)种植技术

关于黄花蒿种植技术的研究国内外比较多。陈和荣等早期研究黄花蒿不同播种期对青蒿素含量的影响，结果表明，在福建省厦门市2月14日、3月14日播种比4月20日、5月14日播种青蒿素含量高得多；通过各种遮阴处理发现，光照时间越长青蒿素含量越高，植株之间不宜相互遮阴，应合理密植，并以南北行间为佳[46]。曹有龙等通过田间试验证明，黄花蒿随着生长期的延长(最长118天)干叶产量和青蒿素含量逐渐增高，建议提前播种、推迟收获[47]。路洪顺认为，黄花蒿早播种的比晚播种的青蒿素含量高得多，3月播种青蒿素含量达0.68%，而5月播种的青蒿素含量仅为0.25%；且黄花蒿在气候温暖、阳光充足、无遮阴、排水良好、肥沃疏松的黏壤土上生长良好、青蒿素含量高、病虫害较少[48]。王三根等研究了日照对黄花蒿青蒿素含量的影响，认为日照对野生或人工栽培的黄花蒿青蒿素含量影响比较大，生长在阴暗、潮湿地方的黄花蒿青蒿素含量低，没有遮阳的植株青蒿素含量可达0.95%[49]。

梁惠凌等2005～2006年对广西地区内黄花蒿病虫害进行了调查并提出了防治措施，在广西黄花蒿的病害有3种，分别为茎腐病、猝倒病、白粉病；虫害有11种，分别为叶甲、斜纹夜蛾、红蚂蚁、桃蚜、小地老虎、菊瘿蚊、沫蝉、桃蛀螟、尺蠖、灰象、菜青虫，其中茎腐病、猝倒病、桃蚜、小地老虎、菊瘿蚊等属全区性分布；象州县有白粉病零星发生，隆林各族自治县有红蚂蚁取食黄花蒿幼苗，靖西县桃蚜发生严重[50]。

世界卫生组织综合各方面文献2006年制订了《青蒿种植和采收质量管理规范》(GACP)[1]。蒋运生等以《中药材生产质量管理规范》(GAP)为指导原则，对广西黄花蒿栽培生产的区划、生态环境、育苗技术、栽培技术、采收加工、档案、质量检测、包装及贮运等一系列过程开展了研究，确定了各个生产环节的最佳指标和方法，制订了适用于广西黄花蒿生产区的黄花蒿规范化生产标准操作规程(SOP)[51]。

2005～2014年广州中医药大学青蒿研究中心黄荣岗等在开展各项黄花蒿种植技术研究的基础上先后在广东、湖南、重庆、广西、贵州等地黄花蒿生产区合作推广种植黄花蒿近10万亩，结合农户种植黄花蒿的实际情况，确定基本种植技术如下。但在各地黄花蒿种植过程中，小环境千变万化，应因地制宜进行耕作。

1. 播种

(1)用种选择

选择具备育种和制种技术条件的单位生产的、经检验合格的种子，种子应具备干燥叶产量150kg/亩以上、青蒿素含量1.0%以上的生产能力。

(2)苗床准备

选土层深厚、土质疏松肥沃、排灌方便、杂草相对较少、向阳的地块，以沙质壤土为佳。先除去杂草、植物残体、石块等异物，再均匀撒施腐熟农家肥1200kg/亩、复合肥(15-15-15，下同)25kg/亩，然后翻耕，翻耕深度20cm 以上；翻耕后开厢整土，厢宽1.4m，厢长不超过6m，厢面土壤整细整平。苗床整好后，每亩用多菌灵50%可湿性粉剂1.5kg 混匀于30kg 细土中，均匀撒在厢面上。撒播种子前厢面浇水湿透。

(3)播种

播种期1月或2月。不计划假植的苗床每15m^{2}苗床用种量1g，计划假植的苗床每5m^{2}苗床用种量1g。将种子与草木灰或细土充分混合，混合比例为：种子∶草木灰(细土)=1∶500，然后均匀撒播于厢面，再拱棚覆盖农膜，农膜四周用土压实。

2. 苗期管理

(1)苗床管理

注意天气情况，遇高温、干燥天气应观察苗床湿润程度，及时补水，保持苗床湿润是保证出苗率高、整齐度好的关键。苗1～2片真叶时，晴天每天上午揭开棚的两头炼苗，傍晚覆膜，炼苗3～5天可全部揭膜。在以后的苗床管理过程中，苗床遇暴雨用农膜拱棚避雨，雨停及时揭棚；遇高温、干燥天气及时浇水。揭膜后开始除草，见草即除，杂草少而小时就及时将其除去，尽量减少对黄花蒿苗的危害和除草难度。3～4片真叶时开始每隔5天浇施一次0.3%复合肥水。

(2) 间苗

当幼苗长至4片真叶时进行间苗，根据需要留苗。间苗时结合除草先拔除病苗、弱苗，再调整密度，尽量保持苗生长状况一致。

(3) 假植

假植苗床的要求同播种苗床基本相同。幼苗约5cm 高时进行假植，假植株行距均为10cm，假植后要连续几天进行浇水，保证幼苗成活。假植苗成活后每隔5天浇施一次0.5%复合肥水，假植15天后苗床松土一次，利于培育壮苗。

(4) 苗期病虫害防治

播种苗床上幼苗偶尔会发生猝倒病，表现为幼苗腐烂，呈块状倒伏死亡，在高温高湿环境下易发生，应控制播种密度、合理间苗、加强苗床通风、保持苗床排水通畅，可用58%甲霜灵锰锌可湿性粉剂1000倍液喷雾防治。苗期可能会少量发生瘿蚊危害，少量幼苗上可见桃形虫瘿，虽然一般不会影响幼苗生长，但是应进行防治，苗期进行瘿蚊防治后大田瘿蚊危害的程度将减轻，可用10%吡虫啉1000倍液或48%毒死蜱1000倍液喷雾防治。为了综合防治各种病虫害，黄花蒿苗定植前宜喷雾“送嫁药”，可用50%多菌灵可湿性粉剂1000倍+48%毒死蜱1000倍混合液。

3. 定植

(1) 整地

黄花蒿种植宜选择光温条件好、有机质含量较高、雨季不会导致积水的地块，种植地应远离垃圾站、垃圾处理场及垃圾填埋场。先除去高大杂草、植物残体、石块等异物，再均匀撒施腐熟农家肥500kg/亩以上，然后翻耕，翻耕深度20cm；翻耕后尽量顺夏季风向开厢，厢面宽1.2m，厢面整成鱼背形。

(2) 选苗

苗高20cm 左右进行定植，选主茎粗壮、节间短、外观长势好的壮苗，先浇适量清水湿润苗床，将幼苗根部及附着土壤橇起起苗，尽量减少对幼苗根的损伤，不要手抓幼苗茎部或叶片拔苗。因多种原因长成的“老头苗”、“高脚苗”定植后长势很差、产量很低，这样的苗应当放弃。

(3) 移植

选择小雨前、大雨后或阴天移植，以平地70cm×80cm(株距×行距，下同)、坡地60cm×80cm 密度标准带土移植，栽后每株根部浇适量清水定根，遇晴天定植后要连续几天适当进行浇水。

(4) 补苗

定植后7～10天，若发现死苗、弱苗、病苗及时拔除，选择阴天或小雨天补苗，保证基本苗数1200～1400株/亩。

4. 田间管理

(1) 除草培土

定植一个半月以后进行中耕锄草，中耕宜浅不宜深，锄草锄小、锄净，不伤及黄花蒿的根。定植两个半月以后，封行前进行锄草培土，培土前追肥，用土将肥料盖住，培土时把土培到离主茎15cm左右范围内。

(2) 追肥

第一次追肥：定植20天后，在土壤湿润的情况下或小雨前撒施复合肥5kg/亩。第二次追肥：中耕锄草后，在土壤湿润的情况下或小雨前撒施复合肥10kg/亩。第三次追肥：培土前撒施复合肥25kg/亩。采用撒施方法施肥时注意距离，不伤及黄花蒿植株，避免折断枝条。根据土壤肥力、黄花蒿植株生长状况酌情增加或减少肥料的施入量及施入次数，在条件允许的情况下可增施腐熟农家肥。

(3) 灌溉排水

黄花蒿不耐涝，遇暴雨或连日阴雨，要及时排水，避免田间积水。由于黄花蒿多种植于丘陵地区，可依据地势特点建贮水池灌溉，贮水池要能兼顾周围田块、尽可能汇集周围雨水。

(4) 主要病虫害防治

根腐病和茎腐病：易发生于排水不良和土壤板结地块、黄花蒿大田生长中后期，开始部分枝叶出现萎蔫，逐渐整株萎蔫，叶子萎蔫后几天内不会脱落且保持绿色，可见根部变黑或茎木质部变黑，散发，没有明显的分布中心。可用50%多菌灵可湿性粉剂600倍液浇灌病区或1000倍液喷雾防治。适当轮作、套种可降低发病概率。

白粉病和锈病：主要发生于黄花蒿大田生长中后期，白粉病症状为植株下部叶片表面出现白粉状菌丝，锈病症状为植株下部叶片背面出现点状铁锈般褐色菌斑，可用20%三唑酮乳油800倍液喷雾防治。

蚜虫：聚集在植株茎尖和顶部幼嫩位置，群栖吸食汁液导致植株顶部发黄、发黑枯死，可用10%吡虫啉1000倍液喷雾防治。

青虫：躲在叶片背面咬食叶肉，数量多危害严重时3天内能将植株叶片吃光，可用40%辛硫磷乳油1000倍液喷雾防治。

瘿蚊：易发生于高湿、低洼环境，瘿蚊将卵散产或聚产在黄花蒿植株的叶腋处和生长点，幼虫孵化后经1天即可蛀入植株组织中，经5天左右形成虫瘿，随幼虫生长发育虫瘿逐渐膨大，形成绿色或紫绿色、上尖下圆、直径0.6cm大小的桃形虫瘿，危害重的植株虫瘿累累、生长缓慢、矮化畸形、叶片萎缩等。可用10%吡虫啉1000倍液或48%毒死蜱1000倍液喷雾防治。发现少量虫瘿时及时人工摘除，如果黄花蒿生长后期瘿蚊危害严重、虫瘿日益增多可适当提前采收。

禁止使用剧毒农药，所有化学农药在采收前15天内禁用。

(二)采收

黄花蒿定植后生长期达到120天以上、营养生长盛期至孕蕾初期采收。黄花蒿的采收部位为叶片。钟凤林等1997年首先报道黄花蒿的最佳采收期应为生长盛期至花(蕾)期之前，此时青蒿素含量高、营养体质量大[52]。后来很多科研工作者的研究结果与其基本一致。

关于黄花蒿叶片的干燥方式不同的研究结果出现了分歧。1997年钟凤林等进行试验，认为晒干样品青蒿素含量居首位，平均值为1.0%，比阴干样品青蒿素含量高23.76%，比烘干样品青蒿素含量高70.94%，为保证用药质量，产地加工黄花蒿时应以晒干为最好，其次才是阴干[52]。2001年丁德蓉证实，黄花蒿晒干的效果最好，测得晒干比烘干的高101.7%，晒干比阴干的高34.48%[53]。2009年冯世鑫等研究表明，黄花蒿整株立式阴晾一定时间后晒干的处理随着阴晾时间的增加青蒿素含量呈抛物线状变化，4～5天最高，达显著水平，之后逐渐下降；随着干燥温度的升高青蒿素含量呈下降趋势，40℃时叶片青蒿素含量较高[54]。

2007年胡四化等对黄花蒿叶最佳收获方法进行了研究，多重研究结果表明，黄花蒿叶带枝自然阴干比带枝当日晒干青蒿素含量高28.87%。在生产实践中，目前普遍使用的是带枝当日晒干的方法。在企业大规模生产中，带枝自然阴干占地面积大、耗时长，要求较高的生产条件；但是在农户小规模生产中，砍收后带枝将黄花蒿遮阴放置阴干却是容易做到的，带枝自然阴干比带枝当日晒干能使青蒿素含量显著提高。在选择收获方法时，要根据天气情况和生产条件首先保证黄花蒿叶不会被雨淋腐烂，黄花蒿叶腐烂后产量和青蒿素含量都会显著降低。试验表明，干旱胁迫能够提高青蒿素含量20.25%，在黄花蒿叶生产上可以探讨在收获季节应用简便、经济的物理或化学方法造成黄花蒿植株缺水环境，再进行采收，以获得较高的青蒿素产量。

具体采收方法为：用砍刀将整株黄花蒿砍倒，成捆置于阴凉干燥处竖堆着阴干(要避免雨淋)，没有阴干条件的也可以在晒场上直接晒干。将阴干后的黄花蒿散放到晒场上晒到用手抓叶片有扎手感觉后，用竹木棍打下叶片，筛除枝杆等杂质(在筛的过程中用手适当揉搓筛子中的黄花蒿，使叶与枝杆充分分离)。黄花蒿叶外观质量要达到身干、净叶、无霉烂变质，黄花蒿干叶装入编织袋后放于阴凉通风处的垫架上，避免受潮。

参考文献

[1] 世界卫生组织. 青蒿种植和采收质量管理规范(GACP). 2006

[2] Shishkin BK，Bobrov EG. Flora of the USSR，Vol. XXVI，Compositae Giseke(Translated from Russian by Doom Scientific Translation Co.，Dehra Dum，India)，Dehra Dum，India，Bishen Singh Mahendra Pal Singh/Koeltz Scientific Books，Koenigstein，Germany. 1995

[3] 胡世林. 青蒿、黄花蒿与邪蒿的订正.基层中药杂志，1993，7(3)：4-6

[4] 胡世林. 青蒿的本草考证.亚太传统医药，2006，1：28-30

[5] 国家药典委员会.中华人民共和国药典. 2010年版. 一部. 北京：中国医药科技出版社，2010：184

[6] 中国科学院中国植物志编辑委员会. 中国植物志. 第七十六卷.第二分册. 北京：科学出版社，1991：62-64

[7] 张剑方等. 迟到的报告: 五二三项目与青蒿素研发纪实. 广州: 羊城晚报出版社，2006：46-47
[8] 张积强，陈强，刘宗怀，等. 青蒿中青蒿素含量的测定. 陕西化工，1996，3: 34-35
[9] 黄海滨，岑家铭，奉建芳. RP-HPLC 测定青蒿中青蒿素的含量. 广西大学学报(自然科学版)，1994，19(2): 194-196
[10] 李典鹏，梁小艳，陈秀珍，等. 采用薄层层析—紫外分光光度法测定广西不同产地黄花蒿中青蒿素含量. 广西植物，1995，15(3)：254-255
[11] 钟国跃，周华蓉，凌云，等.黄花蒿优质种质资源研究. 中草药，1998，29(4): 264-266
[12] 李吉和，张惠灵，李小玲，等. 内蒙古地区黄花蒿中青蒿素的 SFE-HPLC 测定. 中药材，2000，23(12): 756-758
[13] 齐向娟，李士雨，何玉娟. 天津地区黄花蒿中青蒿素测定. 中草药，2006，37(3): 449-450
[14] 王玉亮，张磊，张汉明. 湖南省常德地区青蒿中青蒿素的含量分析. 药学服务与研究，2007，7(5): 381-382
[15] 周亚丹，赵敏，张荣沭，等. 黑龙江野生黄花蒿生物量及青蒿素含量. 东北林业大学学报，2009，37(5): 70-71
[16] Woerdenbag HJ，Pras N，Chan NG，*et al*. Artemisinin related sesquiterpenes and essential oil in *Artemisia annua* during a vegtation period in Vietem. Planta Medica，1994，60(3): 272-275
[17] Chan KL，Teo CK，Jinadasa S，*et al*. Selection of high artemisinin Yielding *Artemisia annua*. Planta Medica，1995，61(3): 285-287
[18] Ferreira JFS，Janick J. Production and detection of artemisinin from *Artemisia annua*. Acta Horticulturae，1995，390: 41-49
[19] Ferreira JFS，Simon JE，Janick J. Developmental studies of *Artemisia annua*: flowering and artemisinin production under greenhouse and field conditions. Planta Medica，1995，61: 167-170
[20] Delabays N，Simonnet X，Gaudin M.The genetics of artemisinin content in *Artemisia annua* L. and the breeding of high yielding cultivars. Current Medicinal Chemistry，2001，8: 1795-1801
[21] 朱卫平. 野生黄花蒿的引种驯化和高青蒿素含量栽培品种选育目标性状的研究. 长沙：湖南农业大学博士学位论文，2003
[22] 张龙. 青蒿素含量影响因子分析及青蒿生殖结构的研究. 北京：中国科学院植物研究所博士学位论文，2003
[23] 唐其. 黄花蒿品系比较试验及种子繁殖体系构建的研究.长沙：湖南农业大学硕士学位论文，2007
[24] 许成琼，韦霄，李锋，等. 黄花蒿繁殖技术研究. 广西植物，1998，18(3): 271-274
[25] 贺锡纯，曾美怡，李国凤，等. 青蒿愈伤组织的诱导分化及青蒿素含量的变化. 植物学报，1983，25: 87-90
[26] 杨耀文，李保军，张廷襄. 黄花蒿组织培养的初步研究.云南中医学院学报，2001，24(2): 8
[27] 王梦琼. 青蒿的组织培养及植株再生. 北京中医药大学学报，2004，27(2): 74-75
[28] 伍晓丽，刘飞，李隆云，等. 青蒿叶片愈伤组织的诱导和植株再生. 时珍国医国药，2007，18(5): 1106-1107
[29] 李晓娟. 黄花蒿组织培养及染色体变异诱导的研究. 南宁：广西大学硕士学位论文，2008
[30] 杨水平，杨宪，黄建国，等. 青蒿素生产研究进展. 热带亚热带植物学报，2004，12(2): 189-194
[31] 马小军，韦树根，冯世鑫，等. 黄花蒿新品种“桂蒿 3 号”. 园艺学报，2010，37(1): 169-170
[32] 向极钎，覃大吉，杨永康，等. 鄂青蒿 1 号品种选育. 安徽农业科学，2008，36(32): 14050-14051
[33] 向极钎，覃大吉，杨永康，等. 高产优质黄花蒿品种选育及种子生产基地建设. 湖北民族学院学报(自然科学版)，2010，28(4): 387-390
[34] 李隆云，吴叶宽，马鹏，等. 青蒿新品种“渝青 1 号”的选育及其示范推广. 中国中药杂志，2010，35(19): 2516-2522
[35] Delabays N，Benakis A，Collet G. Selections and breeding for high artemisinin(qinghaosu) yielding strains of *Artemisin annua*.First World Congress on Medicinal and Aormaitc Plants for Human Welfare(WOCMAP)，Acta Hort，1993，330: 203-207
[36] Delabays N，Obrist F，Scannerini S，*et al*. Proceedings of the symposium on plant biotechnology as a tool for the exploitation of mountain lands.Acta Horticulturae，Turin，Italy，1997，430：25-27
[37] Debrunner N. Selection of genotypes of *Artemisia annua* L. for the agricultural production of artemisinin. *In*: Porceedings of International Symposium on Breeding Research on Medicinal and Aromatic plants.Quedlinburg(Germany)：Springer verlag,1996：321-327
[38] Magalhaes PM，Pereira B，Debrunner N，*et al*. New hybrid lines of the antimalarial species *Artemisia annua* L.Acta Hort，1999，502: 377-381
[39] 陈和荣. 黄花蒿新品系“京厦 I 号”的选育. 中国技术成果大全，1992，1: 186-187
[40] Wallwaart TE，Pras N，Quax WJ. Seasonal variation of artemisinin and its biosynthetic precursors in tetraploid *Artemisia annua* plants compared with the diploid wild-type.Planta Med，1999，65: 723-728
[41] 寻晓红，蒋泰文，彭晓英，等. 黄花蒿试管苗再生途径及多倍体诱发的研究. 湖南农业大学学报(自然科学版)，2003，

29(2): 115-119
[42] 穆胜玉. 青蒿的组织培养及其四倍体育种. 重庆：西南大学硕士学位论文. 2007
[43] 董青松，马小军，冯世鑫，等. 黄花蒿种子发芽试验研究. 中国种业，2008，8: 47-48
[44] 李红莉，徐有明，李隆云，等. 青蒿种子品质检验及质量标准的研究. 种子，2008，27(11): 1-4
[45] 李红莉，李隆云，徐有明. 不同贮藏方式对青蒿种子发芽的影响. 中国中药杂志，2009，34(12): 1585-1587
[46] 陈和荣，陈敏，钟凤林，等. 影响中药青蒿有效成分的几个因子. 中药通报，1986，11(7): 9-11
[47] 曹有龙，陈晓斌，王新坤，等. 栽培的青蒿生长量及青蒿素含量. 中药材，1996，19(8): 379-380
[48] 路红顺. 黄花蒿的开发利用价值与栽培技术. 中国林副特产，2002，1:6
[49] 王三根，梁颖. 中药青蒿的生态生理及其综合利用. 中国野生植物资源，2003，8: 47-49
[50] 梁惠凌，韦霄，唐辉，等. 黄花蒿主要病虫害调查及防治措施. 中药材，2007，30(11): 1349-1352
[51] 蒋运生，韦记青，梁惠凌，等. 黄花蒿规范化生产标准操作规程(SOP). 广西植物，2008，28(3): 363-366
[52] 钟凤林，陈和荣，陈敏. 青蒿最佳采收时期、采收部位和干燥方式的实验研究. 中国中药杂志，1997，22(7): 405-406
[53] 杨水平. 重庆青蒿资源调查、种质筛选及栽培中合理的氮磷钾肥和密度. 重庆：西南大学博士学位论文，2011
[54] 冯世鑫，马小军，闫志刚，等. 加工方法对黄花蒿提取青蒿素含量的影响. 广西植物，2009，29(6): 857-859

（胡四化）

第二节 青蒿(黄花蒿)的细胞工程

一、青蒿组织与器官培养的研究概况

利用细胞培养技术生产青蒿素有不破坏自然资源，不受自然条件限制的优点，还可能通过各种细胞及基因工程的手段获得高产青蒿素的新品系，且天然青蒿素对人体无毒性作用[1]，具有其他方法无法替代的优越性。

青蒿(均指黄花蒿，下同)愈伤组织培养的最早报道是20世纪80年代初，中国中医科学院中药研究所曾美怡与中国科学院植物研究所李国凤合作进行了青蒿愈伤组织的诱导分化及青蒿素含量变化的研究，他们成功地进行了愈伤组织的诱导与植株的再生研究[2]。该研究分别对青蒿愈伤组织、带分化芽的愈伤组织及再生植株提取液作薄层层析和显色反应，并用碱处理后进行紫外吸收光谱鉴定。结果表明，带分化芽的愈伤组织其层析谱和青蒿素标准品 Rf 值一致，将色带洗脱后测定其紫外吸收曲线，其吸收高峰也和标准品一致。而愈伤组织则不具显色反应。实验还表明，海南岛青蒿愈伤组织伴随再分化芽的形成而随之产生青蒿素，其含量约为干重的0.008%。将再分化苗长成的开花植株按上述方法测定，其青蒿素含量可达干重的0.92%，较天然植株含量(0.56%)有明显增加。上述结果表明，青蒿素的生物合成与青蒿组织器官的高度分化有关。1977年 Butcher [3]的研究与此相符，即通常由愈伤组织形成萜类化合物较为困难，只有当愈伤组织再分化形成有组织的结构以后才开始形成这类物质。然而，1993年 Woerdenbag 等 [4]通过对 MS 培养基微量元素的调整，使再生芽在含0.5mg/L NAA 和0.2mg/L 6-BA 液体培养基上旋转培养，发现芽在完全无根的状态下也能合成青蒿素。1988年 Jha 等 [5]、1989年 Tawfiq 等 [6]也进行了组织和芽培养，并测到了青蒿酸的存在。

在培养基中附加不同浓度组合的细胞分裂素和生长素，会很容易获得愈伤组织[7~10]，但通常都是比较致密的愈伤组织[11]。使用1mg/L 的 BA 和1mg/L 的2,4-D 可以获得最大产量的松散愈伤组织，但即使这样也只有10%的外植体能够产生愈伤组织[10]。很多研究证实，在未分化的愈伤组织和细胞培养物中，只有微量的青蒿素存在[11~13]或根本不含青蒿素[2,6,9,10,14]。这些研究结果显示，一定程度分化的青蒿组织是青蒿素生物合成的先决条件[7,9,14]。细胞培养所用的培养液中大多未检测到青蒿素的存在[10,14]，但1986年 Nair 等[11]报道在愈伤组织的培养液中检测到了低水平的青蒿素含量。

在离体生长的不同黄花蒿组织中是否存在青蒿素，有许多不同的结果。其中有些研究认为，具有一定分化程度的组织培养的芽上生根对青蒿素的合成起到了很重要的作用[7,14,15]，而在不含根的芽中则只有微量的青蒿素存在[5,7,10,14,16,17]。多数实验结果说明根中不含青蒿素[6~8,10,14]，而1986年 Nair 等[11]和1988年 Jha 等[5]报道根中有微量青蒿素存在。早在20世纪末，青蒿发根培养系统即相继建立[18~23]；1994年 Weathers 等[22]报道发根中有相对较高的青蒿素含量(0.4%)，但极不稳定，而1995年 Jaziri 等[23]不能确定发根中有青蒿素的存在。因为青蒿素对植物体有较强的毒性[24]，可能只聚集于青蒿表面的头状腺体内[25,26]，由此推论，发根中有较高青蒿素含量的报道在理论上无法解释，但是，如果在发根中确实有青蒿素的存在，会对搞清楚青蒿素的生物合成途径有深远影响。

许多研究发现，生长调节物质对芽培养过程中青蒿素的合成有很大的影响。用100μg/ml 的霉抗唑(miconazole)处理培养的丛生芽发现青蒿素含量提高了7倍[12]。1993年 Woerdenbag 等[4]发现在 MS 培养基中附加0.2mg/L 6-BA 和0.05mg/L NAA 及1%的蔗糖，获得丛生芽中青蒿素含量为0.16%。添加10mg/L GA_3(54%)、0.5g/L 水解酪蛋白、10mg/L 或20mg/L 萘替芬(naftine)(40%)都能不同程度地促进青蒿素合成。而其他生长调节物质如霉抗唑、诱导子如纤维素酶、前体如甲羟戊酸、基因表达调节物质如秋水仙碱等对丛生芽中的青蒿素合成有负面影响或不起作用。1994年 Whipkey 等[15]报道0.1mg/L 的6-BA 和10mg/L 的 KT 可以使丛生芽的青蒿素产量增加30%，这种增长是通过增加生物量来实现的，而不是通过提高青蒿素的含量(g/mg 干重)来实现的。

二、青蒿发根培养

由于一些次生代谢物只存在于高度分化的植物组织中，因此在离体培养的细胞中含量甚微，或根本不能合成。鉴于此，许多研究者对土壤发根农杆菌诱导的植物发根培养产生了极大的兴趣。发根的优点在于能在无激素的培养基中快速生长，遗传上稳定且处于高度分化状态。而上述这两大优点是药用植物细胞、组织和一般器官培养所不具备的。中国科学院植物研究所植物次生代谢与代谢工程实验室早在20世纪90年代初即开展青蒿的发根培养研究，现将部分研究结果作一概要的介绍。

（一）青蒿发根与未转化根及愈伤组织的比较

用发根农杆菌(*Agrobacterium rhizogenes*) ATCC15834转化青蒿株系025诱导发根。

试验采用发根、未转化根及愈伤组织在相同培养基上培养，比较其生长量。结果表明，青蒿发根生长量(克/瓶干重)显著地高于未转化根和愈伤组织，愈伤组织和未转化根生长量之间没有显著差异。

(二) 青蒿发根高产系的筛选

共剪取747条发根进行除菌培养，从中筛选出53个生长较快的无菌发根系。又经过3代继代培养，进一步筛选出7个系。它们均是由发根农杆菌 ATCC15834从青蒿株系025诱导出来的。这7个发根系在生长量和青蒿素含量上都有极显著差异，其中发根系 HR-9的青蒿素产率最高，达到每月33.25mg/L。

(三) 青蒿发根生长与青蒿素生物合成动态

为了确定适宜的培养时间，测定了选择的发根系 HR-9的生长和青蒿素生物合成动态。青蒿发根中青蒿素含量呈明显的“与生长相关特性”，在指数生长期，青蒿素含量缓慢下降，生长速度减缓后，青蒿素含量上升，发根生长停止后，继续延长培养时间，青蒿素含量也不再提高。培养21天时，青蒿素产率达到每月33.25mg/L。根据青蒿发根生长和青蒿素生物合成动态特性，青蒿发根适宜的培养时间为21天。

三、青蒿丛生芽诱导

鉴于青蒿植株中青蒿素含量较低，人们试图通过组织培养技术来解决青蒿素的生产问题，但青蒿素的合成与青蒿植株中组织的分化密切相关，在愈伤组织和悬浮细胞中青蒿素的合成能力低，而在青蒿发根中虽有青蒿素的合成，但含量很低，甚至有报道在发根中没有青蒿素的合成。有研究发现，无根的青蒿不定芽能合成青蒿素，且含量稳定。因此，青蒿丛生芽培养逐渐受到人们的重视。中国科学院植物研究所植物次生代谢与代谢工程实验室对影响青蒿丛生芽诱导率的主要理化因子进行了研究，并建立了青蒿丛生芽诱导系统，以期为青蒿素的工业化生产奠定技术基础。

(一) 诱导培养基各组分对丛生芽诱导率的影响

试验以 MS 为基本培养基，采用6-BA、KT、ZT、2,4-D、NAA、IBA 等激素的不同组合对青蒿叶圆片、叶片、带柄叶片及茎切段等不同外植体进行丛生芽诱导。结果表明，MS 基本培养基，添加2.0mg/L 的6-BA 和0.05mg/L、0.1mg/L 及0.15mg/L NAA 的3种激素组合对叶圆片的诱导率可达到98.7%、97.0%和96.8%，且丛生芽生长良好。不同 NAA 浓度丛生芽玻璃化率差异较大，分别为15.4%、10.5%及5.4%左右。因此理想的激素组合为6-BA 2.0mg/L 和 NAA 0.15mg/L，此培养基称为诱导培养基。其余的不同激素组合也可获得丛生芽，但往往都有不同程度的愈伤化、玻璃化和褐化现象出现，从而影响丛生芽的诱导率。

不同种类的基本培养基对植物细胞的生长和次生代谢产物的形成有很大的影响。利用不同基本培养基培养植物组织细胞的生长状态和次生代谢产物产量的差异，比较培养基组分的不同，从而找出影响植物组织细胞生长和次生代谢的化学影响因子。

采用6种基本培养基(MS、N6、DCR、B5、WS 及 White)作对比试验。统计结果显示，MS、WS 和 White 培养基对丛生芽的诱导有不同程度的抑制作用。高效液相色谱(HPLC)分析表明，DCR 培养基中的丛生芽中青蒿素含量最高，MS 培养基次之。比较 MS 和 DCR 基本培养基的组成发现，MS 培养基中 K^+和氮源是 DCR 培养基的4～5 倍，而 DCR 培养基中的 Ca^{2+}浓度则比 MS 培养基高出近1/3，由此认为，K^+和氮源可能有利于青蒿丛生芽的发生，而 Ca^{2+}则有利于丛生芽中青蒿素的合成。

把叶圆片外植体接种于不同 pH 的诱导培养基中培养，统计诱导率后烘干。HPLC 检测青蒿素含量，结果表明，pH 为5.5～5.8适于中药青蒿丛生芽的发生，pH 为5.8时，有利于丛生芽中青蒿素的合成。

(二)光照、温度和光周期对丛生芽发生的影响

把接种青蒿叶圆片外植体的培养皿置于0～6000lx 光强的培养条件下，统计光照对丛生芽诱导率的影响。结果表明，诱导培养基对青蒿丛生芽的诱导率基本不受光照条件的限制，只是当完全不接受光照时，丛生芽的诱导率比光照条件下略低，即使这样，黑暗条件下丛生芽的诱导率仍可达80%以上。暗处诱导的丛生芽比光下诱导的丛生芽生长速度快，但与光下诱导的丛生芽相比，暗处诱导的丛生芽细弱且每簇芽中含的小芽数量较少。不同温度(15～40℃)的试验结果表明，过高或过低的温度对青蒿丛生芽的发生有很大的影响，25℃为最适温度，丛生芽诱导率可达97%以上，且±3℃的变化对其诱导率的影响不大。

接种前，将相同温度培养的无菌苗，分别进行8h、12h、16h、20h 及24h 光周期处理，4周后，取其叶圆片继续分别在上述5种光周期条件下培养，观察丛生芽诱导结果发现，连续光照几乎不产生丛生芽，即使将细胞分裂素提高到4.0mg/L 和8.0mg/L，仍未发生变化，而将其改为16h 光周期，两周后，即可恢复丛生芽诱导能力。试验表明，无菌苗和叶圆片均为16h 光周期培养条件下，丛生芽诱导率最高，可达97.6%。

四、青蒿发根和不定芽的生物反应器培养

利用生物反应器生产青蒿素最成功的研究，是中国科学院化工冶金研究所(现中国科学院过程工程研究所)与中国科学院植物研究所合作，利用新型雾化生物反应器培养中药青蒿发根和不定芽。他们为了充分利用反应器空间，减少营养液损失，降低染菌的概率，对原有的超声雾化反应器进行了改进，利用一种新型的内环流超声雾化生物反应器对青蒿不定芽培养[27]和发根培养[28]生产青蒿素进行了初步研究，获得较好结果。不定芽在生物反应器中的生长速率明显高于三角瓶培养，分别为固体培养和摇瓶培养的2.4倍和2.1倍，青蒿素的含量分别为固体培养和摇瓶培养的1.5 倍和1.8倍，青蒿素产量分别为固体培养和摇瓶培养的2.9倍和3.2倍。由此可见，雾化反应器为青蒿不定芽的生

长提供了适宜的环境条件，从而促进了青蒿不定芽的快速生长和青蒿素的大量合成。

另外，1986年 Nair 等[11]利用愈伤组织和细胞作为悬浮培养材料，发现愈伤组织悬浮培养无青蒿素的产生，但细胞悬浮培养则有青蒿素的产生。1989年 Tawfiq 等[6]利用青蒿细胞和组织悬浮培养未检测到青蒿素的存在。1991年 Fulzele 等[14]根据他们以前研究萝芙木(*Rauvolfia serpentina*)不定芽培养的经验，推测青蒿的芽培养可能是生产有用植物次生代谢物的理想系统，于是他们在生物反应器内成功地进行了芽培养，但是青蒿素的含量没有提高。

以上这些生物技术的研究与应用为工业化生产青蒿素提供了有力的理论依据，但这些技术中存在着一个重要问题，就是所用的青蒿材料及生物技术培养后的材料，其青蒿素的含量仍然维持在一个相当低的水平上，这是降低生产成本的一个最大障碍。

五、青蒿遗传转化体系的建立

青蒿素的独特抗疟活性被发现以后，如何扩大青蒿素来源就成为了研究的热点。自20世纪80 年代起，国内外学者尝试通过生物技术生产青蒿素，人们建立了 Ri 质粒介导的青蒿发根培养系统及 Ti 质粒介导的青蒿丛生芽培养系统，相关研究主要包括以下几方面。

(一)Ri 质粒介导的青蒿遗传转化

Ri 质粒(root inducing plasmid)是发根农杆菌(*Agrobacterium rhizogenes*)中位于染色体 DNA 之外的独立基因组，为双链共价闭合环状 DNA，其大小为180～250kb。发根农杆菌感染受伤的植物组织时，Ri 质粒上的 T-DNA 可以进入植物细胞，并整合到植物核基因组中使植物细胞发生转化，因此，Ri 质粒还是一个理想的植物基因工程载体。

由于 Ri 质粒能在感染部位诱导形成发根(hairy root)，20世纪80年代，通过 Ri 质粒遗传转化的发根培养生产植物有用次生代谢物质，受到人们的广泛重视。发根农杆菌 Ri 质粒转化的青蒿发根培养被认为是利用生物技术生产青蒿素的途径之一。为此，1994年，作者实验室就率先报道了 Ri 质粒转化的青蒿发根培养，随后又对影响 Ri 质粒介导青蒿遗传转化系统的主要影响参数进行了较为详细的研究[18,19,21]。

1. 含双元载体的不同农杆菌对发根诱导率和发根形态的影响

试验采用了不同发根农杆菌株系 ATCC15834、R1000及 A4，植物表达载体为 pBI121。以001叶片为外植体作统计。试验结果表明，采用含植物表达载体的不同发根农杆菌感染青蒿，其发根的诱导率存在较大的差异，其中以 ATCC15834株系的诱导率为最高，达71.8%；A4株系次之，R1000株系最低。此外，不同发根农杆菌诱导的青蒿发根在形态上存在很大的差异，ATCC15834诱导的发根粗壮，分枝多，且根毛极其茂密，与正常根形态区别大，呈典型发根形态。由于此类发根生长迅速，世代间特征较为稳定，因而有利于发根的筛选。而 A4和 R1000诱导的发根则大多数与正常根在形态上无明显的差异，根毛较少，此类发根生长通常较慢。

2. 青蒿基因型对发根诱导率和发根形态的影响

试验采用了产于四川的高产株系001和025的无菌苗。发根农杆菌为 ATCC15834。其结果显示，供试材料的基因型不同，其发根诱导率存在较大差异，001株系的发根诱导率约为025株系的两倍。从根的形态来看，起源于001株系诱导的发根更为粗壮，且发根的根毛浓密，分枝更多。显然，上述两种因素(发根农杆菌的种类和植物材料的基因型)的试验结果综合表明，发根诱导率的高低主要由发根农杆菌的种类和植物材料的基因型所决定，诱导率实际上是二者互作的结果。

3. 无菌苗的苗龄及供试外植体种类对发根诱导率的影响

试验采用 001株系5～50天苗龄的无菌苗，发根农杆菌株系为 ATCC15834(下同)。结果表明，培养5～20天苗龄的无菌苗，其发根诱导率差异不明显(60.0%～67.5%)，而30天以后的供试无菌苗，其发根诱导率明显下降(43.9%～55.3%)。鉴于15～20天的供试无菌苗生物量较大，故以15～20天的无菌苗作为试材较为理想。

此外，还采用了不同种类的外植体，如完整叶片、叶圆片、茎切段及主茎进行发根诱导率的对比试验。结果表明，供试外植体不同，其发根诱导率存在较大的差异，其中以完整叶片和叶圆片的发根诱导率最高，分别为57.1%和57.4%，茎切段的发根诱导率较低，仅有5.1%，而以无菌苗主茎基部为供试材料，其发根的诱导率可高达80%，但取材受到限制。从发根形态上考察，完整叶片和叶圆片两种外植体诱导的发根存在明显差异，完整叶片基部形成的发根粗壮且生长快，而叶圆片受伤部位形成的发根，其生长势较弱。综上所述，从发根诱导率、发根的形态和取材量几个因素考虑，完整叶片作为供试外植体最为理想。

4. 预培养时间、发根农杆菌培养时期及浓度对发根诱导率的影响

是否经过预培养对发根诱导率的影响不大，以叶片为外植体，无论是否经过预培养其发根的诱导率均为70%左右，但经过预培养2天的外植体，发根启动时间为7天，而未经预培养的发根启动时间为12～14天。可见通过预培养可以使发根诱导启动时间提前。

发根农杆菌的培养时期对中药青蒿发根诱导率有显著影响，当 OD_{660}=0.75 时发根诱导率最高(94.2%)。可见，适宜的发根农杆菌培养时期对提高转化率是至关重要的。对发根农杆菌菌液浓度的试验表明，将 OD_{660}=0.75的 ATCC15834菌液稀释5～20倍，对发根诱导率影响不大，但稀释过高或过低会使发根诱导率下降。

5. 酚类物质对发根诱导率的影响

在菌液中加入不同酚类物质如乙酰丁香酮(acetosyringone)、马铃薯提取液(tomatoextract)、二硝基苯酚(dinitrophenol)及二氯苯酚(dichlophenol)，测定其对青蒿发根诱导率的影响，结果表明，其诱导率分别为86.4%、90.5%、87.1%及86.3%，而对

照的诱导率可达到96.3%，因此，乙酰丁香酮等酚类物质的使用应视具体材料而定，本研究的结果表明这类物质不适用于青蒿发根的诱导。

(二) Ti 质粒介导的青蒿遗传转化

1996年，Vergauwe 等[29]通过根癌农杆菌感染青蒿叶片，建立了 Ti 质粒介导的青蒿转化体系；随后，他们又研究了各种参数如外植体苗龄、种类、根癌农杆菌菌株类型及二元载体类型等对于青蒿转化的影响[30]。1999年，作者实验室以 *GFP* 为报告基因，建立了 Ti 质粒介导的青蒿转化体系，随后又以青蒿叶片、花蕾和不同发育阶段的花器官为外植体，分别诱导出丛生芽。在丛生芽中检测到了青蒿素，并进一步研究了影响青蒿丛生芽诱导、生长和青蒿素生物合成的各种理化因子，确定了适合于丛生芽生长和青蒿素生物合成的最佳培养基[31,32]。2005年，Han 等[33]又对影响青蒿遗传转化效率的重要因子进行了详细的研究，进一步优化了 Ti 质粒介导的青蒿遗传转化体系。

1. 农杆菌类型和青蒿基因型对转化效率的影响

试验采用的青蒿(*Artemisia annua* L.) 001株系和农家苗(NJ)的种子分别来自四川省和湖南省，根癌农杆菌 LBA4404和 EHA105作为青蒿转化的工程菌。试验结果表明，农杆菌类型和青蒿基因型对转化率起决定作用。对青蒿的遗传转化而言，EHA105明显优于 LBA4404，001株系优于农家苗(NJ)。由于中药青蒿001株系转化率较高、青蒿素含量较高、具有较高的丛生芽诱导率、叶片小容易操作等特点，因此在本实验室的转化试验中，植物材料均采用001株系。

青蒿转化时所用的最佳外植体为带有叶柄的叶片。在根段、茎段、叶片中，叶片的丛生芽诱导率最高，而且根癌农杆菌对叶片的侵染能力最强。用青蒿幼苗(8天)的子叶、下胚轴作为转化受体，转化率极低，用青蒿种子作为转化受体，转化的种子发芽后不能生根，最终得不到转基因植株。

2. 预培养时间对转化效率的影响

预培养对青蒿转化而言并不是一个必要过程，相反，过长时间预培养不利于抗性丛生芽的诱导。其原因可能是青蒿丛生芽的诱导发生在早期，预培养时间过长，再加上共培养的2～3天，很可能使叶片受伤部位的细胞错过了最佳的丛生芽诱导时期。当预培养4天及共培养3天后，在以后的丛生芽诱导筛选培养基上，甚至有个别叶片在叶柄处生根。

3. 侵染液的组成对转化率的影响

根癌农杆菌在 LB 培养基中的生长比在 MS 培养基中的好，但是用 LB 培养基作侵染液不利于抗性丛生芽的诱导。其原因可能是其中的某些成分如胰化蛋白胨、酵母提取物或 NaCl 抑制了丛生芽的诱导。

4. 共培养方式和时间对转化效率的影响

共培养是植物基因转化中最重要的步骤之一，在此过程中 T-DNA 整合进入植物基因组 DNA 中。在本试验中，经液体共培养的叶片在以后的丛生芽诱导及筛选过程中，001株系抗性丛生芽的诱导率为24.4%，而对照为32.4%。在对照中，青蒿叶片只是在MS 液体培养基中培养了两天，并没有经过根癌农杆菌侵染。因此可以推测，液体共培养后会导致大量假阳性丛生芽的产生。经过液体 MS 培养基处理后，使青蒿对卡那霉素(Kan)的敏感性降低，这一现象值得探讨。

有文献报道，在共培养培养基中添加激素，会促进外植体细胞分裂，保持细胞活力，有利于转化后细胞的生长，从而提高转化率。但是本试验结果表明，在共培养培养基中添加激素，会产生假阳性结果。产生假阳性结果的原因可能是青蒿丛生芽的诱导发生在早期，而且短期内即可启动，所以在共培养基中添加激素，可能在共培养阶段就启动了丛生芽诱导过程，因此在以后的筛选诱导培养基中丛生芽继续生长，形成假阳性结果。

作为 Ti 质粒 *Vir* 区基因的诱导物，乙酰丁香酮(As)对某些植物的转化率影响很大，特别是对于那些自身不能产生对 *Vir* 区基因具有高效诱导作用的酚类化合物的植物，如单子叶植物及少数双子叶植物。本试验结果表明，对青蒿而言，在共培养培养基中添加10mg/L As，对转化率的提高作用不大。

共培养的时间影响转化率，农杆菌附着在外植体伤口处后不能立即转化，只有在创伤部位生存16h 之后的菌株才能诱导肿瘤，所以共培养时间过短不利于转化，而共培养时间过长，则会导致农杆菌过度生长，毒害植物细胞。结果表明，共培养时间对青蒿转化率的影响较大，共培养2～3天时的转化率最高。此时的农杆菌在培养基上刚刚形成菌落，农杆菌的生长很快，4天后即在青蒿叶片周围连成片，影响植物细胞生长。

根据以上结果，在青蒿的遗传转化中比较适宜的条件为：以带有叶柄的叶片为外植体，共培养培养基采用固体 MS 培养基，共培养时间为2～3天。

致谢：感谢陈大华、耿飒、张龙、蔡国琴、秦明波、刘本叶、刘春朝、韩军丽等多位博士为本研究所作的贡献。

参考文献

[1] Klayman DL. Qinghaosu(artemisinin): an antimalarial drug from China. Science，1985，228: 1049-1055

[2] 贺锡纯，曾美怡，李国凤，等. 青蒿愈伤组织的诱导分化及青蒿素含量的变化. 植物学报，1983，25: 87-90

[3] Butcher DN. Plant Cell Tissue and Organ Culture. Berlin：Springer-Verlag，1977：688-693

[4] Woerdenbag HJ，Luers JFJ，van Uden W，*et al.* Production of the new antimalarial drug artemisinin in shoot cultures of *Artemisia annua* L. Plant Cell Tiss Organ Cult，1993，32: 247-257

[5] Jha S，Jha TB，Mahato SB. Tissue culture of *Artemisia annua* L.: a potential source of an antimalarial drug. Curr Sci，1988，57: 344-346

[6] Tawfiq NK，Anderson LA，Roberts MF，*et al.* Antiplasmodial activity of *Artemisia annua* plant cell cultures. Plant Cell Rep，1989，8: 425-428

[7] Martinez BC, Staba J. The production of artemisinin in *Artemisia annua* L. tissue cultures. Adv Cell Cult, 1988, 6: 69-87
[8] Kim NC, Kim SU. Biosynthesis of artemisinin form 11, 12-dihydroarteannuic acid. J Korean Agr Chem Soc, 1992, 35: 106-109
[9] Brown GD. Production of anti-malarial and anti-migraine drugs in tissue culture of *Artemisia annua* and *Tanacetum parthenium*. Acta Hort, 1993, 330: 269-276
[10] Ferreira JFS, Janick J. Roots as an enhancing factor for the production of artemisinin in shoot cultures of *Artemisia annua*. Plant Cell Tiss Organ Cult, 1996, 44: 211-217
[11] Nair MSR, Acton N, Klayman DL, *et al*. Production of artemisinin in tissue cultures of *Artemisia annua*. J Nat Prod, 1986, 49: 504-507
[12] Kudakasseril GJ, Lam L, Staba EJ. Effect of sterol inhibitors on the incorporation of 14C-isopentenyl pyrophosphate into artemisinin by a cell-free system from *Artemisia annua* tissue cultures and plants. Planta Med, 1987, 28: 180-284
[13] Woerdenbag HJ, Pras N, van Uden W, *et al*. High peroxidase activity in cell cultures of *Artemisia annua* with minute artemisinin contents. Nat Prod Lett, 1992, 1: 121-128
[14] Fulzele DP, Sipahimalani AT, Heble MR. Tissue cultures of *Artemisia annua*: organogenesis and artemisinin production. Phytother Res, 1991, 5: 149-153
[15] Whipkey A, Cheetham RD, Follansbee E, *et al*. Artemisinin production by transformed roots of *Artemisia annua*. Biotechnol Lett, 1994, 16: 1281-1286
[16] Woerdenbag HJ, Moskal TA, Pras N, *et al*. Cytotoxicity of artemisinin-related endoperoxides to ehrlich ascites tumor cells. J Nat Prod, 1993, 56: 849-856
[17] Paniego NB, Giulietti AM. *Artemisia annua* L.: dedifferentiated and differentiated cultures. Plant Cell Tiss Organ Cult, 1994, 36: 163-168
[18] 刘本叶，叶和春，李国凤，等. 发根农杆菌转化青蒿影响因素的研究. 应用与环境生物学报，1998a，4: 394-353
[19] 刘本叶，叶和春，李国凤，等. 青蒿发根生长及青蒿素生物合成动态的研究. 生物工程学报，1998b，14: 401-404
[20] Cai GQ, Li GZ, Ye HC, *et al*. Hairy root culture of *Artemisia annua* L. by Ri plasmidtransformation and biosynthesis of artemisinin. Chin J Bioctechnol, 1996, 11(4): 227-235
[21] 秦明波，李国珍，云月，等. 发根农杆菌诱导青蒿发根产生及离体培养. 植物学报，1994，36: 165-170
[22] Weathers PJ, Cheetham RD, Follansbee E, *et al*. Artemisinin production by transformed roots of *Artemisia annua*. Biotechnol Lett, 1994, 16: 1281-1286
[23] Jaziri M, Shimomura K, Yoshimatsu K, *et al*. Establishment of normal and transformed root cultures of *Artemisia annua* L. for artemisinin production. J Plant Physiol, 1995, 145: 175-177
[24] Duke SO, Paul RN. Development and fine structure of glandular trichomes of *Artemisia annua* L. Int J Plant Sci, 1993, 154: 107-118
[25] Duke MV, Paul RN, Elsohly HN, *et al*. Localization of artemisinin and artemisitene in foliar tissues of glanded and glandless biotypes of *Artemisia annua* L. Int J Plant Sci, 1994, 155: 365-372
[26] Ferreira JFS, Janick J. Floral morphology of *Artemisia annua* with special reference to trichomes. Int J Plant Sci, 1995, 156: 807-815
[27] 刘春朝，王玉春，欧阳藩，等. 利用气升式内环流生物反应器培养青蒿毛状根生产青蒿素. 植物学报，1999，41: 181-183
[28] Liu BY, Ye HC, Li GF, *et al*. Studies on synamics of growth and biosynthesis of artemisinin in hairy roots of *Artemisia annua* L. Chin J Biotichnol, 1999, 14(4): 249-254
[29] Vergauwe A, Cammaert R, Vandenberghe D, *et al*. *Agrobacterium tumefaciens*-mediated transformation of *Artemisia annua* L. and regeneration of transgenic plants. Plant Cell Rep, 1996, 15: 929-933
[30] Vergauwe A, van Geldre E, Inze D, *et al*. Factors influencing *Agrobacterium tumefaciens*-mediated transformation of *Artemisia annua* L. Plant Cell Rep, 1998, 18: 105-110
[31] 陈大华，叶和春，李国凤，等. 绿色荧光蛋白基因在青蒿转基因芽中的表达. 植物学报，1999，41: 490-493
[32] 耿飒，叶和春，李国凤，等. 青蒿试管苗开花及用花器官为外植体诱导丛生芽生产青蒿素. 应用与环境生物学报，2001，7: 201-206
[33] Han JL, Wang H, Ye HC, *et al*. High efficiency ofgenetic transformation and regeneration of *Artemisia annua* L. via *Agrobacterium tumefaciens*-mediated procedure. Plant Sci, 2005, 168: 73-80

（王 红 叶和春）

第三节 青蒿素的生物合成途径及其生物工程

一、青蒿素的生物合成途径

青蒿素为倍半萜类化合物，其生物合成属于类异戊二烯代谢途径中的倍半萜分支途径，迄今为止，其合成途径尚未完全阐明。以法呢基焦磷酸(fanesyl diphosphate，FPP)为界，可将青蒿素生物合成途径分为上游阶段与下游阶段，上游阶段为乙酰辅酶 A(或者 3-磷酸甘油醛和磷酸烯醇丙酮酸)至 FPP 的合成，下游阶段为 FPP 至青蒿素的合成。倍半萜通用前体 FPP 的生物合成途径已较清楚，但从 FPP 至青蒿素的生物合成途径仍然未完全阐明。

(一)青蒿素生物合成的上游阶段

在植物中法呢基焦磷酸的前体异戊烯基焦磷酸(isopentenyl diphosphate，IPP)和二甲基烯丙基焦磷酸(dimethylallyl pyrophosphate，DMAPP)的合成存在两条途径，即甲羟戊酸 (mevalonate，MVA) 途径和脱氧木酮糖-5-磷酸-(1-deoxyxylulose- 5-phosphate，DXP) 途径。甲羟戊酸途径发生在细胞质中，首先，由 3 个分子的乙酰辅酶 A(乙酰 CoA)通过分子间的双缩合作用生成 3-羟基-3-甲基戊二酰辅酶 A(3-hydroxy-3-methylglutary-CoA，HMG-CoA)，这一反应由乙酰辅酶 A 硫解酶和 HMG-CoA 合酶催化完成。随后，HMG-CoA 在 HMG-CoA 还原酶(3-hydroxy-3-methylglutary-CoA reductase，HMGR)的作用下生成甲羟戊酸(mevalonic acid，MVA)。接下来 MVA 被磷酸化，产生 MVA-5-焦磷酸，后者经过脱羧及脱水作用，生成 IPP。IPP 通过异构化生成 DMAPP，接着这两种“活化”的异戊二烯单元在法呢基焦磷酸合酶(fanesyl diphosphate synthase，FPS)的催化下，通过亲电反应机制头尾缩合生成牻牛儿基焦磷酸(geranyl diphosphate，GPP)，GPP 再和第二个 IPP 单元反应生成法呢基焦磷酸(图 2-1)。

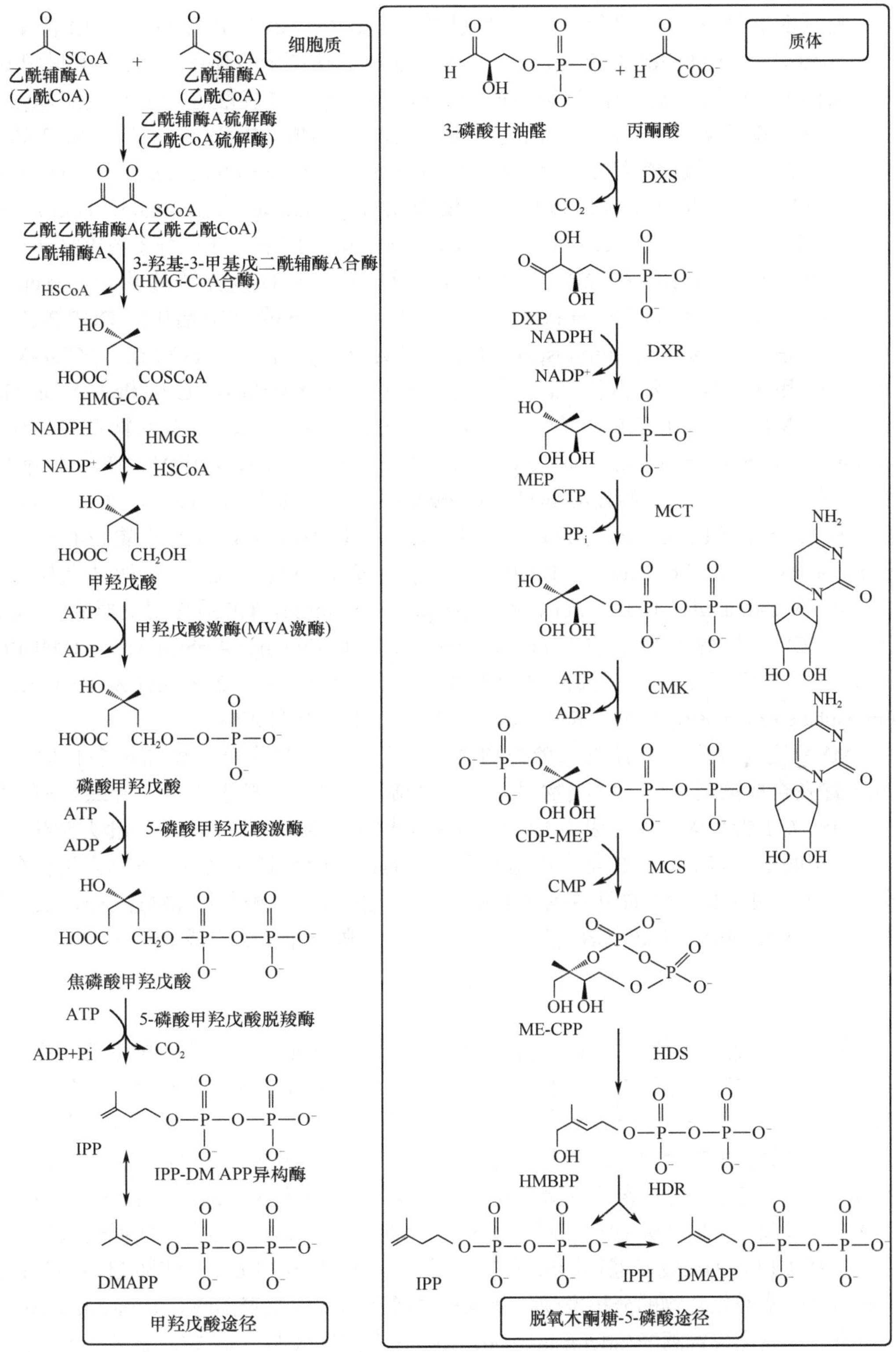

图 2-1　植物体内 IPP 生物合成途径[1]

脱氧木酮糖-5-磷酸途径，亦称非甲羟戊酸途径，2-C-甲基-D-赤藓糖醇-4-磷酸(2-C-methyl-D-erythritol-4-phosphate，MEP)途径，存在于质体中。直到 20 世纪 90 年代，人们才逐渐认识到该途径的存在。目前，参与非甲羟戊酸途径的相关酶基因都已经被克隆，酶促反应途径已基本清楚。该途径以糖代谢的中间产物丙酮酸和 3-磷酸甘油醛为前体，在脱氧木酮糖-5-磷酸合酶(deoxyxylulose-5-phosphate synthase，DXS)的作用下，发生缩合反应生成脱氧木酮糖-5-磷酸(deoxyxylulose-5-phosphate，DXP)。DXP 在 DXP 还原异构酶(DXP reductoisomerase，DXR)的作用下，通过分子内重排和还原反应转变成 MEP。MEP 在 2-C-甲基-D-赤藓糖醇-4-磷酸胞苷转移酶(2-C-methyl-D-erythritol- 4-phosphate cytidyl transferase，MCT)的作用下被 CTP 活化为 CDP-2-C-甲基-D-赤藓糖醇[4-(cytidine 5′-diphospho)-2-C-methyl-D-erythritol，CDP-ME]，CDP-ME 在 CDP-2-C-甲基-D-赤藓糖醇激酶[4-(cytidine 5′-diphospho)-2-C-methyl-D- erythritol kinase，CMK]的作用下磷酸化，从而形成 CDP-2-C-甲基-D-赤藓糖醇-2-磷酸[2-phospho-4-(cytidine 5′-diphospho)-2-C-methyl-D-erythritol，CDP-MEP]，在 2-C-甲基-D-赤藓糖醇-2,4-环焦磷酸合酶(2-C-methyl-D-erythritol-2,4- cyclodiphosphate synthase，MCS)作用下释放一分子的 CMP，形成 2-C-甲基-D-赤藓糖醇-2,4-环焦磷酸(2-C-methyl-D-erythritol-2,4-cyclodiphosphate，ME-CPP)。在 1-羟基-2-甲基-2-(E)-丁烯醇-4-焦磷酸合酶[1-hydroxy-2-methyl-2-(E)- butenyl-4-diphosphate synthase，HDS]作用下形成 1-羟基-2-甲基-2-(E)-丁烯醇-4-磷酸[1-hydroxy-2-methyl-2-(E)-butenyl-4-phosphate，HMBPP]，在 1-羟基-2-甲基-2-(E)-丁烯醇-4-焦磷酸还原酶[1-hydroxy-2-methyl-2-(E)-butenyl-4-diphosphate reductase，HDR]作用下形成 IPP 和 DMAPP(图 2-1)。

MVA 途径合成的类异戊二烯类物质主要有甾醇、倍半萜、泛醌和多萜醇等，而 MEP 途径合成的类异戊二烯类物质主要有单萜、二萜、类胡萝卜素、叶绿素和质体醌等。目前关于青蒿素生物合成中 IPP 和 DMAPP 的来源还存在争议，一般认为青蒿素合成所利用的 IPP 和 DMAPP 是在细胞质中合成的。最近的研究表明，青蒿素生物合成的前体 IPP 同时来自传统的甲羟戊酸途径和新发现的脱氧木酮糖-5-磷酸途径，很可能是在质体中合成 GPP，GPP 被运输到细胞质中，与另外一个 IPP 合成 FPP[2]。

(二)青蒿素生物合成的下游阶段

从 FPP 到青蒿素的生物合成途径，至今尚未完全阐明。近年来，随着青蒿素生物合成途径中一些关键酶基因的克隆和鉴定，由 FPP 到青蒿素的生物合成的前期步骤已基本清晰。1999 年，Bouwmeester 等[3]首次从中药青蒿中分离到一种在结构上与青蒿素生物合成的前体青蒿酸极为相似的倍半萜中间体紫穗槐二烯(amorpha-4,11-diene)，并推测这种倍半萜中间体可能参与青蒿素的生物合成。随后 Mercke 等[4]、Chang 等[5]和 Wallaart 等[6]先后从中药青蒿中克隆了紫穗槐二烯合酶基因。随后对紫穗槐二烯合酶的催化机制研究证明，该酶以 FPP 为底物，催化形成紫穗槐二烯[7]。2005 年，Bertea 等[8]通过对中药青蒿叶片和腺毛中萜类化合物的分析发现，紫穗槐二烯羟基化生成青蒿醇(artemisinic alcohol)，并可进一步氧化成青蒿醛(artemisinic aldehyde)，青蒿醛 C11～13 位双键被还原得到二氢青蒿醛(dihydroartemisinic aldehyde)，进一步氧化成二氢青蒿酸(dihydroarte- misinic acid)，并提出以下的青蒿素生物合成途径的假设：紫穗槐二烯→青蒿醇→青蒿醛→二氢青蒿醛→二氢青蒿酸→青蒿素[8]。Teoh 等 2006 年报道[9]的细胞色素 P450 类单氧化酶(CYP71AV1)及其还原酶可以催化紫穗槐二烯→青蒿醇→青蒿醛→青蒿酸的三步转化，为这一过程提供了直接证据。青蒿醛 C11～13 位的双键也可以在青蒿醛还原酶(DBR2)的催化下被还原生成二氢青蒿醛[10]，接下来二氢青蒿醛在醛脱氢酶 ALDH1 的作用下被氧化为二氢青蒿酸[11]。综上所述，青蒿素生物合成途径中由 FPP 到青蒿素的合成途径可以总结为图 2-2。在此生物合成途径中，由 FPP 到青蒿酸和二氢青蒿酸的步骤已经明确，但青蒿酸和二氢青蒿酸之后的途径还不是很清楚。

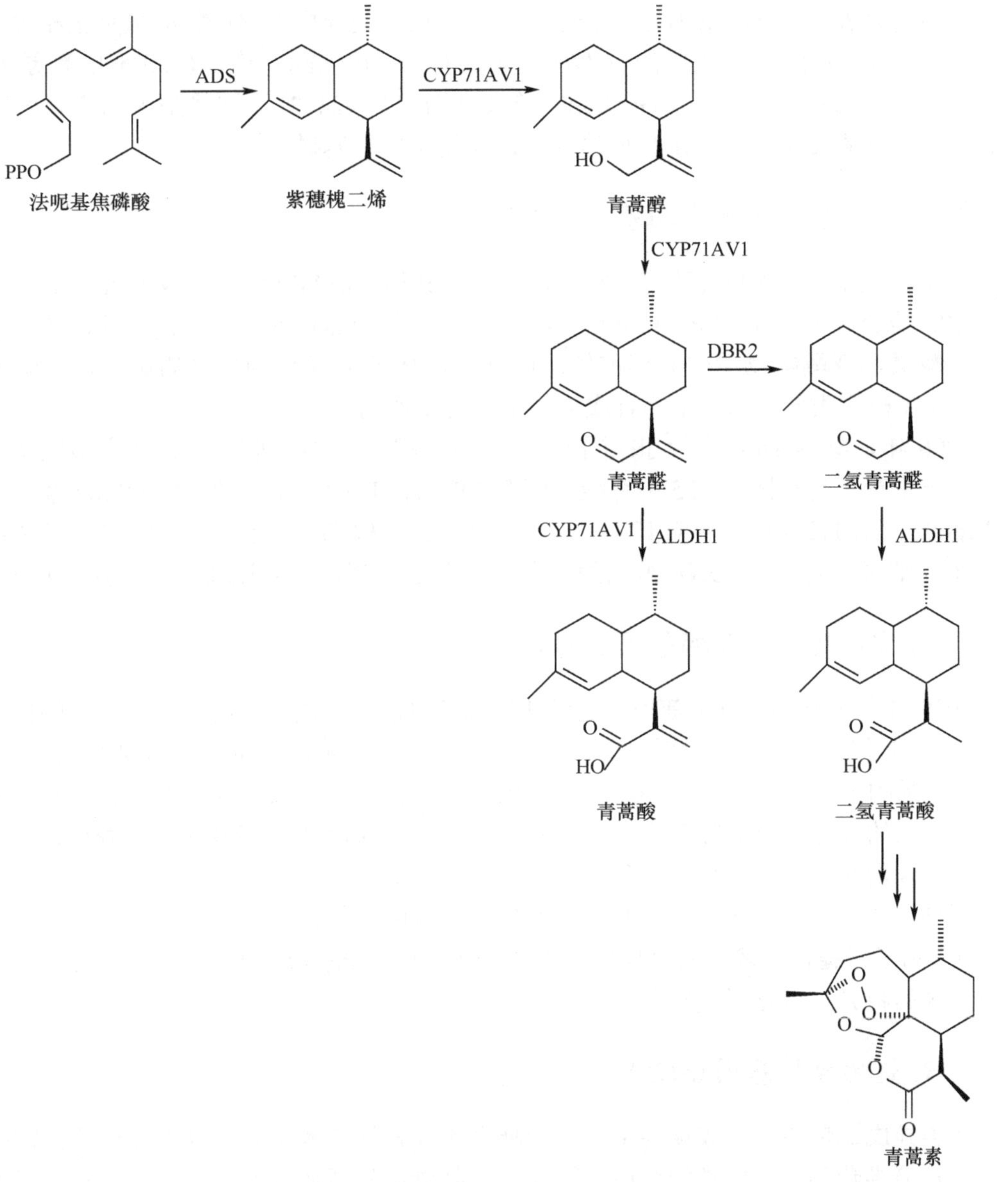

图 2-2　推测的青蒿素生物合成途径[11]

二、青蒿素生物合成相关的酶基因

（一）β-羟基- β -甲基戊二酰辅酶 A 还原酶基因（*HMGR*）

HMGR 负责催化β-羟基- β-甲基戊二酰辅酶 A 转化成甲羟戊酸，该步反应是一个不可逆的过程，因而被认为是 MVA 途径中的第一个限速步骤。在植物中，*HMGR* 是一个多基因家族，不同的 *HMGR* 基因可能各自或共同调控细胞质中 MVA 途径中碳流的流向。许多研究表明，*HMGR* 基因的表达及其酶活均与类异戊二烯产物的量呈正相关。

目前，青蒿中已经克隆的 *HMGR* 基因有 3 个（Kang 等，GenBank 登录号为 U14624、U14625；Chen 等，GenBank 登录号为 AF142473），这些基因的克隆为研究 *HMGR* 基因在青蒿类异戊二烯代谢途径中的作用奠定了基础。

（二）法呢基焦磷酸合酶基因（*FPS*）

FPS 是一种异戊烯基转移酶，它可以催化 IPP 和 DMAPP 缩合生成 GPP，后者进一步与 IPP 缩合后可生成 FPP。FPP 位于类异戊二烯代谢途径的多分支位点处，是倍半萜类、甾醇类和泛醌类物质的共同前体。此外，FPP 的合成受到严格的调控，这暗示了 FPS 可能在植物类异戊二烯生物合成途径中起重要作用。

1996 年，Matsushita 等[12]报道了青蒿 *FPS* 基因的克隆。随后，作者实验室从来自四川的一个青蒿高产株系 025 中克隆了两个 FPS 的 cDNA（Chen 等，GenBank 登录号为 AF136602、AF112881），并对其中的一个 cDNA（*AaFPS1*）进行了功能鉴定和酶学特性分析[13]。结果表明，该 cDNA 编码的蛋白质具有 FPS 活性，即该基因编码青蒿 FPS。

（三）紫穗槐二烯合酶基因（*ADS*）

1999 年，Bouwmeester 等[3]报道紫穗槐二烯可能是青蒿素生物合成途径中的倍半萜中间体，同时分离纯化了紫穗槐二烯合酶（amorpha-4,11-diene synthase，ADS）。在青蒿中紫穗槐二烯的丰度非常低，但紫穗槐二烯合酶的活性却相对较高，这表明由 FPP 环化形成紫穗槐二烯的过程是一个限速反应。因此，克隆 *ADS* 基因并在青蒿中大量表达便成了提高青蒿素含量的一条最有希望的途径。2000～2001 年，国际上有几个研究组相继报道了青蒿紫穗槐二烯合酶基因的克隆与功能鉴定[4~6]。2006 年，作者实验室从青蒿高产株系 001 中分离了紫穗槐二烯合酶 ADS 的 cDNA 和基因组 DNA 序列，并对相应的基因结构和组织表达特异性进行了分析[14]。

（四）鲨烯合酶基因（*SQS*）

在类异戊二烯生物合成途径中，倍半萜合酶和鲨烯合酶是处于分支点处的关键酶，分别负责倍半萜类和甾醇类的合成。因此，克隆青蒿的鲨烯合酶基因并通过基因工程抑制鲨烯合酶基因的表达，阻断甾醇类生物合成，有可能使甾醇类生物合成的碳流转向青蒿素生物合成，从而提高青蒿素含量。

2003年，本实验室用cDNA末端快速扩增(rapid amplification of cDAN end，RACE)方法克隆了青蒿鲨烯合酶SQS的全长cDNA（AaSQS）和基因组DNA（gAaSQS）序列。重组鲨烯合酶大肠杆菌诱导表达的结果表明，含有全长AaSQS cDNA的大肠杆菌中并没有检测到蛋白特异表达条带。而C端截短相应于30个氨基酸的编码区序列的大肠杆菌中检测到一个分子质量约为44.5kDa的过量表达蛋白条带。体外酶促反应功能鉴定表明，重组鲨烯合酶可以催化FPP向鲨烯的转化[15]。青蒿鲨烯合酶基因组DNA（gAaSQS）与AaSQS cDNA编码区序列比较显示，青蒿鲨烯合酶基因组DNA包括14个外显子和13个内含子[16]。

（五）细胞色素P450单加氧酶基因（*CYP71AV1*）

1999年，Bouwmeester等[3]在发现ADS后曾提出了关于从紫穗槐二烯合成青蒿酸的假设，他们推测催化这一过程的酶先在紫穗槐二烯的C12位置上进行羟基化，形成青蒿醇，然后再经过两次氧化反应进而形成青蒿酸。2006年，Teoh等[9]通过表达序列标签（expression sequence tag，EST）技术从青蒿分泌腺毛cDNA文库中分离得到了一个细胞色素P450类基因*CYP71AV1*。体外试验表明，*CYP71AV1*不仅可以催化紫穗槐二烯C12位羟基化形成青蒿醇，还可以继续催化后续的两步氧化过程，最终能够形成青蒿酸。与此同时，Ro等也克隆了该基因，并将其转入工程酵母中，成功地利用酵母异源合成青蒿素的前体——青蒿酸，工程酵母中青蒿酸含量可达到100mg/L[17]。

（六）青蒿醛Δ11（13）还原酶基因（*DBR2*）

2008年，Zhang等[10]发现青蒿花芽的提取物具有还原青蒿醛C11～13双键活性。他们从青蒿花芽中纯化到青蒿醛Δ11（13）还原酶，依据该酶蛋白的测序结果，从青蒿分泌腺毛cDNA文库中分离到青蒿醛Δ11（13）还原酶的编码基因*DBR2*。*DBR2*的cDNA编码区长1331bp，编码含415个氨基酸的蛋白质，其相对分子质量为45.6kDa。

（七）醛脱氢酶基因（*ALDH1*）

Teoh等2009年[11]从中药青蒿中克隆到一个醛脱氢酶（ALDH1）基因，其cDNA编码含499个氨基酸的蛋白质，分子质量约为53.8kDa。*ALDH1*仅在中药青蒿的地上部分表达，在分泌腺毛中的表达量最高，而在根中不表达。*ALDH1*的表达特性与其他青蒿素生物合成相关的酶基因的表达很相似，暗示其可能是一个参与青蒿素生物合成的基因。原核表达和体外酶学功能验证发现，ALDH1同时具有氧化青蒿醛和二氢青蒿醛为相应的青蒿酸和二氢青蒿酸的功能。

（八）二氢青蒿醛还原酶基因（*Red1*）

Rydén 等 2010 年[18]从青蒿花中克隆到一个二氢青蒿醛还原酶基因 *Red1*。该酶是一类氧化还原酶，其可利用的底物很广泛，如酮类、薄荷醇和新薄荷醇。此外，该酶还对二氢青蒿醛和单萜化合物有较高的亲和性。在青蒿素生物合成过程中，Red1 可以通过将二氢青蒿醛还原为二氢青蒿醇而起负调控作用。

（九）肉桂醇脱氢酶基因（*CAD*）

2012 年，作者实验室的 Li 等[19]根据本实验室青蒿腺毛 cDNA 文库中测序得到的醇脱氢酶的 EST 片段，通过 5′RACE 得到了青蒿的肉桂醇脱氢酶基因 *AaCAD* 的 cDNA 全长（GenBank 登录号为 EU417964）。*AaCAD* 的 cDNA 为 1364bp，可读框（open reading frame，ORF）编码含 361 个氨基酸的蛋白质（ACB54931），其预测的理论 pI 为 5.54。AaCAD 的功能鉴定结果表明，AaCAD 在体外具有很强的 *bona fide* CAD 活性。当以肉桂醛、芥子醛和松柏醛作为底物时，AaCAD 在 pH 7.5 时，能以 NADPH 作为辅因子高效地将上述底物还原为其醇的形式。同样地，逆反应在 pH 9.5 时，以 $NADP^+$为辅因子也可高效进行。进一步分析表明，AaCAD 对青蒿素生物合成途径中的中间产物青蒿醛具有还原能力，在 pH 7.5 时能将青蒿醛还原为青蒿醇，同时，其逆反应也能在偏碱性条件下（pH 9.5）微弱地进行，但是其催化活性远远低于前者。

（十）*ADS* 基因启动子

2004 年，作者实验室的章焰生首次从青蒿中克隆了 *ADS* 的启动子序列（Zhang 等，GenBank 登录号为 AY528931），之后其他实验室也报道了 *ADS* 的启动子序列[20]。2007 年，作者实验室的蒲高斌[21]从青蒿高产株系 001 中克隆了 2850bp 的 *ADS* 启动子调控区。通过比较 5′RACE 的测序结果与启动子序列，确定转录起始位点位于翻译起始位点上游 44bp，TATA 盒下游 27bp。该启动子序列包含的顺式作用元件有脱落酸应答元件（ABRE）、乙烯应答元件（ERE）、生长素应答元件（AUXRE）等植物激素反应元件，以及低温应答元件（LTRE）、高温应答元件（HSE）等与逆境有关的反应元件，还含有与真菌诱导有关的 W-box 元件等。

（十一）*WRKY* 转录因子

紫穗槐二烯合酶（ADS）是青蒿素生物合成途径的关键酶，*ADS* 基因的启动子含有 W-box 顺式元件（*WRKY* 转录因子的结合位点）。为了寻找参与青蒿素生物合成的调控基因，作者实验室的 Ma 等以青蒿分泌腺毛（青蒿素合成和积累的主要部位）为材料构建了一个 cDNA 文库。根据从该 cDNA 文库中测序得到的 *WRKY* 转录因子的两个 EST 片段，通过 RACE 方法，克隆得到了 *AaWRKY1* 和 *AaWRKY2*。其中 *AaWRKY1* 编码 311 个氨基酸，包含一个保守的 WRKY 结构域和一个（C-X7-CX23-H-X1-C）型锌指结构域，属于类型III *WRKY* 蛋白。*AaWRKY1* 和 *ADS* 在分泌腺毛中都有高丰度的表达，它们都受茉莉酸甲酯和真菌诱导子壳聚糖的诱导。以 GFP 为报告基因的瞬时表达分析表明，*AaWRKY1* 定位于细胞核。凝胶阻滞试验和酵母单杂交的结果表明，*AaWRKY1* 能结合来源于 *ADS* 启动子上的 W-box 顺式元件。*AaWRKY1* 在转基因烟草中稳定过表达和在根癌农杆菌注射烟草叶片中瞬时过表达试验结果表明，*AaWRKY1* 能够激活 *ADS* 启动子，上述结果表明，*ADS* 是 *AaWRKY1* 转录因子的目标基因。通过根癌农杆菌介导的青蒿瞬时转化的研究表明，在青蒿叶片中瞬时表达 *AaWRK1* 转录因子，能够激活并增强青蒿素生物合成途径中 HMGR、ADS、CYP71AV1、DBR2 等多个关键酶的表达[22]。

(十二) *AaEFR* 转录因子

最近，Yu 等[23]从青蒿中克隆到两个茉莉酸响应的 AP 类转录因子基因 *AaEFR1* 和 *AaEFR2*。研究发现，这两个转录因子在青蒿花序中高表达。酵母单杂交和凝胶阻滞(EMSA)研究结果表明，*AaEFR1* 和 *AaEFR2* 能与 *ADS* 和 *CYP71AV1* 启动子中的 CBF2 和 RAA 基序结合。这两个基因的过表达能增强青蒿素生物合成关键酶基因 *ADS* 和 *CYP71AV1* 的表达，从而促进青蒿素和青蒿酸的合成。

三、青蒿素代谢的调控

自从青蒿素的独特药用活性被发现后，青蒿素生物合成的调控一直是青蒿素领域研究的热点，利用各种手段调控青蒿素生物合成的研究便不断涌现。近年来，随着青蒿素生物合成途径相关基因的克隆和对青蒿素生物合成途径研究的不断深入，通过将异源的或者青蒿内源的与青蒿素生物合成相关的基因转入青蒿以提高青蒿素含量的策略也逐渐发展起来，并取得了比较好的效果，相关的研究工作主要集中在以下几方面。

(一) 青蒿素生物合成的分子调控

1. *FPS* 基因的过表达

青蒿素的生物合成途径属于类异戊二烯代谢途径的倍半萜分支途径(图 2-3)。法呢基焦磷酸(FPP)位于类异戊二烯代谢途径的多分支位点处，普遍认为 FPP 的合成是受到严格调控的，因此催化 FPP 合成的法呢基焦磷酸合酶(FPS)可能在类异戊二烯生物合成途径中起调控作用。FPS 是一种 1,4-异戊烯基转移酶，它催化 IPP 和 DMAPP 缩合生成 GPP，后者再和 IPP 缩合生成 FPP(图 2-3)。青蒿素生物合成的前体正是 FPP，FPP 在紫穗槐二烯合酶(ADS)的环化作用下，形成的第一个环状化合物为紫穗槐二烯。因此，FPP 在青蒿体内的含量将直接影响青蒿素的产量，为了提高青蒿中青蒿素的含量，作者实验室将来自棉花的 *FPS* 和青蒿内源的 *FPS* 基因分别在两个不同的青蒿株系中进行过表达，探讨了 FPS 对青蒿素生物合成的调控机制。

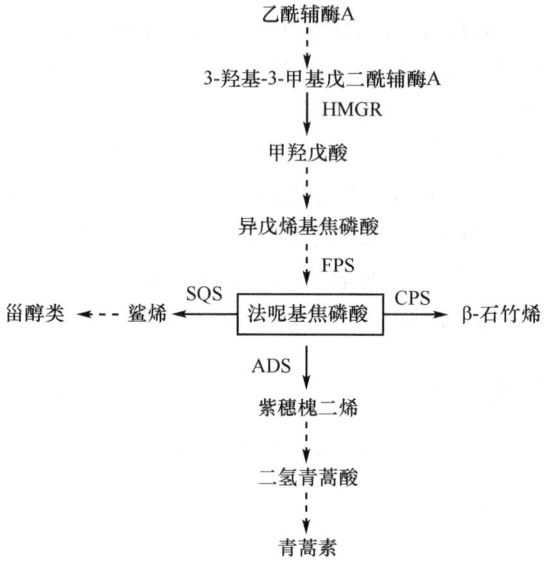

图 2-3　由甲羟戊酸途径形成青蒿素及其他倍半萜终产物的示意图

ADS.紫穗槐二烯合酶；CPS.β-石竹烯合酶；FPS.法呢基焦磷酸合酶；HMGR.3-羟基-3-甲基戊二酰辅酶 A 还原酶；SQS.鲨烯合酶

2000 年，Chen 等[24]通过根癌农杆菌 LBA4404 介导将棉花的法呢基焦磷酸 cDNA 转入青蒿 025 株系中(青蒿素含量约为 0.3mg/g 干重)。PCR 和 Southern blot 分析表明，外源基因已整合到中药青蒿的基因组中；Northern blot 分析证明，外源基因至少在 5 个转基因株系中在转录水平已表达。青蒿素含量检测结果表明，转基因植株的青蒿素含量约为 10mg/g 干重，与对照相比，转基因植株的青蒿素含量提高了 1～2 倍。

2006 年，Han 等[25]在青蒿高产株系 001 中过量表达笔者实验室从青蒿中克隆的 *FPS* 基因。结果表明，转基因青蒿中 FPS 酶活性是非转基因青蒿的 2～3 倍；转基因青蒿中的青蒿素含量最高可达 0.9%(干重)，是非转基因青蒿的 1.34 倍，表明 FPS 在青蒿素生物合成途径中可以起到调控作用。

2. *ADS* 基因的过表达

在青蒿素生物合成途径中，紫穗槐二烯合酶(ADS)催化 FPP 生成紫穗槐二烯，由于紫穗槐二烯的碳骨架和青蒿酸非常类似，因此紫穗槐二烯被认为是青蒿素合成的倍半萜前体物。紫穗槐二烯合酶催化青蒿素生物合成途径中倍半萜分支途径的第一步，根据代谢途径调控的一般特点，推断该反应是青蒿素生物合成的限速步骤。因此，在中药青蒿中过量表达该酶，有可能使流向青蒿素的碳流增加，从而提高青蒿素的含量，同时也可以检测下游的中间产物，根据中间产物的含量变化来推测各个合成步骤在青蒿素生物合成途径中的作用。

2007 年，作者实验室李振秋[26]在中药青蒿中过表达 *ADS* 基因，部分转基因中药青蒿的青蒿素含量明显增加，最高的比对照提高了 41%。青蒿酸和二氢青蒿酸含量的测定结果表明，转基因中药青蒿株系的青蒿酸和二氢青蒿酸含量最多的比对照分别提高了和 49%和

79%。这些结果表明，紫穗槐二烯的合成在青蒿素生物合成途径中是一个限速步骤，同时，也显示青蒿酸或二氢青蒿酸的进一步转化也可能是青蒿素生物合成途径中下游的限速步骤。

3. *HMGR*的过表达

HMGR 被认为是类异戊二烯代谢途径中控制早期碳流的关键酶。2000 年，Aquil 等[27]成功地将长春花的 *HMGR* 基因转入中药青蒿中，得到了转基因植株。通过对 HMGR 酶活的检测发现，过表达 *HMGR* 基因的转基因植株的酶活较对照均有提高。而青蒿素含量方面，7 个阳性株系中有 4 个株系含量与对照相比变化不大，其他株系的青蒿素含量确实得到了一定程度的提高，其中增加的幅度分别为 17%、18%、23%。该研究表明，HMGR 在调控青蒿素生物合成途径中具有一定的调控作用。

2001 年，Alam 等[28]将长春花的 *HMGR* 基因和中药青蒿的 *ADS* 基因分别置于 ubiquitin 和 CaMV 35S 启动子控制下构建在同一个载体上转入青蒿，获得了转基因植株。对转基因植株酶活的检测结果表明，在所有检测的 8 株转基因植株中，HMGR 的酶活和 ADS 的酶活最高的比对照分别提高了 71.83%和 61.76%。对青蒿素含量的检测表明，8 株检测的株系中有两个株系的含量与对照相比变化不大，其余 6 株的青蒿素含量与对照相比均有不同程度的提高，其中有 3 株的青蒿素含量分别比对照提高了 7.95 倍、7.60 倍和 7.65 倍。该研究表明，同时过表达青蒿素生物合成途径的两个关键酶基因对青蒿素合成的调控作用大于分别过表达单个关键酶基因的加和，显示出同时过表达多个关键酶基因对青蒿素生物合成调控的巨大潜力。

4. *SQS*基因的抑制

鲨烯合酶(SQS)催化两个分子的法呢基焦磷酸生成鲨烯，在青蒿中，甾醇类的合成途径与青蒿素的合成途径相互竞争前体 FPP(图 2-3)。因此，阻断或限制 FPP 向甾醇类生物合成分支途径的流动，使得 FPP 积累并转向倍半萜生物合成从而提高青蒿素的含量成为了利用基因工程方法调控青蒿素生物合成途径的手段之一。

最近，作者实验室的 Wang 等[29]将青蒿的反义鲨烯合酶 cDNA 片段转入青蒿中，获得了转基因植株。对鲨烯合酶 mRNA 水平的检测结果显示，在转基因株系 ASQ3 和 ASQ5 中，鲨烯合酶基因在 mRNA 水平上得到部分抑制，而在 ASQ2 株系中，鲨烯合酶基因在 mRNA 水平上与对照 001 株系相比没有明显差异。对转基因植株代谢产物的检测结果表明，在 ASQ3 和 ASQ5 两个转基因株系中，青蒿素的含量分别比对照提高了 23.2%和 21.5%，在 ASQ2 株系中，青蒿素的含量变化不大，与对照 001 株系含量相当；而 ASQ3 和 ASQ5 两个转基因株系中鲨烯的含量比对照分别降低了 19.4%和 21.6%。该研究结果表明，通过反义技术抑制鲨烯合酶基因的表达，在抑制鲨烯合成的同时，可以促进部分碳流转向青蒿素的合成途径，是提高青蒿素生物合成的有效途径之一。

2009 年，Zhang 等[30]通过 RNAi 技术抑制鲨烯合酶基因的表达，结果表明，转基因植株中青蒿素的含量是对照的 3.14 倍，大大提高了青蒿素的含量，进一步说明鲨烯合酶在青蒿素生物合成途径中具有明显的调控作用。

5. *CPS*基因的抑制

β-石竹烯合酶(β-caryophelene synthase，CPS)催化 FPP 形成 β-石竹烯，是青蒿中倍半萜合成分支途径中的一个倍半萜环化酶，它与青蒿素的合成竞争公用前体 FPP(图 2-3)，而反义技术是抑制目的基因表达的有效手段。为了研究反义 β-石竹烯合酶基因对青蒿素生物合成的影响，2011 年，作者实验室的 Chen 等[31]将青蒿 β-石竹烯合酶基因的片段(750bp)反向插入植物表达载体 pBI121 中，并通过农杆菌介导转入青蒿中。RT-PCR 分析表明，转基因植株中内源 *CPS* 基因的表达被成功抑制，同时，青蒿素生物合成途径的关键酶基因如 *ADS*、*ALDH1*、*DBR2*、*CYP71AV1* 的表达都有所增强，推测其原因，可能是由于 β-石竹烯合酶基因的表达受到抑制后，更多的 FPP 流入了青蒿素合成支路，底物量的增多，刺激了相应酶基因的表达增强。

对 β-石竹烯含量的检测结果显示，含有反义 β-石竹烯合酶基因植株的 β-石竹烯合酶基因表达受到抑制的效果很明显，各个转基因株系的 β-石竹烯的含量均有大幅度的降低。其中 T2 株系降低了 54.1%，T3 株系降低了 62.7%，T9 株系降低了 50%。而 RT-PCR 检测结果表明，这 3 个株系中内源 β-石竹烯合酶基因的抑制程度较其他株系显著，表明内源 β-石竹烯合酶基因的抑制程度与产物 β-石竹烯的合成量基本一致。对青蒿素含量的检测结果表明，与对照相比，除 T4 转基因株系中青蒿素含量变化不明显外，其他的株系都有不同程度的提高，其中 T10 株系提高了 54.9%，青蒿素含量的提高幅度都较大，达到了提高青蒿素含量的目标。上述研究结果表明，抑制青蒿体内与青蒿素合成竞争底物的代谢途径是提高青蒿素产量的一条可行之路。

6. 青蒿素生物合成相关转录因子的过表达

2012 年，Yu 等[23]在克隆了青蒿的转录因子 *AaEFR1* 和 *AaEFR2* 后，进一步研究了过表达或 RNAi 抑制 *AaEFR1* 或 *AaEFR2* 的表达对青蒿素生物合成的影响。结果表明，在 *AaERF* 过表达株系中，*AaERF1*、*AaERF2* 的转录水平分别提高了约 2 倍，*ADS* 的转录水平提高了 2～8 倍，*CYP71AV1* 的转录水平提高了 1.2～5 倍。在 *AaEFR1* 过表达株系中，与对照相比，青蒿素含量的提高幅度为 19%～67%，青蒿酸含量的提高幅度为 11%～76%；在 *AaEFR2* 过表达株系中，与对照相比，青蒿素和青蒿酸含量的提高幅度分别为 24%～51% 和 17%～121%。在 RNAi 抑制 *AaEFR1* 表达的株系中，*AaERF1* 的转录水平被抑制了 27%～62%，*ADS* 和 *CYP71AV1* 的表达水平分别只有对照的 13%～35%和 7%～38%，青蒿素含量为对照的 58%～76%，青蒿酸含量为对照的 30%～55%；在 RNAi 抑制 *AaEFR2* 表达的株系中，*AaERF2* 的转录水平被抑制了 19%～55%，*ADS* 和 *CYP71AV1* 的表达水平分别只有对照的 4%～9%和 3%～12%，青蒿素和青蒿酸含量分别为对照的 51%～70%和 37%～69%。而在 *AaERF* 过表达和 RNAi 抑制表达的转基因株系中，均未观察到植株表型的改变，表明 *AaERF* 是青蒿素生物合成的正调控因子。

(二)诱导子对青蒿素生物合成的调控

1. 水杨酸促进青蒿素的生物合成

水杨酸(salicylic acid，SA)是植物体内产生的一种简单的酚类物质，是一种新型的植物激素，其作为一种信号分子对一些重要的代谢过程起调控作用。近年来，对 SA 的研究主要集中在诱导病程相关基因表达和对次生代谢调控的信号转导等方面。研究表明，SA 的调控作用依赖于活性氧的促发，活性氧可以作为第二信使进行信号的体内传递。SA 的作用方式可能与抑制氧化酶的活性，提高活性氧的水平有关。既然 SA 能够通过提高活性氧的水平，诱导一些植物中次生代谢产物的合成，那么 SA 是否也能够诱导青蒿素的合成呢？为此，作者实验室的 Pu 等研究了外源 SA 对青蒿素生物合成的影响，并探讨了其作用机制[32]。

研究结果表明，外源水杨酸至少通过两条途径诱导青蒿素的生物合成：一是通过诱导活性氧的产生促进二氢青蒿酸向青蒿素的转化；二是上调部分青蒿素生物合成相关基因的表达。根据这一研究成果，在青蒿田间栽培中，可以在青蒿收获前通过喷施水杨酸来快速、有效和低成本地提高青蒿素产量[32]。

2. 壳聚糖对青蒿素生物合成的调控

壳聚糖(chitosan)是一种来源于真菌或者海洋动物细胞壁的天然、无毒、可降解的聚合物，可以诱导植物对病原菌产生抗性。作为一种生物诱导子，壳聚糖可以激发植物的一系列防御反应，如促进气孔关闭，同时壳聚糖还可以促进植物中酚类和萜类物质的代谢。目前，利用壳聚糖来调控植物中的次生代谢引起了人们的广泛关注。关于壳聚糖对青蒿发根和体外培养细胞中青蒿素生物合成的影响已有报道，而喷施壳聚糖对青蒿植株中青蒿素生物合成的作用还未见报道。2011 年，作者实验室的 Lei 等[33]研究了叶面喷施壳聚糖对青蒿植株中青蒿素生物合成的影响，并初步探讨了壳聚糖促进青蒿素生物合成的机制。

研究结果表明，壳聚糖从两个方面促进青蒿素的生物合成，一方面，壳聚糖通过激活青蒿素生物合成途径相关酶基因表达而促进青蒿素前体的合成；另一方面，壳聚糖促进了青蒿植株中活性氧的积累，增加的活性氧进而促进二氢青蒿酸转变为青蒿素。另外，壳聚糖不会影响青蒿植株的生长，因此可以在青蒿收获前两天通过喷施壳聚糖来快速、有效地提高青蒿素的产量[33]。

四、利用植物生物反应器合成青蒿素及其前体

青蒿素的生物合成属于类异戊二烯代谢途径的倍半萜类分支途径，其生物合成的前体法呢基焦磷酸在植物中普遍存在，近年来，随着青蒿素生物合成途径关键酶基因的克隆，科学家将目光转向了利用转基因植物作为生物反应器来高效生产青蒿素及其前体。烟草很早就被用作异源宿主表达和研究一些具有重要价值的核蛋白和叶绿体蛋白，同时

也是进行瞬时表达的重要材料。烟草由于其叶片生物量大，遗传转化技术相对成熟，因此也很适合用作生物反应器生产具有药用价值的化合物。

(一) 利用转基因烟草合成青蒿素前体

作者实验室的申海燕的研究结果表明[34]，将青蒿的 *ADS* 基因转入烟草，转基因烟草中的 *ADS* 能够利用烟草体内的 FPP 合成青蒿素生物合成前体紫穗槐二烯。本实验室的雷彩燕[35]将青蒿的 *ADS* 和 *FPS* 融合基因，以及含有拟南芥质体导肽序列的 *ADS* 和 *FPS* 融合基因分别转化烟草，结果表明，增加质体导肽序列则可以使转基因烟草中紫穗槐二烯含量提高约 50 倍，是单转 *ADS* 基因烟草中紫穗槐二烯含量的 300 倍。

最近的一些研究认为，细胞中代谢的区室化对萜类代谢的调控起着很重要的作用，将青蒿 *ADS* 基因和家禽中的 *FPS* 基因同时定位到烟草的质体中过表达，结果发现，转基因烟草中紫穗槐二烯含量与其他常规转基因植物中相比提高了 4000 倍，表明区室化对萜类代谢具有非常重要的调控作用[36]。

2010 年，van Happen 等[37]将含有线粒体导肽的 *ADS*、*FPS* 和 *HMGR* 转入烟草后发现，转基因烟草中能够检测到紫穗槐二烯，将上述 3 个基因与 *CYP71AV1* 共转化烟草后发现，转基因烟草中检测不到青蒿酸等紫穗槐二烯的氧化产物，但能检测到青蒿酸的糖基化产物。2011 年，Zhang 等[38]利用烟草作为平台合成青蒿素前体的研究表明，当过表达 *ADS* 和 *FPS* 时，转基因烟草中除积累紫穗槐二烯外，还积累青蒿醇，若在此基础上再过表达 *DBR2*，则积累的产物主要是二氢青蒿醇。他们推测，转基因烟草的细胞微环境似乎更有利于醇的形成但不利于将其氧化为酸的形式。

(二) 利用转基因烟草合成青蒿素

2011 年，Farhi 等[39]将青蒿素生物合成途径的 5 个基因：一个截短的 *tHMGR*、*ADS*(包括不含线粒体定位导肽的 *ADS* 和含有线粒体定位导肽的 *mtADS* 两种形式)、*CPY71AV1*、*CPR* 和 *DBR2*，分别置于不同的启动子和终止子控制下转入烟草。结果表明，在含 *ADS* 和 *mtADS* 的转基因烟草中均能检测到青蒿素的形成。这是基于烟草这种生物反应器能够完全获得青蒿素而并非其前体的首次报道。尽管转基因烟草中的青蒿素含量还远低于中药青蒿植株中的含量，但是，既然在烟草中异源合成青蒿素有了从无到有的质变，相信通过进一步的优化将会使青蒿素含量不断提升。同时，Farhi 等的研究也为许多具有特殊药用价值的化合物在烟草中的组合生物合成展示了良好的前景。

五、在微生物中组合生物合成青蒿素及其前体

随着对青蒿素生物合成途径研究的不断深入，近年来，人们将目光转向了将异源微生物作为反应器来高效生产青蒿素及其前体。目前看来，利用这一代谢工程平台生产特殊次生代谢产物似乎很有活力。现在，许多萜类和其他植物次生代谢产物的合成通路都被“搬”进经过遗传改造的一系列微生物体内，其中主要包括大肠杆菌和酵母。

(一) 大肠杆菌

利用微生物平台进行萜类化合物的生产是可行的，这主要是因为萜类化合物生物合成的许多催化步骤在高等植物与原核生物中是高度保守与共享的。大肠杆菌由于其生长快速且容易进行遗传操作而成为生产次生代谢产物的理想宿主。

大肠杆菌中 IPP 来自于 DXP 代谢途径，由于对该途径的改造和调控相对复杂，Martin 等[40]将酵母 MVA 途径中的 8 个关键酶基因整合为两个操纵子后共同导入大肠杆菌中。其中，一个操纵子 *MevT* 负责将乙酰辅酶 A 转换为甲羟戊酸，另一个操纵子 *MBIS* 负责从甲羟戊酸到 FPP 的转变，希望可以借此绕过 DXP 途径来高效产生 FPP。结果显示，该代谢途径的所有基因都表达，并在大肠杆菌细胞内形成并积累了大量 FPP。然而，FPP 或 IPP 及 DMAPP 等中间产物的过量积累严重抑制了大肠杆菌的生长。于是，他们在此基础上又共表达了一个经定点突变改造后符合大肠杆菌密码子偏爱性的青蒿 *ADS* 基因，成功地使 FPP 转化为无毒性的紫穗槐二烯，从而解决了对细胞的毒害作用。另外，Pitera 等[41]发现，仅仅转化 *MevT* 单个操纵子会积累毒害大肠杆菌细胞的 HMGR-CoA，若同时共表达 *HMGR* 基因，则可消除其影响并使甲羟戊酸含量增加两倍。上述结果表明，在大肠杆菌中成功地过表达萜类共有途径或特有途径中的相关酶基因后都可以催化其相应底物的有效转化。2006 年，Newman 等[42]在此工程菌的基础上优化发酵工艺，使紫穗槐二烯的含量达到 280～480mg/L。Yuan 等[43]发现，不仅通过转入质粒构建的操纵子可以提高甲羟戊酸的含量，将 MVA 途径整合到细菌染色体上也能有效提高其含量。

利用工程大肠杆菌生产萜类化合物最大的挑战莫过于表达有正常活性的细胞色素 P450 基因。由于大肠杆菌在蛋白质翻译后修饰、正确折叠、蛋白质在膜系统上的整合及一些辅因子的结合等问题上都存在缺陷或不足，能否在大肠杆菌中功能性表达植物 *CYP* 基因成为了一个不得不考虑的问题。2007 年，Chang 等[44]在工程菌中表达青蒿素合成途径中的 *CYP71AV1* 基因时，体内和体外试验都检测不到其活性，通过对密码子的优化及 N 端跨膜结构域的修饰后，才能够检测到较低浓度的青蒿醇。当继续转入一个中药青蒿来源的 *CPR* 基因到细菌体内与 *CYP71AV1* 匹配后，最终能使青蒿醇的含量达到 5.6mg/L，其浓度为转入 *CPR* 基因之前的 12 倍，但仅为高产工程酵母的大约 1/20。

(二) 酵母

相对于大肠杆菌的不足而言，工程酵母的优点是显而易见的。酵母属于真核系统，较大肠杆菌与植物的亲缘关系更近；发酵时间相对也短(4～5 天)；目标产物的合成量高，是植物来源的两个数量级以上[45]；具有内膜系统，能更好地表达一些膜整合或膜连接的蛋白质；目标产物分泌到细胞外，简化了提取和纯化的过程。但是，酵母用作高产青蒿素平台也有值得注意之处，一是酵母本身有较高水平的萜类代谢，因此有必要对其进行调控以便使其代谢流更多地流向 FPP 的形成，减少固醇类的积累[46]；二是酵母糖基化现象比较普遍，因此需要应对可能被糖基化的蛋白质或目标产物。

2003 年，Jackson 等[47]利用酵母表达青蒿的 *epi*-cedrol 合酶基因(*ECS*)生产相应的倍半萜类化合物。结果发现，转基因酵母能将内源 FPP 转化成 *epi*-cedrol，经过优化后，其产量是大肠杆菌中的 6 倍。

2006 年，Lindahl 等[48]比较了青蒿 *ADS* 基因以两种不同的形式在酵母体内表达效果的差异。一方面，*ADS* 基因通过质粒导入酵母中表达；另一方面，*ADS* 基因以同源重组的方式整合到酵母基因组中。结果发现，质粒装载和基因组整合的 *ADS* 都能成功地表达，最终产生的紫穗槐二烯的含量分别是 600μg/L 和 100μg/L。这种差异似乎跟外源基因在酵母中的表达量有关，因为整合到基因组中的外源 *ADS* 表达强度并不如质粒转化的高。

Keasling 实验室是利用酵母作为平台生产青蒿素前体的集大成者。该实验室 Ro 等[17]通过多个外源基因对酵母转化的系统研究及对酵母内源多个相关基因的遗传操作，最终得到了高产紫穗槐二烯和青蒿酸的工程酵母。他们发现，仅仅转入 *ADS* 基因的酵母中所产生的紫穗槐二烯含量是很低的；当进一步转入 *HMGR* 提高 FPP 的含量后，紫穗槐二烯的含量提高了 5 倍，这也说明 FPP 含量的提升能很好地为青蒿素生物合成“开源”；当他们在此基础上下调甾醇类生物合成的关键酶基因 *ERG9*，并过表达一个经过突变的甾醇类代谢的转录因子基因 *ERG20* 进一步抑制甾醇类代谢途径时，紫穗槐二烯含量达到 105mg/L，该结果说明对 FPP 进行“节流”后能使碳源更多地流向青蒿素的生物合成途径；在上述工程酵母背景上再整合一个拷贝 *HMGR* 基因到基因组，同时过表达 *FPS* 后，紫穗槐二烯含量最终达到了 153mg/L，是单转 *ADS* 基因时的 30 倍以上。以上结果充分说明，利用酵母为平台进行代谢工程研究和应用是高度可塑的。为了获得青蒿素的前体青蒿酸，他们在高产紫穗槐二烯工程酵母中转入另外两个青蒿来源的基因：*CYP71AV1* 和 *CPR*。最终结果显示，培养基和酵母细胞破碎残渣中青蒿醇和青蒿醛的含量均很低，而青蒿酸的含量在优化提取条件后可达到 100mg/L[17]。

2012 年，Westfall 等[49]对 Keasling 实验室的高产紫穗槐二烯工程酵母 S228C 做了进一步改造，他们将 MVA 途径中所有的酶都整合到该工程菌体内后发现，青蒿酸的含量较之前增加了 2 倍，而且紫穗槐二烯的含量竟达到青蒿酸含量的 10 倍之高，优化发酵体系后紫穗槐二烯产量大于 40g/L，这为后续通过化学方法合成青蒿素的前体二氢青蒿酸提供了十分便利的资源。以上结果均充分证实了利用工程酵母高效生产青蒿素前体的可能性。

在 *DBR2* 基因被分离后，Zhang 等[10]将 *FPS*、*ADS*、*CYP71AV1*、*CPR* 及 *DBR2* 基因一并转入酵母，并在工程酵母中检测到二氢青蒿酸的形成。他们还发现 *DBR2* 基因在植物体内过表达会使青蒿酸含量下降而使二氢青蒿酸含量增加，这也暗示了 *DBR2* 基因过表达后，可以通过竞争青蒿醛来削弱从青蒿酸到青蒿素这一分支途径，从而增强从二氢青蒿酸到青蒿素的分支途径。

从上述研究结果可以看出，随着对青蒿素生物合成途径研究的不断深入，利用酵母作为平台直接大规模经济生产青蒿素是极具前景的。

六、其他基础性研究

(一)*ipt* 基因对青蒿的遗传转化及生理生化特性的影响

研究表明，分布于青蒿叶片和花蕾表面的头状腺体可能是青蒿素贮存和(或)合成的主要部位，头状腺体中特化的叶绿体可能在青蒿素的生物合成中起重要作用。为了研究细胞分裂素在青蒿生长、发育及青蒿素生物合成等方面的作用，2001 年，作者实验室的 Geng 等[50]将来源于根癌农杆菌的 *ipt* 基因在 CaMV 35S 启动子控制下转入青蒿，并进一步研究了转基因青蒿中细胞分裂素、叶绿素及青蒿素含量之间的关系。

实验所用的植物材料为作者实验室保存的青蒿 025 株系。实验所获得的转 *ipt* 基因青蒿的一个重要表型特征是丧失顶端优势，侧芽的生长明显快于对照，这也是转 *ipt* 基因植物的一个共同特征。同时，转基因青蒿中细胞分裂素水平的升高还导致了根的生长受阻，根的生物量明显低于对照。对转基因青蒿中细胞分裂素含量的检测结果表明，转基因植物中的细胞分裂素水平比对照提高了 2～3 倍；同时转基因植物中内源细胞分裂素水平的提高促进了叶绿素的合成，转基因植物中的叶绿素含量比对照提高了 20%～60%；对转基因植物中青蒿素含量的检测结果表明，转基因植物中的青蒿素含量较对照提高了 30%～70%，并且细胞分裂素、叶绿素和青蒿素三者之间在含量上呈正相关。

(二)*FPF1*、*CO* 基因对青蒿开花时间的影响及开花与青蒿素生物合成的相关性

研究表明，青蒿植株中青蒿素的含量在其不同发育时期存在差异，在幼嫩的植株中含量较低，以后随着植株的生长发育，青蒿素含量逐渐升高，在植株开花前或盛花期，青蒿素的含量达到最高。那么，开花与青蒿素生物合成之间的这种联系是一种时间上的巧合，还是这二者之间确实存在某种相关性。为了研究开花与青蒿素生物合成之间是否存在相关性，作者实验室的 Wang 等[51,52]将来源于拟南芥的两个早花基因 *FPF1*(flowering promoting factor 1)和 *CO*(*CONSTANS*)通过根癌农杆菌介导分别导入青蒿，研究了早花基因对青蒿开花时间的影响，同时检测转基因植株的青蒿素含量与植株开花的相关性，以探讨开花与青蒿素生物合成之间可能的因果关系，为青蒿素生物合成的调控提供理论基础。

拟南芥的两个早花基因 *FPF1* 和 *CO* 通过根癌农杆菌介导分别对青蒿进行了转化，并获得了转基因植株。在短日照条件下，转 *FPF1* 基因青蒿的开花时间比对照提前了 20 天左右；转 *CO* 基因青蒿的开花时间比对照提前了 15 天左右。这些结果进一步证实早花基因 *FPF1*、*CO* 具有促进开花的功能，这与拟南芥中的结果是一致的。外源早花基因的导入，使转基因青蒿的开花时间较对照提前。通过对处于不同发育阶段(营养生长期、开花前期、开花期和开花后期)的 *FPF1* 转基因植株和对照植株青蒿素含量的检测结果表明，在开花以前，经过短日照处理和未经过短日照处理的转基因植株和对照都是

随着营养生长的进行，青蒿素含量增加；在植株刚出现花蕾时，转基因植株的青蒿素含量达到最高，此时，经过短日照处理的未转基因植株中的青蒿素含量也较高，未经短日照处理的转基因植株和对照植株，虽然仍处于营养生长状态，但其青蒿素含量与经过短日照处理的材料相比，没有明显的差异。开花以后，转基因植株的青蒿素含量明显下降。而同样苗龄的未经过短日照处理的转基因植株和对照植株，仍处于营养生长状态，青蒿素含量仍保持较高水平。*CO* 转基因植株青蒿素含量的检测结果与 *FPF1* 转基因植株相似。从上述结果可以看出，外源早花基因的导入，能使中药青蒿提早开花，但转基因植株在提早开花的同时，其青蒿素含量与相同苗龄的未转基因对照(处于营养生长状态)相比，无明显差别，即青蒿素含量在植株开花前最高，可能不是由于开花本身引起的[51,52]。

(三)青蒿萜类代谢物谱分析

青蒿素的生物合成属于类异戊二烯代谢的倍半萜分支途径，但具体的合成途径及其调控机制仍不完全清楚，代谢组学研究为解决这一问题带来了希望。代谢组学是近年来兴起的一门新兴学科，它是研究某一生物系统中所有代谢产物及其相互关系的科学。代谢组学是在整体水平上全面、系统地认识生物体内的代谢活动，在揭示基因功能、分析不同代谢途径之间相互关系等方面具有巨大的应用潜力。为了进一步阐明青蒿素的生物合成途径及其调控机制，近年来作者实验室运用代谢组学的手段，采用气相色谱-质谱联用和全二维气相色谱串联飞行时间质谱技术，比较分析了不同生长时期、不同基因型、不同转基因及茉莉酸甲酯处理青蒿的萜类代谢物谱，分别对检测到的代谢物谱数据进行了多元统计学分析和生物信息学分析，找出了与青蒿素生物合成关系密切的化合物，分析了这些化合物的合成途径与青蒿素生物合成途径的关系，阐明了青蒿素生物合成途径及其调控机制，为利用代谢工程提高青蒿素生物产量，满足市场需求提供了科学依据。

1. 不同生长时期青蒿萜类代谢物谱的比较分析

2008 年，Ma 等[53]采用代谢组学研究方法分别对 SP-18 和 001 这两个青蒿素高产株系在营养生长期(vegetative growth stage，VGS)，即培养后 30 天(T1)、35 天(T2)、45 天(T3)；现蕾前期(pre-flowering budding stage，PFBS)，即培养后 55 天(T4，此后转入 8/16h 光周期)、65 天(T5)；现蕾期(flowering budding stage，FBS)，即培养后 75 天(T6)和 85 天(T7)等不同生长时期中的萜类化合物进行了分析。结果表明，青蒿中萜类化合物在不同时期的合成和积累是动态变化的，萜类化合物的种类和数量在营养生长期随生长时间的延长而提高，在营养生长后期和现蕾前期达到最高水平，进入生殖生长后随生长时间的延长而迅速降低。通过多维统计 PLS-DA(partial leasted square discriminant analysis)分析，确定 001 株系中有 17 种化合物的含量在不同生长时期有明显变化，其中 15 种为萜类化合物。

SP-18 株系中有 18 种化合物的含量在不同生长时期有明显变化，其中 16 种为萜类化合物。青蒿素、青蒿酸、二氢青蒿酸、青蒿素 B 都是含量变化明显的标记物。其中青蒿酸和二氢青蒿酸含量在营养生长后期达到最高水平，进入生殖生长后迅速下降，而青蒿素和青蒿素 B 在整个检测时期含量变化相对较小，在营养生长时期含量已经较高，在现蕾前期含量稍有上升，进入现蕾期后有所下降，本研究确定现蕾前期为代谢物谱分析最佳取样时期，为药材采收提供了指导。

2. 不同基因型青蒿萜类代谢谱的比较分析

青蒿虽然仅为一个种，但是不同起源的青蒿材料在青蒿素及其前体的含量上区别很大。2001 年 Delabays 等研究表明[54]，排除产地环境对青蒿素及其前体合成的影响，不同的基因型应该是造成青蒿素含量差异的主要原因。青蒿 SP-18 株系和 001 株系是中国科学院植物研究所植物次生代谢与代谢工程实验室保存的青蒿素高产株系，它们在表型上差异很大，而且 SP-18 株系的青蒿素含量较 001 株系高，作者实验室的 Wang 等采用代谢组学方法比较分析了中药青蒿 SP-18 株系和 001 株系萜类化合物积累的差异[55]。

不同基因型青蒿代谢物谱研究表明，青蒿素高产株系 SP-18 和 001 代谢物表现出一定的差异，通过多维统计 PLS-DA 分析，共找出了 22 种在两种基因型中差异明显的化合物，其中包括倍半萜化合物 12 种，单萜化合物 3 种，三萜化合物 4 种。青蒿素及相关前体二氢青蒿酸、青蒿酸和青蒿素 B 都在标记物之列，说明这些化合物在不同的基因型中差异较大。

SP-18 株系的特征化合物为樟脑和两个未鉴定的倍半萜化合物，而 001 株系的特征化合物是龙脑和 β-法呢烯。另外，两种基因型中青蒿素及相关前体化合物的积累模式差异明显，SP-18 株系中二氢青蒿酸和青蒿素含量高，而青蒿酸和青蒿素 B 含量极低；001 株系中二氢青蒿酸和青蒿素含量相对 SP-18 株系要低，但青蒿素 B 和青蒿酸含量比 SP-18 株系要高。该结果表明，在青蒿素高产株系中，青蒿素含量与二氢青蒿酸的含量呈正相关，结合 Brown 和 Sy 的活体标记研究结果分析，从二氢青蒿酸到青蒿素的转化可能是青蒿素合成的限速步骤[56]。

2000 年，Wallaart 等[57]研究了不同化学型的青蒿中青蒿素合成前体的不同积累模式与青蒿素含量之间的关系，认为二氢青蒿酸含量高的株系中伴随着高青蒿素含量，而青蒿酸含量高的株系中青蒿素含量较低。他们研究的是高青蒿素含量和低青蒿素含量两种化学型的中药青蒿，Wang 等(2009)[55]研究的两种基因型的中药青蒿都是青蒿素高产株系，因此二者的二氢青蒿酸含量都较高，相差不大，然而青蒿酸和青蒿素 B 在两种基因型中的含量相差 5 倍多，而且 SP-18 株系中这二者含量很少，这个结果提示中药青蒿中青蒿素的含量与二氢青蒿酸含量关系更密切。而最近 Bertea 等[8]及 Brown 和 Sy[56]的结果都表明由二氢青蒿酸合成青蒿素的可能性更大，这与 Wang 等[55]的分析结果一致。

3. 不同转基因青蒿萜类代谢谱的比较

青蒿素生物合成途径是植物倍半萜类合成的分支途径，目前从 FPP→紫穗槐二烯→青蒿醇→青蒿醛→二氢青蒿醛→二氢青蒿酸的合成步骤已经确定，其中涉及的相关酶的基因已经被克隆并得到验证[10, 11, 58]，而之后的步骤特别是青蒿酸和二氢青蒿酸到青蒿素的转化过程仍不清楚。青蒿素生物合成途径相关酶基因的克隆使得通过基因工程手段提高青蒿中的青蒿素含量成为可能。作者实验室于 1999 年获得了转棉花法呢基焦磷酸合酶基因(*FPS*)的转基因青蒿，转基因植株的青蒿素含量比对照提高了 1～2 倍，最高含量可达 1.0%(干重)[24]。随后又获得了过量表达青蒿法呢基焦磷酸合酶基因(*FPS*)的转基因株系(F4、F6、F18)[25]、过量表达紫穗槐二烯合酶基因(*ADS*)的转基因株系(A4、A6、A8、A9)及 *ADS* 基因 RNAi 株系 Ami 等一系列转基因青蒿株系[26]。这些研究结果表明，相关基因的表达引起了转基因植株中青蒿素含量的变化，但并没有进一步分析这些转基因株系中其他萜类代谢物谱的变化。2009 年，Ma 等[59]采用代谢组学方法比较分析了不同转基因株系青蒿中的萜类代谢物谱，全面检测了转基因后代谢产物的变化，研究了转基因对青蒿素生物合成的作用及对萜类代谢网络的影响，进一步分析了青蒿中青蒿素生物合成与其他萜类化合物合成的关系。

利用 GC×GC-TOFMS(gas chromatography gas chromatography time of flight mass spectum)方法对转基因青蒿萜类代谢物谱进行了分析，共对 200 种左右化合物峰进行 PLS-DA 和 OSC-PLS(orthogonal signal correction–partial leasted square)多维统计分析，结果表明，青蒿萜类代谢物谱在外源基因转入后发生显著变化，与对照株系相比均呈现显著差异。其中过量表达紫穗槐二烯合酶基因(*ADS*)株系中青蒿素及相关化合物变化最明显，而过量表达 FPP 合酶基因(*FPS*)株系中青蒿素及相关化合物变化相对较小，在受到调控而成为差异标记物的化合物中，70%是倍半萜类化合物。

4. 茉莉酸甲酯对青蒿素生物合成的影响

茉莉酸甲酯是植物激素茉莉酸类信号分子的一员，具有广泛的生理作用，它可以作为细胞信使，参与到植物细胞的代谢过程中，激活特定的防御相关基因表达，引起细胞抗逆反应产物表达。所以外源茉莉酸甲酯是植物及植物细胞培养中次生代谢产物生产的良好诱导剂，过去的很多研究都表明，茉莉酸甲酯可以诱导萜类化合物的生物合成。为了提高青蒿中青蒿素的含量，近来，作者实验室的 Wang 等[60]探讨了外源茉莉酸甲酯对青蒿素及其相关萜类化合物生物合成的影响。

Wang 等[60]考察了外源茉莉酸甲酯对青蒿素生物合成的影响，结果表明，300 μmol/L 外源茉莉酸甲酯能提高青蒿素含量，在处理后第 8 天青蒿素含量提高 38%。中药青蒿萜类代谢物谱分析表明，茉莉酸甲酯不仅可以诱导中药青蒿中青蒿素的合成，还能诱导很多化合物，特别是倍半萜和三萜类的合成。OSC-PLS 分析结果找出了 9 种茉莉酸甲酯处理后含量明显提高的标记物，其中 6 种为倍半萜化合物，3 种为三萜化合物。标记物鲨烯含量提高了 67%，另一个未鉴定出结构的倍半萜提高了 60%，这些化合物可能与青蒿素有类似的调控机制，而外源喷洒茉莉酸甲酯可以作为提高青蒿素产量的有效途径之一。

致谢：感谢刘本叶、陈大华、耿飒、刘彦、赵玉军、章焰生、韩军丽、李振秋、王花红、马东明、蒲高斌、雷彩燕多位博士及宋玉刚、申海燕、陈建林、李星等为本研究所作的贡献。

参考文献

[1] Bouvier F，Rahier A，Camara B. 2005. Biogenesis，molecular regulation and function of plant isoprenoids. Prog Lipid Res，2005，44: 357-429

[2] Schramek N，Wang HH，Römisch-Margl W，*et al.* Artemisinin biosynthesis in growing plants of *Artemisia annua.* A$^{13}CO_2$ study. Phytochemistry，2010，71: 179-187

[3] Bouwmeester HJ，Wallaart TE，Janssen MH，*et al.* Amorpha-4,11-diene synthase catalyses the first probable step in artemisinin biosynthesis. Phytochemistry，1999，52: 843-854

[4] Mercke P，Bengtsson M，Bouwmeester HJ，*et al.* Molecular cloning，expression，and characterization of amorpha-4，11-diene synthase，a key enzyme of artemisinin biosynthesis in *Artemisia annua* L. Arch Biochem Biophys，2000，381: 173-180

[5] Chang YJ，Song SH，Park SH，*et al.* Amorpha-4,11-diene synthase of *Artemisia annua*: cDNA isolation and bacterial expression of a terpene synthase involved in artemisinin biosynthesis. Arch Biochem Biophys，2000，383: 178-184

[6] Wallaart TE，Bouwmeester HJ，Hille J，*et al.* Amorpha-4,11-diene synthase: cloning and functional expression of a key enzyme in the biosynthetic pathway of the novel antimalarial drug artemisinin. Planta，2001，212: 460-465

[7] Picaud S，Mercke P，He XF，*et al.* Amorpha-4,11-diene synthase: mechanism and stereochemistry of the enzymatic cyclization of farnesyl diphosphate. Arch Biochem Biophys，2006，448: 150-155

[8] Bertea CM，Freije JR，van der Woude H，*et al.* Identification of intermediates and enzymes involved in the early steps of artemisinin biosynthesis in *Artemisia annua.* Planta Med，2005，71: 40-47

[9] Teoh KH，Polichuk DR，Reed DW，*et al. Artemisia annua* L.(Asteraceae) trichome-specific cDNAs reveal CYP71AV1，a cytochrome P450 with a key role in the biosynthesis of the antimalarial sesquiterpene lactone artemisinin. FEBS Lett，2006，580: 1411-1416

[10] Zhang Y，Teoh KH，Reed DW，*et al.* The molecular cloning of artemisinic aldehyde Delta11 (13) reductase and its role in glandular trichome-dependent biosynthesis of artemisinin in *Artemisia annua.* J Biol Chem，2008，283: 21501-21508

[11] Teoh KH，Polichuk DR，Reed DW，*et al.* Molecular cloning of an aldehyde dehydrogenase implicated in artemisinin biosynthesis in *Artemisia annua.* Botany，2009，87: 635-642

[12] Matsushita Y，Kang W，Charlwood BV. Cloning and analysis of a cDNA encoding farnesyl diphosphate synthase from *Artemisia annua.* Gene，1996，172: 207-209

[13] Zhao YJ，Ye HC，Li GF，*et al.* Cloning and enzymology analysis of farnesyl pyrophosphate synthase gene from a superior strain of *Artemisia annua* L. Chin Sci Bull，2003，48: 63-67

[14] Li ZQ，Liu Y，Liu BY，*et al.* The cloning，bacterial expression，and molecular analysis of amorpha-4,11-diene synthase from a high- yield strain of *Artemisia annua* L. J Integr Plant Biol，2006，48: 1486-1492

[15] 李振秋，王花红，王红，等. 中药青蒿鲨烯合酶的大肠杆菌表达、纯化与功能鉴定. 应用与环境生物学报，2007，13: 309-312

[16] Liu Y，Ye HC，Li GF. Molecular cloning，*E. coli* expression and genomic organizationof squalene synthase form *Artemisia annua.* Acta Bot Sin，2003，45: 608-613

[17] Ro DK，Paradise EM，Ouellet M，*et al.* Production of the antimalarial drug precursor artemisinic acid in engineered yeast. Nature，2006，440: 940-943

[18] Rydén AM，Ruyter-Spira C，Quax W，*et al.* The molecular cloning of dihydroartemisinic aldehyde reductase and its implication in artemisinin biosynthesis in *Artemisia annua.* Planta Med，2010，76: 1778-1783

[19] Li X，Ma DM，Chen JL，*et al.* Biochemical characterization and identification of a cinnamyl alcohol dehydrogenase from *Artemisia annua.* Plant Sci，2012，193-194: 85-95

[20] Kim SH，Chang YJ，Kim SU. Tissue specificity and developmental pattern of amorpha- 4,11-diene synthase (ADS) proved by ADS promoter-driven GUS expression in the heterologous plant，*Arabidopsis thaliana.* Planta Med，2008，74: 188-193

[21] 蒲高斌. 中药青蒿紫穗槐二烯合酶基因表达及调控的研究. 北京: 中国科学院植物研究所博士学位论文，2007：39-53

[22] Ma DM，Pu GB，Lei CY，*et al.* Isolation and characterization of AaWRKY1，an *Artemisia annua* transcription factor that regulates the amorpha-4,11-diene synthase gene，a key gene of artemisinin biosynthesis. Plant Cell Physiol，2009，50: 2146-2161

[23] Yu ZX，Li JX，Yang CQ，*et al.* The jasmonate-responsive AP2/ERF transcription factors AaERF1 and AaERF2 positively

regulate artemisinin biosynthesis in *Artemisia annua* L. Mol Plant，2012，5: 353-365

[24] Chen DH，Ye HC，Li GF. Expression of a chimeric farnesyl diphophate synthase gene in *Artemisia annua* L. transgenic plants via *Agrobacterium tumefaciens*-mediated transformation. Plant Sci，2000，155: 179-185

[25] Han JL，Liu BY，Ye HC，*et al.* Effects of overexpression of *Artemisia annua* farnesyl diphosphate synthase on the artemisinin content in *Artemisia annua*. J Integr Plant Biol，2006，48: 482-487

[26] 李振秋. 青蒿素生物合成相关基因的功能分析及遗传转化研究. 北京：中国科学院植物研究所博士学位论文，2007：81-91

[27] Aquil S，Husaini AM，Abdin MZ，*et al.* Overexpression of the HMG-CoA reductase gene leads to enhanced artemisinin biosynthesis in transgenic *Artemisia annua* plants. Planta Med，2009，75: 1453-1458

[28] Alam P，Abdin MZ. Over-expression of HMG-CoA reductase and amorpha-4，11-dienesynthase genes in *Artemisia annua* L. and its influence on artemisinin content. Plant Cell Rep，2011，30: 1919-1928

[29] Wang H，Song YG，Shen HY，*et al.* Effect of antisense squalene synthase gene expression on the increase of artemisinin content in *Artemisia anuua*. Transgenic Plants - Advances and Limitations，InTech，2012：397-406

[30] Zhang L，Jing F，Li F，*et al.* Development of transgenic *Artemisia annua* (Chinese wormwood) plants with an enhanced content of artemisinin，an effective anti-malarial drug，by hairpin-RNAmediated gene silencing. Biotechnol Appl Biochem，2009，52: 199-207

[31] Chen JL，Fang HM，Ji PY，*et al.* Artemisinin biosynthesis enhancement in transgenic *Artemisia annua* plants by down-regulation of β-caryophyllene synthase gene. Planta Med，2011，77: 1759-1765

[32] Pu GB，Ma DM，Chen JL，*et al.* Salicylic acid activates artemisinin biosynthesis in *Artemisia annua* L. Plant Cell Rep，2009，28: 1127-1135

[33] Lei CY，Ma DM，Pu GB，*et al.* Foliar application of chitosan activates artemisinin biosynthesis in *Artemisia annua* L. Ind Crop Prod，2011，33: 176-182

[34] 申海燕. 青蒿素生物合成相关基因对烟草遗传转化的研究. 北京：中国科学院植物研究所硕士学位论文，2007：40-52

[35] 雷彩燕. *FPS*、*ADS* 融合基因及壳聚糖对青蒿素生物合成的调控. 北京：中国科学院植物研究所博士学位论文，2010：23-66

[36] Wu SQ，Schalk M，Clark A，*et al.* Redirection of cytosolic or plastidic isoprenoid precursors elevates terpene production in plants. Nat Biotechnol，2006，24: 1441-1447

[37] van Herpen TW，Cankar K，Nogueira M，*et al. Nicotiana benthamiana* as a production platform for artemisinin precursors. PLoS ONE，2010，5: e14222

[38] Zhang Y，Nowak G，Reed DW，*et al.* The production of artemisinin precursors in tobacco. Plant Biotechnol J，2011，9: 445-454

[39] Farhi M，Marhevkal E，Ben-Aril J，*et al.* Generation of the potent anti-malarial drug artemisinin in tobacco. Nat Biotechol，2011，29: 1072-1074

[40] Martin VJJ，Pitera DJ，Withers ST，*et al.* Engineering a mevalonate pathway in *Escherichia coli* for production of terpenoids. Nat Biotechnol，2003，21: 796-802

[41] Pitera DJ，Paddon CJ，Newman JD，*et al.* Balancing a heterologous mevalonate pathway for improved isoprenoid production in *Escherichia coli*. Metab Eng，2007，9: 193-207

[42] Newman JD，Marshall J，Chang M，*et al.* High-level production of amorpha-4,11-diene in a two-phase partitioning bioreactor of metabolically engineered *Escherichia coli*. Biotechnol Bioeng，2006，95: 684-691

[43] Yuan LZ，Rouviere PE，LaRossa RA，*et al.* Chromosomal promoter replacement of the isoprenoid pathway for enhancing carotenoid production in *E coli*. Metab Eng，2006，8: 79-90

[44] Chang MCY，Eachus RA，Trieu W，*et al.* Engineering *Escherichia coli* for production of functionalized terpenoids using plant P450s. Nat Chem Biol，2007，3: 274-277

[45] Arsenault PR，Wobbe KK，Weathers PJ. Recent advances in artemisinin production through heterologous expression. Curr Med Chem，2008，15: 2886-2896

[46] Zeng Q，Qiu F，Yuan L. Production of artemisinin by genetically-modified microbes. Biotechnol Lett，2007，30: 581-592

[47] Jackson BE，Hart-Wells EA，Matsuda SPT. Metabolic engineering to produce sesquiterpenes in yeast. Org Lett，2003，5: 1629-1632

[48] Lindahl AL，Olsson ME，Mercke P，*et al.* Production of the artemisinin precursor amorpha-4,11-diene by engineered

Saccharomyces cerevisiae. Biotechnol Lett，2006，28: 571-580

[49] Westfall PJ，Pitera DJ，Lenihan JR，*et al*. Production of amorphadiene in yeast，and its conversion to dihydroartemisinic acid，precursor to the antimalarial agent artemisinin. Proc Natl Acad Sci USA，2012，109: E111-E118

[50] Geng S，Ma M，Ye HC，*et al*. Effects of *ipt* gene expression on the physiological and chemical characteristics of *Artemisia annua* L. Plant Sci，2001，160: 691-698

[51] Wang H，Ge L，Ye HC，*et al*. Studies on the effects of *fpf1* gene on *Artemisia annua* flowering time and on the linkage between flowering and artemisinin biosynthesis.Planta Med，2004，70: 347-352

[52] Wang H，Liu Y，Chong K，*et al*. Earlier flowering induced by over-expression of *CO* gene does not accompany increase of artemisinin biosynthesis in *Artemisia annua*. Plant Biology，2007，9: 442-446

[53] Ma CF，Wang HH，Lu X，*et al*. Metabolic finger- printing investigation of *Artemisia annua* L. in different stages of development by gas chromatography and gas chromatography-mass spectrometry. J Chromatogr A，2008，1186: 412-419

[54] Delabays N，Simonnet X，Gaudin M. The genetics of artemisinin content in *Artemisia annua* L. and the breeding of high yielding cultivars. Curr Med Chem，2001，8: 1795-1801

[55] Wang HH，Ma CF，Ma LQ，*et al*. Secondary metabolic profiling and artemisinin biosynthesis of two genotypes of *Artemisia annua* L. Planta Med，2009，75: 1625-1633

[56] Brown GD，Sy LK. *In vivo* transformations of artemisinic acid in *Artemisia annua* plants. Tetrahedron，2007，63: 9548-9566

[57] Wallaart TE，Pras N，Beekman AC，*et al*. Seasonal variation of artemisinin and its biosynthetic precursors in plants of *Artemisia annua* of different geographical origin: proof for the existence of chemotypes. Planta Med，2000，66: 57-62

[58] Covello PS，Teoh KH，Polichuk DR，*et al*. Functional genomics and the biosynthesis of artemisinin. Phytochemistry，2007，68: 1864-1871

[59] Ma CF，Wang HH，Lu X，*et al*. Terpenoid metabolic profiling analysis of transgenic *Artemisia annua* L. by comprehensive two-dimensional gas chromatography time-of-flight mass spectrometry. Metabolomics，2009，5: 497-506

[60] Wang HH，Ma CF，Li ZQ，*et al*. Effects of exogenous methyl jasmonate on artemisinin biosynthesis and secondary metabolites in *Artemisia annua* L. Ind Crop Prod，2010，31: 214-218

（王 红 叶和春）

第三章 青蒿素的化学研究

第一节 青蒿素的提取与分离

一、青蒿素提取工艺的研究

自中医研究院中药研究所(以下简称中药研究所)分离到中药青蒿(植物黄花蒿)的抗疟有效部位之后，即开展了抗疟有效单体提取分离的研究，分离到对鼠疟有抑制作用的青蒿素Ⅱ。此外，山东省中医药研究所和云南省药物研究所也随后各自开始了黄花蒿中抗疟有效成分的提取和分离。1973 年年初，云南省药物研究所罗泽渊发现昆明产大头黄花蒿(*Artemisia annua* L. f. *macrocephala* Pamp.)叶的乙醚等粗提取物对鼠疟有较强的抑制作用[1]。其乙醚粗提取物经硅胶柱层析得到一种无色针状结晶，经药理过筛，证明为抗疟有效成分。后从重庆酉阳地区购得的市售青蒿(原植物为黄花蒿 *Artemisia annua* L.)叶中分得同一抗疟有效成分，按国际天然产物命名的原则，命名为黄蒿素。1974 年该所詹尔益为满足临床需要及工业生产的要求，对提取分离方法进行比较研究，建立了黄蒿素溶剂汽油提取法。此法后来成为昆明制药厂和山东中医药研究院魏振兴在武陵山制药厂建立吨级以上青蒿素提取方法的基础。中药研究所的乙醚提取法由于存在安全性问题，不适合于大生产，未形成生产工艺。1973 年 11 月山东省中医药研究所从当地的黄花蒿中也分离到抗疟有效单体黄花蒿素，但该所的丙酮提取法也未正式形成生产工艺。

(一)云南药物研究所溶剂汽油法提取工艺[2]

最初对有效成分的提取、分离方法的研究，是配合抗鼠疟药效学过筛进行的。将大头黄花蒿叶干粉置索氏提取器中，以石油醚、乙醚、乙酸乙酯、甲醇连续提取，另取黄花蒿叶干粉一份制成水煎剂，所得到的 5 种提取物经药效学过筛。结果表明，抗疟活性成分主要集中在乙醚提取部位。继而直接用乙醚提取物拌以适量的硅藻土，加至以石油醚(沸点 60～90℃)为溶剂装填的硅胶柱上端，以石油醚及按 5%递增的乙酸乙酯-石油醚混合溶液洗脱，每一流份浓缩后均进行薄层检查，合并相同的部分，送药效学过筛。在石油醚-乙酸乙酯(85∶15)洗脱部分发现具有最强的抗鼠疟活性，故对该洗脱部分进行第二次硅胶柱层析。在石油醚-乙酸乙酯(88∶12)洗脱部分蒸除溶剂后有簇状针状结晶析出，用少量石油醚洗涤后，加 60% 乙醇加热溶解，再加入少量活性炭脱色，冷却后即有无色针状结晶析出。药效学过筛结果证明此针状结晶即为抗鼠疟的活性成分。

自 1973 年 6 月发现酉阳产黄花蒿中抗鼠疟有效成分含量(0.30%)大大高于云南大头黄花蒿中的含量(0.03%)后，1974 年便开始了黄蒿素提取方法的改进。经比对多种提取分离方法的结果，选定了简便易行、适用于工业化生产用的黄蒿素“溶剂汽油提取法”。方法为将黄花蒿或大头黄花蒿叶干粉，以 120# 溶剂汽油于室温浸提 3 次，每次 24h，提取液过滤，减压浓缩后放置过夜，即析出黄蒿素粗晶，用 50%乙醇、活性炭加热重结晶，即得黄蒿素无色针状结晶。

1975 年 11 月至 1976 年初，根据云南省 523 办公室、云南省化工厅、云南省医药公司等上级单位的要求，进行了黄蒿素生产工艺的初步研究及放大试验(表 3-1)。其提取步骤和方法如下。

表 3-1 溶剂汽油法提取黄蒿素放大试验结果

批次	药材(kg)	溶剂汽油(kg)	50%乙醇(kg)	活性炭(kg)	黄蒿素(kg)	黄蒿素收率(%)
1	460	350	66	0.25	1.47	0.32
2	588	420	84	0.25	1.88	0.32
3	1168	998	100	0.40	2.55	0.22

注：(1)第 1、2 批于 1975 年 11 月分别提取，原料于同年 5 月购入酉阳黄花蒿，经鉴定为 *Artemisia annua* L.；(2)第 3 批于 1976 年 9 月分 3 次提取合并计算，原料于同年 7 月后购入，经鉴定为 *Artemisia annua* L.；(3)溶剂汽油、乙醇等均为消耗量。50%乙醇是用 95%医用乙醇稀释的

1. 冷浸

提取罐底部下口处垫以粗麻布数层后，投入经充分晒干、粗粉碎并用适量溶剂汽油润湿的黄花蒿叶及幼茎粗粉，压紧，由高位槽加入溶剂汽油，打开提取罐下口，直至溶剂顺利流出后关闭，以保证药材充分得到浸泡，流出液由高位槽再加入提取罐中。溶剂加至高出药材面约 50cm，冷浸 24h，由下口放尽提取液，置贮液罐中，同法冷浸提取共 3 次。

2. 浓缩

各次提取液分别于 60～70℃条件下减压浓缩(真空度 300～450mmHg①)，浓缩至一定体积后趁热放出，稍冷即有结晶析出，放置 24h 后抽滤结晶，用少量溶剂汽油洗涤 1～2 次，抽干，平铺于托盘内，置干燥间常温下通风除去溶剂。

3. 重结晶

上述已除去溶剂汽油的黄蒿素粗晶，加 60 倍量 50%乙醇，粗晶量 5%～10% 的活性炭，加热煮沸 5min，趁热抽滤，滤液加热使析出的结晶复溶解，放置 24h 即有无色针状结晶析出，抽滤，置干燥间中通风除去乙醇，60℃以下干燥，所得结晶即可供制备片剂使用。如供制备针剂，则需用 50 倍 50%乙醇再重结晶一次。

4. 工业化生产试验

1978 年 2 月，在国家医药总局佘德一、吴祚敏等高级工程师的指导下，采用溶剂

① 1.1mmHg=1.333 22×10^2Pa

汽油放大试验的方法，进行黄蒿素的工业化生产试验，按每批药材投料 300kg 计，共计进行了 21 批生产。其中 3 批用于放大试验工艺进一步完善，6 批作为生产工艺的定型试验，其余 12 批作试产。共得到黄蒿素结晶 19.46kg，黄蒿素总收率达到 0.31%。所生产的黄蒿素用于临床样品的制备及供各兄弟单位研究使用。

5. 存在的问题

1) 20 世纪 90 年代从广州中医学院的经验中得知：反复使用回收的溶剂汽油中黄花蒿挥发油的含量增高，增加了黄蒿素在浓缩液中的溶解度，从而降低了黄蒿素的收率，故需对回收溶剂汽油在使用数次后进行分馏，以除去其中的黄花蒿挥发油的含量，提高黄蒿素的收率。

2) 溶剂汽油提取物分离黄蒿素后，蜡及其他废弃物的处理尚待解决。

3) 曾在实验室预试验中用溶剂汽油回流提取黄蒿素，该方法可以提高黄蒿素收率并节省提取时间，但提取物中蜡、色素、油等杂质量也会大量增加，需经硅胶柱层析方可分离到黄蒿素单体。限于设备条件此方法未进行放大试验，尚待进一步研究。从成本上考虑，认为黄蒿素含量高的原料仍以采用冷浸法提取为好。

（二）中药研究所乙醚提取法[3]

1971 年下半年，中药研究所屠呦呦等用北京市售青蒿（*Artemisia annua* L.）制成水煎剂浸膏、95%乙醇浸膏、挥发油、乙醇冷浸膏、乙醚回流提取浸膏、苯回流提取浸膏、汽油冷浸提取浸膏，经鼠疟抑制率筛选，仅乙醚提取物效价最高，而毒性最低。继而将乙醚提取部位进一步分离成中性及酸性两部分，发现酸性部分无效而毒性集中，中性部分口服剂量 1g/kg×3 天，鼠疟抑制率达 100%，且毒性低，临床验证对治疗间日疟和恶性疟均有效。故认为青蒿乙醚提取物的中性部分为青蒿的有效部分。青蒿乙醚提取物的中性部分浸膏拌以聚酰胺，用 47%乙醇渗漉，渗漉液减压浓缩，浓缩液再用乙醚萃取，所得乙醚提取物经硅胶柱层析，先用石油醚，再用 10%乙酸乙酯–石油醚、15%乙酸乙酯–石油醚洗脱，先后分离到结晶Ⅰ、Ⅱ和Ⅲ。经鼠疟抑制率试验。仅结晶Ⅱ（青蒿素Ⅱ，后称青蒿素）剂量为 50～100mg/kg 时，疟原虫转阴。由于乙醚用量大，不适合于大量生产，曾经改用稀醇提取法，即将青蒿叶粉以 47%乙醇渗漉，收集 8～10 倍药材量的渗漉液，低于 70℃减压浓缩至 1/3 体积，用乙醚提取，乙醚提取液浓缩后，用 2%氢氧化钠除去酸性部分，所得中性部分浸膏，再用硅胶柱层析，分离得青蒿素Ⅱ结晶。以上两种方法后来均未放大生产。

（三）山东省中医药研究所黄花蒿素丙酮提取法[4]

1973 年 11 月山东省中医药研究所的魏振兴用山东泰安地区的黄花蒿干燥叶 100kg 置于浸泡罐中，加丙酮冷浸 3 次，每次加丙酮按质量计为药材量的 4～5 倍量，每次浸泡 24h，合并第 1、2 次浸泡液，回收丙酮，得丙酮提取物。第 3 次浸泡液作下批药材浸泡用。所得丙酮提取物加 95%乙醇 30L，于 50℃以下溶解，放置于 10℃以下过夜，待不溶物全部析出，以纱布滤过，不溶物再以乙醇洗两次，合并滤液，于 60℃以下减压回收乙醇，浓缩至总体积 5L，浓缩液加硅胶 7kg，拌匀，晾干，铺成 1cm 厚，于 60℃干燥 2h。活化硅胶 6kg 用 120# 汽油湿法装柱，并将上述干燥后的丙酮提取物-硅胶混合物 12kg 装于柱顶，用汽油进行洗脱，流速 200ml/min，至洗脱液近无色(约 10L)，再以汽油–乙酸乙酯(95∶5*V/V*)混合液洗脱。分别收集开始流出的深黄色洗脱部分(约 15L)及浅黄色洗脱部分(约 90L)，浅色洗脱液浓缩至 3L，放置，即有结晶析出。滤过，用汽油洗涤两次，即得黄花蒿素针状结晶。用山东产黄花蒿原料可得到黄花蒿素 140g 以上，收率 0.14%以上。

山东省中医药所的丙酮法亦未进行放大试验和用于生产。

(四)广西植物研究所、广西桂林芳香厂黄花蒿素120#汽油提取法[5]

最初的提取、分离法与中药研究所的稀醇法基本一致，后改用 120# 汽油放大制备工艺。用购于桂林郊区及玉林医药站的黄花蒿(*Artemisia annua* L.)干品，取切碎小枝叶(小枝长 5～20mm)80kg，加入约相当于原料 6 倍量的 120# 溶剂汽油(沸程 88～115℃，前馏分占 99%以上)(490kg)。在刮板式转动浸提机中开机转动浸提 4h 后，滤出浸液，再加入约相当于原料 5 倍量的上述溶剂(420kg)，同上法浸提 2h 后滤出浸液，合并两次浸液，于常压浓缩罐内回收溶剂至 20%左右，转入真空浓缩罐中浓缩至原料量的 4%左右，浓缩液放入结晶罐中静置 24h 后滤取结晶，纯化，测定纯度。

用同样投料量和溶剂量，在浸提罐中静置浸提，比较两种方法的提取效率。结果显示，转动浸提时间比静置浸提缩短 7 倍，而且转动浸提黄花蒿素全流程收率提高了 13%～18%，提示转动浸提比静置浸提具有工艺周期短、收率高的优点。比较用石油醚和 120# 溶剂汽油的收率，石油醚略高于 120# 溶剂汽油，但 120# 溶剂汽油的价格明显低于石油醚，可大大降低生产成本，故以选择 120# 溶剂汽油作为溶剂。采用转动浸提法，以 120# 溶剂汽油为溶剂，对浸提次数、浸提时间与黄花蒿素收率关系进行了试验，结果表明，以连续浸提取 3 次为宜。提取时间以“5-3-2”(依次浸取 5h、3h、2h，共浸 10 h)模式优于“4-2-2”(共 8h)等模式。

二、黄花蒿中其他成分的研究

20 世纪 50 年代，竹本常松、中岛正等曾对黄花蒿的挥发油类成分进行过研究[6, 7]。1973 年南斯拉夫的 Jeramic 等报道从该属植物 *Artemisia annua* L. 中分离得到一新的倍半萜内酯 arteannuin B [8,9]。自中国发现新结构类型抗疟化合物青蒿素后，更引起了天然药物界的重视。三十多年来，国内外对黄花蒿不同的部位，如叶、茎、花、根、种子、腺毛，乃至于其寄生的真菌等，均进行了较详尽的植物化学研究，迄今所分离、鉴定出的化合物已逾 220 种之多[10]。

根据国内外多年研究的结果，本部分主要综述黄花蒿中几类主要化学成分：萜类、黄酮和香豆素类。

（一）萜类

1. 倍半萜类

20 世纪 80 年代以来，中国学者就从本土产的黄花蒿（*Artemisia annua* L.）中分离得到青蒿素（artemisinin，**1**）及其他多种倍半萜类化合物（图 3-1）：青蒿甲素（artemisinin A，**2**）[11]、青蒿乙素（arteannuin B，**3**）[11]、脱氧青蒿素（deoxyartemisinin，**4**）[11]、青蒿丁素（3-羟基脱氧青蒿素，artemisinin D，**6**）[12]、青蒿戊素（artemisinin E，**7**）[12]、青蒿己素（artemisinin F，**8**）[13]、青蒿庚素（artemisinin G，**9**）[14]、青蒿酸（artemisinic acid，**11**）[15～17]、青蒿酸甲酯（artemisinic acid，methyl ester，**13**）[18]、环氧青蒿酸（epoxy-artennuinic acid，**20**）[19]。图 3-1 中的青蒿乙素（**3**）、青蒿丙素（arteannuin C，**5**）和去氢青蒿素（artemisitene，**10**）分别由国外首先报道[8,20,21]。1985 年美国 Klayman 等报道，他们从本土的植物中分到去氢青蒿素（**10**），它的化学结构和青蒿素非常相似，Rf 值很接近，因此难于分离。它在黄花蒿中的含量及抗疟活性均远低于青蒿素[21]。

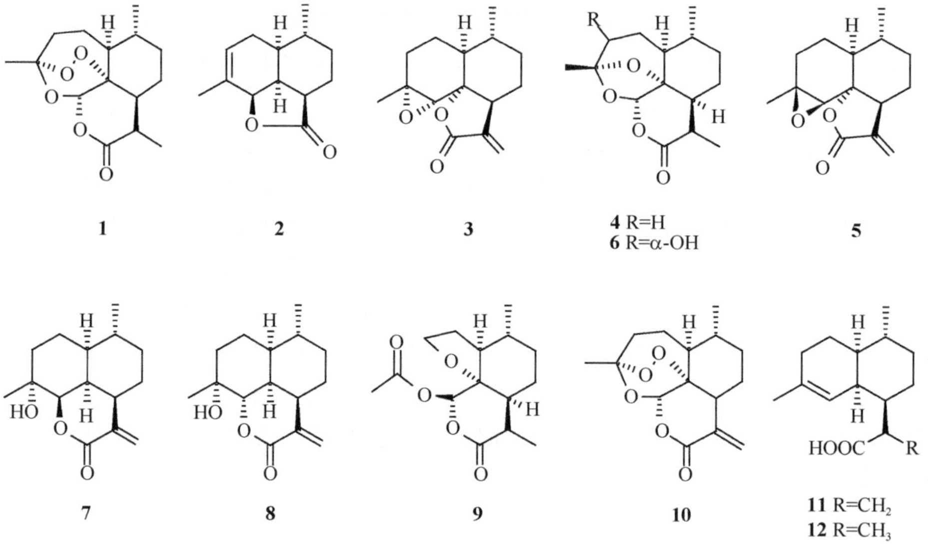

图 3-1　黄花蒿中倍半萜（**1**～**12**）的结构式

中国学者从黄花蒿中分离得到青蒿庚素（**9**），通过波谱测定，发现该化合物与青蒿素在 190℃加热 10min，或用二甲苯回流 22h 后的一种分解产物的化学结构一致[22,23]。更进一步的研究发现，青蒿庚素（**9**）、脱氧青蒿素（**4**）及 3-羟基脱氧青蒿素（**6**）竟和青蒿素在体内代谢或与铁离子反应的产物相同[10,24,25]。

从黄花蒿中分离到青蒿酸（**11**）后，中国学者又分到含量极低的类似物 11,13-二氢青蒿酸（11,13-dihydroartemisinic acid，**12**）[26]。从生源学的观点来看，它们和紫穗二烯（amoropha-4,11-diene **22**）被认为是青蒿素生物合成的前体化合物[27,28]。

在黄花蒿的腺毛及叶中还鉴定出与青蒿酸结构相近的醇、醛类化合物如青蒿醇（artemisinic alcohol，**14**）、二氢青蒿醇（dihydroartemisinic alcohol，**15**）[29,30]、青蒿醛

(artemisinic aldehyde，**16**)及二氢青蒿醛(dihydroartemisinic aldehyde，**17**)[30]。其他如杜松-4,7-(11)二烯-12-醛[cadin-4,7-(11)-dien-12-al，**18**][31]、6,7-去氢青蒿酸(6,7-dehydroartemisinic acid，**19**)[32]、环氧青蒿酸(**20**)[19]、二氢青蒿酸过氧化氢(dihydroartemisinic acid hydroperoxide，**21**)也是从黄花蒿叶中分离到的[33]（图 3-2）。

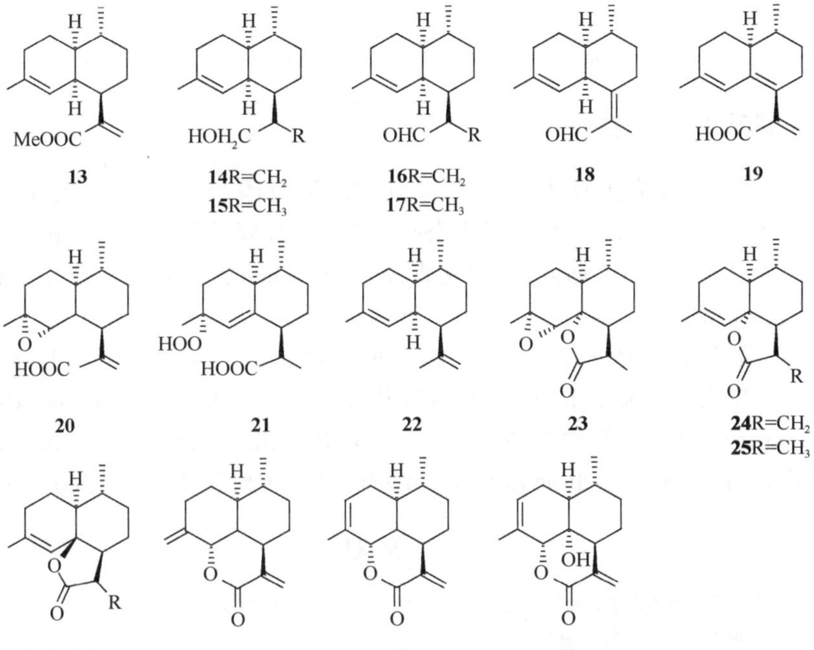

13 **14**R=CH_2 **15**R=CH_3 **16**R=CH_2 **17**R=CH_3 **18** **19**

20 **21** **22** **23** **24**R=CH_2 **25**R=CH_3

26R=CH_2 **27**R=CH_3 **28** **29** **30**

图 3-2 黄花蒿中倍半萜(**13**～**30**)的结构式

青蒿乙素(**3**)在黄花蒿中的含量比较高。据报道，与此结构相关的化合物有以下 6 个：青蒿丙素(**5**)、二氢青蒿乙素(dihydroarteannuin B，**23**)[34]、去氧青蒿乙素(deoxyarteannuin B，**24**)[35]、二氢去氧青蒿乙素(dihydro- deoxyarteannuin B，**25**)[35]、表去氧青蒿乙素(*epi*-deoxyarteannuin B，**26**)[36]及二氢表去氧青蒿乙素(dihydro-*epi*-deoxyarteannuin B，**27**)[37]。

据报道，从黄花蒿中还鉴定到两种不常见的杜松内酯系列(cadinanolide)的倍半萜化合物——黄花蒿内酯(annulide，**28**)[38]和异黄花蒿内酯(isoannulide，**29**)[35]。另有报道，同属内酯的化合物还有 6α-羟基-异黄花蒿内酯(6α-hydroxyisoannulide，**30**)[39]。

2. 挥发油及其他单萜、二萜、三萜类化合物

黄花蒿具有特异的香气，它源自叶子中含有的挥发油。这是黄花蒿中另一类重要化学成分，在新鲜的叶子中，含量可达 0.02%～0.49%[40]。采用气相层析/质谱(GC/MS)的方法分析鉴定的挥发油成分已有 70 多种。已报道的主要成分有青蒿酮(artemisia ketone，**31**)、异青蒿酮(isoartemisia ketone，**32**)、1,8-桉油精(1，8-cineole，**33**)、樟脑(camphor，**34**)等(图 3-3)。

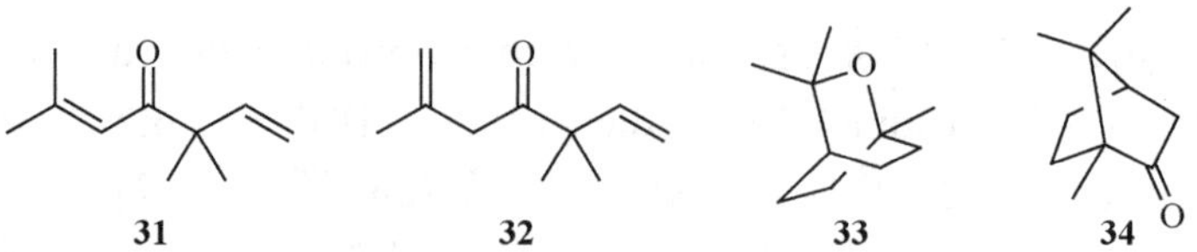

31　　32　　33　　34

图 3-3　黄花蒿挥发油中的单萜类主要成分

黄花蒿中尚含有若干单萜、二萜及三萜类化合物，详见文献[41,42]。

(二) 黄酮及香豆素类

截至 2010 年，从黄花蒿中已分离得到 46 种黄酮类化合物，其中有：芹黄素(apigenin)、青蒿亭(artemetin)、紫云英苷(astragalin)、旋复花黄素(axillarin)、蔓荆子黄素(casticin)、金圣草黄素(chrysoeriol)、金腰素(chrysosplenetin)、金圣草醇(chrysosplenol)、金圣草醇 D(chrysosplenol D)、中国蓟醇(cirsilineol)、去甲中国蓟醇(cirsiliol)等。

同时，在黄花蒿中还发现7种常见的香豆素，如莨菪亭(scopoletin)、莨菪苷(scopolin)、秦皮乙素(aesculetin)、6,8-二甲氧基-7-羟基-香豆素(6,8-dimethoxy-7-hydroxy coumarin)、5,6-二甲氧基-7-羟基-香豆素(5,6-dimethoxy-7-hydroxy-coumarin)、牛奶菜香豆素(5-hydroxy-6,7-dimethoxy-coumarin，tomentin)和香豆素(coumarin)。

参考文献

[1] 罗开均. 抗疟新型药物黄花蒿素原植物的研究. 云南植物研究，1980，2(1): 33-41

[2] 云南省药物研究所. 黄蒿素资料汇编(内部资料). 1977，2

[3] 北京中医研究院中药研究所化学室. 青蒿抗疟研究，1978：35-40

[4] 山东省中医药研究所. 黄花蒿素提取工艺的研究(内部资料)

[5] 李舒养，黄剑，吴祖祥，等. 黄花蒿素生产工艺的研究. 中草药通讯，1979，12: 555-559

[6] Takemoto T，Nakajima T. Studies on the essential oil of *Artemisia annua* L. I. Isolation of a new ester compound. Yakugaku Zasshi，1957，77: 1307-1309

[7] Takemoto T，Nakajima T. Studies on the essential oil of *Artemisia annua* L. II. Structure of *l-β*-Artemisia Alcohol. Yakugaku Zasshi，1957，77: 1310-1313

[8] Jeramic D，Joki A，Behbud A，*et al.* A new type of sesquiterpene lactone isolated from *artemisia annua* L. arteannuin B. Tetrahedron Lett，1973，32(14): 3039-3042

[9] Uskokovié MR，Williams TH，Blount JF. The structure and absolute configuration of arteannuin B. Helv Chim Acta，1974，57(3): 600-602

[10] Li Y，Wu YL. A golden phoenix arising from the herbal nest – A review and reflection on the study of antimalarial drug Qinghaosu. Front Chem China，2010，5(4): 357-422

[11] 屠呦呦，倪慕云，钟裕蓉，等. 中药青蒿化学成分的研究 I. 药学学报，1981，16(5): 366-370

[12] Tu YY，Ni MY，Zhong YR，*et al.* Studies on the constituents of *Artemisia annua* L. Part II. Planta Med，1982，44(3): 143-145

[13] 朱大元，邓定安，张顺贵，等. 青蒿内酯的结构. 化学学报，1984，42(9): 937-939

[14] Wei ZX，Pan JP，Li Y. Artemisinin G，a sesquiterpene from *Artemisia annua*. Planta Medica，1992，58: 300

[15] 邓定安，朱大元，高耀良，等. 青蒿酸的结构研究. 化学通报，1981，26(19): 1209-1211

[16] 屠呦呦，倪慕云，钟裕蓉，等. 中药青蒿化学成分和青蒿素衍生物的研究(简报). 中药通报，1981，6(2): 31

[17] 田樱，魏振兴，吴照华. 中药青蒿化学成分的研究. 中草药，1982，13(6): 249- 251

[18] 朱大元，张顺贵，刘伯年，等. 青蒿抗菌有效成分. 中草药，1982，13(2): 54

[19] 吴照华，王燕燕. 青蒿素及其类似物的结构和合成 XI. 环氧青蒿酸的分离和鉴定. 化学学报，1984，42(6): 596-598

[20] Misra LN. Arteannuin C，a sesquiterpene lactone from *Artemisia annua*. Phytochemistry，1986，25(12): 2892-2893

[21] Acton N，Klayman DL. Artemisitene，a new sesquiterpene lactone endoperoxide from *Artemisia annua*. Planta Med，1985，5: 441-442

[22] Lin AJ，Klayman DL，Hoch JM，*et al.* Thermal rearrangement and decomposition products of artemisinin (qinghaosu). J Org Chem，1985，50 (23): 4504-4508

[23] Luo XD，Yeh HJC，Brossi A. The chemistry of drugs.VI. Thermal decomposition of qinghaosu. Heterocycles，1985，23 (4): 881-887

[24] 朱大元，黄宝山，陈仲良，等. 人体代谢青蒿素转化物的分离和鉴定. 中国药理学报，1983，4 (3): 194-197

[25] Lee IS，Hufford CD. Metabolism of antimalarial sesquiterpene lactones. Pharmacology Therapeutic，1990，48 (3): 345-355

[26] 黄敬坚，夏志强，吴莲芬. 青蒿化学成分的研究 I. 11-R (-)-双氢青蒿酸的分离和结构鉴定. 化学学报，1987，45 (6): 609-612

[27] Anand A，Kumkum R，Raghunath ST. Biosynthsis of artemisinic acid in *Artemisia annua*. Phytochemistry，1990，29: 2129-2132

[28] Bouwmeester HJ，Wallaart TE，Janssen MH，*et al.* Amoropha-4,11-diene synthase catalyses the first probanle step in artemisinin biosynthesis. Phytochemistry，1999，52: 834-854

[29] Woerdenbag HJ，Bos R，Salomons MC，*et al.* Volatile constituents of *Artemisia annua* L. (Asteraceae). Flavour Fragrance J，1993，8: 131-137

[30] Bertea CM，Treije JR，van der Woude H，*et al.* Identification of intermediates and enzymes involved in the early steps of artemisinin biosynthesis in *Artemisia annua*. Planta Med，2005，71: 40-47

[31] Ahmad A，MisraL N. Terpenoids from *Artemisia annua* and constituents of its essential oil. Phytochemistry，1994，37: 183-186

[32] El-Feraly FS，Al-Meshal IA，Khalifa SI. Epi-deoxyarteannuin B and 6,7-dehydro- artemisinic acid from *Artemisia annua*. J Nat Prod，1989，52: 196-198

[33] Wallaart TE，Pras N，Quax WJ. Isolation and identification of dihydroartemisinic acid hydroperoxide from *Artemisia annua* ——a novel biosynthetic precursor of artemisinin. J Nat Prod，1999，62: 1160-1162

[34] Elmarakby SA，El-Feraly FS，El-Sohly HN，*et al.* Microbial transformation studies on arteannuin B. J Nat Prod，1987，50: 903-909

[35] Sy LK，Brown GD. Deoxyarteannuin-B，dihydro-deoxyarteannuin-B and *trans*-5-hydroxy -2-isopropenyl-5-methylhex-3-en-1-ol from *Artemisia anuua*. Phytochemistry，2001，58: 1159-1166

[36] Roth RJ，Acton N. Isolation of epi-deoxyartemisinin B from *Artemisia annua*. Planta Medica，1987，53: 576

[37] Brown GD. Two new compounds from *Artemisia annua*. J Nat Prod，1992，55: 1756-1760

[38] Brown GD. Annulide，a sesquiterpene lactone from *Artemisia annua*. Phytochemistry，1993，32 (2): 391-392

[39] Pathak A，Jain DC，Bhakuni RS，*et al.* Deepoxidation of arteannuin-B with chlorotrimethylsilane and sodiumiodide. J Nat Prod，1994，57: 1708-1710

[40] Bagchi GD，Haider F，Dwivedi PD，*et al.* Essential oil constituents of *Artemisia annua* during different growth periods at monsoon conditions of subtropical north Indian plains. J Essent Oil Res，2003，15: 248-250

[41] Brown GD，Liang GY，Sy LK. Terpenoids from the seeds of *Artemisia annua*. Phytochemistry，2003，64 (1): 303-323

[42] Zheng GQ. Cytotoxic terpenoids and flavonoids from *Artemisia annua*. Planta Med，1994，60: 54-57

（罗泽渊）

第二节 青蒿素的物理常数和波谱数据[1,2]

从菊科植物黄花蒿（*Artemisia annua* L.）中提取出的抗疟有效成分青蒿素是一种无色针状结晶，熔点为 153～155℃，$[\alpha]_D^{17} = +66.3$（c=1.64，$CHCl_3$），易溶于氯仿、丙酮、乙酸乙酯、苯及冰醋酸，可溶于乙醇、甲醇、乙醚，微溶于石油醚，几乎不溶于水。

其分子式为 $C_{15}H_{22}O_5$，元素分析：计算值 C 63.81%，H 7.85%；实测值 C 63.72%，H 7.86%。高分辨质谱：*m/z* 计算值 282.1467 (M^+)；实测值 282.1472 (M^+)。

红外光谱（KBr）中出现δ-内酯（1745cm^{-1}）和过氧基团（831cm^{-1}、881cm^{-1}、

1115 cm^{-1}) 的吸收峰。紫外光谱显示有末端吸收。

核磁共振氢谱 (100MHz，CCl_4)：δ0.93 (3H，双重峰，*J*=6.0Hz，C_{14}-CH_3)、1.06 (3H，双重峰，*J*=6.5Hz，C_{13}-CH_3)、1.36 (3H，单峰，C_{15}-CH_3)、3.08～3.44 (1H，多重峰，C_{11}-H)、5.68 (1H，单峰，C_5-H)。照射δ3.08～3.44 的质子，δ1.06 的双重峰变为单峰；相反，照射δ1.06 的甲基，δ3.08~3.44 的多重峰变为双峰。核磁共振碳谱 (22.63 MHz，CCl_4)：δ12 (伯碳)、19 (伯碳)、23 (伯碳)、25 (仲碳)、25.1 (仲碳)、32.5 (叔碳)、33 (叔碳)、35.5 (仲碳)、37 (仲碳)、45 (叔碳)、50 (叔碳)、79.5 (季碳)、93.5 (叔碳)、105 (季碳)、172 (羰基碳)。

随着分析仪器的进步和国内外青蒿素研究的深入开展，有关的物理数据和波谱数据不断精密和完善，如二维谱的出现使青蒿素的一些核磁共振数据得到更为详尽的解释。

参考文献

[1] 青蒿素结构研究协作组. 一种新型的倍半萜内酯——青蒿素. 科学通报，1977，22 (3)：142
[2] 刘静明，倪慕云，樊菊芬，等. 青蒿素的结构和反应. 化学学报，1979，37 (2)：129-140

（吴毓林）

第三节　青蒿素分子结构的测定

有机化学所和中药研究所的研究人员根据青蒿素的元素分析、质谱、红外光谱、核磁共振谱断定它的分子式为 $C_{15}H_{22}O_5$，属倍半萜类化合物。但进一步的结构测定却遇到了不少困难，主要的问题是如何在 15 个碳原子的骨架中安排 5 个氧原子，当时也曾考虑青蒿素可能是一种过氧化物，但它是一个相当稳定的化合物，这有悖于过氧化物易于分解的一般观念。1975 年上半年，523 任务组中的中国医学科学院药物研究所报告了另一抗疟活性天然产物鹰爪甲素 (yingzhuasu A) 具有过氧基团的结构。青蒿素结构测定的研究人员得到这一信息后，立即通过定性和定量分析证实青蒿素也含有一个过氧基团。综合已做过的化学反应 (氢化反应、内酯反应、硼氢化钠还原反应、酸降解反应、碱降解反应等) 和过氧基反应及由波谱数据推断出了青蒿素的一些分子结构片段 (图 3-4)[1,2]。以后，参考了南斯拉夫化学家在同一植物中分离到的 Arteannuin B (青蒿乙素) 的结构[3]和上述部分结构片段，推测青蒿素结构式可能是一种过氧内酯 (图 3-4)。这个推测结构由吴照华于 1975 年 11 月 523 办公室组织的青蒿素专题会上做了介绍，这一推测显示了青蒿素的碳原子骨架，但没有给出过氧基团的正确位置。

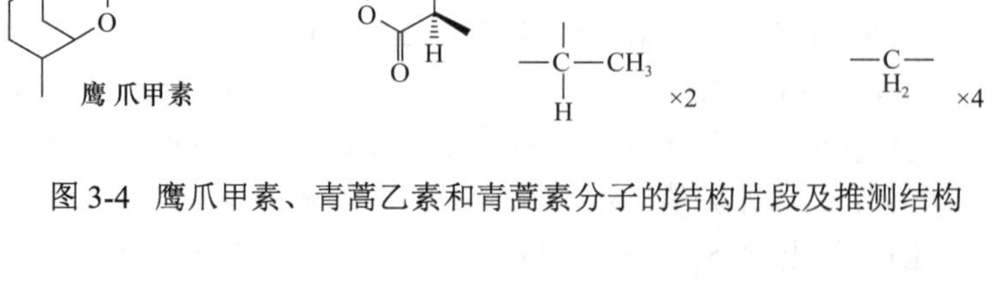

图 3-4　鹰爪甲素、青蒿乙素和青蒿素分子的结构片段及推测结构

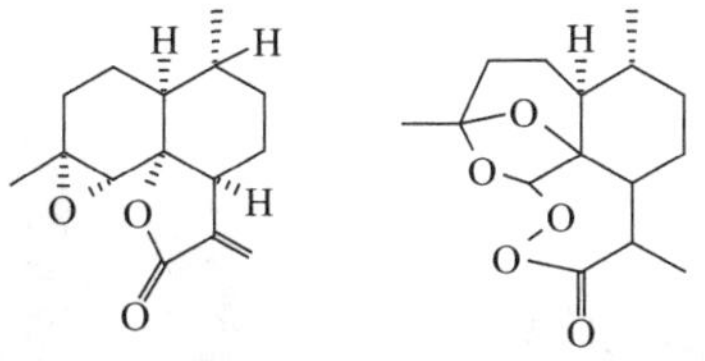

青蒿乙素　　推测结构

图 3-4 鹰爪甲素、青蒿乙素和青蒿素分子的结构片段及推测结构(续)

中国科学院生物物理研究所梁丽于 1975 年 11 月在上述会议上首次介绍他们用 X 射线晶体衍射法确证了青蒿素碳氧原子骨架的空间分布。随后又确定全部氢原子的位置，最后，于 1978 年初利用反常散射进一步确定了青蒿素的绝对构型[4](图 3-5)。

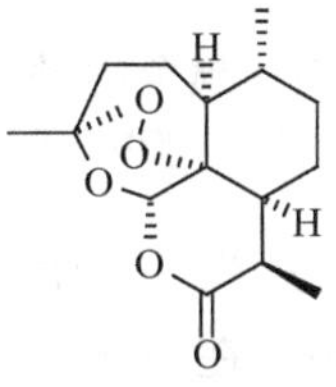

1

图 3-5 青蒿素确证的绝对构型

青蒿素晶体属于正交晶系，空间群为 D^4_2-$P2_12_12_1$，晶胞参数 a = 24.077(6) Å，b = 9.443(3) Å，c = 6.356(1) Å，v =1445.095 Å，F(000)= 608。晶胞内分子数 Z=4。分子中 12 个碳原子和 5 个氧原子形成 4 个环(**A**、**B**、**C**、**D**)。**A** 环是一个椅型环己烷，**D** 环是一个δ-内酯，呈扭曲的椅型，**B**、**C** 环都是饱和的氧杂环。**A/D**、**A/B**、**C/D** 均是顺式结合。青蒿素的 5 个氧原子都集中在分子的一侧，以 **O—O—C—O—C—O—C=O** 的“醚类”的碳氧链出现(图 3-6)，其中碳氧链的键长都介于正常单键和部分双键键长之间，由于每个氧原子上都有孤对电子，可能每个氧原子上的孤对电子已不局限于氧原子上而发生了键型的变异。有关详细数据可见中国科学院生物物理研究所在 1979 年发表的论文[4]。

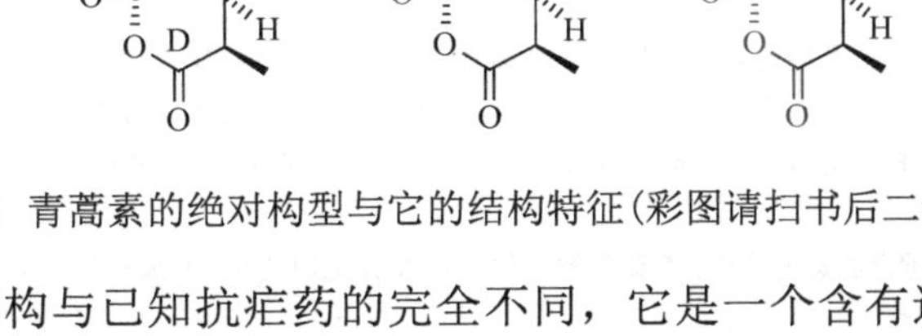

图 3-6 青蒿素的绝对构型与它的结构特征(彩图请扫书后二维码)

青蒿素的化学结构与已知抗疟药的完全不同，它是一个含有过氧基团的倍半萜内酯。分子中有 7 个手性中心，包含有 1,2,4-三噁烷的结构单元，以及特殊的碳、氧原子相间的长链(图 3-6)。它的分子模型见图 3-7。

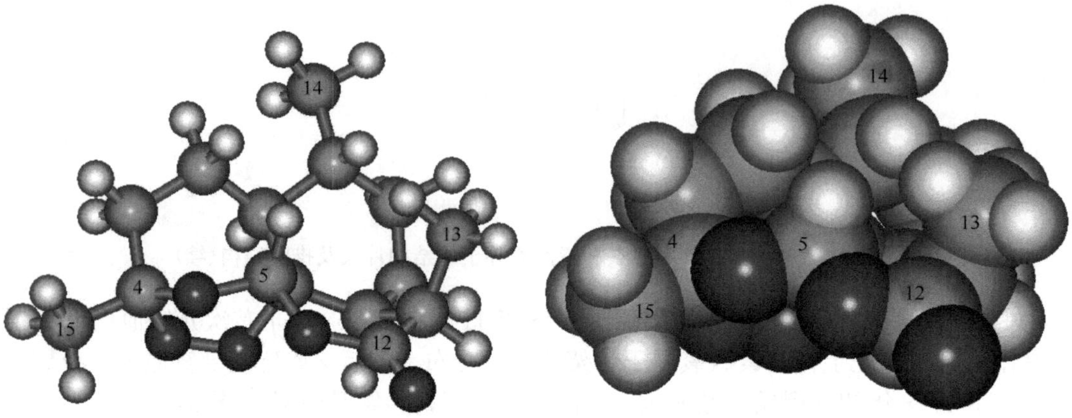

青蒿素分子结构的球-棒模型　　　　青蒿素分子结构的原子堆积模型

图 3-7　青蒿素的分子模型(彩图请扫书后二维码)

红球代表氧原子，绿球代表碳原子，白球代表氢原子

我国对青蒿素的命名过程已在第一章第一节中介绍，而它的英文名在我国也出现过几种：qinghaosu、artemisinine、arteannuin。在我国的文献报道中按倍半萜杜松烷(cadinane)型骨架的编号系统将其编号(图 3-8)。美国化学文摘社(CAS)收录青蒿素时使用的英文名为 artemisinin，保留了青蒿素的汉语拼音 qinghaosu。CAS 编号为 63968-64-9。他们采用 IUPAC 系统命名为：(3*R*,5a*S*,6*R*,8a*S*,9*R*,12*S*,12a*R*)-octahydro-3,6,9-trimethyl-3,12-epoxy-12*H*-pyrano[4,3-*j*]-1,2-benzodioxepin-10(3*H*)-one。中文译为：3*R*,5a*S*,6*R*,8a*S*,9*R*,12*S*,12a*R*)-八氢-3,6,9-三甲基-3,12-氧桥-12*H*-吡喃并[4,3-*j*]-1,2-苯并二氧庚环-10(3*H*)-酮(根据最新的命名原则，命名中用苯并二氧庚环代替以前音译的苯并二塞平)。

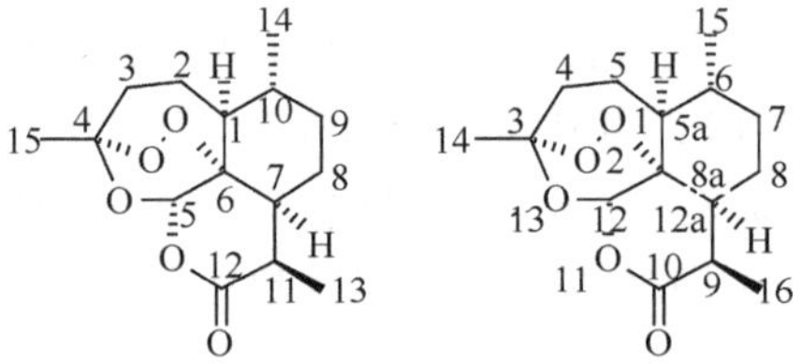

图 3-8 两种不同的原子编号方式

参考文献

[1] 青蒿素结构研究协作组. 一种新型的倍半萜内酯——青蒿素. 科学通报，1977，22(3)：142

[2] 刘静明，倪慕云，樊菊芬，等. 青蒿素的结构和反应. 化学学报，1979，37(2)：129-140

[3] Uskoković MR，Williams TH，Blount JF. The structure and absolute configuration of arteannuin B. Helv Chim Acta，1974，57(3)：600-602

[4] 中国科学院生物物理研究所青蒿素协作组. 青蒿素的晶体结构及其绝对构型. 中国科学 B 辑，1979，(11)：1114-1128

(吴毓林)

第四节 青蒿素的化学反应

一、青蒿素中过氧基团的还原反应

青蒿素是一个高度氧化的化合物，结构中包含有串联的过氧基团、缩酮、缩醛和内酯基团(图 3-6)，这些基团在不同的条件下均可被还原，但最先被还原的是过氧基团或内酯基团。青蒿素的过氧基团能被钯/碳催化氢化还原得双羟基化合物，此中间体放置后或在催化量的酸存在下进一步转变成稳定的脱氧青蒿素(**2**)[1]，锌粉–乙酸还原也可高产率地获得此化合物(图 3-9)[2]。

近年有几个实验室报道了青蒿素及其衍生物的电化学还原，并指出这是一个不可逆的双电子还原反应[3~6]。作者在重复这一还原反应时分离到的唯一产物也是脱氧青蒿素(**2**)但此反应很慢(图 3-9)[7]。

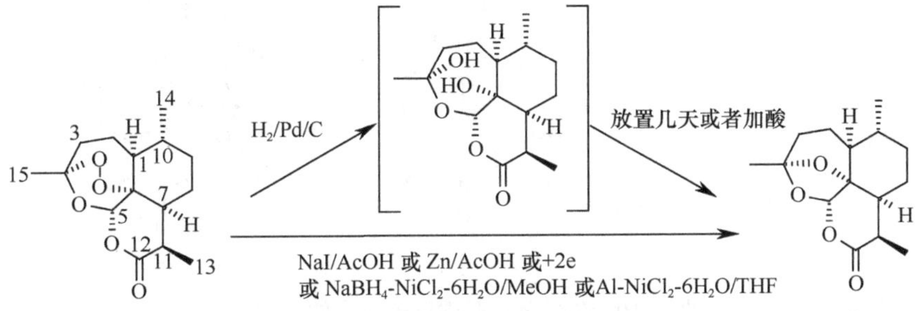

1 **2**

图 3-9 青蒿素中过氧基团的还原反应

青蒿素过氧基团的另一重要反应是与亚铁、亚铜等的单电子还原反应。20 世纪 90 年代初，作者所在实验室开始研究青蒿素在乙腈–水(1∶1)的溶液中与等摩尔的硫酸亚铁在室温时的反应。两个主要结晶产物为含四氢呋喃环的化合物(**3**)和 3-α羟基的脱氧青蒿素(**4**)[8]。这两个化合物正是黄花蒿中的天然化学成分[9,10]及青蒿素在生物体内的代谢产物[11,12]。

接着又考察了一系列青蒿素衍生物与亚铁反应的情况，发现它们也生成这两类主要产物[8]。

以后，用自由基捕获剂在顺磁共振仪上检测到青蒿素和亚铁离子反应过程中生成的伯碳自由基和仲碳自由基[13,14]。据此，提出了一个由亚铁离子引发的过氧键均裂后，先生成两种氧自由基，然后迅速重排为碳自由基的化学反应机制，如图 3-10 所示。化合物(**3**)和(**4**)则分别由伯碳自由基(primary C-centered free radical)和仲碳自由基(secondary C-centered free radical)转化而来。这个化学实验室的反应为推测青蒿素在生物体内的生化作用机制提供了依据。

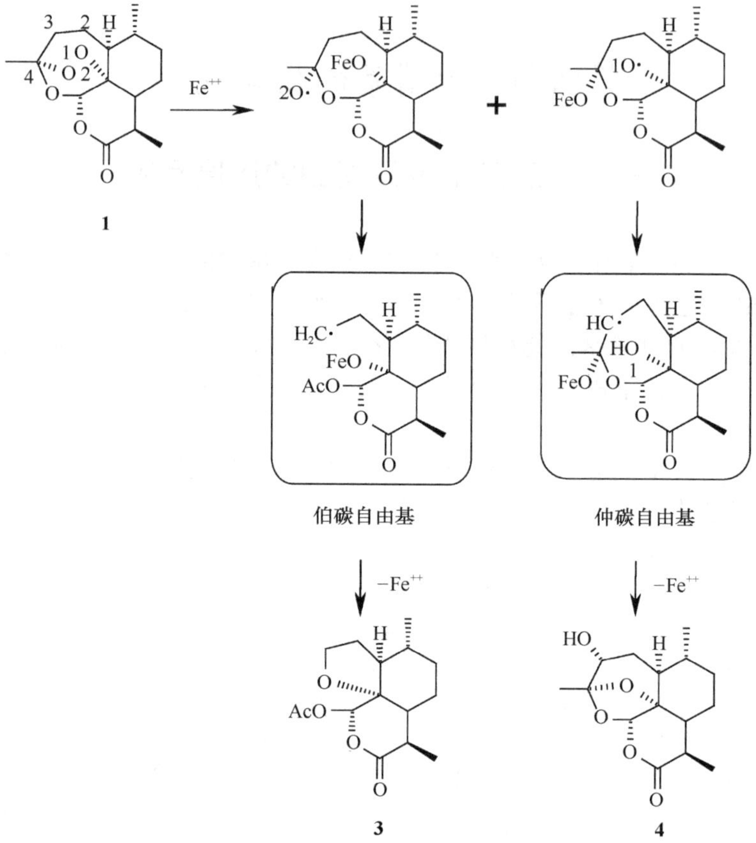

图 3-10 青蒿素与亚铁离子反应的简略图

二、青蒿素中内酯基团的还原反应

青蒿素中的内酯能被硼氢化钠、硼氢化钾及硼氢化锌等温和的氢化物还原剂还原成一种分子内半缩醛——双氢青蒿素(**5**)[1]。这是一个十分有意义的反应，因为一般的内酯在这一反应条件下(0～5℃，甲醇溶液)是不能被硼氢化钠所还原的。在这一反应中，青蒿素的内酯基团被还原，但过氧基团仍保留。如使用脱氧青蒿素(**2**)作底物时，它的内酯基团就不能被硼氢化钠还原，只能用更强的还原剂二异丁基铝氢才能将其还原成脱氧双氢青蒿素(**6**)，化合物(**5**)被钯/碳催化氢化也能产生化合物(**6**)(图 3-11)。由此说明过氧基团的存在促进了内酯基团的还原，但其确切的过程迄今还不甚了解。虽然青蒿素本身难于衍生化，但其还原成双氢青蒿素的产率很高(>90%)，而且很容易制备出系列衍生物。更重要的是，双氢青蒿素及其衍生物的抗疟效价高于青蒿素本身。

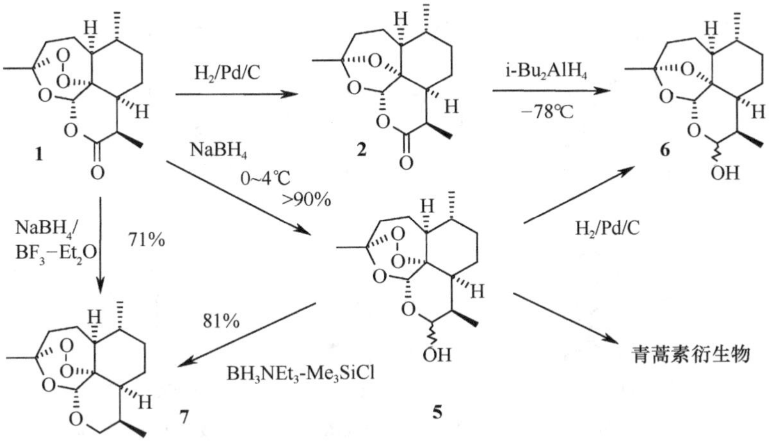

图 3-11　青蒿素中内酯基团的还原反应

在三氟化硼乙醚络合物存在下青蒿素可被硼氢化钠进一步还原至脱(羰基)氧青蒿素(**7**)[15]，也可以将双氢青蒿素(**5**)在 1,2-二甲氧基乙烷(DME)中用 $BH_3 \cdot NEt_3$ 和 Me_3SiCl 还原得化合物(**7**)(图 3-11)[16]。

更强的还原剂氢化铝锂则不仅可还原内酯、过氧基团，还可进一步还原青蒿素分子中的缩醛和缩酮结构，得到彻底还原的产物(**8**)和一些部分还原的产物(图 3-12)[17,18]。

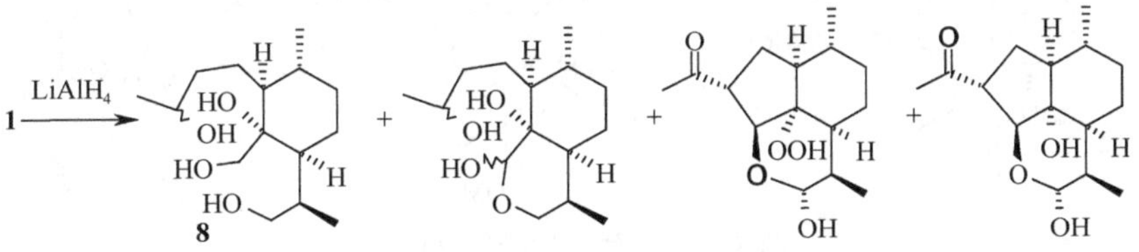

图 3-12　由强还原剂氢化铝锂参与的青蒿素还原反应

三、青蒿素的酸性降解反应

青蒿素在冰醋酸和浓硫酸混合物(10∶1)中室温放置后，生成一些失碳产物的混合物，从中可分离到一系列酮内酯或 α, β-不饱和酮[19]。化合物(**9**)为其中的主要成分，它的 C7 构型经 X 射线衍射晶体结构分析证明与青蒿素中的 C7 构型相反[20]。推测这些产物是经过中间体双酮酸进一步反应而得的(图 3-13)。

在以后的研究中发现青蒿素在甲醇中，在催化剂量的酸存在下回流加热后，分子内的缩醛和缩酮可打开，生成一些甲酯化的混合物。此混合物如再用冰醋酸和浓硫酸混合物(10∶1)在 0～5℃条件下处理则可获得 C7 构型保留的双酮酸酯(**11**)并能回收少量的青蒿素，扣除回收的原料后计算，两步产率可超过 90%。中间体(**10**)经分离后可进一步还原至脱氧青蒿素(**2**)或保留此中间体的过氧基团和内酯基团(**12**)[21]。双酮酸酯(**11**)是一个十分有用的接力中间体(图 3-14)，事实上已有多篇利用它来合成青蒿素及其类似物的报道[22~26]。

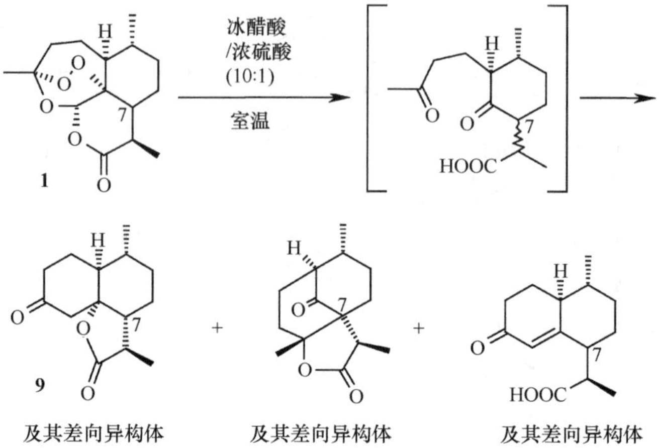

图 3-13 青蒿素与冰醋酸-浓硫酸混合物的反应

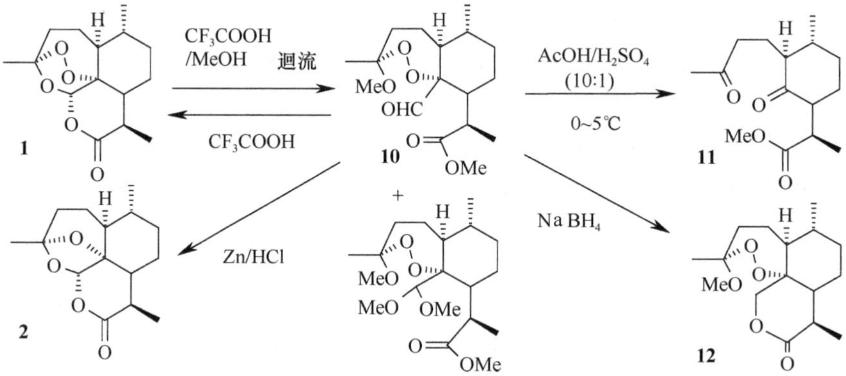

图 3-14 青蒿素的酸性降解反应

四、青蒿素的碱性降解反应

青蒿素在碱性介质中很不稳定，如在碳酸钾–甲醇–水溶液中室温下青蒿素迅速反应生成复杂产物[1]，其中可分离到 10%的八氢化茚类化合物(**13**)(图 3-15)。这一性质值得在处理青蒿素时给予关注。

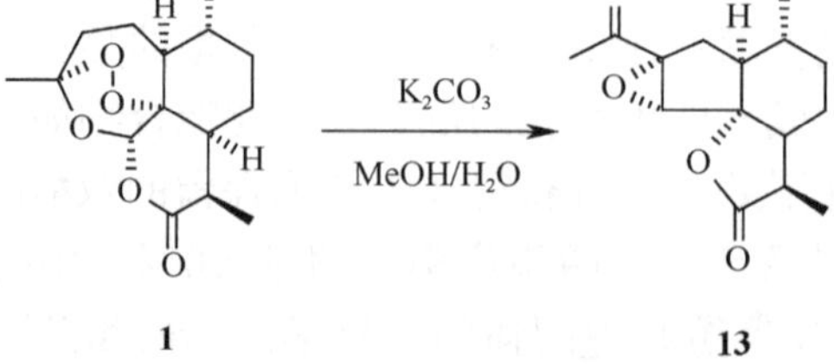

图 3-15 青蒿素的碱性降解反应

青蒿素的紫外分光光度测定法就是利用青蒿素在碱性溶液中的降解反应，详见本章的第六节。

五、青蒿素的热分解反应

与一般的过氧化合物相比，青蒿素是相当稳定的化合物，甚至在其熔点 156～157℃时也未观察到明显的分解现象。但 190℃加热 10min 即发生分解反应[27,28]，从中可分离到 4%的化合物(**14**)、12%的化合物(**3**)和 10%的化合物(**4**)（图 3-16）。

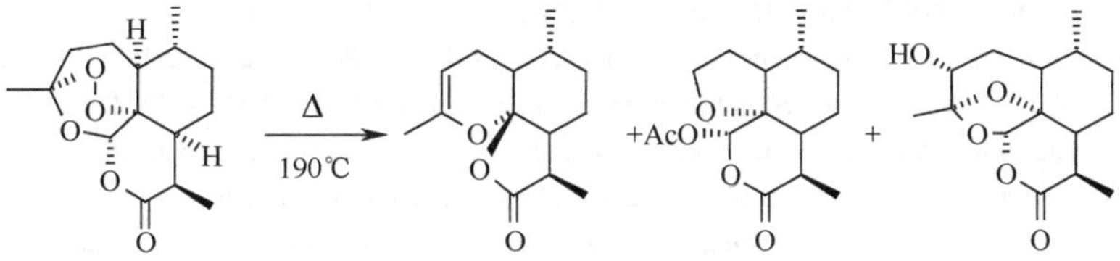

1 14 3 4

图 3-16 青蒿素的热分解反应

参考文献

[1] 刘静明，倪慕云，樊菊芬，等. 青蒿素的结构和反应. 化学学报，1979，37(2): 129-140

[2] Li Y，Yu PL，Chen YX，*et al.* Studies on analoges of qinghaosu-some acidic degradations of qinghaosu. Kexue Tongbao (Engl.)，1986，31(35): 1038-1040

[3] Chen Y，He CX，Zhu SM，*et al.* Electrocatalytic reduction of artemether by hemin. J Electrochem Soc，1997，144(6): 1891-1894

[4] 陈扬，朱世民，陈洪渊，等. 青蒿素及其衍生物电化学性质的研究 I. 青蒿素在汞电极上的电化学还原. 化学学报，1997，55(9): 921-925

[5] Chen Y，Zheng JM，Zhu SM，*et al.* Evidence for hemin inducing the cleavage of peroxide bond of artemisinin (qinghaosu)-cyclic voltammetry and in-situ FT ir spectroelectrochemical studies on the reduction-mechanism of artemisinin in the presence of hemin. Electrochemica Acta，1999，44(14): 2345-2350

[6] Jiang HL，Chen KX，Tang Y，*et al.* Theoretical and cyclic voltammetry studies on antimalarial mechanism of artemisinin (Qinghaosu) derivatives. Indian J Chemistry，1997，36B: 154-160

[7] Wu WM，Wu YL. Chemical and electro-chemical reduction of qinghaosu (artemisinin). J Chem Soc Perkin Trans I，2000，(24): 4279-4283

[8] Wu WM，Yao ZJ，Wu YL，*et al.* Ferrous ion induced cleavage of the peroxy bond in qinghaosu and its derivatives and the DNA damage associated with this process. J Chem Soc Chem Commun，1996，(18): 2213-2214

[9] Tu YY，Ni MY，Zhong YR，*et al.* Studies on the constituents of *artemisia annua.* Part II. Planta Medica，1982，44(3): 143-145

[10] Wei ZX，Pan JP，Li Y. Artemisinin G: A sesquiterpene from *Artemisia annua*. Planta Medica，1992，58(3): 229-230

[11] 朱大元，黄宝山，陈仲良，等. 人体代谢青蒿素转化物的分离和鉴定. 中国药理学报，1983，4(3): 194-197

[12] Lee IS，Hufford CD. Metabolism of antimalarial sesquiterpene lactones. Pharmac Ther，1990，48(3): 345-355

[13] Wu WM，Wu YK，Wu YL，*et al.* A unified mechanism framework for the Fe(II)-induced cleavage of qinghaosu and derivatives/analogs. The first spin-trapping evidence for the earlier postulated secondary C-4 radical. J Am Chem Soc，1998，120(14): 3316-3325

[14] Butler AR，Gilbert BC，Hulme P，*et al.* EPR evidence for the involvement of free radicals in the iron-catalysed decomposition of qinghaosu (artemisinin) and some derivatives: Antimalarial action of some polycyclic endoperoxides. Free Rad Res，1998，28: 471-476

[15] Jung M，Li X，Bostos DA，*et al.* A short and stereospecific synthesis of (+)-deoxoartemisinin and (-)-

deoxodesoxyartemisinin. Tetrahedron Lett，1989，30(44)：5973-5976

[16] Rong YJ，Ye B，Zhang C，*et al.* An efficient synthesis of deoxoqinghaosu from dihydroqinghaosu. Chin Chem Lett，1993，4(10)：859-860

[17] 吴毓林，张景丽. 青蒿素的锂铝氢还原. 有机化学，1986，6(2)：153-156

[18] Sy LK，Hui SM，Cheung KK，*et al.* A rearranged hydroperoxide from the reduction of artemisinin. Tetrahedron，1997，53(22)：7493-7500

[19] 周维善，温业淳. 青蒿素及其一类物的结构和合成 VI. 青蒿素降解产物的结构. 化学学报，1984，42(5)：455-459

[20] 古元新. 失碳倍半萜内酯晶体结构测定. 物理学报，1982，31(7)：963-968

[21] 李英，虞佩琳，陈一心，等. 青蒿素类似物的研究——青蒿素的一些酸性降解反应. 科学通报，1985，(17)：1313-1315

[22] 吴毓林，张景丽，李金翠. 青蒿素及其类似物的合成研究——由青蒿素降解产物重组青蒿素. 化学学报，1985，43(9)：901-903

[23] 张景丽，李金翠，吴毓林. 臭氧化合成青蒿素类似物. 化学学报，1988，23(6)：452-455

[24] Rong YJ，Wu YL. Synthesis of C-4-substituted qinghaosu analogues. J Chem Soc Perkin Trans I，1993，(18)：2147-2148

[25] Ye B，Zhang C，Wu YL. Synthesis studies on 15-nor-qinghaosu. Chin Chem Lett，1993，4(7)：569-572

[26] Sy LK，Cheung KK，Zhu NY，*et al.* Structure elucidation of arteannuin-O，a novel cadinane diol from *Artemisia annua*，and the synthesis of arteannuin-K，arteannuin-L，arteannuin-M and arteannuin-O. Tetrahedron，2001，57(40)：8481-8493

[27] Lin AJ，Klayman DL，Hoch JM，*et al.* Thermal rearrangement and decomposition products of artemisinin(qinghaosu). J Org Chem，1985，50(23)：4504-4508

[28] Luo XD，Yeh HJC，Brossi A. The chemistry of drugs. VI. Thermal decomposition of qinghaosu. Heterocycles，1985，23(4)：881-887

（吴毓林）

第五节　青蒿素的合成方法

青蒿素突出的抗疟作用和它非同寻常的化学结构强烈地吸引了不少有机合成化学家的注意。至 2003 年报道的青蒿素化学合成的路线已超过 10 条，基本上均为从光学活性的单萜或倍半萜开始的半合成。

引入过氧基团的关键反应大多是通过光化学氧化反应完成的。化学氧化有两种不同的方法：单线态氧原子与烯醇醚的 [2＋2] 加成反应及仿生的方法。现将这些合成路线概括在图 3-17 中。从图中可以看到，最早的两条合成路线(**A**)[1~3] 和合成路线(**B**)[4] 均以烯醇甲醚(**21**)为光氧化的底物。合成路线(**B**)以异胡薄荷酮(**16**)为原料，而合成路线(**A**)则以青蒿中另一成分青蒿酸(**19**)为原料经二氢青蒿酸(**20**)合成得(**21**)，然后再从价廉易得的香茅醛(**15**)经(**16**)合成得(**20**)和(**21**)，从而完成了完整的全合成。1985 年合成路线(**C**)对青蒿素的酸降解产物(**11**)采用略加改进的操作步骤简捷地制备了化合物(**22**) [5]。1990 年和 2003 年合成路线(**D**)[6] 和合成路线(**E**)[7] 从(+)-异柠檬烯(**18**)出发分别采用分子内 Diels-Alder 反应和碘内酯化及 Michael 加成反应和 Wittig 反应先后完成了关键中间体(**22**)、(**21**)的合成，从而实现了青蒿素的表观合成。1990 年合成路线(**F**)实现了由二氢青蒿酸(**20**)经环烯醚(**23**)光氧化合成青蒿素[8,9]，这条路线各步的选择性和产率均较好，还首先合成到了抗疟活性更好的脱(羰基)氧青蒿素(**7**)。合成路线(**G**)[10,11] 和稍晚报道的合成路线(**H**)[12] 都由来自青蒿酸的二氢青蒿酸(**20**)直接光氧化，实现了称为仿生的青蒿素合成。1993 年合成路线(**I**)由 β-蒎烯(**17**)合成二氢青蒿酸(**20**)，然后按合成路线(**G**)的方法完成青蒿素的合成[13]。1992～1998 年合成路线(**J**)[14,15] 则报道了由青蒿中另一含量较高的组分青蒿乙素(**24**)合成至青蒿素的研究工作，其中关键点是成功地脱去了氧桥成为双键，再进一步臭氧化和消除反应制备得乙二醇保护的光氧化底物(**21**)(图 3-17)。

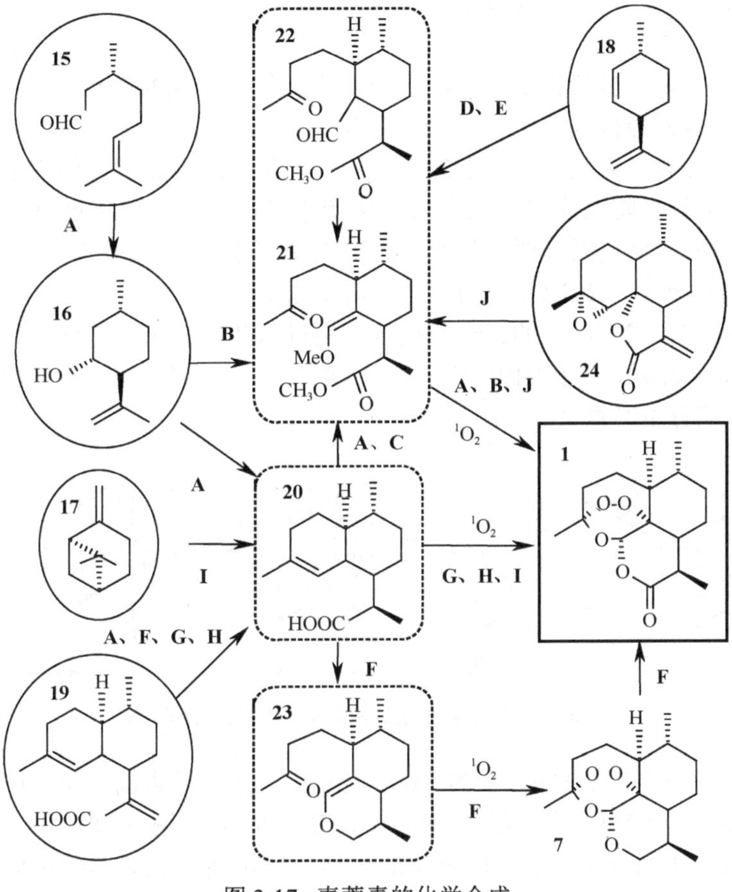

图 3-17　青蒿素的化学合成

在青蒿素合成中唯一不用单线态氧($^1O_2$)的路线是用乙烯基硅烷和臭氧反应再重排、环合获得过氧基团(图 3-18)[16,17]。

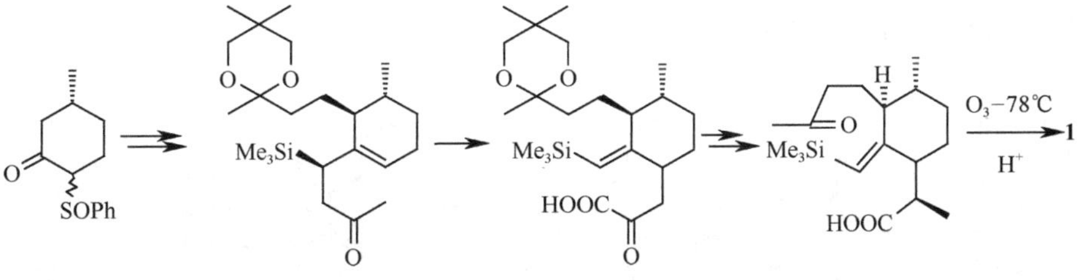

图 3-18　乙烯基硅烷和臭氧反应获得过氧基团的反应

在沉寂多年后，由 2010～2013 年又出现了一次青蒿素化学合成的小高潮。

2010 年印度 Hyderabad 的化工研究院的 Yadav 小组也由香茅醛出发，以无保护基的路线合成了 6-*epi*-二氢青蒿酸甲酯，再按上述路线(**G**)的方法获得了青蒿素，整个路线难以放大应用，引入过氧基团的关键问题则更未改进[18]。2012 年德国马普学会胶体和介面所(Max-Planck Institute for Colloids and Interfaces)的 Seeberger 发表了由二氢青蒿酸合成青蒿素的新技术[19]。他们还是采用光氧化的方法，但是在管道内以流动态的方式进行，以四苯基卟啉为光敏剂，后加三氟乙酸催化重排，可以 39%的产率获得青蒿素。作者声称此法可大量、低价提供青蒿素，但实际上仅当青蒿酸的价格低于青蒿素的 1/4 时，合成的青蒿素方能挑战天然提取的青蒿素。

从学术意义上看，青蒿素合成上的一个新进展是摆脱用光氧化的方法来引进过氧基团。2011 年中国科学院上海有机化学所的伍贻康利用六价钼催化过氧化氢开环氧的方法，在叔碳上引入了氢过氧基团，从而合成了 12-脱(羰基)氧青蒿素(**7**)，再按叶斌的方法[9]合成得到青蒿素[20]。2012 年 7 月 4 日上海交通大学的张万斌举行新闻发布会宣称发展了由二氢青蒿酸合成青蒿素的又一新技术，用过氧化氢在某一催化剂作用下，一步以 60%的产率获得了青蒿素(图 3-19)[21]。除学术意义外，如青蒿酸的价格能低于青蒿素的 1/3 时，则此法就有生产意义。

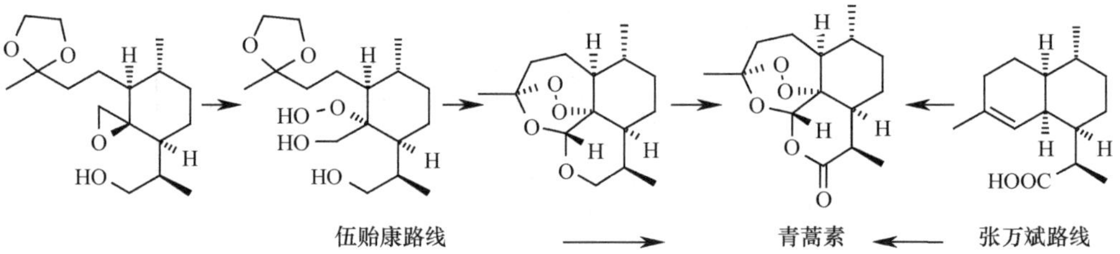

图 3-19　用过氧化氢引入过氧基团的两条路线

2012 年 8 月美国印第安纳大学的 Cook 发表了一条新的青蒿素全合成路线，其特点是从简单的原料环己烯酮出发，经 5 步反应获得了青蒿素(图 3-20)[22]。其最后一步(第五步)引入过氧基团的反应还是采用早年的策略，用单线态氧对烯醇醚加成，但作者未采用以往的光化学方法，而是采用过氧化氢加钼酸铵来产生单线态氧，此时的产率不高，与前光化学法类似。其中第一、三步反应很有特色，第四步的选择性也很突出，而在第三步时形成 7,11-手性中心的选择性则是好得似乎难于置信。作者报道中提到这一合成已进行到克级的规模，从实验室全合成的角度看来，这已是很大进展，当然要进行大量生产还有更多的工作要做。

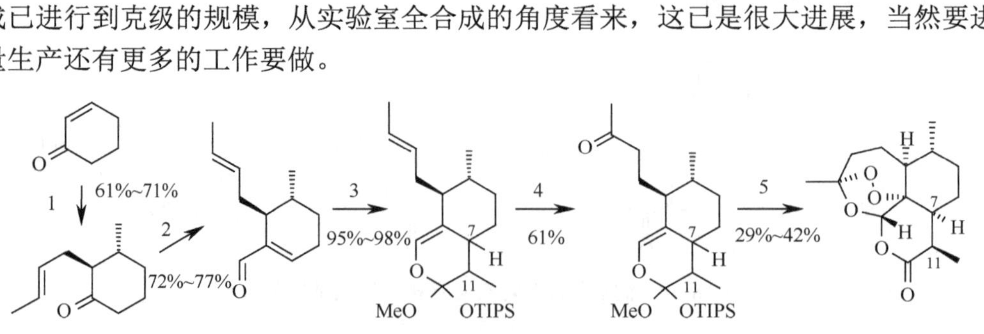

图 3-20　五步法合成青蒿素

上海有机化学所的伍贻康，2012 年 11 月又在 *Tetrahedron* 杂志网络版上详细报道了他们合成青蒿素的新方法(印刷版刊登于 2013 年 1 月)[23]，也是以二氢青蒿酸为底物，先与过氧化氢加钼酸钠产生的单线态氧反应，所得粗产物在氧气存在下再用酸室温处理 2 天，可以 41%的总产率获得青蒿素。这一反应与 Roth、Acton[10,11]及 Haynes[12]20 年前报道的反应一样，经历了同样的过程，不同的仅是不用光化学来产生单线态氧。与未在学术刊物上公开报道但申请了专利的张万斌路线相类似[24]，当青蒿酸十分价廉易得时，他们的路线不但有学术意义，而且会有实用价值。

对 2010 年前青蒿素化学全合成的系统介绍和评析也可参阅专著《天然产物全合成荟萃——萜类》中的第二章[25]。

参考文献

[1] 许杏祥，朱杰，黄大中，等. 青蒿素及其一类物的结构和合成 X. 从青蒿酸立体控制合成青蒿素和脱氧青蒿素. 化学学报，1983，41(6): 574-576

[2] Xu XX，Zhu J，Huang DZ，*et al*. Total synthesis of arteannuin and deoxyarteannuin. Tetrahedron，1986，42(3): 819-828

[3] 许杏祥，朱杰，黄大中，等. 青蒿素及其一类物的结构和合成 XVII. 双氢青蒿酸甲酯的立体控制性全合成——青蒿素全合成. 化学学报，1984，42(9): 940-942

[4] Schmid G，Hofheinz W. Total synthesis of qinghaosu. J Am Chem Soc，1983，105(3): 624-625

[5] 吴毓林，张景丽，李金翠. 青蒿素及其类似物的合成研究——由青蒿素降解产物重组青蒿素. 化学学报，1985，43: 901-903

[6] Ravindranathan T，Kumar MA，Menon RB，*et al*. Stereoselective synthesis of artemisinin. Tetrahedron Lett，1990，31(5): 755-758

[7] Yadav JS，Babu RS，Sabitha G. Stereoselective total synthesis of (+)-artemisinin. Tetrahedron Lett，2003，44: 387-389

[8] Ye B，Wu YL. Syntheses of carba-analogues of qinghaosu. Tetrahedron，1989，45(23): 7287-7290

[9] Ye B，Wu YL. An efficient synthesis of qinghaosu and deoxoqinghaosu from arteanuic acid. J Chem Soc Chem Commun，1990，726-727

[10] Roth RJ，Acton N. A simple conversion of artemisinic acid into artemisinin. J Nat Prod，1989，52(5): 1183-1185

[11] Acton N，Roth RJ. On the conversion of dihydroartemisinic acid into artemisinin. J Org Chem，1992，57(13): 3610-3614

[12] Haynes RK，Vonwiller SC. Catalysed oxygenation of allylic hydroperoxides derived from Qinghao (artemisinic) acid. J Chem Soc Chem Commun，1990: 451-453

[13] Liu HJ，Yeh WL，Chew SY. A total Synthesis of the antimalarial natural product (+)-qinghaosu. Tetrahedron Lett，1993，34(28): 4435-4438

[14] Lansbury PT，Nowak DM. An efficient partial synthesis of (+)-artemisinin and (+)-deoxo- artemisinin. Tetrahedron Lett，1992，33(8): 1029-1032

[15] Nowak DM，Lansbury PT. Synthesis of (+)-artemisinin and (+)- deoxoartemisinin from arteannuin B and arteannuin Acid. Tetrahedron，1998，54(3/4): 319-336

[16] Avery MA，Jennings-White C，Chong WKM. The total synthesis of (+)- artemisinin and (+)-9-desmethylartemisinin. Tetrahedron Lett，1987，28(40): 4629-4632

[17] Avery MA，Chong WKM，Jennings-White C. Stereoselective total synthesis of (+)-artemisinin，the antimalarial constituent of *Artemisia Annua* L. J Am Chem Soc，1992，114(3): 974-979

[18] Yadav JS，Thirupathaiah B，Srihari P. A concise stereoselective total synthesis of (+)-artemisinin. Tetrahedron，2010，66(11): 2005-2009

[19] Levesque F，Seeberger PH. Continuous-flow synthesis of the anti-malaria drug artemisinin. Angew Chem Int Ed，2012，51: 1706-1709

[20] Hao HD，Li Y，Han WB，*et al*. A hydrogen peroxide based access to qinghaosu (artemisinin). Org Lett，2011，13: 4212-4215

[21] 易蓉，顾伟民，曹杰. 青蒿素实现“高效人工合成”.新民晚报，2012 年 7 月 4 日

[22] Zhu CY，Cook SP. A concise synthesis of (+)-artimisinin. J Am Chem Soc，2012，134 (33): 13577-13579
[23] Chen HJ，Han WB，Hao HD，*et al.* A facile and scalable synthesis of qinghaosu (artemisinin). Tetrahedron，2013，69 (3): 3112-3114
[24] 张万斌，刘德龙，袁乾家. 一种由青蒿酸制备青蒿素的方法. 中国专利公开号 CN102718773A 公开日 2012.10.10
[25] 吴毓林. 天然产物全合成荟萃——萜类. 北京：科学出版社，2010：39-65

（吴毓林）

第六节 青蒿素类化合物的定量分析方法

本节仅限于介绍一些最常用的青蒿素类化合物如青蒿素、蒿甲醚、青蒿琥酯和双氢青蒿素的定量分析方法。内容分为两部分：一是《中国药典》和《国际药典》收载的青蒿素类原料药及其制剂的含量测定方法的研究；二是举例介绍一些实用的生物体液中青蒿素类化合物测定方法的进展。

一、《中国药典》和《国际药典》收载青蒿素类含量测定方法的研究

1976 年中国首创发明的青蒿素及其衍生物的抗疟作用和化学结构已经证实。为了保证临床用药安全，首先需要制定出青蒿素的质量标准，为青蒿素类收载入我国药典提供依据，而建立其含量测定方法是制定青蒿素质量标准的重点。药典收载的含量测定方法主要用于原料药和制剂的测定。

青蒿素类化合物均具有过氧桥结构，但是用于测定过氧基的方法，如碘量法[1] 或其他比色法均容易受环境空气的干扰，操作不方便。青蒿素类化合物的紫外末端吸收大都在 210nm 以下，灵敏度差，不宜用紫外分光光度法测定。因此建立原料药和制剂的含量测定方法有一定难度。

1977 年全国 523 办公室主持了两次“青蒿素含量测定技术交流学习班”，以求集中全国有关学者的智慧，尽快确定一个准确、可行的青蒿素含量测定方法。学习班规定所有方法必须当场演示并进行讨论。通过互相交流，发现青蒿素和碱反应后能定量地产生新的化合物，其吸收波长向红移，且有较强的紫外吸收，由此开始建立了青蒿素类化合物与酸或碱反应的紫外分光光度法，并成为最早收载入《中国药典》的青蒿素类含量测定方法。而且至今仍收载于世界卫生组织最新版的《国际药典》2013 年版，作为青蒿素类含量测定方法之一。

（一）青蒿素类的紫外分光光度测定法

1976 年以前，广州中医学院沈璇坤和南京药学院合作，后者利用青蒿素和稀碱溶液反应，产生一个在 292nm 波长处具有强紫外吸收的化合物，初步建立了紫外分光光度法测定青蒿素的含量。这个方法受到 1977 年学习班的重视，在卫生部药品生物制品检定所严克东的指导下改进了样品和反应液配制等，经过实地操作，并用不同厂家和型

号的仪器进行对比，一致认为青蒿素碱反应的紫外分光光度法准确，结果稳定，容易掌握，优于其他方法，灵敏度约为 10^{-3}g /ml，可用于青蒿素原料药的含量测定。方法为于容量瓶中准确配制青蒿素 95%乙醇溶液–0.20% 氢氧化钠溶液(1∶4)，水浴 50℃反应 30min，立即冷却，于 292nm 测定光密度[2]。

其后，为了弄清其化学反应机制，曾美怡将青蒿素碱反应液用 10%盐酸酸化后，用氯仿提取，得到无色颗粒状结晶，熔点 155.5～157.5℃(未校正)。由于这种结晶在 20%乙醇溶液中，于 260nm 处有强紫外吸收，常温下碱化后，又可逆转为在 292nm 处有强吸收的化合物，遂将青蒿素碱反应后的产物命名为“Q292”，酸化后得到的结晶命名为“Q260”。Q292 完全转化为 Q260 的 pH 临界值为 5.584。Q260 在 20%的乙醇溶液中的最大紫外吸收波长为 λ_{max}260nm(ε=11 200)；在 95%乙醇溶液–0.20%氢氧化钠溶液(1∶4)中的最大紫外吸收波长为 λ_{max}292nm(ε=19 400)。Q260 在 260nm 时的光密度值–浓度曲线线性关系很好，也可供定量分析用[3,4]。梁晓天和李兰娜通过对 Q260 的质谱、核磁共振氢谱[$(CD_3)_2CO$，250MHz]和红外光谱数据的解析，阐明其缩合反应和化学转化过程。研究证明青蒿素与不同浓度的碱反应，产物完全不同，青蒿素只在 95%乙醇溶液–0.20%氢氧化钠溶液(1∶4)条件下定量产生 Q292。如碱浓度加大，这种缩合反应产生的化合物即随之改变，这就解释了为何定量反应时，氢氧化钠溶液的浓度必须控制在 0.20%±0.02%范围。青蒿素经 0.2% NaOH 反应和酸转化过程如图 3-21 所示[3,4]。Q260 被作为一个新化合物，收载于美国化学文摘社，编号为[88104-60-3]。

青蒿素碱反应机制的研究及 Q292(烯醇式)和 Q260(α，β–不饱和酮式)的酸碱条件下的互变，为以后建立高效液相色谱柱前反应测定生物体液中的青蒿素提供了依据。

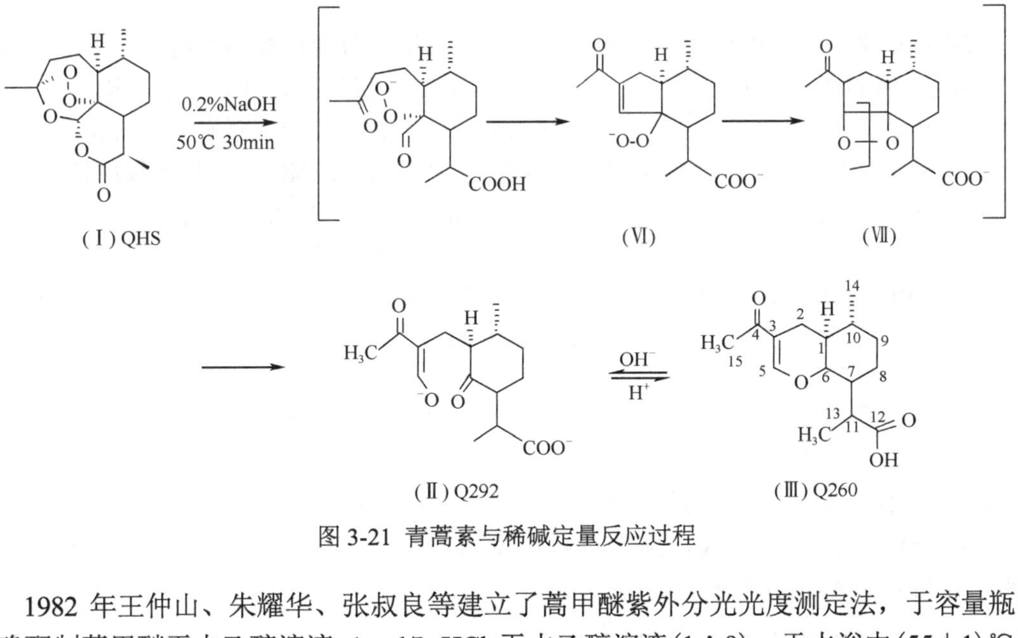

图 3-21 青蒿素与稀碱定量反应过程

1982 年王仲山、朱耀华、张叔良等建立了蒿甲醚紫外分光光度测定法，于容量瓶中准确配制蒿甲醚无水乙醇溶液–1mol/L HCl 无水乙醇溶液(1∶9)，于水浴中(55±1)℃反应 5h，冷却后于(254±1)nm 波长处测定其吸收值，并计算其百分吸收系数，样品与标准品同时测定，相比即得样品百分含量[5]。作者的实践证明，增加反应液的酸浓度或同时提高反应温度，可以加快反应速度，但酸浓度愈高，反应产物愈不稳定，因此作者采取了降低反应液酸浓度和反应温度的方法，使稳定时间能够达到 3h，但反应时间需要 5h。

1985 年曾美怡和赵世善建立了碱反应紫外分光光度法测定双氢青蒿素含量[6]。测定方法为于容量瓶中准确配制双氢青蒿素乙醇溶液–2.0% NaOH(1∶4)，水浴 60℃反应 30min，冷却后，于 238nm 测定光密度。在其浓度为 0.05～0.4mg/10ml 时，相关系数 r=0.998，变异系数小于 1.4%。众所周知，双氢青蒿素性质非常不稳定，容易分解产生多种但量少的其他化合物，国内外对此均有详细报道[7，8]。因此，其标准品需要严格避光和低温保存，用前必须按要求检查不得有分解产物。

《中国药典》2000 年版、2005 年版收载了我国研发的紫外分光光度法测定青蒿素、双氢青蒿素原料药及双氢青蒿素片的含量；但 2010 版时删去了所有紫外分光光度测定法和氢氧化钠滴定法，青蒿素、蒿甲醚、青蒿琥酯和双氢青蒿素原料药及其制剂全部改用高效液相色谱法，仅保留了紫外分光光度法用于双氢青蒿素片的测定[9~11]。

世界卫生组织的《国际药典》2003 年版(第 3 版)和 2013 年版(第 4 版)收载有我国研发的青蒿素、蒿甲醚和双氢青蒿素原料药和制剂的紫外分光光度含量测定方法，并将其应用于青蒿素片、蒿甲醚片的测定。只是两个版本均将青蒿素的紫外分光光度法的测定条件(包括碱浓度、反应温度和时间及检测波长)用于双氢青蒿素测定，即用紫外分光光度法同条件测定青蒿素和双氢青蒿素，这是误解，实际上两种不同的反应条件不能混淆[12,13]。

(二)青蒿素类的高效液相色谱紫外检测法

《中国药典》自 2000 年版开始，即将高效液相色谱紫外检测法用于蒿甲醚原料药和蒿甲醚胶囊的测定。方法为用十八烷基硅烷键合硅胶为固定相，乙腈–水(55∶45)为流动相，检测波长为 210nm[9,10]。《中国药典》2010 版收载的青蒿素类原料药及制剂全部改为高效液相色谱紫外检测法，以青蒿素和双氢青蒿素的测定为例，固定相均用十八烷基硅烷键合硅胶，以乙腈–水(60∶40)为流动相和溶剂，检测波长为 210nm；蒿甲醚以乙腈–水(62∶38)为流动相，青蒿琥酯以乙腈–pH 3.0 磷酸盐缓冲液(42∶58)为流动相，柱温 30℃，其余同青蒿素[11]。亦即《中国药典》2010 版收载青蒿素类的高效液相色谱紫外检测法除检测波长为 210nm 及青蒿琥酯流动相比例稍异之外，条件基本和《国际药典》2003(第 3 版)相同[12]。

《国际药典》2003 年版(第 3 版)和 2013 年版(第 4 版)收载青蒿素、双氢青蒿素、蒿甲醚和青蒿琥酯的原料药和制剂均以高效液相色谱紫外检测法为第一法，紫外分光光度法或滴定法为第二法，两种方法任选一种即可。《国际药典》2013 年版所收载的高效液相色谱法和 2003 年版比较，除青蒿琥酯流动相乙腈–pH3.0 缓冲液比例由等容改为(44∶56)外，其余基本未变[13]。

(三)滴定法测定青蒿琥酯的含量

这个方法是用氢氧化钠滴定，酚酞为指示剂，按消耗的碱溶液计算青蒿琥酯含量，作为青蒿琥酯片的测定方法收载于《中国药典》2000 年版[9]和 2005 年版[10]；至《中国药典》2010 年版，青蒿琥酯(作为新增品种)、青蒿琥酯片、注射用青蒿琥酯的含量测定均改为高效液相色谱法[11]。《国际药典》(第 3 版和第 4 版)则仍然以高效液相色谱法为第一法，滴定法为第二法作为青蒿琥酯、注射用青蒿琥酯和青蒿琥酯片的含量测定方法[12,13]。

(四)高效液相色谱法测定青蒿素类复方(ACT)

由于青蒿素类复方含有两种或两种以上的组成化合物，因而在用高效液相色谱法测定时，需同时测定其配伍药物，由于二者的化学性质往往不同，比青蒿素类单药的含量测定要复杂。

1989 年，曾美怡、赵世善和王云玲建立了高效液相色谱紫外检测法测定复方蒿甲醚片中的蒿甲醚和本芴醇含量(当时其片剂规格为每片含 20mg 蒿甲醚和 100mg 本芴醇)[14]。本芴醇难溶于甲醇等一般常用的有机溶剂，作者利用在甲醇中加入 1%～2%的冰醋酸和本芴醇形成离子对，增加其在甲醇中的溶解度，并根据本芴醇的色谱行为，将甲醇–水–冰醋酸–二乙胺(93∶6∶1∶0.01)作为两个被测化合物的溶剂和在 Zorbax ODS 柱分离两化合物的流动相。但意外地发现蒿甲醚在此流动相中转化为另一个在 230nm 有紫外吸收的化合物，通过紫外分光光度计考察，蒿甲醚在不含冰醋酸的流动相中，其最大紫外吸收波长为 205nm，在含冰醋酸的流动相中，其最大吸收变为 230nm，且灵敏度提高，转化物性质稳定，可用于定量分析。由于本芴醇在 234～235nm 处有吸收峰，因此选择 234nm 作为蒿甲醚和本芴醇的检测波长。蒿甲醚的保留时间约为 4.5min，本芴醇约为 10.5min。蒿甲醚和本芴醇的平均加样回收分别为 99.5% 和 107.5%。蒿甲醚的浓度为 0.2～1.0mg/ml，按峰面积响应计算，其线性良好，r=0.9996。本芴醇的浓度为 0.04～0.20mg/ml，其线性良好，r=0.9992。这个方法的优点是使复方蒿甲醚片中两种结构完全不同的组分，可以在同一流动相和同一检测波长下进行测定。1996 年，曾美怡、卢志良、杨松成等将此方法用于本芴醇的血药浓度测定[15]，见本节二之(三)。

《国际药典》2013 年版收载了复方蒿甲醚片(artemether and lumefantrine tablet)的高效液相色谱紫外检测法也是利用乙腈–离子对试剂 700∶300 和 300∶700 为流动相，梯度淋洗；离子对试剂为将 5.65g 己烷磺酸钠和 2.75g 磷酸二氢钠溶于约 900ml 水中，磷酸调至 pH 2.3，用水稀释至 1000ml，过滤。测定复方蒿甲醚片和两个组成药物用的溶剂为 200ml 离子对试剂加 60ml 水和 200ml 正丙醇，用乙腈稀释至 1000ml。20 片复方蒿甲醚粉碎后准确称取约相当于一片的量(约含 20mg 蒿甲醚和 120mg 本芴醇)置于 100ml 容量瓶中，用 85ml 上述溶剂超声振荡溶解后稀释至刻度，同样准确称取 20mg 蒿甲醚对照品和 120mg 本芴醇对照品同法处理。流动相流速 1.3ml/min。20μl 样品和对照品交互进样，按峰面积计算含量。检测波长在前 28min 设定在 210nm，然后转为 380nm，蒿甲醚的保留时间约为 19min，本芴醇的保留时间约为 34min[13]。这个方法是采用两种不同配比的流动相进行梯度淋洗分离两个化合物，并分别用两种波长进行测定。

2006 年李美琴、范琦和张晓松等用高效液相色谱蒸发光散射检测器(evaporative light-scattering detector，ELSD)可以检测没有紫外吸收的有机物质。李美琴等将这种检测器用于测定复方双氢青蒿素片中双氢青蒿素的含量，但未见同时测定其他两个组分药物的报道[16]。

二、生物体液中青蒿素类测定方法的进展

随着对青蒿素类化合物及其复方深入研究，临床药理学要求对青蒿素类及其代谢产物和配伍药物的药代动力学开展研究，为临床用药方案提供可靠的依据。由于药物在体液中的浓度很低，加以青蒿素类本身可利用的紫外末端吸收的灵敏度太低，因此建立测定生物体液中青蒿素类原型药物和活性代谢产物含量的灵敏方法，就成为药代动力学研究的攻关重点。1983 年 10 月由青蒿素指导委员会通过卫生部邀请世界卫生组织派出专家组，在中药研究所举办“建立青蒿素及其衍生物在生物体液中含量测定方法学习班”，一方面介绍一些可行的测定手段，并示范提取血浆中药物的操作，另一方面由学员介绍已有经验。学习班后，我国学者自 1985 年开始陆续自行建立了放射免疫法、高效液相色谱电化学检测法或高效液相色谱紫外检测法和高效液相色谱–质谱联用等方法，提高青蒿素类的检测灵敏度，达到了 10^{-9}g/ml 或 10^{-10}g/ml 水平，有力地支持了青蒿素类药代动力学的研究，与此同时，也推动了我国自主创新的抗疟新药本芴醇、磷酸萘酚喹等的体液测定方法的建立。

(一)放射免疫测定法

1985 年宋振玉、赵凯存、梁晓天等首先建立的放射免疫测定法是我国最早发表的测定青蒿素、青蒿琥酯血药浓度的方法[17]。这种方法利用抗原抗体结合的特异性和放射性同位素高度灵敏的特点，以达到提高检测灵敏度的目的。

作者利用青蒿素还原为双氢青蒿素后的 12 位羟基反应，制成青蒿素-12-*O*-乙酸-牛血清白蛋白复合物，每分子牛血清白蛋白连接约 15 个青蒿素分子。将此复合物溶于生理盐水，与等体积的完全福氏佐剂混合，制成浓度为 2mg/ml 的抗原复合物乳剂，肌内注射免疫绵羊，每只羊注射 4mg，3 周后加强注射一次，以后每月一次，7～10 天后检测血清抗体。实验证明，初次免疫后第八周已产生抗体，滴度约为 1800，以后加强注射，滴度未见明显增高。固定抗血清量(1∶500 稀释)，加入不同量的 ^{3}H-双氢青蒿素，抗原与抗体结合反应呈饱和状态，抗体密度为 0.2mmol/ml 血清。抗体血清为 1∶1000 稀释，^{3}H-双氢青蒿素为 7000DPM 时，加入不同量的非标记青蒿琥酯，获得标准竞争曲线，测定灵敏度为 2～3ng。双氢青蒿素、青蒿素和蒿甲醚的竞争曲线与青蒿琥酯基本相同，测定灵敏度为 2～10ng，交叉反应完全，但是脱氧青蒿素与青蒿琥酯的交叉反应仅为 1%，说明本方法对青蒿素类化合物的过氧桥结构有特异性。实验证明，温孵温度和时间对抗原–抗体反应没有明显影响。本方法测定重现性较好。组内变异系数为 4%～11%，组间为 3%～7%。正是由于本方法对青蒿素类过氧桥有特性，因而不能区分青蒿琥酯、蒿甲醚和它们的活性代谢产物双氢青蒿素，因此在此情况下，只能将原型药及其活性代谢产物的总浓度看作一个整体，这是本方法的缺点。

应用本方法测定狗静脉注射青蒿琥酯(4mg/kg 或 14mg/kg)后的血药时程，证明为线

性一室动力学模型。药代动力学参数平均为：K=0.028/min，$T_{1/2}$=26.5min，Vd=1.55L/kg，Cl_T=2.33L/h/kg。本法用于比较人口服同样量的青蒿素片和双氢青蒿素片的药代动力学差异[18]。

（二）高效液相色谱电化学检测法

对于带有过氧基团的青蒿素类化合物来说，用高效液相色谱分离后再用电化学检测器检测是最直接而且灵敏度比较高的方法。由于这是氧化还原过程，其难度就是如何排除空气中的氧对整个系统的干扰。这个问题解决不好，测定的灵敏度就受到影响，因此设备要求比较高。

1985 年杨树德、马建民、孙娟华等最早用高效液相色谱法以还原型电化学极谱检测器，测定人血浆中的青蒿琥酯及其代谢产物双氢青蒿素[19]。高效液相色谱条件是用 YWG-$C_{18}H_{37}$ 柱，以甲醇–0.03mol/L$(NH_4)_2SO_4$–冰醋酸(55∶45∶0.1)为流动相，用氯化亚钒去除痕迹量氧的纯氮气流通入流动相去氧，极谱检测器用极谱仪控制，操作方式为取样直流(SDC)，工作电位为–0.24V(参比电极为 Ag/AgCl)，汞滴时间为 2s，电极工作方式为静汞电极。青蒿琥酯和双氢青蒿素血药浓度和峰电流表现为 20～800ng/ml 线性关系良好，皆为 r=1.000。青蒿琥酯和双氢青蒿素的绝对回收率均在 90% 以上。精密度(CV)小于 9%。可能是由于条件所限，未能完全排除氧的干扰，影响了基电流，从而影响了检测的灵敏度。

1988 年周钟鸣、黄月香、郭兴伯等建立了用高效液相色谱极谱检测法测定青蒿素、青蒿琥酯、蒿甲醚、双氢青蒿素含量[20]的方法。高效液相色谱条件：反相色谱柱 YWG-$C_{18}H_{37}$，不锈钢预柱和分离柱；流动相为甲醇–0.02mol/L 硫酸铵溶液(75∶25)注入三颈圆底烧瓶，在连续通入高纯氮的情况下，回流至沸腾，保持 1～2h，高纯氮需经过 VCl_3 溶液先除去微量的氧，样品进样前用高纯氮去氧 10min，样品溶液用氮气压进进样阀的进样管。流动相流速 1ml/min。PAR 310 型极谱检测器由 364 型极谱仪控制，操作方式为取样直流；青蒿素、青蒿琥酯、蒿甲醚、双氢青蒿素的动力伏安曲线在–0.90V(参比电极为 Ag/AgCl)均已达到饱和电位，作为工作电位；电极工作方式为 303 型静态滴汞电极。作者考察了流动相组成比例和 pH 变化对这类化合物保留时间的影响。校正曲线的线性关系和精密度以标准溶液 10 次重复进样，测定相对标准偏差，青蒿素和双氢青蒿素(α 型，β 型)不超过 7%，青蒿琥酯和蒿甲醚不超过 8%。青蒿琥酯和双氢青蒿素用外标法得校正曲线，样品量分别在 10～160ng/ml 和 100～1600ng/ml 浓度范围显示较好的线性关系。以青蒿素为内标，测定蒿甲醚的校正曲线，蒿甲醚在 10～120ng/ml 内线性关系良好。以峰高为因变量，青蒿素类化合物浓度为自变量，用最小二乘法做线性回归分析，7 条标准曲线，相关系数 r=0.997～0.999。此方法用于研究大鼠及男性健康志愿者单次肌内注射蒿甲醚的药代动力学。

1998 年 Agtmael、Butter、Portier 等在其原来建立的反相高效液相色谱还原型电化学检测器检测青蒿素类含量的基础上做了一些大的改进[21]。作者用色谱纯的氦在密闭系统中去氧，采用自动进样，用蒿甲醚和双氢青蒿素在 5～220ng/ml 浓度范围内验证其方法的准确度、精密度和重现性。蒿甲醚的日间准确度为+1%～+6.3%，日内为–1%～

+4.5%，日内和日间的精密度均<6%；双氢青蒿素的日间准确度为−0.6%～+2.6%，日内为−9.5%～−0.3%，日内和日间的精密度均< 9%；三个月内做了 70 个可重复的样品，蒿甲醚和双氢青蒿素的日间准确度为−0.6%～+7.6%，精密度< 18%。作者用此方法和另外两个参考实验室用可比性方法测定的结果进行交叉验证，相关系数为>0.98%。作者成功地用此法测定了 48 个服蒿甲醚和 40 个服复方蒿甲醚的中国无并发症恶性疟患者，按 4 次给药方案，测定了蒿甲醚和代谢产物双氢青蒿素的药代动力学[22]。可以认为这是高效液相色谱还原型电化学方法中灵敏度最高的测定方法。

（三）高效液相色谱紫外检测法

1986 年赵世善、曾美怡建立的高效液相色谱柱前反应测定青蒿素的血药浓度的方法，是最早建立的用高效液相色谱紫外检测法测定青蒿素在生物体液的浓度的方法[23]。其原理是利用青蒿素的碱反应后将其酸转化为化合物 Q260，在 260nm 处有较强的紫外吸收，建立柱前反应条件。高效液相色谱法用 LiChrosorb–RP_{18} 柱，流动相为 0.01mol/L Na_2HPO_4 –NaH_2PO_4在水–甲醇(55∶45，*V/V*)的缓冲液。样品溶于 0.01mol/L 醋酸–醋酸钠在水–甲醇(8∶2，*V/V*)的缓冲液，由于其甲醇含量低于流动相，使样品在分析柱上短时富集，辅以加大进样量 200μl，以达到最大限度提高其检测灵敏度的目的。其最低检测限为 2.5ng/ml，达到 10^{-9} g/ml 水平。浓度为 10～1000ng/ml 的回收率>95%，相对标准差为 1.2%～18%[23,24]。1987 年周钟鸣、赵世善、聂淑琴等进行了健康志愿者口服青蒿素后，测定其在唾液和血浆浓度变化及其相关性研究，结果显示，青蒿素在血浆和在唾液中的浓度变化规律一致，达峰时间相同，二者之间存在一定的比例，血浆中浓度平均是唾液中浓度的 7 倍，有可能以唾液浓度分析代替血药浓度分析[24,25]。周钟鸣、曾美怡、聂淑琴等将此方法用于青蒿素栓单次直肠内给药在恶性疟患者的药代动力学和药效动力学方面的研究[26,27]。这个方法在操作上步骤较多，但对仪器设备要求不高，容易实现，灵敏度也能达到要求。

1996 年曾美怡、卢志良、杨松成等，利用离子对增加本芴醇在甲醇和乙酸乙酯中的溶解度，建立了高效液相色谱法测定人体血液中的本芴醇含量[15]。方法为用反相色谱柱 Spherisorb C_{18} 以甲醇–水–冰醋酸–二乙胺(93∶6∶1∶0.03)为流动相，在波长 335nm 处测定本芴醇。本芴醇在紫外至可见光段有 4 个可以利用作为检测波长的最大吸收峰，本方法为了避免多个干扰测定的内源物，而采用 335nm 作为检测波长。由于本芴醇难溶于一般常用的有机溶剂，因而采取在流动相中加入冰醋酸，和本芴醇形成离子对以增加其在流动相中的溶解度，并同样用冰醋酸–乙酸乙酯(1∶100)从血浆中提取本芴醇以增加其提取率。本芴醇在血浆中的浓度为 5～4000ng/ml 时的绝对回收率为 92.91%；由于在体液中本芴醇浓度范围大，分为两个浓度段，有利于准确测定。浓度为 5～200ng/ml 时，r=0.9962，200～4000ng/ml 时，r=0.9982；最小检测限为 11.8ng/ml。内标物“8212”浓度为 300ng/ml 时的回收率为 84.85%。精密度和准确度测定，日间(5～4000ng/ml)分别为 2.46%～17.85%和 0.05%～21.20%；日内(10ng/ml、50ng/ml、500 ng/ml、4000ng/ml)分别为 1.17%～8.19%和 0.56%～7.50%。

Lefèvre 和 Thomsen 用以上测定本芴醇的方法，研究了中国(36 位)、泰国(52 位)和非洲冈比亚(60 位儿童)恶性疟患者多次口服复方蒿甲醚或其单药后，本芴醇的药代动力学，并比较了中国(16 位)健康志愿者服用油脂性食物和禁食后口服复方蒿甲醚对本芴醇药代动力学的影响，结果表明，油脂性食物可提高本芴醇的生物利用度约 16 倍[28]。

Ezzet、van Vugt、Nosten 等研究了 266 个泰国疟疾患者以复方蒿甲醚 3 种给药方案给药，用上述方法测定患者服药后本芴醇的药代动力学和药效动力学，通过对 51 名成年患者的详细观察，认为本芴醇在复方中主要起提高治愈率的作用，如果服药后第 7 天，本芴醇的血药浓度能够维持在 280ng/ml(MIC，体外试验最小抑制浓度)，就能使治愈率得到提高[29]。

(四) 高效液相色谱–质谱联用检测法

2005 年黄建明、郁韵秋、翁伟宇等建立了高效液相色谱和质谱联用法以测定人血浆中蒿甲醚及其活性代谢物双氢青蒿素的浓度[30]。色谱柱为 C_{18}，流动相为 0.2%乙酸–甲醇梯度洗脱系统，流速为 1.0ml/min；质谱条件为大气压化学电离方法采集正离子，以选择离子监测(SIM)方式对蒿甲醚和双氢青蒿素监测 m/z 221，对内标(青蒿素)监测 m/z 283；血浆样品的预处理采用甲基叔丁基醚萃取法。结果显示，蒿甲醚和双氢青蒿素的线性范围为 5～300ng/ml 时，相关系数 r>0.9990，检测限均为 2ng/ml。蒿甲醚和双氢青蒿素日内和日间测定的精密度(RSD)<9.3%，准确度(回收率)在 92%～105%内。当蒿甲醚和双氢青蒿素浓度为 5ng/ml、50ng/ml 和 200ng/ml 时，提取回收率为 80%～96%。作者选用大气压化学电离方法采集正离子是因为其能产生较强的离子化，进样量较大，有利于提高方法的灵敏度。本方法用于 6 名男性健康志愿者一次口服蒿甲醚片 200mg 后，测定其血浆中蒿甲醚和双氢青蒿素的浓度，绘制出二者的时药浓度曲线。

2005 年刘泽源等用高效液相色谱和质谱联用法测定健康人口服复方磷酸萘酚喹片后，血浆和尿中的青蒿素和磷酸萘酚喹的浓度变化[31,32]。高效液相色谱法用 Zorbax Extend C_{18} 柱，柱温 40℃，流动相为甲醇-10mmol/L 乙酸铵(80∶20)，自动进样。通过电喷雾离子化 Q-TrapTM 型三重四极杆串联质谱仪，以多重离子反应监测扫描进行检测，用于定量分析的离子反应分别为 m/z 283.3→m/z 209.1(青蒿素)、m/z 410.3→m/z 337.1(磷酸萘酚喹)和 m/z 515.2→m/z 276.1(内标物替米沙坦)；青蒿素血药浓度为 4.00～1000ng/ml 时，相关系数为 0.9990，同浓度在尿液时相关系数为 0.9975；磷酸萘酚喹血药浓度为 0.50～500ng/ml 时，相关系数为 0.9956，同浓度在尿液时相关系数为 0.9991。青蒿素和磷酸萘酚喹最低定量浓度分别为 4.00ng/ml 和 0.50ng/ml，不受血浆和尿液内源物质的干扰。青蒿素血药浓度为 10ng/ml、100ng/ml 和 800ng/ml 时，提取回收率(n=3)分别为(93.3±9.81)%、(86.1±5.30)%和(89.2±3.51)%；磷酸萘酚喹血药浓度为 5ng/ml、50ng/ml 和 400ng/ml 时，提取回收率(n=3)分别为(78.3±5.01)%、(86.0±2.74)%和(87.9±1.83)%；内标替米沙坦(40ng/ml)提取回收率为(87.2±5.10)%；精密度考察，用上述浓度，比较其日内与日间测定结果(n=6)，青蒿素分别为 4.07%～8.21%和 4.58%～9.91%，磷酸萘酚喹分别为 7.77%～9.07%和 9.57%～

13.60%，均小于 15%，准确度考察，青蒿素为–4.6%～8.7%，萘酚喹为–1.7%～4.0%。以上方法用于测定 10 名健康男性志愿者单剂量口服复方磷酸萘酚喹片 8 片(青蒿素 125mg 和萘酚喹 50mg/片)其药代动力学参数：青蒿素和萘酚喹的 T_{max} 分别为 3h 和 6h；C_{max} 分别为 521 ng/ml 和 21.4ng/ml；$T_{1/2}$ 分别为 3.38h 和 24.2h; 青蒿素的 $AUC_{0\sim24h}$ 为 4729ng·h/ml，萘酚喹的 $AUC_{0\sim168h}$ 为 828ng·h/ml。这个方法亦用于对 28 名男性健康志愿者服用单剂量复方磷酸萘酚喹 350mg、700mg、1400mg 和 2100mg，考察其药代动力学和安全性及食物对其吸收的影响，研究证明单剂量复方磷酸萘酚喹耐受量可达 2100mg；和单药比较，复方可以增加单药的 $AUC_{0\sim t}$ 和 C_{max}，青蒿素分别增加 71%和 49%，萘酚喹分别增加 135% 和 104%；进食可以比禁食增加青蒿素的 $AUC_{0\sim t}$ 达 77%，但磷酸萘酚喹的 $AUC_{0\sim t}$ 反由(955±352) ng·h/ml 降为(446±231) ng·h/ml[33]。

2006 年刘萍、侯禹男、单成启等用高效液相色谱－串联质谱法测定比格犬血浆中蒿甲醚及其代谢物双氢青蒿素的浓度[34]。高效液相色谱法条件为以乙腈- 0.1%乙酸(66∶34)为流动相，采用 C_{18} 预柱，通过电喷雾离子化三重四极杆串联质谱，以多重离子反应监测模式进行检测，*m/z* 321.1→*m/z* 275.1(蒿甲醚)、*m/z* 284.3→*m/z* 267.1(双氢青蒿素)和 *m/z* 283.1→*m/z* 209.2(青蒿素，内标)。蒿甲醚和双氢青蒿素的线性范围为 1～400ng/ml，日内、日间精密度均小于 9.0%。

以上仅为举例介绍一些灵敏度高，简便实用的生物体液测定青蒿素类的方法，借以看到这方面的进展。

参考文献

[1] 曾美怡. 桥式有机过氧化物碘量法的改进——碘量法测定青蒿素. 药物分析杂志，1984，4(6): 327-329

[2] 沈璇坤，严克东，罗泽渊，等.紫外分光光度法测定青蒿素含量. 药物分析杂志，1983，3(1): 24-26

[3] 曾美怡，李兰娜，梁晓天. 紫外分光光度法测定青蒿素含量的化学反应机理. 药物分析杂志，1985，5(5): 268-271

[4] Zeng MY，Li LN，Chen SF，*et al.* Chemical transformation of qinghaosu，A peroxidic antimalaria. Tetrahedron，1983，39(18): 2941-2946

[5] 王仲山，朱耀华，张叔良，等. 蒿甲醚的紫外分光光度测定法. 药物分析杂志，1982，2(2): 65-68

[6] 曾美怡，赵世善. 紫外分光光度法测定双氢青蒿素含量. 药物分析杂志，1986，6(3): 135-138

[7] Jansen FH，The pharmaceutical death-ride of dihydroartemisinin. Malaria Journal，2010，9(1): 212-216

[8] Haynes KR， Chan HW， Lung CM，*et al.* Artesunate and dihydroartemisinin(DHA): unusual decomposition products formed under mild conditions and comments on the fitness of DHA as an antimalarial drug. Chem Med Chem，2007，2: 1448-1463

[9] 国家药典委员会.中华人民共和国药典. (第 7 版)二部. 北京：化学工业出版社，2000

[10] 国家药典委员会.中华人民共和国药典. (第 8 版)二部. 北京：化学工业出版社，2005

[11] 国家药典委员会.中华人民共和国药典. (第 9 版)二部. 北京：化学工业出版社，2010

[12] WHO. The International Pharmacopeia， Third Edition，Volume 5，2003

[13] WHO. The International Pharmacopeia，Fourth Edition，2013(incl. First，Second and Third Supplements)

[14] Zeng MY，Zhao SS，Wang YL. Determination of artemether and fluorenemethanol in artemether combination tablets by HPLC and study on chemical conversion of artemether in mobile phase. The Meeting of the SWG-CHEMAL of WHO，April 24-26，1989

[15] Zeng MY，Lu ZL，Yang SC，*et al.* Determination of benflumetol in human plasma by reversed-phase high-performance liquid chromatography with ultraviolet detection. Journal of Chromatography B，1996，681: 299-306

[16] Li MQ，Fan Q，Zhang XS，HPLC-ELSD determination of dihydroartemisinin in compound dihydroartemisinin tablets.Yaowu fenxi zazhi(Chinese Journal of Pharmaceutical Analysis)，2006，26(8):1163-1165

[17] 宋振玉，赵凯存，梁晓天，等. 青蒿酯和青蒿素的放射免疫测定法. 药学学报，1985，20(8): 610-614

[18] 赵凯存，宋振玉，双氢青蒿素在人的药代动力学及与青蒿素的比较，药学学报，1993，28(5)：342-345
[19] 杨树德，马建民，孙娟华，等. 还原型电化学极谱检测高效液相色谱法测定人血浆中青蒿酯和双氢青蒿素. 药学学报，1985，20(6): 457-462
[20] Zhou ZM，Huang YX，Guo XB，*et al.* HPLC with polarographic detection of artemisinin and its derivatives and application of the method to the pharmacokinetic study of artemether. Journal of Liquid Chromatography，1988，11(5): 1117-1137
[21] van Agtmael MA，Butter JJ，Portier EJ，*et al.* Validation of an improved reversed-phase high- performance liquid chromatography assay with reductive electrochemical detection for the determination of artemisinin derivatives in man. Ther Drug Monit 1998，20: 109-116
[22] van Agtmael MA，Shan CQ，Jiao XQ，*et al.* Multiple dose pharmacokinetics of artemether in Chinese patients with uncomplicated falciparum malaria. International Journal of Antimicrobial Agents，1999，12: 151-158
[23] Zhao SS，Zeng MY，Application of precolumn reaction to HPLC of qinghaosu in animal plasma. Analytical Chemistry，1986，(58): 289-292
[24] Zhao SS. High-performance liquid-chromatographic determination of artemisinine(qinghaosu) in human-plasma and saliva. Analyst，1987，112(5): 661-664
[25] 周钟鸣，聂淑琴，孙晓淼，等，青蒿素的唾液浓度和血药浓度的相关性研究，中国药理通讯，1990，7(2):49
[26] Zhou ZM，Pharmacokinetic studies of qinghaosu and its derivatives by HPLC method. The Meeting of the SWG-CHEMAL of WHO，April 24-26，1989
[27] 周钟鸣，曾美怡，聂淑琴，等. 青蒿素在恶性疟病人的药代动力学和药效动力学，中国药理通讯，1991，8(2):38
[28] Lefèvre G，Thomson MS. Clinical pharmacokinetics of artemether and lumefantrine(Riamet®). Clin Drug Invest，18(6): 467-480(1999)
[29] Ezzet F，van Vugt M，Nosten F，*et al.* Pharmacokinetics and pharmacodynamics of lumefantrine(benflumetol) in acute falciparum malaria，Antimicrobial Agents and Chemotherapy，Mar. 2000: 697-704
[30] 黄建明，郁韵秋，翁伟宇，等. 高效液相质谱联用法测定人血浆中蒿甲醚及其活性代谢物双氢青蒿素的浓度. 中国临床药学杂志，2005，14(5): 274-278
[31] 刘泽源，李海燕，高洪志，等. 复方磷酸萘酚喹片人体药代动力学研究. 新药注册：临床研究资料
[32] 高洪志，李海燕，徐树光，等. 高效液相色谱-串联质谱法测定健康人体血浆中青蒿素浓度及其药代动力学研究.中国临床药理学杂志，2009，25(2)：138-140
(参考 LC-MS/MS 法测定人血浆中青蒿素和磷酸萘酚喹的浓度，药物分析杂志，2009，29(8):1264-1269)
[33] Qu HY，Gao HZ，Hao GT，*et al.* Single –dose safety，pharmacokinetics，and food effects studies of compound naphthoquine phosphate tablets in healthy volunteers.The Journal of Clinical Pharmacology，2010，50:1310-1318
[34] 刘萍，侯禹男，单成启，等. HPLC/MS/MS 法测定比格犬血浆中蒿甲醚及其代谢物双氢青蒿素的浓度. 药物分析杂志，2006，26(5): 58

（曾美怡）

第四章　青蒿素衍生物和类似物

1974 年后多种青蒿素制剂的临床试验在全国各疟区展开，大量资料证明青蒿素对疟疾具有速效、低毒的特点，尤为突出的是它对抗药性的恶性疟有特效。恶性疟患者口服青蒿素片剂(3 天总剂量 5g)疗效可达 90%，但 30 天内的复发率高达 50%左右[1]，而青蒿素油混悬和水混悬注射剂的月复燃率仅为 10%左右，但因注射剂放置期间青蒿素颗粒不断长大，以致无法再用于注射。为解决青蒿素复燃率高、因溶解度小而难以制成注射剂用于抢救危重患者的问题，全国 523 领导小组在 1976 年 2 月下达青蒿素结构改造的任务给中国科学院上海药物研究所，要求寻找疗效更高、溶解度更大、复燃率不超过 10% 的青蒿素类抗疟药。

上海药物研究所在已有的青蒿素结构和化学反应研究的基础上，开展了化学结构和抗疟活性关系的研究及衍生物的合成、筛选。青蒿素(**1**)是含有过氧基团的倍半萜内酯，分子内 5 个氧原子以—O—O—C—O—C—O—C═O 的奇特方式连接。过氧基团的作用一开始就成为研究目标。按照文献方法[2]，青蒿素经催化氢化得到脱氧青蒿素(**2**)，鼠疟筛选结果表明，失去了过氧基团的脱氧青蒿素毫无抗疟活性，这一试验证明过氧基团是抗疟活性的必需基团。继而对一些简单的过氧化合物，包括天然的过氧单萜驱蛔素进行筛选时，抗疟效果很差。因此看来除了过氧基团外还需要如青蒿素母核这样的结构存在[3]。在上海有机化学研究所研究的青蒿素的各种化学反应产物中，大多是失去过氧基团的产物或一些青蒿素结构的碎片。而唯一例外的是，在 5℃左右青蒿素被硼氢化钠还原生成的双氢青蒿素(**3**)，保留了青蒿素母核和过氧基团。在鼠疟筛选中，这一化合物的抗疟效果比青蒿素高，但它的溶解度并没有改善而且稳定性较差。鉴于双氢青蒿素分子中含有性质较为活泼的半缩醛结构，作者决定做它的衍生物。双氢青蒿素在酸性条件下可与醇发生反应，生成较为稳定的缩醛(简称为醚类)；还可合成其酯类衍生物(图 4-1)。

1976 年下半年上海药物研究所开始合成青蒿素三类衍生物(醚类、羧酸酯类和碳酸酯类)，并在鼠疟(*P. berghei*)抗氯喹原虫株上筛选[3]，以青蒿素为对照品，测出它们抑制 90%疟原虫所需要的剂量(SD_{90})。第一批筛选 25 个化合物，将它们溶于植物油中，肌内注射给药，大多数化合物的抗鼠疟活性超过了青蒿素。如青蒿素的 SD_{90} 为 6.20mg/kg，双氢青蒿素为 3.65mg/kg，蒿甲醚为 1.02mg/kg，蒿乙醚为 1.95mg/kg。这些数据表明蒿甲醚的抗疟活性是青蒿素的 6 倍，是双氢青蒿素的 3 倍。在羧酸酯类和碳酸酯类中还发现不少化合物的抗疟活性是青蒿素的 10 倍以上的[4]。由于蒿甲醚在油中的溶解度大，化学性质较稳定，故选为新药候选物进行重点研究。1977 年桂林制药厂合成了青蒿琥酯[5]。它对感染伯氏疟原虫敏感株的小鼠静脉注射的半数有效量(ED_{50})和 90%有效量(ED_{90})分别为 0.3mg/kg 和 1.14mg/kg。经过大量的药理、制剂、临床等研究，青蒿琥酯静脉注射剂和蒿甲醚肌内注射剂在 1987 年作为抗疟新药被批准生产，成为我国新药审批制度建立后通过的第一批一类新药。

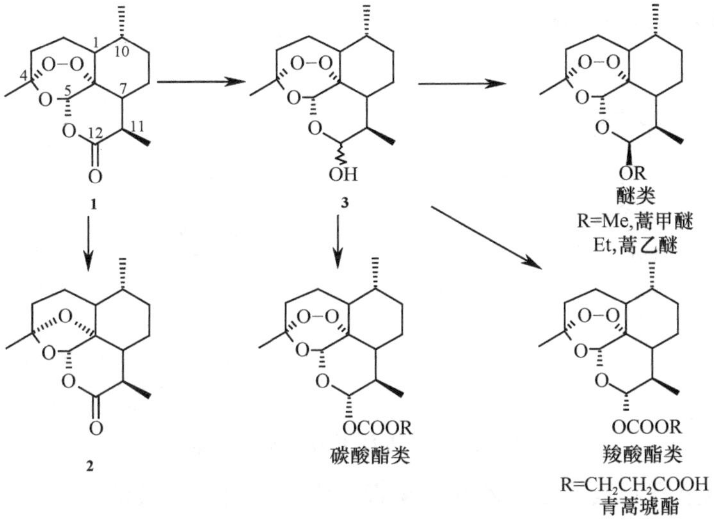

图 4-1 青蒿素的醚类、羧酸酯类和碳酸酯类衍生物的合成

此后，上海药物研究所继续青蒿素类化学结构和多种生物活性构效关系的研究。20 世纪 80 年代起，国外多个研究组也开展了青蒿素的衍生物和类似物的研究，我国早年的工作在国外同行的后继研究中得到肯定，并成为他们的赶超目标。三十多年来，已有几千个青蒿素衍生物或类似物(包括我国的近千个化合物)被合成和筛选出来，遗憾的是，至今未见新一代的青蒿素类抗疟药来取代蒿甲醚和青蒿琥酯。对于药学界这份持久的探索已有不少文章综述[6~10]。这里仅对国内外的主要研究结果，特别是近期研究情况，作一简要介绍。

第一节 脂溶性青蒿素衍生物

脂溶性青蒿素衍生物是我国早期研究的主要品种。青蒿素的醚类、羧酸酯类和碳酸酯类衍生物基本上都属于脂溶性衍生物。上海药物研究所在早期探索过程中，曾发现有些青蒿素的羧酸酯、碳酸酯类衍生物的抗疟作用比蒿甲醚更强，但它们在油中的溶解度较小，稳定性也比醚类化合物差，故未能选作新药候选物。

1985 年 4 月世界卫生组织疟疾化疗科学工作组(WHO/SWG/CHEMAL)在来华访问后，得知蒿甲醚油溶性大，化学稳定性比青蒿琥酯好得多。他们料想蒿乙醚在体内代谢时会生成乙醇，而蒿甲醚则会代谢生成甲醇，蒿乙醚应该比蒿甲醚更安全，故选择蒿乙醚作为他们开发的候选药物[11]。尽管在以后的神经毒性研究中发现蒿乙醚的毒性大于蒿甲醚，但由于临床上从未发现青蒿素类神经毒性的证据，蒿乙醚还是在 2000 年正式上市[12]。蒿乙醚油针剂临床使用的总剂量是蒿甲醚油针剂的一倍，恰好印证了 1980 年顾浩明等报道的蒿乙醚抗鼠疟的 SD_{90} 是蒿甲醚一倍的实验数据[4]。

以后，上海药物研究所李英小组将最初的脂肪族醚类扩展到芳香族醚类。以乙酰双氢青蒿素或三氟乙酰双氢青蒿素为原料，在三氟乙酸或 $BF_3 \cdot Et_2O$ 的存在下，与带有各种取代基的酚类反应生成 12-β 双氢青蒿素的芳香醚 **4**(图 4-2)。它们在抗鼠疟实验中，效果好于青蒿素但不及蒿甲醚[13]。

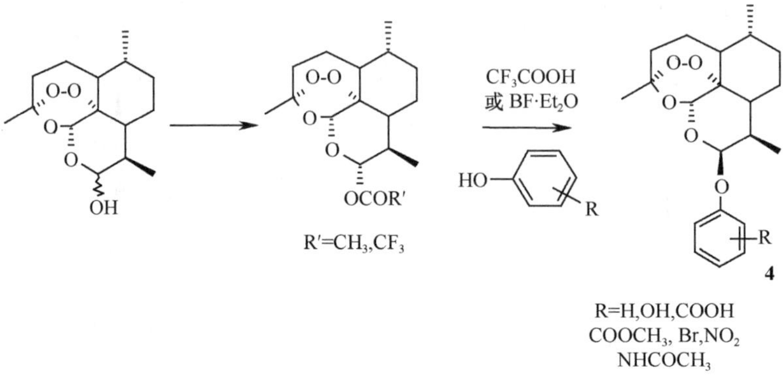

图 4-2 12-β 青蒿素芳香醚的合成

同样，用双氢青蒿素或三氟乙酰双氢青蒿素为原料，在酸催化下与带有各种取代基的芳香胺或氮杂环(如三氮唑、苯并三氮唑)反应生成一类含氮原子的青蒿素衍生物(图 4-3)。它们的抗鼠疟作用也高于青蒿素[14~16]。

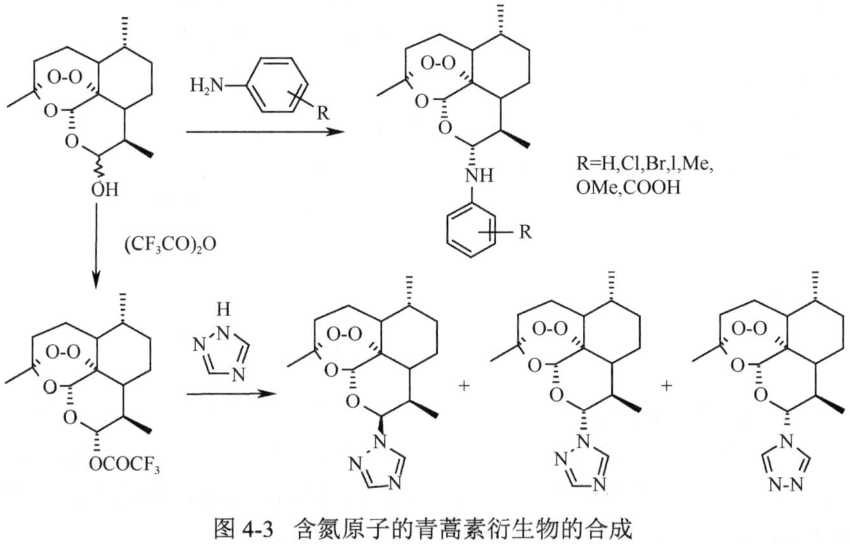

图 4-3 含氮原子的青蒿素衍生物的合成

Haynes 小组报道了 artemisone 的合成(图 4-4)，药理研究证明它的抗疟作用超过青蒿琥酯，与少量氯喹制成复方可在抗鼠疟试验中阻止原虫复燃，提高治愈率[17,18]。

20 世纪 90 年代，李英小组开始应用乙酰双氢青蒿素与带有供电子基团的芳香烃在 $BF_3 \cdot Et_2O$ 催化下生成 12α-芳香基脱(羰基)氧青蒿素(**5**)[19]。其后，上海有机化学研究所吴毓林小组发现这一反应还生成 11β-差向异构体(**6**)(图 4-5)。12α-芳香基脱(羰基)氧青蒿素的抗疟活性高于青蒿素，有的化合物如 12α-(2′-羟基)萘基脱(羰基)氧青蒿素的抗疟活性甚至高过蒿甲醚，而它的 11β-差向异构体的抗疟活性很差[20]。

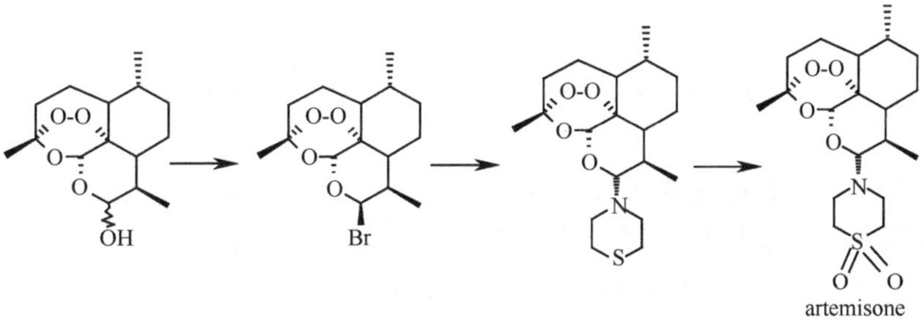

图 4-4　artemisone 的合成

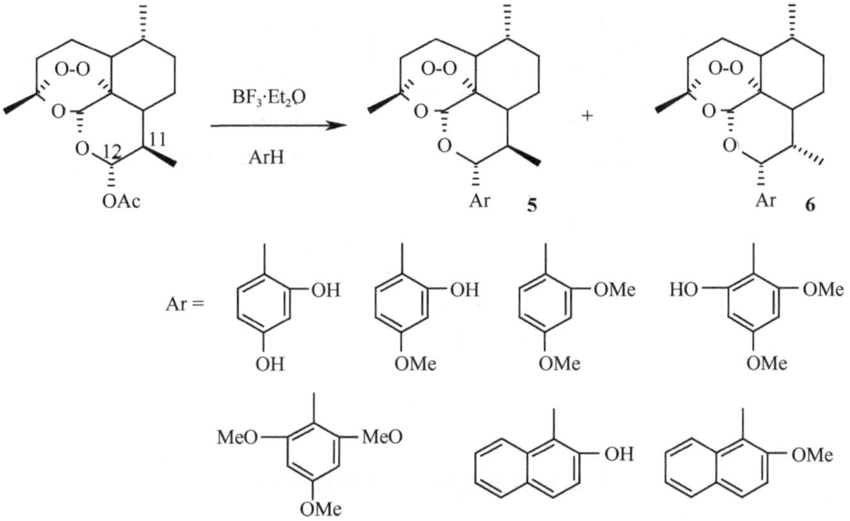

图 4-5　12α-芳香基脱(羰基)氧青蒿素的合成

此后，国外研究组用不同合成方法(图4-6)也制备了12-芳香基脱(羰基)氧青蒿素[21~23]。

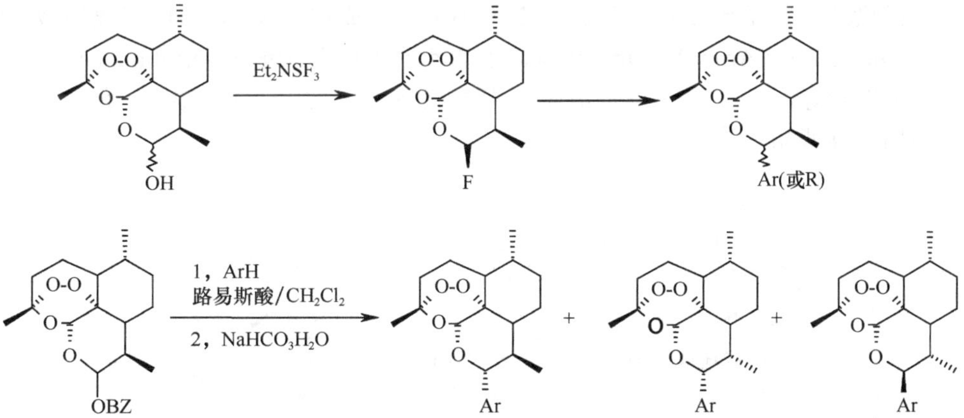

图 4-6　12-芳香基脱(羰基)氧青蒿素的合成

第二节　水溶性青蒿素衍生物

桂林制药厂合成的青蒿琥酯(**7**)的钠盐是第一个水溶性青蒿素衍生物[5, 24]，可用于静脉注射或肌内注射以便抢救严重或昏迷的疟疾患者。但它的水溶液不稳定，放置片刻，即有沉淀(双氢青蒿素)析出(图 4-7)，因此，需要在临注射前，才将碳酸氢钠的水溶液注入青蒿琥酯配制成青蒿琥酯钠盐水溶液。

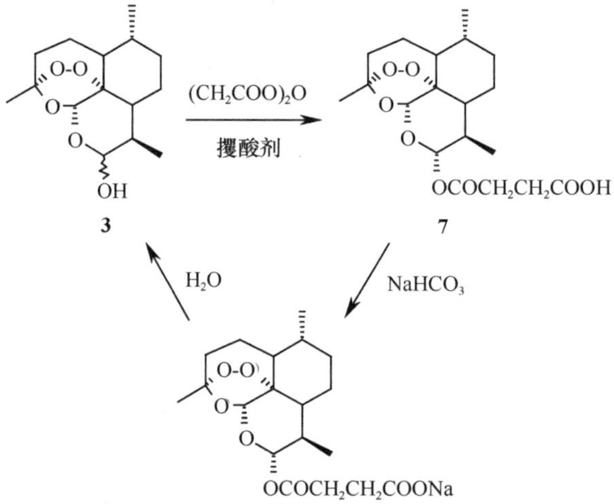

图 4-7　青蒿琥酯钠盐的制备和水解

为了寻找更稳定、疗效更高的水溶性青蒿素衍生物，国内外研究组先后合成了大量的青蒿素衍生物和类似物。考虑到青蒿琥酯钠盐水溶液的不稳定性源自分子中 12 位的酯键易于水解，因此设想用醚键(图 4-8)或碳–碳键来替代原来的酯键或许可以解决这一难题，可惜这一策略至今收效甚微。李英小组曾合成化合物(**8**)，抗疟效果极差[25]。曾被美国 Walter Reed Army Institute Research 重点研究的蒿苄醚酸(artelinic acid) (**9**)，尽管它的稳定性较好，半衰期(1.5～3h)也比青蒿琥酯(20 ～30min)长得多，但它的动物抗疟效果不如青蒿琥酯[26~28]。

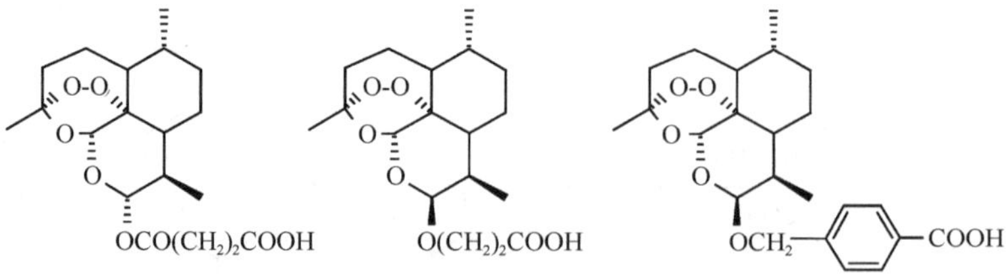

图 4-8　青蒿琥酯和两种带有羧酸基的青蒿素衍生物

Haynes 和 Jung 小组报道了蒿苄醚酸和青蒿琥酯的12位碳–碳键的类似物(**10**)和(**11**)[29,30]。它们均以青蒿酸为起始原料，合成的目标分子中不存在易于分解的酯键(图

4-9)。经初步活性测试，化合物(**10**)的抗疟作用稍高于蒿乙醚。

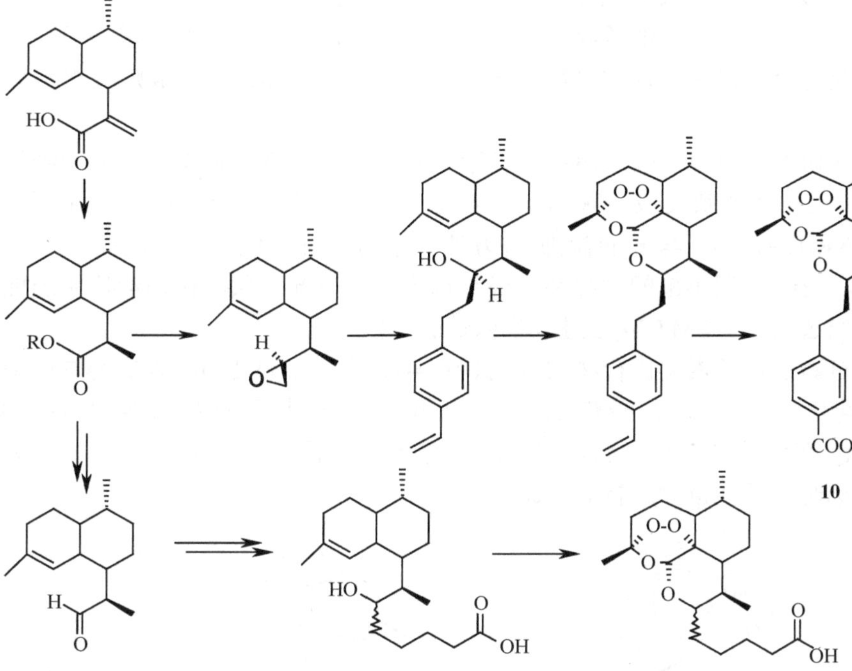

图 4-9 青蒿琥酯和蒿苄醚酸类似物的合成

鉴于大部分已知抗疟药含有碱性母核和碱性侧链，在临床上常用它们的无机酸盐给患者注射或口服。青蒿素属中性的倍半萜内酯，如果引入碱性基团，它们的稳定性和抗疟作用将会有何种变化，这是很值得探讨的课题。李英小组及军事医学科学院微生物流行病研究所抗疟室进行了 4 类含胺基的青蒿素类化合物(12)～(15)(图 4-10)的合成及其抗疟作用的研究[25,31]。

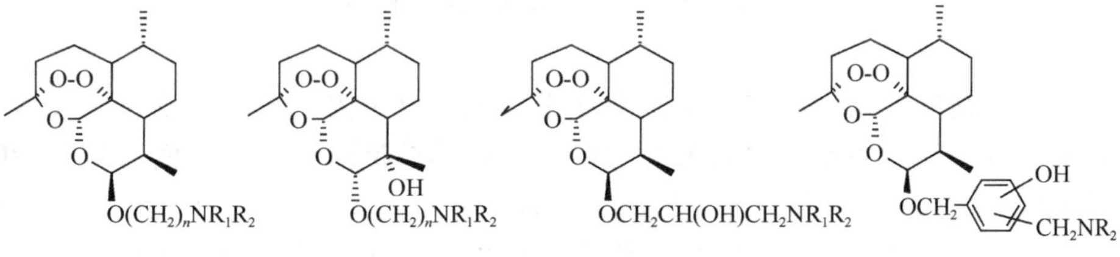

图 4-10 4 类含胺基的青蒿素衍生物

这些化合物的有机酸盐可溶于水，稳定性也较好。在鼠疟筛选中，化合物(**13**)和(**14**)抗疟作用不如青蒿琥酯；而化合物(**12**)的抗疟疗效是青蒿琥酯的 4～5 倍，继而在猴疟 7 日试验模型上，分两组口服剂量 10mg/kg 和 3.16mg/kg 进行比较。在 3.16mg/kg 剂量组，它们因清除疟原虫的效果不如青蒿琥酯，易复发而被淘汰。推测其原因，可能这些水溶性化合物在体内排泄快，而青蒿琥酯的代谢物双氢青蒿素还能滞留在体内一段时间继续发挥抗疟作用，因此有较高的抗疟活性[25]。

鉴于曼尼许碱是抗疟药中常用的有效基团，因此，将它引入青蒿素分子合成了化合物(**15**)，这类化合物也和化合物(**12**)一样，抗鼠疟效果优异，但抗猴疟效果不如青蒿琥酯[31]。

在近年的研究中发现一些水溶性青蒿素具有较强的免疫抑制作用。它们经体外和数种动物模型(迟发性超敏反应、关节炎、红斑狼疮等)测定，显示疗效。由于 SM 934 (**12**，n=2，NR_1R_2=NH_2，马来酸盐)制备方便、水溶性好、生物利用度高、毒性低、能提高 MRL-1pr/1pr 模型小鼠的生存率，最终选为重点研究对象，作为治疗系统性红斑狼疮一类新药候选药[32]。SM 934 已进入临床试验阶段。

国外也有碱性青蒿素类化合物的报道(图 4-11)[33~35]。O′Neill 等认为碱性基团能增加青蒿素类化合物在原虫酸性的食物泡里的含量从而增强抗疟作用。化合物(16)(R=NEt_2)在体外测定时，显示比青蒿素有更高的活性。化合物(17)中的 9 个化合物在体外筛选时，活性也大于青蒿素。

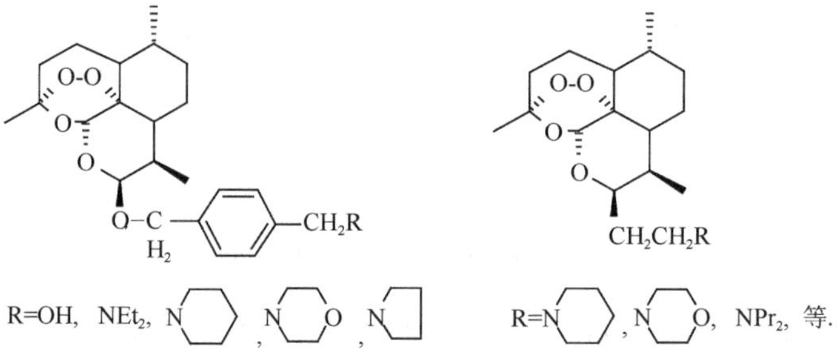

16　　**17**

图 4-11　其他几种碱性青蒿素类衍生物

第三节　青蒿素聚合物

双氢青蒿素在酸性条件下或脱水剂存在下可生成分子内的脱水产物——脱水双氢青蒿素(**18**)和双分子间的脱水产物(**19**)和(**20**)。(**18**)的抗疟活性下降，而(**19**)和(**20**)的抗疟活性增强[36, 37]。李英小组用二元酸或二元醇合成了一系列的双分子青蒿素酯类和醚类(**21**)～(**23**)（图 4-12)，这些双分子化合物的抗疟活性一般高于青蒿素本身，但未超过蒿甲醚[38, 39]。

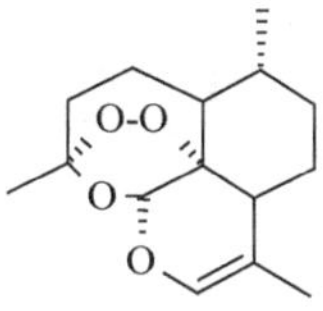

18

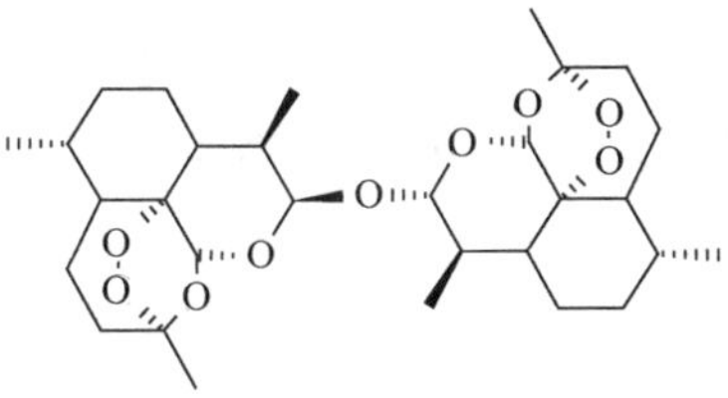

19

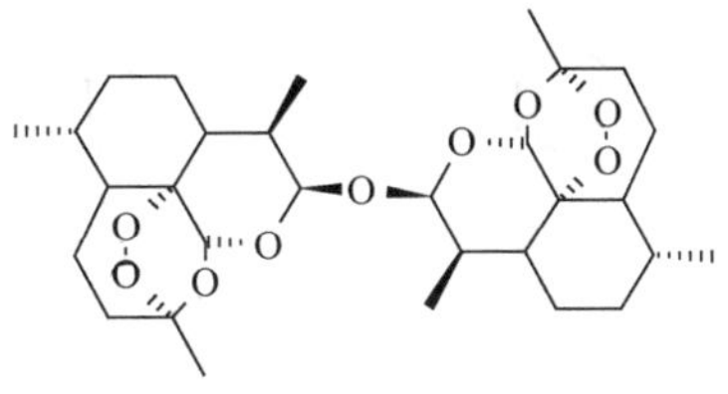

20

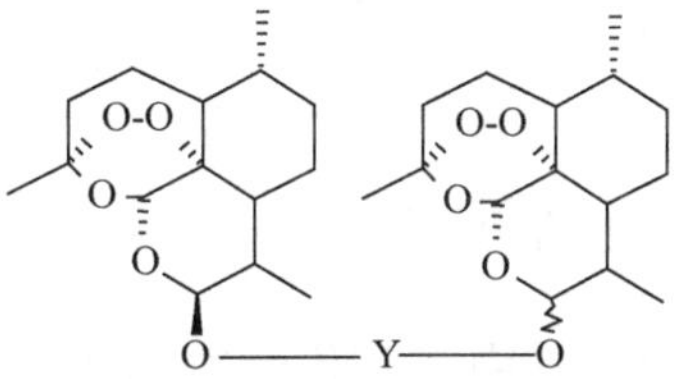

21

Y=$(CH_2)_n$，n=2~6

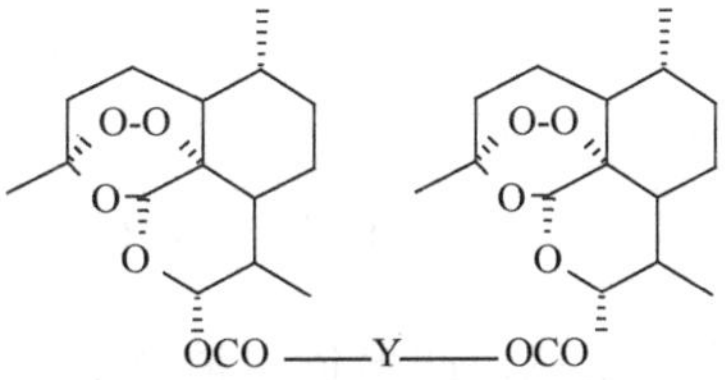

22

Y=$(CH_2)_n$，n=3~5，CH=CH，CH=C(CH_3)

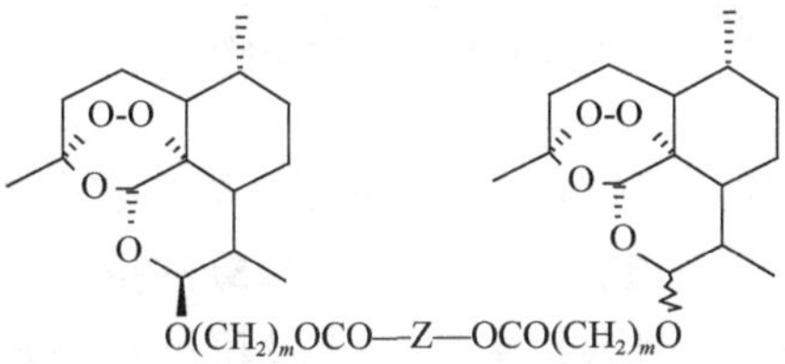

23

m=2~3，Z=$(CH_2)_n$，n=3~5，CH=CH，苯基等

图 4-12 脱水双氢青蒿素，双分子间脱水产物及双分子青蒿素酯类和醚类

最近李英小组合成了一系列含有氮原子的青蒿素二聚体(图 4-13)，它们在抗肿瘤筛选中，发现其中一些化合物在体外和动物模型上有效。例如，上海交通大学医学院附属瑞金医院发现 SM 1044 在白血病的几种动物模型上有很好的疗效[40~45]。

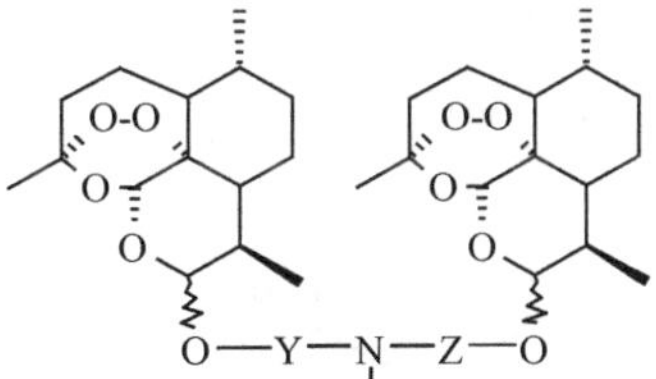

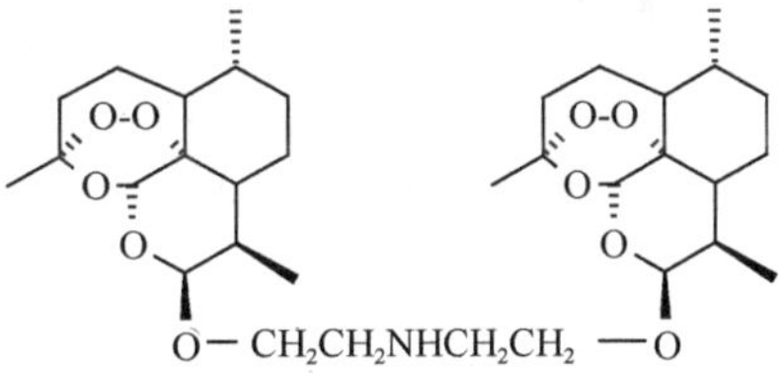

SM 1044

图 4-13 含有氮原子的青蒿素二聚体

近十多年来，一些采用不同连接物组成的青蒿素二聚体由国外几个研究组大量合成(图 4-14)，其中有不少化合物在体外筛选中显示出比青蒿素高的抗疟作用，此外，某些化合物对人癌细胞株的生长具有强大的和选择性抑制作用[7,46~53]。

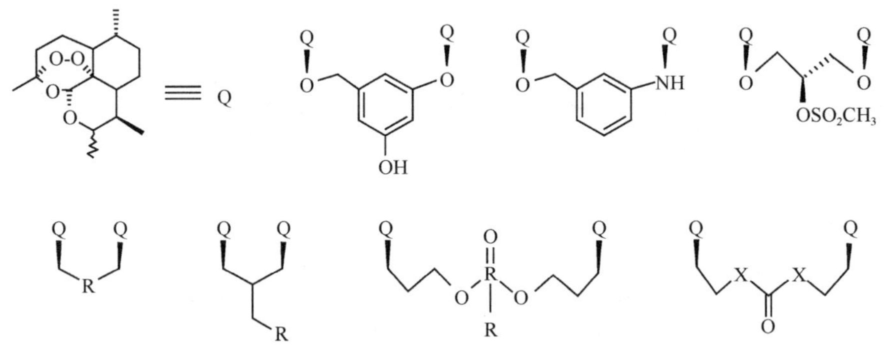

图 4-14　一些双分子青蒿素类化合物

此外，青蒿素三聚体、四聚体也被合成，据报道，其中一些化合物的体外抗疟作用超过青蒿素且有抗癌作用[10, 47, 52]。

第四节　青蒿素简化物

一些研究组认为青蒿素分子中的三噁烷(1,2,4-trioxane)是抗疟有效部位。Posner 小组合成了一系列的三噁烷类化合物，据报道化合物(**24**)、(**25**)的抗疟效果高于青蒿素[53]。Jefford 小组合成的 Fenozan B07 在动物试验中抗疟效果超过青蒿素，但稍低于蒿甲醚(图 4-15)[54]。最近上海有机化学研究所的伍怡康小组也合成了多种类型的三噁烷类化合物[如化合物(**26**)、(**27**)、(**28**)]，在体外抗疟筛选中，一些含有双三噁烷单元的化合物的活性[如化合物(**28**)]超过了青蒿琥酯[55]。

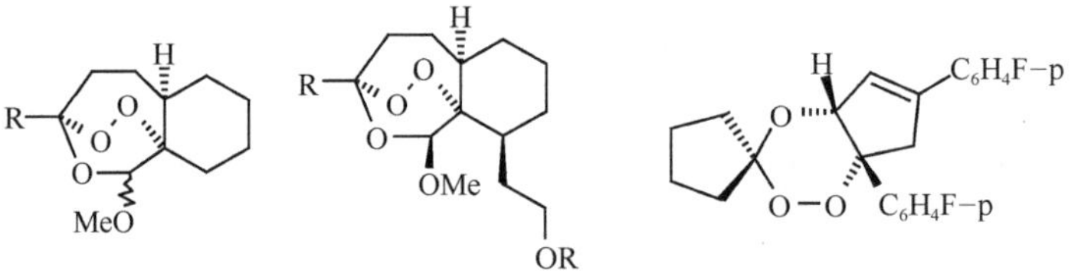

24　　**25**　　Fenozan B07

R=p-FC_6H_4,p-$HOOCC_6H_4$

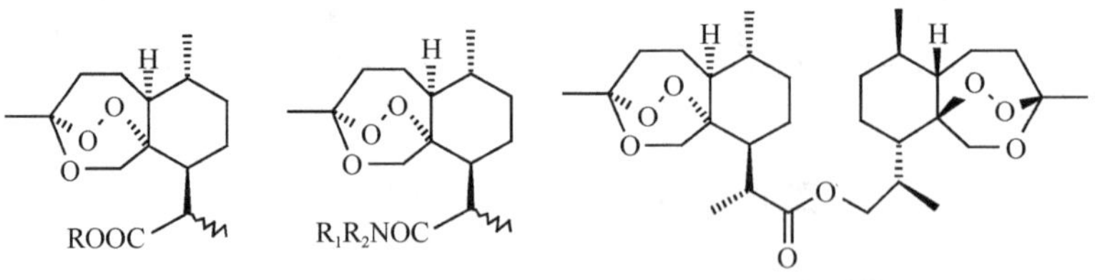

26　　**27**　　**28**

图 4-15　三噁烷类化合物

20 世纪 70 年代，中国科学家发现天然产物鹰爪甲素是一个含有过氧基团的倍半萜(图 4-16)[56]，它在动物试验中显示抗疟有效，但由于化合物性质不稳定而且资源稀少，未能继续研究。但罗氏制药公司的化学家受此启发合成了它的类似物，其中

Arteflene(RO-42-1611)曾被作为候选药，但因合成困难，无法大量生产而中止研究[57]。

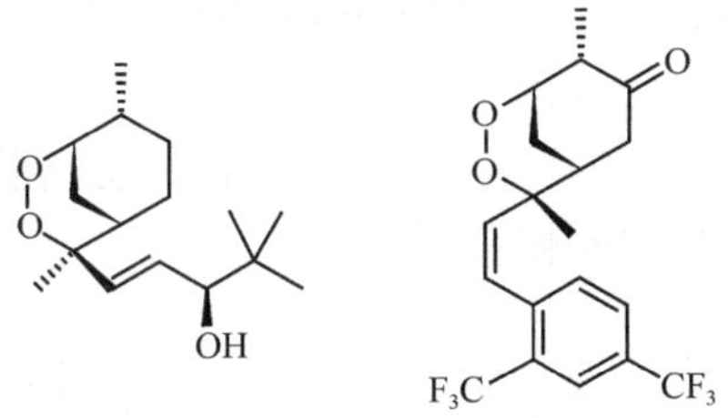

鹰爪甲素　　Arteflene

图 4-16　鹰爪甲素和 Arteflene 的结构式

由于过氧基团是青蒿素抗疟的必要基团，但结构简单的过氧化物并不显示抗疟效果。因此人们推测如果在一个分子内存在两个过氧基团的话，也许会产生抗疟作用。含有两个过氧基团的六元环的四噁烷类(1,2,4,5-tetraoxane)的合成比较容易，一般来说，当羰基化合物在酸性条件下与过氧化氢反应时就可生成。至今已有不少这类化合物的研究报道，确实也找到了有抗疟作用的四噁烷类化合物[7,58]。图 4-17 展示了部分四噁烷类化合物的化学结构式。

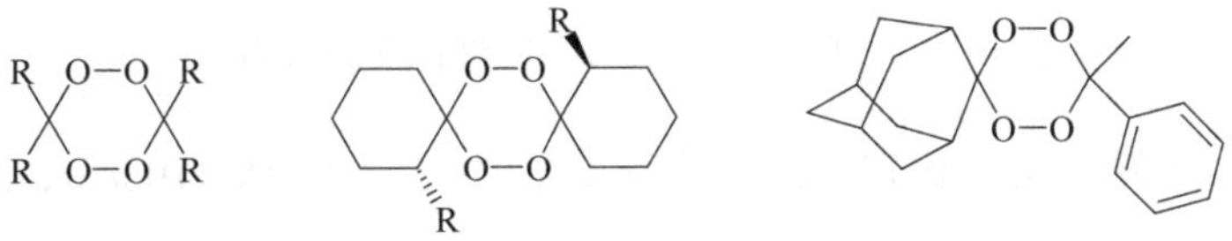

29(R=Me,WR 148999)

图 4-17　一些四噁烷类化合物的结构式

化合物 WR 148999(R＝Me)(**29**)由邻甲基环己酮与过氧化氢一步合成，成本很低。它在体外抗疟活性测试中显示有效，在抗鼠疟实验中活性与青蒿素相当[59]。

以臭氧化合物替代过氧化合物用于抗疟是一个大胆的尝试。美国 Vennerstrom 小组合成了大量双螺环取代的臭氧化合物，先后从中选出 OZ 277 和 OZ 439 开展了深入研究(图 4-18)[60,61]。

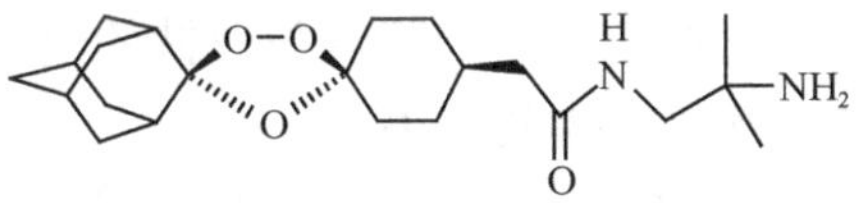

OZ 277

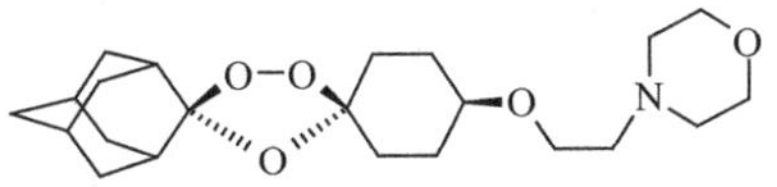

OZ 439

图 4-18　OZ 277 和 OZ 439 的结构式

含有金刚烷基的臭氧化合物 OZ 277 曾于 2003～2007 年被用于临床试验，结果不甚理想[62]。但印度药厂 Ranbaxy 认为这个化合物合成成本比青蒿素低得多，适合在发展中国家使用，他们将 Arterolane(OZ 277)和磷酸哌喹组成固定复方(Synriam)，在临床试验中以每疗程 3 天，用 3 片的方案，得到了 95%的治愈率[63]。

2008 年 Vennerstrom 小组又选出另一个臭氧化合物 OZ 439。在抗鼠疟(正常株)筛选时，20mg/kg 一次给药就有治愈作用。第 I 期临床试验(最高剂量 1600mg 一次给药)已经完成，目前正在进行第 II 期临床试验[60]。

第五节　氯喹母核三噁烷拼合物

Meunier 小组合成了由各种连接物将氯喹母核与三噁烷相连接的拼合物(Trioxaquine)(图 4-19)，设想它们进入体内将会同时发挥两种不同的作用机制而取得理想的抗疟效果[64]。

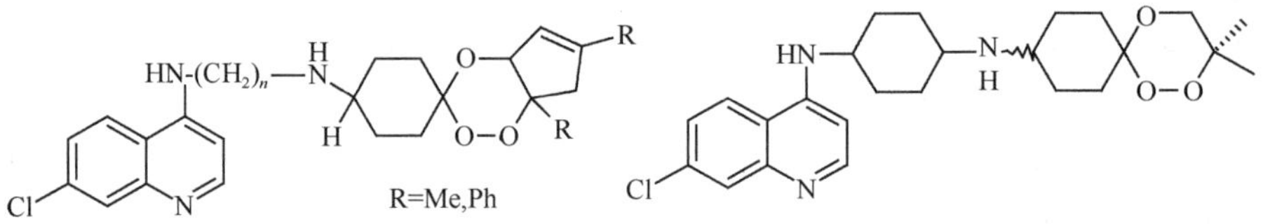

2 citrate　　PA 1103/SAR 116242

图 4-19　一些氯喹母核三噁烷拼合物的结构式

他们在 2008 年发表文章称在 100 多个化合物中选出了 PA 1103/SAR 116242 作为候选药物[65]。

第六节　青蒿素类化合物的热稳定性和杂质分析

青蒿素相比其他的过氧化物还是较稳定的。但其分子中除有过氧基团外，还存在内酯、缩酮、缩醛等易受攻击的结构单元，因此，这类化合物要避免与还原剂、酸、碱接触，还需要避光、冷藏。

在本书的第三章第四节里已经介绍了青蒿素在酸性或碱性条件下的降解反应，与各种还原剂的反应，以及与作用机制相关的青蒿素与亚铁的反应。这里不再重复。本节主要综述这类化合物在热稳定性方面的研究结果。

1985 年 Klayman 和 Brossi 小组报道，青蒿素在中性溶剂(乙醇、异丙醇和甲苯)中加热回流几天都没有发生变化，但在四氢化萘(200℃)中回流 5h，或者在二甲苯(180～190℃)中回流 22h 就有多个分解产物生成，其中 4 个化合物的结构已经阐明(图 4-20)[66,67]。

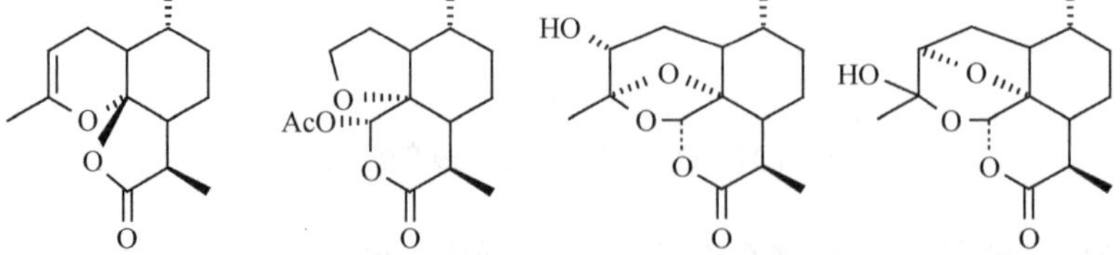

图 4-20　青蒿素的部分热分解产物

1986 年 Klaymam 小组报道双氢青蒿素在 190℃加热 3min 后，得到分解产物(30)、(31)和其他分解产物(图 4-21)[68]。

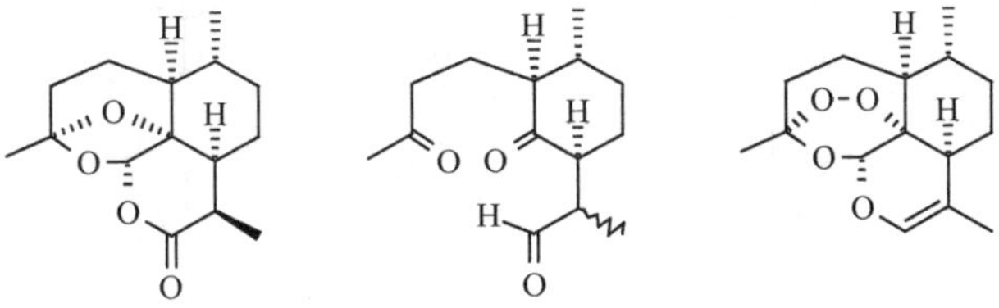

2　　30　　18

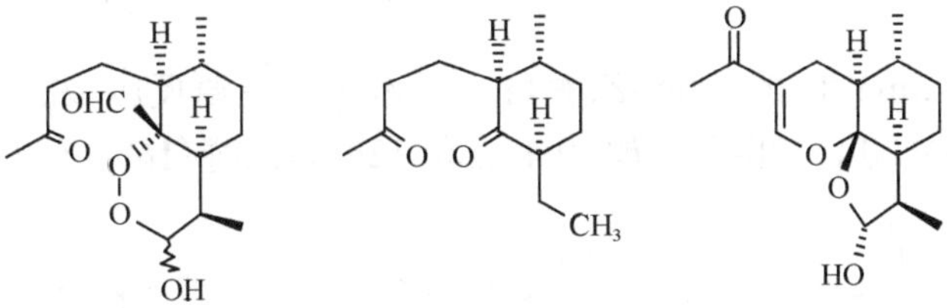

31　　32　　33

图 4-21　双氢青蒿素的热分解产物

2007 年 Haneys 小组报道双氢青蒿素在氮气中 100℃加热 14h 后，得到双氢青蒿素及其分解产物的混合物(图 4-21)，如果将双氢青蒿素溶解在甲苯中 100℃加热 24h，它会全部分解，分解产品主要是(**30**)和(**31**)(图 4-21)[69]。

他们对青蒿琥酯的热分解反应也做了研究。青蒿琥酯在氮气中 100℃加热 39h 后，其分解产物的混合物经分离、鉴定有 8 种之多。还发现有甲酰双氢青蒿素(**34**)(13%)、12β-青蒿琥酯(**35**)(10.2%)与二聚体(**36**)(4.0%)、(**37**)(4.4%)和(**38**)(1.7%)(图 4-22)[69]。

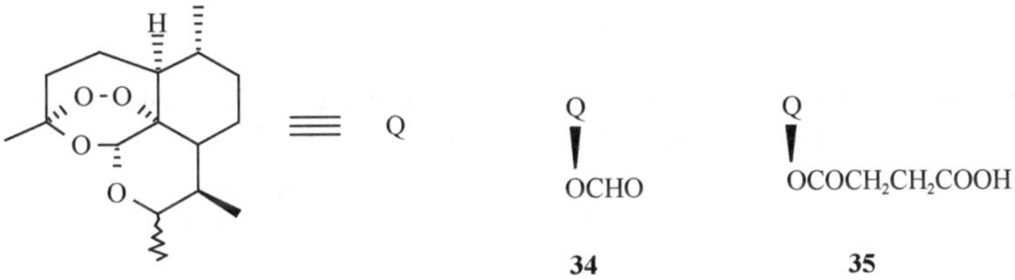

34　　35

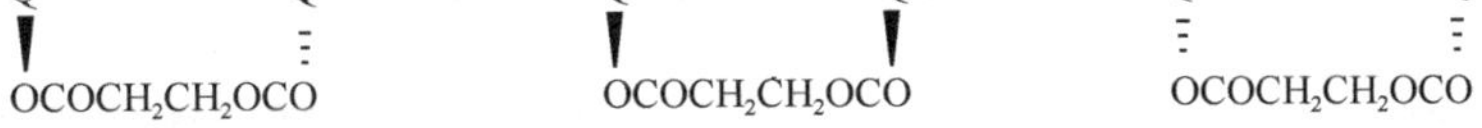

36　　37　　38

图 4-22　青蒿琥酯的部分热分解产物

青蒿琥酯的水溶液在 pH1.2 时，较快水解为双氢青蒿素，半衰期为 26min，如在 pH7.4 时(23℃)，半衰期为 10h[69]。青蒿琥酯在 5mol/L 的盐酸–醇(1∶1)溶液中室温反应 1.5h，生成双氢青蒿素(**3**)(12%)、(**31**)(30%)、(**33**)(1.2%)、12β-蒿乙醚(34%)和

12α-蒿乙醚(15%)(图 4-23)[69]。

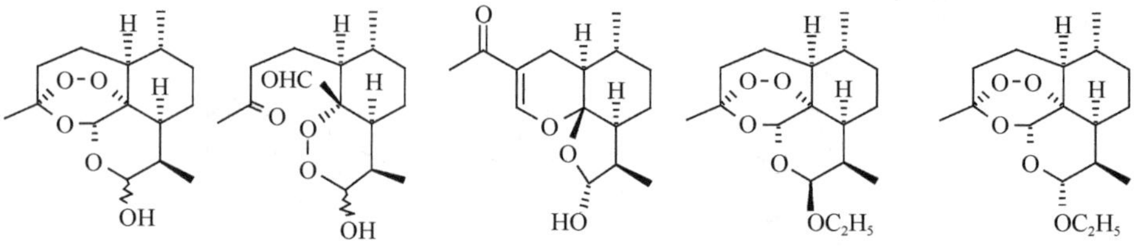

3　31　33

图 4-23　青蒿琥酯在盐酸-乙醇溶液中的分解产物

双氢青蒿素在 5mol/L 的盐酸-乙醇(1∶1)溶液中室温反应 2h，生成(**31**)(48%)、(**35**)(9%)、(**41**)(4.4%)、12β-蒿乙醚(9.4%)和 12α-蒿乙醚(16%)(图 4-24)[69]。

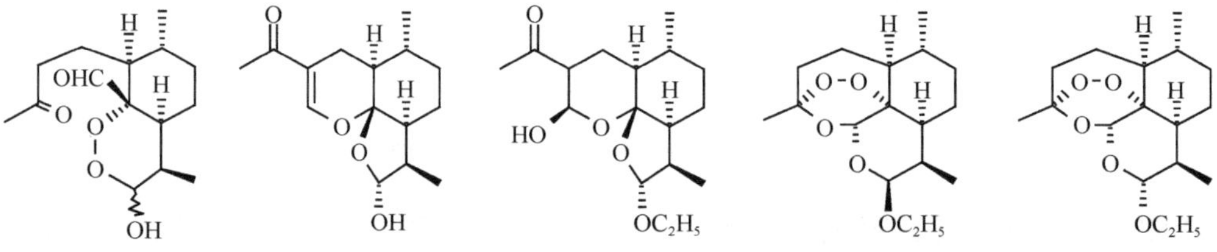

31　33　39

图 4-24　双氢青蒿素在盐酸-乙醇溶液中的分解产物

随着对青蒿素类化合物性质认知的深入，生产企业都采取冷藏、避光的措施以延长青蒿素类抗疟药的保质期。例如，昆明制药公司生产的蒿甲醚原料药和制剂在 5℃保存，保质期可达到 4～5 年。

参考文献

[1] China Cooperative Research Group on Qinghaosu and its derivatives as antimalarials. Clinical studies on the treatment of malaria with qinghaosu and its derivatives. J Trad Chin Med，1982，2(1): 45-50

[2] 刘静明，倪慕云，樊菊芬，等. 青蒿素的结构和反应. 化学学报，1979，37(2): 129-140

[3] 李英，虞佩琳，陈一心，等. 青蒿素类似物的研究 I. 还原青蒿素的醚类、羧酸酯类及碳酸酯类的合成.药学学报，1981，16(6): 429-439

[4] 顾浩明，吕宝芬，瞿志强. 青蒿素衍生物对伯氏疟原虫抗氯喹株的抗疟活性. 中国药理学报，1980，1(1): 48-50

[5] 刘旭. 青蒿素衍生物的研究. 药学通报，1980，15: 183

[6] O'Neill PM，Posner GH. A medicinal Chemistry perspective on artemisinin and related endoperoxide. J Med Chem，2004，47(12): 2945-2964

[7] Tang Y，Dong Y，Vennerstrom JL. Synthetic peroxides as antimalarials. Med Res Rev，2004，24(4): 425-448

[8] Li Y，Huang H，Wu YL. Qinghaosu(artemisinin)—afantastic antimalarial drug from a traditional Chinese medicine. *In*: Liang XT，Fang WS. Medicinal Chemistry of Bioactive Natural Products.New Jersey: John Wiley & sons Inc，2006：183-256

[9] Li Y，Wu YL. A golden phoenix arising from the herbal nest—A review and reflection on the study of antimalarial drug qinghaosu. Front Chem China，2010，5(4): 375-422

[10] Kumar N，Sharma M，Rawat DS. Medicinal chemistry perspectives of trioxanes and tetraoxanes. Curr Med Chem，2011，18: 3889-3928

[11] Buchs P，Brossi A. Synthesis of artemisinelactol derivatives：World Health Organization，US，5011951.1991-04-30

[12] http://www.who.int/tdr/about/products/drugs_brought_registration/en/
[13] 梁洁，李英. 青蒿素芳香醚类衍生物的合成. 中国药物化学杂志，1996，6(1): 22-25
[14] Yang YH，Li Y，Shi YL，*et al*. Artemisinin derivatives with 12-aniline substitution: Synthesis and antimalarial activity. Bioorg Med Chem Lett，1995，5(16): 1791-1794
[15] 李英，廖细斌. 含氮杂环基青蒿素衍生物及其制备方法：中国，公开号 CN1296009A.公开日 2001-10-03
[16] WHO 抗疟筛选报告
[17] Haynes RK，Fugmann B，Stetter J，*et al*. Artemisone——a highly active antimalarial drug of the artemisinin class. Angew Chem Int Ed，2006，45(13): 2082-2088
[18] Waknine-Grinberg JH，Hunt Ni，Bentura-Marciano A，*et al*. Artemisone effective against murine cerebral malaria. Malar J，2010，9: 227
[19] 李英，杨永华，梁洁，等. 含苯基和杂环基的青蒿素衍生物及其制备方法：中国，CN 1049435C
[20] Wang DY，Wu Y，Wu YL，*et al*. Synthesis，iron(II)-induced cleavage and *in vivo* antimalarial efficacy of 10-(2-hydroxy-1-naphthyl)-deoxoqinghaosu(-deoxoartemisinin). J Chem Soc Perkin Trans I，1999，(13): 1827-1831
[21] Woo SH，Parker MH，Ploypradith P，*et al*. Direct conversion of pyranose anomeric OH→F→R in the artemisinin family of antimalarial trioxanes. Tetradedron Lett，1998，39(12): 1533-1536
[22] Posner GH，Parker MH，Northrop J，*et al*. Orally active，hydrolytically stable，semisynthetic，antimalarial trioxanes in the artemisinin family.J Med Chem，1999，42(2): 300-304
[23] Haynes RK，Chan HW，Cheung MK，*et al*. Stereoselective preparation of 10-α and 10-β aryl derivatives of dihydroartemisinin. Eur J Org Chem，2003，2098- 2114
[24] 刘旭. 抗疟药物青蒿琥酯的制备方法：中国，公开号 CN85100781
[25] Li Y，Zhu YM，Jiang HJ，*et al*. Synthesis and antimalarial activity of artemisinin derivatives containing an amino group. J Med Chem，2000，43(8): 1635-1640
[26] Lin AJ，Klayman DL，Milhous WK. Antimalarial activity of new water-soluble dihydroartemisinin derivatives. J Med Chem，1987，30(11): 2147-2150
[27] Lin AJ，Miller RE. Antimalarial activity of new dihydroartemisinin derivatives 6. Alpha-alkylbenzylic ethers. J Med Chem，1995，38(5): 764-770
[28] Li Y，Zhu YM，Jiang HJ，et al. Antimalarial activity of a new type of water-soluble artemisinin derivatives. *In*：Shen JX. Antimalarial Drug Development in China. Bejing: Chinese Medical Science and Technology Publishing House，1991：35
[29] Haynes RK，Vonwiller SC. Effecient preparation of novel qinghaosu(artemisinin) derivatives: Conversion of qinghaosu(artemisinic) acid into deoxoqinghaosu derivatives and 5-carba- 4-deoxoartesunic acid. Synlett，1992，(3)：481-483
[30] Jung M，Lee K，Kendrick H，*et al*.Synthesis，stability，and antimalarial activity of new hydrolytically Stable and water-soluble(+)-deoxoartelinic acid. J Med Chem，2002，45(22): 4940-4944
[31] Li Y，Yang ZS，Zhang H，*et al*.Artemisinin derivatives bearing Mannich base group: Synthesis and antimalarial activity. Bioorg Med Chem，2003，11(20): 4363-4368
[32] 李英，左建平，杨忠顺，等. 水溶性青蒿素衍生物、制法、药物组合物及用途：中国，公开号 CN101233177A
[33] O'Neill PM，Bishop LP，Storr RC，*et al*. Mechanism-based design of parasite-targeted artemisinin derivatives: Synthesis and antimalarial activity of benzylamino and alkylamino ether analogues of artemisinin. J Med Chem，1996，39(22): 4511-4514
[34] Hindley S，Ward SA，Storr RC，*et al*. Mechanism-based desigh of parasite-targeted artemisinin derivatives: synthesis and antimalarial activity of new diamine containing analogues. J Med Chem，2002，45(5): 1052-1063
[35] Jung M，Bae J. An efficient synthesis of new analogs of water-soluble and hydrolytically stable deoxoartemisinin. Heterocycles，2000，53(2): 261-264
[36] China Cooperative Research Group on Qinghaosu and its derivatives as antimalarials. The chemistry and synthesis of qinghaosu derivatives. J Trad Chin Med，1982，2(1): 9-16
[37] Galal AM，Ahmad MS，El-Feraly FS，*et al*. Preparation and characterization of a new artemisinin-derived dimer. J Nat Prod，1996，59(10): 917-920
[38] 陈一心，虞佩琳，李英，等. 青蒿素类似物的研究 III. 二氢青蒿素二元酸双酯和单酯类衍生物的合成. 药学学报，1985，20(2): 105-111
[39] 陈一心，虞佩琳，李英，等. 青蒿素类似物的研究 VII. 双(二氢青蒿素)醚和双(二氢脱氧青蒿素)醚类衍生物的合成. 药

学学报，1985，20(6)：470-473
[40] 李英，朱焰，张瑜，等. 含氮原子的青蒿素二聚体、其制备方法及用途：中国，公开号 CN102153564A
[41] 刘静静，费爱梅，聂瑞敏，等. 新型青蒿素衍生物 SM 1044 诱导 Kasumi-1 细胞凋亡及机制的研究. 中国实验血液学杂志，2011，19(3)：607-610
[42] 糜坚青，李英，刘静静，等. 一种青蒿素二聚体的用途：中国，公开号：CN102614168A
[43] 糜坚青，李英，聂瑞敏，等. 青蒿素衍生物及其药用盐用于制备治疗急性白血病的药物：中国，CN 103202835A
[44] 糜坚青，李英，彭宇，等. 青蒿素衍生物及其药用盐用于制备治疗急性髓细胞性白血病的药物：中国，CN 103202836A
[45] 糜坚青，李英，聂瑞敏，等. 青蒿素衍生物及其药用盐用于治疗白血病的药物：中国，CN 103202837A
[46] Posner，GH，Ployprаdith P，Parker MH.*et al.* Antimalarial，antiproliferative and antitumor activities of artemisinin-derived，chemically robust，trioxane dimers. J Med Chem，1999，42(21)：4275-4280
[47] Jung M，Lee S，Ham J，*et al.* Antitumor activity of novel deoxoartemisinin monomers，dimers，and trimers. J Med Chem，2003，46(6)：987-994
[48] Jeyadevan JP，Bray PG，Chawick J，*et al.* Antimalarial and antitumor evaluation of novel C-10 non-acetal dimers of 10-beta-(2-hydroxyethyl) deoxoartemisinin. J Med Chem，2004，47(5)：1290-1298
[49] Posner GH，McRiner AJ，Paik IH，*et al.* Anticancer and antimalarial efficacy and safety of artemisinin-derived trioxane dimers in rodents. J Med Chem，2004，47(5)：1299-1301
[50] Slade D，Galal AM，Gul W，*et al.* Antiprotozoal，anticancer and antimicrobial activities of dihydroartemisinin actal dimers and monomers. Bioorg Med Chem，2009，17(23)：7949-7957
[51] Posner G.H，Paik IH，Sur S，*et al.* Orally active，antimalarial，anticancer，artemisinin-derived trioxane dimmers with high stability and efficacy. J Med Chem，2003，46(6)：1060-1065
[52] Ekthawatchai S，Kamchonwongpaisan S，Kongsaeree P，*et al.* C-16 Artemisinin derivatives and their antimalarial and cytotoxic activities: Syntheses of artemisinin monomers，dimers，trimers，and tetramers by nucleophilic additions to artemisitene. J Med Chem，2001，44(26)：4688-4695
[53] Posner GH，Jeon HB，Parker MH，*et al.* Antimalarial simplified 3-aryltrioxanes: Synthesis and preclinical efficacy/toxicity testing in rodents. J Med Chem，2001，44(19)：3054-3058
[54] Jefford CW，Rossier JC，Mihous WK. The structure and antimalarial activity of some 1,2,4-trioxanes，1,2,4,5-tetroxanes，and bicyclic endoperoxides. Implications for the mode of action. Heterocycles，2000，52(3)：1345-1350
[55] Hao HD，Wittlin S，Wu Y. Potent antimalarial 1，2，4-trioxanes through perhydrolysis of epoxides. Chem Eur J，2013，19: 7605-7619
[56] Vennerstrom JL，Ager ALJr，Andersen SL，*et al.* Assessment of the antimalarial potential of tetraoxane WR 148999. Am J Trop Med Hyg，2001，62: 573-579
[57] 梁晓天，于德泉，吴伟良，等. 鹰爪素 A 的化学结构. 化学学报，1979，37(3)：215-230
[58] Hofheinz W，Burgin H，Gocke E，*et al.* Ro 42-1611(arteflene)，a new effective antimalarial: chemical structure and biological activity. Trop Med Parasitol，1994，45(3)：261-265
[59] Vennerstrom JL，Dong YX，Andersen SL，*et al.* Synthesis and Antimalarial Activity of 16 dispiro-1,2,4,5- tetraoxanes-alkyl-substituted 7,8,15,16- tetraoxadispiro(5.2.5.2) hexadecanes. J Med Chem，2000，43(14)：2753-2758
[60] Charman SA，Arbe-Barnes S，Bathurst IC，*et al.* Synthetic ozonide drug candidate OZ 439 offers new hope for a single-dose cure of uncomplicated malaria. Proc Natl Acad Sci USA，2011，108(11)：4400
[61] Vennerstrom JL，Arbe-Barnes S，Brun R，*et al.* Identification of an antimalarial synthetic trioxolane drug development candidate. Nature，2004，430: 900-904
[62] http://www.mmv.org/rubrique.php3id_rubrique=62
[63] Rathi A. Ranbaxy launches new antimalarial. Chemistry World，2012，9(6)：7
[64] Dechy-Cabaret O，Benoit-Vical F，Loup C，*et al.* Synthesis and antimalarial activity of trioxaquine derivatives. Chem Eur J，2004，10:1625-1636
[65] Coslédan F，Fraisse L，Pellet A，*et al.* Selection of a trioxaquine as an antimalarial drug candidate. Proc Natl Acad Sci USA，2008，105(45)：17579-17584
[66] Lin AJ，Klayman DL，Hoch JM，*et al.* Thermal rearrangement and decomposition products of artemisinin(qinghaosu). J Org Chem，1985，50(23)：4504-4508
[67] Luo XD，Yeh HJC，Brossi A. The chemistry of drugs VI. Thermal decomposition of qinghaosu. Heterocycles，1985，23(4)：

881-887

[68] Lin AJ, Theoharides AD, Klayman DL. Thermal-decomposition products of dihydroartemisinin (dihydroqinghaosu). Tetrahedron, 1986, 42: 2181-2184

[69] Haynes RK, Chan HW, Lung CM, *et al.* Artesunate and dihydroartemisinin (DHA): Unusual decomposition products formed under mild conditions and comments on the fitness of DHA as an antimalarial drug. Chem Med Chem, 2007, 2: 1448-1463

（李 英）

第五章 青蒿素及其衍生物的药理研究

第一节 青蒿素及其衍生物抗疟药效的研究

20 世纪 70 年代后期至 80 年代初，中医研究院中药研究所、军事医学科学院微生物流行病研究所、中国科学院上海药物研究所、广西医学院、广西中医药大学、广州中医药大学、第二军医大学和中国预防医学科学院寄生虫病研究所各单位分别或组成协作组，对青蒿素及其衍生物的抗疟药效学做了大量研究工作，包括青蒿素类对鼠疟和猴疟的红内期及体外培养鼠疟原虫和人恶性疟原虫的作用，对鸡疟、鼠疟和猴疟的组织期作用，以及抗药性等研究，全面评价了青蒿素及其衍生物的抗疟效果。1981 年 10 月世界卫生组织(WHO)疟疾化疗科学工作组第 4 次会议在北京召开青蒿素专题学术讨论会，会议筹备组组织全国有关单位、按各学科组织发言，并以青蒿素及其衍生物研究协作组名义，公开发表我国历年来有关青蒿素及其衍生物的研究成果，本节以其中有关药效研究为重点[1,2]，辅以 80 年代以后的有关内容进行综述。

一、青蒿素及其衍生物对疟原虫红内期的作用

(一) 鼠疟体内试验

1. 青蒿素的鼠疟效价

小鼠体内的抗疟试验采用伯氏鼠疟原虫(*Plasmodium berghei*)模型，取体重 18～22g 的健康小鼠，随机分组，由疟疾种鼠摘眼球取血，用含有抗凝剂的生理盐水稀释，每鼠腹腔注射接种 1×10^7 疟原虫。接种后 24h 开始给药，连续 3 天，末次给药后 24h 尾部取血涂片，计算不同剂量药物组的原虫转阴率，按 Burn-Karber 法公式计算出半数转阴量 ND_{50}(本研究用 negative dosage，以免与 ED_{50} 混淆)。

中医研究院中药研究所早期研究的青蒿素对鼠疟的抑制作用采用伯氏鼠疟原虫模型。研究青蒿素抗疟作用时，接种后 24h 开始给药，每日一次口服，连续 3 日，末次给药后 24h 尾部取血涂片，观察疟原虫转阴情况，计算 ND_{50}。青蒿素口服给药的 ND_{50} 为 (46.3 ± 6.9) mg/kg。口服 3 天剂量达有效剂量 4 倍以上(总量 1200mg/kg)，原虫转阴后连续观察 1 个月，或于转阴后将全血转种健康小鼠连续观察 1 个月，未出现原虫血症[1]。

1980 年，四川省中药研究所药理室[3]将腹腔接种伯氏鼠疟原虫的小鼠，接种后 24h 给药，用青蒿素混悬液灌胃，每天 1 次，连续 3 天，第 5 天涂血片观察转阴率，按

Burn-Karber 法公式计算 ND_{50}=(60.7±7.8)mg/kg，青蒿素一次灌胃的 LD_{50}=(4530±672.7)mg/kg，其治疗指数为 75，显示青蒿素是一种高效低毒、安全度大的理想抗疟药物。

对轻度感染(接种疟原虫 24h 后给药)的鼠疟分组灌胃给不同剂量的青蒿素混悬液，每天 2 次，连续 9 天，分别自第 5、10、15、20、30 天取血涂片观察原虫转阴和复燃情况。结果青蒿素每次剂量 300mg/kg 灌胃给药，5 天内即可使原虫转阴，并且观察至 30 天内不复燃。对重度感染(接种疟原虫 72h 后给药)的鼠疟分组灌胃给不同剂量的青蒿素混悬液，每日量分别为 100mg/kg、200mg/kg、500mg/kg，分为 3 天疗程和 5 天疗程组，于接种后 4、6、8、12、14、17 天涂血片镜检，观察原虫转阴及复燃情况。结果原虫再现率和死亡率，3 天疗程组比 5 天疗程组高，初步显示延长疗程有助于降低原虫复燃率。

对于不同给药途径和剂量的青蒿素对原虫密度消长的影响也进行了探讨。动物接种第 5 天后分组给药，分别一次皮下注射 100mg/kg 和 450mg/kg，以及一次灌胃 100mg/kg、250mg/kg、500mg/kg 的青蒿素，均于给药后间隔一定时间涂血片观察原虫消长情况，结果显示，相同剂量的青蒿素，皮下注射给药比口服给药对原虫的杀灭速度要慢，但原虫回升时间也晚，可能与皮下注射混悬剂吸收缓慢有关。青蒿素一次皮下注射 450mg/kg 可使原虫不再复燃，提示了药物皮下注射吸收缓慢但作用维持较久，有可能克服青蒿素的近期复燃。用 1%羧甲基纤维素混悬的青蒿素作皮下注射，以 300mg/kg 的总剂量，无论 1 次还是分 3 次皮下给药，均可使原虫在 30 天内不复燃[3]。

1981 年，Peters、李泽琳等[4]采用伯氏鼠疟原虫氯喹敏感株感染小鼠后，皮下注射给药青蒿素，每天 1 次，连续 4 天(按 Peters 4 天抑制性试验)。测定结果 ED_{90} 为 2.3mg/kg。试验发现，青蒿素不仅对伯氏鼠疟原虫氯喹敏感株显示很好的抗疟活性，而且对包括伯氨喹啉(primaquine)、环氯胍(cycloguanil)、乙胺嘧啶(pyrimethamine)、磺胺苯吡唑(sulfaphenazole)、甲氟喹(mefloquine)和美诺酮(menoctone)在内的几种抗疟药抗性株均有很强的抗疟活性，其 ED_{90} 与氯喹敏感株接近。从而进一步认识青蒿素与其他抗疟药无明显交叉抗药性的优点。

2. 青蒿素、蒿甲醚、青蒿琥酯及氯喹对鼠疟氯喹敏感株的效果比较[2]

上海远交系小鼠，18～22g，D_0 腹腔接种 5×10^6 个感染伯氏鼠疟原虫的红细胞。D_1～D_3，每天给药 1 次，D_4 取血涂片，染色后镜检。用简化概率单位法计算 ED_{50} 和 ED_{90}，药物和制剂及给药途径见表 5-1，氯喹作标准对照。

表 5-1 青蒿素、蒿甲醚、青蒿琥酯及氯喹对伯氏疟原虫氯喹敏感株的治疗效果

药物	制剂	给药途径	ED_{50}(mg/kg/d)	ED_{90}(mg/kg/d)
青蒿素	水混悬液	灌胃	10.8	28.3
	水混悬液	肌内注射	4.90	8.01
	油混悬液	肌内注射	0.77	2.15

续表

药物	制剂	给药途径	ED_{50}(mg/kg/d)	ED_{90}(mg/kg/d)
蒿甲醚	油溶液	肌内注射	0.37	0.53
青蒿琥酯钠	水溶液	肌内注射	0.54	1.77
	水溶液	静脉注射	0.94	3.10
氯喹	水溶液	灌胃	1.85	2.60
	水溶液	肌内注射	0.60	1.12
	水溶液	静脉注射	0.67	1.25

从表 5-1 可见，蒿甲醚油溶液肌内注射的效果优于其他药物，包括对照药氯喹，其次是青蒿琥酯钠水溶液肌内注射；再次是青蒿素油混悬肌内注射。

(二)猴疟体内试验

1. 口服青蒿素的抗疟效价

试验采用食蟹猴疟原虫(*P. cynomolgi*)模型，子孢子接种，在出现原虫血症后服药治疗，同时以氯喹或氯喹合并伯氨喹治疗为对照。青蒿素治疗子孢子感染的猴 7 只，待原虫血症达到一定感染率时，开始口服青蒿素 200mg/kg，每天 1 次，连续 3 天。于给药后 2～3 天，血内原虫全部转阴，与氯喹疗效相仿，结果如表 5-2 所示，表明青蒿素对猴疟原虫红内期有杀灭作用，根治作用不明显[1]。

表 5-2　青蒿素对食蟹猴疟原虫红内期的作用

药物 3 天总剂量(mg/kg)	猴号	子孢子接种后天数(天)	治疗前原虫率(%)	转阴时间(天)	原虫复发时间(天)
青蒿素 600	58	31	1.00	3	11
青蒿素 600	50	31	6.00	2	—*
青蒿素 600	59	11	0.01	3	—*
伯喹+氯喹 9+60	43	47	2.00	2	—
氯喹 60	45	47	16.00	2	—
青蒿素 600	22	18	6.00	2	23
青蒿素 600	23	18	2.00	2	11
青蒿素 600	67	18	0.10	2	11
青蒿素 600	66	18	13.00	2	8
伯喹+氯喹 9+60	70	18	26.00	3	—
伯喹+氯喹 9+60	218	18	0.30	2	—
氯喹 20	64	18	1.00	2	—

*观察半年未见原虫再现

1986 年，李泽琳等开展了青蒿素栓剂新药申报的临床前体内药效学试验。用诺氏猴疟原虫(*P. knowlesi*)感染模型，设高、中、低 3 个剂量组，每组 3 只动物，按

25mg/kg、50mg/kg 和 100mg/kg 剂量肛门给药，每天 1 次，连续 4 天，观察治疗后 24h 和 48h 猴体内诺氏猴疟原虫寄生率的变化、转阴时间及转阴率。结果表明，青蒿素栓剂给药杀虫效果可靠，有明显的量效关系，分别见表 5-3 和表 5-4[5]。

表 5-3 青蒿素栓剂治疗后诺氏猴疟原虫在血内寄生率的变化

给药后时间(h)	药后疟原虫寄生率比值(药后寄生率/药前寄生率)			
	空白对照组	低剂量组(25mg/kg)	中剂量组(50mg/kg)	高剂量组(100mg/kg)
24	5.847	0.643	0.090	0.083
48	19.737	1.430	0.017	0.044

表 5-4 青蒿素栓剂治疗诺氏猴疟原虫结果

组别(mg/kg)	猴号	转阴时间(h)	平均转阴时间(h)	转阴率(%)
100	3	36	46	100
	10	36		
	109	66		
50	2	—	—	33.3
	5	—		
	110	66		
25	4	—	—	0
	7	—		
	9	—		
空白对照	1	—	—	0
	6	—		
	8	—		

青蒿素栓剂直肠给药比较不同剂量的杀虫速度和原虫下降率。结果显示，3 个剂量组的青蒿素栓剂，给药后 24h 即可使疟原虫下降 90%以上。给药后 66h，高、中、低剂量组平均最高下降率分别为 100%、99.80%和 99.15%(2 只动物)，详见表 5-5。

表 5-5 青蒿素栓剂对诺氏猴疟原虫杀虫速度的比较

给药时间(h)	平均原虫下降率(%)		
	100mg/kg	50mg/kg	25mg/kg
6	34.93	24.97	67.90
12	70.83	76.30	87.60
24	91.76	90.97	92.40*
36	99.06	98.83	98.85*
42	99.70	99.13	99.10*
60	99.80	99.60	99.35*
66	100.00	99.80	99.15*

*为 2 只动物(1 只试验动物死亡)，余均为 3 只

以上结果表明，青蒿素栓剂对于感染诺氏猴疟原虫的猴显示出快速的治疗作用。

2. 青蒿素、蒿甲醚肌内注射的试验疗效比较[2]

1982 年青蒿素及其衍生物协作组将感染食蟹猴疟原虫的红细胞静脉接种到恒河猴中，经过一个潜伏期寄生率达到一定水平后，肌内注射青蒿素油混悬剂和蒿甲醚油溶液的不同剂量，每天 1 次，连续 3 天。每隔一定的时间取血涂片镜检，观察原虫清除时间和复燃时间。结果见表 5-6。

表 5-6 肌内注射青蒿素和蒿甲醚对食蟹猴疟原虫红内期的疗效

药物	制剂	剂量(mg/kg/d)	原虫清除时间(天)	复燃时间
青蒿素	油混悬液	20	2	无
		20	2	无
		10	2	第 20 天
		10	2	第 23 天
		4	4	第 8 天
		4	2	第 24 天
		1	3	第 9 天
蒿甲醚	油溶液	8	2	无
		8	2	无
		4	2	无
		4	1	无
		4	2	第 20 天
		2	1	无
		2	2	无
		1	2	第 16 天

表 5-6 的结果显示，青蒿素和蒿甲醚对食蟹猴疟原虫无性体的治疗效果都很好，蒿甲醚的效果更好。

3. 青蒿琥酯静脉注射对诺氏猴疟原虫的试验治疗[2]

按上述方法，恒河猴感染诺氏猴疟原虫(*P. knowlesi*)后，静脉给青蒿琥酯 6mg/kg，每天 1 次，连续 3 天，第 1 次给药后 16～20h 原虫全部消失，31 天内未见复燃。

（三）人恶性疟原虫体外试验

体外培养所用虫株包括英国常用的 *Welcome/Liverpool/West African* 株，或自非洲、泰国分离的虫株，国内试验用海南株(*FCC1/HN*)。

1. 青蒿素、蒿甲醚和青蒿琥酯钠对人恶性疟原虫 *FCC1/HN* 株有效浓度比较[2]

1982 年，青蒿素课题协作组测定了青蒿素、蒿甲醚和青蒿琥酯钠在体外培养的人恶性疟原虫(*P. falciparum*)红内期的有效抑制浓度。培养板每孔中加入 180μl 含有 2.5%(*V*/*V*)人恶性疟原虫 *FCC1/HN* 株的红细胞(感染率约 1%)的混悬液，以及 20μl 含系列浓度药物的葡萄糖生理盐水，并设氯喹或不加药的空白孔作对照，共同培养 48h 后，制作血涂片观察，Finney's 法计算青蒿素、蒿甲醚和青蒿琥酯钠的 EC_{50} 和 EC_{90}，结果详见表 5-7，三者的 EC_{50} 和 EC_{90} 都显著低于氯喹，尤其以青蒿琥酯钠最低。

表 5-7　青蒿素及其衍生物对体外培养的人恶性疟原虫 *FCC1/HN* 株的作用

药物	EC_{50}(ng/ml)	EC_{90}(ng/ml)	相当氯喹药效倍数	
			EC_{50}	EC_{90}
氯喹	2.24	7.95	1	1
青蒿素	1.99	4.52	1.13	1.76
蒿甲醚	2.19	4.12	1.02	1.92
青蒿琥酯钠	0.14	1.18	16.12	6.74

1988 年，中国科学院上海药物研究所的顾浩明等[6]同样应用人恶性疟原虫 *FCC1/HN* 株，通过荧光法对青蒿素、蒿甲醚对体外培养的人恶性疟原虫的抗疟效价进行了比较。将人恶性疟原虫分别与青蒿素、蒿甲醚和氯喹一起培养 40h 后，以溴化乙锭作荧光探针，再经十二烷基硫酸钠(SDS)增溶后测定荧光强度，得到青蒿素、蒿甲醚和氯喹的半数抑制浓度(IC_{50})分别为 75.2nmol/L、29.4nmol/L 和 43.2nmol/L。体外试验证明，蒿甲醚的抗疟效果优于青蒿素和氯喹。

2. 青蒿素、蒿甲醚、双氢青蒿素等对人恶性疟原虫 *Welcome/Liverpool/West African* 株的抗疟效果

1983 年，李泽琳[7]用[G-^{3}H]次黄嘌呤掺入量的变化观察了青蒿素、蒿甲醚、双氢青蒿素和 α-丙氧基羰基二氢青蒿素(SM242)对人恶性疟原虫 *Welcome/Liverpool/West African* 株的影响，与无药对照组比较，从而判断药物的抗疟效果，结果测得各药物的 IC_{50}，青蒿素为 126nmol/L，双氢青蒿素为 0.585nmol/L，SM242 为 1.1nmol/L，蒿甲醚为 1.2nmol/L。后三者的相对活性分别是青蒿素的 215 倍、115 倍和 105 倍。据此，作者认为在青蒿素分子中内酯基的还原，使双氢青蒿素、蒿甲醚、SM242 的体外抗疟活性增加了 100 倍以上。又对药物的抑制时程进行了研究(详细方法见作用机制部分)，结果表明，在 80min 内未见抑制，而在 160min 后则有显著的抑制作用。

3. 青蒿素和蒿甲醚对泰国分离的恶性疟原虫的抗疟效果比较

1986 年尤纪青[8]进行了青蒿素和蒿甲醚对泰国分离的恶性疟原虫的抗疟效果的研究。试验用的 2 个非克隆(K_1 和 K_{31})及 9 个克隆(T_1～T_9)分别从泰国分离获得。另外，从冈比亚得到 1 个从非洲分离的非克隆(G_1)作为对照。所有分离的疟原虫株在试验前均在培养皿内用 Trager 和 Jensen 蜡烛缸法进行培养。培养液为含 10%血清的 RPMI 1640。分离的疟原虫株与青蒿素和蒿甲醚接触的浓度为 10^{-12}～10^{-7}mol/L。置于微量测

试板的凹孔中，在 37℃条件下培养 36～72h。在 24h 和 48h 后更换培养液(含药)，并按时取样，作薄膜血片镜检原虫，观察药物完全抑制原虫生长的最低浓度(MIC)。试验表明，疟原虫与药物接触 36h、45h 或 72h，其 MIC 值几乎相似，故本试验中以接触药物 36h 作为标准。MIC 值由最初的疟原虫血症而定，在本次试验中最初原虫血症在 0.5%～1%内。结果表明，青蒿素和蒿甲醚抑制疟原虫生长的最低浓度分别为 10^{-8}～10^{-7}mol/L 和 10^{-8}mol/L。两者虽对疟原虫的敏感性稍有不同，但是没有大的差异。试验证实，对乙氨嘧啶、法西达及氯喹具有不同敏感度或有抗性的所有 11 个恶性疟原虫株，青蒿素和蒿甲醚对它们均具有较高的疗效。

以上详细介绍了青蒿素及其衍生物对疟原虫红内期的作用。体内试验方面，鼠疟试验表明青蒿素的抗疟作用迅速，抑制作用明显，口服给药 ND_{50}(半数转阴量)为(46.3±6.9) mg/kg。青蒿素抗疟的主要缺点是 3～4 天的短疗程复燃率高，以口服有效量肌内注射，可以减少复燃。青蒿素、蒿甲醚、青蒿琥酯钠在体内对伯氏鼠疟原虫和食蟹猴疟原虫模型的红内期均有良好的杀灭作用，3 种药物注射给药对鼠疟的 ED_{90} 分别为 2.15mg/kg/d、0.53mg/kg/d 和 1.77mg/kg/d。

二、青蒿素对疟原虫组织期的作用

(一) 鸡疟体内试验

中医研究院中药研究所药理室与上海寄生虫病研究所合作[1]，给小鸡接种鸡疟原虫子孢子后，9～11 天，血内出现大量配子体，用埃及伊蚊或白纹伊蚊叮咬小鸡。吸饱血的伊蚊放在温度为(27±2)℃、相对湿度约 80%的室内饲养 9 天左右。解剖唾腺，证实有子孢子存在时，用氯仿将伊蚊轻度麻醉，将雌蚊放入生理盐水中研碎，使每 0.2ml 生理盐水悬浮液含 0.05～0.1 只阳性蚊，每只小鸡经胸肌接种 0.2ml 子孢子生理盐水悬浮液。接种后 30min 口服给药，每天 1 次，连续 6 天。第 7 天开始取血涂血片镜检，每天 1 次。对照组于接种后 7～8 天出现原虫血症，感染后 9～14 天死亡，脑压片中可查到继发性红外期原虫。本试验采用的青蒿素剂量为 100～300mg/kg，每天 1 次，连续 6 天，并设伯喹、乙胺嘧啶及不给药对照组。以不出现原虫血症、出现时间延迟、小鸡生存时间延长、继发红外期不出现或感染程度轻，为评价药物疗效的指标。结果表明，青蒿素对鸡疟原虫红前期无效。当剂量增大为 400mg/kg 时，动物均因药物毒性在 7 天内死亡。

1982 年，青蒿素课题协作组[2]给鸡肌内注射接种 1.2×10^3 个分离自斯氏按蚊的鸡疟原虫子孢子，接种后 30min 灌胃给药青蒿素水混悬液，每天 1 次，连续 6 天，第 2 天起取血涂片，观察是否出现原虫血症，存活时间等，设乙胺嘧啶和不给药组内对照。结果表明，青蒿素 200mg/kg/d 灌胃给药，对于感染 *P. gallinaceum* 的鸡无效，而剂量提高至 400 mg/kg/d 则出现动物全死亡。

（二）鼠疟体内试验

1. 青蒿素对约氏疟原虫（*P. yoelii neigeriensis*）红外期的作用

1981 年，Peters、李泽琳等[4]用约氏疟原虫的子孢子感染小鼠，接种前用青蒿素一次皮下注射给药 300mg/kg，未见其对感染有预防作用。

2. 青蒿素和常规抗疟药对约氏疟原虫红外期作用比较[2]

给 6～8 周的 C_{57} 近交黑鼠静脉接种 2.5×10^4 分离自斯氏按蚊的子孢子，接种后 3～4h，皮下给 100mg/kg 的青蒿素，于 D_7 和 D_{14} 取血涂片，以确定青蒿素能否作病因性预防药。结果表明，青蒿素 100mg/kg 和氯喹 100mg/kg 对约氏疟原虫红外期均无效，而伯氨喹 20～50mg/kg、氯苯胍 5～10mg/kg、乙胺嘧啶 0.1～0.3mg/kg 则有效。

三、猴疟体内试验[2]

每只正常食蟹猴于 D_0 静脉接种 8.7×10^6 分离自斯氏按蚊食蟹猴疟原虫（*P. cynomolgi*）疟原虫的子孢子，接种后于 D_0～D_5 或 D_5～D_{10} 灌胃给 100mg/kg 青蒿素水混悬液，连续 6 天，于 D_7～D_{12} 取血涂片观察，结果见表 5-8，显示 D_7 到 D_8 出现原虫血症，表明青蒿素 100mg/kg 不论接种当天还是接种后第 5 天开始灌胃给药，均不能抑制原虫血症的出现，对食蟹猴疟原虫红外期无效。

表 5-8 青蒿素灌胃给药对感染食蟹猴疟原虫红外期的作用

药物	剂量（mg/kg/d）×给药时间（天）	给药起止时间	原虫血症	给药后原虫血症出现天数
青蒿素	100×6	D_0～D_5	+	8
青蒿素	100×6		+	8
伯氨喹*	3×6		+	22
氯喹*	10×6		+	12
青蒿素	100×6	D_5～D_{10}	+	8
青蒿素	100×6		+	7
伯氨喹*	3×6		—	—
氯喹*	10×6		+	8
对照			+	8

*剂量均按碱基计算

四、青蒿素及其衍生物抗药性的实验研究

1. 青蒿素对鼠疟正常株和抗性株的疗效比较

1979 年，中医研究院中药研究所药理室[1]取伯氏鼠疟（*P. berghei*）正常株与氯喹抗性

株接种小鼠，分别取血，定量计数，稀释至 5×10^{6}/0.2ml，腹腔接种后第 2 天口服给药，连服 3 天，于第 4 天取血涂片，染色后观察计算 ND_{50}，比较青蒿素对鼠疟正常株与抗氯喹株的疗效，判断对氯喹有无交叉抗性。结果见表 5-9 和表 5-10，青蒿素对伯氏鼠疟原虫正常株的 ND_{50} 为(46.3±6.9)mg/kg，对鼠疟抗氯喹株的 ND_{50} 为(167.6±20.9)mg/kg，与正常株比较，其抗性倍数仅为 3.6 倍。提示青蒿素与氯喹有低度交叉抗性的存在。

表 5-9　青蒿素和氯喹对鼠疟正常株的疗效

药物与剂量(mg/kg×3 天)	实验动物数(只)	阴性动物数(只)	阴性率(%)	ND_{50}(mg/kg)
青蒿素 31.7	10	2	20	
青蒿素 42.2	10	4	40	
青蒿素 56.3	10	8	80	46.3±6.9
青蒿素 75.0	10	9	90	
青蒿素 100	10	10	100	
不给药对照	10	0	0	

表 5-10　青蒿素和氯喹对鼠疟抗性株的疗效

药物与剂量(mg/kg×3 天)	实验动物数(只)	阴性动物数(只)	阴性率(%)	ND_{50}(mg/kg)
青蒿素 79.1	10	0	0	
青蒿素 105.5	10	0	0	
青蒿素 140.6	10	3	30	167.6±20.9
青蒿素 187.5	10	6	60	
青蒿素 250	10	10	100	

1980 年，四川省中药研究所药理室[3]也进行了青蒿素对正常株和抗氯喹株鼠疟原虫抗疟作用的研究，腹腔接种后灌胃给药青蒿素混悬液，观察转阴率。结果正常株的 ND_{50} 为(60.7±7.8)mg/kg，抗氯喹株的 ND_{50} 为(238.8±26.5)mg/kg，抗性指数为 3.9，与中药研究所实验得到的结果类似。

1981 年，Peters、李泽琳等[4]进行了青蒿素药物的抗性研究，实验对氯喹、奎宁、伯氨喹等 7 种常用抗疟药的敏感株和抗性株疟原虫进行实验，测定 ED_{50} 值，结果表明，青蒿素对氯喹高抗性株疟原虫与 ED_{50} 值为敏感株的 2.5 倍，对氯喹低抗性株及其他各药的抗性株 ED_{50} 值无明显变化。采用伯氏鼠疟原虫(*P. berghei*)经氯喹敏感株感染小鼠后，皮下注射青蒿素，每天 1 次，连续 4 天。测定结果 ED_{90} 为 2.3mg/kg。而 *P. berghei* 中度抗性的抗氯喹株的 ED_{90} 则需要 3.9 倍药量，高度抗性抗氯喹株则需要青蒿素用量高于正常株用量的 34 倍。

2. 青蒿素、蒿甲醚和青蒿琥酯对伯氏鼠疟原虫正常株和高度抗性株的疗效[2]

小鼠于 D_0 接种伯氏鼠疟原虫正常株或高度抗性株，D_1～D_3 给青蒿素水混悬剂灌胃或青蒿琥酯水溶液静脉注射，D_4 取血涂片；D_2～D_4 给蒿甲醚油溶液肌内注射，D_6 取血涂片。由表 5-11 的结果可见，伯氏鼠疟原虫抗氯喹株对 3 种药物均显示低度交叉抗药性。

表 5-11　青蒿素、蒿甲醚、青蒿琥酯钠及氯喹对伯氏鼠疟原虫抗氯喹株的治疗效果

药物	给药途径	正常株		抗性株		抗性指数
		ND_{50}(mg/kg)	ED_{50}(mg/kg)	ND_{50}(mg/kg)	ED_{50}(mg/kg)	
青蒿素	灌胃	46.3	—	167.6	—	3.6
蒿甲醚	肌内注射	—	0.72	—	1.2	1.7
青蒿琥酯	静脉注射	—	0.3	—	0.5	1.7

1986 年，山东省中医药研究所的李成韶等[9]仿 Peters 剂量递增法用伯氏鼠疟原虫 *ANKA* 株(*Plasmodium berghei ANKA* strain)及 *N* 株(*Plasmodium berghei N* strain)对青蒿素进行了抗药性的研究。仿 Peters 剂量递增法以实验小鼠红细胞的感染率达 2%的平均延迟天数为定性指标，在连续传代过程中观察原虫抗性的动态变化；以“4 日抑制性实验”中青蒿素 ED_{50}、抗性指数(I_{50})、在治疗实验中 50%的治愈剂量(CD_{50})，以及抗性系与其亲代系 CD_{50} 的比值为衡量抗性水平的定量指标。实验证明，伯氏鼠疟原虫 *RQ/ANKA* 系及 *RQ/N* 系，经一年多的培育，对青蒿素的 ED_{50} 已超过了其亲代系的 50 倍。*RQ/ANKA* 系原虫对青蒿琥酯及蒿甲醚有明显的交叉抗性，其抗性指数分别为 13.1 及 11.7，对伯喹有轻度交叉抗性，抗性指数为 2.9，对氯喹未见明显交叉抗性。

1990 年，军事医学科学院微生物流行病研究所李国福等[10]在伯氏鼠疟原虫小鼠体内采用药物剂量递增的方法培育抗青蒿素及抗蒿甲醚虫系。实验发现，疟原虫对青蒿素及蒿甲醚均在培育的第 10 代开始出现抗性，抗青蒿素系(*RQ*)和抗蒿甲醚系(*RAr*)两抗性虫系对氯喹、伯氨喹及氨酚喹无交叉抗药性。

参考文献

[1] 中医研究院中药研究所药理研究室. 青蒿的药理研究.新医药学杂志，1979，1：23-33

[2] China cooperative research group on Qinghaosu and its derivatives as antimalarials. Antimalarial efficacy and mode of action of Qinghaosu and its derivatives in experimental models. Journal of Traditional Chinese Medicine，1982，2(1)：17-24

[3] 四川省中药研究所药理室. 青蒿素的药理研究. 四川医学，1980，1：33-36

[4] Peters W，James DM，Li ZL，*et al*. Antimalarial activity of Arteannuin (Artemisinime，Qinghaosu)，a Chinese plant derive ative，against *Plasmodium berghei*：preliminary data. Transaction of the Royal Society of Tropical Medicine and Hygiene，1981，75(4)：603-604

[5] 中医研究院中药研究所. 青蒿素栓申报资料. 1986

[6] Gu HM，Waki S，Zhu MY，*et al*. Fluorometric determination of antimalarial efficacy of artemisinin and artemether against *Plasmodium falciparum in vitro*. Acta Pharmacologica Sinica，1988，9(2)：160-163

[7] Li ZL，Gu HM，Warhurst DC，*et al*，Effects of qinghaosu and related compounds on incorporation of [G-3H]hypoxanthine by *Plasmodium falciparum in vitro*.Transaction of the Royal Society of Tropical Medicine and Hygiene，1983，77(4)：522-523

[8] 尤纪青. 泰国分离的恶性疟原虫对青蒿素和蒿甲醚的敏感性. 国际医学寄生虫病杂志，1986：79-80

[9] 李成韶，杜以兰，姜齐. 伯氏疟原虫对青蒿素抗药性的研究. 药学学报，1986，11：811-815

[10] 李国福，周义清，焦岫卿. 青蒿素及蒿甲醚抗药性伯氏疟原虫系的培育. 军事医学科学院院刊，1990，2：97-100

(叶祖光　李泽琳)

第二节 青蒿素及其衍生物的毒理学研究

青蒿素是 20 世纪 70 年代我国科学家从植物青蒿和黄花蒿中提取的抗疟有效单体。青蒿素类药物(包括青蒿素及其衍生物)对世界疟疾流行地区各型疟疾的治疗具有巨大贡献，挽救了成千上万人的生命。人们在关注青蒿素类药物抗疟作用的同时，也在关注对人体使用及动物试验产生的、与药物安全相关的毒理学问题。青蒿素及其衍生物在临床应用时，对各型疟疾的患者毒副作用较低，不良反应较少，治疗窗口较宽。在实验室范围，对其进行的毒理学评价研究，为充分展示其毒性，常使用较大剂量和较长的给药时间，也会显示出较多的毒性，但毒性反应是可逆的。自 70 年代以来，我国医药工作者对青蒿素及其衍生物的安全性进行了较为深入的研究，已有许多报道。作者根据发表文献、有关参加单位的科研总结报告及访问有关当事人，将青蒿素及其衍生物的毒理学研究状况，划分了 3 个阶段，分别为 70 年代、80 年代和 90 年代以后，分别进行简要叙述。

一、20 世纪 70 年代对青蒿素及其衍生物的毒理学研究

青蒿素类药物毒性研究，较为系统的文献报道见于中医研究院中药研究所和广西中医学院于 1979 年发表的文章[1,2]，综合如下。

1. 单次口服给药的急性毒性反应

中医研究院中药研究所评价了青蒿素及其提取物单次灌胃给药，对小鼠的急性毒性效应。结果显示，青蒿素提取有效成分、青蒿稀醇浸膏、青蒿素、还原青蒿素的半数致死量 LD_{50} 分别为 7425mg/kg、4162mg/kg、5105mg/kg 和 465mg/kg。青蒿素的 LD_{50} 与青蒿素的 ND_{50}(46.3mg/kg)相比，治疗指数为 110，显示了良好的安全性和较宽的治疗窗口。

广西中医学院对青蒿素单次给药的毒性研究报告较为全面，评价了口服、肌内注射和静脉注射 3 种途径给药的急性毒性研究。报告显示，给予小白鼠灌胃口服青蒿素的 LD_{50} 为 3800mg/kg，安全系数为 120(LD_5/ED_{95}=3000/25)。大白鼠的最大耐受量(MTD)大于 12 000mg/kg。其他类型的动物如鸽、豚鼠、兔、猫、犬、猴的 MTD 均大于 1000mg/kg。

单次肌内注射给药青蒿素，小白鼠的 LD_{50} 为 838mg/kg，大白鼠 LD_{50} 为 2645mg/kg，鸽 MTD 为 125mg/kg，致死量为 250mg/kg；豚鼠 MTD 为 250mg/kg，致死量为 500mg/kg；兔 MTD 为 500mg/kg，致死量为 1000mg/kg；猫 MTD 为 250mg/kg，致死量为 500mg/kg；犬 MTD 为 250mg/kg。

单次静脉注射青蒿素，小白鼠的 LD_{50} 为 631mg/kg，大白鼠 LD_{50} 为 1100mg/kg；鸽 MTD 为 50mg/kg，致死量为 150mg/kg；兔 MTD 为 300mg/kg，致死量为 500mg/kg。狗

MTD 为 50mg/kg、100mg/kg 时可出现中毒反应，致死量为 250mg/kg。

青蒿素对动物的急性毒性反应主要表现为：呼吸抑制，神经反射消失，抽搐，进而呼吸停止和心跳停止，个别种类动物(如犬)有呕吐反应。

2. 重复给药 3～7 天的亚急性毒性反应

中医研究院中药研究所报道，在治疗剂量时，青蒿素对猫的心率有减慢效应；而当达到 2000mg/kg 较高剂量时，对小鼠心率也有减慢效应。在给药剂量为 100～800mg/kg，连续给药 3 天，小鼠转氨酶可有一过性增高，病理学显示均有肝细胞浊肿，脑内有出血点。

广西中医学院中草药研究室报道，以青蒿素 100mg/kg 对大白鼠、兔、猫、犬等动物口服给药，连续 5 天，未观察到任何毒性反应。

3. 重复给药 14 天的毒性反应

对大白鼠和兔经口给药，每天 1 次，连续 14 天，除个别兔白细胞较低、转氨酶较高外，机体未见其他毒性反应。在给予大白鼠的青蒿素剂量达到 5000mg/kg 时，动物仅表现为进食量和体重稍有降低，肺脏和肝脏充血。给予小鼠青蒿素 200mg/kg，口服，连续 10 天，未观察到生育毒性反应。

4. 人体试服的毒性表现反应

青蒿素，给予 3 人试服，每天 1 次，连续 3 天，总剂量分别为 3500mg、5000mg、5000mg，1 人一过性出现四肢发麻，1 人心率加快。青蒿提取抗疟有效部分，给予 8 人试服，其中 3 人每天一次，连服 7 天，其剂量按天依次为 350mg、500mg、1000mg、2000mg、3000mg、4000mg、5000mg；另 5 人每天 2 次，每次服 3000mg，连服 3 天。有 2 例轻度腹痛、2 例大便潜血阳性，1 例转氨酶升高。

综合这一时期的青蒿素毒理学研究，对单次给药的毒性反应研究较为充分，其主要指标 LD_{50} 的数据，依实验室条件的不同，数据范围相差较大，但是均显示出有效剂量或暴露浓度与 LD_{50} 之间的距离较大，有较好的安全范围和较大的治疗指数，人体试服也提示有较好的安全性。但是也可以看出，有关重复给药的毒性研究，由于不了解现代药物安全评价的指导原则，从试验设计到观察指标尚不完善，距当前药物安全评价的基本要求差距较大。经常是在大动物短期给药的毒性评价之后，就开始人体试用。

二、20 世纪 80 年代对青蒿素及其衍生物的毒理学研究

(一)青蒿素的毒理研究

20 世纪 80 年代初，青蒿素类药物在控制疟疾流行中的出色疗效被世界卫生组织(WHO)所关注，于 1981 年派出专家组赴中国考察。国家卫生部为迎接 WHO 的考察，

要求各有关单位汇集青蒿素的各项研究资料。对于当时不完整的药理毒理学资料，卫生部青蒿素办公室在对各单位提供的研究资料进行汇总的基础上，责成各单位进行了必要的补充研究（如军事医学科学院放射医学研究所承担了青蒿素药物重复给药对大动物毒性的试验研究）。汇总的青蒿素类药物的各类研究报告，包括毒理学研究报告，通过了WHO 专家组的考察。随后全国青蒿素研究协作组，将国内各单位青蒿素类药物的毒理学研究数据（包括青蒿素、蒿甲醚、青蒿琥酯）整理成文，以英文形式发表于 *Journal of Traditional Chinese Medicine* [3]。研究单位包括：中医研究院中药研究所、军事医学科学院、山东省中医中药研究所、云南省药物研究所、四川药物研究所、中国科学院上海药物研究所、广州中医学院、广西医学院、广西中医学院等，反映了青蒿素及其衍生物当时的毒性研究概况，该篇文献主要结果和同一时期国内其他单位研究报道，汇集如下。

1. 单次给药的毒性研究[3]

小鼠灌胃青蒿素的 LD_{50} 为 4228mg/kg，青蒿素油剂肌内注射的 LD_{50} 为 3840mg/kg。

大鼠灌胃青蒿素的 LD_{50} 为 5576mg/kg，青蒿素油剂肌内注射的 LD_{50} 为 2571mg/kg。

青蒿素在剂量为 800mg/kg 和 400mg/kg 时，分别给予 2 只犬肌内注射。注射后 15min，大剂量动物出现强直样症状、阵挛性惊厥，甚至前弓反张；而小剂量动物，只有兴奋和狂吠。这些症状在 30min 内消退。注射后 40h，网织红细胞计数降低、血清谷丙转氨酶（SGTP）和血清碱性磷酶（SAP）活性轻度升高，大剂量动物更为明显。10 天后恢复正常；病理学检查显示，内脏和骨髓未见病理性变化。

剂量较大时，这些神经系统的症状，也出现于鸽子、豚鼠、兔、猫等动物，敏感性有所差异。其他异常症状还包括：呼吸抑制、感觉延迟、心律异常等。

2. 短期重复给药的毒性研究

体重 200～220g 的大鼠 40 只，分为 4 组，每组 10 只。给药组分别给予肌内注射 600mg/kg、400mg/kg、200mg/kg 的青蒿素油剂，每天 1 次，连续 7 天。动物未发生死亡，体重、进食、血清转氨酶未见异常，病理学检查发现，大剂量和中剂量组动物的心、肝、脾、肺、肾等脏器有轻度充血和变性。对犬进行的每天口服 100mg/kg，连续 5 天，未见毒性表现。

3. 重复给药 14 天的毒性研究

大鼠的毒性试验：青蒿素 250mg/kg、500mg/kg、1000mg/kg，分别给予大鼠灌胃给药连续 14 天，动物体重、心电图、常规血象，以及心、肝、脾、肺、肾、脑、胃等的病理学检查，未见异常。

恒河猴的毒性试验：恒河猴雌雄各半，每组 4～6 只，分组如下。

青蒿素 192mg/kg 组：青蒿素油剂肌内注射，1 次/天，连续 14 天；

青蒿素 96mg/kg 组：青蒿素油剂肌内注射，1 次/天，连续 14 天；

青蒿素 48mg/kg 组：青蒿素油剂肌内注射，1 次/天，连续 14 天；

青蒿素 24mg/kg 组：青蒿素油剂肌内注射，1 次/天，连续 14 天；

对照组：肌内注射等容积的溶剂。

检查项目包括：一般行为观察(如行为、食欲、体温、体重、胃肠反应、注射部位反应等)、常规尿液检查、常规血象检测、骨髓涂片检查、血液生化分析指标如蛋白质电泳、血尿素氮(BUN)、CRTN、肌酸磷酸激酶(CPK)、乳酸脱氢酶(LDH)、谷草转氨酶(GOT)、谷丙转氨酶(GPT)、SAP、TBil、葡萄糖(Glu)、甘油三酯(TG)、胆固醇(Chol)、血钙(Ca)、血磷酸盐(P)、血钾(K^+)、血钠(Na^+)，以及体内皮质激素水平。主要脏器组织的病理学检测，如苏木精-伊红染色(HE 染色)、脂肪染色，以及血铁蛋白(hemosiderin)、胶原(collagen)、胆红素(bilirubin)特殊染色，对心、肝、肾、骨髓等，还进行了电镜观察。

主要结果如下。

(1) 192mg/kg 组：有 3 只动物在给药 3 天内死亡；主要毒性表现为食欲降低、反应淡漠、心率减慢；外周血红细胞、红细胞压积、血红蛋白量降低，血沉升高，网织红细胞消失；白细胞总数和中性粒细胞比例降低。骨髓涂片和切片显示，造血机能降低，尤其是红系，髓系与红系比值升高。生化分析显示，体内皮质激素水平显著降低；CPK、GOT、BUN、TG、Chol、无机磷酸盐、K^+等有增高倾向，而 Glu、Na^+呈现降低趋势。光学显微镜和电镜观察显示，心肌有明确的胞浆凝固、线粒体肿胀，肾小管上皮细胞混浊肿胀，肝脏实质细胞糖原沉积和空泡变性。病理学和电镜观察的详细结果，可参考另外发表的文献[4,5]。

(2) 96mg/kg 组：毒性表现与 192mg/kg 组相似，仅有 2 只动物死亡。

(3) 48mg/kg 组：无动物死亡，动物表现、生化和病理学检测未见异常，实验室检查显示，只有网织红细胞消失，红细胞计数、血红蛋白含量、红细胞压积降低，血沉升高。

(4) 24mg/kg 组：只有网织红细胞有变化。

用于恢复期观察的恒河猴，在停药 22 天后，所有阳性症状全部恢复正常。

结论及评价：青蒿素制剂连续 14 天给药，剂量小于 24mg/kg 时，对于猴是安全的；大于 48mg/kg 时，有毒性反应；大于 96mg/kg 可引起死亡。骨髓造血红系受损是主要毒性表现，心脏也会受累；毒性表现是可逆的。这项试验开始接触并了解国外现代药物安全研究的指导原则[6,7]，并应用于青蒿素对恒河猴重复给药毒性评价研究的设计，这样就接近于符合当前国家对药物安全评价指导原则，反映了当时青蒿素毒理学研究的最高水平，对指导临床合理安全使用青蒿素有重要的指导意义，如重点监测网织红细胞计数，作为使用青蒿素安全剂量上限的标志[8]。

4. 特殊毒性研究

肌肉刺激试验：试验动物用日本长耳兔，给予青蒿素油剂或水悬剂 1ml、含 50mg 青蒿素，肉眼观察和显微镜观察，均未见明显的局部损伤。

微核试验：试验动物为昆明小鼠，青蒿素所用剂量为 LD_{50} 的 1/80、1/40、1/20、1/10、1/5，微核检测为阴性。

Ames 试验：青蒿素暴露浓度为 300μg/0.1ml、30μg/0.1ml、3μg/0.1ml、0.3μg/0.1ml、0.03μg/0.1ml，结果为阴性。

致畸试验：试验动物为 Wistar 孕鼠，青蒿素口服剂量为 LD_{50} 的 1/400、1/200、1/25。LD_{50}的 1/25，在怀孕的头 6 天内给药，所有胎鼠发育正常，无畸形。在怀孕中期给药(第 7～12 天)，后期给药(第 13～19 天)，均无胎鼠存活。青蒿素给予剂量为 LD_{50} 的 1/200 或 1/25、孕期第 6～15 天给药时，孕鼠全部流产；剂量为 LD_{50}的 1/400 时，一半动物流产。进一步将孕鼠的器官形成期分为早期(第 6～8 天)、中期(第 9～11 天)、晚期(第 12～14 天)，分别给药。剂量为 LD_{50} 的 1/25、早期给药时，引起 6.1%的胎鼠脐疝畸形，中、晚期给药全部引起流产。小鼠的试验结果与大鼠相似。

同一时期，也有其他单位完成的特殊毒性试验，如 Ames 试验、微核试验、染色体畸变试验(V79)等，均为阴性；口服青蒿素对大鼠胚胎毒性的影响，主要表现为在器官发生期的中、晚期影响器官的形成；对雄性大鼠的生殖器官和功能没有影响[9,10]。

在 *Jounal of Traditional Chinese Medicine* 上关于青蒿素类药物毒性研究的总结[3]，除了概括青蒿素毒性研究的概况，也报道了主要衍生物蒿甲醚(又称青蒿醚)和青蒿琥酯的毒性特点。同一时期关于蒿甲醚和青蒿琥酯的毒性研究，还见于广西医学院、中医研究院中药研究所、军事医学科学院微生物流行病研究所发表的文章，汇总如下。

(二) 蒿甲醚的毒性研究[3]

1. 急性毒性研究

小鼠：蒿甲醚肌内注射给药，观察 7 天，LD_{50} 为 263mg/kg，治疗指数为 447。毒性症状和体征为精神倦怠，垂死样姿势，拒食，毛发竖立，心率减慢。同一时期也有报道该药给小白鼠灌胃得出 LD_{50} 为 567mg/kg，LD_5 为 229.83mg/kg，计算得出治疗指数(LD_{50}/ED_{50})为 12.9，安全指数为(LD_5/ED_{95})为 3.4[11]。

犬：灌胃蒿甲醚 130mg/kg 于 1 只雌犬，两天后第二次给药，未见任何毒性反应。另外一组试验显示，该药按 10mg/kg、20mg/kg、40mg/kg 的倍增剂量，给予 3 只犬灌胃给药，1 次/天，连续 3 天，只有 1 只犬出现一次呕吐反应[11]。

猴：肌内注射蒿甲醚 141mg/kg 于雄猴 1 只，未见毒性反应。

兔：肌内注射蒿甲醚 160mg/kg 于兔数只，所有动物耐受良好。

2. 多次重复给药毒性研究

大鼠：给药总剂量为 40～360mg/kg，肌内注射，给药时间为 9～14 天。高剂量组体重降低，组织病理学显示肝脏细胞轻微变性。

兔：6 只动物，分为 3 组，每组 2 只，给药组为 10mg/kg 和 40mg/kg。灌胃给药 1 次/天，连续 6 天。给药后，动物活动、体重、进食、大小便，以及血象、肝肾功能、心电图(ECG)、脏器病理学未见异常。

猴：总剂量为 97mg/kg 和 292mg/kg，肌内注射，给药 1～3 个月，未见异常。

犬：第一组动物肌内注射给药，每天 1 次，连续 3 天，间隔 7 天后，给予第二疗程。第二组动物方案相同，给药总时间为 3 个月。两组总的给药剂量为 24mg/kg 和 972mg/kg。结果显示，高剂量组除了体重降低和轻微肝细胞变性之外，其余各项指标如血尿常规、血液生化、ECG 等未见异常，组织病理学检测，如心、脾、肺、肾、脑、肾上腺、脑垂体、生殖腺及其他器官，未见异常变化。另一组试验显示，剂量为 16mg/kg 和 4mg/kg，灌胃给药，1 次/天，连续 6 天。动物活动、肝功能和肾功能、血液学检测未见异常，病理学检测，仅有 1 例有肝充血和肾间质炎症变化[11]。

邬伯安等详细报道了蒿甲醚多次肌内注射对比格犬的毒性研究[12]。比格犬随机分为 5 组，每组 4 只。蒿甲醚给药组为 6mg/kg 组、19mg/kg 组、32mg/kg 组，另两组为容积对照组和空白对照组。给药 1 次/天，连续 15 天。结果显示，中、高剂量组有显著中毒症状，食欲减退、体重降低、流涎、肌颤、体温升高等，高剂量组有 3 只动物死亡，死前表现为昏迷、呼吸抑制等。ECG 检测，Q-T 间期、P-R 间期延长，有动物出现Ⅰ度房室传导阻滞；血液学检测，中、高剂量组出现网织红细胞计数下降，红细胞计数降低，高剂量组还有白细胞总数降低及中性粒细胞降低；骨髓涂片红系损伤较重。血液生化检测，中、高剂量可见肌酸激酶(CK)、甘油三酯(TG)升高；尿液检查，高剂量组，尿蛋白阳性、血尿等。脏器组织病理学，中剂量以上组，肉眼可见内脏器官出现不同程度充血、出血和水肿；镜下观察，胃肠黏膜变性坏死，肝细胞空泡样变性，炎细胞浸润。心内膜下出血，肺亚急性炎症及出血；肾小球部分萎缩或出血，肾小球囊内蛋白和红细胞渗出；胸腺、淋巴结和脾脏网状细胞增生，吞噬活跃。各项阳性指标，在停药 14 天后恢复正常。可以认为，蒿甲醚中毒的主要靶器官是骨髓造血组织。这是国内研究者第一次用标准试验动物进行青蒿素类药物重复给药的毒性试验研究。

3. 特殊毒性研究

局部刺激试验：对小鼠、大鼠、兔、犬和猴的肌内注射部位的组织学病理切片显示，肌纤维正常；血中肌酸磷酸激酶(CPK)未见升高。

致畸试验：蒿甲醚对小鼠和大鼠胚胎有显著毒性。在孕期第 6～15 天，肌内注射 10.72mg/kg，给药 10 天，可引起 30.1%的胎鼠流产，但幸存的动物未见畸形发育。剂量为 21.44mg/kg、在孕期第 9 和 11 天给药时，可致孕鼠全部死亡及流产。

4. 人体试服毒性观察

试服 3 人，药物剂量为 100mg/kg，1 次/天，共 3 天。给药后，ECG、肝功能和肾功能、血尿常规等，未见任何毒副反应[11]。

（三）青蒿琥酯的毒性研究

1. 急性毒性研究

小鼠：青蒿琥酯静脉注射的 LD_{50} 为 520mg/kg，肌内注射的 LD_{50} 为 475mg/kg。静脉注射时对伯氏鼠疟原虫敏感株的治疗指数为 1733，对氯喹抗性株的治疗指数为

1040[3,13]。另一组试验显示，青蒿琥酯静脉给药的 LD_{50} 为 552.82mg/kg，治疗指数为 15.3，安全指数为 4.8；灌胃给药的 LD_{50} 为 1002.57mg/kg，治疗指数为 13.04，安全指数为 4.19[14]。

犬：给 3 只犬静脉注射给药，逐天增加剂量，第 1 天 37.5mg/kg、第 2 天 75mg/kg、第 3 天 150mg/kg。可观察到动物摄食减少，卧位懒动，拒绝进食，疲劳状。停药 2 天后恢复[3,15]。另一组试验显示，分别给 4 只狗灌胃给药，剂量为 20mg/kg、40mg/kg、80mg/kg，1 次/天，连续 3 天，未见毒性反应[14]。

宁殿玺等[16]首次采用近似致死量法，评价了单次静脉给予青蒿琥酯对犬的毒性研究，表明无毒副反应的最大剂量是 70mg/kg，近似致死量为 240mg/kg。毒性反应的主要表现为，胃肠道和神经系统症状，肉眼可见血尿；血液学检查，网织红细胞计数减少、碱性磷酸酶(ALP)升高；病理学检查，骨髓红系造血抑制、内脏淤血、胆汁淤积、胃肠黏膜坏死、肠道出血、肝和肾实质细胞退行性变。

对麻醉兔心脏活动的影响：静脉注射青蒿琥酯累计剂量达到 300mg/kg 时，可出现心率减慢，ECG 的 P-P 间隔延长，血压下降。累计剂量达到 600mg/kg 时，窦性节律显著延迟，心率降低到一半，血压降低到 40mmHg。累计剂量达到 800mg/kg 时，T 波异常，变平、双向或倒置。累计剂量达到 1200mg/kg 时，可出现心跳停止及动物死亡。

2. 重复给药的毒性研究

猴：将 6 只猴分为 3 组，给药组剂量分别为 10mg/kg 和 32mg/kg，静脉注射给药，1 次/天，连续 14 天，病理学检测未见异常。

犬：将 6 只犬分为 3 组，给药组剂量分别为 10mg/kg 和 40mg/kg，静脉注射给药，1 次/天，连续 14 天。动物体重、食欲、粪便、尿液、活动、血常规、SGPT、NPN 等，与给药前无差别。组织病理学检测，仅可见部分肝脏少量淤血和充血。另一组试验显示，6 只犬分为 3 组，静脉给药 5mg/kg 和 20mg/kg，1 次/天，连续 6 天。结果表明，只有高剂量组 1 只动物出现转氨酶升高，肝脏病理可见少量出血或充血，未见其他异常[14]。

宁殿玺等对青蒿琥酯重复静脉给药的毒性的研究较为充分[17]，简述如下：杂种犬 30 只，雌雄各半，分为 5 组，为对照组和 4 个青蒿琥酯给药组，剂量分别是 90mg/kg、45mg/kg、22.5mg/kg、12.25mg/kg，每组 6 只，静脉输注给药，给药速度为 2ml/min，1 次/天，连续 14 天。结果表明，90mg/kg 组，中毒表现严重，在给药的第 9～11 天全部死亡；45mg/kg 组，于给药第 12～13 天，死亡动物 2 只；22.5mg/kg 组，未见明显中毒症状，部分检测指标异常；11.25mg/kg 组，除骨髓红系成熟发生轻度障碍外，其余未见异常。中毒症状主要包括：呕吐、流涎、摄食减少或拒食，黏液血便、体温升高、精神萎靡、懒动无力、消瘦。ECG 检测，剂量大于 22.5mg/kg 时，可见 Q-T 间期延长，剂量大于 45mg/kg 时，可见 P-R 间期延长及 T 改变。各给药组，均可见外周网织红细胞明显减少，并可见有核红细胞，两个大剂量组可见白细胞及中性粒细胞、嗜酸性粒细胞计数减少。骨髓涂片，主要显示红系造血障碍；12.25mg/kg 组，红系增生活跃，粒/红值降低，中幼红成熟障碍；22.5mg/kg 组，红系百分数下降，早幼红细胞成熟障碍；45mg/kg 组，不仅红系成熟障碍，而且部分动物红系造血全部抑制；90mg/kg 组，骨髓涂片不能发现红系有核细胞；45mg/kg 和 90mg/kg 组，可见粒系造血障碍，表现为粒系成熟指数下降，分裂指数下降。骨髓切片：两个低剂量组，骨髓腔内造血组织充盈，可见散在早幼红细胞增生灶；两个大剂量组，显示各类造血细胞减少抑制现象。血液生化显示，两个高剂量组动物的碱性磷酸酶(ALP)、胆固醇(Chol)、甘油三酯(TG)、谷草转氨酶(GOT)、谷丙转氨酶(GPT)、乳酸脱氢酶(LDH)、肌酸激酶(CK)、肌酐、尿素含量等升高、血糖下降。尿液检查，部分动物蛋白质阳性。脏器病理学异常主要见于两个大剂量组，肉眼可见多脏器淤血，显微镜下观察，胃肠黏膜变性、脱落、坏死；肝窦扩张、淤血、细胞肿胀、空泡变性、坏死及炎细胞浸润；部分肾小球充血、间质血管扩张；心外膜下有程度不同的出血等。注射局部有炎症反应。停药后 28 天，各项阳性指标逐步恢复或接近正常。

3. 特殊毒性研究

局部刺激试验：对兔、犬、猴，在肌内注射、静脉注射部位的肌肉和血管，进行了肉眼及显微镜检测，未见刺激性损伤表现[3]。

致突变试验：李泽琳等报道，Ames 试验显示青蒿琥酯钠对组氨酸缺陷型鼠伤寒沙门氏菌株 TA98、TA100、TA102 等，无诱变活性。微核试验为阴性[18]。青蒿琥酯钠暴露于培养的 V79 细胞，不论是否加 S9，均未见培养细胞的染色体畸变。

胚胎毒性试验：在妊娠大鼠器官发生期(第 6～15 天)给予青蒿琥酯钠 0.54mg/kg、0.81mg/kg、3.25mg/kg、26mg/kg，有明显胚胎毒效应，分别有 32.8%～100%的胚胎被吸收，最大无作用剂量为 0.41mg/kg，在器官发生期早期给药 26mg/kg，有 78.9%的吸收胎、17.1%活胎、3.5%脐疝畸形；在中晚期给药，有 100%的吸收胎。妊娠早期给药(第 1～6 天)，活胎率为 82.3%，个别脐疝畸形，骨骼发育延迟[19, 20]。

三、20 世纪 90 年代以后对青蒿素及其衍生物毒理学研究的动向

(一)重视青蒿素类复方药物的毒性评价研究

20 世纪 90 年代以后，根据疟疾的发病特点，人们更多地关注青蒿素类复方药的研究，目的是使新药物组合的抗疟作用起效快、作用时间长、避免耐药性产生等。相应的毒理学的研究也是针对新的复方药物的毒理学评价的一些研究报告，如复方蒿甲醚片、青蒿素哌喹片(Artequick)、双氢青蒿素磷酸哌喹片、青蒿素萘酚喹片、青蒿琥酯磷酸咯萘啶片等。青蒿素哌喹片的毒性研究报告符合现代新药安全评价的基本要求，是在符合药品非临床研究质量管理规范(GLP)实验室内完成的[21,22]。

(二)探讨药物的体内暴露(毒代动力学，TK)与毒性损伤之间的关系

现代药物安全评价的要求，更关注药物体内暴露和药物毒性之间的关系，在这一时期国外有一些报道阐述了青蒿素重复给药体内暴露状况与毒性的相互关系。有报道表

明，青蒿素重复给药具有自我诱导的倾向，体内暴露浓度会随着用药次数的增加而降低；动物体内较长时间暴露会引起神经毒性和生殖毒性；如猴体内暴露时间达到179.5h、大鼠体内暴露67.1h，可发生神经毒性[23,24]。

（三）关注基于青蒿素作用机理的毒性研究

青蒿素的作用机理逐步被人们认识[25]，对疟原虫的杀伤效应主要来自于结构中的过氧基团，在 Fe^{2+}的帮助下转化的自由基对疟原虫大分子进行破坏。也由此被引入了相应的毒性机理研究。例如，娄小娥等报道了青蒿琥酯对孕体组织损害的机理[26]。结果表明，给予青蒿琥酯可使大鼠胚胎中谷胱甘肽过氧化物酶活性显著降低，丙二醛（MDA）含量显著升高，造成胚胎的氧化损伤。另外，对青蒿素类药物的红系造血系统的抑制机理进行了研究。姚朗等探讨了青蒿素类药物引起骨髓红系前体细胞成熟障碍的毒性机理，以及对血红素生物合成的影响[27]。荧光分光光度法测定发现，比格犬口服青蒿琥酯后外周血红细胞游离原卟啉含量升高，用药犬外周血及骨髓出现铁粒幼细胞，提示对血红素生物合成的抑制可能是其产生红系造血抑制毒性的途径之一。

（四）重视青蒿素类药物神经毒性研究

神经毒性的特点和相应的机理研究[28,29]。20 世纪 90 年代以来，青蒿素类药物对动物的神经毒性开始被人们关注，尽管该类药物在人体使用没有神经毒性的报道。最初的报道是美国陆军 Water Reed 研究所观察到给犬大剂量肌内注射蒿甲醚时，出现共济失调、震颤等神经症状，并发生死亡。随后其他实验室也证实该现象，并确定产生了剂量依赖性的脑干损伤。青蒿素类药物对试验动物，如大鼠、犬和恒河猴，均可产生类似的脑干损伤，但犬和大鼠比猴更敏感。有报道显示，青蒿素类药物神经毒性的大小依次为：双氢青蒿素、蒿乙醚、蒿甲醚、蒿苄醚酸、青蒿素、青蒿琥酯等。青蒿素类药物神经毒性机理与抗疟机理可能是相同的，涉及铁离子或血红素催化的内过氧桥的断裂，从而产生不稳定的有机自由基或亲电物质，这些中间体可烷化疟原虫体内或神经元细胞内的特异蛋白质，导致细胞死亡。可在细胞学研究中观察到，青蒿素类药物抑制神经元细胞轴突生长；电镜可观察到，双氢青蒿素在神经元细胞中的靶点为线粒体膜和内质网，与药物对恶性疟原虫的形态学改变相似。用红细胞作模型、MDA 作为脂质过氧化指标可观察到，青蒿素类可使血红素过氧化物酶活性增加 2～3 倍，血红素催化脂质过氧化提高 6 倍。我国也有实验室进行了青蒿素类药物的神经元毒性机理研究[30]，双氢青蒿素和蒿甲醚能够引起神经元细胞线粒体肿胀，嵴断裂、减少和消失，抑制神经元线粒体呼吸链复合酶Ⅰ和Ⅳ的活性，使其氧化 NADH 和还原型细胞色素 c 的能力下降。

（五）人体试验时的安全研究和人群服用时的毒性观察

20 世纪 70～80 年代我国研究的许多药物，在经过初步的大动物安全评价后，就开始人体试服试验，试验者往往是从事新药的研究者。90 年代以后，按照现代新药研发的要求，人群对药物的试用都有相应的规范和要求。青蒿素类药物的人群试用研究，也开始有报道。例如，Kongpatanakul 等报道了双氢青蒿素和青蒿琥酯对泰国健康志愿者使用的安全研究，采用随机、单盲、交叉原则，设计临床安全评价试验[31]。每天给药 300mg，给药 2 天。观察受试者不良反应，并进行实验室检测，结果显示，受试者耐受性良好，两药在给药后 5 天，人体内网织红细胞计数降到最低，在给药后 7 天时，血红蛋白明显降低；青蒿琥酯的指标均低于双氢青蒿素。Price 等报道了泰国西部边界地区恶性疟疾人群服用青蒿素类药物的毒性反应观察[32]。口服青蒿琥酯和蒿甲醚的患者为 836 例，与甲氟喹合用者为 2826 例，单用甲氟喹者为 1303 例。结果显示，不良反应包括恶心、呕吐、厌食、眩晕等。与甲氟喹联合应用者的发生率明显高于单用青蒿素类药物者，青蒿素类药物有良好的耐受性，服用者未发生过敏反应、神经毒性或精神异常反应、心血管毒性反应、皮肤毒性反应。另外，对孕期女性使用青蒿素类药物未见明显毒性的报道，McGready 等报道，给予青蒿琥酯和蒿甲醚治疗患有恶性疟感染的 83 例泰国孕妇[33]。结果显示，药物的耐受性良好，没有与药物相关的毒副作用，截至随访结束，有 73 例(88%)孕妇产下活婴，3 例(4%)孕妇发生流产，2 例(3%)仍在待分娩，5 例失访；新出生婴儿无一例有先天性异常，随访 46 个婴儿一年以上未见发育异常。Li 等探讨了青蒿素类药物对啮齿类动物有严重的胚胎毒性效应，而对孕期女性较为安全的机理[34]；其原因可能在于，胚胎早期内的红系形成和血管形成期，在啮齿类动物和灵长类或人类之间有差异。青蒿素类药物对啮齿类动物的胚胎毒性发生于胚胎的红系形成期和血管形成期，该类动物的红系形成期很短，伴随着青蒿素类动物的单次或多次给药，同时只有 1 天时间，造成高比例的红系早期细胞死亡，从而使胚胎严重贫血，因而显示出较重的胚胎毒性。灵长类动物的红系形成期和血管形成期较长，引起该类胚胎细胞的缺失需要 12 天，人类虽然资料较少，但是较为明确的是青蒿素类药物需要的暴露时间更长。因此，对于疟疾治疗只需要 2～3 天的治疗时间来说，不会产生严重的毒性效应；对于目前孕妇的给药来说，大多数为口服摄入的复方制剂，青蒿素类药物的峰浓度更低、暴露时间更短，因而造成胚胎毒性的可能性就会小。

四、结　　语

青蒿素类药物已成为抗疟的特效药物之一。青蒿素类药物对疟疾的治疗，具有疗效好、不易产生耐药性的特点。动物试验常常显示出各种各样的毒性，但人体使用毒性较小[35]，是上天赐给人类的礼物。必须清醒地认识到，青蒿素类药物对疟疾患者的治疗，给药剂量是较小的、给药时程是较短的；随着对青蒿素生物效应研究的深入，其他的用途可能在未来会不断地被开发应用。应用剂量和暴露时间等方面可能会增大和延长，因此，要关注长期大剂量给药的毒性状况，尤其是加强基因毒性、胚胎毒性和细胞毒性等方面的研究。

致谢：军事医学科学院二所药理毒理研究室宋书元研究员，为本节提供部分资料和宝贵意见，所档案室提供原始资料记录，深表感谢！

参考文献

[1] 中医研究院中药研究所药理研究室. 青蒿的药理研究. 新医药学杂志，1979，23(1)：23-33
[2] 赵一，李小娟，李爱媛，等. 青蒿素的毒性试验报告.广西中医药，1979，1：45-46
[3] China cooperative research group. Studies on the toxicity of qinghaosu and its derivatives. Journal of Traditional Chinese Medicine，1982，2(1)：31-38
[4] 王德文，关明臣，刘雪桐. 恒河猴肌注青蒿素亚急性毒性病理学研究. 解放军医学杂志，1983，8(4)：257-260
[5] 王德文，刘雪桐. 青蒿素对猴心肌超微结构的影响.军事医学科学院院刊，1982，4(总 20)：459-463
[6] Pharmaceutical manufacture association guidelines for the assessment of drug and device safety in animals.1977(内部资料)
[7] Guidelines for preclinical and clinical testing of new medicinal products. Issured by the association of the british pharmaceutical industry. 1977(内部资料)
[8] 宋书元，丁林茂. 青蒿素油悬剂对恒河猴亚急性毒性的研究. 中国药学会全国药理学术会议论文摘要集(下册)，1982：123
[9] 李广义，杨立新，金玉生，等. 青蒿素诱变性的测定结果报告.中医杂志，1981，6(总 467)：67-68
[10] 杨立新，王宾生，邬碧芳，等. 青蒿素特殊毒性研究. 中药药理与临床，1985，6：208-209
[11] 杨启超，甘俊，李培寿，等. 青蒿素衍生物——青蒿醚的药理研究. 广西医学院学报，1981，2：5-12
[12] 邬伯安，徐在海，石笑春，等. 蒿甲醚对 Beagle 狗的长期毒性. 中国临床药理学杂志，1987，3(3)：156-163
[13] 杨启超，甘俊，李培寿，等. 青蒿酯钠的抗疟作用和毒性实验. 广西医学院学报，1981，3：4-9
[14] 杨启超，甘俊，李培寿，等. 青蒿素衍生物——青蒿酯的抗疟活性与毒性. 广西医学院学报，1981，4：1-6
[15] 杨启超，甘俊，李培寿，等. 青蒿酯钠的抗疟作用和毒性实验. 广西医学院学报，1981，3：4-9
[16] 宁殿玺，徐在海，滕翕和. 青蒿酯钠静脉注射对犬的急性毒性. 中国药理学与毒理学杂志，1987，1(2)：129-134
[17] 宁殿玺，徐在海，滕翕和. 青蒿酯钠静脉注射对犬的亚急性毒性. 中国药理学与毒理学杂志，1987，1(2)：135-142
[18] 李泽琳，杨立新，薛宝云，等. 青蒿酯钠致突变试验. 中药通报，1988，13(9)：45
[19] 李泽琳，杨立新，刘菊福，等. 青蒿酯钠致畸作用的研究. 中药通报，1988，13(4)：42-44
[20] 李泽琳，杨立新，刘菊福，等. 青蒿酯钠的胚胎毒性. 中国药理学与毒理学杂志，1987，1(4)：267
[21] 张宏涛，利小斌，万红平，等. Artequick 对 Beagle 犬长期毒性研究. 全国药物毒理学术会议论文集，2006：21
[22] 万红平，梁礼珍，蔡五妹，等. Artequick 对大鼠的致畸敏感期毒性试验. 全国药物毒理学术会议论文集，2006：71
[23] Medhi B，Patyar S，Rao RS，*et al.* Pharmacokinetic and toxicological profile of artemisinin compounds：an update. Pharmacology，2009，84：323-332
[24] Li QG，Hickman M. Toxicokinetic and toxicodynamic (TK/TD) evaluation to determine and predict the neurotoxicity of artemisinis. Toxicology，2011，279：1-9
[25] Meshnick SR. Artemisinin：mechanism of action，resistance and toxicity. International Journal for Parasitology，2002，32：1655-1660
[26] 娄小娥，周慧君，黄泓忭. 青蒿琥酯对孕体组织的损伤.中国药理与毒理学杂志，2001，15(5)：398-400
[27] 姚朗，滕翕和，熊春生. 青蒿琥酯对比格犬骨髓幼红细胞成熟的影响. 中国药理学与毒理学杂志，1993，7(3)：231-234
[28] 翟海峰，邬伯安. 青蒿素类抗疟药神经毒性研究概述. 中国寄生虫防治杂志，1999，12(4)：303-304
[29] 赵艳红，王京燕. 青蒿素类药物神经毒性及其作用机制. 中国寄生虫学与寄生虫病杂志，2002，20(1)：49-51
[30] 赵艳红，王京燕. 蒿甲醚对神经元细胞线粒体形态和功能的影响. 中国药理学与毒理学杂志，2003，17(3)：196-201
[31] Kongpatanakul S，Chatsiricharoenkul S，Khuhapinant A，*et al.* Comparative study of dihydroartemi-sinin and artesunate safety in healthy that volunteers. Int J Clin Pharmacol Ther，2009，47(9)：579-86
[32] Price R，van Vugt M，Phaipun L，*et al.* Adverse effects in patients with acute falciparum malaria treated with artemisinin derivatives. Am J Trop Med Hyg，1999，60(4)：547-55
[33] McGready R，Cho T，Cho JJ，*et al.* Arte- misinin derivatives in the treatment of falciparum malaria in pregnancy. Trans R Soc Trop Med Hyg，1998，92(4)：430-433
[34] Li Q，Weina PJ. Severe embryotoxicity of artemisinin derivatives in experimental animals，but possibly safe in pregnant women. Molecules，2009，15(1)：40-57
[35] Gordi T，Lepist EI. Artemisinin derivatives：toxic for laboratory animals，safe for humans?Toxicology Letters，2004，147：99-107

（袁守军）

第三节 青蒿素及其衍生物的药代动力学研究

关于青蒿素类药物药代动力学研究的报道，最早见于 1977 年全国放射性同位素技术经验交流会发表的“^{3}H-青蒿素和 ^{3}H-还原青蒿素在小鼠体内吸收、分布、排泄和代谢的初步研究”[1]，迄今已有 38 年的历史。最早的国际报道见于 1981 年 10 月在北京召开的 WHO 疟疾化疗科学工作组第四次会议上发表的“*Metabolism and Pharmacokinetics of Qinghaosu and Its Derivatives*”，后以中国抗疟药青蒿素及其衍生物研究协作组的名义发表，署名 7 个主要研究单位：中医研究院中药研究所、中国医学科学院药物研究所、中国科学院上海药物研究所、广州中医学院、四川中药研究所、广西医学院、北京师范大学[2]。还有更多的单位参加了青蒿素类药物的药代研究，包括军事医学科学院、山东省中医药研究所、中国科学院原子能研究所、中国科学院上海有机化学研究所等，许多研究工作都由两个或数个单位合作完成，体现了大协作的精神。由于青蒿素类药物独特的抗恶性疟、脑型疟作用，以及较为广泛的药理活性，引起了国际医药学界的关注和积极参与。随着分析手段和新技术的飞速发展，青蒿素类药物在体内过程的研究也逐步系统和深入，为该类药物的新药开发和临床合理用药发挥了重要作用。本节主要介绍青蒿素、双氢青蒿素(又名还原青蒿素)、蒿甲醚、青蒿琥酯的药代动力学研究。有关复方的药代研究，参考相关章节。

一、青蒿素药代动力学研究

(一)青蒿素非临床药代动力学研究

青蒿素化学结构上无灵敏特异的光谱学特征利于检测，其体内过程最早是采用不定位氚(^{3}H)标记的同位素法进行示踪研究的[1]。结果显示，小鼠灌胃 ^{3}H-青蒿素后，血中很快出现放射性，1h 达到峰高，随后迅速下降，4h 后降至峰高的 1/2 以下，此后消失转缓慢。各组织脏器及分泌物的放射性均以 1h 为最高，以后逐渐下降，其中胆汁放射性最高，实质性脏器以肾脏最高，肝脏次之，并且能透过血脑屏障，整体放射性自显影研究也肯定了这一结果(图 5-1)。小鼠放射性的排泄很快，以尿排泄为主，24h 内从尿排出 56.3%±9.8%，从粪排出 22.2%±2.3%，0～24h 尿粪共排出约 80%。另一 ^{3}H-青蒿素在小鼠体内过程的研究[3]，与上述结果基本一致。同样的是 ^{3}H-青蒿素均为不定位标记，如果样品制备中未结合放射薄层分析(TLC)方法，试验样品的放射强度可能包括 ^{3}H-青蒿素、放射性脱落及分解产物。由于放射性核素示踪测量灵敏度高，样品制备方法简便，适合大规模样品的药物体内过程的试验研究。青蒿素和另外几个衍生物及许多的药用化合物，都被用放射性核素标记并进行体内过程(主要是吸收、分布和排泄)的研究。放射性核素研究有一定的局限性，应当参照其他方法进行比较研究。早期建立的一些青蒿素测定方法，由于灵敏度低，只能进行体外试验，或需要提高动物给药剂量，才

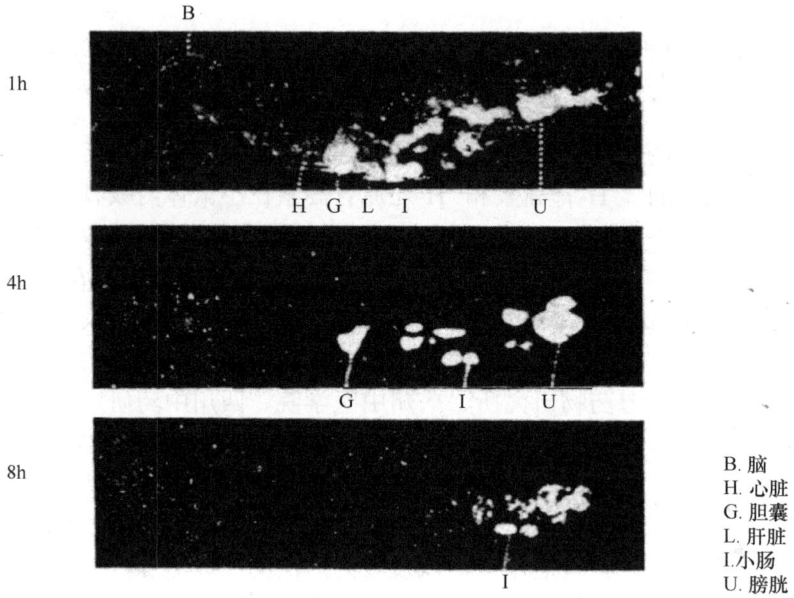

图 5-1 ^{3}H-青蒿素在小鼠体内整体放射性自显影图[2]

能获得一些药代的参数。

1982 年，束汉麟、李万亥等建立了香兰素比色法测定青蒿素的方法，并初步用于血浆蛋白结合率的研究[4,5]。方法灵敏度为 1.4μg/ml，青蒿素与人血清蛋白的结合率为 64.5%±6.8%。正如作者所述，该法操作方便，但由于专一性和灵敏度低，可用于干扰不多的生物样本，尚不能用于动物血药浓度的分析。

1985 年，Niu 等根据青蒿素显色反应用薄层扫描法研究了大鼠口服、肌内注射和静脉注射青蒿素后的体内过程[6]。生物样品处理的方法，各组织的回收率平均为 86.4%，测定方法灵敏度为 0.2μg/ml。离体试验结果表明，青蒿素透过胃肠道吸收，速度快而且完全，但是代谢速度也快，1h 后青蒿素原形在肝中只有 8.3%左右，导致生物利用度很低；大鼠口服青蒿素 900mg/kg，1h 后以肝中居多；主要在肝脏中代谢，以代谢物的形式从尿排出；在体内分布广泛，能透过血脑和血胎屏障。静脉注射 150mg/kg 青蒿素，1h 后以肺肾居多，由于无肝脏首过效应的影响，静脉注射后血药浓度较高，持续时间也较长，药时曲线符合二室开放模型，药代参数为 $T_{1/2\alpha}$=2.66min，$T_{1/2\beta}$=30.13min，k_{21}=0.057/min，k_{12}=0.121/min，k_{10}=0.105/min，V_C=0.90L/kg，V_B=4.1L/kg。大鼠肌内注射青蒿素油混悬剂，吸收较快，血药浓度高，生物利用度比水混悬剂高一倍。大鼠静脉注射(150mg/kg)、肌内注射(150mg/kg)和口服(300mg/kg)青蒿素，48h 内从尿中排出原形物只有 2.6%、0.7‰和 0.2‰。

1987 年，王敦瑞等根据青蒿素在硫酸—冰醋酸作用下加热后能产生荧光，用荧光薄层扫描法研究了小鼠腹腔注射青蒿素油剂 500mg/kg 后的药代动力学[7]。方法检测下限为 60ng，在 60～1000ng/ml 浓度内，青蒿素含量和荧光强度呈线性关系。血清中青蒿素药时曲线符合二室模型，药代参数为 $T_{1/2\alpha}$=0.95h，$T_{1/2\beta}$=1.87h，0.5h 血清中青蒿素浓

素药时曲线符合二室模型，药代参数为 $T_{1/2\alpha}$=0.95h，$T_{1/2\beta}$=1.87h，0.5h 血清中青蒿素浓度即达到峰高。经过约 1h 的分布期后，青蒿素浓度降低，去氧青蒿素的浓度逐渐升高。因青蒿素和去氧青蒿素特征性荧光光谱不同，所以此方法能区分青蒿素和去氧青蒿素，但能否区分体内青蒿素的其他代谢产物还有待明确；并且本试验动物样本数较少，每时间点仅含 2 只动物，所以得到的药代参数为初步的探索结果。

1985 年，宋振玉、赵凯存等利用青蒿素的有效过氧基团建立了放射免疫法(RIA)，研究了犬肌内注射 10mg/kg 青蒿素后体内药代动力学过程[8,9]。结果表明，青蒿素吸收迅速，2h 血药浓度达到峰高，峰浓度为 0.2μg/ml。青蒿素消除较快，消除半衰期为 1.6h，平均滞留时间(即平均驻留时间)MRT 为 3.3h。而犬经灌胃 50mg/kg 和直肠给药 20mg/kg，血中均未检测出青蒿素，表明肌内注射较口服和直肠给药的生物利用度高。此法灵敏度为 2～3ng，用血量少，且简便易行，对无双氧桥的代谢物无交叉反应。本方法可用于单独测定青蒿素或双氢青蒿素的药代动力学；如果此方法用于测定蒿甲醚和青蒿琥酯的药代，因为它们的一级代谢产物都是具有过氧基团的双氢青蒿素，和原药无法区分，所以其测定结果是原药和双氢青蒿素的总和；但由于过氧基团是其抗疟活性基团，因此其测定的结果仍具有临床实际意义。

1986 年，根据青蒿素碱反应产物有强紫外吸收的机理，Zhao 和 Zeng 建立了高效液相色谱柱前衍生、紫外检测(UV)、大进样量法，用来测定动物和人血浆样品中青蒿素的浓度[10]。方法检测限为 3ng，青蒿素在 5～500ng 内线性关系良好。本方法样品前处理程序并不复杂，且能用普通高效液相紫外检测，灵敏度和特异性较好，至今仍有应用。

1988 年，根据青蒿素类化合物的过氧基团具有还原电化学反应的特性，中医研究院中药研究所 Zhou 等和中国科学院化学研究所、广州中医学院合作，建立了高效液相–极谱检测法测定生物样品中青蒿素及衍生物，灵敏度比较高，也可用于药代动力学研究[11]。

2006 年以来，开始有采用高效液相色谱–质谱(LC-MS)联用技术研究青蒿素药代动力学的报道[12]，LC–MS 联用技术综合了色谱分离和质谱检测的优势，可以避开青蒿素的光谱学特征的缺陷，具有检测灵敏度高、特异性强和分析时间短等优点，所以目前得到了广泛应用。

Xing 等和 Yan 等用 LC-MS/MS 方法研究了大鼠口服青蒿素 40mg/kg 后血浆中的药代动力学[12,13]。方法：线性范围为 1.0～200ng/ml，定量下限为 1.0ng/ml，提取回收率为 95.4%±4.5%。结果：单次给药后的药代动力学参数为 C_{max}=(84.24±21.25) ng/ml，T_{max}=(1.20±0.27)h，$AUC_{0-\infty}$=(126.53±37.25)ng·h/ml，CL/F=(375.54±162.62)L/(min·kg)，$T_{1/2}$=(1.01±0.12)h。连续 5 天给药后的药代动力学参数为 C_{max}=(18.03±10.21)ng/ml，T_{max}=(1.20±0.27)h，$AUC_{0-\infty}$=(39.91±20.27)ng·h/ml，CL/F=(1365.84±795.80)L/ (min·kg)，$T_{1/2}$=(1.08±0.12)h，说明青蒿素体内行为具有时间依赖性。2011 年，又建立了一种 LC-MS/MS 方法用于研究犬口服青蒿素 1000mg 后的药代动力学特征[14]。线性范围为 2.0～500ng/ml，定量下限为 2.0ng/ml，提取回收率为 78%～90%。结果血浆中仅测得微量药物，说明青蒿素在犬体内吸收差，代谢迅速，具体机理有待进一步考察。

2012 年，Du 等建立了用高效液相色谱-高分辨质谱（LC-HRMS，LTQ/ Orbitrap）定性定量分析大鼠血浆中青蒿素及其代谢产物的方法[15]。方法：线性范围为 5.0～200ng/ml，定量下限为 5.0ng/ml，提取回收率为 95.4%±4.5%。剂量和给药方式均与文献[12]相同，但从其给出的药时数据图上看，其结果有明显不同，如 C_{max}>600ng/ml，相差 10 倍左右，此次青蒿素用大豆油配制，可能是原因之一，期待作者详细研究结果的报道。

Lie 等用超高效液相色谱-质谱联用技术（UPLC-MS/MS）研究了大鼠静脉注射 8mg/kg 和口服 100mg/kg 后血清中青蒿素的药代动力学[16]。方法：定量下限为 4.0ng/ml，4.0～10 000ng/ml 浓度范围内线性良好，样品处理方法的提取回率为 80.0%～107.3%，血清用量为 100μl，分析过程仅为 3min。作者用 3 只大鼠初步拟合了静脉注射后大鼠血清中青蒿素的药代动力学过程。非房室拟合的参数结果为 C_{max}=（51.13±28.05）μg/ml，$T_{1/2}$=（101.23±36.71）min，V_d=（1898.31±635.15）ml/kg，CL=（15.59±11.61）ml/min/kg，$AUC_{0\sim6h}$=（10.80±5.78）μg·h/ml。

自 20 世纪 90 年代，针对青蒿素吸收快、代谢快、半衰期短的特点，一些单位着手研制青蒿素透皮吸收制剂和青蒿素高效缓释制剂，以期降低青蒿素的复燃率和全面改善抗疟的疗效。周钟鸣等研究了普通青蒿素透皮贴剂和青蒿素透皮控释制剂（QHS-TTS）50mg/kg 单次给予家兔后体内的药代动力学行为[17,18]。普通青蒿素透皮贴剂药时曲线，符合线性乳突型一室开放模型，药代动力学参数分别为 $AUC_{0\sim36h}$=12 375ng·h/ml，T_{max}=8.25h，C_{max}=614.15ng/ml，$T_{1/2}(k_a)$=3.50h，$T_{1/2}(k_e)$=7.14h，T_L=1.18h。这种青蒿素透皮贴剂，能杀灭鼠疟原虫而不复燃。另一种青蒿素骨架控释型透皮治疗系统（TTS），给家兔单次皮肤贴敷，青蒿素血药浓度 10h 后开始上升，36h 达稳态，一次给药血药浓度可维持 5 天以上。但是这种 TTS 存在滞后时间长的问题。李国栋等研究了新西兰兔口服青蒿素及青蒿素高效缓释制剂 20mg/kg 体内的药代动力学[19]。主要药代动力学参数：口服青蒿素原药为 $AUC_{0\sim12h}$=（7.88±1.56）ng·h/ml，MRT=（5.84±1.09）h，$T_{1/2}$=（0.99±0.17）h，口服青蒿素高效缓释制剂为 $AUC_{0\sim12h}$=（56.58±6.84）ng·h/ml，MRT=（8.77±1.56）h，$T_{1/2}$=（1.01±0.53）h。青蒿素高效缓释制剂相对原药达峰浓度高，且消除缓慢，体内滞留时间长，相对生物利用度比普通青蒿素高 6 倍以上，初步说明口服青蒿素高效缓释制剂在体内能够延缓药物释放，起到缓释的作用。这些试验所用的检测方法均为碱反应柱前衍生化 HPLC-UV 检测方法。目前随着高分子材料、助溶剂、促渗剂的发展，更高效、安全、方便的青蒿素透皮吸收制剂和其他缓释制剂多有研发，如青蒿素经皮给药缓释制剂、青蒿素自乳化制剂、青蒿素类纳米脂质体等[20~22]，其体内药代动力学的评价研究也正在进行中。

20 世纪 80 年代我国学者开始用生物效应法（主要为毒理效应法和药理效应法）研究中草药的药代动力学。李成韶等用药理效应法测定了鼠疟模型小鼠肌内注射青蒿素油溶液的药动学[23,24]。药效半衰期采用测定用药后不同时间的药效衰减率，以 0h 组药效为 100%，以时间为横坐标，以药效衰减率的概率单位为纵坐标，进行直线回归，得半衰期为 10.5h；用半数抑制效量（SD_{50}）补量法测得药效半衰期为 11h，两种方法的结果基本一致。并通过建立青蒿素量效曲线和时效曲线推导出消除速率常数 K=0.21/h 和效量

半衰期 $T_{1/2ED}$=3.34h。生物效应法避开了化合物无光谱特征的特点，相对体液浓度法更能直观评价药物的体内过程，对复杂且尚无具体检测方法的药物有一定的帮助；但所得结果个体之间差异较大，误差也大，且效应指标的选择有一定困难，所以目前应用较少。

(二)青蒿素临床药代动力学研究

1. 青蒿素口服给药

早期由于青蒿素的溶解性问题，口服给药是临床常用且有效的形式。1988 年 Zhao 曾用 HPLC-UV 法报道了一例健康中国志愿者口服青蒿素胶囊后血浆和唾液青蒿素浓度的药时曲线[25]。事实上，青蒿素胶囊药代动力学的研究是作为青蒿素栓的对照剂型同时进行的，当时还对青蒿素唾液药物浓度和血浆药物浓度关系进行了探索[26]。最近李涛等用 WinNonlin 药代动力学软件非房室方法对数据进行了重新拟合，药时曲线和参数结果见图 5-2 和表 5-12。可知青蒿素胶囊达峰时间为 2.5 h，而后又很快下降，体内平均滞留时间为 4.8h，$AUC_{0\sim24h}$ 为 4.2μg·h/ml，体内清除率(CL_F_obs)为 2.4L/h/kg，表观分布容积($V_z\_F\_obs$)为 14.5L/kg。

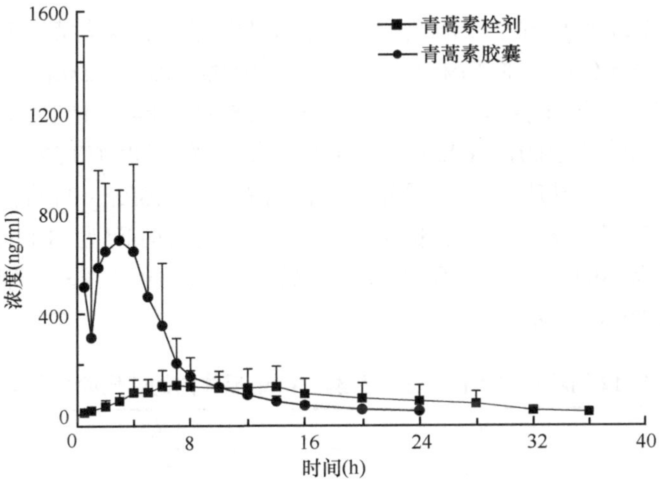

图 5-2　健康志愿者单次给予青蒿素胶囊(n=6)和栓剂(n=9)10mg/kg 后的血药浓度–时间曲线

表 5-12　健康志愿者和疟疾患者单次给予青蒿素胶囊和栓剂 10mg/kg 后的药代动力学参数 (mean±SD)

药代参数	健康志愿者			疟疾患者
	青蒿素栓剂	青蒿素胶囊		青蒿素栓剂
	血浆 [a]	血浆 [b]	唾液 [c]	血浆 [d]
HL_Lambda_z(h)	4.3 ± 1.2	4.2 ± 2.2	2.2 ± 0.9	3.3±0.7

续表

药代参数	健康志愿者			疟疾患者
	青蒿素栓剂	青蒿素胶囊		青蒿素栓剂
	血浆[a]	血浆[b]	唾液[c]	血浆[d]
T_{max}(h)	11.1 ± 6.1	2.5 ± 1.4	2.5 ± 1.8	9.3±3.5
C_{max}(ng/ml)	168 ± 70	1145 ± 457	179 ± 46	176±93
$AUC_{0\sim24h}$ (ng•h /ml) *	2116 ± 1197	4202 ± 1091	565 ± 160	2360±1310
*Vz_F*_obs (ml/kg)	41 915 ± 32 141	14 504 ± 9259	57 519± 30 257	27 575±19 631
*CL_F*_obs (ml/h/kg)	7573 ± 7383	2400 ± 495	18 195 ± 4 203	5520±3369
$AUMC_{last}$ (h·h·ng/ml)	28 676 ± 21 373	20 994 ± 9406	2264 ± 1253	28 484±18 856
MRT_{last} (h)	12 ± 4.2	4.8 ± 1.3	3.8 ± 1.4	12±1.9

*青蒿素栓剂 $AUC_{0\sim36h}$。a：n=9；b：n=6；c：n=3～4；d：n=6

Titulaer 等改善了上述方法[25]中的样品处理程序，对 10 例健康人口服给 400mg 青蒿素的药代动力学行为进行了研究[27]。结果青蒿素达峰浓度为(260±94) μg/L，$AUC_{0\sim\infty}$为(819±190) μg·h/L，达峰时间为(1.0±0.5) h，吸收半衰期为(0.54±0.29) h，消除半衰期为(1.9±0.6) h，平均滞留时间为(3.4±0.7) h。

赵凯存等用 RIA 法[8]研究了 3 例健康中国志愿者口服青蒿素片剂 15mg/kg 后的药代动力学[28]，给药后(1.5±0.32) h 血药浓度达高峰，为(0.09±0.01) μg/ml，血药浓度半衰期为(2.77±0.22) h，表观分布容积(V_{ss})为(152.34±35.90) L/kg，清除率为(46.55±9.52) L/kg/h，$AUC_{0\sim36h}$为(0.33±0.07) μg·h/ml，体内的平均滞留时间为(3.27± 0.32) h。

Duc 等研究了 12 例健康越南志愿者口服青蒿素胶囊 500mg 的药代动力学[29]，参数见表 5-13，可知青蒿素给药后在体内吸收较快，达峰时间为 1.8h，吸收半衰期为 0.58h，达峰浓度为 391μg/L，表观分布容积较大，为 19.4L/kg，清除率也较快，为 256L/h，消除半衰期为 2.59h。

表 5-13　12 例越南志愿者口服青蒿素 500mg 后体内的药代动力学参数[29]

	均值±标准差	最小值	最大值
V_d/F (L/kg)	19.4±6.9	9.9	30.1
AUC (μg•h/L)	2 054±455	1246	2938
$T_{1/2obs}$ (h)	0.58±0.54	0.06	2.05
T_{max} (h)	1.81±0.73	0.87	3.6
C_{max} (μg/L)	391±147	174	683
$T_{1/2el}$ (h)	2.59±0.55	1.58	3.42
CL/F (L/ h)	256±63	170	401

Sidhu 和 Ashton 研究了 4 例健康白种人口服 500mg 青蒿素胶囊后的药代动力学[30]，消除半衰期，达峰浓度，清除率分别为(2.3±0.8) h，(150±92) ng/ml，(16±7) L/h/kg，血浆

蛋白结合率在静脉血中约为 88%。之后，Ashton 等用修改后的 HPLC-UV 方法[31]对 8 例健康越南志愿者口服 250mg、500mg、1000mg 青蒿素胶囊体内药代动力学进行了研究[32]，各剂量药代动力学参数结果见表 5-14，血药浓度达峰时间均小于 2.8h，消除半衰期平均小于 2.84h，平均体内滞留时间小于 5.49h；随着剂量增加，C_{max}和 AUC 均呈倍比增加，清除率有降低趋势，半衰期有增加趋势。

表 5-14　8 例志愿者单次口服青蒿素胶囊后药代动力学参数(mean±SD)[32]

	剂量		
	250mg	500mg	1000mg
$AUC_{0\sim\infty}$(ng•h/ml)	674±386	1 560±755	3 758±2170
$AUC_{0\sim\infty}$dose[ng•h/(ml•mg)]	2.70±1.54	3.12±1.51	3.76±2.17
CL_{oral}BW(L/h/kg)	8.90±4.00	7.83±5.22	6.19±2.66
C_{max}(ng/ml)	205±127	450±324	792±498
T_{max}(h)	2.8±1.9	2.3±0.9	2.8±1.6
T_{lag}(h)	1.5±1.0	1.1±0.4	1.0±0.4
$T_{1/2}$(h)	1.38±0.40 [a]	2.00±0.60	2.84±1.08
MRT(h)	4.18±0.99 [a]	4.49±0.60	5.49±1.52
V_{dxx}/BW(L/kg)	38.4±18.9 [a]	35.5±24.8	33.7±16.1

a:n=7

Benakis 等用 HPLC 方法[33]研究了 7 例健康瑞士志愿者口服青蒿素片剂 500mg 后的药代动力学[34]，结果符合一室开放模型，血药浓度达峰时间为 100min，达峰浓度为 0.36μg/ml，表观半衰期(appearance half-life)为 0.62h，分布半衰期(distribution half-life)为 2.61h，消除半衰期(decline half-life)为 4.34h，$AUC_{0\sim\infty}$为 1.19μg·h/ml。

高洪志等研究了 10 例中国健康志愿者口服青蒿素片剂 100mg/kg 后的药代动力学[35]，口服青蒿素后，C_{max} 为(466.50±120.45)μg/L，$AUC_{0\sim\infty}$为(2.82±0.87)mg·h/L，$T_{1/2}$为(3.58±0.86)h，T_{max}为(2.15±0.91)h。

青蒿素口服在疟疾患者体内的过程有不少报道，Alin 等研究了 18 例坦桑尼亚恶性疟疾患者口服青蒿素胶囊 500mg 后的体内药代动力学[36]。药代动力学参数，C_{max} 为(615.4±387.0)ng/ml，T_{max} 为 2.5h，消除半衰期为(2.2±0.6)h，$AUC_{0\sim\infty}$ 为(2234±1502)ng·h/ml，清除率为(314.3±189.4)L/h。

De Vires 等研究了 11 例越南疟疾患者口服青蒿素胶囊 500mg 后体内的药代动力学[37]，药代动力学参数，V/F 为(22.8±16.6)L/kg，$AUC_{0\sim\infty}$为(2302±2023)ug·h/L，T_{max} 为(2.88±1.71)h，C_{max} 为(364±250)ug/L，$T_{1/2el}$ 为(2.72±1.76)h，MRT 为(4.95±1.96)h，CL 为(428±342)L/h。

Ashton 研究了 15 例越南疟疾患者口服 500mg 青蒿素胶囊 1 次和连续 5 天后的药代动力学[38]，结果见表 5-15，单次给药后的药代动力学参数，$AUC_{0\sim\infty}$为(2780±

1717) ng·h/ml，*CL* 为(299±326) L/h，$T_{1/2}$ 为(2.0±0.5) h，C_{max} 为(706±414) ng/ml，T_{max} 的中位数为 2.5h，MRT 为(4.5±1.3) h。连续给药 5 天，第 1 天和第 5 天 500mg，第 2～4 天早晚各 250mg 的药代动力学参数，5 天后 *AUC*、*CL*、C_{max} 具有明显不同，药代参数具有一定的时间依赖性。

表 5-15 青蒿素口服和直肠给药 500mg 单次和连续 5 天后的药代动力学参数(mean±SD)[37]

	口服给药(*n*=15)		直肠给药(*n*=15)	
	第 1 天	第 5 天	第 1 天	第 5 天
$AUC_{0\sim10h}$ (ng•h/ml)	2434±1372	468±724*	698±446†	181±257*
$AUC_{0\sim\infty}$ (ng•h/ml)	2780±1717	686±854‡	865±518†	395±305
CL_{oral} (L/h)	299±326	1618±1188‡		
$T_{1/2}$ (h)	2.0±0.5	1.9±0.9	2.0±1.4	3.5±2.6
C_{max} (ng/ml)	706±414	134±136*	185±92†	41±45*†
T_{max} (h) (中位数)	2.5	2	4	2.5
T_{lag} (h) (中位数)	1	1	1	1
MRT (h)	4.5±1.3	4.8±1.4	4.8±2.2	7.3±4.3

*$P≤0.002$；‡$P≤0.01$，第 1 天和第 5 天相比；

†$P≤0.002$，同一天口服给药和直肠给药相比(Mann-Whitney *U* test)

Gordi 等研究了 77 例越南简单疟疾病患者给予青蒿素胶囊不同剂量方案下的药代动力学[39]。标准给药方案：第 1 天和第 5 天 500mg，第 2～4 天早晚各 250mg。逐步递增给药方案：第 1 天 100mg，第 2 天早晚各 50mg，第 3～4 天早晚各 125mg，第 5 天 500mg。逐步递增方案中疟原虫清除的平均时间(50±23) h 较标准方案时间(34±14) h 长，药代动力学参数结果见表 5-16。逐步递增给药方案，没有出现高的血药浓度和较短的疟原虫清除时间，各参数和标准给药方案无明显不同，所以不推荐临床使用。

表 5-16 越南疟疾患者给予青蒿素胶囊不同剂量的药代动力学[39]

给药方案 [剂量/mg]	CL_s/F (L/h)		$T_{1/2}$ (h)		C_{max}/D		T_{max} (h)		*MRT* (h)	
	mean±SD	95%CI	mean±SD	95%CI	mean±SD	95%CI	mean±SD	95%CI	mean±SD	95%CI
标准										
第 1 天(500)	1019±633	783,1255	1.3±1.1	0.9,1.7	244±202	162,311	2.9±1.9	2.3,3.8	4.2±1.4	3.7,4.8
第 5 天(500)	8140±7837	5917,12 895	1.4±2.4	0.8,1.7	53±47	37,71	2.6±1.2	2.1,3.0	4.4±3.9	2.8,5.8
逐步递增										
第 1 天(100)	2019±1277	1503,2535	1.1±0.7	0.8,1.4	185±194	93,232	2.8±1.5	2.4,3.7	3.5±1.1	3.2,4.0
第 5 天(500)	7160±5614	4983,9336	1.1±0.8	0.8,1.4	57±43	37,70	2.5±1.0	2.1,2.9	3.7±1.3	3.3,4.2

注：C_{max}/D，用剂量校正最高血药浓度；95%CI，95%可信区间

生物利用度低可能是青蒿素治疗疟疾复发率高的原因之一。Augustijns 等用 Caco-2 细胞模型研究了青蒿素肠吸收行为[40]，结果表明，青蒿素的表观通透系数 P_{app}=(30.4±1.7)×10^{-6}cm/s，表明青蒿素的小肠吸收良好。Svensson 等[41]的研究表明青蒿素不是 P-糖蛋白(P-gp)底物，因此小肠应不是导致青蒿素口服给药生物利用度低的原因。现已表明，青蒿素生物利用度主要受药物本身的溶解度和体内肝脏首过效应的影响。

2. 青蒿素栓直肠给药

临床中，由于重症疟疾患者常常不能口服或者容易呕吐，以及儿童口服给药顺应性较差，直肠用药作为一种替代途径受到科研人员的重视。1982 年，中医研究院中药研究所试制成功青蒿素栓，经广州中医学院疟疾研究室等的临床研究，证明青蒿素栓治疗恶性疟、间日疟和凶险性恶性疟疗效良好[42~44]。1986 年，周钟鸣等对青蒿素栓在 9 名健康志愿者和青蒿素胶囊在 6 名健康志愿者体内的药代动力学进行了比较研究[45]。同样作者对数据进行了重新拟合(同青蒿素胶囊)，药时曲线结果参见图 5-2，参数结果见表 5-12。与青蒿素胶囊比较，青蒿素栓达峰时间晚，峰浓度低，清除率慢，而平均滞留时间延长至 12h，是青蒿素胶囊的 2.5 倍，这对药物在体内长时间发挥作用有利；相对生物利用度按曲线下面积 *AUC* 计算，青蒿素栓剂是青蒿素胶囊的 50%。这与 Titulaer 等[26]的临床试验结果是基本一致的。中医研究院中药研究所联合广州中医学院对中国疟疾患者单次给予青蒿素栓后体内的药代动力学和药效动力学进行了研究[46]，结果给药后患者体温呈下降趋势，24h 疟原虫基本转阴，药物血浆浓度-效应-时间曲线见图 5-3，药代参数和健康人相似。Koopmansl 等[47]对 8 名越南疟疾患者直肠给予青蒿素栓 600mg 的药代动力学和药效学研究结果和其基本一致，如疟原虫转阴，血药浓度低，生物利用度只有口服给药的 30%等，但其达峰时间快，在 7h 左右，这可能和栓剂基质的不同有关。Ashton 等[38]和 Titulaer 等[27]的药代动力学结果亦是如此，但个体之间差异较大。总之，青蒿素栓以 10mg/kg 或者 600mg/人的剂量给予疟疾患者，青蒿素血药浓度低，仍可达到疟疾治疗的有效浓度，并且栓剂直肠给药平均滞留时间延长，有利于青蒿素长时间维持药效，和口服给药相比青蒿素栓剂直肠给药有一定临床意义。这一类的研究表明，只根据相对生物利用度的高低来判断和选择制剂、给药途径是片面的，应该进行药代—药效(PK-PD)相结合的研究，得出正确结论。

3. 青蒿素肌内注射给药

Titulaer 等研究了青蒿素油混悬剂注射、口服和直肠给药 400mg 在 10 例健康荷兰志愿者体内的药代动力学[27]。青蒿素注射给药达峰浓度为(209±97)μg/L，$AUC_{0\sim\infty}$为(2499±1055)μg·h/L，达峰时间为(3.4±2.0)h，吸收半衰期为(1.59±0.51)h，消除速度较快，半衰期为(7.44±3.83)h，平均滞留时间为(10.6±5.8)h。和口服给药相比，肌内注射青蒿素吸收减缓，但消除半衰期、平均滞留时间延长，生物利用度也较高，和动物试验结果类似[6]。

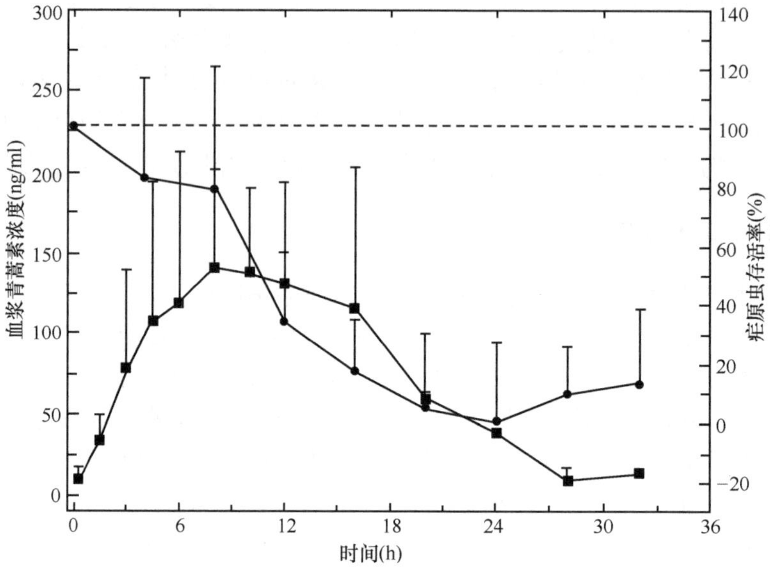

图 5-3 疟疾患者单次直肠给予青蒿素栓后血浆药物浓度–效应–时间曲线

—■—青蒿素浓度–时间 —●—疟原虫存活率–时间

4. 青蒿素唾液浓度、毛细血管浓度与静脉血浓度的关系

早期周钟鸣等探索了青蒿素胶囊唾液药物浓度和血液药物浓度的关系[25,26]。典型的青蒿素血液浓度–时间曲线、唾液浓度–时间曲线见图 5-4，唾液青蒿素浓度变化规律与血药浓度变化规律一致，体内达峰时间基本相同。对成对数据进行直线回归，青蒿素唾液浓度(S)与血浆浓度(P)之间呈线性关系：P=0.039+6.66S(r=0.949，P<0.001)，即血液浓度约是唾液浓度的 6.66 倍。Sidhu 和 Ashton 对 4 例健康男性志愿者唾液、毛细血管和静脉血中青蒿素浓度的关系进行了深入研究[30]。结果表明，经 3h 平衡期以后，唾液浓度与静脉血中游离药物浓度的比值趋于稳定，为 0.65±0.05，即静脉血游离青蒿素浓度大概是唾液中的 1.54 倍；并且与静脉血血浆中游离的药物浓度相比，唾液中的药物浓度更接近毛细血管中的药物浓度。Gordi 等[48]在另外给予青蒿素的 18 例疟疾患者的体内药代研究结果和此相似。Sidhu 和 Gordi 等的试验还测定了药物血浆蛋白结合率，认为经过 3h 左右的平衡，唾液和毛细血管血与血浆中游离药物浓度基本达到平衡，比例约为 1.18 和 0.99。这为唾液或者毛细血代替血液进行青蒿素的药代动力学和给药方案研究提供了依据。

5. 青蒿素药物代谢研究

20 世纪 80 年代，朱大元等研究了青蒿素的代谢转化[49~51]，人口服青蒿素后部分以原形从大便排泄，在尿液中检出 4 个代谢产物，即去氧青蒿素(**1**)、双氢去氧青蒿素

(**2**)、9,10-二羟基去氧青蒿素(**3**)、五元环内酯甲酮化合物(**4**)，见图 5-5。这些代谢产

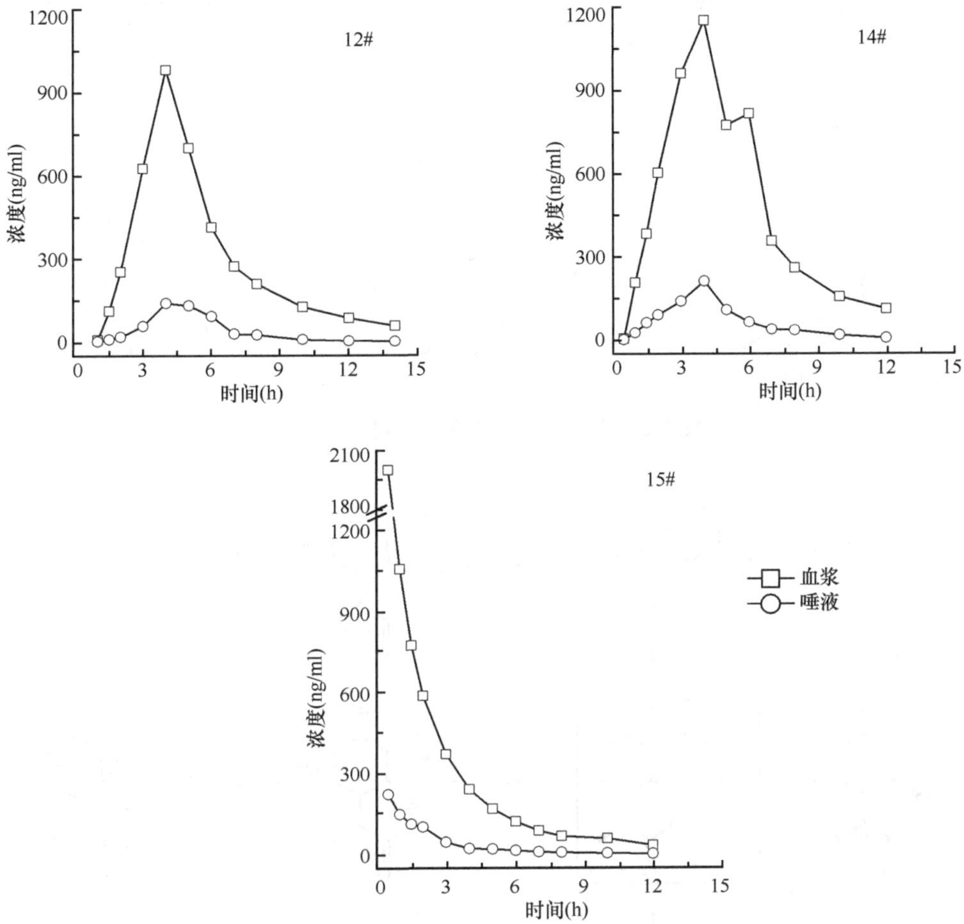

图 5-4 3 名志愿者口服青蒿素胶囊 10mg/kg 后血液和唾液浓度药–时曲线

物结构特征是失去过氧桥，不再显示抗疟作用，由此说明青蒿素代谢过程是一失活过程。过氧桥是抗疟活性的重要基团。近年，Liu 等用 LC-HRMS(LTQ/Orbitrap)对给予青蒿素后大鼠体内的一相代谢产物和二相代谢产物进行了鉴定[52]，推测可能的代谢途径如图 5-6。并发现青蒿素代谢失活的主要部位是肝脏。

Svensson 和 Ashton 证明青蒿素在肝脏微粒体中的代谢主要和 CYP2B6 有关，其次为 CYP3A4，而与 CYP2A6 关系较小[53]。Mukanganyama 等认为，青蒿素的代谢和谷胱甘肽转移酶(UGT)的作用也有关系[54]。

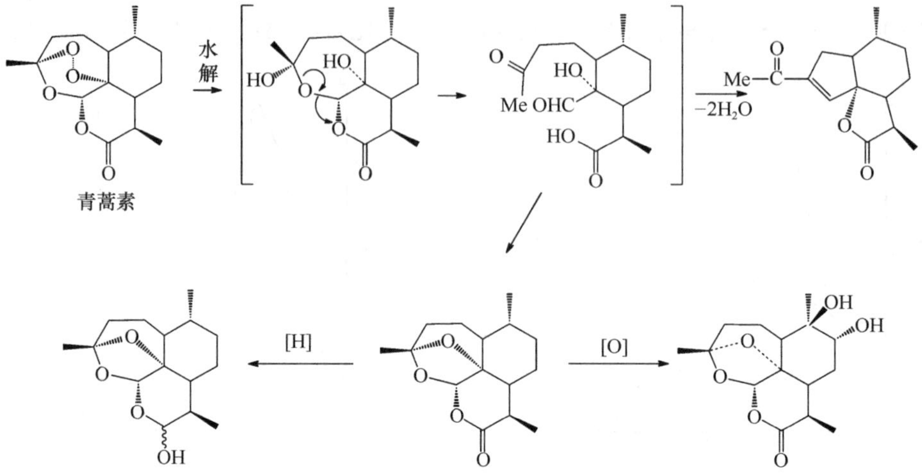

图 5-5　青蒿素在人体内的代谢产物[51]

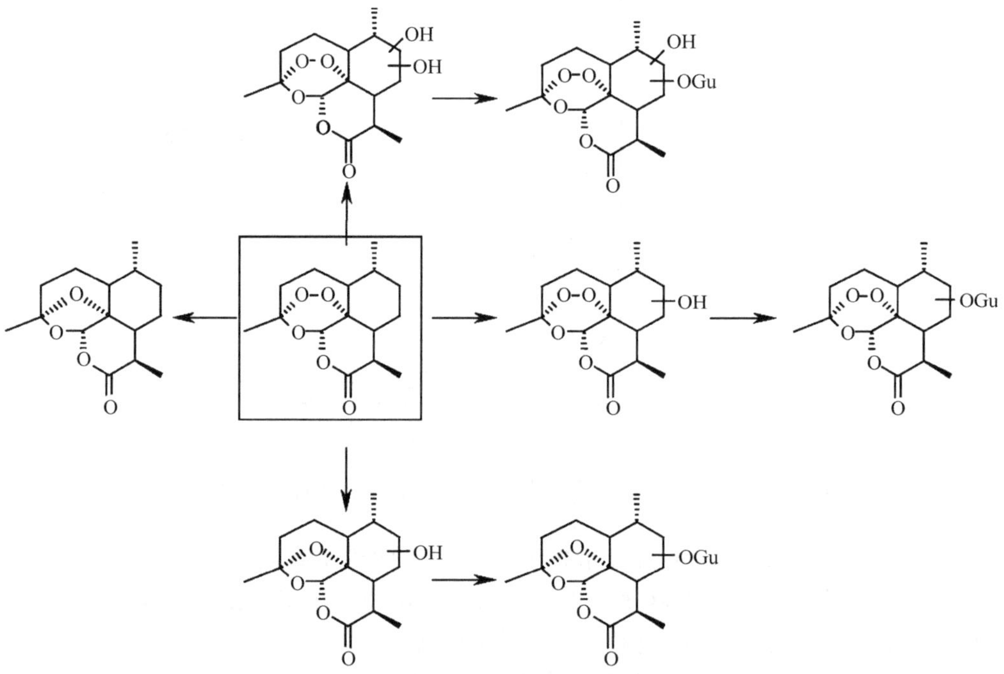

图 5-6　青蒿素体内可能的代谢途径[52]

(三)影响青蒿素药物代谢和药代动力学行为的因素

1. 药物因素

青蒿素栓、青蒿素注射剂和青蒿素胶囊剂等不同剂型的青蒿素在体内的药代动力学行为不同，Koopmans 等对青蒿素脂肪栓剂和聚乙烯栓剂在越南男性志愿者体内的药代动力学进行了研究[55]，结果表明，两种栓剂的药代参数在体内无显著性差异。Ngo 等介绍了 3 种青蒿素片剂的体外溶解度及与家兔体内生物利用度的关系[56]，结果表明，溶解度不同其体内生物利用度不同，青蒿素生物利用度和体外试验相关性良好。

Ashton 等发现青蒿素在体内的药代行为具有时间依赖性[57,58]，如表 5-17 所示，连续给药后体内 *AUC*、C_{max} 降低，清除率增加，Gupta 等和 Xing 等已证实青蒿素在体内的代谢存在自诱导现象[59,60]，可能和 CYP2A6[61]和 CYP2B6[62]的自诱导效应有关。Augustijns 等的体肠吸收试验表明青蒿素和 P-gp 等肠道转运体无关[40]。

表 5-17　10 名志愿者口服青蒿素 500mg 后 1 天、4 天、7 天和 21 天的体内药代动力学参数 mean±SD（范围）[58]

研究日期	*AUC*（ng•h/ml）	C_{max}（ng/ml）	$T_{1/2}$（h）	*CL*/*F*（L/h）
1 天	1373±912	311±232	3.0±1.2	502±283
	（754，1779）	（167，397）	（2.0，3.8）	（281，664）
4 天	402±251	148±93	3.8±2.0	3033±4636
	（147，605）	（76，199）	（2.3，5.2）	（826，3398）
7 天	346±398	110±104	4.8±5.0	8048±12895
	（61，485）	（36，151）	（1.2，9.8）	（1031，8190）
21 天	862±503	195±126	2.7±0.9	553±186
	（137，2180）	（61，361）	（1.8，3.6）	（364，767）

2. 机体因素

Ashton 等发现青蒿素在大鼠体内的药代动力学行为具有性别差异[63]，见表 5-18；病理状态上文已述，疟疾对青蒿素在患者体内的药代动力学行为无明显影响；年龄对青蒿素体内药代动力学的影响，在下文群体药代动力学部分予以说明。

表 5-18　雌、雄性大鼠静脉滴注和腹腔注射青蒿素乳剂的药代动力学参数 mean（范围）[63]

	静脉滴注（20mg/kg）		腹腔注射（50mg/kg）	
	雌性	雄性	雌性	雄性
N	5	5	6	6
$AUC_{0\sim\infty}$（ng•h/ml）	1894 （1605，2234）	1813 （1502，2188）	5562 （4688，6598）	2490 （1746，3550）^{a}
CL（L/h/kg）	10.6 （7.5，15.0）	12.0 （10.4，13.0）	8.71 （7.33，10.3）	21.7 （12.1，38.8）^{a}
CL_u（L/h/kg）	90.6 （64.2，128）	132 （118，147）^{b}	74.4 （62.7，88.4）	246 （137，441）^{a}
V_{ss}（L/kg）	8.77（5.99，12.8）	8.75（7.62，10.1）	—	—
$V_{u,ss}$（L/kg）	74.9（51.2，110）	99.5（86.6，114）	—	—
$T_{1/2}$（h）	0.52 （0.35，0.76）	0.57 （0.44，0.73）	0.59 （0.47，0.73）	0.84 （0.70，1.00）

注：a. 表示 $P<0.001$，和雌性相比；b. 表示 $P<0.05$，和雌性相比；u：血浆中游离性药物

3. 药物或食物相互作用

Hassan 等比较了青蒿素单独服用和与甲氟喹合用后，青蒿素（末次口服 500mg）在疟疾患者体内的药代动力学行为[36]，合用后青蒿素血浆 C_{max}、消除半衰期大致相同，但 AUC 明显增加，清除率减小，见表 5-19。Svensson 等的研究结果是和甲氟喹对映体合用[63]，对映体不影响青蒿素体内药代动力学行为。

表 5-19 疟疾患者口服青蒿素和与甲氟喹合用的药代动力学参数 mean±SD（范围）[36]

	方案 A（n=18）	方案 A+M（n=20）	P 值
$AUC_{0\sim8h}$（ng•h/ml）	2014±1359	2786±1608	<0.05
	（505.7，5502）	（1096，6894）	
$AUC_{0\sim\infty}$（ng•h/ml）	2234±1502	3252±1873	<0.05
	（675.9，6412）	（1337，7409）	
$T_{1/2}$（h）	2.2±0.6	2.5±0.7	无显著性
	（1.1，3.4）	（1.5，4.0）	
CL/F（L/h）	314.3±189.4	195.4±86.91	<0.05
	（78.00，740.0）	（67.00，374.0）	
V_{ss}/F（L）	1578±986.7	976.8±464.9	无显著性
	（403.0，3822）	（292.0，2095）	
C_{max}（ng/ml）	587.4±385	818.3±493.1	无显著性
	（99.4，1602）	（262.1，2 073）	
T_{max}（h）	2.5	2	无显著性
	（1.0，4.5）	（1.0，6.0）	

注：方案 A 为青蒿素，方案 A+M 为青蒿素+甲氟喹

周钟鸣等研究了食物对大鼠口服青蒿素（80mg/kg）在体内代谢的影响[65]，结果显示，食物组吸收延缓，达峰时间延长，峰浓度下降，消除时间延长，但曲线下面积、生物利用度高。食物组的药代参数为，C_{max}=1.55μg/ml，T_{max}=3h，AUC=12.5μg·h/ml，$T_{1/2}(k_a)$=1.36h，$T_{1/2}(k_e)$=2.9h，结果提示，青蒿素临床给药时青蒿素首剂可以空腹给药，快速达到较高血药浓度，以后可考虑餐后给药，从而维持较长时间的血药浓度。然而 Dien 等研究的食物对健康男性越南志愿者口服青蒿素胶囊 500mg 体内的药代动力学的影响[66]，结果显示，食物对青蒿素体内药代的影响在统计学上无显著性意义，食物不是影响青蒿素药代动力学行为的主要因素。两个试验结果不同，这可能与剂型、食物成分不同或种属上的差异有关。

（四）青蒿素群体药代动力学研究

孕妇、老年人、儿童等属于特殊人群，其生理指标与正常成年人有很大的不同，在临床疗实践中，用药不可以机械地参照正常成年人的剂量，个体化给药方案的建立很有必要。在这一方面，群体药代动力学越来越成为强有力的工具。青蒿素在临床上多为联

合运用，其群体药代动力学可参考相关章节，本文摘取一个有关研究青蒿素的儿童群体药代动力学的例子予以说明[67]。本研究主要分析体重和多剂量给药对青蒿素药代参数的影响，研究群体为 23 个疟疾儿童(年龄 2～12 岁)和 31 个疟疾成年人(年龄 16～45 岁)，无其他任何并发症，给药剂量青蒿素按 10mg/kg/d 连续口服 5 天，第 1 天和第 5 天分别采集毛细血管样品 107 个和 33 个，用 HPLC 分析测定青蒿素血浆浓度。使用 NONMEN 法估算群体药代动力学参数。结果显示，青蒿素在对寄生虫清除率和退热时间的治疗效果上，儿童和成年人之间相差不多。血浆稀疏数据儿童和成人分别拟合，经分析拟合得最终模型为一房室模型，给药后估算的药代参数，*CL/F*、*V/F* 及 K_a 的值按给药第 1 天的计算，青蒿素成年人的清除率和分布容积分别是 432L/h(RSD%=19%)和 1600V/F(L)(RSD%=28%)，儿童的是 14.4L/(h·kg)(RSD%=24%)和 37.9L/kg(RSD%=33%)，个体间变异 *CL/F*、*V/F*、K_a 分别为 45%(RSD%=44%)、104%(RSD%=36%)、576%(RSD%=21%)，个体内变异 *CL/F*、*V/F* 分别为 53%(RSD%=32%)、86%(RSD%=36%)，残差变异 σ 为 47%(RSD%=41%)。口服生物利用度从第 1 天到第 5 天，以 6.9 倍速率逐渐减少，儿童和成年人基本类似。用病例删除诊断程序对 53 个数据重新分析，进行最终模型的评价，结果除 K_a 外，其他参数的变异系数均小于 10，说明模型是稳定的。青蒿素成年人和儿童的清除率平均值分别是 402L/h 和 13.2L/h/kg，分布容积平均值分别为 1504L 和 36.7L/kg。体重对 *CL/F*、*V/F* 等药代参数有显著影响，因此，建议临床青蒿素给药剂量，儿童应按体重给予，成人可按标准剂量给予。并且，青蒿素具有一定的时间依赖性，这会影响疟疾的复燃率和给药策略的选择。

(五)青蒿素体内药代动力学–药效动力学(PK-PD)模型的研究

因为青蒿素在体内存在肝脏自身诱导代谢效应和首过饱和效应，为更好地描述青蒿素时间依赖和剂量依赖性的特点，Gordi 等[68]设计了两种给药方案来研究。24 名越南健康男性成年人被随机分为两组：一组每天 500mg，连续口服给药 5 天；另一组 5 天按 100mg、100mg、250mg、250mg、500mg 剂量递增，每天口服给药一次。然后每一组每 2 人分别在第 7、10、13、16、20、24 天给药 500mg。在第 1、3、5 天和给药最后一天采集唾液样品，并用 HPLC 测定青蒿素药物浓度。数据采用半机制模型(合并了前体对药酶的自身诱导效应)和二室模型(加入了一个单独的肝室，模拟肝脏自身诱导和高消除作用)分析。结果发现，青蒿素在 1.9h 左右能诱导自身代谢，而此时酶的消除半衰期约为 37.9h。肝脏摄取率约为 0.93，自身诱导后为 0.99。根据模型，自身诱导主要影响青蒿素生物利用度，而不是表观清除率。而肝脏消除饱和可以解释 *AUC* 对剂量呈非线性的现象。总之，该试验说明青蒿素能迅速发生自身诱导效应，并随时间增加而生物利用度降低。通过不同给药方案建立的模型能很好地拟合青蒿素体内包括自身诱导和首过消除的动力学过程。模型如图 5-7 所示，各种参数见表 5-20。

表 5-20 越南志愿者青蒿素药代参数及个体间、个体内的变异系数[68]

参数	估计值(RSE%)	个体内变异(RSE%)	个体间变异(RSE%)
$T_{1/2ENZ}$(h)	37.9(22)	—	—
S_{IND}(L/ng)	0.018(27)	—	—
CL_{int}(L/h)	2880(27)	—	0.32(44)
V_s(L)	48.8(20)	—	—
lag-time(h)	0.50(FIXED)	2.5(39)	—
K_a(1/h)	0.18(30)	0.55(32)	—
f_u	0.14(FIXED)	—	—
K_m(ng/ml)	1370(70)	—	—
MIT(h)	1.85(40)	—	—
残差	0.5(13)	—	—

注：S_{IND} 为青蒿素诱导酶原产生的诱导效应的斜率；CL_{int} 为内在清除率；V_S 为取样室的分布体积；lag-time 为吸收滞后时间；K_a 为吸收速率常数；f_u 为血浆中游离性部分；K_m 为消除速率常数内在消除率在最大值 50%时肝脏青蒿素浓度；MIT 为平均诱导时间；RSE%为百分相对标准误

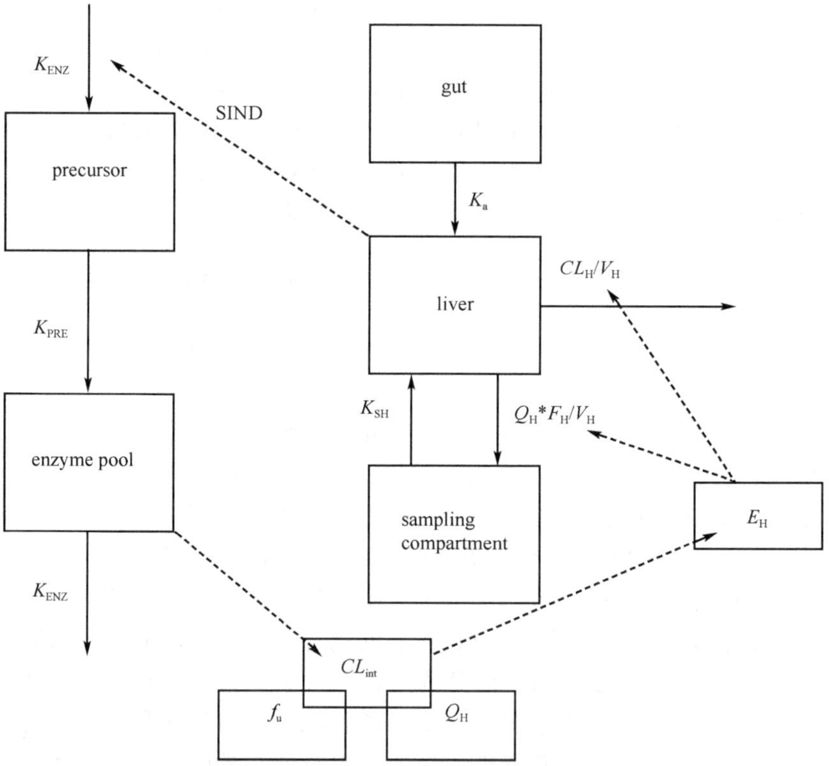

图 5-7 时间-唾液浓度数据建立的模型示意图[68]

K_{ENZ}. 产生零级消除速率的酶原或一级速率的代谢酶；K_{PRE}. 产生一级速率的代谢酶；CL_{int}. 内在清除率；f_u. 游离性药物部分；Q_H. 肝血流速；E_H. 肝摄取率；F_H. 从肝脏到取样室的生物利用度；K_{SH}. 从取样室到肝脏的传输速率常数(等于 Q_H/V_S，V_S是取样室的分布容积)；CL_H. 肝清除率；V_H. 肝室容积(设为 1)；SIND. 青蒿素诱导酶原产生的诱导效应的斜率

随后 Gordi 等[69]设计了不同青蒿素给药方案，给予 77 例越南疟疾患者，一组按 500mg/d，另一组按 100mg/d、100mg/d、250mg/d、250mg/d、500mg/d，共给药 5 天，

根据体内不同时间点的唾液浓度和疟原虫数据，建立了青蒿素半机制药代动力学-药效动力学(PK-PD)联合模型；模型示意图见图 5-8，药代动力学参数见表 5-21，药效动力学参数见表 5-22。PK 模型合并了含消除酶，具有自诱导效应的半机制药代动力学模型；PD 模型则包括有形的和无形的房室，并且把寄生虫分为敏感、感觉迟钝、损伤阶段。结果 PK 和 PD 数据个体间差异较大。在诱导发生前，肝对青蒿素的摄取率为 0.87，分布容积为 27L，青蒿素半衰期为 0.7h。药效动力学模型较好地拟合了消除疟原虫数量的过程，使疟原虫从敏感可见的时相转移到不敏感可见的时相最长时间为 34.5h，寄生虫损伤的半衰期为 2.7h。

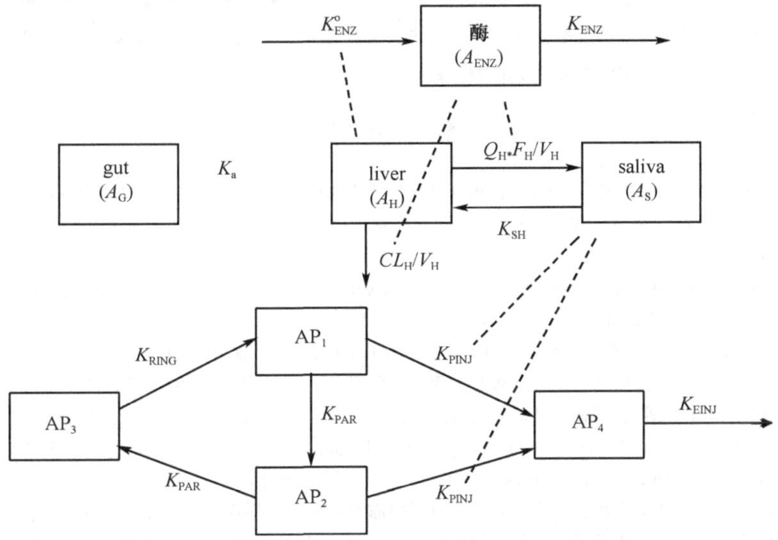

图 5-8 疟疾患者体内青蒿素半机制 PK-PD 模型[69]

K^0_{ENZ}、K_{ENZ}. 酶诱导的零级生成速率和一级消除速率；K_a. 吸收速率常数；Q_H. 肝血(浆)流速；F_H. 肝生物利用度；V_H. 肝分布容积；K_{SH}. 青蒿素从取样室到肝室的转运速率常数；CL_H. 肝清除率；K_{RING}. 疟原虫从裂殖体到环状体转移速率常数；K_{PAR}. 疟原虫从滋养体到裂殖体转移速率常数；K_{PINJ}. 青蒿素导致疟原虫从滋养体和裂殖体到损伤体的二级速率常数；K_{EINJ}. 脾血中疟原虫清除速率常数

表 5-21 青蒿素在疟疾患者体内的药代参数及个体内、个体间的变异系数[69]

参数	估计值(RSE%)	个体内变异(RSE%)	个体间变异(RSE%)
$T_{1/2ENZ}$(h)	37.9(FIXED)	—	—
IND_{max}(L/ng)	13.4(25)	—	—
IND_{50}(ng/ml)	140(62)	—	—
CL_{int}(L/h)	1550(13)	—	—
Female effect on CL_{int}(L/h)	438(61)	—	—
V_s/(L)	27.0(14)	1.1(40)	—
lag-time(h)	0.50(FIXED)	—	1.5(31)
K_a(1/h)	0.3(23)	—	0.53(43)
K_m(ng/ml)	1960(53)	0.67(54)	—
残差	0.65(12)	—	—

注：$T_{1/2ENZ}$为酶消除半衰期；IND_{max}为产生最大诱导效应时肝中青蒿素浓度；IND_{50}为产生最大诱导效应的 50%时肝中青蒿素浓度；CL_{int}为内在清除率；V_S为取样室的分布容积；lag-time 为吸收滞后时间；K_a为吸收速率常数；K_m为消除速率常数；RSE%为百分相对标准误

表 5-22 青蒿素在疟疾患者体内的药效学参数及个体内、个体间的变异系数[69]

参数	估计值（RSE%）	个体内变异（RSE%）
T_{RING}（h）	13.6	—
K_{PINJ}(ng/ml/h)	1.58（59）	—
R_F	15（FIXED）	—
K_{EINJ}（1/h）	0.26（9.1）	—
INV	26 200（28）	2.1（20）
残差	0.88（6.3）	—

注：T_{PAR} 为疟原虫滋养体到裂殖体再到环状体的转移时间；T_{RING} 为从环状体到裂殖体的转移时间，等于 48–T_{PAR}；K_{PINJ} 为从滋养体到裂殖体的损伤体的速率常数；R_F 为疟原虫每个生命周期复制因子；K_{EINJ} 为疟原虫损伤体清除速率常数；INV 为疟原虫无形体初始值；RSE%为百分相对标准误

参考文献

[1]《放射性同位素在基础医学中的应用》编辑组. 放射性同位素在基础医学中的应用：1977 年全国放射性同位素技术经验交流会基础医学部分论文选编；^{3}H-青蒿素和 ^{3}H-还原青蒿素在小鼠体内吸收、分布、排泄和代谢的初步研究. 北京：原子能出版社，1979：144-149

[2] China Cooperative Research Group on Qinghaosu and its Derivatives as Antimalarials. Metabolism and pharmacokinetics of qinghaosu and its derivatives. J Trad Chin Med，1982，2（1）：25-30

[3] 臧其中，齐尚斌，万尧德. ^{3}H-青蒿素在动物体内的吸收，分布和排泄. 四川医学，1980，1（1）：30-31

[4] 束汉麟，许帼英，李万亥，等. 甲基还原青蒿素的香蓝素比色测定法. 分析化学，1982，10（11）：678-680

[5] 李万亥，束汉麟，许国英，等. 青蒿素及其衍生物与血浆蛋白的结合. 药学学报，1982，17（10）：783-786

[6] Niu XY，Ho LY，Ren ZH，*et al.* Metabolic fate of Qinghaosu in rats；a new TLC densitometric method for its determination in biological material. Eur J Drug Metab Pharmacokinet，1985，10（1）：55-59

[7] 王敦瑞，林性玉，张慧珠. 青蒿素和去氧青蒿素荧光薄层扫描测定法. 中国药理学报，1987，8（4）：355-358

[8] 宋振玉，赵凯存，梁晓天，等. 青蒿酯和青蒿素的放射免疫测定法. 药学学报，1985，20（8）：610-614

[9] 赵凯存，陈其明，宋振玉. 青蒿素及其两个活性衍生物在狗体内药代动力学的研究. 药学学报，1986，21（10）：736-739

[10] Zhao SS，Zeng MY. Application of precolumn reaction to high-performance liquid chromatography of qinghaosu in animal plasma. Ana Chem，1986，58（2）：289-292

[11] Zhou ZM，Huang YX，Xie GH，*et al.* HPLC with polarographic detection of artemisinin and its derivatives and application of the method to the pharmacokinetic study of artemether. J Liq Chromatogr，1988，11（5）：1117-1137

[12] Xing J，Yan HX，Zhang SQ，*et al.* A high-performance liquid chromatography/ tandem mass spectrometry method for the determination of artemisinin in rat plasma. Rapid Commun Mass Spectrom，2006，20（9）：1463-1468

[13] Yan HX，Xing J，Zhang LF，*et al.* Multiple dose pharmacokinetics of artemisinin in rats by high performance liquid chromatography-tandem mass spectrometry. 2008 中国药学会学术年会暨第八届中国药师周

[14] 李超，王锐利，张丽锋，等. 液相色谱-质谱联用法测定犬血浆中青蒿素浓度. 中国药物与临床，2011，11（7）：748-749

[15] Du FY，Liu T，Shen T，*et al.* Qualitative–(semi) quantitative data acquisition of artemisinin and its metabolites in rat plasma using an LTQ/Orbitrap mass spectromete. J Mass Spectrom，2012，47（2）：246-252

[16] Lie L，Pabbisetty D，Carvalho P，*et al.* Ultra-performance liquid chromatography-tandem mass spectrometric method for the determination of Artemisinin in rat serum and its application in pharmacokinetics. J Chromatogr B，2008，867（1）：131-137

[17] Zhou ZM. Studies on the transdermal absorbtion of artemisinin and its antimalarial effect. *In*:Combating Malaria. Ed by UNESCO/WHO，1995：75-83

[18] 周钟鸣，陈迎雪，李泽琳，等. 青蒿素透皮吸收的系统研究. 首届全国新型给药技术与中药现代化学术研讨会论文集，2002：212-214

[19] 李国栋，周全，赵长文，等. 青蒿素高效缓释制剂在兔体内药代动力学研究. 1999 中国药学会学术年会，1999：860-861

[20] 王乃婕，张志慧，邱琳，等. HPLC 法测定青蒿素经皮给药体外透皮速率的方法学研究. 中国中药杂志，2007，

32(19)：2076-2077
[21] 殷玉娟，吕小满，李国栋. 青蒿素自乳化制剂的制备及其在家兔体内的药动学研究. 第二军医大学学报，2008，29(7)：822-825
[22] 沈雪松，徐伟，金美华，等. 青蒿素类纳米脂质体在大鼠体内的药动学研究. 时珍国医国药，2011，22(002)：384-386
[23]李成韶，杜以兰. 根据青蒿素药效半衰期制订给药方案的探讨. 药学学报，1984，19(6)：410-414
[24] 李成韶，杜以兰. 效量半衰期 t1/2(ED)及其计算公式. 药学学报，1986，21(3)：165-169
[25] Zhao SS. High-performance liquid chromatographic determination of artemisinine (qinghaosu) in human plasma and saliva. Analyst，1987，112(5)：661-664
[26] 周钟鸣，聂淑琴，孙晓淼，等. 青蒿素的唾液浓度和血液浓度的相关性研究. 中国药理通讯，1990，7(2)：49
[27] Titulaer HAC，Zuidema J，Kager P，*et al.* The pharmacokinetics of artemisinin after oral，intramuscular and rectal administration to volunteers. J Pharm Pharmacol，1990，42(11)：810-813
[28] 赵凯存，宋振玉. 双氢青蒿素在人的药代动力学及与青蒿素的比较. 药学学报，1993，28(5)：342-346
[29] Duc DD，De Vries PJ，Nguyen X，*et al.* The pharmacokinetics of a single dose of artemisinin in healthy Vietnamese subjects. Am J Trop Med Hyg，1994，51(6)：785
[30] Sidhu JS，Ashton M. Single-dose，comparative study of venous，capillary and salivary artemisinin concentrations in healthy，male adults. Am J Trop Med Hyg，1997，56(1)：13-16
[31] Edlund PO，Westerlund D，Carlqvist J，*et al.* Determination of artesunate and dihydroartemisinine in plasma by liquid chromatography with post-column derivatization and UV-detection. Acta Pharm Suec，1984，21(4)：223-234
[32] Ashton M，Gordi T，Hai TN，*et al.* Artemisinin pharmacokinetics in healthy adults after 250，500 and 1000 mg single oral doses. Biopharm Drug Dispos，1998，19(4)：245-250
[33] Benakis A，Schopfer C，Paris M，*et al.* Pharmacokinetics of arteether in dog. Eur J Drug Metab Pharmacokinet，1991，56(1)：325-328
[34] Benakis A，Paris M，Loutan L，*et al.* Pharmacokinetics of artemisinin and artesunate after oral administration in healthy volunteers. Am J Trop Med Hyg，1997，56(1)：17
[35] 高洪志，李海燕，徐树光，等. 高效液相色谱-串联质谱法测定健康人体血浆中青蒿素浓度及其药代动力学研究. 中国临床药理学杂志，2009，25(2)：138-140
[36] Hassan Alin M，Ashton M，Kihamia C，*et al.* Clinical efficacy and pharmacokinetics of artemisinin monotherapy and in combination with mefloquine in patients with falciparum malaria. Brit J Clin Pharmaco，1996，41(6)：587-592
[37] De Vries PJ，Tran K，Nguyen XK，*et al.* The pharmacokinetics of a single dose of artemisinin in patients with uncomplicated falciparum malaria. Am J Trop Med Hyg，1997，56(5)：503
[38] Ashton M，Sy ND，Huong NV，*et al.* Artemisinin kinetics and dynamics during oral and rectal treatment of uncomplicated malaria. Clin Pharmacol Ther，1998，63(4)：482-493
[39] Gordi T，Huong DX，Hai TN，*et al.* Artemisinin pharmacokinetics and efficacy in uncomplicated-malaria patients treated with two different dosage regimens. Antimicrob Agents and Ch，2002，46(4)：1026-1031
[40] Augustijns P，D'Hulst A，Van Daele J，*et al.* Transport of artemisinin and sodium artesunate in Caco-2 intestinal epithelial cells. J Pharm Sci，1996，85(6)：577-579
[41] Svensson USH，Sandström R，Carlborg Ö，*et al.* High in situ rat intestinal permeability of artemisinin unaffected by multiple dosing and with no evidence of P-glycoprotein involvement. Drug Metab Dispos，1999，27(2)：227-232
[42] 李国桥，郭兴伯，简华香，等. 青蒿素栓剂治疗恶性疟 100 例疗效观察. 中医杂志，1984，25(5)：26-28
[43] 李应庆，谢贵林，张明. 青蒿素直肠给药治疗间日疟的效果观察. 中国寄生虫学与寄生虫病杂志，1984，2(4)：279
[44] 郭兴伯，符林春，简华香，等. 青蒿素栓治疗凶险型疟疾 32 例临床报告. 广州中医学院学报，1986，3(4)：15-17
[45] Zhou ZM，Zeng MY，Li ZL，*et al.* Pharmacokinetic studies of qinghaosu and its derivatives by HPLC method (The Meeting of the SWG-CHEMAL of WHO，April 24-26，1989)
[46] 周钟鸣，曾美怡，聂淑琴，等. 青蒿素在疟疾病人的药代动力学和药效动力学. 中国药理通讯，1991，8(2)：38
[47] Koopmans R，Duc DD，Kager PA，*et al.* The pharmacokinetics of artemisinin suppositories in Vietnamese patients with malaria. T Roy Soc Trop Med H，1998，92(4)：434-436
[48] Gordi T，Hai T，Hoai N，*et al.* Use of saliva and capillary blood samples as substitutes for venous blood sampling in pharmacokinetic investigations of artemisinin. Eur J Clin Pharmacol，2000，56(8)：561-566
[49] 朱大元，黄宝山，陈仲良，等. 青蒿素生物代谢转化物的分离鉴定Ⅰ. 人体代谢转化物的分离和鉴定. 药学学报，

1980，15(7)：509-512

[50] 朱大元，黄宝山，陈仲良. 人体代谢青蒿素转化物的分离鉴定. 中国药理学报，1983，4(3)：194-197

[51] 杨秀伟. 中药成分的吸收、分布、代谢、排泄、毒性与药效(上). 北京：中国医药科技出版社，2006：860

[52] Liu T，Du F，Wan Y，*et al.* Rapid identification of phase I and II metabolites of artemisinin antimalarials using LTQ-Orbitrap hybrid mass spectrometer in combination with online hydrogen/deuterium exchange technique. J Mass Spectrom，2011，46(8)：725-733

[53] Svensson USH，Ashton M. Identification of the human cytochrome P450 enzymes involved in the in vitro metabolism of artemisinin. Brit J Clin Pharmacol，1999，48：528-535

[54] Mukanganyama S，Naik YS，Widersten M，*et al.* Proposed reductive metabolism of artemisinin by glutathione transferases in vitro. Free Radical Res，2001，35(4)：427-434

[55] Koopmans R，Ha LD，Duc DD，*et al.* The pharmacokinetics of artemisinin after administration of two different suppositories to healthy Vietnamese subjects. Am J Trop Med Hyg，1999，60(2)：244-247

[56] Ngo TH，Quintens I，Roets E，*et al.* Bioavailability of different artemisinin tablet formulations in rabbit plasma--correlation with results obtained by an in vitro dissolution method. J Pharmaceut Biomed Anal，1997，16(2)：185-189

[57] Ashton M，Sy N，Gordi T，*et al.* Evidence for time-dependent artemisinin kinetics in adults with uncomplicated malaria. Pharmaceut Pharmacolog Letters，1996，6(3)：127-130

[58] Ashton M，Hai TN，Sy ND，*et al.* Artemisinin pharmacokinetics is time- dependent during repeated oral administration in healthy male adults. Drug Metab Dispos，1998，26(1)：25-27

[59] Gupta S，Svensson USH，Ashton M. In vitro evidence for auto-induction of artemisinin metabolism in the rat. Eur J Drug Metab Pharmacokinet，2001，26(3)：173-178

[60] Xing J，Du F，Liu T，*et al.* Autoinduction of phase I and phase II metabolism of artemisinin in rats. Xenobiotica，2012，42(9)：929-938

[61] Asimus S，Hai TN，Van Huong N，*et al.* Artemisinin and CYP2A6 activity in healthy subjects. Eur J Clin Pharmacol，2008，64(3)：283-292

[62] Simonsson USH，Jansson B，Hai TN，*et al.* Artemisinin autoinduction is caused by involvement of cytochrome P450 2B6 but not 2C9. Clin Pharmacol Therap，2003，74(1)：32-43

[63] Ashton M. Quantitative in vivo and in vitro sex differences in artemisinin metabolism in rat. Xenobiotica，1999，29(2)：195-204

[64] Svensson US，Alin M，Karlsson MO，*et al.* Population pharmacokinetic and pharmacodynamic modelling of artemisinin and mefloquine enantiomers in patients with falciparum malaria. Eur J Clin Pharmacol，2002，58(5)：339-351

[65] 周钟鸣，陈迎雪，王彦礼，等. 食物对青蒿素代谢的影响. 中国药理通讯，1992，9(1)：63

[66] Dien TK，De Vries P，Khanh NX，*et al.* Effect of food intake on pharmacokinetics of oral artemisinin in healthy Vietnamese subjects. Antimicrob Agents Chemoth，1997，41(5)：1069-1072

[67] Sidhu J，Ashton M，Huong N，*et al.* Artemisinin population pharmacokinetics in children and adults with uncomplicated falciparum malaria. Brit J Clin Pharmacol，1998，45(4)：347-354

[68] Gordi T，Xie R，Huong NV，*et al.* A semiphysiological pharmacokinetic model for artemisinin in healthy subjects incorporating autoinduction of metabolism and saturable first - pass hepatic extraction. Brit J Clin Pharmacol，2005，59(2)：189-198

[69] Gordi T，Xie R，Jusko WJ. Semi-mechanistic pharmacokinetic/ pharmacodynamic modelling of the antimalarial effect of artemisinin. Brit J Clin Pharmacol，2005，60(6)：594-604

（周钟鸣　李　涛　杨伟鹏）

二、双氢青蒿素药代动力学研究

1. 双氢青蒿素非临床药代动力学研究

中医研究院中药研究所同位素组和北京师范大学生物系科研组应用氚定位标记(^{3}H 标记在 C12 位羟基)的 ^{3}H-双氢青蒿素[1]，采用液体闪烁和部分放射性薄层扫描技术研究了双氢青蒿素在小鼠体内的吸收、分布、排泄和代谢[2]。结果表明，^{3}H-双氢青蒿素口服吸收迅速，血液放射性强度在给药后 1h 达到峰值，4h 后降到峰值的 1/2 以下。体内脏器组织放射性分布，肝和心脏在给药后 0.5h 达到峰值，其余组织均在给药后 1h 达到高峰，给药后 1h 后各脏器放射性强度依次为肾＞肺＞肝＞脾＞骨＞心脏＞肌肉＞脑，此后随着血药浓度下降，各脏器的放射性也下降。胆汁放射性排出以 1h 为最高。24h 内从尿、粪中排出的放射性占给药量的 82.7%，以尿中为主，占 67.1%±1.7%。放射性薄层层析(TLC)表明，^{3}H-双氢青蒿素在体外相对稳定，在体内代谢变化迅速，尿中已检测不到原形标记化合物。

姚乾元等用薄层色谱扫描法研究了双氢青蒿素乳剂和油剂在小鼠腹腔注射和灌胃，家兔灌胃后在体内的代谢、吸收和分布[3]。结果表明，小鼠腹腔注射较口服吸收快，消除时间无明显差异。小鼠乳剂和油剂腹腔注射药时数据均为一室模型，油剂较乳剂吸收慢，吸收量少。家兔以 800mg/kg 乳剂灌胃，峰值时间约为 4h，比小鼠慢，10h 后仍未消除，雄性家兔血药浓度更低。按 300mg/kg 乳剂腹腔注射小鼠，各组织脏器峰值的次序为肝、脾、肾、肌肉、心脏、脑，心脏、脾和肌肉的峰值约为 10min，肾脏为 15min，肝脏最快，小于 5min。消除时间约为 1h。

宋振玉等用放射免疫方法研究了双氢青蒿素片剂给兔和狗口服后的药代动力学行为[4,5]。家兔雌雄各半，分别口服双氢青蒿素片剂 10mg/kg、20mg/kg 和 30mg/kg，雄狗口服 20mg/kg。结果表明，双氢青蒿素吸收良好，在家兔体内血药浓度达 0.03～0.13μg/ml，在狗体内可达 0.13μg/ml。平均驻留时间家兔体内为 1.36～1.73h，狗体内达 3.04h。消除半衰期，兔为 1.00～1.19h，狗体内为 2.10h。

李锐等[6]、Theoharides 等[7]用气质联用法检测了双氢青蒿素在狗体内的情况。药时曲线表明，双氢青蒿素在犬体内为一级速率反应，符合一房室模型，体内平均驻留时间不长，经尿和胆汁排出体外亦少，在体内可进一步代谢。

陈来舜等和霍继曾等用薄层色谱扫描法研究了青蒿琥酯的活性代谢物双氢青蒿素在大鼠、奶牛和黄牛体内的药代动力学[8,9]。结果显示，在大鼠体内符合一室开放模型，药代参数为 V=(0.239 4±0.06 555) L/kg，K_{10}=(0.277 7±0.046 32)/min，$T_{1/2}$=(11.50±7.64) min，T_{lag}=(0.867±0.766) min，T_{max}=(5.47±1.51) min，C_{max}=(7.58±1.46) μg/ml；在奶牛和黄牛体内双氢青蒿素的 MRT、消除半衰期等无明显差别，表明双氢青蒿素的代谢无明显的品系差别。

李成韶等[10]用生物效应法证明双氢青蒿素比青蒿素吸收快，效量曲线左移，说明抗疟活性更强。

Lee 等[11]对啮齿类动物体外研究结果表明，肝脏是双氢青蒿素初期代谢的主要场所。Leskovac 等[12]对大鼠肝微粒体的研究结果表明，双氢青蒿素主要被代谢为 4 种单羟基代谢物，但未确定羟基位置。Ilett 等[13]的试验表明，双氢青蒿素胆汁中的主要代谢物是 12-葡萄糖醛酸结合物。双氢青蒿素完整的代谢途径仍在研究中。

2. 双氢青蒿素临床药代动力学研究

杨树德等[14]建立了用还原型化学极谱检测高效液相法测定人血浆中双氢青蒿素的

方法。但未见进一步的研究报道。

宋振玉等还用放射免疫方法研究了双氢青蒿素片剂和栓剂在人体内的药代动力学与青蒿素的比较[4,15,16]。结果表明，人口服双氢青蒿素片剂后，吸收较快，给药后 1.33h 血清药物浓度达到峰高，1.1mg/kg 和 2.2mg/kg 剂量组的峰浓度分别为 0.13μg/ml 和 0.71μg/ml，平均驻留时间分别为 2.36h 和 2.26h，血药消除半衰期分别为 1.63h 和 1.57h。双氢青蒿素栓剂直肠给药 8mg/kg 后 4.7h 达到峰值 0.11μg/ml，*MRT* 为 6.96h。双氢青蒿素片剂和栓剂的生物利用度均大于青蒿素的相应剂型，但栓剂 *MRT* 较长，有利于延长药效。

Le 等在越南用高效液相一电化学法研究了健康男性 5 例和女性 3 例志愿者分别单次口服给药 4.7mg/kg 和 5.58mg/kg 双氢青蒿素后的药代动力学[17]。药时数据均符合一室模型，有滞后时间，药代参数见表 5-23。男性和女性体内药代参数无明显差别。个体间差异较大，如 *AUC* 和 C_{max} 的变异分别为 47.8%和 45.3%。代谢迅速，消除半衰期在 2h 左右，临床建议每天给药至少两次，或配合长半衰期的抗疟药物使用。

表 5-23　志愿者单次口服双氢青蒿素 240mg 的药代动力学参数[17]

参数	男性		女性	
	均值（均差）	中位数（范围）	均值（均差）	中位数（范围）
T_{lag}(h)	0.31±0.14	0.35(0.09～0.45)	0.60±0.17	0.59(0.44～0.78)
$T_{1/2a}$(h)	0.67±0.50	0.71(0.17～1.43)	0.47±0.19	0.54(0.25～0.61)
$T_{1/2e}$(h)	2.11±0.78	1.77(1.51～3.43)	2.11±0.37	2.24(1.69～2.34)
T_{max}(h)	1.53±0.42	1.61(1.07～2.15)	1.74±0.39	1.87(1.3～2.04)
C_{max}(ng/mL)	411.60±229.48	401(128～754)	597.00±168.23	537(467～787)
$AUC_{0\sim\infty}$(ng·h/ml)	1719.20±903.70	1594(420～2610)	106.67±15.60	99.2(96.2～124.6)
CL/F(ml/min/kg)	73.22±64.28	48.2(30.2～186.6)	41.10±10.31	43.5(29.8～50)
V_z/F(L/kg)	12.54±9.72	8.6(5.4～28.7)	7.37±1.60	7.3(5.8～9.0)

刘奕明等研究了注射用双氢青蒿素单次静脉滴注后在中国人体内的药代动力学[18,19]。30 名健康受试者随机分为 3 组，分别单次静脉滴注双氢青蒿素 40mg/kg、80mg/kg 和 160mg/kg，用液相色谱–串联质谱法测定血浆中双氢青蒿素浓度，WinNonLin 软件根据非房室模型计算药代动力学参数。结果 3 组受试者分别单次静脉滴注双氢青蒿素 40mg、80mg、160mg 的主要药代动力学参数：C_{max} 分别为(561.5±127.4)ng/ml、(1080±210)ng/ml、(2533±503)ng/ml，$T_{1/2}$ 分别为(1.69±0.52)h、(1.88±0.66)h、(1.92±0.53)h，$AUC_{0\sim24.5h}$ 分别为(575.6±98.7)ng·h/ml、(1370±289)ng·h/ml、(2893±649)ng·h/ml；C_{max} 和 $AUC_{0\sim24.5h}$ 与剂量的线性关系良好，随给药剂量的增加成比例增加。本研究还分析了药代动力学参数是否存在性别差异，结果发现，在 40mg 组，参数 C_{max}/D、$AUC_{0\sim24.5h}$/D、$AUC_{0\text{-}\infty}$/D 在男、女间差异无显著性统计学意义(*P*>0.05)；但在 80mg 剂量组，参数 C_{max}/D 在男、女间无差异，而 $AUC_{0\sim24.5h}$/D、$AUC_{0\sim\infty}$/D 在男、女间有显著性差异(*P*<0.05)，女性高于男性；在 160mg 剂量组，C_{max}/D、$AUC_{0\sim24.5h}$/D、$AUC_{0\sim\infty}$/D 在男、女性间差异均有显著性统计学意义(*P*<0.05)，

女高于男性。提示临床应用双氢青蒿素超过 80mg 时，可能需要根据性别进行适当的剂量调整。出现此现象的原因，可能是女性受试者体重明显低于男性或消除能力有所差异，但需要通过试验进一步观察。试验过程中未出现严重不良事件，单次静脉滴注双氢青蒿素 40～160mg 在中国健康受试者的体内较安全。

参考文献

[1] 金昱泰，刘正浩，周钟鸣，等. ^{3}H-标记还原青蒿素. 北京师范大学学报(自然科学版)，1979，(2)：73-74

[2] 《放射性同位素在基础医学中的应用》编辑组. 放射性同位素在基础医学中的应用. 1977 年全国放射性同位素技术经验交流会基础医学部分论文选编；^{3}H-青蒿素和 ^{3}H-还原青蒿素在小鼠体内吸收、分布、排泄和代谢的初步研究. 北京：原子能出版社，1979，144-149

[3] 姚乾元，杨晓东，张典瑞，等. 双氢青蒿素在动物体内代谢和吸收分布的研究. 山东医药工业，1985，(1):10-16

[4] 宋振玉，赵凯存，梁晓天，等. 青蒿酯和青蒿素的放射免疫测定法. 药学学报，1985，20(8)：610-614

[5] 赵凯存，宋振玉. 口服双氢青蒿素在兔和狗体内的药代动力学研究. 药学学报，1990，25(2)：147-149

[6] 李锐，周莉玲，李迅，等. 应用气—质联用等法对青蒿酯钠体内命运的研究. 广州中医药大学学报，1984，1(2)：12

[7] Theoharides AD，Smyth MH，Ashmore RW，*et al.* Determination of dihydroqinghaosu in blood by pyrolysis gas chromatography/mass spectrometry. Anal Chem，1988，60(2)：115-120

[8] 陈来舜，曾衍霖. 蒿甲醚，蒿琥酯及其代谢产物双氢青蒿素在血浆中的薄层扫描定量法. 中国医药工业杂志，1989，20(2)：75-78

[9] 霍继曾，夏文江，薛明，等. 青蒿琥酯的活性代谢物双氢青蒿素在牛体内的药代动力学研究. 中国兽医科技，1990，(9)：11-12

[10] 李成韶，杜以兰，张翠莲，等. 双氢青蒿素对小鼠抗疟作用的药效动力学. 药学学报，1989，24(7)：487-489

[11] Lee IS，Hufford CD. Metabolism of antimalarial sesquiterpene lactones. Pharmacol Ther，1990，48(3)：345-355

[12] Leskovac V，Theoharides AD. Hepatic metabolism of artemisinin drugs-I. Drug metabolism in rat liver microsomes. Comp Biochem Physiol，1991，99(3)：383-390

[13] Ilett KF，Davis TME，Batty KT，*et al.* Glucuronidation of dihydroartemisinin following administration of artesunate to humans and by human liver microsomes. Proceedings 5th International ISSX Meeting Cairns，Australia，October 25-29，1998，13：105

[14] 杨树德，马建民，孙娟华，等. 还原型电化学极谱检测高效液相色谱法测定人血浆中青蒿酯和双氢青蒿素. 药学学报，1985，20(6)：457-462

[15] 赵凯存，宋振玉. 双氢青蒿素药代动力学及其与血浆蛋白结合的研究. 中国药理通讯，1988，5(1)：53

[16] 赵凯存，宋振玉. 双氢青蒿素在人的药代动力学及与青蒿素的比较. 药学学报，1993，28(5)：342-346.

[17] Le N，Na-Bangchang K，Le T，*et al.* Pharmacokinetics of a single oral dose of dihydroartemisinin in Vietnamese healthy volunteers. SE Asian J Trop Med Public Health，1999，30(1)：11-16

[18] 刘奕明，曾星，冯怡，等.液相色谱－质谱联用法测定人血浆双氢青蒿素浓度. 中国临床药理学与治疗学，2006，11(7)：814-817

[19] 刘奕明，曾星，邓远辉，等. 单次静滴双氢青蒿素在健康人体的药代动力学和安全性. 中国临床药理学杂志，2009，25(3)：231-234

（李 涛 周钟鸣 杨伟鹏）

三、蒿甲醚药代动力学研究

（一）蒿甲醚非临床药代动力学研究

1981 年，杨启超等用放射性同位素示踪法报道了 ^{3}H-蒿甲醚(氚气曝射法不定位标记)在小鼠体内吸收、分布、代谢和排泄过程[1]。结果显示，^{3}H-蒿甲醚灌胃给药后，血液放射性迅速上升，0.5h 即达高峰，随后迅速下降；在体内分布广，各组织之间相比，以胆汁放射性最高，其次为肾，0.5h 的放射性依次为胆汁>肾>肠>肝>肺>骨>心>脾>脑。整体放射性自显影结果与此一致，灌药后 1h 动物体内以胃及肠内容物、膀胱放射性最强，其次为唾液腺、肝脏，食道残留药也呈明显显影，再次为心脏、血管(背大静脉)，其他脏器放射性较低，不显影或仅有痕迹。4h 后仍以肠、膀胱、唾液腺放射性强，心脏、肝放射性减弱；8～24h 后，主要集中肠腔粪便中；0～24h，尿、粪共排出放射性约占注入放射性的 85%；血液与尿液放射性薄层层析结果初步表明，^{3}H-蒿甲醚口服后 1h 血液的放射性只有 7%为原形化合物，而从尿液中排出的放射性，原形化合物只有 1.8%，说明以蒿甲醚原形排出极少，由此可见，蒿甲醚绝大部分已在体内迅速发生转化。

此后，姜纪荣等也用示踪法研究了小鼠、大鼠注射 ^{3}H-蒿甲醚、^{14}C-蒿甲醚(合成法 ^{14}C 标记在 12 醚甲基)后其在体内的吸收、分布和排泄过程[2]。小鼠静脉注射 ^{3}H-蒿甲醚 1mCi/kg，30mim 后放射性分布依次为肝>肺>肾上腺>肾>脾>胃>心脏>肌肉>大肠>小肠>股骨>睾丸>脑。24h 尿排泄总放射性分别占给药量的 41.3%±3.0%，72h 尿排出量占 56.0%±13%，24h 粪便排泄占给药量的 26%±10%，72h 内则为 39%±16%，即给药后 24h 内尿粪排出总量为给药量的 68%±10%。3h 从胆汁排出的放射性占给药量的 32.5%；大鼠静脉注射 ^{3}H-蒿甲醚 0.25mCi/kg，3h 除肺放射性显著提高外，其余组织放射性与小鼠相似。小鼠静脉注射和肌内注射 ^{14}C-蒿甲醚后，24h 内由呼吸道排出 $^{14}CO_2$ 占给药剂量的 31%±3.0%和 14.9%±2.0%，经苯巴比妥钠诱导的小鼠其静脉注射后 $^{14}CO_2$ 排出量为给药剂量的 50%±4.0%，明显高于非诱导组，说明蒿甲醚在动物体内存在脱醚甲基的代谢，该过程与肝药酶活性有关。放射性同位素示踪法测定的是血液、组织或排泄物中的总放射性。

1982 年，张银娣、曾衍霖等报道了家兔血浆中蒿甲醚的薄层扫描定量法[3,4]。结果表明，蒿甲醚在 0.2～2μg 浓度内线性关系良好，方法特异性较高，检测下限为 0.1μg，血浆回收率达 83%以上，但不同板之间变动系数(CV)较大，达 9.6%～13.0%。蒿甲醚在家兔体内的药代动力学过程结果为，静脉输注蒿甲醚脂肪乳剂(蒿甲醚 80mg/kg)，血药时间数据符合线性二室开放模型。药代动力学参数为：$T_{1/2}$(α 和 β) 分别为 (0.144±0.077)h 和 (0.896±0.371)h；K_{21}、K_{10} 和 K_{12} 分别为 (1.235±0.705)/h、(4.143±1.370)/h、(1.140±0.951)/h；Vc、$V_{d(area)}$和 $V_{d(ss)}$分别为(0.609±0.119)L/kg、(2.985±0.787)L/kg 和(1.054±0.202)L/kg；清除率为(2.401±0.339)L·h/kg。肌内注射蒿甲醚油剂 250mg/kg 或 125mg/kg，吸收速率缓慢，吸收速率常数为(0.0377±0.0119)/h；吸收程度个体差异较大，为 19%～74%，平均为 36.14%±18.39%。

随后，邹崇达以青蒿素为内标和分级展层改进了上述方法，并研究了蒿甲醚脂肪乳剂在大鼠体内的分布[5]。结果显示，大鼠在给药 15min、30min、60min 之后，以血浆分布最高，其次为脑、心脏、肌肉，而肝肾分布最少，随着时间延长，血浆中浓度衰减最快；120min 后只有血浆可以查出少量，其他脏器则在 120min 后完全无法检出；15min 后在大脑、肌肉中已达到相当高的浓度，这说明蒿甲醚转运相当快，并能通过血脑障屏。其次，从脑与血浆浓度之比的时间曲线可以看出，蒿甲醚在脑内衰减要比在血浆中衰减慢得多，表明蒿甲醚易于转入大脑内，对治疗脑型恶性疟疾将十分有利。蒿甲醚在代谢活跃的肝、肾等脏器中则维持的时间较短，分布的量也较少，在大脑、肌肉中较多，蒿甲醚能在肝、肾中迅速代谢，肝、肾可能是其代谢的主要场所，这与同位素法的报道是相符的。

Huang 等应用高效液相色谱－极谱法检测血浆和全血中蒿甲醚含量[6]，以青蒿素为内标，检测下限为 10ng，并且在 10～1000ng 内呈现良好的线性关系，样品处理回收率为 71%～100%。静脉注射蒿甲醚 10mg/kg，可以用于大鼠全血及人血浆中蒿甲醚的检测。试验过程中发现全血的杂质峰比血浆的杂质峰多，并且鉴于全血样品衰减速度很快，建议加预柱。此后，还出现了高效液相-紫外检测法优化分离蒿甲醚及其代谢物的报道[7,8]。

张志荣等建立毛细管色谱法检测狗血浆中蒿甲醚的含量[9]，最低检测浓度为 0.02μg/ml，线性范围为 0.05～12.5μg/ml，r=0.994，方法回收率为 103.3%。杂种狗口服蒿甲醚普通片(CT)和蒿甲醚缓释片(DT)1200mg/kg，结果蒿甲醚缓释片的 AUC、T_{max}、MRT、$T_{1/2}$ 与普通片存在显著性差异，见表 5-24(笔者对原表进行了简化)，提示缓释片与普通片比较具有缓效的特征。

表 5-24 蒿甲醚缓释片与普通片药代参数的比较[9]

编号	AUC (μg·h/ml)		T_{max}(h)		C_{max} (μg/ml)		MRT(h)		$T_{1/2}$(h)	
	CT	DT	CT	DT	CT	DT	CT	DT	CT	DT
1	18.974	24.056	2.065	2.454	5.416	4.539	3.426	4.281	1.011	1.647
2	10.925	27.012	2.173	2.805	2.899	4.644	3.755	5.104	1.068	2.045
3	9.625	23.562	2.563	2.699	2.597	4.432	3.529	4.751	1.198	1.733
4	15.587	20.019	2.150	2.451	4.662	4.151	3.418	4.095	1.168	1.464
5	11.868	25.241	1.388	3.152	4.416	3.823	2.616	5.390	—	—
mean	13.396	23.978	2.068	2.712	3.998	4.318	3.348	4.726	1.120	1.181
SD	3.827	2.581	0.426	0.290	1.204	0.332	0.432	0.549	0.078	0.301
	$P<0.01$		$P<0.05$		$P>0.05$		$P<0.01$		$P<0.01$	

白克华、Xing 等[10,11]建立了液相色谱－质谱联用方法，并比较了单次给药与多次给药后大鼠体内蒿甲醚的药代动力学特征。与单次给药相比，连续给药 5 天组大鼠蒿甲醚及其代谢产物双氢青蒿素的药动学数据显示，蒿甲醚的 $AUC_{0\sim24h}$为(50.3±13.3)ng·h/ml 明显低于单剂量组蒿甲醚的 $AUC_{0\sim24h}$(23.4±15.4)ng·h/ml(P<0.05)，其代谢物双氢青蒿素的 $AUC_{0\sim24h}$(16.4±8.0ng·h/ml)也明显低于单剂量组(42.1±8.2)ng·h/ml。另外，蒿甲醚和双氢青蒿素的口服清除率在多次给药后明显增大(P<0.05)，蒿甲醚的口服清除率由(10.5±2.7)L/min/kg(单剂量组)升高至(27.2±11.6)L/min/kg (多剂量组)，双氢青蒿素的口服清除率也相应地由(11.7±2.7)L/min/kg(单剂量组)升高至(33.4±12.4)L/min/kg(多剂量组)，蒿甲醚及其代谢产物双氢青蒿素 AUC 的降低与 CL/F 的升高均呈现时间依赖性，MRT、T_{max} 无显著变化。

蒿甲醚代谢产物主要为双氢青蒿素、脱氧双氢青蒿素和蒿甲醚呋喃酯。Mohamed 等采用固相萃取技术，建立了应用气相色谱－质谱联用检测血浆中蒿甲醚、双氢青蒿素的方法[12]。采用青蒿素为内标，选择离子监测模式检测，蒿甲醚、双氢青蒿素、青蒿素的回收率分别为 94.9%、92.2%、81.3%。蒿甲醚和双氢青蒿素的药代数据：C_{max} 分别为 245.2ng/ml、35.6ng/ml；$AUC_{0\sim 8h}$ 分别为 2463.6ng·h/ml、111.8ng·h/ml。

刘萍等建立了快速、灵敏液相色谱-串联质谱法[13]测定血浆中蒿甲醚及其活性代谢产物双氢青蒿素浓度。以多重离子反应监测模式检测，蒿甲醚 *m/z*321.1 →*m/z*275.1，双氢青蒿素 *m/z*284.3→*m/z*267.1，青蒿素 *m/z*283.1→*m/z*209.2（内标）。蒿甲醚和双氢青蒿素的线性范围为 1～400ng/ml，日内和日间精密度均小于 9.0%。经方法学确证和稳定性评价。该方法用 6 只受试犬单次静脉滴注和单次肌内注射蒿甲醚（ARM）2mg/kg 后对受试犬血浆中蒿甲醚和双氢青蒿素（DHA）进行含量测定和药代动力学研究，见图 5-9。

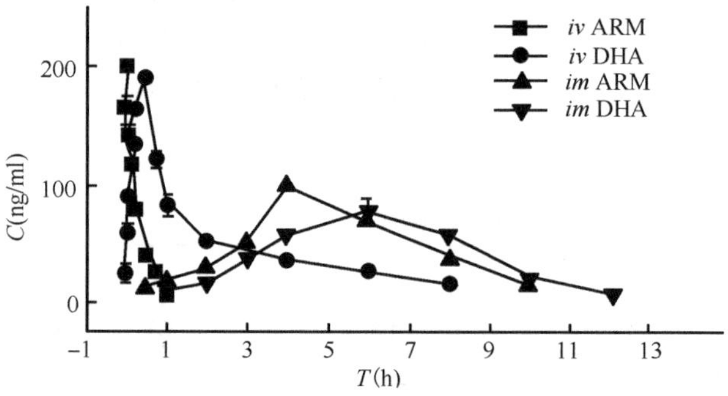

图 5-9 蒿甲醚与双氢青蒿素血药浓度–时间曲线[13]

杨华生等比较了蒿甲醚经皮给药和口服给药后小鼠血浆中蒿甲醚及代谢产物双氢青蒿素的浓度[14]。蒿甲醚贴剂的 C_{max}、T_{max}、*AUC*、*MRT* 显著高于口服制剂（$P<0.05$），见表 5-25。提示蒿甲醚贴剂具备长效缓释的作用。采用 TK-12A 型透皮扩散仪，用离体大鼠皮肤进行体外透皮试验[15]。结果显示，几种不同浓度的促渗剂均能不同程度地提高蒿甲醚的稳态渗透速率、累积透过量和皮肤滞留量，且皮肤滞留量与累积透过量之间存在线性相关性。蒿甲醚是一种理想的经皮给药候选药物，有望开发成经皮给药制剂。

表 5-25 蒿甲醚经皮给药及口服给药后药代动力学参数[14]

参数	透皮制剂		口服制剂	
	蒿甲醚	双氢青蒿素	蒿甲醚	双氢青蒿素
$T_{1/2}$(h)	16.45±7.28	35.48±19.45	1.10±0.33	1.10±0.33
T_{max}(h)	19.00±24.72	12.40±19.92	0.18±0.09	0.18±0.09
C_{max}(μg/L)	16.42±1.96	5.60±1.65	466.36±262.82	466.36±262.82
AUC(μg•h/L)	707.57±117.41	172.53±58.33	537.07±145.51	537.07±145.51
MRT(h)	43.04±4.21	34.63±7.89	1.73±0.13	1.73±0.13

胡海燕和张志荣对蒿甲醚缓释片的体外释放条件进行了优选[16]。选择含 0.4% SDS 的人工胃液、人工肠液作为释放介质。优选了最佳酸消解条件，并确定了在诸多因素中离子强度是影响缓释片释放较灵敏的因素。体外试验表明，蒿甲醚缓释片具有比普通片剂明显的缓释效果（图 5-10）。此外，还发现，蒿甲醚迅速分解片剂能够明显改善蒿甲醚的口感，加快药物崩解速度[17]。蒿甲醚的自微乳给药系统[18]、蒿甲醚注射微乳剂型比市售蒿甲醚油剂具备更好的稳定性及更高的抗疟活性（是市售油剂的 1.5 倍）[19]。

李万亥等研究了蒿甲醚与血浆蛋白的结合[20]，结果显示，不同种属的血浆蛋白结合率分别为 57.5%(小鼠)、61.1%(猴)、76.9%(人)。

陈来舜等研究了经苯巴比妥钠诱导前后大鼠肝微粒体酶对蒿甲醚脱甲基代谢和氘代同位素的效应[21,22]。提示蒿甲醚的代谢与 NADPH-细胞色素 P450 系统密切相关，*O*-脱甲基是其主要代谢途径。此后，又采用上述试验方法，通过蒿甲醚的 3 个代谢产物，即双氢青蒿素、脱氧双氢青蒿素和蒿甲醚呋喃酯证实，蒿甲醚的代谢除脱甲基及脱氧外，还有 9 位羟化，羟化产物具有立体选择性(9α-羟基蒿甲醚、9β-羟基蒿甲醚)。且初步体外试验显示，两种羟化代谢产物均有抗疟效应。陈有根等[23]在模拟体内酸碱条件下从蒿甲醚的降解物中分离得到了双氢青蒿素和蒿甲醚呋喃酯为主的系列产物，认为蒿甲醚在哺乳动物体内代谢产生双氢青蒿素并不一定是由于肝药酶的作用。

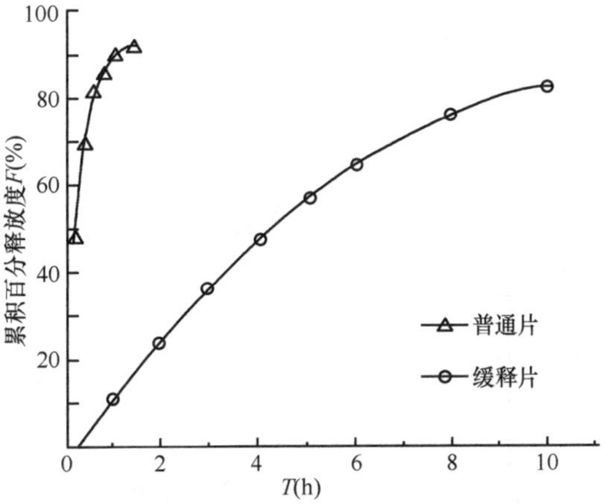

图 5-10　蒿甲醚普通片与缓释片体外释放曲线[16]

Liu 等应用线性离子阱液-质联用仪在大鼠肝微粒体、尿液中检测到 77 个 I 相代谢产物，包括青蒿素、双氢青蒿素[24]。在胆汁中检测到 12 个II相代谢产物。提示蒿甲醚在 I 相代谢中主要发生羟基化、脱氢、脱甲基、脱氧反应，随后进入II相葡萄糖醛酸化反应。

(二) 蒿甲醚临床药代动力学研究

1. 蒿甲醚单独用药

林炳鎏等[25]和赵凯存等[26]应用放射免疫测定法研究了蒿甲醚在正常人体内的药代动力学特征，结果见图 5-11 和表 5-26[26]。肌内注射蒿甲醚油剂 3.2mg/kg、6.0mg/kg 和 10.0mg/kg 后，蒿甲醚 C_{max} 随剂量的增大而升高，达峰时间也随剂量的增大而延长，峰后血药浓度的半衰期也随之延长。所得药代动力学参数对指导临床用药有实际意义。

表 5-26　不同剂量蒿甲醚肌内注射后药代参数[25]

	剂量		
	3.2mg/kg	6.0mg/kg	10.0mg/kg
T_{max}(h)	4.1±0.7	9.0±4.2	7.3±0.4
C_{max}(μg/ml)	1.2±0.9	0.9±0.5	0.8±0.4
AUC(μg·h/ml)	9.2±5.1	13.2±7.8	21.2±18.6
MRT(h)	10.2±0.8	15.6±3.8	19.0±5.8
VRT(h^2)	140.0±78.8	127.8±38.7	176.1±101.9
V_s(L/kg)	4.7±3.0	9.1±4.8	12.0±5.6
CL_t(L/kg/h)	0.5±0.3	0.7±0.5	0.7±0.4
$T_{1/2}$(h)	7.1±0.5	10.9±2.6	13.2±4.1

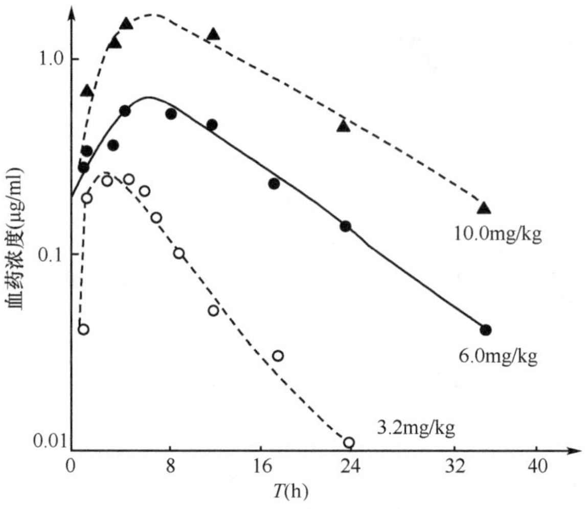

图 5-11 肌注不同剂量蒿甲醚后正常人血药浓度–时间曲线[25]

Zhou 等考察了电压、流动相比例、pH 等对高效液相色谱-极谱法检测青蒿素及其衍生物(双氢青蒿素、蒿甲醚、青蒿琥酯)定量分析的影响[27]。使青蒿琥酯与双氢青蒿素、青蒿素和蒿甲醚取得较好的分离效果，得到了健康人肌内注射蒿甲醚后的血药浓度、药代动力学参数，见图 5-12 和表 5-27。*AUC* 较上文中试验结果(见表 5-26)明显低，可能是因为用放射免疫法测得的体内血药浓度包含了蒿甲醚和代谢物双氢青蒿素的总和。

表 5-27 健康人肌内注射蒿甲醚 6mg/kg 和 10mg/kg 后药代参数[27]

参数	mean±SD (n=3)	
dose(mg/kg)	6	10
C_o(μg/ml)	0.2903±0.1250	0.3260±0.0322[a]
K/h	0.3547±0.2290	0.4268±0.2541[a]
K/h	0.1190±0.0624	0.0646±0.0157[a]
$T_{1/2}K_a$	2.6351±1.7021	2.0805±1.2225
$T_{1/2}K$	7.7215±5.6269	11.1163±2.4552
$AUC_{0\sim36h}$(μg•h/ml)	2.5690±0.4377	5.1580±0.7512[c]
T_{max}(h)	5.2358±1.2988	6.2727±2.5687[a]
C_{max}(μg/ml)	0.1448±0.0391	0.2237±0.0262[b]

注：与 6mg/kg 组相比，a 为 $P>0.05$，b 为 $P<0.05$，c 为 $P<0.01$

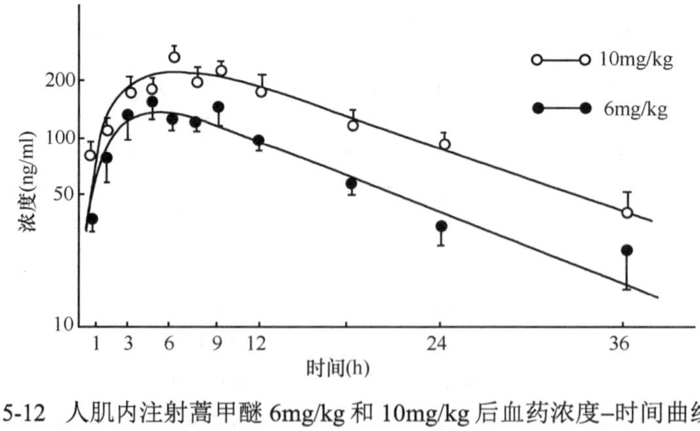

图 5-12 人肌内注射蒿甲醚 6mg/kg 和 10mg/kg 后血药浓度–时间曲线[27]

另有液相色谱–质谱联用关于蒿甲醚检测的报道，如 Hanpithakpong 等[28]建立了应用液相色谱－质谱联用法检测人血浆中蒿甲醚含量的方法，线性范围为 1.43～500ng/ml，最低检测限为 0.36ng/ml，且血浆样本只需 50μl，降低了对血液样本体积的要求。Huang 等[29]在流动相中加入甲酸铵，改善了蒿甲醚离子化能力低的问题，与之前的研究结果取得了较好的重合。蒿甲醚回收率为 73%～81%，双氢青蒿素回收率为 90%～99%，线性范围为 2～200ng/ml。

Mordi 等[30]考察了健康马来西亚人单次口服 200mg 蒿甲醚，72h 内蒿甲醚、双氢青蒿素的药代动力学，采用高效液相－电化学检测。结果表明，蒿甲醚在(1.88±0.21)h 达峰，浓度为(310±153)μg/L，消除半衰期为(2.00±0.59)h，曲线下面积 *AUC* 为(671±271)μg·h/L；双氢青蒿素在(1.92±0.13)h 达峰，浓度为(273±64)μg/L，曲线下面积 *AUC* 为(753±233)μg·h/L。结果提示蒿甲醚半衰期短是导致疟疾复燃率高的原因之一；此外双氢青蒿素在室温时迅速衰减，建议取样后尽快置于–20℃保存。

6 名泰国健康男性口服蒿甲醚 200mg，8 名泰国男性疟疾患者每天分两次口服蒿甲醚各 100mg，连续 4 天[31]。疟疾患者的 C_{max} 值(231ng/ml)高于健康志愿者(118ng/ml)，多次给药后疟疾患者的稳态血药浓度为 36～60ng/ml，为临床给药方案的设定提供了依据。19 名越南重症疟疾患者，分别肌内注射蒿甲醚、青蒿琥酯，比较两者体内的过程[32]。结果显示，青蒿琥酯 C_{max} 为 5710nmol/L，$T_{1/2}$ 为 30min；蒿甲醚 C_{max} 为 574nmol/L，*MRT* 为 10h，提示青蒿琥酯吸收迅速且血药浓度显著高于蒿甲醚，青蒿琥酯活性代谢产物双氢青蒿素的含量高于蒿甲醚。因此，对于重症疟疾患者应优先考虑青蒿琥酯进行治疗。

Karbwang 等[33]给疟疾合并急性肾衰竭的患者肌内注射蒿甲醚后，C_{max}、*AUC*、$T_{1/2}$ 均大于单纯疟疾患者，分别为 2.38ng/ml、1.56ng/ml，35.4ng·h/ml、25.2ng·h/ml，7h、5.7h。但 V_z/F、*CL/F* 均低于单纯疟疾患者，分别为 5.5L/kg、8.6L/kg，7.4ml/min/kg、19.1ml/min/kg。提示肾衰竭显著改变了药物体内过程，表现为提高生物利用度，降低系统清除率，改变血浆蛋白结合。

Manning 等[34]通过检测 32 名感染疟疾的新几内亚儿童(平均年龄 39 个月)血浆、脑脊液中蒿甲醚的含量，发现合并脑膜炎的儿童血浆、脑脊液中蒿甲醚含量较高，约是正常人群的 4.6 倍，提示感染疟疾降低了血脑屏障的屏蔽功能。

蒿甲醚口服后血浆抗疟活性优于肌内注射给药，但是首过效应明显。直肠给药与肌内注射生物利用度相似，但是两者在吸收过程中存在诸多不确定因素[35]。与肌内注射蒿甲醚相比，口服蒿甲醚吸收迅速但不完全，体内滞留时间短，疟疾复燃率高[36]。

在蒿甲醚代谢转化的研究中[37]，van Agtmael 等考察了 CYP2D6、CYP2C19 对高加索人蒿甲醚、双氢青蒿素代谢的影响。结果发现，蒿甲醚分别合用奎尼丁(CYP2D6 拮抗剂)、奥美拉唑(CYP2C19 拮抗剂)后，与蒿甲醚无显著差异。提示蒿甲醚、双氢青蒿素不是 CYP2D6、CYP2C19 的底物。

Mithwani 等对 100 例重症疟疾的非洲儿童进行了肌内注射蒿甲醚后群体药代动力学的研究[38]，结果显示，蒿甲醚肌内注射 3.2mg/kg 后，血浆中蒿甲醚符合一级吸收和消除的一房室模型，药代参数显示出较大的个体差异，蒿甲醚 *CL/F* 为 14.3L/h(个体间变异 53%)，末端半衰期为 18.5h；双氢青蒿素符合一房室线性模型，若假设蒿甲醚全部转化为双氢青蒿素，则 CL/F 为 93.5L/h(个体间差异 90.2%)，其清除速率和形成速率有关。假设蒿甲醚在体内为“flip-flop”动力学，消除半衰期则为 21min，相应的分布容积为 8.44L(个体间变异为 104%)。并且结果显示，呼吸困难、代谢性酸中毒、人口统计学及疾病等因素均不影响蒿甲醚的体内处置。作者认为疟疾合并酸中毒给予儿童蒿甲醚时，相对于机体自身生理病理特征，药代动力学参数更易受吸收动力学特征的影响，药物制剂因素可能是其主要因素。

妊娠妇女群体药代动力学结果表明[39]，口服蒿甲醚后，妊娠妇女血浆药物浓度、暴露量均低于正常女性，临床用药时需要注意。

2. 联合用药后药物–药物相互作用(DDI)

研究发现，甲氟喹与蒿甲醚联合应用[40]，甲氟喹生物利用度显著降低。药代动力学参数表现为 AUC、C_{max} 升高，T_{max} 延长，$T_{1/2}$ 无明显差异。蒿甲醚与息疟定联合应用[41]，蒿甲醚、息疟定口服后均迅速吸收，但是息疟定体内消除较慢，消除半衰期比蒿甲醚长。蒿甲醚与息疟定联合应用会提高息疟定的口服生物利用度。C_{max} 升高，表观分布容积下降。蒿甲醚与卡马西平联合应用[42]，蒿甲醚能显著提高卡马西平的生物利用度，卡马西平的 $AUC_{0\sim\infty}$增加、C_{max} 升高、T_{max} 延迟。联合用药时给药方案需要适当调整。

3. 蒿甲醚-食物相互作用

van Agtmael 等发现，蒿甲醚与西柚汁同时服用，能显著提高蒿甲醚的口服生物利用度，C_{max} 从 42ng/ml 提升到 107ng/ml；T_{max} 从 2.1h 延长至 3.6h；AUC 从 177ng·h/ml 提高到 336ng·h/ml；但对蒿甲醚的消除半衰期影响不大。在志愿者唾液中检测到低浓度蒿甲醚，未检测到双氢青蒿素。提示肠壁内的 CYP3A4 参与蒿甲醚的代谢，导致蒿甲醚的时间依赖性衰减[43,44]。

参考文献

[1] 杨启超，甘俊，刘忠敏，等. 青蒿素衍生物——青蒿醚的药理研究. 广西医学院学报，1981，(3)：8-14
[2] 姜纪荣，严汉英，庄怡华，等. 蒿甲醚在小鼠和大鼠体内的吸收、分布和排泄. 中国药理学报，1983，4(3)：197-201
[3] 张银娣，王长根，许帼英，等. 血浆中甲基还原青蒿素(蒿甲醚)的薄层扫描定量法. 药学学报，1982，17(3)：212-217
[4] 曾衍霖，张银娣，徐帼英，等. 蒿甲醚在兔体内的药代动力学.药学学报，1984，19(2)：31-34
[5] 邹崇达.大白鼠对蒿甲醚的快速吸收及其在体内的分布.华侨大学学报(自然科学版)，1996，17(3)：294-296
[6] Huang YX，Xie GH，Zhou ZM，*et al*. Determination of artemether in plasma and whole blood using HPLC with flow-through polarographic detection. Biomedical Chromatography，1987，2(2)：53-56
[7] Thomas CG，Ward SA，Edwards G. Selective determination，in plasma，of artemether and its major metabolite，dihydroartemisinin，by high-performance liquid chromatography with ultraviolet detection. J Chromatogr，1992，583(1)：131-136
[8] Muhia DK，Mberu EK，Watkins WM. Differential extraction of artemether and its metabolite dihydroartemisinin from plasma and determination by high- performance liquid chromatography. J Chromatogr B Biomed Appl，1994，660(1):196-199
[9] 张志荣，胡海燕，洪诤，等. 蒿甲醚缓释片在狗体内的药代动力学. 华西药学杂志，2000，15(5)：335-337
[10] 白克华，邢杰，王锐利，等. 蒿甲醚在大鼠体内多剂量药动学的时间依赖性. 第九届全国药物和化学异物代谢学术会议论文集，2009：249

[11] Xing J, Bai KH, Liu T, *et al.* The multiple-dosing pharmacokinetics of artemether, artesunate, and their metabolite dihydroartemisinin in rats. Xenobiotica, 2011, 41(3): 252-258

[12] Mohamed SS, Khalid SA, Ward SA, *et al.* Simultaneous determination of artemether and its major metabolite dihydroartemisinin in plasma by gas chromatography-mass spectrometry-selected ion monitoring. J Chromatogr B Biomed Sci Appl, 1999, 731(2): 251-269

[13] 刘萍，侯禹男，单成启，等. HPLC-MS-MS 法测定比格犬血浆中蒿甲醚及其代谢物双氢青蒿素的浓度. 药物分析杂志，2006，26(5)：585-588

[14] 杨华生，叶祖光，梁秉文，等. 蒿甲醚贴剂小鼠体内药代动力学研究. 中国中药杂志，2008，33(12)：1459-1462

[15] 何俊瑶，侯世祥，蔡铮，等. 几种常用中药促渗剂对蒿甲醚体外透皮性能的影响. 中国中药杂志，2008，33(10)：1130-1132

[16] 胡海燕，张志荣. 蒿甲醚缓释片体外释放研究. 合成化学，1999，7(4)：334-339

[17] Shah PP, Mashru RC. Development and evaluation of artemether taste masked rapid disintegrating tablets with improved dissolution using solid dispersion technique. AAPS PharmSciTech, 2008, 9(2): 494-500

[18] Mandawgade SD, Sharma S, Pathak S, *et al.* Development of SMEDDS using natural lipophile: application to beta-artemether delivery. Int J Pharm, 2008, 362(1-2): 179-183

[19] Tayade NG, Nagarsenker MS. Development and evaluation of artemether parenteral microemulsion. Indian J Pharm Sci, 2010, 72(5): 637-640

[20] 李万亥，束汉麟，许国英，等. 青蒿素及其衍生物与血浆蛋白的结合. 药学学报，1982，17(10)：783-786

[21] 陈来舜，王再杰，曾衍霖. 蒿甲醚经大鼠肝微粒体酶脱甲基代谢和氘代同位素效应. 中国药理学与毒理学杂志，1991，5(1)：53-55

[22] 陈来舜，彭宁，杨一鸣，等. 蒿甲醚在大鼠肝微粒体中的生物转化. 中国药理学与毒理学杂志，1993，7(3)：205-209

[23] 陈有根，余伯阳. 蒿甲醚在模拟体内酸碱环境中的代谢动力学研究. 色谱，2002，20(1)：37- 39

[24] Liu T, Du F, Zhu F, *et al.* Metabolite identification of artemether by data- dependent accurate mass spectrometric analysis using an LTQ-Orbitrap hybrid mass spectrometer in combination with the online hydrogen/deuterium exchange technique. Rapid Commun Mass Spectrom, 2011, 25(21): 3303-3313

[25] 林炳鎏，陈芝喜，李志强，等. 蒿甲醚 I 期临床药代动力学的研究. 广州中医学院学报，1987，4(3)：48-49

[26] 赵凯存，陈芝喜，林炳流，等. 青蒿琥酯和蒿甲醚 I 期临床药代动力学研究. 中国临床药理学杂志，1988，4(2)：76-81

[27] Zhou ZM, Huang YX, Xie GH, *et al.* HPLC with polarographic detection of artemisinin and its derivatives and application of the method to the pharmacokinetic study of artemether. J Liq Chromatogr, 1988, 11(5):1117- 1137

[28] Hanpithakpong W, Kamanikom B, Sinqhasivanon P, *et al.* A liquid chromatographic-tandem mass spectrometric method for determination of artemether and its metabolite dihydroartemisinin in human plasma. Bioanalysis, 2009, 1(1): 37-46

[29] Huang L, Jayewardene AL, Li X, *et al.* Development and validation of a high-performance liquid chromatography/tandem mass spectrometry method for the determination of artemether and its active metabolite dihydroartemisinin in human plasma. J Pharm Biomed Anal, 2009, 50(5): 959-965

[30] Mordi MN, Mansor SM, Navaratnam V, *et al.* Single dose pharmacokinetics of oral artemether in healthy Malaysian volunteers. Br J Clin Pharmacol, 1997, 43(4): 363-365

[31] Na-Bangchang K, Karbwang J, Thomas CG, *et al.* Pharmacokinetics of artemether after oral administration to healthy Thai males and patients with acute, uncomplicated falciparum malaria. Br J Clin Pharmacol, 1994, 37(3): 249-253

[32] Hien TT, Davis TME, Chuong LV, *et al.* Comparative pharmacokinetics of intramuscular artesunate and artemether in patients with severe falciparum malaria. Antimicrob Agents Ch, 2004, 48(11): 4234-4239

[33] Karbwang J, Na-Bangchang K, Tin T, *et al.* Pharmacokinetics of intramuscular artemether in patients with severe falciparum malaria with or without acute renal failure. Bri J Clin Pharmaco, 1998, 45(6): 597-600

[34] Manning L, Laman M, Paqe-Sharp M, *et al.* Meningeal inflammation increases artemether concentrations in cerebrospinal fluid in Papua New Guinean children treated with intramuscular artemether. Antimicrob Aqents Chemother, 2011, 55(11): 5027-5033

[35] Teja-Isavadharm P, Nosten F, Kyle DE, *et al.* Comparative bioavailability of oral, rectal, and intramuscular artemether in healthy subjects: use of simultaneous measurement by high performance liquid chromatography and bioassa. Br J Clin Pharmacol, 1996, 42(5): 599-604

[36] Karbwang J, Na-Bangchang K, Congpuong K, *et al.* Pharmacokinetics and bioavailability of oral and intramuscular

artemether. Eur J Clin Pharmacol，1997，52(4)：307-310

[37] van Agtmael MA，van der Graaf CA，Dien TK，*et al.* The contribution of the enzymes CYP2D6 and CYP2C19 in the demethylation of artemether in healthy subjects. Eur J Drug Metab Ph，1998，23(3)：429-436

[38] Mithwani S，Aarons L，Kokwaro G，*et al.* Population pharmacokinetics of artemether and dihydroartemisinin following single intramuscular dosing of artemether in African children with severe falciparum malaria. Brit J Clin Pharmaco，1986，52(2)：146-152

[39] Tarning J，Kloprogge F，Piola P，*et al.* Population pharmacokinetics of Artemether and dihydroartemisinin in pregnant women with uncomplicated Plasmodium falciparum malaria in Uganda. Malar J，2012，11(1)：293-305

[40] Na-Bangchang K，Karbwang J，Molunto P，*et al.* Pharmacokinetics of mefloquine，when given alone and in combination with artemether，in patients with uncomplicated falciparum malaria. Fundam Clin Pharmacol，1995，9(6)：576-582

[41] Tan-ariya P，Na-Bangchang K，Ubalee R，*et al.* Pharmacokinetic interactions of artemether and pyrimethamine in healthy male Thais. Southeast Asian J Trop Med Public Health，1998，29(1)：18-23

[42] Sukhija M，Medhi B，Pandhi P. Effects of artemisinin，artemether，arteether on the pharmacokinetics of carbamazepine. Pharmacology，2006，76(3):110-116

[43] Van Agtmael MA，Gupta V，van der Graaf CA，*et al.* The effect of grapefruit juice on the time-dependent decline of artemether plasma levels in healthy subjects. Clin Pharmacol Ther，1999，66(4)：408-414

[44] Van Agtmael MA，Gupta V，van der Wösten TH，*et al.* Grapefruit juice increases the bioavailability of artemether. Eur J Clin Pharmacol，1999，55(5)：405-410

（周钟鸣　王怡薇　李　涛）

四、青蒿琥酯药代动力学研究

（一）青蒿琥酯非临床药代动力学研究

青蒿琥酯是青蒿素的活性衍生物，通常以 5%碳酸氢钠溶液溶解后静脉注射。在不同动物体内，其动力学性质有所不同。

李锐等研究了大鼠静脉注射青蒿琥酯后药物在体内的吸收、分布、代谢和排泄过程[1]。大鼠静脉注射青蒿琥酯 200mg/kg，在体内迅速转化为双氢青蒿素，10min 内双氢青蒿素在各脏器中达最高浓度，其顺序为：心脏>肌肉>肺>脾>肾>脑>血>肝；80min 后仅心脏、肝、脑、肾、肌肉、血仍有微量双氢青蒿素；120min 后在各脏器完全消失。大鼠静脉注射青蒿琥酯血药时程均符合一房室模型，$T_{1/2}$ 为 15.6min，表观分布容积 V_d 为 1.13L/kg。为进一步研究青蒿琥酯的体内命运，李锐等用气质联用、高效液相、薄层扫描等综合研究了犬体内的动态变化[2]。试验结果表明，青蒿琥酯在体内外可以转化具有 α(RT 为 5.2min)、β(RT 为 6.4min)两个异构体的双氢青蒿素，已经证明 β 异构体更为有效。双氢青蒿素在犬体内的动力学为一级速率反应，具有一房室模型特征，半衰期 $T_{1/2}$=10min，表现分布容积 V_d =0.36L/kg，结果如表 5-28 所示。而且青蒿琥酯具有诱导肝药酶的作用，首过效应明显。以上结果表明，药物在体内分布广泛，青蒿琥酯代谢迅速，活性代谢物为双氢青蒿素，之后在血液中迅速消除，表现为组织中浓度远大于血中浓度，且青蒿琥酯在脑中浓度大于血浆浓度，为治疗恶性脑型疟提供了良好环境，具有极为重要的治疗价值。

表 5-28 犬静脉注射青蒿琥酯后不同时相血中双氢青蒿素浓度(mean±SD)[2]

时相(min)	薄层扫描法(TLCS)峰面积定量相对浓度 C(μg/ml)	$\log C$	$t\cdot\log C$	t^2
5	39.81±0.7	1.5999	7.9999	25
10	28.30±2.0	1.4518	14.5180	100
15	20.50±0.9	1.3118	19.6770	228
20	14.70±0.9	1.1673	23.3460	400
25	9.60±0	0.9823	24.5580	628
30	—			
60	—			

宋振玉、赵凯存等[3,4]建立了放射免疫法并研究了青蒿琥酯在狗体内的药代动力学。本法需生物样本量小，可直接进行测定，样品不需任何处理，且灵敏度高(2～3ng)，重现性好。青蒿琥酯静脉注射 6mg/kg 后(1min 内注完)，药时曲线拟合的相关系数为 0.993，r 值为 0.996。血药时程证明为线性一室动力学模型。药代动力学参数平均为，$T_{1/2}$=0.45h，V_d=0.15L/kg，CL_T=0.2L/h/kg。后将青蒿琥酯制成皮肤擦剂，用放射免疫法研究在小鼠和兔体内的药代动力学过程[5]。给兔脱毛后，皮肤涂抹此擦剂 25mg/kg 后，血药浓度达峰时间平均为 2h，峰浓度平均为 1.80μg/ml。药物在兔体内平均驻留时间为 3.54h，清除半衰期约为 2.46h；给小鼠脱毛，皮肤涂抹擦剂 6.7mg/kg、31.3 mg/kg、71.4mg/kg，血药浓度在给药后 0.5～4h 达高峰，峰浓度分别为 0.82μg/ml、2.05μg/ml、7.11μg/ml，体内药物平均驻留时间为 3.39h、2.79h 和 3.54h，清除半衰期为 2.35h、1.93h 和 2.45h。可见给兔及小鼠皮肤擦剂后，青蒿琥酯吸收良好，血药浓度维持时间较长。同时擦剂吸收较快，这样既可保持青蒿琥酯速效的优点，又可解决其半衰期短的问题。

陈芝喜等用上述放射免疫法加以改良后研究了青蒿琥酯片剂口服在狗体内的药代过程[6]。用放射免疫法测得狗口服青蒿琥酯片剂后的血药时程为一房室模型，不同剂量 20mg/kg 和 40mg/kg 的 $T_{1/2}(K_a)$分别为(38.74±9.54) min 和(25.93±9.29) min。达峰时间分别为(80.28±7.19) min 和(86.64±25.71) min。$AUC_{0\sim 9h}$ 分别为(1747±70) mg·min/L 和(2822±414) mg·min/L。达峰浓度基本接近，提示口服青蒿琥酯片剂后，在狗体内的吸收速度较快。

霍继曾等[7,8]建立了快速扫描薄层法并测定了青蒿琥酯在奶牛体内的药代动力学。奶牛以 5mg/kg 静脉注射后，血浆中药时数据符合二室开放模型。分布半衰期 t=(2.43±0.88) min，说明青蒿琥酯在牛体内分布很快；中央室分布容积很小，说明青蒿琥酯在牛体内分布较广；消除半衰期 t=(31.45±12.93) min，说明青蒿琥酯在牛体内消除很快。

Edlund 等用高效液相色谱、柱后衍生化、紫外检测的方法测定了血浆中的青蒿琥酯和双氢青蒿素的含量[9]。青蒿琥酯和双氢青蒿素的检测限为 50nmol/L。Zhou 等建立了高效液相色谱－还原型电化学检测器分析血液中的青蒿琥酯和双氢青蒿素的含量[10]，给兔静脉注射青蒿琥酯 100mg/kg 后，血中青蒿琥酯消失非常迅速，能测到的青

蒿琥酯的 $T_{1/2}$ 仅为 1.7min；青蒿琥酯迅速代谢为双氢青蒿素，双氢青蒿素的消除半衰期 $T_{1/2\beta}$ 为(29±2) min。青蒿琥酯与不同种属血液体外温孵研究结果表明，与大鼠和人的血液比较，兔血能更快地水解青蒿琥酯，此水解反应是由血浆和红细胞的酯酶催化完成的。这些结果提示，青蒿琥酯的药代动力学研究应把重点放在双氢青蒿素及其代谢产物上，而不是放在青蒿琥酯上。沈雪松等采用薄膜分散法制备青蒿琥酯纳米脂质体，并用紫外分光光度法测定了青蒿琥酯的血药浓度[11]。大鼠随机分为两组，一组给予自制青蒿琥酯纳米脂质体，另一组给予青蒿琥酯原料药，以 50mg/kg 剂量，灌胃给药，分别在给药后不同时间点采集血样 1ml。药时曲线见图 5-13，药代动力学参数见表 5-29。青蒿琥酯脂质体，前 6h 原料药的释药曲线符合 Higuchi 方程：Q=17.63$T_{1/2}$+16.09(r=0.99)，血药浓度–时间数据符合单室模型，与原料药相比，青蒿琥酯制成脂质体后，体外有明显的延缓药物释放的性质，同时，大鼠灌胃给予青蒿琥酯脂质体后，具有较长的消除半衰期，较低的总体消除率和较小的表观分布容积，说明脂质体制剂具有长效和缓释的特点。

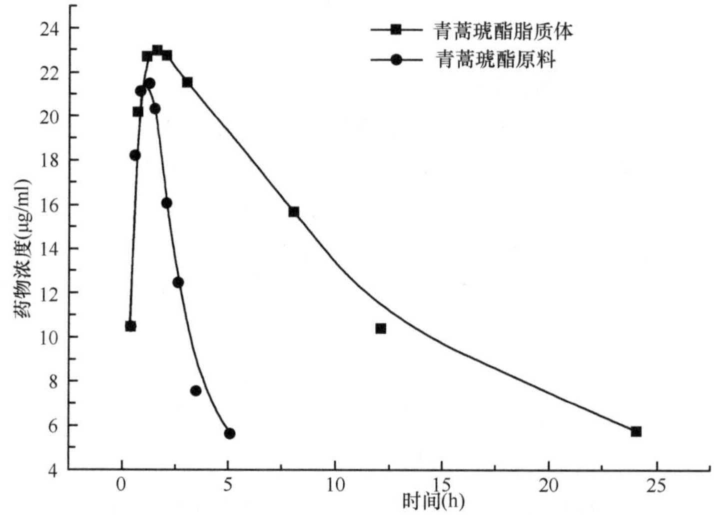

图 5-13 青蒿琥酯脂质体及其原料药(50mg/kg)在大鼠体内的药–时曲线[11]

表 5-29 青蒿琥酯原料药及其脂质体在大鼠体内的药动学参数[11]

参数	峰浓度(μg/ml)	峰时间(h)	曲线下面积(μg•h/ml)	血浆药物吸收半衰期(h)	血浆药物消除半衰期(h)
脂质体	86.33	4.21	1708.40	1.19	10.34
原料药	128.84	0.7	446.703	0.19	1.85

注：部分文字有修订

(二)青蒿琥酯临床药代动力学研究

杨树德等建立了高效液相–还原性电化学极谱法用以检测人血浆中青蒿琥酯[12,13]。4 位志愿者静脉注射青蒿琥酯(3.3～4.4mg/kg)后测定青蒿琥酯及其活性代谢产物双氢青蒿素。结果表明，青蒿琥酯静脉注射后原药的血浆药物浓度迅速下降，血浆药–时曲线符合双指数函数。主要转化为双氢青蒿素，后者终末相的半衰期平均仅 45min 左右。青蒿琥酯血浆药物浓度在分布相衰减很快，到达消除相时，与其活性代谢产物双氢青蒿素比较已可忽略不计，故可认为在整个血浆药物浓度时程中双氢青蒿素占据主导地位。

陈芝喜等用放射免疫法对青蒿琥酯进行了Ⅰ期临床药代动力学研究[14]。8 名健康男性志愿者分别静脉注射青蒿琥酯 2mg/kg、3.75mg/kg 和 4.22mg/kg，结果药时曲线符合二室开放模型，消除速度快，平均 $T_{1/2}$ 为 34.2min。但高剂量组比中、低剂量组消除要慢，其消除速率可能与剂量有关。鉴于此，建议临床适当增加给药次数，以维持血中有效浓度。

赵凯存等[15]用此方法研究了健康人青蒿琥酯的药代动力学。静脉注射青蒿琥酯 2.0mg/kg 和 3.8mg/kg 后，平均血药时程也为二室模型，$T_{1/2\beta}$ 分别为 0.5h 和 0.6～0.8h。稳态分布容积分别为 0.1～0.6L/kg 和 0.3～0.4L/kg，整体清除率分别为 0.4～1.2L/kg/h 和 0.2～0.5L/kg/h。静脉注射青蒿琥酯后经尿排出的药量很少，7h 累积排泄量只有剂量的 1.8%，说明青蒿琥酯从人体内消除的主要途径是代谢转化。另外，还发现尿药排泄速率半衰期比血药消除半衰期约长 1 倍。

林炳流等[16]也用此法研究了口服青蒿琥酯片剂和青蒿琥酯注射剂在健康志愿者体内的药代动力学过程。结果显示，青蒿琥酯在人体内的血药时程：口服以一室线性开放式药代动力学模型表示，静脉注射以二室线性开放式药代动力学模型表示，见图 5-14 和图 5-15。口服青蒿琥酯片剂后的达峰时间为(53.07±20.58) min，峰浓度为(1.94±1.05) μg/ml，$T_{1/2\beta}$ 为(41.35±7.89) min，绝对生物利用度为 40.39%±14.99%。静脉注射青蒿琥酯后的消除半衰期 $T_{1/2\beta}$ 为(33.96±4.73) min。结果提示口服青蒿琥酯片剂后，在人体内的吸收速度较快，而吸收程度较差。

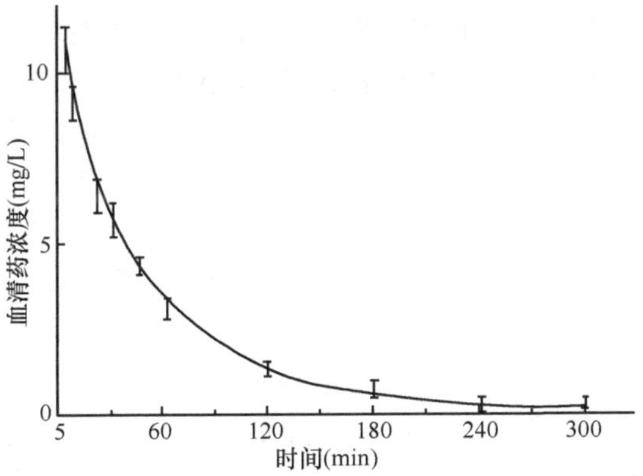

图 5-14　6 名正常受试者静脉注射青蒿琥酯后体内血药浓度时程[16]

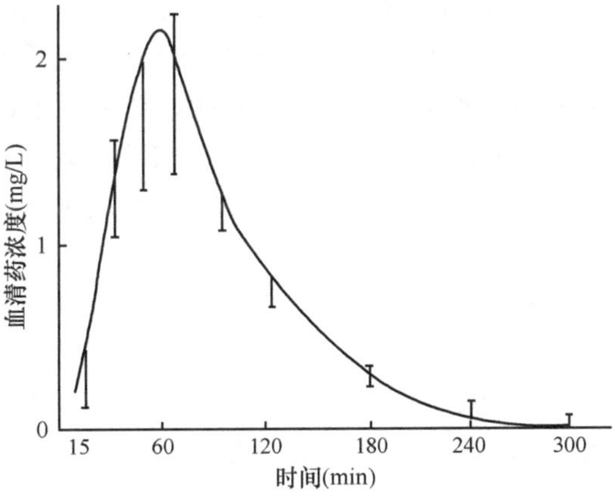

图 5-15　6 名受试者口服青蒿琥酯后体内血药浓度时程[16]

Morris 等全面综述了青蒿琥酯经静脉注射、肌内注射、口服及直肠给药的临床药代动力学特征[17]。静脉注射高浓度的青蒿琥酯，体内浓度迅速下降。青蒿琥酯的半衰期小于 15min，清除率(CL/F)为 2～3L/kg/h，分布容积 V/F 为 0.1～0.3L/kg。双氢青蒿素的浓度在给药 25min 达到高峰，消除半衰期为 30～60min，*CL/F* 为 0.5～1.5L/kg/h，*V/F* 为 0.5～1.0L/kg。和静脉注射相比，肌内注射的青蒿琥酯峰浓度低，半衰期长，分布容积高；双氢青蒿素的峰延迟，生物利用度>86%。和肌内注射相似，口服给药的生物利用度也很高(>80%)，口服给药后青蒿琥酯的 C_{max} 为 1h，消除半衰期为 20～45min；双氢青蒿素的 C_{max} 为 2h；消除半衰期为 0.5～1.5h，双氢青蒿素的曲线下面积(*AUC*)是青蒿琥酯的 10 倍多。直肠给药的药代参数和口服给药的相似，青蒿琥酯的 C_{max} 推迟，半衰期延长。药物相互作用的研究表明，口服给予青蒿琥酯没有明显改变阿托伐醌/氯胍、氯丙胍/氨苯砜、周效磺胺/乙氨嘧啶、甲氟喹/双喹哌的药动学参数，也没有改变双氢青蒿素的药动学参数。

Navaratnam 等研究了健康人同时服用青蒿琥酯和阿莫地喹体内药代过程[18]。把 24 名马来西亚健康志愿者分为 2 组，一组固定 200mg 青蒿琥酯和 540mg 阿莫地喹联合使用，另一组交替给 200mg 青蒿琥酯和 612mg 阿莫地喹，2×2 交叉设计试验。测定母体药物及其两者的代谢产物双氢青蒿素和去乙基阿莫地喹，结果第一组的双氢青蒿素和去乙基阿莫地喹的曲线下面积分别为(1522±633) ng·h/ml、(30 021±14 211) ng·h/ml，另一组的为(1688±767) ng·h/ml、(40 261±19 824) ng·h/ml。结果表明，青蒿琥酯和阿莫地喹联合使用都更容易吸收，并且显示有良好的耐受性。

Batty 等利用高效液相分离并同时测定了青蒿琥酯及其活性代谢产物双氢青蒿素[19]，结果表明，青蒿琥酯在人体内，口服为一室模型，静注为二室模型，$T_{1/2}$ 分别为 41.35min 和 33.96min。

Bethell 等研究了 10 个越南疟疾儿童(6～15 岁)口服青蒿琥酯 3mg/kg 后的药代动力学[20]。血浆浓度用体外生物法测定，表明口服青蒿琥酯后吸收迅速，生物效应达峰时间为 1.7h，达峰浓度相当于 664ng，但此种方法个体间变异较大。

Adjei 等研究了青蒿琥酯联合阿莫地喹给予疟疾儿童的药代动力学[21]。以 103 名 1～14 岁的患无并发症恶性疟的加纳儿童为研究对象，其中 15 名单独给予阿莫地喹，88 名给予青蒿琥酯+阿莫地喹。结果显示，阿莫地喹的代谢产物去乙基阿莫地喹的清除率随体重增加呈非线性关系，去乙基阿莫地喹在青蒿琥酯+阿莫地喹组比阿莫地喹组的分布容积比高(*P*<0.001)，分布半衰期长(*P*<0.01)，两组的曲线下面积和消除半衰期相似。

Mwesigwa 等[22]以 21 名 5～13 岁的患无并发症恶性疟的乌干达儿童为研究对象，研究了蒿甲醚–本芴醇(ASL)和青蒿琥酯–阿莫地喹(AQ-AS)的药代动力学差异。每天给予两次 ASL 和每天一次 AQ-AS，共给 3 天，在最后一次给药后取血测定，结果表明，ASL 组，本芴醇 C_{max} 和 $AUC_{0\sim\infty}$ 分别为 6757ng/ml 和 210μg·h/ml。蒿甲醚/双氢青蒿素的 C_{max} 和 $AUC_{0\sim\infty}$ 分别为 34/119ng/ml 和 168/382ng·h/ml。AQ-AS 组，青蒿琥酯的 C_{max} 为 51ng/ml、$AUC_{0\sim\infty}$ 为 113ng·h/ml，代谢产物双氢青蒿素的 C_{max} 为 473ng/ml、$AUC_{0\sim\infty}$ 为 1404ng·h/ml。阿莫地喹/去乙基阿莫地喹的 C_{max} 和 $AUC_{0\sim\infty}$ 分别为 5.2/235ng/ml 和 39.3/148μg·h/ml。与之前成人的研究相比，本芴醇的暴露量在儿童中降低，AQ-AS 组中双氢青蒿素儿童和成人相似，所以青蒿素衍生物联合用药时，对儿童使用需注意。

Onyamboko 等[23]选取了 26 名怀孕 2～26 周和 32～36 周无其他症状疟疾的妇女、

26 名产后 3 个月的疟疾妇女和 25 名没怀孕的无其他症状疟疾的妇女为研究对象。口服给予 200mg 青蒿琥酯，进行药动学研究。怀孕、产后、没怀孕患者体内双氢青蒿素的 CL/F 分别为 1.39L/kg/h、1.26L/kg/h 和 1.07L/kg/h，V/F 分别为 2.84L/kg、3.00L/kg 和 2.45L/kg。怀孕患者双氢青蒿素的曲线下面积是没怀孕患者的 68%，怀孕患者和产后 3 个月的患者曲线下面积相似。结果表明，怀孕能够影响青蒿琥酯及其代谢产物双氢青蒿素的药代动力学过程。

Tan 等研究了健康人同时服用青蒿琥酯和双喹哌后体内群体药代动力学特征[24]。91 名健康韩国志愿者口服 2～5mg/kg 单剂量或多剂量青蒿琥酯，或联合双喹哌用药，或饮食后用药。根据血药浓度数据建立了一个较强预测能力母药–代谢物药代动力学模型，包括一个给药室，一个中央室(青蒿琥酯)和一个外周室(双氢青蒿素)。结果提示青蒿琥酯吸收迅速，吸收速率 K_a 为 3.85/h，群体药代动力学参数 CL/F 为 1190L/h(个体间变异为 28%)，V_3/F 为 1210L(个体间变异为 57.4%)；双氢青蒿素 CL_M/F 为 93.7L/h(个体间变异为 36.2%)，V_2/F 为 97.1L(个体间变异为 30%)；双氢青蒿素 Q/F(房室间表观清除率)为 5.74L/h，外周室分布容积 V_4/F 为 18.5L。给药前让志愿者食用高脂肪、高热量的食物，结果导致 K_a 减少 84%。体重也影响 CL_M/F，若身体质量改变一个单位，那么 CL_M/F 就会改变 1.9 个单位。

以青蒿素类药物为基础的联合用药、复方用药治疗疟疾是 WHO 所推荐的，既可克服疟原虫对药物产生的抗性，又能提高抗疟的疗效，成为临床治疗疟疾的常用手段。

致谢：李泽琳、曾美怡、李英三位教授为本节提供部分资料和宝贵意见，深表感谢！

参考文献

[1] 李锐，廖灶引，黄桂英，等. 青蒿酯钠体内动力学研究. 中草药，1981，12(5)：20-22

[2] 李锐，周莉玲，李迅，等. 应用气一质联用等法对青蒿酯钠体内命运的研究. 药学学报，1985，20(7)：485-490

[3] 宋振玉，赵凯存，梁晓天，等. 青蒿酯和青蒿素的放射免疫测定法. 药学学报，1985，20(8)：610-614

[4] 赵凯存，陈其明，宋振玉. 青蒿素及其两个活性衍生物在狗体内药代动力学的研究. 药学学报，1986，21(10)：736～739

[5] 赵凯存，宜文漪，赵一，等. 青蒿琥酯皮肤擦剂在小鼠和兔体内的药代动力学研究. 药学学报，1989，24(11)：813-816

[6] 陈芝喜，林炳流，李国桥，等. 青蒿琥酯片剂在狗体内药代动力学. 放射免疫学杂志，1996，9(2)：77-79

[7] 霍继曾，夏文江，薛明. 青蒿琥酯和双氢青蒿素的快速薄层扫描测定. 中兽医医药杂志，1990，2：7-8

[8] 霍继曾，夏文江，薛明，等. 青蒿琥酯在奶牛体内的药代动力学与代谢. 药学学报，1991，26(3)：225-227

[9] Edlund PO，Westerlund D，Carlqvist J，*et al*. Determination of artesunate and dihydroartemisinine in plasma by liquid chromatography with post-column derivatization and UV-detection. Acta pharmaceutica suecica，1984，21(4)：223-234

[10] Zhou Z M，Anders J C，Chung H，*et al*. Analysis of artesunic acid and dihydroqinghaosu in blood by high-performance liquid chromatography with reductive electrochemical detection. Journal of Chromatography B：Biomedical Sciences and Applications，1987，414：77-90

[11] 沈雪松，徐伟，金美华，等. 青蒿素类纳米脂质体在大鼠体内的药动学研究. 时珍国医国药，2011，22 (2)：384-386

[12] 杨树德，马建民，孙娟华，等. 还原型电化学极谱检测高效液相色谱法同时测定人血浆中青蒿酯和双氢青蒿素. 药学学报，1985，20(6)：457-462

[13] 杨树德，马建民，孙娟华，等. 青蒿酯的临床药代动力学. 中国临床药理学杂志，1985，1(2)：102-109

[14] 陈芝喜，林炳流，郭兴伯，等. 青蒿酯钠 I 期临床药代动力学的研究. 广州中医学院学报，1987，4(1)：40-42

[15] 赵凯存，陈芝喜，林炳流，等. 青蒿琥酯和蒿甲醚的 I 期临床药代动力学研究. 中国临床药理学杂志，1988,4(2)：76-81

[16]林炳流，陈芝喜，贾可亮，等. 健康志愿者口服青蒿琥酯片剂的生物利用度. 广州中医学院学报，1990，7(3):163-166

[17] Morris CA，Duparc S，Borghini-Fuhrer I，*et al.* Review of the clinical pharmacokinetics of artesunate and its active metabolite dihydroartemisinin following intravenous，intramuscular，oral or rectal administration. Malaria Journal，2011，10：263

[18] Navaratnam V，Ramanathan S，Wahab MSA，*et al.* olerability and pharmacokinetics of non-fixed and fixed combinations of artesunate and amodiaquine in Malaysian healthy normal volunteers. European journal of clinical pharmacology，2009，65：809-821

[19] Batty KT，Le AT，Ilett KF，*et al.* A pharmacokinetics and pharmacodynamics study of an artesunate for vivax malaria. The American journal of tropical medicine and hygiene，1998，59(5)：823-827

[20] Bethell DB，Teja-Isavadharm P，Phuong CXT，*et al.* Pharmacokinetics of oral artesunate in children with moderately severe plasmodium falciparum malaria. Transactions of the Royal Society of Tropical Medicine and Hygiene，1997，91(2)：195-198

[21] Adjei GO，Kristensen K，Goka BQ，*et al.* Effect of concomitant artesunate administration and cytochrome P4502C8 polymorphisms on the pharmacokinetics of amodiaquine in Ghanaian children with uncomplicated Malaria. Antimicrobial agents and chemotherapy，2008，52(12)：4400-4406

[22] Mwesigwa J，Parikh S，McGee B，*et al.* Pharmacokinetics of artemether-lumefantrine and artesunate-amodiaquine in children in Kampala，Uganda. Antimicrobial agents and chemotherapy，2010，54(1)：52-59

[23] Onyamboko MA，Meshnick SR，Fleckenstein L，*et al.* Pharmacokinetics and pharmacodynamics of artesunate and dihydroartemisinin following oral treatment in pregnant women with asymptomatic Plasmodium falciparum infections in Kinshasa DRC. Malar J，2011，10：49

[24] Tan B，Naik H，Jang IJ，*et al.* Population pharmacokinetics of artesunate and dihydroartemisinin following single- and multiple-dosing of oral artesunate in healthy subjects. Malar J，2009，8(1)：304

（周钟鸣　张会会　杨伟鹏）

第四节　青蒿素及其衍生物抗疟作用原理的研究

疟原虫是一类单细胞、寄生性的原生动物，寄生在宿主红细胞内，具有完整的细胞结构和系统的生化代谢体系。青蒿素类抗疟药是一类新型抗疟药，分子中含有一个过氧基团的倍半萜化合物。由于结构独特，它的抗疟作用机理也与已知抗疟药迥然不同。药理研究者在发现青蒿素有抗疟作用后即积极开展了青蒿素系列药物的抗疟作用原理的研究。

一、青蒿素系列药物对疟原虫作用的形态学研究

为了阐明青蒿素对疟原虫的作用原理，1976 年中医研究院中药研究所药理研究室李泽琳等应用电子显微镜研究了青蒿素口服 100mg/kg、800mg/kg 对伯氏鼠疟原虫红内期超微结构的影响[1]，其后 1980 年，英国 Peters 教授实验室再以青蒿素油混悬剂皮下注射观察对鼠疟超微结构的影响，并开展人体恶性疟原虫（*Welcome/Liverpool/West African* 株）体外培养，采用电镜放射自显影等技术观察氚标青蒿素和氚标二氢青蒿素在人恶性疟原虫的定位，以及其与原虫结构变化的关系，分析作用机理，结果提示了青蒿素影响疟原虫核酸代谢、蛋白质代谢的重要性，并设计了相关生化试验，上述工作分别由李泽琳（1981 年）和顾浩明（1982 年）在英国完成。

中医研究院中院研究所药理室叶祖光首先在国内应用体外培养人体恶性疟原虫 *FCC/HN* 株，用透射及扫描电子显微镜研究青蒿素对疟原虫及宿主红细胞膜的作用。

随后国内多家研究单位积极开展了青蒿素及蒿甲醚、青蒿琥酯、二氢青蒿素等衍生物，对不同宿主寄生的不同株疟原虫，如鼠疟原虫(*P. berghei*、*P. anka*、*P.yoelii*)、猴疟原虫(*P. inui*)、人恶性疟原虫(*P. falciparum*/海南株、*P. falciparum*/利物浦株)等超微结构影响的研究。

1. 青蒿素对鼠疟原虫超微结构的影响

李泽琳[1]报道，小鼠腹腔接种鼠疟原虫(*P. berghei*)3～4天后，检查红细胞寄生率达10%以上者备用。试验分 4 组：①正常对照组；②青蒿素最低有效剂量组(100mg/kg)；③青蒿素彻底杀灭血内原虫剂量组(800mg/kg)；④氯喹治疗对照组(40mg/kg)。灌胃给药后 4h、8h、12h、16h、20h、24h 分别取血，涂片，固定，包埋后切片，乙酸铀、枸橼酸铅双染色，以 JEM-100B 电子显微镜观察，结果如下(表 5-30、表 5-31)。

表 5-30　青蒿素 100mg/kg 组对鼠疟原虫红内期超微结构的影响

时间(h)	超微结构变化
4	与正常疟原虫结构比较，无明显变化(图 5-16)
8	滋养体内有的食物泡膜开始出现变化，呈现螺纹膜，线粒体肿胀，色素变浅，多数滋养体无明显变化
12～14	滋养体内限制膜开始出现螺纹膜，有的甚至是多层螺纹膜。细胞质内核蛋白体有的已不附在内质网上而散开，内质网有的呈线状排列，有的呈空泡状，有的有所瓦解。核膜肿胀，核膜区加宽，核内染色物质呈星状聚集。食物泡膜线粒体变化继续发展，少数滋养体出现自噬泡，有的自噬泡已排出虫体到红细胞内。极少数滋养体变化程度较轻(图 5-17、图 5-18)
16	滋养体内限制膜显著肿胀，外膜内膜区加宽，并有囊状小泡，食物泡呈现螺纹膜，线粒体肿胀，内质网呈空泡状或瓦解。自噬泡增多，有的排出虫体。色素增多增大。核膜肿胀，染色物质星状聚集，个别呈核仁状积聚。裂殖子无明显变化，正在核分裂时的裂殖体核膜加宽(图 5-19)
20	滋养体内食物泡、线粒体、细胞核、内质网变化与 16h 相似，核蛋白体减少，色素呈棒状，有的吐到原虫细胞质内，自噬泡增大，大量自噬泡吐出虫体到红细胞质内，有的滋养体细胞质结构全部瓦解，仅见自噬泡和隐约的限制膜。极少数滋养体变化程度较轻(图 5-20)
24	绝大多数滋养体虫体全部瓦解，宿主红细胞内仅存很多自噬泡。裂殖体变化较轻(图 5-21)

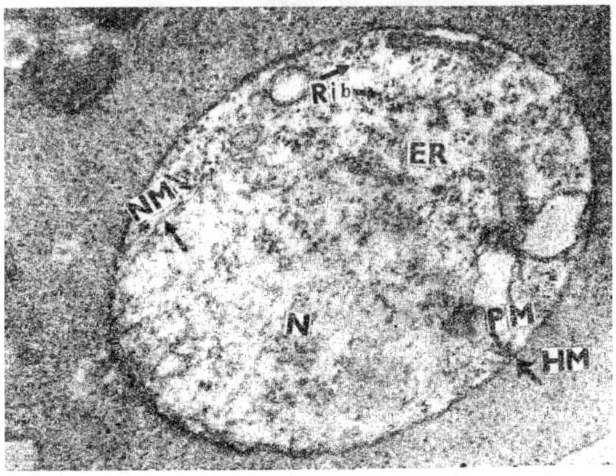

图 5-16　正常鼠疟原虫早期滋养体具有原虫胞膜(PM)、宿主红细胞膜(HM)、核(N)、核膜(NM)、线粒体(M)、核蛋白体(Rib)、内质网(ER)(×24 000)

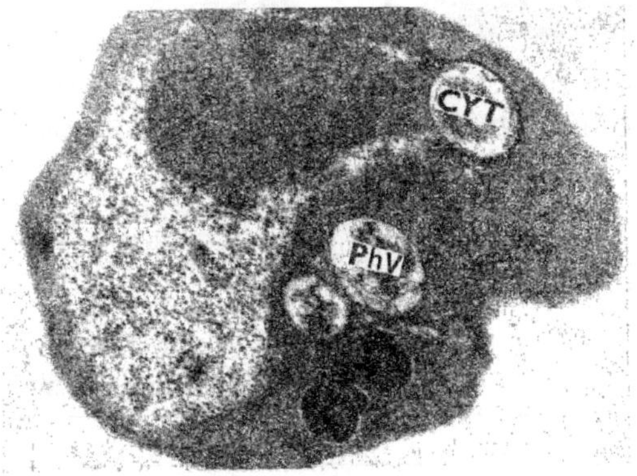

图 5-17　口服青蒿素 100mg/kg，12h，胞口(CYT)呈螺纹膜，自噬泡(Phv)排出虫体(×15 000)

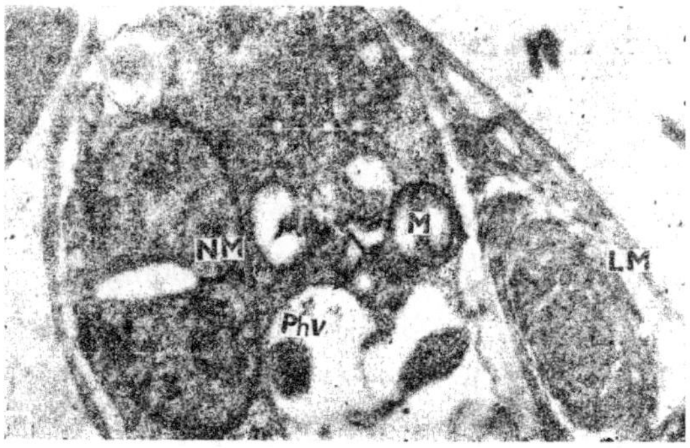

图 5-18 口服青蒿素 100mg/kg，14.5h，滋养体，限制膜(LM)出现螺纹膜，核膜(NM)肿胀，核内染色物质呈星状聚集，自噬泡(Phv)含有原虫细胞质，线粒体(M)肿胀(×15 000)

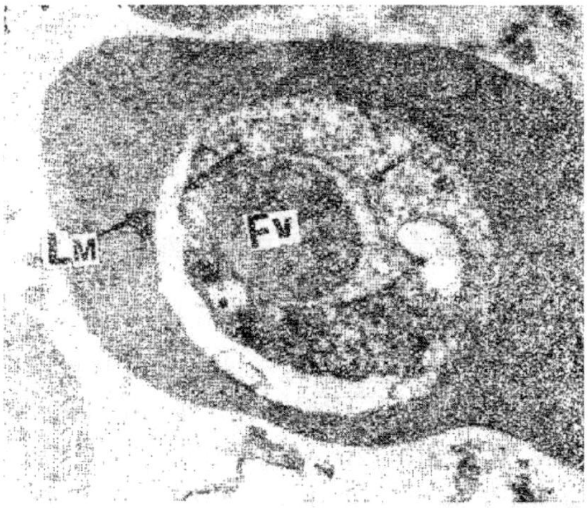

图 5-19 口服青蒿素 100mg/kg，16h，滋养体，食物泡膜肿胀，外膜与内膜区增宽，限制膜肿胀，外膜与内膜区增宽(×12 000)

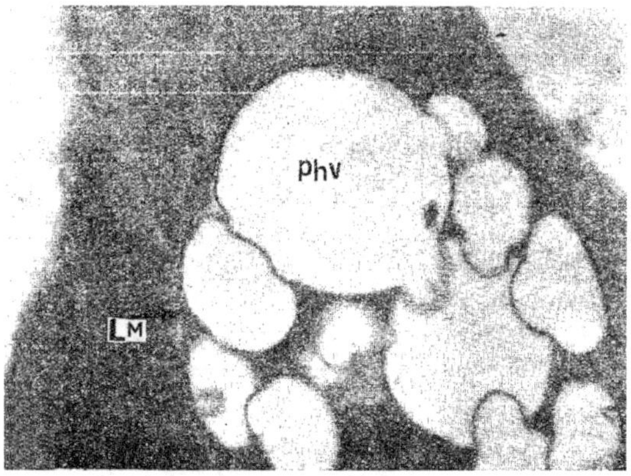

图 5-20 口服青蒿素 100mg/kg，20h，原虫细胞质内结构全部瓦解，仅见自噬泡，隐约可见原虫限制膜(Lm)(×24 000)

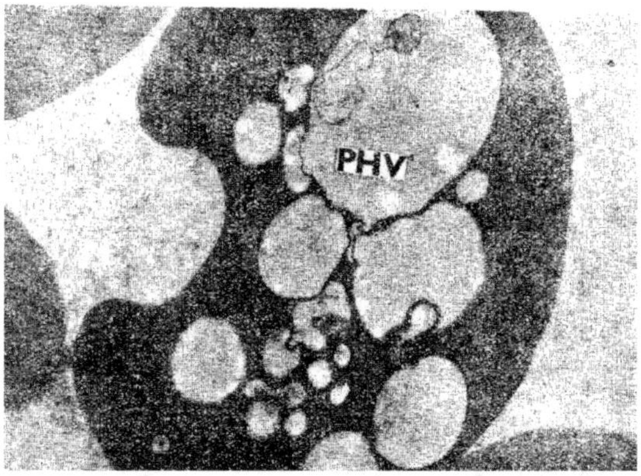

图 5-21 口服青蒿素 100mg/kg，24h，原虫细胞质内结构全部瓦解，宿主红细胞内残留原虫自噬泡(×12 000)

青蒿素 800mg/kg 组虫体结构的改变与 100mg/kg 组相似，但作用速度快于小剂量组。

表 5-31 氯喹 40mg/kg 对照组对鼠疟原虫红内期超微结构的影响

时间(h)	超微结构变化
4	大的自噬泡形成，其中色素呈大团块地聚集
16	见到成团色素，有的吐出到原虫细胞质内，有的滋养体核膜区有所扩大(图 5-22)
24	有的自噬泡连同所含的成团色素吐到宿主红细胞细胞质内(图 5-23)

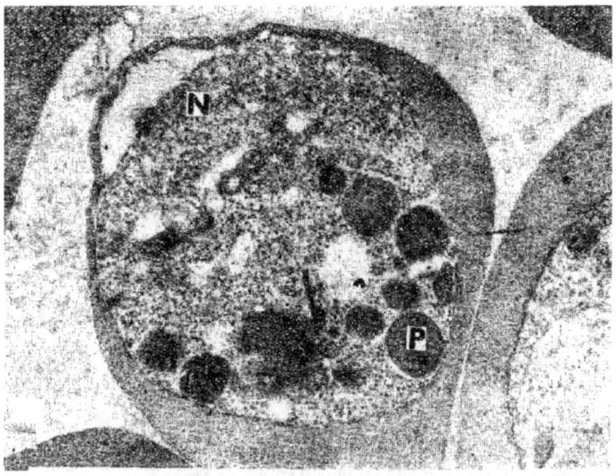

图 5-22　口服氯喹，40mg/kg，16h，滋养体，大团色素(P)排至原虫细胞质内(×18 000)

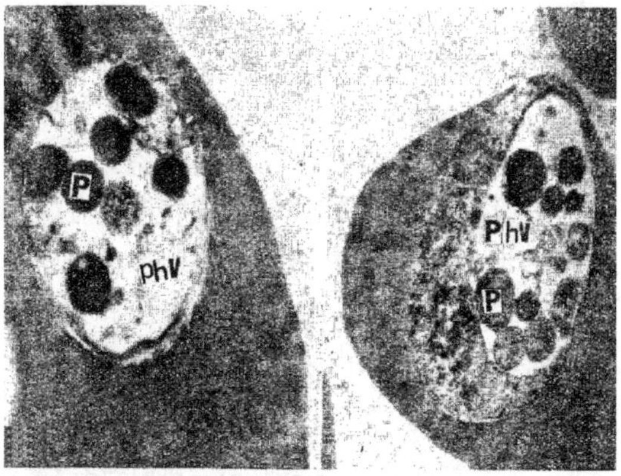

图 5-23　口服氯喹，40mg/kg，24h，滋养体，大的自噬泡(Phv)含有成团的色素(×145 000)

青蒿素对鼠疟原虫红内期超微结构的影响表现为，青蒿素主要作用于疟原虫的膜相结构，首先作用于食物泡膜、线粒体及限制膜，进而作用于内质网。线粒体出现肿胀，食物泡膜及限制膜表现为外膜及内膜间区域加宽或呈现螺纹膜。其次，内质网、核膜发生变化，内质网呈线状排列，或呈空泡状，或出现瓦解，核膜肿胀。除膜相结构变化以外，不可见到细胞核的改变，表现为染色质的集聚。给药后 12h 明显见到自噬泡的产生，甚至有的已排出虫体，这种现象迅速发展，至 20～24h，一些滋养体内部结构瓦解，仅残留多个自噬泡。不同剂量青蒿素仅有作用速度的差异，没有作用部位及特点的差别。

青蒿素和氯喹比较，在作用部位和作用特点上是不同的。小鼠口服氯喹后主要表现为消化泡增大、色素团集。

以上研究认为青蒿素主要作用于疟原虫膜系–线粒体结构。

1981 年，在英国 Peters 实验室，Ellis 与李泽琳以青蒿素油混悬剂皮下注射给药感染伯氏疟原虫的小鼠，进行电镜观察。采用皮下注射给药，疟原虫超微结构的改变较口服给药为快，30min 即见改变，内质网内的核糖体数目有明显增多，网体纹路明显增加，其后宿主与虫体间膜增宽，核膜增宽，且空泡化，核浆聚集。随后膜系统出现进行性改变，8h 即结构瓦解见到死亡。此次研究亦认为青蒿素主要作用于膜系结构。建议：①进一步采用电镜放射自显影试验研究药物定位；②由于所见内质网内核糖体与蛋白质合成有关，细胞核内核质与核酸质合成有关，下一步应采用生化方法研究(青蒿素对疟原虫的蛋白质及核酸合成的影响)。

2. 利用电镜放射自显影方法研究青蒿素及其沂生物(3H-青蒿素、3H-二氢青蒿素)在恶性疟原虫中的药物定位

为了研究药物进入疟原虫，以及药物在疟原虫虫体内的分布部位与结构改变的关系，深入探讨青蒿素类药物抗疟作用原理、构效关系，李泽琳采用电镜放射自显影技术进行了以下研究[3]。

^{3}H-二氢青蒿素试验系用人体恶性疟原虫 *Wellcome/Liverpool/West African* 株，其培

养液中分别加入 ^{3}H-二氢青蒿素、^{3}H-青蒿素，浓度为 10^{-6}mol/L 和 10^{-7}mol/L，培养 1h 后取样。样品以 3%戊二醛固定，再悬浮于琼脂中，切成小块后以 1%四氧化锇固定，甲醇脱水，araldite 树脂包埋，切片，喷碳膜，L4 核乳胶流敷，暗盒中同位素曝光，显影，定影，乙酸铅染色，电镜观察。

电镜放射自显影观察结果表明，^{3}H-二氢青蒿素与体外培养的疟原虫作用 1h 后，可见高电子密度扭曲状细丝的银颗粒出现，95%以上的银颗粒出现在感染红细胞内，其中 74.5%出现在疟原虫内。疟原虫内银颗粒的分布见表 5-32。结构改变：可见食物泡增大，突出表现为泡内大块结晶形色素凝集。尚可见到对疟原虫虫体内核糖体和内质网结构的改变。

表 5-32　电镜放射自显影观察 ^{3}H-二氢青蒿素作用的疟原虫内银颗粒分布

质膜	食物泡			细胞质及其他
	膜	泡内	色素	
49.89%	13.9%	3.6%	11.39%	21.18%

^{3}H-青蒿素与体外培养人体恶性疟原虫作用 1h，结果与二氢青蒿素类似，如绝大多数银颗粒出现在感染的红细胞内，其中 2/3 出现在疟原虫内。疟原虫内银颗粒的分布见表 5-33，所不同的是色素颗粒小，其银颗粒仅有 2%。结构改变：可见到 52%的银颗粒所分布的质膜和食物泡膜部位同时出现内膜、外膜间隙增宽或呈空泡，银颗粒所在部位电子密度降低等，未见色素颗粒凝集、增大、增多。4h 银颗粒在疟原虫内分布与 1h 相近，但银颗粒所在部位膜增宽的比例由 1h 的 52%增加到 69%，且膜的增宽及肿胀程度亦有增加。药物作用 8h 后银颗粒仍主要分布于质膜，但此时质膜严重损伤。原虫细胞质内核糖体和内质网结构也发生改变。

表 5-33　电镜放射自显影观察 ^{3}H-青蒿素作用的疟原虫内银颗粒分布

质膜	食物泡			细胞质及其他
	膜	泡内	色素	
41%	13%	2%	2%	42%

以上研究说明，青蒿素及二氢青蒿素的作用均主要定位于疟原虫质膜，在此部位有大量银颗粒的分布，并相应地出现结构改变。细胞质内也有一定量银颗粒，并见到内质网结构、核浆改变。二氢青蒿素还能引起疟原虫色素大块堆集，色素上几乎均有银颗粒分布。Peters 和李泽琳也报道了二氢青蒿素可以在鼠疟原虫内引起色素凝集[4]，其作用方式与氯喹和奎宁引起的色素凝集的形态不同，分析其原因，可能是其疟原虫色素结合的部位不同而致。

3. 利用电镜对恶性疟原虫的观察及扫描电镜对红细胞膜的观察

叶祖光等采用电子显微镜技术，在观察体外培养人恶性疟原虫正常超微结构的基础上，又进一步比较研究了青蒿素和氯喹对疟原虫超微结构的影响[5~7]：疟原虫在体外青蒿素抗疟有效浓度为 10^{-7}mol/L 和 5×10^{-7}mol/L 作用 2h 时，其形态学就发生了病理变化，其中包括细胞膜、线粒体膜及核膜的膜间隙增宽，内质网的肿胀及膜变形等，同时观察到自噬泡的形成(图 5-24、图 5-25)，并且自噬泡中含有富铁的色素团块；而氯喹在作用 0.5h 后便出现大量的自噬泡，而且其中含有大量的色素团块(图 5-26)，这是青蒿素和氯喹对疟原虫超微结构影响的最大不同。

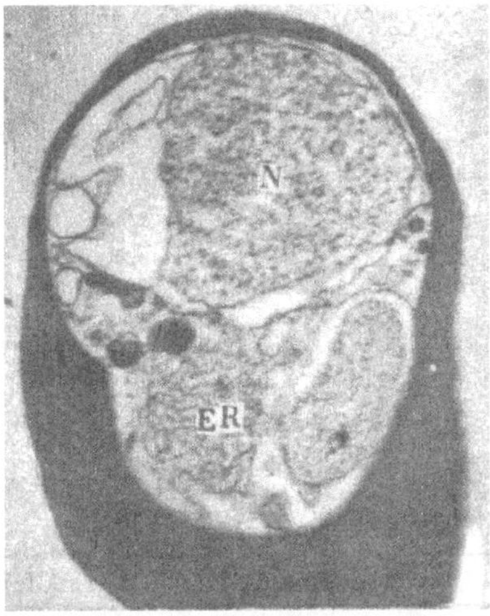

图 5-24 5×10^{-7}mol/L 青蒿素作用 1h 的疟原虫，核膜间隙肿胀，内质网(ER)呈囊泡状肿胀(×21 000)

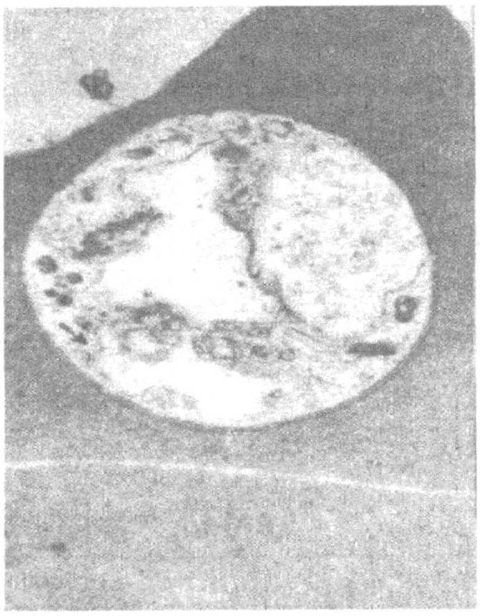
图 5-25 5×10^{-7}mol/L 青蒿素作用 4h 的疟原虫，肿胀的内质网彼此融合形成大自噬泡(×15 000)

除了上述在透射电镜下观察到的形态学变化，叶祖光等还采用扫描电镜，观察了感染伯氏鼠疟原虫的红细胞表面结构及青蒿素的作用[8]，镜下发现，感染疟原虫的红细胞内凹明显加深，甚至形成较深的腔窝或者弹孔样的“坑洼”区，这是疟原虫代谢旺盛，为了和血浆进行大量的物质交换所致。上述红细胞表面结构的变化称为“代谢窗”(metabolic window)。青蒿素对感染红细胞上的代谢窗的结构和数量没有明显影响，这说明青蒿素并非通过损害代谢窗而杀伤疟原虫的，同时也说明青蒿素选择性地作用于疟原虫而对宿主细胞并没有明显的影响。

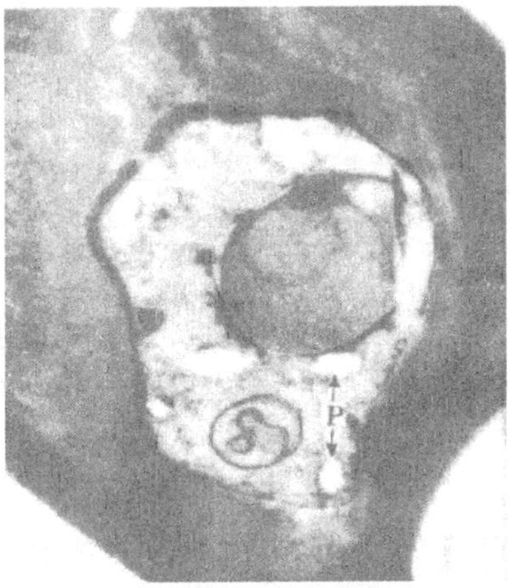

图 5-26 10～6mol/L 氯喹作用 0.5h 的疟原虫，有大自噬泡形成，其中有一些色素颗粒(P)(×21 000)

4. 青蒿素及其衍生物对疟原虫超微结构影响的报道

江静波与美国 Aikawa 选择线粒体结构较为明显的 *P. inui* 猴疟及体外培养的恶性疟进行电镜观察[9]。结果显示，感染了 *P. inui* 的细胞给药青蒿素 2.5h 后，在疟原虫观察到了明显的线粒体肿胀，这一现象与当时已广泛应用的抗疟药氯喹不同，这与李泽琳等之前发现的结果相同，也进一步证实了青蒿素对疟原虫的作用靶点之一在于疟原虫的线粒体。

Aikawa 等在体外用恶性疟原虫感染红细胞，分别给药 ^{3}H-二氢青蒿素和 ^{14}C-青蒿素，观察疟原虫超微结构的变化[10]。这两药持续定位于食物泡、线粒体。给药后 2h，结构变化首先出现在线粒体、内质网和核膜上；4h 时，还出现核膜和少部分质膜的髓鞘结构改变，以及核糖体的消失和食物泡的瓦解，在大约 30%的疟原虫中观察到这些改变最终将导致疟原虫整体结构的紊乱。

以上通过电子显微镜试验观察到的现象都能与李泽琳在 1979 年和 1981 年文章中得出的结论相印证，即青蒿素对疟原虫超微结构的影响表现在，青蒿素主要是作用于疟原虫的膜系结构，首先作用于食物泡膜、表膜、线粒体，其次是核膜、内质网，另对核内染色物质、有一定影响。青蒿素的作用方式主要是影响了表膜、线粒体的功能，阻断以宿主红细胞细胞质为营养的供给。青蒿素衍生物如蒿甲醚和青蒿琥酯对疟原虫超微结构的作用特点基本上与其母体药物青蒿素相同。表 5-34 中汇总了青蒿素系列药物对疟原虫超微结构影响的研究。

表 5-34 青蒿素系列药物对疟原虫超微结构影响研究汇总

发表年份	药名	动物虫株	体外培养虫株	主要作用部位	主要研究者
1979	青蒿素	小鼠 *P. berghei*		表膜–线粒体系统	李泽琳[1]、薛宝云
1981	青蒿素油混悬剂	小鼠 *P. berghei*		表膜系统、核浆及内质网	Ellis、李泽琳
1981	青蒿琥酯	猴		表膜、核膜系统	李锐[11]
1982～1983	青蒿素		*P. falciparum*/海南株	膜系统、线粒体	叶祖光[6,7]
1984～1985	^{3}H-双氢青蒿素	小鼠 *P. berghei*	*P. falciparum*/利物浦株	色素	Ellis、李泽琳[2]
1985	青蒿琥酯	猴 *P.inui*		线粒体	江静波[10]、Aikawa
1988	蒿甲醚	小鼠 *P. berghei*		线粒体、膜系统	陈乐义、胡明[12]
1988	青蒿琥酯	小鼠 *P. berghei*		线粒体，膜系统	赵一[13]
1993	青蒿素		*P. falciparum*	膜系–线粒体	Maeno[14]、Aikawa
2000	双氢青蒿素	小鼠 *P. bergheianka*		膜系统、色素	陈沛泉、袁捷[15]

用电子显微镜可以对疟原虫细胞器或超微结构进行直接观察，观察到药物对虫体内细胞器的损伤、损伤程度和时相，可为进一步研究青蒿素作用原理提供线索和方向。

参考文献

[1] 中医研究院中药研究所药理研究室. 青蒿的药理研究. 新医药学杂志，1979，(1)：23-33

[2] Ellis DS，Li ZL，Robinson BL，*et al.* Preliminary EM studies of the effect of arteannuin on *Plasmodium berghei* in mice. Trans Roy Soc Trop Med Hyg，1981，(75)4：600

[3] Ellis DS，Li ZL，Gu HM，*et al.* The chemotherapy of rodent malaria，XXXIX. Ultrastructural changes following treatment with artemisinine of *Plasmodium berghei* infection in mice，with observations of the localization of [^{3}H]-dihydroartemisinine in *P. falciparum* in vitro. Ann Trop Med Parasitol，1985，79(4)：367-374

[4] 李泽琳. 核技术在抗疟新药青蒿素、二氢青蒿素抗疟作用研究中的应用. 核技术，1984，2：23-25

[5] Peters W，Li ZL，Robinson BL，*et al.* The chemotherapy of rodent malaria，XL. The action of artemisinin and related

sesquiterpenes. Ann Trop Med Parasitol，1986，80(5)：483-489
[6] 叶祖光，李泽琳，傅湘琦，等. 体外培养的恶性疟原虫的超微结构. 微生物学报，1983，23(20)：175-178
[7] 叶祖光，李泽琳，傅湘琦，等. 青蒿素和氯喹对体外培养的红内期恶性疟原虫超微结构的影响. 中医杂志，1982，(4)：65-67
[8] Ye Z，Li Z，li G，*et al*. Effects of Qinghaosu and chloroquine on the ultrastructure of the erythrocytic stage of *P. falciparum* in continuous cultivation *in vitro*. Journal of Traditional Chinese Medicine，1983，3(2)：95-102
[9] 叶祖光，李泽琳，李桂琴，等. 青蒿素对感染伯氏疟原虫红细胞及游离疟原虫表面结构的影响. 中国寄生虫学与寄生虫病杂志，1986，4(4)：260-261
[10] Jiang J，Jacobs J，Liang D，*et al*. Qinghaosu-induced changes in the morphology of *Plasmodium inui*. Am J Trop Med Hyg，1985，34(3)：424-428
[11] 李锐. 青蒿琥酯钠对细胞色素氧化酶和 T 淋巴红细胞的影响. 科研资料汇编. 广州中医学院，1983：46
[12] 陈乐义，胡明，张起麟. 蒿甲醚对小鼠体内伯氏疟原虫超微结构的影响. 中国寄生虫学与寄生虫病杂志，1988，S1: 18-19
[13] 赵一. 青蒿琥酯(Artesuate)对伯氏鼠疟(*P.berghei*)抗疟作用机理的研究. 四川生理科学杂志，1988，4(S3)：02-03
[14] Maeno Y，Toyoshima T，Fujioka H，*et al*. Morphologic effects of artemisinin in *Plasmodium falciparum*. Am J Trop Med Hyg，1993，49(4)：485-491
[15] 陈沛泉，袁捷，杜巧云，等. 双氢青蒿素对伯氏疟原虫 ANKA 株超微结构的影响(英文). Acta Pharmacologica Sinica，2000，21(3)：234-238

（李泽琳　叶祖光）

二、青蒿素系列药物对疟原虫生化代谢的影响

为了更深入地了解青蒿素类抗疟药的抗疟机理，势必需要研究药物对疟原虫生化代谢等方面的作用。只有阐明了其对虫体生化通路和代谢的作用，才能更好地理解青蒿素上述形态学的变化等特征。

(一)感染红细胞与^{3}H-青蒿素的相互作用

1992 年，张奎汉和李泽琳[1]采用氚标记的青蒿素和人体恶性疟原虫在体外共同培养，观察了 ^{3}H-青蒿素在体外培养的人体恶性疟原虫感染红细胞中的浓集作用。参照 Polet 等[2]方法，浓集作用及浓集速度的测定是：于体外培养的人体恶性疟原虫中加入 ^{3}H-青蒿素（浓度为 5×10^{-8}mol/L，放射性比度为 74GBq(2mCi)/mg，放化纯度为 95.4%），细胞给药后分别于 0.5h、1h、2h、3h、6h 取样到闪烁杯中处理。剂量反应曲线的测定是：加入不同浓度的 ^{3}H-青蒿素，自 10^{-8}mol/L 至 10^{-5}mol/L 分为几个剂量组，给药 3h 后取样。以上样品用生理盐水洗去细胞外放射性物质后消化处理，用 Pack-8000 液体闪烁计数仪测量放射性强度。试验结果如下。

1)感染率。10.1%左右的感染红细胞与正常红细胞 6h 内吸收 ^{3}H-青蒿素的结果见图 5-27。从图中可以看出：①在加入 ^{3}H-青蒿素后，感染红细胞吸收迅速，30min 时细胞内放射性强度(CPM)约为峰值的 50%，1h 时已接近峰值；②10.1%左右感染红细胞的放射性强度远远高于等量的正常红细胞，感染红细胞与正常红细胞放射性计数用下面的公式计算出当红细胞 100%感染时的放射性强度。

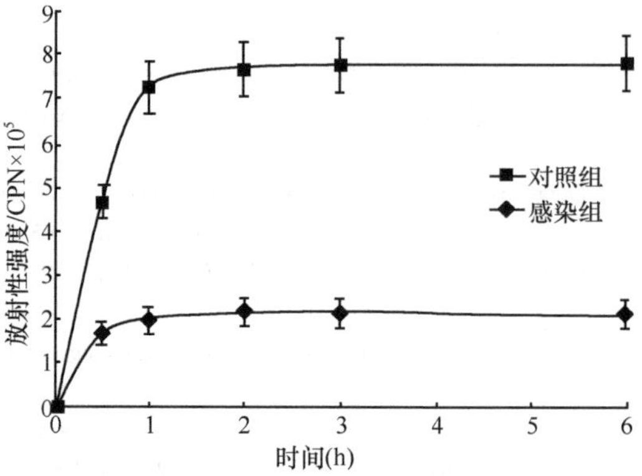

图 5-27　感染组和对照组红细胞对 ^{3}H-青蒿素的吸收

$$\frac{10.1\%\text{感染红细胞放射性计数}-\text{正常红细胞放射性计数}}{\text{感染率}(10.1\%)}+\text{正常红细胞放射性计数}$$

$=100\%$感染红细胞吸收^{3}H-青蒿素放射性计数

100%感染疟原虫红细胞和等量正常红细胞吸收 ^{3}H-青蒿素的放射性强度比较见表 5-35。从表中可以看出，感染红细胞与正常红细胞的放射性强度，30min 时约相差 18.2 倍，6h 时约相差 25.4 倍。

表 5-35　100%感染红细胞与等量正常红细胞吸收 ^{3}H-青蒿素的放射性强度比较

时相(h)	感染红细胞(CPM)	正常红细胞(CPM)	比值
0.5	32 728	1800	18.2
1	34 143	2109	25.7
2	54 725	2364	23.1
3	55 707	2287	24.4
6	58 856	2317	25.4

2) ^{3}H-青蒿素在红细胞与培养基之间的分布比例见表 5-36 和表 5-37。从表中可以看出，正常红细胞吸收 ^{3}H-青蒿素的量只略高于培养基的浓度，在 1.5 倍左右。而感染红细胞的浓集作用明显，放射性强度是等体积培养基的 30 倍左右。

表 5-36　等体积正常红细胞与培养基放射性强度比较

时相(h)	培养基(1ml)	正常红细胞(压积 1ml)	比值
0.5	32 100	36 000	1.1
1	35 198	42 180	1.2
2	31 683	47 280	1.5
3	32 206	45 740	1.4
6	30 663	46 340	1.5

表 5-37　等体积感染红细胞与培养基放射性强度比较

时相(h)	培养基(1ml)	感染红细胞(压积 1ml)	比值
0.5	27 029	660 800	17.8
1	37 001	1 093 980	29.6
2	36 850	1 105 080	30.0
3	38 439	1 124 940	29.3
6	37 516	1 188 540	31.7

3) 10.1%感染红细胞对 ^{3}H-青蒿素吸收作用的剂量反应曲线见图 5-28。由图可见，在 10^{-8}～10^{-6}mol/L 内，随着给药浓度的增加，两种细胞对 ^{3}H-青蒿素的吸收量不断增加。

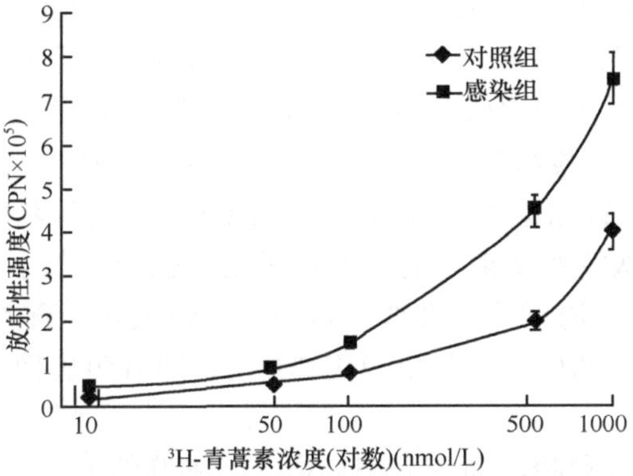

图 5-28　感染组与对照组红细胞对 ^{3}H-青蒿素吸收作用的剂量反应比较

青蒿素能迅速进入感染人体恶性疟原虫的红细胞并高度浓集，为杀灭红内期疟原虫提供了有利条件，这可能是青蒿素抗疟高效、速效的原因之一。^{3}H-青蒿素在感染红细胞与正常红细胞中的浓度与文献报道的氯喹在这两种细胞中浓度之差相类似，但在本试验中，加药后 1h 吸收量即接近于峰值，比 Polet 等[2]报道的体外培养的感染红细胞对 ^{3}H-氯喹的吸收，加药后 3h 时达到峰值更迅速。

感染疟原虫红细胞生化成分的变化可能与其特异性地吸收浓集青蒿素作用有关。红细胞感染疟原虫后，纳虫泡膜的形成和疟原虫的发育，使感染红细胞的脂质含量显著增加[3]，可达正常红细胞脂质总量的 3～5 倍，同样，疟原虫本身的脂质含量也很高，可达到正常红细胞脂质含量的 5 倍以上[4]，这可能给脂溶性很强的青蒿素分子进入感染红细胞和原虫提供了物质基础，有利于红细胞对青蒿素的吸收、浓集。

像氯喹一样，青蒿素选择性地富集于原虫感染的红细胞，而在非感染的正常红细胞中浓度却很低。显然这种选择性的分布有利于青蒿素对疟原虫发挥药效作用。

(二) 对核酸代谢的影响

1979 年，恰逢疟原虫发现 100 周年，Sherman 综述了百年来对疟原虫的生物化学方面相关的研究，对疟原虫及抗疟药的研究具有重要的指导意义。

文中指出疟原虫的核酸代谢过程包括脱氧核糖核酸、核糖核酸、嘧啶的合成及性质，以及嘌呤的转运和补救途径的机制 4 个方面。

疟原虫能够自身合成嘧啶类从而满足虫体核酸合成代谢需求，而疟原虫不能自身合成嘌呤类化合物，需要一些外源性嘌呤类化合物来作为其核酸合成的原料。因此采用若干嘌呤类的前体物不仅可以观察药物对虫体核酸代谢的作用，而且这些前体物还可以作为观察疟原虫生长繁殖的一个指标，通过它们掺入虫体核酸的多寡，反映出疟原虫生长、繁殖及生命的状态，据此将其发展成为一个定量测定抗疟药抗疟效价一个药效学方法[5]。

1983 年，李泽琳、Peters[6,7]于体外培养的人体恶性症原虫（*Wellcome/ Liverpool /West African* 株）中分别加入不同浓度的青蒿素、二氢青蒿素、蒿甲醚、青蒿琥酯，培育 24h 后加入 ^{3}H-次黄嘌呤（每 50nl 培养物中加 0.2μ*Ci*），继续培育 18h，取样，裂解红细胞，测定放射性，求出 dpm，计算抑制次黄嘌呤掺入的半数抑制剂量（ID_{50}）。另以一定浓度的青蒿素或二氢青蒿素与疟原虫、^{3}H-次黄嘌呤共同培育，不同时间取样。如上述相同处理，测定放射性，与对照组比较各给药时相组抑制作用的程度。

结果表明，青蒿素及其衍生物均明显抑制 ^{3}H-次黄嘌呤的掺入，青蒿素 ID_{50} 为（126±55）nmol/L，二氢青蒿素为（0.58±0.035）nmol/L，两种药物抑制强度的倍比关系为 1:215，说明对 ^{3}H-次黄嘌呤掺入的抑制作用明显强于青蒿素，而蒿甲醚、青蒿琥酯也在青蒿素 100 倍以上。时间反应曲线与对照组比较表明，青蒿素浓度为 10^{-6}mol/L，二氢青蒿素浓度为 10^{-7}mol/L 时，与疟原虫作用 2h 即有明显抑制作用，5h 可见有显著抑制作用。

疟原虫不能自己合成嘌呤，而依靠来自宿主红细胞的嘌呤，主要有次黄嘌呤及腺嘌呤等。研究认为，次黄嘌呤为疟原虫核酸代谢的主要前体[8,9]，次黄嘌呤进入疟原虫后形成肌苷酸（IMP），进而形成一磷酸腺苷（AMP）、二磷酸腺苷（ADP）、三磷酸腺苷（ATP）以至核酸。因此青蒿素及其衍生物明显抑制 ^{3}H-次黄嘌呤的掺入，表明抑制疟原虫的核酸代谢。

叶祖光等同时采用氚标记的腺苷和次黄嘌呤两种嘌呤前体物[10]，在体外培养人体恶性疟试验中，通过比较 ^{3}H-腺苷和 ^{3}H-次黄嘌呤掺入恶性疟原虫核酸中放射量的变化，观察青蒿素对疟原虫核酸代谢的影响，同时定量地测定青蒿素的抗疟效价（表 5-38）。结果表明，青蒿素明显地抑制两种核酸前体掺入虫体核酸的合成代谢，这说明在青蒿素的作用下，疟原虫的核酸代谢严重受损。

表 5-38　青蒿素和氯喹对 ^{3}H-腺苷和 ^{3}H-次黄嘌呤掺入的影响

药物	放射性同位素标记（核酸）前体物	IC_{50}(半数有效抑制浓度)		抗药性指数
		恶性疟敏感株	恶性疟耐药株	
青蒿素	次黄嘌呤	2.8×10^{-8}mol/L	3.0×10^{-8} mol/L	1.07
	腺苷	2.8×10^{-8} mol/L	3.2×10^{-8} mol/L	1.14
氯喹	次黄嘌呤	5.6ng/ml	65.4ng/ml	11.68
	腺苷	7.6ng/ml	47.4ng/ml	6.24

赵一等[11]的鼠疟试验还表明，青蒿素类抗疟药的作用机理主要是抑制疟原虫的核酸代谢而不是蛋白质代谢。

徐旭祥、朱师晦的综述中提出，生化研究表明，青蒿素及其衍生物对糖类代谢的抑制不明显，而对核酸前体物质掺入有明显影响，由于试验所得的结果，出现了不同的看法，有试验表明青蒿素对腺苷掺入原虫核酸中无明显影响，而有试验表明青蒿素抑制次黄嘌呤的摄取。出现这样结果的原因尚不清楚，前体物质进入大分子中的抑制作用并不一定说明青蒿素的基本作用方式在大分子上，而可能是作用于膜上转运过程所引起的[8]。

（三）对蛋白质代谢的影响

顾浩明等用 ^{3}H-异亮氨酸掺入人体恶性疟原虫观察了青蒿素及其衍生物双氢青蒿素和蒿甲醚对疟原虫蛋白质合成代谢的影响，从生化代谢角度研究了药物的抗疟作用机制[9]。在加药后不到 1h，3 种抗疟药即明显地抑制 ^{3}H-异亮氨酸的掺入，阳性对照药真核细胞蛋白质合成抑制剂放线菌在 3×10^{-5}mol/L 浓度时，也显示出明显的抑制掺入作用。青蒿素、双氢青蒿素和蒿甲醚及阳性对照药在 8h 内对原虫率均无可见的影响，这说明疟原虫其他方面还没有受到严重影响。异亮氨酸是疟原虫感染红细胞蛋白质合成的主要外源性氨基酸。因此，它的掺入可作为疟原虫蛋白质合成代谢的一个观察指标。青蒿素类药物在其作用早期便对虫体蛋白质合成代谢具有明显的抑制作用。叶祖光等采用疟原虫同步化技术，将体外培养的人恶性疟原虫控制在同步化生长的水平，然后研究药物对疟原虫不同发育阶段(环状体、滋养体、裂殖体等)的选择作用[12]。也发现疟原虫蛋白质合成最旺盛的滋养体期对青蒿素最敏感，而核酸合成最活跃的裂殖体期次之。然而，赵一等的鼠疟试验表明，青蒿素类抗疟药的作用机理主要是抑制疟原虫的核酸代谢而不是蛋白质代谢。同时，顾浩明等在无细胞蛋白质合成试验系统中，青蒿素类抗疟药对蛋白质合成代谢并无任何影响作用。此外，顾浩明等[13]进行了药物对伯氏疟原虫珠蛋白酶活性及游离氨基酸活性影响的试验，结果也提示青蒿素类药物对伯氏鼠疟原虫的珠蛋白酶和氨基酸水平均没有影响，这说明它们对蛋白质代谢没有明显作用。上述完全不同的结果提示，单纯靠一种指标或一种试验方法很难确定药物的作用机理，因为一个代谢指标的变化究竟是原发性的，还是继发性的？单靠一种试验方法是不能回答的，只能是通过一系列的试验来探索、来证实，然而迄今为止青蒿素类药物的抗疟作用机理仍然不甚明了。

（四）对各种酶的影响

疟原虫生活在有氧和营养物质充足的环境中，其生命过程所需要的能量，主要来自于有机食物的氧化和糖的代谢。疟原虫体内有机物的氧化过程，消耗氧气，放出二氧化碳。这种气体代谢是疟原虫的呼吸作用。

现代生化药理学研究证明，青蒿素通过作用于各种酶而影响疟原虫的呼吸，从而达到抗疟原虫的效果。另外，据电子显微镜观察，青蒿素主要作用于疟原虫的膜相结构，干扰表膜–线粒体的功能。Howells 曾报道鼠疟原虫滋养体期的线粒体细胞色素氧化酶活力较高，故青蒿素抑制疟原虫呼吸作用可能与其抑制细胞色素氧化酶、琥珀酸脱氢酶有关。所以，为进一步研究青蒿素抗疟原虫的原理，赵一等探究了青蒿素对线粒体氧化体系中的 3 种酶——细胞色素丙氧化酶、琥珀酸脱氢酶及乳酸脱氢酶的影响。

1. 细胞色素丙氧化酶对呼吸作用的影响

赵一等用仿 Schneider 和 Potter 的方法对还原青蒿素对细胞色素丙氧化酶的影响做了测定，并与二盐酸奎宁做了对比。

在反应瓶主室内分别盛入生理盐水、还原青蒿素、二盐酸奎宁溶液 0.5ml，然后各瓶主室内均加入 0.1mol/L 磷酸缓冲盐(pH 7.4) 0.7ml、4.8×10^{-4}mol/L 细胞色素丙溶液 0.3ml、4.8×10^{-8}mol/L 氧化铝溶液 0.2ml、0.114mol/L 抗坏血酸溶液 0.2ml 和 2%大鼠肝脏匀浆 0.1ml，中央杯盛 10%氢氧化钾溶液 0.2ml 和 1.0cm×1.0cm 滤纸片一张，平衡 10min 后进行观察。在观察的 40min 内，生理盐水组、还原青蒿素 7.5mmol/L 组、二盐酸奎宁 3mmol/L 组的平均耗氧量分别为 (102.40±5.36) μl、(49.16±4.31) μl 和 (48.45±10.78) μl，可见还原青蒿素 7.5mmol/L、二盐酸奎宁 3mmol/L 对细胞色素丙氧化酶的活性有显著的抑制作用，其抑制率分别为 51.99% (P<0.01)、52.69% (P<0.01)（图 5-29）。

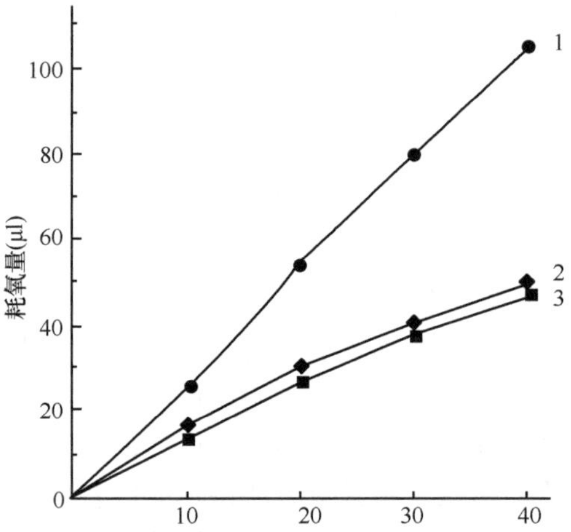

1. 生理盐水；2. 还原青蒿素(7.5mmol/L)；3. 二盐酸奎宁(3mmol/L)

图 5-29　不同分组药物对细胞色素丙氧化酶的影响

而细胞色素丙氧化酶在细胞呼吸中处于细胞色素系统的末端。此酶把呼吸底物的电子经过细胞色素系统直接传递给分子态氧（即具有自动氧化作用）。它的功能是：在线粒体表面参与线粒体的呼吸氧化作用，与细胞色素 c 共同催化靛酚反应，为细胞整体提供能量。青蒿素及其衍生物通过作用于细胞色素丙氧化酶抑制疟原虫的糖代谢从而抑制疟原虫的呼吸作用。

2. 琥珀酸脱氢酶对呼吸作用的影响

黄国军等用仿 Schneider 和 Potter 的方法对还原青蒿素对琥珀酸脱氢酶的影响做了测定，并与二盐酸奎宁做了对比。

在观察的 40min 内，生理盐水组、还原青蒿素 7.5mmol/L 组、二盐酸奎宁 3mmol/L 组的平均耗氧量分别为 (37.63±3.11) μl、(24.58±2.33) μl 和 (9.30±2.56) μl，可见还原青蒿素 7.5mmol/L、二盐酸奎宁 3mmol/L 对细胞色素丙氧化酶的活性有显著的抑制作用，其抑制率分别为 34.70% (P<0.01)、75.29% (P<0.01)（图 5-30）。

琥珀酸脱氢酶为黄素酶类，是线粒体内膜的结合酶，属于膜结合酶，是连接氧化磷酸化与电子传递的枢纽之一，可为真核细胞线粒体及多种原核细胞需氧和产能的呼吸链提供电子，为线粒体的一种标志酶。同样，青蒿素及其衍生物通过作用于琥珀酸脱氢酶抑制疟原虫的糖代谢而影响疟原虫的呼吸作用。

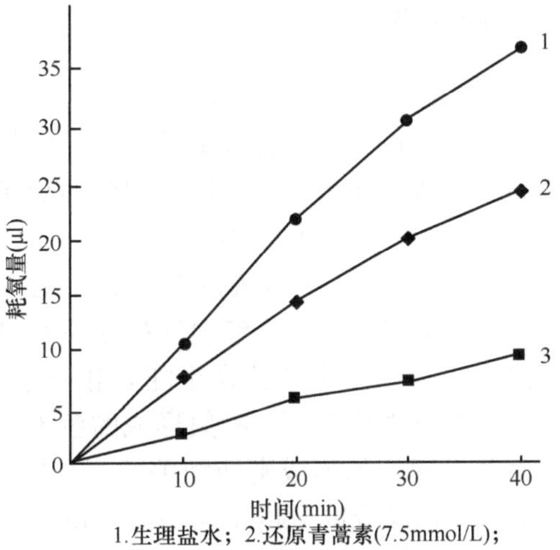

图 5-30　不同分组药物对琥珀酸脱氢酶的影响

3. 乳酸脱氢酶对糖代谢的影响

黄国军等用比色法观察了原青蒿素对乳酸脱氢酶的影响，并与二盐酸奎宁做了比较。

在试验时每一药物浓度均用 2 支平行测定管，且都设对照管。测定管与对照管内均加入药液 0.1ml，各管内均加入乳酸基质液 0.5ml 和稀释血清 0.05ml。测定管内加入辅酶 I 溶液 0.1ml，对照管内加入蒸馏水 0.1ml。药物的最终浓度以此时液体容量计算。混匀后保温，进行比色测定。

各组 4 次测试结果，生理盐水组的乳酸脱氢酶的活性为(525±61)活性单位，双氢青蒿素组 3.2mmol/L、1.6mmol/L、0.8mmol/L 浓度时，乳酸脱氢酶的活性单位分别为(358.5±39)活性单位、(453.8±37) 活性单位和(499.3±38)活性单位。与生理盐水组比较，经方差分析处理，还原青蒿素组 3.2mmol/L 和 1.6mmol/L 浓度时对乳酸脱氢酶有明显的抑制作用($P<0.1$ 和 $P<0.05$)。

乳酸脱氢酶是广泛存在的催化乳酸和丙酮酸相互转换的酶。L-乳酸脱氢酶作用于 L-乳酸，D-乳酸脱氢酶作用于 D-乳酸，两者均以 NAD^+为氢受体。在厌氧酵解时，催化丙酮酸接受由 3-磷酸甘油醛脱氢酶形成的 NADH 的氢，形成乳酸。乳酸脱氢酶是糖酵解过程中重要的酶系。青蒿素及其衍生物通过作用于乳酸脱氢酶而影响疟原虫的糖酵解过程。

进一步的研究证明疟原虫在红细胞内的代谢过程有不需要氧的 Embden-Meyerhof 通路、需要氧的三羧酸循环及磷酸戊糖支路。青蒿素及其衍生物对糖酵解过程中的乳酸脱氢酶及三羧酸循环中的琥珀酸脱氢酶都有一定的抑制作用。此外，青蒿素及其衍生物还可以影响细胞色素氧化酶的水平。青蒿素及其衍生物通过对各种酶系的影响，抑制疟原虫的呼吸，从而达到抗疟原虫的效果。

除上述内容外，李锐[14]认为青蒿素类药物能够抑制细胞色素氧化酶、干扰膜系统的线粒体功能、阻碍虫体消化酶分解宿主血红蛋白成为氨基酸，致使疟原虫无法获得足够的营养和蛋白质合成原料而形成自噬泡，导致其崩解而死亡。然而，叶祖光则采用酵母菌和大鼠线粒体分别观察青蒿素对线粒体氧化磷酸化反应的影响，但结果都是阴性，有待进一步探讨。

（五）对色素凝集的作用

英国 Warhurst 及美国学者建立了色素凝集方法，检测了不同抗疟药对疟原虫色素凝集影响，他们指出，色素不是以往认为的无用的代谢产物，而是细胞内的受体。氯喹可使色素凝集，而奎宁不可以，但先给药奎宁，再给氯喹，则奎宁拮抗竞争性作用于此受体，因而不产生色素凝集。

疟原虫在氯喹作用下最早出现的形态学变化是疟色素的凝集，色素凝集实际上是虫体内自噬泡的形成过程，红内期疟原虫在氯喹的作用下 10～30min，细胞质中的小食泡互相融合，其中细小的色素也随之相互融合成较大的色素颗粒，最后形成较大的自噬泡，其中含有由色素颗粒凝集形成的色素大团块和其他细胞质成分。因此，氯喹的作用机理是和自噬泡的形成密切相关的。英国科学家 Warhurst 与美国科学家不仅发现了氯喹引起色素凝集（chloroquine-induced pigment clumping，CIPC）这一病理现象，而且还将之发展成为一种研究抗疟药作用机理的一种方法和手段[15]。

根据抗疟药本身是否引起色素凝集及其对 CIPC 影响的情况，可将抗疟药分成 4 大类：①4-氨基喹啉类化合物，如阿的平，它们的作用部位雷同于氯喹；②奎宁类抗疟药，其本身并不引起色素凝集，但却竞争性地抑制 CIPC，这说明此类抗疟药和氯喹相互竞争同一个作用部位；③8-氨基喹啉类化合物，其本身并不引起色素凝集，在较大剂量时才能抑制 CIPC，而且这种抑制作用是非竞争性的，这类抗疟药原发作用部位不同于氯喹；④叶酸代谢拮抗剂，它们既不引起色素凝集，又不影响 CIPC，这类药物的抗疟作用部位和氯喹迥然不同。由此可见，对 CIPC 的研究主要包括 3 方面的内容：①是否引起色素凝集；②能否抑制 CIPC；③如果能够抑制 CIPC，那么该抑制作用是竞争性的还是非竞争性的？

根据这一思路和方法学，叶祖光等采用体外和体内两种试验方法研究了青蒿素的作用机理，并和氯喹进行比较[16]。结果表明，青蒿素并不引起伯氏鼠疟原虫的色素凝集，甚至在体内试验中给感染小鼠口服青蒿素的剂量增大至 450mg/kg，或者在体外试验中，当青蒿素的浓度增大至 10^{-3}mol/L 时都没有观察到有色素凝集的现象（表 5-39），这说明青蒿素本身没有引起色素凝集的作用。

表 5-39 青蒿素等在体内、体外试验中的色素凝集率比较

药物	体内试验				体外试验		
	剂量（mg/kg）	色素凝集率（%）			剂量（克分子浓度）	色素凝集率（%）	
		药前	药后 80min	校正值*		药后 80min	校正值**
生理盐水		6	8	2		6	
吐温水		7	6	−1		6	0
氯喹	80	6	95	89	10^{-6}	92	86
青蒿素	50	5	6	1	10^{-5}	9	3
青蒿素	150	6	6	0	10^{-4}	5	−1
青蒿素	450	6	8	2	10^{-3}	6	0
盐酸奎宁	50	7	6	−1	10^{-6}	8	2
盐酸奎宁	150	4	7	3	10^{-5}	6	0

*体内试验色素凝集率校正值=药后值−药前值，**体外试验色素凝集率校正值=试药值−生理盐水值

然而，青蒿素对 CIPC 却具有一定的抑制作用，其抑制作用是不完全的，最高抑制率仅为 60%，再增加剂量其抑制率反而降至 50%，而平行对照药盐酸奎宁其抑制率高达 90%以上。此外，将单用氯喹所引起的色素凝集的剂量反应作为空白对照(图 5-31、图 5-32 中最左边的实线：单用氯喹，没有和其他药物联合用药)，将之与青蒿素和氯喹联合用药后青蒿素拮抗氯喹色素凝集作用的剂量反应进行比较(图 5-31、图 5-32 中的虚线)，在试验中以奎宁作为阳性对照药，将其与氯喹联合用药，观察奎宁对氯喹色素凝集的拮抗作用(图 5-31、图 5-32 中右边的实线)，通过对氯喹引起的色素凝集剂量反应曲线和青蒿素对 CIPC 影响的剂量反应曲线的比较和统计分析可知，前者回归直线的斜率分别为 3.49(体内试验)和 3.38(体外试验)，后者分别为 1.17(体内试验)和 1.21(体外试验)。经统计处理，二者具有显著性差异($P<0.05$)。同样青蒿素的剂量反应曲线也完全不同于盐酸奎宁的曲线形态(图 5-31、图 5-32)。此外，时–效关系的研究表明，如果青蒿素先于氯喹给药(提前 40min 给药)，或者在体外试验中青蒿素和氯喹同时放入疟原虫培养物中，则青蒿素对 CIPC 具有较明显的抑制作用，这可能是由于青蒿素损伤了虫

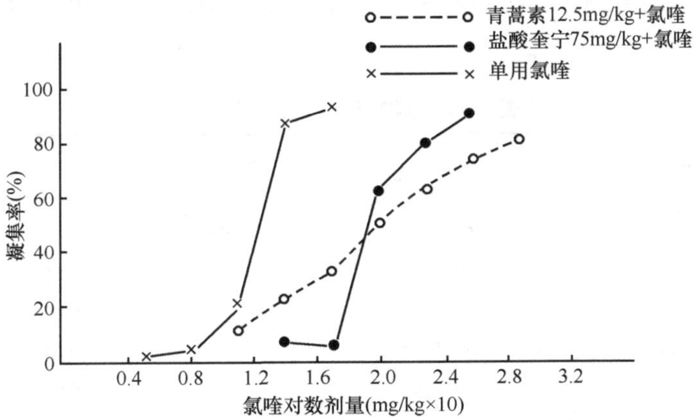

图 5-31　青蒿素 12.5mg/kg+氯喹组、盐酸奎宁 75mg/kg+氯喹组，以及单用氯喹组的 CIPC 的剂量反应曲线（体内试验）

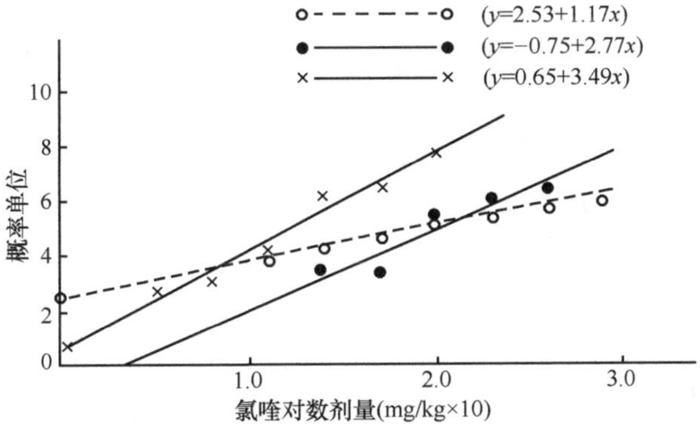

图 5-32　青蒿素、盐酸奎宁分别与氯喹联合用药组及单用氯喹组的 CIPC 剂量反应回归直线(体内试验，3 个组的剂量反应回归直线的标示同图 5-31)

体的膜系统，妨碍了氯喹透过膜系统作用于其受体；而当氯喹首先进入虫体和其受体发生作用时，此时再给予青蒿素则为时晚矣，这也就是为何青蒿素同时或者晚于氯喹给药，其几乎没有抑制 CIPC 的作用。上述结果证明，青蒿素的抗疟作用部位和机理均不同于氯喹，这也为青蒿素能够有效地治疗感染抗氯喹株恶性疟的患者提供了理论依据。

疟原虫色素(血色素)是人血红蛋白被疟原虫消化分解后的产物，Warhurst 认为，抗疟药如喹啉、氯喹的氮原子可与疟原虫血色素结合发挥抗疟作用，故认为氮原子是和色素结合并发挥作用的必须结构，但青蒿素类抗疟药并无氮原子，却可以部分地抑制 CIPC，这一试验结果显然不支持英国科学家结论，从而使 Warhurst 等重新考虑上述结论。

另外，赵一报道，青蒿素对疟原虫叶酸代谢方面无明显的影响[17]。试验以鼠疟(*Plasmodium berghei*)按抗疟药物的筛选常规进行。6 只鼠为一组，每鼠腹腔接种 500 万个被疟原虫寄生的红细胞，于接种后第二天开始给药，每天 2 次，连续 3 天，每批试验设一不给药对照组，第 5 天断尾取血，涂片，以吉姆萨氏染色法染色，显微镜检查，观察药物对鼠疟原虫的影响。药物对鼠疟原虫感染的抑制性治疗结果，用抑制率来表示，结果见表 5-40。

表 5-40 各种药物对鼠疟的影响

组别	剂量用法(mg/kg/次)，bid，3 天，口服	鼠疟原虫抑制率(%)	组间差别显著性 P
青蒿素	50	94.0	
青蒿素+对氨苯甲酸	50+50	81.7	＞0.05
青蒿素+叶酸	50+5	99.6	＞0.05
青蒿素+对氨苯甲酸+叶酸	50+50+5	95.7	＞0.05
青蒿素+磺胺二甲氧嘧啶	50+500	99.9	＞0.05
青蒿素+甲氧苄胺嘧啶	25+50	100	因抑制率达 100%，已由量变到质变，不作统计对比分析
青蒿素+甲氧苄氨嘧啶	50+100	100	
青蒿素+磺胺二甲氧嘧啶+甲氧苄氨嘧啶	50+500+100	100	
对氨苯甲酸	100	8.6	
甲氧苄氨嘧啶	100	65.4	>0.05

小鼠伯氏疟试验表明，对氨苯甲酸(PABA)不能抑制青蒿素的抗疟作用，其作用原理明显不同于乙胺嘧啶、氯胍、磺胺类与砜类等药物，表明青蒿素的作用机制不在于干扰叶酸代谢。青蒿素类化合物不干扰核酸代谢，如青蒿琥酯对增殖细胞的 DNA 合成无影响[17]。

(六)氧化损伤

由于青蒿素类抗疟药的化学结构中含有一个过氧基团，而且一旦该过氧桥结构被破坏，其抗疟活性便随之消失。这种结构特点使人们很容易联想到它们的抗疟作用机理可能与它们在体内产生游离基和活性氧有关。因此，合乎逻辑的推理是，青蒿素类抗疟药特异性地浓集在疟原虫细胞内并释放出活性氧或产生自由基从而对疟原虫的膜系统或生命大分子产生氧化损伤。然而目前尚缺乏足够的试验证据支持这种假说，尽管也积累了一些零散的试验依据。

不少科研人员都用试验证明了青蒿素类抗疟药可以产生自由基，其中靳永刚、滕翁和[18]等采用电子自旋共振波谱法测定了青蒿琥酯在体内、外代谢转化过程中产生自由基的情况，试验结果肯定上述假说，不仅如此，产生的自由基进一步引发脂质过氧化和组织损伤。使用抗氧化剂维生素 E 可以抑制该药自由基的产生并减轻脂质过氧化，并减轻组织损伤。虽然该文是一篇研究青蒿琥酯的毒理学文章，但至少可以证明青蒿素类药物在体内可以产生自由基，既然这些自由基可以造成组织损伤，那么也就有可能杀伤疟原虫。有人提出可能是青蒿素在体内产生活性氧而引起疟原虫死亡的[19]。

还有人提出青蒿素产生的自由基作用于疟原虫蛋白质引起疟原虫蛋白质失活。现在占主流的是“两步作用学说”：首先，青蒿素的过氧基结构被活化产生自由基；然后自由基作用于疟蛋白有关成分，形成共价键的加成物，使疟蛋白失活从而产生抗疟活性。此外，有人发现青蒿素类的抗疟作用可能是通过作用于疟原虫的血色素而实现的[20]。青蒿素类抗疟药的抗疟活性可以被氧化剂(包括过氧化氢酶)、自由基清除剂(如维生素E)所抑制。青蒿素–血红素复合物(QHS-heme)能氧化细胞膜上的巯基，而单独使用 QHS 则不能氧化细胞膜上的巯基，所以青蒿素类化合物通过血红素 Fe^{2+}的还原作用而产生抗疟活性。其中的亚铁离子起着至关重要的作用，亚铁离子能催化有机过氧化物的分解而产生自由基，这些自由基可以损伤有机体的膜系结构或者烷化生物大分子，从而达到抗疟效果。

中国科学院上海有机化学研究所吴毓林课题组和上海药物研究所李英课题组[21]通过青蒿素类化合物与亚铁反应的研究，发现亚铁离子与过氧基团反应先生成氧自由基，迅即重排为碳中心自由基(carbon centered free radical)。他们用化学反应和电子顺磁共振谱的方法确证了此时形成了两类碳中心自由基，发现这些碳中心自由基能与半胱氨酸或谷胱甘肽生成碳–硫共价键的加成物；若有 DNA 存在，则能切断 DNA。与此同时，他们也发现易于生成碳中心自由基的青蒿素类似物具有高的抗疟活性，说明碳中心自由基是青蒿素类药物抗疟作用的关键活性物种(请参见第三章第三节有关过氧基团反应的内容)。但同时也承认，这些自由基下一步如何作用，作用到疟原虫的哪个关键靶点(如核酸、含半胱氨酸残基的酶等)而导致疟原虫崩解死亡的细节尚不清楚，有待今后进一步阐明。

蔺福宝、潘华珍[22]利用化学发光法证实青蒿酯钠(sodium artesunate，SA)在碱性(pH10.2)条件下可产生超氧阳离子(O_2^-)和过氧化氢(H_2O_2)等活性氧，且发光强度随 SA 浓度的增加而增强(图 5-33)。

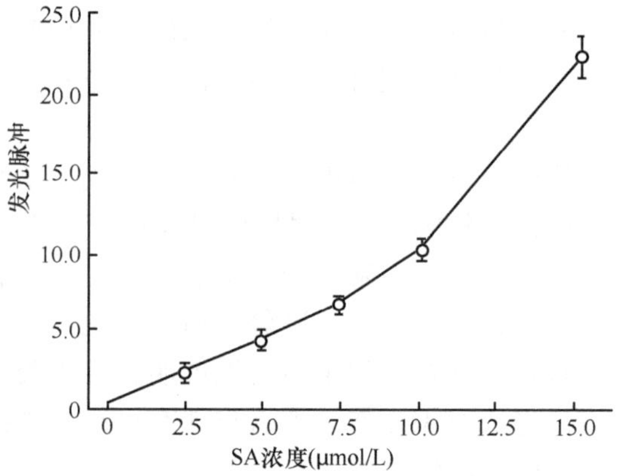

图 5-33 SA 浓度与化学发光的关系(pH10.2，n=4)

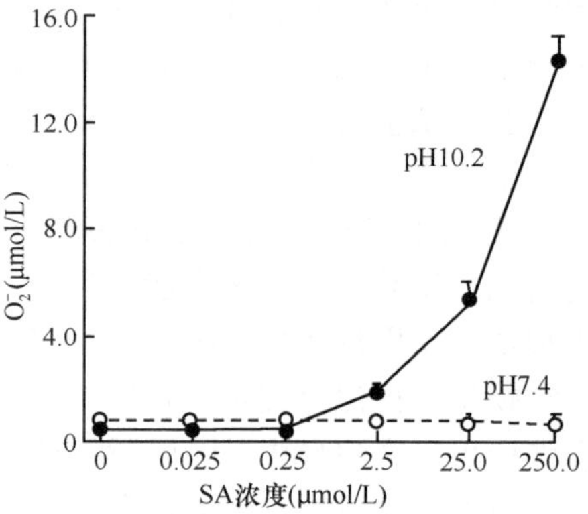

图 5-34 不同 pH 条件与 SA 形成 O_2^-的关系

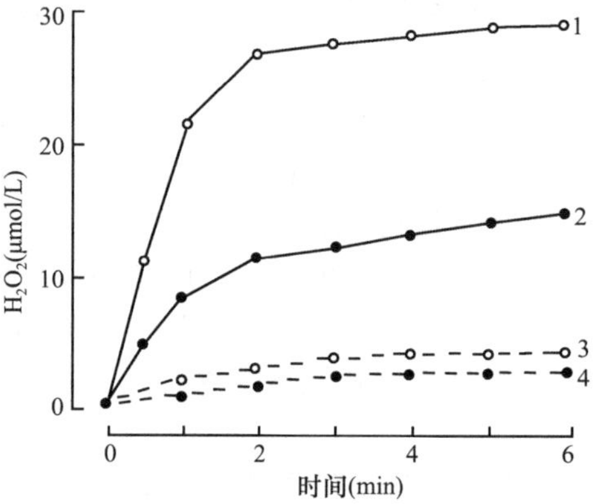

图 5-35 $FeSO_4$、$FeCl_3$、Hb 和 hemin 对 SA 生成 H_2O_2的影响

利用细胞色素 C 还原法测定不同 pH 对 SA 生成 O_2^-的影响试验中，pH 为 7.4 时，SA 不能产生活性氧(图 5-34)。

进一步考察 $FeSO_4$、$FeCl_3$、Hb 和 hemin 对 SA 生成 H_2O_2的影响，在 pH 7.4 的条件下，SA 本身虽不能产生 H_2O_2，但 $FeSO_4$可促使 SA 生成 H_2O_2，且 H_2O_2的生成量在数分钟内达最大值；Hb 对 SA 生成 H_2O_2 也有一定的促进作用，但强度弱于 $FeSO_4$；$FeCl_3$和 hemin 对 SA 生成 H_2O_2几乎无作用(图 5-35)。

在 pH7.4 条件下，SA 能增加正常及感染红细胞中 O_2^- 浓度，当 SA 浓度为 2.5μmol/L 时，正常红细胞中 O_2^- 的浓度增加 3.1 倍，感染红细胞中 O_2^- 的浓度增加 4.1 倍(图 5-36)。

SA 对红细胞中 H_2O_2的生成量也有明显影响，结果如图 5-37 所示。

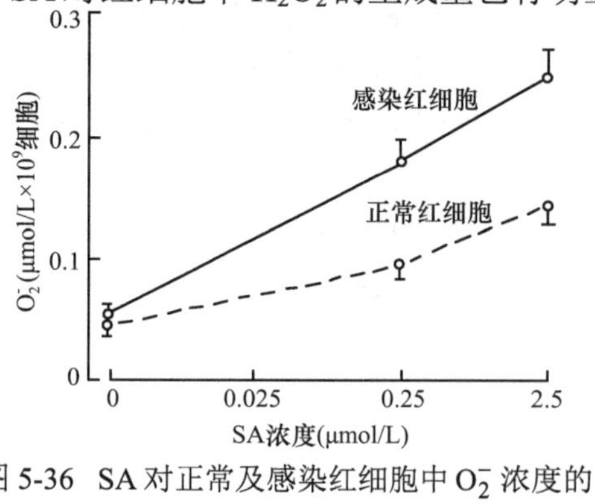

图 5-36 SA 对正常及感染红细胞中 O_2^- 浓度的影响(n=4)

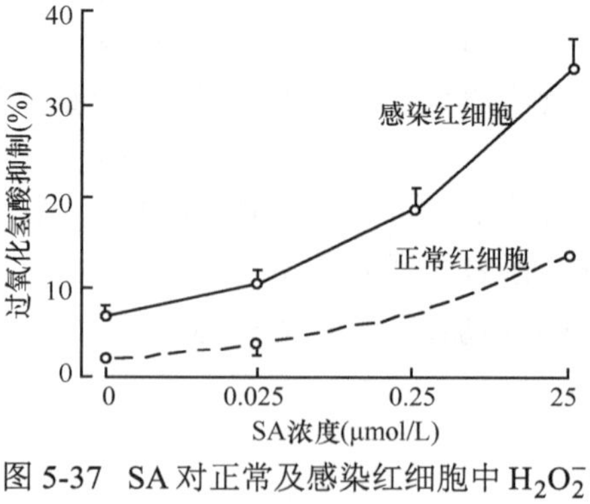

图 5-37 SA 对正常及感染红细胞中 $H_2O_2^-$ 浓度的影响(n=4)

由图 5-37 可知，当 SA 浓度为 2.5μmol/L 时，正常红细胞的 Cat 抑制率为 15%，而感染红细胞的 Cat 抑制率高达 35%，说明感染红细胞中 H_2O_2 的生成量高于正常红细胞。

另外，膜脂质过氧化产物 MDA 测定结果证实，SA 能增加正常及感染红细胞膜 MDA 等产物，这些产物有很高的反应活性，可交联脂质和蛋白质。

参考文献

[1] 张奎汉，李泽琳. ^{3}H-青蒿素在体外培养人恶性疟原虫内的浓集作用. 中药新药与临床药理，1992，3(4)：19-21

[2] Polet H. Uptake of chloroquine-^{3}H by *Plasmodium knowlesi in vitro*. J Pharm Exp Ther，1969，168：187-192

[3] Sherman IW. Biochemistry of *Plasmodium* (Malaria Parasites). Microbiol Rev，1979，43：452-495

[4] Lawrence CW. Lipid content of *Plasmodium berghei*-infected rat red blood cells. Exp Parasital，1969，26:181-186

[5] Desjardins RE，Canfield CJ，Haynes JD，*et al.* Quantitative assessment of antimalarial activity in *in vitro* by a semiautomatedmicrodilution technique. Antimicrobial Agents and Chemotherapy，1979，16：710-718

[6] Li Z L. Effects of qinghaosu and related compounds on incorporation of [G-^{3}H] hypoxanthine by *Plasmodium falciparum in vitro*.Trans Roy Soc Trop Med Hyg，1983，77：522-523

[7] 李泽琳. 核技术在抗疟新药青蒿素、二氢青蒿素抗疟作用研究中的应用. 核技术，1984，2：23-25

[8] 徐旭祥，朱师晦，林全胜. 青蒿素的药理研究. 广东医学，1986，7(4)：25-28

[9] Gu HM，Warhurst DC，Peters W. Rapid action of Qinghaosu and related drugs on incorporation of ^{3}H-isoleucine by *Plasmodium falciparum in vitro*. Biochem Pharmacol，1983，132(17)：2463-2466

[10] Ye ZG，Dyke KV，Wimmer M. Effect of artemisinin and chloroquine on drug-sensitive and drug-resistant strains of *P. falciparum* malaria. Experimental Parasitology，1987，64：418-423

[11] Zhao Y. Experimental studies on the effect of artesunate sustained released tablet on *Plasmodium cynomolgi*. Chem Pharm Bul，1987，35(4)：2052-2061

[12] Ye ZG，Doak C，Dyke KV. Selective effect of qinghaosu on different stages of *Plasmodium falciparum in vitro*. Journal of Chinese Pharmaceutical Sciences，1993，2(1)：64-68

[13] 顾浩明，朱梅英，奚国良，等. 13 个化合物对伯氏疟原虫珠蛋白酶活性及游离氨基酸活性的影响. 中国药理学报，1987，8(5)：460-464

[14] 李锐. 青蒿酯钠对细胞色素氧化酶和 T 淋巴细胞的影响. 广州中医学院. 1983，46

[15] Warhurst DC，Thomas SC. The chemotherapy of rodent malaria，XXXI. The effect of some metabolic inhibitors upon chloroquine-induced pigment clumping (CIPC) in *Plasmodium berghei*. Ann Trop Med Parasitol，1978，72(3)：203- 211

[16] 叶祖光，李泽琳. 青蒿素对氯喹引起的色素凝集的影响. 中医杂志，1981，4:62-66

[17] 赵一，李爱媛，周芳. 青蒿素抗疟作用原理与增效的探讨. 中医杂志，1979，11:58-60

[18] 靳永刚，滕翁和，孙存普. 自由基与青蒿琥酯毒性机理. 中国药理学与毒理学杂志，1989，3(2)：138-142

[19] Kamchonwongpaisan S，Meshnick S R. The mode of action of the antimalarial artemisinin and its derivatives. Gen Pharmacol，1996，27(4)：587-592.

[20] 徐进，郑莹，张睿，等. 青蒿素类药物作用机制的探讨. 药学进展,2002，26(5)：274-277

[21] Li Y，Wu YL. A golden phoenix arising from the herbal nest-A review and reflection on the study of antimalarial drug Qinghaosu. Frontiers of Chemistry in China，2010，5(4)：357-422

[22] 蔺福宝，潘华珍. 青蒿酯钠的抗疟机理. 中国医学科学院学报，1989，(3)：180-184

（李泽琳 叶祖光）

三、青蒿素抗疟机制研究进展

近年来的研究进展表明，青蒿素类衍生物的抗疟机制基本分为两步：首先，青蒿素及其衍生物在疟原虫体内的 Fe^{2+}或其他还原性物质作用下形成一些活性中间体；然后，这些中间体通过过氧化膜脂质、干扰线粒体的功能、烷基化血红素或抑制蛋白质活性等途径表现出抗疟作用。

(一)活性中间体的形成机理

1. 形成碳自由基中间体

疟原虫主要从宿主红细胞的血红蛋白中摄取营养。在宿主血红蛋白被消化分解成氨基酸的同时还产生大量的亚铁血红素(heme)[1]。亚铁血红素由 Fe(Ⅱ)和卟啉环构成，亚铁原子共有 6 个配位键，其中空着一个配位键可促进过氧化物的分解[2]。当青蒿素作用于疟原虫时，虫体内丰富的亚铁血红素可能会使青蒿素过氧桥键断裂生成自由基。体外试验发现[3]，增强氧化应激的药物(如阿霉素等)与青蒿琥酯具有协同抗疟作用。反之，过氧化氢酶、二硫苏糖醇(DTT)等抑制氧化应激作用的物质则降低了青蒿素的抗疟效果。最直接的证据是，Meshnick 等[4]用电子顺磁共振波谱法(EPR)首次捕获到青蒿素与 $Fe(NH_4)_2(SO_4)_2$ 共存时的自由基信号，他们还发现铁螯合剂拮抗青蒿素的抗疟活性。吴文敏等[5]观察到 Fe^{3+}不能诱导青蒿素形成自由基，表明 Fe(Ⅱ)为还原性引发剂。随后 Posner[6]和 Jefford 等[7]研究建立了 Fe(Ⅱ)诱导青蒿素类衍生物产生自由基的模型。由于化合物的不对称结构，过氧桥键断裂后分别在 1 位氧和 2 位氧(图 5-38)形成两种不同的氧自由基。其中 1 位氧自由基发生 1，5 氢迁移，得到仲碳自由基，而 2 位氧自由基没有 α-H，无法进行氢迁移，发生 β 裂解生成伯碳自由基[8]。这些研究结果提示，青蒿素类化合物抗疟作用的第一步可能是 Fe(Ⅱ)催化过氧桥键断裂后形成氧自由基，并通过氢迁移或碳—碳键裂解重排最终形成热力学上更稳定的碳自由基。

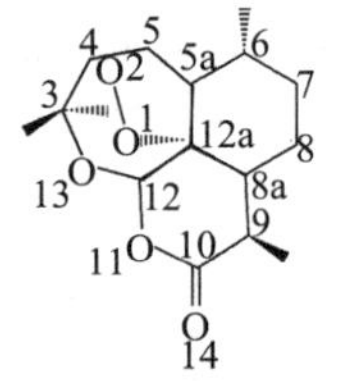

图 5-38 青蒿素的结构式

然而，碳自由基中间体机理并非无懈可击，科学家观察到的一些现象无法用碳自由基中间体理论来解释。一些青蒿素衍生物被 Fe(Ⅱ)还原生成自由基后，不可能通过氢迁移转化为碳自由基，但它们却具有体外抗疟活性，有些甚至与青蒿素相当[9,10]。双氢青蒿素的某些氨基衍生物是体内抗鼠疟较好的一类化合物，但在 H_2O/C_2H_3N(1∶1)的溶剂中与 Fe(Ⅱ)反应极其缓慢和迟钝。由此可见，其产生碳自由基的反应能力与其抗疟活性没有必然的相关性[11]。一些研究人员甚至认为青蒿素的抗疟作用不依赖于 heme-Fe(Ⅱ)。疟原虫通常在含有 1% O_2 的环境下生长，然而，无论是将 O_2 提高到 20%模拟氧化性环境，还是加入 2% CO，络合体系中的 heme-Fe(Ⅱ)，形成还原性环境，青蒿素的抗疟作用都比正常环境高。据此判断，青蒿素抗疟作用并不一定需要 heme-Fe(Ⅱ)参与，也不是自由基发挥的作用[12]，所以碳自由基中间体机理并不是无懈可击的，因而有些学者提出了不同的活性中间体。

2. 形成 Fe(Ⅳ)=O 和环氧化物中间体

青蒿素类衍生物另一种可能的断裂机理见图 5-39 中的途径 B。高价的 Fe(Ⅳ)=O 中间体是由仲碳自由基(**1**)经历 β 裂解形成的，同时还产生了亲电性极强的环氧化物(**3**)。环氧化物(**3**)不稳定，很容易被游离的氢氧基进攻发生 SN1 开环反应，产物为(**4**)。其中，Fe(Ⅳ)=O 具有金属单氧化酶的特性，可以引起生物大分子的氧化性损伤。环氧化物(**3**)是烷化剂，可通过烷基化作用造成虫体死亡。

Posner 等最先提出上述机理[13]。当把青蒿素、$FeBr_2$ 和六甲基杜瓦苯(HMDB)在四氢呋喃(THF)溶剂中反应后，HMDB 重排为环己苯(HB)；将苯硫基甲烷加入青蒿素、$FeBr_2$/THF 的反应体系中，苯硫基甲烷被氧化成亚砜；如加入萘满(又名四氢化萘)则可被氧化为四氢萘酚。这些反应均为 Fe(Ⅳ)=O 的存在提供了依据。早期的研究也已经清楚地阐明了血红素催化烯烃环氧化物的中间体为 Fe(Ⅳ)=O[14]。而且，Fe(Ⅳ)=O 普遍被认为易于环氧化富电子的碳碳双键[15]。此外，用 Fourier 转换红外线光谱(FTIR)研究了青蒿素与血红素二聚体之间的还原反应[16]。红外光谱上 $850cm^{-1}$ 处出现 Fe(Ⅳ)=O 的伸缩振动，$3500cm^{-1}$ 处的 v(OH)和 $1728cm^{-1}$ 处的 v(C=O)信号峰证实了环氧化物(**3**)的存在。HPLC/MS 法测得蒿甲醚在老鼠肝微粒体中的代谢产物之一是最终产物(**4**) [17]。

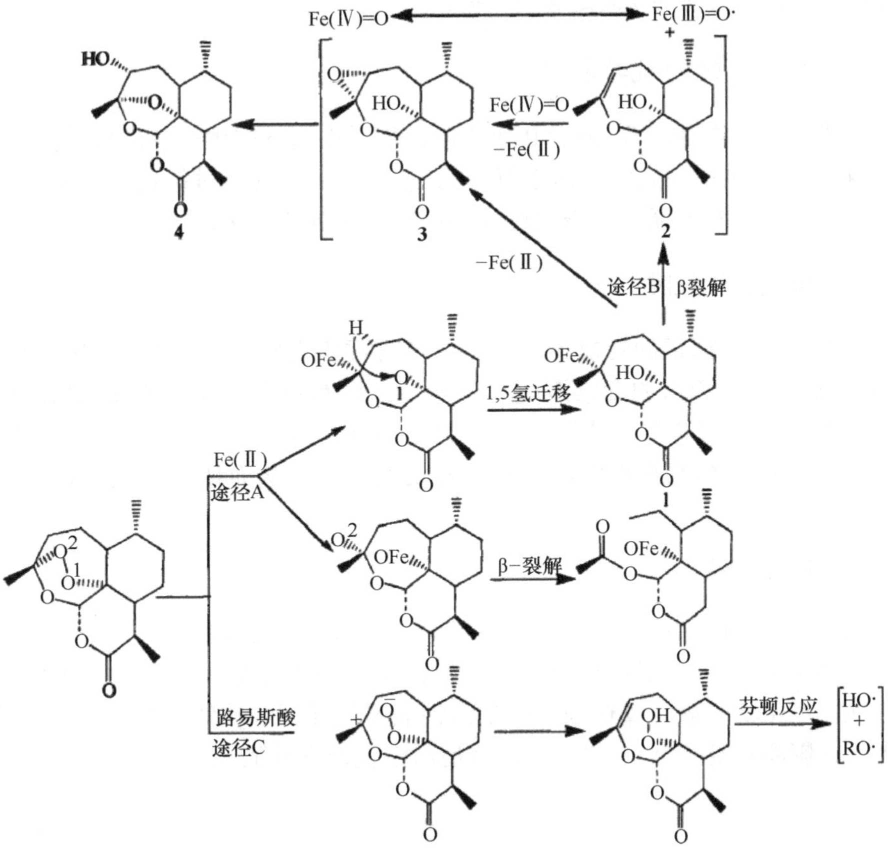

图 5-39　亚铁离子催化青蒿素生成活性中间体的机理图

尽管有证据支持 Fe(Ⅳ)=O 中间体学说，但仍有部分学者提出质疑。用 $FeCl_2 \cdot 4H_2O$/THF 与青蒿素反应，同时加入 1 当量的环己烯，产物中却没有环己烯的环氧化物[7]。因而，Jefford 认为[7]证明 Fe(Ⅳ)=O 中间体存在的 HMDB 反应、苯硫基甲烷及萘满(又名四氢化萘)的氧化反应可能是人为的偶然性氧化行为。在全合成的 12 位碳取代青蒿素类似物体外抗疟筛选时，发现脱羰基青蒿素(图 5-40)的活性较好[10]。$FeBr_2$ 催化 3C 的产物为 39%的环己酮和 20%的环氧化物，但产物都无活性，这说明环氧化物与抗疟活性无关，很可能通过碳自由基作用。综合考虑，环氧化物不太可能是疟原虫的“杀手”。碳自由基仍然是最有可能的活性中间体。

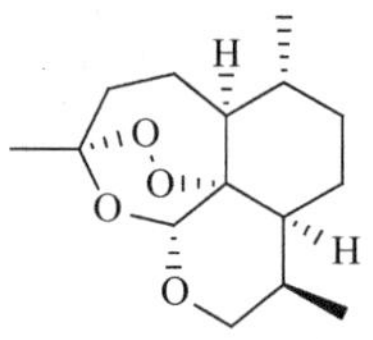
3C

图 5-40　脱羰基青蒿素的结构式

3. 形成碳正离子中间体

Fe(Ⅱ)或者其他的路易斯酸能够进攻青蒿素过氧键使其开环异裂为 C-3 正离子，随后获取氢成为过氧化物[18]，最终产生具有细胞毒性的自由基。这是青蒿素类化合物形成另一种活性中间体的机制(图 5-39 途径 C)。但奇怪的是，青蒿素在 37℃时与 H_2O/HAc(乙酸)体系(pH=2.1)反应 18h 无变化[19]。关于形成碳正离子中间体的抗疟机理目前尚缺乏足够的证据。

(二)活性中间体的抗疟机理

青蒿素类衍生物在 Fe(Ⅱ)或者其他还原性物质作用下产生一些活性中间体[包括自由基、Fe(Ⅳ)=O、亲电中间体和活性氧等]。这些中间体通过过氧化膜脂质、干扰线粒体的功能、烷基化、与疟原虫的蛋白质作用等途径杀死疟原虫。

1. 过氧化疟原虫细胞膜

显微镜观察 ^{14}C 标记的青蒿素和 ^{3}H-双氢青蒿素对疟原虫超微结构的影响，作用 4h 后核糖体消失，疟原虫的食物泡遭到破坏[20]，这是典型的自由基过氧化反应。疟原虫体内的血红素可以催化青蒿素产生大量的自由基，自由基过氧化细胞膜上的不饱和脂肪酸，引起疟原虫细胞膜损伤，导致其食物泡破裂，从而使疟原虫开始自消化直至死亡。

2. 干扰线粒体功能

青蒿素类衍生物产生抗疟作用时，除了影响疟原虫体内细胞膜，还会作用于其线粒体[20]。研究人员认为，青蒿素与疟原虫线粒体作用的步骤是：首先电子转移链激活青蒿素的活性，产生活性氧。反过来，产物活性氧又破坏了线粒体的功能。当线粒体的活动被阻止后，影响嘧啶和 ATP 的合成，使疟原虫代谢紊乱而死亡。

3. 烷基化作用

(1)烷基化血红素

烷基化作用是目前大多数学者最支持、研究也最深入的青蒿素抗疟机理。血红素(heme)不仅是青蒿素类衍生物还原裂解的催化剂，而且是烷基化的重要靶点。1HNMR 检测到金属卟啉 Mn^{2+}-TPP 与青蒿素体外反应生成的络合物[21]。生物体内青蒿素同样可以烷基化 heme。研究发现，患疟疾的老鼠服用青蒿素后，其脾内含有药物与 heme 的复合物，而健康的老鼠用药后却观察不到两者的复合物[22]。进一步研究表明，青蒿素类衍生物的烷基化能力决定了其生物活性。在 1,2,4-三噁烷衍生物与 Mn^{2+}-TPP 的反应中，有活性的化合物能形成卟啉环复合物，没有活性的化合物则不反应[23]。而一些青蒿素类衍生物与 Mn^{2+}-TPP 反应时，虽然可以产生碳自由基，但不能与之发生烷基化，体外活性试验证实这些化合物无抗疟作用[24]。由此可见，烷基化 heme 是该类化合物具有抗疟作用的一个重要因素。用光谱测定一系列 9 位碳取代青蒿素类似物与 heme 之间的亲和力，结果显示亲和力的大小与抗疟活性的强弱具有明显的相关性[25]。科学家基于烷基化机理设计的新化合物 trioxaquine 及其衍生物是目前最有望成为抗疟药的青蒿素类衍生物[26]。可见，烷基化机理对于设计新的抗疟药物具有重要的指导意义。

(2)烷基化谷胱甘肽

寄生虫体内含有丰富的还原性谷胱甘肽。谷胱甘肽(GSH)参与许多生物代谢，包括清除细胞质中的过氧化物和解毒血红素[27]。试验表明[28]，疟原虫体内游离的血红素只有 30%转变为疟色素。其余的非聚合血红素被 GSH 降解。在 GSH 或 GSH 浓度高的情况下，寄生虫体内不会残留毒性的血红素[29]。因此，GSH 对于寄生虫的存活具有关键作用。而在少量的 Fe(Ⅱ/Ⅲ)催化下，青蒿素与 GSH 形成复合物，吴毓林等[30]已分离出了两者的复合物，这使得疟原虫丧失 GSH 的保护作用，而更容易遭受活性中间体引起的氧化应激。

4. 与疟原虫蛋白质的作用

除了上述抗疟机理外，青蒿素类衍生物的活性中间体还能与疟原虫体内的蛋白质作用，使其失活而产生抗疟活性。青蒿素类衍生物可能有以下 4 个蛋白质靶点。

(1)特异性地抑制 pfATP6 酶

毒胡萝卜素是肌浆内质网膜钙离子 ATP 酶(SERCA)的特异性抑制剂。青蒿素与毒胡萝卜素的结构相似，研究人员据此假设青蒿素也能特异性地抑制 SERCA[31]。PfATP6 是疟原虫体内唯一的 SERCA 型钙离子调节酶。它的作用是调节虫体内的 Ca^{2+}浓度。当它停止工作时，可以导致细胞内 Ca^{2+}大量聚积。钙超载激活磷脂酶，磷脂分解，造成线粒体氧化磷酸化作用减弱或停止，由此产生一系列级联反应，细胞也随之凋亡。在爪蟾的卵母细胞内表达 pfATP6，然后分别测定氯喹、奎宁和青蒿素对 pfATP6 的影响，结果显示，只有青蒿素抑制了 pfATP6 的活性。为了证实青蒿素直接与 pfATP6 作用，研究人员将 BODIPY 标记的毒胡萝卜素加入培养的寄生虫内，然后分别与未标记的青蒿素和奎宁共同培养，显微镜下观察，青蒿素能降低荧光强度，奎宁则不影响。这进一步证明了青蒿素与毒胡萝卜素作用于同一靶点。比较青蒿素及其衍生物抑制 pfATP6 的能力，发现青蒿素类衍生物的抗疟 IC_{50} 与抑制 pfATP6 的能力之间存在着显著的相关性。根据以上试验可以推断出青蒿素能特异性地结合 pfATP6。全合成过氧化物 RBX11160 (OZ277) 的抗疟机理也与抑制 pfATP6 的活性相关[32]，表明 pfATP6 是青蒿素等过氧化物发挥抗疟作用的共同靶点。而当 pfATP6 第 263 位的亮氨酸被谷氨酸、天冬氨酸或赖氨酸替代后，恶性疟原虫对青蒿素的敏感性降低[33]。当 pfATP6 的第 769 位的丝氨酸突变为天冬酰胺时，蒿甲醚作用于虫体的 IC_{50} 值升高[34]。基因水平上的研究结论支持 pfATP6 是青蒿素作用于疟原虫的靶点之一。

(2) 结合翻译控制肿瘤蛋白(pfTCTP)

将 10 位 ^{3}H-双氢青蒿素与被感染的红细胞作用，十二烷基硫酸钠-聚丙烯酰胺凝胶电泳(SDS-PAGE)识别出大小为 25kDa 的蛋白质，根据胶显影可以认定是疟原虫的翻译控制肿瘤蛋白(tanslationally controlled tumor protein，TCTP)。在血红素催化下，pfTCTP 与双氢青蒿素在体内、体外都能共价结合[35]。两者间的结合似乎是特异性的，因为双氢青蒿素与其他蛋白质的反应相对较慢。TCTP 可能是青蒿素类药物作用的又一个靶点。但 TCTP 在寄生虫体内的功能尚不清楚，而且目前没有直接的证据支持药物烷基化 TCTP 可杀死疟原虫。

(3) 抑制半胱氨酸蛋白酶

半胱氨酸蛋白酶(falcipain)广泛存在于包括寄生虫在内的生物体中。它在疟原虫体内的主要功能是水解蛋白质[27]。疟原虫体内的半胱氨酸蛋白酶属于木瓜蛋白酶家族，有 4 个成员，其中 falcipain-2 的贡献占全部半胱氨酸蛋白酶活性的 93%，试验证明它能迅速水解球蛋白残基[36]。敲除疟原虫体内 falcipain-2 的基因，或降低 falcipain-2 的活性，但保持体内其他的半胱氨酸蛋白酶与野生型相同。疟原虫对半胱氨酸蛋白酶抑制剂 E64 的敏感性增强了 3 倍[37]，再次证明 falcipain-2 的关键性作用。

纯化鼠疟的消化泡，加入青蒿素培养，发现青蒿素抑制水解酶的活性[38]。疟原虫食物泡的水解酶有两种：天冬氨酸酶和半胱氨酸蛋白酶。疟原虫首先利用天冬氨酸酶使宿主血红蛋白变性，再利用半胱氨酸蛋白酶对变性的血红蛋白进行裂解[39]。当抑肽素 A(天冬氨酸酶抑制剂)和半胱氨酸蛋白酶抑制剂 E64 同时加入消化泡中时，抑肽素 A 抑制了 70%的天冬氨酸酶活性，剩下 30%的半胱氨酸蛋白酶活性被 E64 抑制。青蒿素抑制水解酶的比例与 E64 相似。先加入 E64 作用后再加入青蒿素，则没有提高水解酶的抑制程度。另外，抑肽素 A 和青蒿素同时作用也能完全抑制所有水解酶的活性。上述试验表明，青蒿素可能抑制半胱氨酸蛋白酶的活性，主要营养和氨基酸来源被阻断，导致虫体缺乏营养死亡，从而治疗疟疾。

(4) 络合 pfHRP Ⅱ

免疫反应显示，纯化的消化泡内含有组氨酸蛋白Ⅱ(HRPⅡ)。据报道，HRPⅡ被寄生虫分泌到宿主的红细胞溶质内。血红蛋白水解后，HRP Ⅱ与释放的血红素结合，调控疟色素的形成，使泡内的血红素聚集[40]。电子吸收、共振 Raman 和 EPR 证实 pfHRP Ⅱ能与血红素形成络合物[41]。当青蒿素与血红素结合成共价复合物后，在低 pH 条件下仍能络合 pfHRP Ⅱ[41]。这种亲和力较强的结合也许会干扰血红素的聚集，使游离的血红素增多而毒死疟原虫。体外试验显示，青蒿素和蒿甲醚有抑制 pfHRP Ⅱ的作用[38]。但 pfHRP Ⅱ调控疟色素形成的机理目前还未明确，只依靠这些证据不足以让人信服 pfHRP Ⅱ是青蒿素类衍生物的靶蛋白。

综上所述，青蒿素类衍生物的抗疟机理极其复杂，很可能是多途径、多靶点的抗疟作用。尽管青蒿素类药物已经大量投入临床使用治疗疟疾，但就目前的研究现状而言，许多问题还有待于进一步探讨和解决。例如，利用体外模型研究抗疟机理时不同的试验条件和试验方法得到的结果不一致，甚至相互矛盾，以至于无法建立确切的机理。因而今后应当着手构建与疟原虫体内环境更接近的模型。另外，一些研究提出了几个可能的青蒿素作用靶点，但大部分停留在推测阶段，缺乏可靠的证据，对可能的靶蛋白功能研究较少。

参考文献

[1] Goldberg DE，Slater AFG，Cerami A，*et al.* Hemoglobin degradation in the malaria parasite *Plasmodium falciparum*：Anordered process in a unique organelle. Proc Natl Acad Sci USA，1990，87：2931-2935

[2] Halliwell B，Gutteridge JMC. Free Radicals in Biology and Medicine. 2nd ed. Oxford：Clarendon Press，1989：19

[3] Senok AC，Nelson EAS，Li K，*et al.* Thalassaemia trait，red blood cell age and oxidant stress；Effects ON *Plasmodium falcparum* growth and sensitivity to artemisinin. Trans Roy Soc Trop Med Hyg，1997，91(5)：585-589i

[4] Meshnick SR，Yang YZ，Lima V，*et al.* Iron-dependent free radical generation from the antimalarial agent artemisinin(qinghaosu). Antimicrob Agents Chemother，1993，37(5)：1108-1114

[5] Wu WM，Yao ZJ，Wu YL，*et al.* Ferrous ion induced cleavage of the peroxy bond in qinghaosu and its derivatives and the DNA damage associated with this process. Chem Commun (Cambridge)，1996，18：2213-2214

[6] Posner GH，Oh CH. A regiospeeifically oxygen-18 labeled 1,2,4-trioxane，A simple chemical model system to probe the mechanism(s) for the antimalarial activity of artemisinin(qinghaosu). J Am Chem Soc，1992，114(21):8328-8329

[7] Jefford CW，Vicente MGH，Jacquier Y，*et al.* The deoxygenation and isomerization of artemisinin and artemether and their relevance to antimalarial action. Helv Chim Acta，1996，79：1475 1487

[8] Wu WM，Wu YK，Wu YL，*et al.* Unified mechanistic frame work for the Fe(II)- induced cleavage of qinghaosu and derivatives/analogues. The first spin trapping evidence for the previous postulated secondary C-4 radical. J Am Chem Soc，1 998，120(14)：3316-3325

[9] Avery MA，Gao FL，Chong WKM，*et al.* Synthesis conformational analysis，and antimalarial activity of tricyclie analogs of artemisinin. Tetrahedron，1994，50(4)：957-972

[10] Avery MA，Fan P，Karle JM，*et al.* Structure-activity relationships of the antimalarial agent artemisinin. 3.Total synthesis of(+)-13-carbaartemisinin and related tetra-and tricyclic structures. J Med Chem，1996，39(9)：1885-1897

[11] Haynes RK，Ho WY，Chan HW，*et al.* Highly antimalaria-active artemisinin derivatives：Biological activity does not correlate with chemical reactivity. Angew Chem Int Ed，2004，43(11):1381-1385

[12] Parapini S，Basilico N，Mondam Monica，*et al.* Evidence that haem iron in the malaria parasite is not needed for the antimalafial effects of artemisinin. FEBS Lett，2004，575(1-3)：91-94

[13] Posner GH，Cumming JN，Ploypradith P，*et al.* Evidence for Fe(IV)=O in the molecular mechanism of action of the trioxane antimalarial artemisinin. J Am Chem Soc，1995，117(22)：5885-5886

[14] Traylor TG，Mikszta1 AR. Mechanism of hemin-catalyzed epoxidations：Electron transfer from alkenes. J Am Chem Soc，1987，109：2770-2774

[15] Barton DHR，Martell AE，Sawyer Ur. Dioxygen and Homogeneons Catalytic Oxidation. New York：Plenum Press，1993：183

[16] Kapetanaki S，Varotsis C. Fourier transform infrared investigation of non-heme Fe(Ⅲ) and Fe(Ⅱ) decomposition of artemisinin and of a simplified trioxane alcoh01. J Med Chem，2001，44(19)：3150-3156

[17] Hufford CD，Lee IS，ElSohly HN，*et al.* Structure elucidation and thermospray high-performance liquid chromatogr-aphy/mass spectrscopy (HPLC/MS) of the microbial and mammalian metabolites of the antimalarial arteether. Pharm Res，1990，7：923-927

[18] Haynes RK，Pal HH，Voerste A，*et al.* Ring opening of artemisinin (Qinghaosu) and dihydroartemisinin and interception of the open hydroperoxides with formation of N-Oxidess：chemical model for antimalarial mode of action. Tetrahedron Lett，1999，40：4715-4718

[19] Drew MGB，Metcalfe J，Dascombe MJ，*et al.* Reactions of artemisinin and arteether with acid：Implications for stability and mode of antimalarial action. J Med Chem，2006，49(20)：6065-6073

[20] Maeno Y，Toyoshima T，Fujioka H，*et al.* Morphologie effects of artemisinin in *Plasmodium falciparum.* Am J Trop Med Hyg，1993，49：485-491

[21] Robert A，Coppel Y，Meunier B. NMR characterization of covalent adducts obtained by alkylation of heme with the antimalarial drug artemisinin. Inorganica Chim Acts，2002，339：488-496

[22] Robert A，Benoit-Vical F，Claparols C，*et al.* The antimalarial drug artemisinin alkylates heme in infected mice. Proc Natl Acad Sci USA，2005，102(38)：13676- 13680

[23] Cazelles J，Robert A，Meunier B. Alkylating capacity and reaction products of antimalarial trioxanes after activation by a hememodel. J Org Chem，2002，67(3)：609-619

[24] Cazelles J，Camuzat-Dedenis B，Provot O，*et a1.* Alkylating properties of synthetic trioxanes related to artemisinin. J Chem Soc Perkin TFans，2000，8：1265-1270

[25] Sumpan P，Bongkoch T，Yodhathai T，*et al.* Correlation of antimalarial activity of artemisinin derivatives with binding affinity with ferroprotoporphyrin IX. J Med Chem，1997，40(5)：633-638

[26] Robert A，Benoit-Vical F，Dechy-Cabaret O，*et al.* From classical antimalarial drugs to new compounds based on the mechanism of action of artemisinin. Pure Appl Chem，2001，73(7)：1173-1188

[27] Linares GEG，Rodriguez JB. Current status and progresses made in malaria chemotherapy. Curr Med Chem，2007，14(3)：289-314

[28] Ginsburg H，Famin O，Zhang J，*et al*. Inhibition of glutathione-dependent degradation of heine by chloroquine and amodiaquine as a possible basis for their antimalarial mode of action. Biochem Pharmacol，1998，56：1305-1313

[29] Famin O，Krugliak M，Ginsburg H. Kinetics of inhibition of glutathione-mediated degradation of ferriprotoporphyrin IX by antimalarial drugs. Biochem Pharmaeol，1999，58：59-68

[30] Wang DY，Wu YL. A possible antimalarial action mode of qinghaosu (artemisinin) series compounds. Alkylation of reduced glutathione by C-centered primary radicals produced from antimalarial compound qinghaosu and 12- (2-4- dimethoxyphenyl) - 12-deoxoqinghaosu. Chem Commun (Cambridge)，2000，22：2193-2194

[31] Eckstein-Ludwig U，Webb R，Goethem VIDA，*et al.* Artemisinins target the SERCA of *Plasmodium falciparum.* Nature，2003，424(6951)：957-961

[32] Uhlemann AC，Wittlin S，Mstile H，*et al.* Mechanism of antimalarial action of the synthetic trioxolane RBXl 1160 (OZ277). Antimicrob Agents Chemother，2007，51(2)：667-672

[33] Uhlemann AC，Cameron A，Eckstein-Ludwig U，*et al.* A single amino acid residue can determine the sensitivity of SERCAs to artemisinins. Nat Struct Mol Biol，2005，12(7)：628-629

[34] Jambou R，Legrand E，Niang M，*et al.* Resistance of *Plasmodium fulciparum* field isolates to in-vitro artemether and point mutations of the SERCA-type PfATPase6. Lancet，2005，366(9501)：1960-1963

[35] Bhisutthibhan J，Pan XQ，Hossler PA，*et al.* The *Plasmodium falciparum* translationally controlled tumor protein homolog and its reaction with the antimalarial drug artemisinin. J Biol Chem，1998，273(26)：16192-16198

[36] Shensi BR，Sijwali PS，Singh A，*et al.* Characterization of native and recombinant falcipain-2，a principal trophozoite eysteine protease and essential hemoglobinase of *Plasmodium falciparum.* J Biol Chem，2000，275(37)：29000-29010

[37] Sijwali PS，Rosenthal PJ. Gene disruption confirms a critical role for the cysteine protease falcipain-2 in hemoglobin hydrolysis by *Plasmodium falciparum.* Proc Natl Acad Sci USA，2004，101(13)：4384-4389

[38] Pandey AV，Tekwani BL，Singh RL，*et al.* Artemisinin，an endoperoxide antimalarial，disrupts the hemoglobin catabolism and heme detoxification systems in malarial parasite. J Biol Chem，1999，274(27)：19383-19388
[39] Rosenthal PJ，Sijwali PS，Singh A，*et al.* Cysteine proteases of malaria parasites：Targets for chemotherapy. Curr Pharm Des，2002，8：1659-1672
[40] Sullivan DJJr，Gluzman IY，Goldberg DE. *Plasmodium hemozoin* formation mediated by histidine-rich proteins. Science，1996，271：219-222
[41] Choi CY，Cerda JF，Chu HA，*et al.* Spectroscopic characterization of the heme- binding sites in *Plasmodium falciparum* histidine-rich protein 2. Biochemistry，1999，38：16916-16924

（李琳娜　袁守军）

第五节　恶性疟原虫对青蒿素类药耐药性的研究

通常说一种药物耐药性的出现意味着所推荐的某种药物在治疗某病中疗效明显下降或不再有效。目前在柬埔寨、泰国和越南某些地区已经有青蒿素耐药性的报道[1~4]。这些青蒿素耐药性是指原虫清除时间变慢和 28 天内出现复燃。在这些原虫清除时间变慢和原虫复燃的报道中，当其他原因已经被排除后，青蒿素耐药性被认为是其原因。世界卫生组织(WHO)早期对耐药性定义为：用了适当的抗疟药药量和已达到适当的血药浓度后，原虫依然生长和繁殖。又根据原虫清除情况和复燃来分为 RⅠ、RⅡ、RⅢ等耐药程度[5]。现在全球抗疟药耐药性网络(WWARN)对此定义有些修改，使得能更准确地监测和侦察青蒿素耐药性在世界各地出现的可能性[6]。新的标准包括使用一个数学模型工具，名为原虫清除估算法(parasite clearance estimator，PCE)[6~8]，以便精准地计算出原虫清除时间或原虫清除率，同时考虑是 3 天还是 7 天转阴，以及 28 天内是否复燃。

2005 年 12 月，Ronan Jambou 等在 *Lancet* 发表文章[9]：为了建立疟原虫抗药性预警体系，他们从柬埔寨、法属圭亚那和塞内加尔的 530 名疟疾患者身上提取血样，比较不同地区的疟原虫对青蒿素类药物的反应。结果表明，在柬埔寨没有疟原虫对青蒿素有抗药性的迹象。但在塞内加尔和法属圭亚那，疟原虫对青蒿素的敏感性已经降低。在法属圭亚那并有证据显示疟原虫出现了一些可能发展出抗药性的 *SERCA-pfATPase*6 基因变异。他们把疟原虫对青蒿素产生抗药性的原因归于在塞内加尔和法属圭亚那，青蒿素使用尚无规范，或被允许单独使用，而在柬埔寨青蒿素使用受到严格管理，只用于复方疗法。但这作者的说法不准确，因为柬埔寨用青蒿素单药已有二十多年历史。

这篇文章提醒人们注意预防青蒿素耐药性的发生[9]，但该文章的依据是有疑问的体外试验结果数据。此数据包括法属圭亚那检测的 289 例患者血样，其蒿甲醚体外原虫抑制浓度 IC_{50} 最低为 0.2nmol/L，最高为 117nmol/L；塞内加尔检测的 110 例血样，蒿甲醚 IC_{50} 最低为 0.1nmol/L，最高为 44.7nmol/L；而在柬埔寨西部柬泰边境检测的 136 例血样，青蒿琥酯 IC_{50} 最低为 0.05nmol/L，最高为 18nmol/L。需知在体外试验中，青蒿琥酯和蒿甲醚是不可比的。尽管此文章作者参考了另一篇文章[10]，它提到青蒿素衍生物在体外试验有交叉耐药性。

2008 年 12 月，Noedl 等在《新英格兰医学杂志》发文[1]，通过使用体内、体外、分子标记和药代动力学研究观察，认为在柬泰边境地区有可能出现潜在的青蒿素耐药性。结果表明，青蒿琥酯的总体高治愈率显示仅有极少量原虫株可以被定义为青蒿素耐药性，但这种耐药性不是一个广泛的流行病学现象。

2010 年 10 月该文作者又在美国临床传染病杂志发表文章，补充了临床数据和体外试验及血药浓度数据[11]，其根据是在接受青蒿琥酯治疗(每天 4mg/kg，7 天疗程)的 56 例患者中，有 4 例患者 28 天内复燃，其中 2 例因其血药浓度不足评为药物吸收不良，而不评为耐药性。另 2 例评为耐药性，转阴时间分别为 95h 和 133h(治愈患者的平均值为 52.5h)，因为其血药浓度是足够的。此 2 例的双氢青蒿素 IC_{50} 比克隆 W2 参照株(reference W2 clone)高出 10 倍。但此 2 例的原虫耐药性似乎与 *pfmdr1* 或 *pfATPase6*(视为耐药性标志)无关。

2009 年 10 月，Dondorp 等在《新英格兰医学杂志》发表文章[2]：在柬埔寨西部的拜林地区及泰国西北部的王盼地区随机选取两个地区，对照这两个地区普通恶性疟的治疗效果。采用以下治疗方案：口服青蒿琥酯，每天 2mg/kg，7 天疗程；青蒿琥脂每天 4mg/kg，3 天疗程，然后服用甲氟喹两次，共计 25mg/kg。评估恶性疟原虫体内、体外的敏感性，青蒿琥酯的药动学，耐药性分子标记。在两个试点各自观察了 40 名患者。在柬埔寨拜林地区，总体原虫清除时间中间值为 84h(四分位距为 60～96)，泰国王盼地区($P<0.001$)为 48h(四分位距为 36～66)。通过聚合酶链反应(polymerase chain reaction，PCR)证实，在拜林地区 20 例接受青蒿琥酯单药治疗和 20 例接受青蒿琥酯-甲氟喹治疗的患者中分别有 6 例(30%)及 1 例(5%)确认出现复发，而在王盼地区 20 例接受青蒿琥酯单药治疗和 20 例接受青蒿琥酯–甲氟喹治疗的患者中($P=0.31$)分别有 2 例(10%)及 1 例(5%)确认出现复发。这些明显不同的寄生虫反应都不能通过年龄的差异、青蒿琥酯或双氢青蒿素药动学、同位素体外敏感试验结果、*pfmdr1* 或 *pfserca-pfATPase6* 基因变异来解释。通过对照泰国西北部地区，发现柬埔寨西部地区恶性疟对青蒿琥酯的体内敏感性降低。耐药性的特征是体内疟原虫清除时间变慢，但体外敏感性试验中敏感性没有改变。

的确，柬埔寨西部拜林地区的原虫清除时间显著慢于泰国西北部的王盼地区，他们认为这是抗药性的表现，但作者认为这只能表明两地疟原虫在人体内对青蒿素的敏感性不同，加上该两组患者年龄不同、免疫力不同有关。

同一组作者于 2012 年 4 月 5 日在 *Lancet* 发表文章[3]：2001～2010 年泰国西北部地区原虫清除半衰期延长。原虫清除半衰期的几何平均数从 2001 年的 2.6h 增至 2010 年的 3.7h。清除感染变慢(原虫清除半衰期≥6.2h)的比例从 2001 年的 0.6%增长到 2010 年的 20%。在柬埔寨西部，原虫清除半衰期的几何平均数为 5.5h，2007～2010 年，原虫清除时间变慢的比例增长了 42%。通过原虫基因分析出 93 种单核苷酸多态性(single nucleotide polymorphism，SNP)。该文结论：有遗传学根据的恶性疟原虫对青蒿素的耐药性在泰缅边境至少在 8 年前就出现了，并有所增长。

该组作者又于 2012 年 4 月 6 日在美国 *Science* 杂志上发表文章[12]：青蒿素类复方耐药性的出现将对疟疾控制造成威胁。耐药性已经被证实出现在柬埔寨西部地区，最近也出现在泰国西部，但在老挝边界还没有相关报道。青蒿素耐药性使治疗后原虫清除率降低，研究认为这是因为潜在耐药性基因组出现。以 6969 SNP 单模标本结构(haplotype structure at 6969 polymorphic single-nucleotide pleomorphism SNP)为标志，在来自柬埔寨、泰国、老挝的 91 个原虫株的基因组中找到了 33 个基因区域有强烈选择的证据。对来自泰国的 715 个原虫株，通过 6969 SNP 和微卫星观察这些基因区域确定了一个在 13 号染色体上的选择性区域。此区与原虫清除率缓慢有很强的关联性($P=10^{-12}$～10^{-6})，13 号染色体上两个毗邻区域中的突变，被认为是青蒿素抗药性出现的遗传学基础。

1985～1992 年，中国军事医学科学院微生物流行病研究所李国福、时云林、焦岫卿等已经开展了重要及有意义的体内研究(伯氏鼠疟原虫 K173 株 6 种抗药虫株模型的建立。内部资料 1993)。他们做了 6 种抗疟药(青蒿素、蒿甲醚、氯喹、本芴醇、萘酚喹和蒿甲醚–本芴醇复方)的抗药性原虫株在小白鼠的培育试验，经过 20～30 代培育(每代培育 7 天)，都先后出现抗药性(图 5-41)。其结果显示，短半衰期药青蒿素(QHS)和蒿甲醚(AMT)培育 30 代后都出现抗药性，但其抗药性指数(I_{90})不高，培育了 200 代，一直维持在 10 左右，即仅有轻度抗药性；但其他长半衰期药则显著不同，氯喹(CQ)培育 30 代后，抗性指数达到 80，以后一直维持在 100 左右，其中抗性指数维持最高者为本芴醇(BLT)，维持在 400 左右，但当其配伍蒿甲醚后(A+B)，抗性指数则最高只维持在 20～40[13]。这是一个很有趣的问题，可惜当时没有同时对短半衰期药奎宁进行培育。但无论如何，这是一项十分长期而又有重要意义的试验。

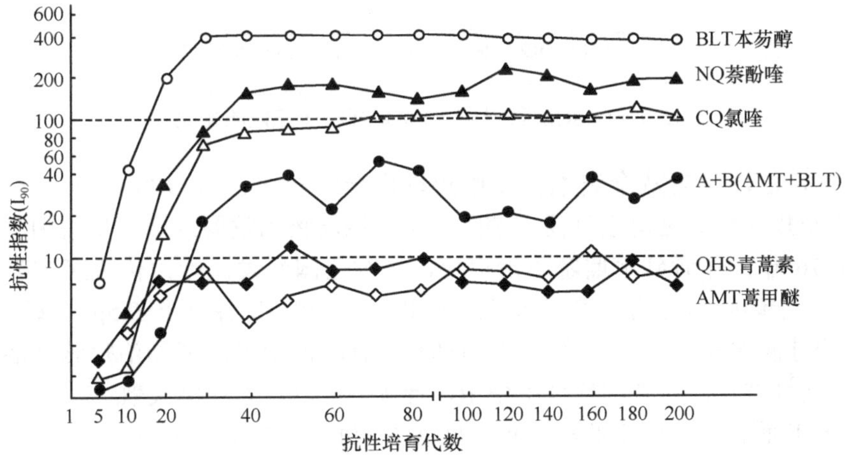

图 5-41 6 种抗疟药在伯氏鼠疟原虫 berghei(K173)株的抗药性培育结果

20 世纪 80 年代，Chawari 及 Peters 发表的文章中一些关于体外、体内试验的数据非常有意思[14~16]。他们发现小鼠体内试验中的氯喹耐药 *P. yoelii* 鼠疟原虫株对青蒿素(非青蒿琥酯)的耐药性发展很快；但用氯喹敏感性的伯氏鼠疟原虫株，这一现象没有发生。在体内、体外试验中，发现当青蒿素与甲氟喹、伯喹共同使用时有明显的协同作用，随后他们推荐使用青蒿素/青蒿琥酯+甲氟喹复方(A+M)。直到近来青蒿素耐药性问题出现时，青蒿琥酯–甲氟喹复方一直是主要推荐的 ACT。

从现场临床使用来看，中国海南和云南、贵州、广西等地的恶性疟流行区，自 1981 年以来，青蒿琥酯和蒿甲醚由于其速效、高效、低毒、安全，很快成为了治疗恶性疟的第一线治疗药(直至近几年极少地区才使用双氢青蒿素–哌喹复方)，至今已 30 多年，临床上并无出现因抗药性而失效的报道，而且很多地区的恶性疟都已清除。在越南，从1991～1992年开始，由于恶性疟对氯喹和 Fansidar 的抗药性，加之全国经济开发，人口流动大增而导致疟疾暴发流行，每年因疟疾死亡达 4000～5000 人，青蒿素类单药迅速推广，取代了氯喹、Fansidar 和奎宁而成为第一线治疗药，直至 1999 年才开始使用双氢青蒿素–哌伯喹复方(CV8)。越南的青蒿素类单药和后来的复方(CV8)均由国家免费发放至基层使用。今天越南疟疾也已进入清除阶段。至今 20 年，也未见有青蒿素类药临床失效的报道。然而长半衰期药氯喹、周效磺胺+乙胺嘧啶、哌喹、甲氟喹则出现另一种现象，使用数年后均因出现抗药性而疗效下降，10 年左右疗效显著降低(见图 5-42)。

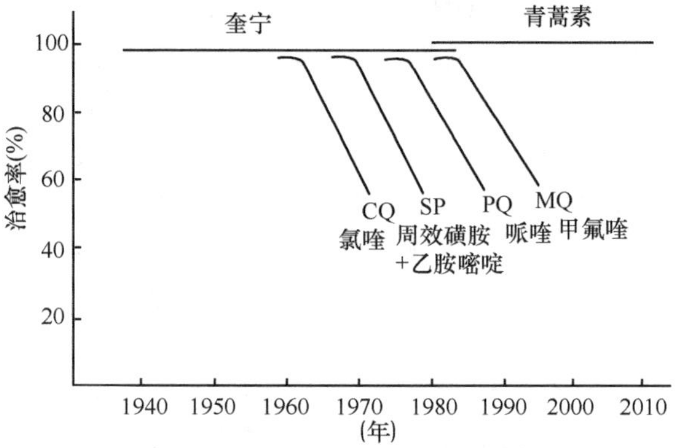

图 5-42 东南亚地区几种抗疟药临床疗效的变化

1820 年，法国学者从金鸡纳树皮中提取出奎宁至今已有 190 多年，全球广泛使用，且其不正规使用更是司空见惯。按照长半衰期药物的发展规律，早就因产生抗药性而失效。1976 年，作者到柬埔寨防治疟疾，当时全国暴发流行，传说奎宁失效，但作者正规使用奎宁静脉滴注抢救重症患者，于 0h、4h 和 8h 各给予 0.5g，每天总量 1.5g 在 12h 内静脉滴注完毕，无一例失效。1991 年到越南用青蒿琥酯治疗脑型疟，当时亦传说奎宁抗药性严重，作者同样规范使用，连续 30 例，无一例失效[17]。为什么奎宁使用已 190 多年而不失效？可能因其半衰期短(6～9h)，停药后不存在持续性低血药浓度的条件，因而原虫不易产生抗药性。

青蒿素类同属短半衰期药物，其半衰期只有 1.5～4h，其油注射剂的半衰期也只有 7h，由于其对疟原虫的强大杀灭作用和速效，每天仅需服药一次，更不存在持续性低血药浓度的条件(图 5-43)，这可能是抗性培育的实验研究，经 200 代培育都不能产生高抗性指数的原因。

回顾以上各种抗疟药在体内、体外抗药性的历史数据是必要而且值得深思的。但这些数据并不能简单预测当前及今后将会发生的变化。既然奎宁和青蒿素都不像长半衰期药物一样易产生耐药性，那么接下来青蒿素的发展演变是将重蹈奎宁的发展之路还是氯喹之路是一个有趣的问题。

奎宁之所以被青蒿素类药迅速取代，并不是因为其失效，而是因为其速效作用远远比不上青蒿素类药，更比不上青蒿素低毒安全和使用简单方便。奎宁与青蒿素同属短半

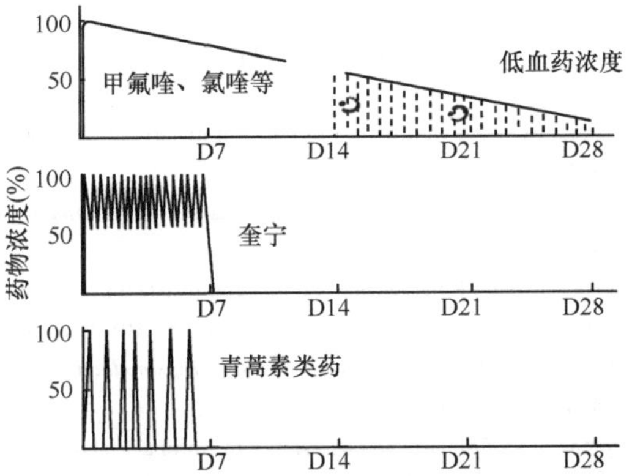

图 5-43 药物的半衰期长短与疟原虫抗药性的关系

衰期药物，青蒿素的半衰期只有 1.5～4h，比奎宁 6～9h 更短，根据奎宁的使用寿命已有 190 多年，作者推断青蒿素的使用寿命可能与奎宁相似。如果考虑到长半衰期是导致抗药性的重要诱因，为了保护青蒿素在临床使用中不产生抗药性，那么研制长半衰期的青蒿素衍生物和青蒿素类药的透皮吸收剂的抗疟临床使用都应列为禁忌。

然而，数以亿计的青蒿素复方疗程已被使用，因其被推荐作为全球疟疾治疗一线用药。由药物压力引起的耐药性基因突变出现的可能性是个严重的顾虑，且目前柬埔寨及泰国已有相关报道。因此，全球抗疟药耐药性网络(WWARN)推荐一个改进的原虫清除评估方法(PCE)[6,8]。它是一个网上工具，将用于全球疟区，以便早日侦察到原虫清除延迟的出现，作为可能耐药性发展的指标。

不方便或者不可用网上原虫清除评估工具的疟疾区的研究者，可以试用全球遏制青蒿素耐药性计划 GPARC 提出的青蒿素耐药性定义[18]来判断耐药性是否已出现：①嫌疑耐药性(suspected resistance)：原虫清除时间延长 (increase in parasite clearance time)，即在服用 ACT 后，≥10%的病例在第 3 天(72h)仍可查到原虫。②确定的耐药性(confirmed resistance)：在口服青蒿素类单药后有足够的药物血液浓度，但出现治疗失败，即第 7 天原虫不转阴；或在第 3 天(72h)仍可以查到原虫，同时在 28～42 天内出现复燃。

作者认为，不应只用复燃出现来定义耐药性，因为短半衰期药物 7 天疗程很少能达到 100%治愈率。1992 年，青蒿琥酯推广到越南南方，作者用青蒿琥酯 7 天疗程总量 800mg 口服治疗 43 例恶性疟患者，就有 2 例在 28 天内复燃，因为是首次在当地使用，所以不可能产生耐药性。青蒿素类药物投入使用初期(1975～1985 年中国)，原虫转阴时间≥72h 者并非少见，原虫转阴(清除)时间受患者的免疫力影响甚大，而且受镜检人员的耐心程度影响也很大。因此原虫转阴时间不宜作为耐药性的指征，应该考虑青蒿素类单药 7 天疗程复燃率达到 15%才视为“可能的耐药性”。还有其他因素如免疫力、某种血红蛋白病、脾脏切除等都可以影响复燃。

致谢：承蒙 Keith Arnold 博士和麦丽贤医生在本部分编写过程中给予认真细心的协助，非常感谢！

参考文献

[1] Noedl H，Se Y，Schaecher K，*et al.* Evidence of artemisinin-resistant malaria in western Cambodia. New England Journal of Medicine，2008，359(24)：2619-2620

[2] Dondorp AM，Nosten F，Yi P，*et al.* Artemisinin resistance in *Plasmodium falciparum* malaria. New England Journal of Medicine，2009，361(5)：455-467

[3] Phyo AP，Nkhoma S，Stepniewska K，*et al.* Emergence of artemisinin-resistant malaria on the western border of Thailand：a longitudinal study. The Lancet，2012，published online April 5，2012.DOI：10.1016/s0140-6736(12)60484-X

[4] Hien TT，Thuy-Nhien NT，Phu NH，*et al. In vivo* susceptibility of *Plasmodium falciparum* to artesunate in Binh Phuoc Province，Vietnam. Malaria Journal，2012，11(1)：355

[5] World Health Organization. Chemotherapy of Malaria and Resistance to Antimalarials-Report of a WHO Scientific Group. 1973

[6] World wide Antimalarial Resistance Network providing a parasite clearanee estimator(PCE)，a standard method of analyzing parasite clearance data. http://www.wwarn.org

[7] White NJ. The parasite clearance curve. Malaria journal，2011，10(1)：278

[8] Flegg JA，Guerin PJ，White NJ，*et al.* Standardizing the measurement of parasite clearance in falciparum malaria：the parasite clearance estimator. Malaria Journal，2011，10(1)：339

[9] Jambou R，Legrand E，Niang M，*et al.* Resistance of *Plasmodium falciparum* field isolates to in-vitro artemether and point mutations of the SERCA-type PfATPase6. The Lancet，2005，366(9501)：1960-1963

[10] Brockman A，Price RN，van Vugt M，*et al. Plasmodium falciparum* antimalarial drug susceptibility on the north-western border of Thailand during five years of extensive use of artesunate-mefloquine. Transactions of the Royal Society of Tropical Medicine and Hygiene，2000，94(5)：537-544

[11] Noedl H，Se Y，Sriwichai S，*et al.* Artemisinin resistance in Cambodia：a clinical trial designed to address an emerging problem in Southeast Asia. Clinical Infectious Diseases，2010，51(11)：e82-e89

[12] Cheeseman IH，Miller BA，Nair S，*et al.* A major genome region underlying artemisinin resistance in malaria. Science，2012，336(6077)：79-82

[13] 李国福，时云林，焦岫卿，等. 伯氏鼠疟原虫 K173 株 6 种抗药性虫株模型的建立. 军事医学科学院微生物流行病研究所内部资料，1993

[14] Chawira AN，Warhurst DC，Peters W. Qinghaosu resistance in rodent malaria. Transactions of the Royal Society of Tropical Medicine and Hygiene，1986，80(3)：477-480

[15] Chawira AN，Warhurst DC，Robinson BL，*et al.* The effect of combinations of qinghaosu（artemisinin）with standard antimalarial drugs in the suppressive treatment of malaria in mice. Transactions of the Royal society of Tropical Medicine and Hygiene，1987，81(4)：554-558

[16] Chawira AN，Warhurst DC. The effect of artemisinin combined with standard antimalarials against chloroquine-sensitive and chloroquine-resistant strains of Plasmodium falciparum in vitro. The Journal of tropical medicine and hygiene，1987，90(1)：1

[17] 李国桥，郭兴伯，苻林春，等. 青蒿琥酯与二盐酸奎宁治疗恶性疟的随机比较. 广州中医药大学学报，1995，12(3):1-5

[18] World Health Organization. Global plan for artemisinin resistance containment（GPARC）. World Health Organization，Geneva，2011

（李国桥）

第六节 青蒿素及其衍生物的免疫调节作用

随着对青蒿素生物活性认识的深入，发现青蒿素对机体免疫功能有明显的调节作用。以下分别简述青蒿素对机体非特异性免疫功能和特异性免疫功能的影响。

一、对非特异免疫功能的影响

程道新[1]报道了青蒿素对体内外吞噬细胞吞噬功能的影响及吞噬细胞溶酶体酸性磷酸酶活性的变化。两组 LACA 纯系小鼠，实验组灌胃青蒿素 200mg/kg，对照组给予等体积赋形剂，每天一次，连给 3 天。于实验结束前 10h，两组小鼠均腹腔注射 5%鸡红细胞悬液 0.5ml。处死小鼠，吸取腹腔细胞悬液于 37℃温箱中孵育 50min，即有大量巨噬细胞黏附于载玻片上，用生理盐水洗去非黏附成分，晾干后，甲醇固定，姬氏染色，在油镜下观察吞噬细胞的吞噬功能，结果见表 5-41。结果表明，青蒿素显著提高吞噬率和吞噬指数。

表 5-41 青蒿素对小鼠腹腔巨噬细胞吞噬率和吞噬指数的影响

组别	例数	吞噬率(%)	吞噬指数
青蒿素组	46	46.69±1.80*	0.88±0.05*
对照组	47	38.59±2.36	0.73±0.05

* 表示 $P<0.05$

在体外培养腹腔巨噬细胞吞噬疟原虫实验中，昆明系小鼠经同样处理后，取小鼠腹腔细胞，用培养液稀释后取 1ml 加入特制培养皿中，37℃孵育 2～3h，加入感染 *P. berghei* 的小鼠血液，使腹腔巨噬细胞与感染红细胞的比例为 1∶7。再孵育 6h，取出培养皿中盖玻片，用前述方法染色固定，每片计数 30 个巨噬细胞，以吞噬疟色素或疟原虫为指标，计算吞噬率。结果表明吞噬率显著提高，结果见表 5-42。

表 5-42 青蒿素对小鼠腹腔巨噬细胞吞噬疟原虫的影响

组别	例数	吞噬率(%)
青蒿素组	30	55.26±2.29**
对照组	30	46.68±1.93

** $P<0.01$

该作者的研究表明，青蒿素还可提高小鼠腹腔巨噬细胞酸性磷酸酶活性，结果见表 5-43。

表 5-43 青蒿素对小鼠腹腔巨噬细胞酸性磷酸酶活性的影响

组别	例数	BLB 单位(6×10^6)
青蒿素组	30	0.55±0.037*
对照组	30	0.46±0.027

* $P<0.05$

关于青蒿素提高吞噬细胞的功能，还有其他研究报道。邹樟等的研究表明[2]，感染疟原虫小鼠的溶血空斑形成细胞(PFC)和玫瑰花形成细胞(RFC)的形成反应，受到严重抑制。用青蒿素治疗，每天 300mg/kg，连续 7 天，在杀灭疟原虫后，小鼠的 PFC 和 RFC 反应逐渐恢复，结果见表 5-44。

表 5-44　感染小鼠给予同系正常小鼠巨噬细胞后溶血形成细胞(RFC)、玫瑰花形成细胞(PFC)反应

组别	例数	免疫时血虫率(%)	试验时血虫率(%)	PFC/10^6 脾细胞	PFC(千)/10^6 脾细胞
正常对照	7	—	—	828±207	20.7±3.4
感染组(8 天)	14	24.7	36.9	5±1	0.7±0.4
感染 8 天+3×10^6 个巨噬细胞	9	22.2	37.5	4±1	1.2±1.6

臧其中等[3]探讨了青蒿素对网状内皮系统吞噬 ^{86}Rb 红细胞的影响。结果表明，青蒿素对正常动物网状内皮系统的吞噬功能、淋巴细胞转化及血浆环腺苷一磷酸(cAMP)含量均无影响。而对皮质激素所致免疫功能低下的动物，青蒿素可使降低的淋巴细胞转化率增高，又可使升高的血浆 cAMP 降低，在高疟原虫血症时，又可使低下的血浆 cAMP 升高。

林培英等探讨了蒿甲醚对脾脏质量的影响[4]，把 79 只小鼠随机分成蒿甲醚高剂量组(200mg/kg/d)、低剂量组(100mg/kg/d)、氯喹组(200mg/kg/d)以及对照组。药物组每天给药 2 次，连续 7 天。于末次给药后 24h 眼眶放血处死动物后，取脾脏称重，计算每 10g 体重脾脏的质量。结果表明，蒿甲醚两个剂量组有增加正常小鼠脾脏质量的作用($P<0.001$)，也均能提高在绵羊红细胞抗原刺激下的小鼠脾脏质量($P<0.001$)。而氯喹对小鼠脾脏质量均无影响。另外，蒿甲醚两个剂量治疗的感染伯氏鼠疟原虫的小鼠脾脏质量明显低于未治疗的感染动物。

王敦瑞等[5]报道，大剂量给予青蒿素(500mg/kg，腹腔注射)，其血清对正常异体脾细胞经 ConA 活化的 ^{3}H-UR 的掺入有抑制作用，同时证明其衍生物去氧青蒿素也有此作用，如图 5-44 和图 5-45 所示。

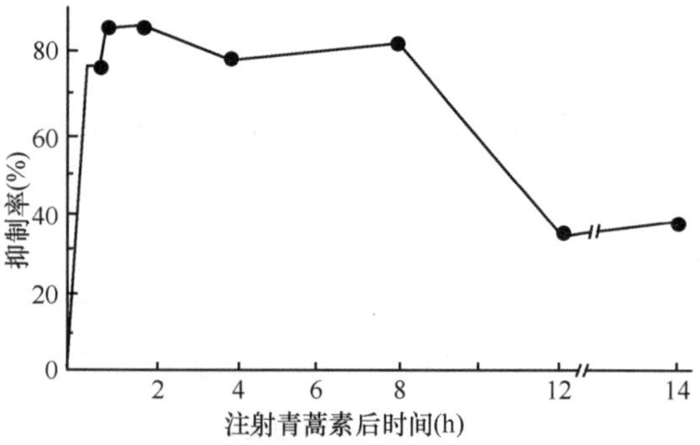

图 5-44　注射青蒿素后不同时间收集的血清对异体小鼠经 ConA 活化的脾细胞 ^{3}H-UR 掺入影响

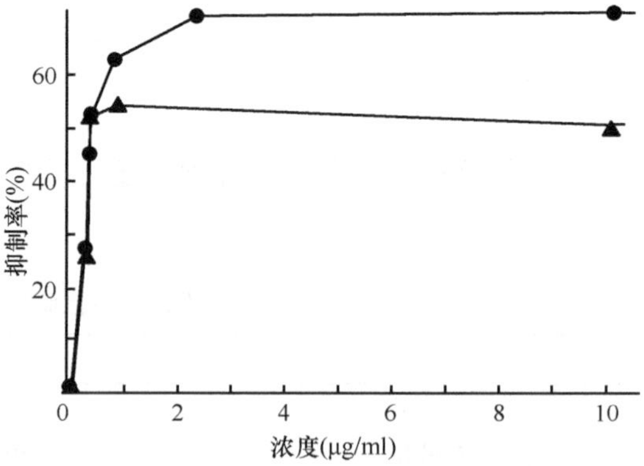

图 5-45　青蒿素(—●—●—)、去氧青蒿素(—▲—▲—)体外抑制经 ConA 刺激的小鼠脾细胞 ^{3}H-UR 掺入

青蒿素对天然杀伤细胞(NK细胞)、巨噬细胞等有一定影响。有报道提示青蒿素对NK细胞具有较强的抑制作用[6]，也可提高巨噬细胞、中性粒细胞的吞噬活性[7]。另外，青蒿琥酯通过抑制白三烯B4(LTB4)引起的多形核细胞(PMN)浸润的能力及IL-8所致的中性粒细胞的趋化而达到非特异性抗炎目的[8]。NK细胞是重要的免疫活性细胞，其主要功能是参与免疫调节，可作用于T淋巴细胞、B淋巴细胞，对免疫系统起广泛的调节作用。青蒿琥酯对NK细胞所介导的抗体依赖性细胞毒性(ADCC)效应参与Ⅱ型、Ⅳ型变态反应有显著的抑制性作用[6]。

参考文献

[1] 程道新. 青蒿素小鼠腹腔巨噬细胞吞噬功能的影响.中医药研究成果汇编(1980-1981)，1982：64-68
[2] 邹樟，程道新，王一琴. 青蒿素对感染鼠疟小鼠溶血空斑和玫瑰花形成细胞的影响. 中西医结合杂志，1985，5(9)：563-567，517
[3] 臧其中，郑振源，齐尚斌，等. 蒿素对免疫功能的调节作用. 核技术，1984，2：55-57
[4] 林培英，潘竞锵，冯昭明. 蒿甲醚对小鼠血清IgG及脾重的影响. 药学学报，1985，20(3)：211-213
[5] 王敦瑞，林性玉，张惠珠. 青蒿素和去氧青蒿素对小鼠淋巴细胞活化的抑制作用. 上海免疫学杂志，1987，7(4)：199-201
[6] 周平，高玉祥. 青蒿琥酯对NK细胞活性及ADCC活性的影响. 蚌埠医学院学报，1995，20(6)：363
[7] 高玉祥. 青蒿琥酯免疫作用的研究. 蚌埠医学院学报，1998，23 (5)：289
[8] 王国江，顾青，张海清. 青蒿琥酯对中性粒细胞趋化的影响. 中国皮肤性病学杂志，2004，18(7)：391-393

(李泽琳　李琳娜)

二、对体液免疫的影响

体液免疫主要通过体内免疫血清球蛋白及效应B细胞的数量来体现。实验证明，青蒿素对红内期疟原虫有明显的杀灭作用，其特点为：血内原虫消失较其他抗疟药快，疗后血内原虫复燃率较高。许多学者研究了青蒿素及其衍生物对非特异性免疫中体液免疫的影响。

1. 对血清IgG含量的影响

林培英等[1]用ICR纯种小鼠，按雌雄各半随机分组。用灌胃给药蒿甲醚与氯喹。

(1) 蒿甲醚对正常小鼠血清IgG含量的影响

实验把79只小鼠随机分成蒿甲醚高剂量组(200mg/kg/d)、低剂量组(100mg/kg/d)\氯喹组(200mg/kg/d)及对照组。药物组每天给药2次，连续7天，末次给药后24h，各组小鼠眼眶放血，收集血清，用单向免疫扩散法测定每只小鼠血清IgG含量。结果表明，对照组IgG含量平均值为(12.56±0.72)mg/ml，蒿甲醚高剂量组为(8.82±0.73)mg/ml，差异非常显著($P<0.001$)，说明蒿甲醚200mg/kg/d能明显降低正常小鼠血清IgG的含量，氯喹对正常小鼠血清IgG含量却没有明显影响。

(2) 蒿甲醚对用绵羊红细胞(SRBC)免疫的小鼠血清 IgG 含量的影响

同样实验条件下，于给药后的第 2 天，每只小鼠腹腔注射抗原(20%SRBC 混悬液，SRBC 2×10^9/ml) 0.2ml 致敏一次，共 71 只。两批试验结果表明，对照组 IgG 含量为(14.62±0.70) mg/ml，蒿甲醚低剂量组为(12.20±0.74) mg/ml ($P<0.05$)，蒿甲醚 100mg/kg/d 能降低 SRBC 抗原刺激下的小鼠血清 IgG 含量，氯喹则没有影响。

(3) 蒿甲醚对感染伯氏鼠疟原虫的小鼠血清 IgG 含量的影响

按常规方法对健康小鼠接种伯氏鼠疟原虫。接种后随机分为蒿甲醚高剂量组(200mg/kg/d)、低剂量组(100mg/kg/d)、氯喹组(200mg/kg/d)及感染对照组。于接种 24h 后给药，每天给药 2 次，连续 4 天。末次给药后 24h 涂血片染色镜检，观察疟原虫转阴和感染率情况，并收集小鼠血清。结果表明，蒿甲醚两个剂量组及氯喹组对疟原虫抑制率均为 100%。蒿甲醚两个剂量组及氯喹组的 IgG 含量与感染组比较均没有差别($P>0.05$)。

不同剂量的蒿甲醚对小鼠血清 IgG 含量的影响是不同的，而同一剂量对不同状态的小鼠血清 IgG 的影响也是不同的。高剂量组(200mg/kg/d)能明显降低正常小鼠血清 IgG 含量，低量组(100mg/kg/d)对正常小鼠 IgG 含量没有影响，低剂量组对 SRBC 抗原刺激下的小鼠血清 IgG 有明显降低作用，而高剂量组对小鼠血清 IgG 则没有影响。

2. 对 B 淋巴细胞的影响

仰锦虹等[2]观察了蒿甲醚对 NIH 纯系小鼠脾脏 B 淋巴细胞增殖反应的影响，结果表明，蒿甲醚在给药剂量达到 100mg/kg 和 250mg/kg 时，对小鼠脾脏 B 淋巴细胞的增殖有显著抑制效应，结果见表 5-45。

表 5-45　蒿甲醚对小鼠脾脏 B 淋巴细胞增殖反应的影响

组别	动物数	SI	P 值
对照组	9	7.18±3.30	
蒿甲醚 50mg/kg	8	5.80±3.62	$P>0.05$
蒿甲醚 100mg/kg	9	3.30±2.61	$P<0.05$
蒿甲醚 250mg/kg	8	1.64±0.57	$P<0.01$

蒿甲醚对体液免疫功能的抑制作用可能与其抗疟机理有关。有人认为脑型疟的部分发病机理是由于疟原虫有丝分裂原可刺激机体 B 淋巴细胞产生大量免疫球蛋白 M，导致自身抗体及免疫复合物大量增加而发生。故作者推测蒿甲醚在直接杀灭疟原虫的同时，还能抑制 B 淋巴细胞的功能，减少自身抗体的产生，从而取得较好的疗效。

三、对细胞免疫的影响

1981 年，钱瑞生等[3]报道了青蒿素对特异性细胞免疫的影响。在以绵羊红细胞为抗原的小鼠足垫试验中，发现青蒿素油混悬剂对小鼠迟发型变态反应有明显影响，但其作用逊于环磷酰胺（$P<0.01$）。正常群（不免疫）各组间足垫反应强度无明显差异，正常群青蒿素组与免疫群青蒿素组间足垫反应强度有非常显著的差异（$P<0.001$），反映了青蒿素具有细胞免疫佐剂的作用，结果见表 5-46。

表 5-46　青蒿素油混悬剂和环磷酰胺对小鼠足垫试验的影响

药物 (mg/kg/d)	攻击前后足垫厚度差值(mm)	
	免疫群 均差±标准误(鼠数)	正常群 均差±标准误(鼠数)
青蒿素(450)	0.36±0.05(8)*△	0.06±0.04(8)
环磷酰胺(150)	0.65±0.12(5)**	0.26±0 (2)
生理盐水	0.18±0.06(5)	0.20±0.07(5)

*表示与本群生理盐水组相比，$P<0.05$；**表示与本群生理盐水组相比，$P<0.01$；△表示与正常群青蒿素组相比，$P<0.001$

在淋巴细胞转化试验中，取豚鼠心脏血，肝素(25U/ml)抗凝。试验设青蒿素油混悬组、青蒿素水混悬组及环磷酰胺组，同时设阳性对照和阴性对照。于 37℃温箱孵育 72h，离心，涂片，染色，镜检 200 个淋巴细胞，计算淋巴细胞转化率。结果见表 5-47。

表 5-47　青蒿素和环磷酰胺对淋巴细胞转化率的影响　（单位：%）

药物	试验组			对照组	
	小剂量	中剂量	大剂量	阳性对照	阴性对照
青蒿素油混悬注射剂	12	36	50	49	0
青蒿素油混悬注射剂	14	30	42	43	0
青蒿素水混悬注射剂	13	—	—	49	0
青蒿素水混悬注射剂	12	—	—	43	0
环磷酰胺	24	—	—	43	0

注：①“—”表示溶血；②试验组青蒿素制剂(油剂和水剂)剂量分别为 0.56mg/ml、2.80mg/ml、5.60mg/ml，环磷酰胺分别为 0.1mg/ml、0.5mg/ml、1.0mg/ml；③阳性对照组加植物血球凝集素(PHA)50μg/ml，阴性对照组不加青蒿素和 PHA

青蒿素能明显提高淋巴细胞转化率，提示青蒿素除对疟原虫有直接杀灭作用外，还可促进感染者的特异性细胞免疫。

藏其中[4]通过对正常大鼠及用皮质激素（强的松）处理的大鼠血液淋巴细胞转化试验证明了青蒿素对正常大鼠的淋巴细胞转化没有明显刺激作用，但对皮质激素引起的免疫功能低下的大鼠血液 T 淋巴细胞转化有明显的刺激作用，见表 5-48。

表 5-48　青蒿素对正常大鼠及强的松处理大鼠血液淋巴细胞转化的影响

组别	放射性强度(cpm/ml)	P 值
1. 强的松组	113±20	1、2 组比较 $P<0.01$
2. 强的松＋青蒿素组	407±76	
3. 青蒿素组	341±87	3、4 组比较 $P>0.05$
4. 对照组	224±54	

沈明等[5]用经典的渗入试验发现青蒿素衍生物琥珀酸酯钠（QHS）对致分裂原（PHA 及 ConA）刺激的小鼠脾细胞、胸腺细胞或正常人外周淋巴细胞的 ^{3}H-TdR 渗入均有明显的抑制作用。C57BL 或 CFW 小鼠脾细胞经 QHS 作用 30min 后洗去，则不再出现渗入的抑制。但如作用 4h 后洗去，则渗入仍有部分被抑制。体内试验也显示了抑制作用，但较弱。

林性玉[6]报道，青蒿素琥珀酸酯钠对混合淋巴细胞培养有显著的抑制。同时也观察到该药物对分离的 B 淋巴细胞在脂多糖（LPS）刺激下的 ^{3}H-TdR 掺入亦有明显抑制作用。

钱瑞生[7]报道，在小鼠注射给药青蒿酯钠 2h 后采集的血清样品中，检测出一种体内诱生的抗病毒物质，这种物质对胰蛋白质酶敏感，具有蛋白质性质；对同种细胞有保护作用，而对异种细胞则无保护作用；对 pH2 不敏感，对热敏感，与文献报道的 β 干扰素耐酸不耐热的性质相似（表 5-49），提示青蒿酯钠可能是一种干扰素诱生剂。

表 5-49　青蒿酯钠诱生小鼠干扰素的特性

不同处理		干扰素效价（U/ml）
酸碱度	pH 2	31
	pH 7.2	30
温度（℃）	60	0
	4	32
胰酶（μg/ml）	0	49
	25	48
	100	25
	250	19
L-929 细胞		39
鸡胚纤维细胞		0
人胚肺细胞		0

青蒿酯钠的干扰素诱生作用与剂量有关，最适剂量为 40～60mg/kg，剂量过小或过大，则诱生能力降低或消失（图 5-46），与文献报道左旋咪唑的剂量效应关系相同[8]。诱生干扰素的时间呈现给药后 2h 及 24h 两个高峰（图 5-47），与文献报道甘草甜素的时相曲线相类似[9,10]。

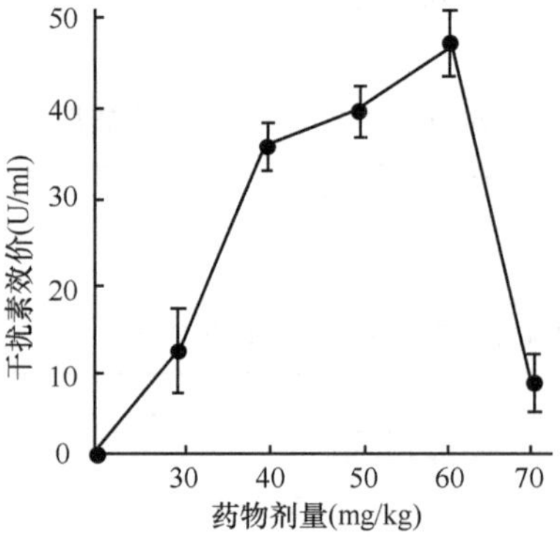

图 5-46　青蒿酯钠诱生干扰素的剂量曲线

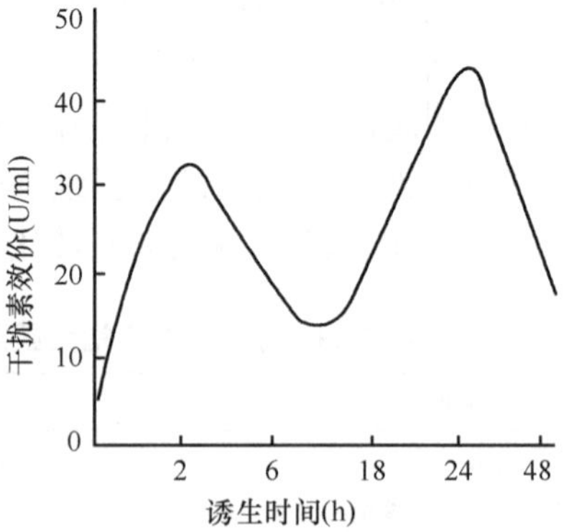

图 5-47　青蒿酯钠诱生干扰素的时相曲线

干扰素的诱生效价，在一定剂量和时间范围内，与黄芪诱生干扰素的效价相近似(表 5-50)。与其他干扰素诱生剂相同，反复给予青蒿酯钠，诱生干扰素的能力逐渐降低而产生耐受，呈现出“低反应期效应”(图 5-48)。

表 5-50　青蒿酯钠与黄芪诱生能力比较

组别	干扰素效价(U/ml)	
	2h	24h
青蒿酯钠	44	34
黄芪	43	26
生理盐水	0	0

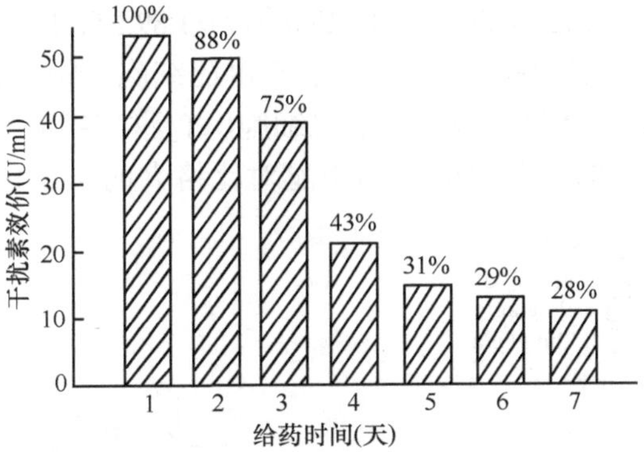

图 5-48　青蒿酯钠诱生干扰素的低反应期

陈鸣等[11]在大鼠腹腔注射青蒿琥酯后，采用其外周血白细胞的移行指数(MIT)和单个核细胞的促凝值(LPCA)来评价青蒿琥酯对大鼠特异性细胞免疫功能的影响。证明青蒿琥酯可增强特异性细胞免疫功能。结果见表 5-51。

表 5-51　青蒿琥酯对大鼠特异性细胞免疫功能的影响

组别	动物数	MIT	P值	LPCA	P值
对照组	15	0.5587±0.1336	<0.001	7.67±2.71	<0.05
给药组	15	0.3119±0.1579		16.22±11.82	

由表 5-51 可知，注射青蒿琥酯后的外周血白细胞的移行指数明显小于对照组，而单个核细胞的促凝值明显高于对照组。陈鸣的分析和总结表明，青蒿素的免疫作用与剂量有密切的关系，即小剂量时为免疫增强剂，大剂量时有免疫抑制作用。

陈华[12]报道，青蒿琥酯可提升 α1 抗胰蛋白酶抑制活力，促进抑制性 T 淋巴细胞(Ts 细胞)增殖，抑制 TE 细胞产生，阻止白细胞介质及各种炎症介质的释放，从而起到免疫调节作用。在对青蒿琥酯抑制小鼠变应性接触皮炎的试验中，选择测量刺激前后小鼠耳朵厚度和真皮中单核细胞浸润数作为参照指标，有显著效应(表 5-52)。

表 5-52　青蒿琥酯肌内注射对小鼠变应性接触皮炎反应的影响

	试验组	对照组	P 值
刺激前后鼠耳厚度差值（$\times 10^{-2}$mm）(n)	4.75±0.75(5)	7.00±0.88(5)	<0.001
单核细胞浸润数（个/高倍视野）	76.2±9.5	165±13.7	<0.001

青蒿琥酯可促进抑制性 T 淋巴细胞的诱导活化，增强鼠抗体生成的抑制作用。体外试验证实小鼠抗体生成的抑制率由 51%上升至 68%(P<0.001)，体内试验表明受试鼠抗体生成的抑制率由 52%上升至 67%(P<0.001)。对小鼠血清中 α_1 抗胰蛋白酶活力进行了测定，BALB/C 纯系小白鼠的 α1-AT 正常值为(1.71±0.19)mg/ml，另取 BALB/C 纯系小白鼠 16 只，分为 SOI 组(超适免疫组)及超适免疫+青蒿琥酯组两组。眼眶取血，测血清 α1 抗胰蛋白酶活力。结果为：QHZ 组为(2.1±0.20)mg/ml，SOI 组为(1.89±0.21)mg/ml(P<0.05)。

T_μ 淋巴细胞是参与细胞免疫应答的一类 T 淋巴细胞，顾远锡[13]报道了青蒿素及蒿甲醚 3 种剂量对比格犬 T 淋巴细胞、B 淋巴细胞、T_μ 淋巴细胞和 T_γ 淋巴细胞之间关系的变化。结果表明(图 5-49、图 5-50)，蒿甲醚对比格犬的 T 淋巴细胞、T_μ 淋巴细胞增

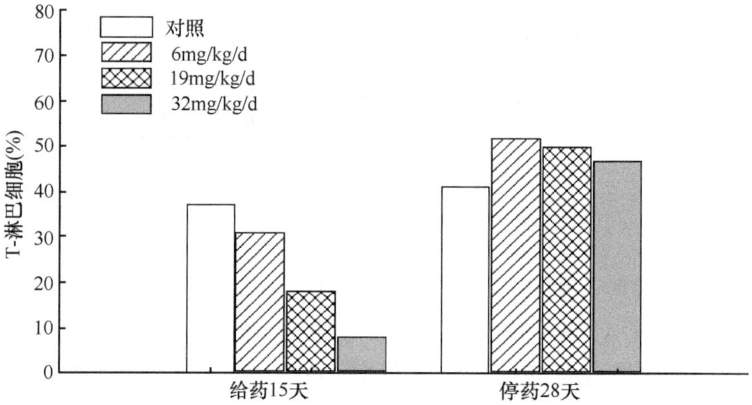

图 5-49　蒿甲醚对比格犬 T 淋巴细胞增殖的影响

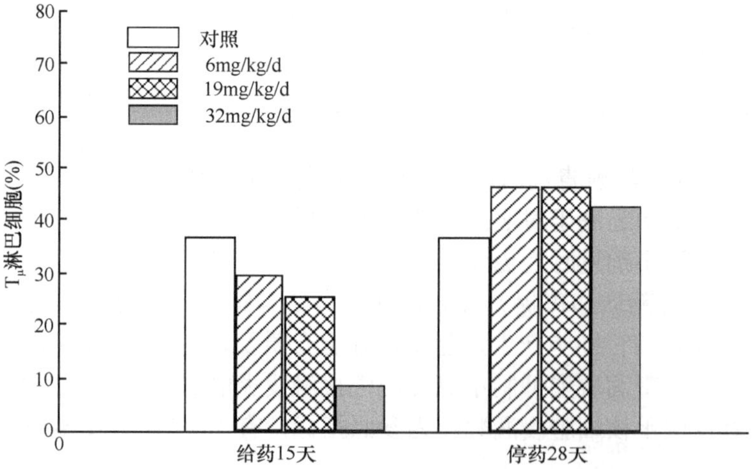

图 5-50　蒿甲醚对比格犬 T_μ 淋巴细胞增殖的影响

殖有抑制作用，即抑制了比格犬的细胞免疫功能。停止用药后 28 天，比格犬的细胞免疫功能可自行得到恢复。

张丹[14]报道了蒿甲醚可引起鸡红细胞(CRBC)致敏小鼠胸腺明显缩小，但对 PHA 诱导的小鼠外周血淋巴细胞转化无明显影响。结果见表 5-53。

表 5-53 蒿甲醚对 PHA 诱导的小鼠外周血淋巴细胞转化的影响

组别	鼠数(只)	淋巴细胞转化率(%)
蒿甲醚组	12	60.42±10.22
对照组	12	58.08±7.83

参考文献

[1] 林培英，潘竞锵，冯昭明. 蒿甲醚对小鼠血清 IgG 及脾重的影响. 药学学报，1985，20(3)：211-213

[2] 仰锦虹，李道中. 抗疟药蒿甲醚注射液对小鼠免疫功能的影响. 广州中医学院学报，1990，7(2)：102-105

[3] 钱瑞生，李柱良，余建文，等. 青蒿素的免疫作用和抗病毒作用. 中医杂志，1981(6)：63-66

[4] 藏其中，郑振源，齐尚斌，等. 青蒿素对免疫功能的调节作用. 核技术，1984，2：55-57

[5] 沈明，葛海良，何尧祥，等. 青蒿素的免疫抑制作用. 上海免疫学杂志，1982，(6)：7

[6] 林性玉，程枫，张来仪，等. 青蒿素及其二种衍生物的免疫抑制作用比较. 上海免疫学杂志，1984，6：348-351

[7] 钱瑞生，李柱良，谢名荣，等. 青蒿素对小鼠干扰素的诱生作用. 解放军医学杂志，1985，(5)：355-358

[8] Matsubara S,Suzuki F,Ishida N.The induction of interferon by leramisole in mice. Cell Immunol,1979，43(1)：214-219

[9] Abe N，Ebina T Ishida N. Interferon induction by glycyrrhizin and glycyrrhetinic acid in mice. Microbiol Immunol，1982，26(06)：535-539

[10] 王敦瑞，林性玉，张惠珠. 青蒿素和去氧青蒿素对小鼠淋巴细胞活化的抑制作用. 上海免疫学杂志，1987，4：199-201

[11] 陈鸣，朱作金，王朝临，等. 青蒿琥酯对动物免疫功能的影响. 广西医学院学报，1988，4：42-45

[12] 陈华，高玉祥. 青蒿琥酯免疫作用机制探讨(摘要). 蚌埠医学院学报，1988，3：195

[13] Gu YX，Cui YF，Wu BA，*et al*. Effects of artemether on peripheral T，B，T_{μ} and T_{γ} lymphocytes in beagle dog. Journal of Traditional Chinese Medicine，1989，3：215-219

[14] 张丹，林培英，潘竞锵，等. 蒿甲醚对小鼠免疫功能的影响. 中国药理学通报，1989，1：37-39

(李泽琳)

四、对免疫系统相关细胞因子的影响

青蒿琥酯可显著抑制小鼠脾淋巴细胞 IL-2 分泌[1]，同时对 IL-1 的分泌亦能产生抑制作用[2]，可通过抑制 IL-1、IL-2 的分泌阻止淋巴细胞从 G_1 期进入 S 期，使淋巴细胞增殖反应降低，从而发挥其免疫抑制作用。IL-2 具有促进 T 淋巴细胞增殖，促进细胞毒性 T 淋巴细胞(Tc 细胞)杀伤作用，增强 NK 细胞活性等作用。在一定意义上，IL-2 产生的能力反映出辅助性 T 细胞的功能，也反映出细胞免疫状况。而 IL-1 能促进单核/巨噬细胞分泌 TNF-α 和 NO，促进合成炎性细胞因子(IL-1、IL-6 及 TNF-α)和黏附分子[3]，还可诱导活化的 1 型 T 辅助细胞(Thl 细胞)分泌 IL-2。青蒿琥酯与苓丹片配伍能使系统性红斑狼疮患者低水平的 IL-2 增殖，同时降低 sIL-2R 水平[4]。人类 IL-2R 由 α 和 β 多肽链组成，由活化 T 淋巴细胞膜上表达的 IL-2R 称为膜 IL-2R(mIL-2R)，当 a 链脱落到血清时，称为 sIL-2R。IL-2 通过与免疫细胞表达的特异性 IL-2R 结合，传导 IL-2

信号而发挥作用。两者竞争性地与 IL-2 结合，起到免疫调控作用。当免疫系统活化时，sIL-2R 增高，通过阻断 IL-2 的活性，抑制 IL-2 介导的细胞免疫反应，导致发病[5]。青蒿琥酯亦可使狼疮样小鼠血清 IL-6 下降[6]。IL-6 是 B 淋巴细胞终末分化并分泌抗体的必需因子，IL-6 高表达后，导致 B 淋巴细胞活性增强并产生大量的自身抗体，在许多自身免疫病中出现的自身抗体都可能与 IL-6 的高表达有关。因此，抑制 IL-6 的分泌能够调节体液免疫。

董妍君等在研究中发现 125mg/kg、25mg/kg、5mg/kg 3 个剂量的双氢青蒿素均能抑制血清中前炎性因子 TNF-α 的分泌，同时青蒿琥酯亦可明显抑制 TNF-α 产生[7]，TNF-α 是巨噬细胞受炎症刺激时分泌的具有广泛生物学活性的多肽，是重要的免疫因子，主要参与炎症的调控，有学者认为它与细胞凋亡亦有一定关系[8]。青蒿琥酯对 NO 产生也有明显的抑制作用[8]。NO 除了是重要的炎性介质，许多研究还提示 NO 是一种免疫抑制分子，可抑制宿主体内的免疫应答。它能抑制大鼠脾淋巴细胞增殖，抑制 Thl 细胞分泌 IL-2 和 IFN-γ，促进 2 型 T 辅助细胞(Th2 细胞)分泌 IL-4，所以从这点来看青蒿琥酯抑制 NO 产生具有促进细胞免疫、抑制体液免疫的效用[9]。

TGF-β 是近年来日益受到众多学者重视的一类免疫因子，它能抑制各类淋巴细胞增殖和发挥功能，T 淋巴细胞活化时 TGF-β 减少，使抑制 Ig 合成的功能减弱，从而导致 B 淋巴细胞活性增强，Ig 合成增多。现已知 TGF-β 具有下调 Th1 细胞、Th2 细胞及其他免疫细胞的能力，并能辅助 IgA 的产生，而且同淋巴细胞向高内皮静脉的归巢机理相关。TGF-β 基因缺陷小鼠可能引起多器官感染，证明 TGF-β 在维持免疫自稳中起着重要作用[10]。青蒿琥酯能使狼疮样小鼠血清低水平的 TGF-β 恢复正常[11]。

NF-κB 作为参与细胞信号转导的重要转录因子，其主要生物学功能是调控基因特别是免疫炎症相关基因的转录，包括 IL-1β、TNF-α、ICAM-1、IL-6、IL-15、iNOS 等细胞因子基因的表达，从而在机体免疫炎症反应和免疫应答中起重要作用[12]，事实上许多免疫性疾病都存在 NF-κB 的失调[13]。青蒿素可通过对 NF-κB 的烷化或阻止其抑制蛋白 IκB 的降解，而达到抑制核转录因子 NF-κB 的活性。在静止条件下，NF-κB 以 NF-κB-IκB 复合物的形式存在于细胞质中，当被激活时，IκB 相继发生磷酸化、泛素化、蛋白酶水解而降解，游离的 NF-κB 得以快速转移至细胞核内，调节特定基因的转录活性。Aldieri 等证实青蒿素或青蒿琥酯能够有效阻止 LPS、IL-1β、TNF-α、INF-γ 混合因子诱导的 IκB-α 的降解从而抑制 NF-κB 激活[14]。NF-κB 作为由两种 Rel 家族蛋白(p50/p65)构成的异二聚体，其转录激活区域在 p65 蛋白的 C 端，有试验表明，双氢青蒿素能够抑制 NF-κB p65 的表达[15]。

参 考 文 献

[1] 周平，高玉祥. 青蒿琥酯对小鼠免疫功能的影响. 蚌埠医学院学报，1996，21(1)：5

[2] 李文桂，陈雅棠，刘成伟，等. 双氢青蒿素对患卡氏肺孢子虫肺炎大鼠血清和肺泡巨噬细胞上清液 IL-1 水平的影响. 地方病通报，2002，17(4)：12-15

[3] Scot P，Pearce E，Cheerer AW，*et al*. Role of cytolines and CD4 +T cell subsets in the regulation of parasite immunity and diseases. Immunological Revew，1989，112：161-198

[4] 张剑勇，钟嘉熙，彭胜权，等. 葶丹片、青蒿琥酯对系统性红斑狼疮患者 IL-2 与 IL-2R 影响的研究. 河南中医学院学

报，2003，18(2)：38
[5] Kott E，Hahn T，Huberman M，*et al*. Interferon system and natural killer cell activity in myasthenia gravis. QJ Med，1990，76：951-960
[6] 朱卫星，顾军. 青蒿琥酯对狼疮样小鼠血清白细胞介素-6 和转化生长因子-β的影响. 中国麻风皮肤病杂志，2004，20(4)：318-319
[7] 李文桂，陈雅棠，刘成伟. 双氢青蒿素治疗对卡氏肺孢子虫肺炎大鼠肺泡巨噬细胞上清液 TNF-α 和 NO 水平的影响. 中国人兽共患病杂志，2001，17(5)：72-74
[8] Nagy L，Kao HY，Chakravarti D，*et al*. Nuclear recptor repreression mediated by acomplex containing SMRT，mSin3A，and histone descetylase. Cell，1997，89：373
[9] Avery MA，Fan P，Karle JM，*et al*. Structure-activity relationships of the antimalarial agent artemisinin. 3. Total synthesis of(+)-13-carbaartemisinin and related tetra-and tricyclic structures. J Med Chem，1996，39(9):1885-1897
[10] Chen YH. Regulation of TH2 response. Immunology，1997，92：328
[11]朱卫星，顾军. 青蒿琥酯对狼疮样小鼠血清白细胞介素-6 和转化生长因子-8 的影响. 中国麻风皮肤病杂志，2004，20(4)：318-319
[12] Sergei S. Makarov. NF-κB as a therapeutic target in chronic inflammation：Recent advances. Molecular Medicine Today，2000，6：441-448
[13]许韩师，叶任高，张式鸿，等. 系统性红斑狼疮患者外周血单核细胞 NF-κB 信号通路活化检测. 中华皮肤科杂志. 2001，34(1)：18-21
[14] Aldieri E，Atragene D，Bergandi L，*et al*. Artemisinin inhibits inducible nitric oxide synthase and nuclear factor NF-κB activation. FEBS Letters，2003，552(2-3)：141-144
[15]董妍君，李卫东，屠呦呦，等. 双氢青蒿素对 BXSB 小鼠狼疮肾炎的作用及机制研究. 中国药理学通报，2003，19(10)：1125-1128

（李琳娜）

第六章 青蒿素及其衍生物的临床研究

世界卫生组织于 1975 年发表了临床评价药物的指导原则，许多国家也制定了相应的指导原则和药物管理法规，严格规定必须对新药进行临床评价，并加强对药物不良反应的监测，以保证临床用药的安全有效。我国早在 1963 年就下达了“关于药政管理的若干规定(草案)”，以后又根据不同情况制定了一系列条例和法规；1985 年 7 月 1 日起全面实施《中华人民共和国药品管理法》，以后又陆续制定了《新药审批办法》和各类药物临床评价的技术要求，并公布执行。1986 年起，卫生部聘请有关专家组成药物审评委员会，负责对各类新药定期进行审评。青蒿素(artemisinin)衍生物抗疟药包括蒿甲醚(artemether)、青蒿琥酯(artesunate)和双氢青蒿素(dihydroartemisinin)。除早期临床研究外，1985 年以后又按世界卫生组织和中国临床评价药物的指导原则及技术要求重新进行新药临床研究，并通过药物评审委员会审评和国家主管部门批准，作为国家一类新药上市。迄今已在东南亚、非洲、南美洲及我国疟区广泛使用。蒿乙醚(arteether)首先是中国科学家发明的，因其药效逊于蒿甲醚而被淘汰。

第一节 青蒿素的临床试验

一、青蒿素口服剂和注射剂的早期临床研究[1]

1975 年 4 月，青蒿素抗疟研究全国大协作会议后，中医研究院(即中医科学院)、山东、云南、广东、四川、江苏、湖北、河南、广西、上海、中国科学院和中国人民解放军有关单位共同组成了青蒿研究协作组[2]，用青蒿素制剂在我国海南、云南、四川、山东、河南、江苏、湖北及东南亚等地治疗疟疾，情况汇集如下。

1. 青蒿素制剂、用法和剂量

片剂：3 天疗程，每天口服 2～4 次，每次服 0.3～0.5g，总剂量 2.5～3.2g，部分病例首剂加倍。

油注射剂：3 天疗程，每天肌内注射一次，每次注射 0.2～0.4g，总量 0.5～0.8g。

油混悬注射剂：3 天疗程，每天肌内注射一次，每次注射 0.2～0.4g，总量 0.8～1.2g。

水混悬注射剂：3 天疗程，每天肌内注射一次，每次注射 0.4g，总量 1.2g。

2. 疗效评价标准

临床治愈：药后 72h 内体温恢复正常，120h 内疟原虫无性体转阴。
有效：药后 72h 内体温恢复正常，120h 疟原虫密度明显减少，但未转阴。
无效：药后 72h 内症状无好转，疟原虫密度无明显减少或反而增高。

3. 治疗结果

(1) 间日疟

各地用青蒿素治疗间日疟 1511 例，平均退热时间为 20～30h，疟原虫无性体平均转阴时间为 30～40h，一个月复燃率为 10%～30%。间日疟 738 例治疗情况见表 6-1。

表 6-1　青蒿素不同制剂治疗间日疟的结果

组别	例数	退热时间(h)	疟原虫转阴时间(h)	一个月复燃情况	
				观察例数	复燃率(%)
片剂组	128	21.0～33.3	18.0～39.6	128	31.3
油注射剂组	318	20.0～30.0	22.0～32.1	213	18.8
油混悬注射剂组	132	21.9	28.3～48.0	114	13.2
水混悬注射剂组	160	35.0	30.0～47.9	160	8.7

1975 年研究协作组曾应用青蒿素片剂总量 3g 治疗间日疟 16 例，同时用氯喹总量 1.5g(基质)治疗 13 例作对照。疟原虫转阴时间，片剂组为(39.6±13.5)h，而氯喹组为(55.9±16.6)h($P<0.01$)，说明青蒿素杀灭疟原虫速度比氯喹快。但青蒿素片剂组一个月复燃率为 21.4%，而氯喹对照组没有一例复燃，说明青蒿素复燃率高于氯喹。其他地区亦观察到类似情况。

(2) 恶性疟

各地用青蒿素治疗恶性疟 527 例退热时间为 30～40h，疟原虫无性体转阴时间为 30～50h。片剂组一个月复燃率为 85%，其余各剂型为 10%～25%(表 6-2)。

表 6-2　青蒿素不同剂型治疗恶性疟的结果

组别	例数	退热时间(h)	疟原虫无性体转阴时间(h)	一个月复燃情况	
				观察例数	复燃率(%)
片剂组	83	34.3～45.8	37.0～41.3	60	85.0
油注射剂组	223	11.4～67.0	25.3～70.8	140	25.7
油混悬注射剂组	40	30.6～31.2	33.9～40.6	38	10.5
水混悬注射剂组	181	34.7～44.5	46.4～55.1	83	13.3

1975 年研究协作组曾分别用青蒿素片剂总量 2.5g 三日疗法与氯喹 1.5g(基质)三日疗法各治疗恶性疟 18 例，疟原虫无性体平均转阴时间青蒿素片剂组为(37.0±17.8)h，

氯喹组为(65.7±29.9) h (P<0.01)，说明青蒿素杀灭疟原虫速度快于氯喹。青蒿素片剂组一个月内全部复燃，而氯喹组一个月复燃率为 50%，说明青蒿素片剂复燃率高于氯喹。自改用青蒿素油剂、油混悬剂或水混悬剂肌内注射后，一个月复燃率下降为 10%～25%。

在抗氯喹恶性疟原虫株流行区，用氯喹治疗失败的病例(即 RⅠ～RⅢ)共 143 例，改用青蒿素油剂、油混悬剂或水混悬剂肌注给药三日疗法治疗，均全部临床治愈。说明青蒿素能有效地治疗抗氯喹株的恶性疟患者。

(3) 脑型疟

1974～1978 年在抗氯喹恶性疟流行地区用青蒿素制剂治疗脑型疟 141 例。早期未有注射剂，用青蒿素鼻饲给药治疗 36 例，治愈率 91.7%。有注射剂型后改为肌内注射给药。

141 例脑型疟，治愈 131 例，占 92.9%；死亡 10 例，死亡率为 7.1%。根据各地区病例组疗效统计，疟原虫平均转阴时间为 33.3～64.5h，平均退热时间为 34.1～56.7h，平均清醒时间(昏迷解除)为 21.5～30.8h(个别病例治疗后 10 天以上才清醒者未列入平均清醒时间统计)。

4. 毒副作用

用青蒿素制剂治疗 2099 例疟疾患者，均未见明显的副反应。对其中 139 例疟疾患者治疗前后进行谷丙转氨酶与心电图检查，对 75 例患者进行血中非蛋白氮的测定，均未发现异常。对有心、肝、肾疾患或孕妇疟疾患者使用后亦未见异常。水混悬剂在使用期间，除注射局部有轻度疼痛外，未见其他不良反应。

二、青蒿素栓剂的临床试验[3]

(一) Ⅰ期临床试验

选择健康男性志愿者 18 人，年龄 18～40 岁，以抽签分组和双盲法进行试验。各剂量组给药方案见表 6-3。每例志愿者住院观察 6 天(即-1 天、0 天、1～4 天)，每天观察记录临床反应，并于给药前及给药后 7 天、14 天、21 天和 28 天检查心电图和血液学(包括血沉、血红蛋白、红细胞压积、网织红细胞、白细胞计数及分类、血小板、血红蛋白电泳)，血液生化(包括血清蛋白、葡萄糖、胆红素、尿素、肌酐、胆固醇、甘油三酯、钾、钠、钙、磷、氯、碱性磷酸酶、酸性磷酸酶、胆碱酯酶、谷丙转氨酶、谷草转氨酶、磷酸肌酸激酶、G-6-PD)，尿(包括比例、pH、白细胞、亚硝酸酶、蛋白葡萄糖、酮体、尿蛋原、胆红素、红细胞、血红蛋白)，粪便(常规和寄生虫卵)。

表 6-3 青蒿素栓Ⅰ期临床试验剂量分组

总量(mg)	试验例数	第一天(mg)		第二天(mg)		第三天(mg)	
		上午 8 时	上午 12 时	上午 8 时	下午 4 时	上午 8 时	下午 4 时
2800	3	600	600	400	400	400	400
4200	3	900	900	600	600	600	600
5100	3	1200	900	800	700	800	700
5600	3	1200	1200	800	800	800	800
6000	3	1200	1200	900	900	900	900
空白基质	3	0	0	0	0	0	0

注：各剂量组和对照组，每次给栓剂粒数相同

结果，4200mg 组和 5600mg 组各有 1 例于首剂给药后出现欲排便感和轻度肛门灼热感，但不影响继续用药。4200mg 组有 1 例于第 3 次用药后 3h 发热(37.7℃)，持续 19h 后自行降至正常。5600mg 组有 1 例于第 3 次用药后 2h 发热(38.8℃)，持续 9h，其余各例未见中枢神经系统、胃肠道或其他症状出现。

5100mg 组有 1 例于用药后 14 天和 21 天谷丙转氨酶轻度升高，35 天恢复正常。6000mg 组有 1 例于用药后 3 天、7 天、14 天和 21 天谷丙转氨酶持续升高，35 天恢复正常。

血液生化其他指标及血液学、尿常规、粪便常规和心电图检查，各例药后均未见异常变化。

试验结果表明，健康人对青蒿素栓 3 天疗程总量 4200mg 耐受良好。

(二) II 期临床试验

1. 青蒿素栓治疗恶性疟剂量探索

青蒿素栓每个栓含青蒿素分别为 100mg、200mg、300mg、400mg 和 600mg。剂量分组见表 6-4。

表 6-4 青蒿素栓各剂量组给药方案

剂量组(mg)	第一天(mg)		第二天(mg)		第三天(mg)	
	首剂	隔 4h	上午	下午	上午	下午
1200	400	—	400	—	400	—
1600	400	400	400	—	400	—
2400	400	400	400	400	400	400
2800	800	400	400	400	400	400
3200	800	800	400	400	400	400

1200mg 组治疗恶性疟 7 例，5 例于纤细环状体期开始投药，给药后 16h，5 例疟原虫均可发育为粗大环状体；1 例于投药后 48h 疟原虫清除率小于 75%；1 例于治疗后 7

天疟原虫未转阴。

1600mg 组治疗 22 例，6 例于治疗第 2 天疟原虫仍可发育为粗大环状体，其中 1 例还出现新一批纤细环状体。

2400mg 组治疗 13 例，3 例第 7 天疟原虫未转阴。

2800mg 组治疗 30 例，3200mg 组治疗 6 例，全部于 7 天内疟原虫转阴。

各剂量组均能控制临床症状，其退热时间和疟原虫转阴时间见表 6-5。

表 6-5　青蒿素栓治疗恶性疟各剂量组疗效

剂量组(mg)	观察例数	退热时间(h)(M±SD)	原虫转阴时间(h)(M±SD)
1200	7	21.3±16.3	65.6±17.1[a]
1600	22	23.0± 8.9	60.9±21.1[b]
2400	13	25.8±10.7	54.7±11.9[c]
2800	30	15.8±11.9	46.5±16.5
3200	6	16.4±11.2	47.5±16.8

a. 5/7 例原虫转阴；b. 15/22 例原虫转阴；c. 10/13 例原虫转阴

剂量探索的结果初步表明，青蒿素栓治疗恶性疟的剂量为，每天 2 次，每次 400mg，首剂加倍，3 天疗程总量 2800mg，可推荐作为Ⅱ期第二阶段临床试验治疗方案。

2. 杀虫速度比较

为了比较青蒿素栓第一天量 1200mg 8h 给完和 1200mg 4h 给完的杀虫速度，比较青蒿素栓肛塞和磷酸哌喹口服及二盐酸奎宁静滴的杀虫速度，同时同地以相同条件每药选择 6 例患者进行杀虫速度观察。每组成人 3 例，7～10 岁(成人半量)3 例，均为疟区人口，原虫密度为 10 000～100 000/μl。纤细环状体期开始首剂给药，给药后每 4h 计算原虫数，观察平均原虫下降 95%以上所需的时间。给药方法和剂量如下。

青蒿素栓第 1 天量 1200mg 分 3 次给药，首剂 400mg，隔 4h、8h 各给 400mg。

青蒿素栓第 1 天量 1200mg 分 2 次给药，首剂 800mg，隔 4h 给 400mg(即 3 天疗程总量 2800mg 方案的第 1 天剂量)。

磷酸哌喹口服，首剂 600mg(指哌喹碱基量，下同)，隔 4h 再给 300mg，第 2 天 600mg。二盐酸奎宁静滴，每天 1500mg，连用 3 天，第 1 天药量于 12h 内给完。4 组均于首剂用药 24h 涂血片计算原虫数后，才开始给第 2 天药量。

以平均清除原虫 95%所需时间作为评价指标，结果青蒿素栓 1200mg 分 3 次给药组为 24h，1200mg 分 2 次给药组为 20h；磷酸哌喹口服为 28h；二盐酸奎宁静滴为 32h。

3. 青蒿素栓与磷酸哌喹治疗恶性疟对照治疗试验

两药分别治疗恶性疟 30 例，青蒿素栓用 3 天疗程总量 2800mg 方案(首剂 800mg，隔 4h 400mg，第 2、3 天上、下午各给药 400mg)。磷酸哌喹的给药方案同上。栓剂的退热时间和疟原虫转阴时间(15.8±11.9)h 和(46.5±16.5)h 均显著快于磷酸哌喹组(33.0

±15.3)h 和(97.9±26.9)h，而栓剂的疟原虫复燃率(40%)则显著高于磷酸哌喹组(未见复燃)。

(三)扩大治疗试验

1982～1984 年，在海南岛、深圳市和湖北枣阳 3 个地区用青蒿素栓 3 天疗程总量 2800mg 方案治疗疟疾 463 例，其中恶性疟 358 例(含脑型疟 14 例，其他凶险型 18 例)，间日疟 105 例，结果如下。

1. 治疗恶性疟 358 例

358 例恶性疟中，15 例混合间日疟感染，属疟区人口 246 例(68.7%)，非疟区人口 112 例(31.3%)。男性 222 例(62.0%)，女性 136 例(38.0%)。<16 岁 111 例(31.0%)，≥16 岁 247 例(69.0%)。孕妇 13 例，其中早期妊娠 2 例，中期妊娠 6 例，晚期妊娠 5 例。经用青蒿素栓 2800mg 方案治疗后，355 例均能迅速控制临床症状，退热时间为(23.8±14.4)h，疟原虫转阴时间(45.9±17.2)h。其余 3 例中，1 例为极重型脑型疟，治疗后 22h 疟原虫转阴，69h 死于并发症；1 例因腹泻多次排出栓剂，改用二盐酸奎宁静滴治疗；另 1 例治疗过程中有腹泻，第 6 天体温未降至正常，疟原虫未转阴而加用青蒿素栓 1 个疗程，结果 148h 退热，160h 疟原虫转阴。追踪观察 28 天者 83 例，复燃 38 例，复燃率 45.8%，平均复燃天数(18.6±4.6)天。另有 16 例在追踪观察期间发现间日疟原虫而未能观察至 28 天。

2. 青蒿素栓治疗凶险型疟疾 32 例

32 例中脑型疟 14 例(其中普通型 9 例、重型 4 例、极重型 1 例，分型标准见本节后附)；其他凶险型 18 例，其中溶血 4 例，休克 2 例，重度黄疸(严重肝损害)2 例，中晚期妊娠并严重贫血(Hb<5g/100ml)7 例，高原虫血症 3 例(红细胞疟原虫感染率为 20.6%、25.0%、26.4%)。

治疗凶险型疟疾 32 例，退热(36.9±21.3)h，疟原虫转阴时间(55.1±14.9)h。14 例脑型疟除 1 例极重型患者死亡外，其余 13 例(92.9%)均治愈。昏迷清醒时间(26.1±17.7)h，退热时间为(42.5±24.9)h，疟原虫转阴时间为(53.7±16.5)h；其他凶险型 18 例全部治愈，退热时(32.9±17.9)h，疟原虫转阴时间为(59.1±17.8)h。

3. 治疗间日疟 105 例

青蒿素栓治疗间日疟 105 例，全部临床治愈。平均退热时间 18.5h，平均疟原虫转阴时间 37.0h。69 例复查 28 天，近期复燃 24 例，复燃率 34.8%，平均复燃天数 17.0 天。

此外，在完成了青蒿素栓Ⅰ、Ⅱ期临床试验并获得新药证书以后，又用青蒿素栓治疗脑型疟 24 例(1989 年亚洲基层卫生保健会议资料汇编)。男 15 例，女 9 例；儿童 9 例，成人 15 例。平均疟原虫密度 104 716/μl。有 3 例患者红细胞疟原虫感染率分别为

31%、19%和 18.8%。治疗前昏迷时间为(13.7±12.9)h。出现黄疸 4 例，溶血 3 例，严重贫血(Hb 低于 6g) 10 例。

24 例患者治愈 22 例(91.7%)，死亡 2 例。用青蒿素栓治疗后，退热时间为(35.6±23.5)h，疟原虫转阴时间为(57.3±23.0)h；昏迷清醒时间为(21.6±13.9)h。2 例死亡患者，1 例疟原虫 36h 转阴，另 1 例治疗后 26h 清醒，均因并发症不能逆转而死亡。

上述结果表明，青蒿素栓用于治疗危重疟疾患者和严重原虫感染者疗效良好，给药方案简便，特别在医疗条件简陋的地区，它是一种良好的救急药物。

附：脑型疟分型标准

(一)普通型

脑型疟患者全部符合以下 5 条者为普通型：①昏迷 12h 以内入院，入院时无并发症(指脑水肿、呼吸衰竭、休克、酸中毒、肾衰竭和溶血等)及其他合并病(指支气管肺炎、痢疾等)；②体温在 41.5℃(腋)以下(非体温不升)；③无抽搐，或经降温至 38℃以下，适当镇痉处理后，抽搐即停止；④红细胞 250 万/m^3 以上，或血红蛋白 7g/100ml 以上；⑤疟原虫大滋养体平均每视野(厚血膜，5×100 倍，以下同)不到一个，红细胞受疟原虫感染率在 15%以下。

(二)重型

脑型疟患者具有以下 6 条之一者为重型：①体温在 41.5℃(腋)以上或体温不升；②入院 2～3h 内，降温至 38℃以下，经镇痉处理，抽搐仍未控制；③入院时有 1～2 项并发症的早期表现或有其他合并病；④黄疸；⑤红细胞少于 250 万/m^3，或血红蛋白少于 7g/100ml；⑥入院前未用过抗疟药，疟原虫在正常发育情况下，原虫大滋养体或早期裂殖体平均每视野 2 个以上。

(三)极重型

脑型疟患者具有以下 8 条之一者为极重型：①降温至 38℃以下，镇痉、脱水剂使用 3h 后，抽搐仍未见明显减轻，或上肢呈内旋伸直性抽搐；②入院时伴有呼吸衰竭或心力衰竭或休克，经处理 2h 后仍未好转；③入院前 24h 未排过小便，膀胱又不充盈；④血红蛋白尿(尿呈黑褐色或酱油样)；⑤瞳孔对光反应消失(注意排除氯丙嗪所致的瞳孔缩小，对光反应不敏)或左、右明显不等大(抽搐时可致瞳孔扩大、短暂不等大和对光反应不敏感，观察瞳孔变化应以不抽搐时为准)；⑥妊娠后期；⑦红细胞少于 130 万/m^3 或血红蛋白少于 4g/100ml；⑧红细胞受疟原虫感染率达 25%，或疟原虫大滋养体每视野 10 个以上。

参考文献

[1] 青蒿研究(全国)协作组. 抗疟新药青蒿素的研究. 药学通报，1979，14(2)：49-53
[2] 全国疟疾防治研究领导小组. 青蒿素(黄花蒿素)治疗疟疾科研成果鉴定会.《青蒿素鉴定书》，1978 年 11 月 28 日.
[3] 郭兴伯，李国桥. 青蒿素栓剂治疗疟疾 463 例资料综合(青蒿素栓新药申报资料临床研究部分). 1994

(李国桥 郭兴伯)

第二节 青蒿琥酯的临床试验

一、青蒿琥酯静脉注射剂的临床试验

青蒿琥酯是青蒿素的衍生物，动物试验表明，其抗疟效价较青蒿素高 3～7 倍。为了观察健康人对青蒿琥酯静脉注射的毒副反应和耐受性，了解其药物动力学情况，为设计安全有效的治疗方案提供依据，经卫生部药政局批准，1985 年广州中医学院疟疾研究室开展了青蒿琥酯静脉注射Ⅰ期临床试验。

(一) Ⅰ期临床试验[1]

1. 志愿者选择

志愿者 26 人，均为男性，18～40 岁，体重 50～70kg。无血液、心血管、肝胆道、胃肠道、寄生虫等疾病，无过敏性疾患，无高度近视和视网膜炎，不嗜酒，营养状况良好，眼底检查正常，体格检查无病理征。下列各项检查正常：X 线胸透、心电图、血液学、血液生化、G-6-PD、尿和粪便(各项检查内容同青蒿素栓Ⅰ期临床试验)。其中 X 线胸透、血沉、血红蛋白电泳、酸性磷酸酶和 G-6-PD 在受试前检查一次正常，其余各项在受试前 4 天和 2 天检查结果均正常，方可作志愿者。

2. 剂量组和给药方法

青蒿琥酯粉针剂，由桂林第二制药厂提供。根据 1981 年以前青蒿琥酯治疗 17 例脑型疟获良好疗效[2]，作者重新设计预测治疗量的每次剂量为 2mg/kg，首剂静脉注射后 4h、24h 和 48h 再分别注射 1 次，3 天共注射 4 次，总量 8mg/kg。除设一组低于治疗量的剂量组(1.0mg/kg)外，其他的剂量组依次按 50%、25%、12.5%递增，剂量组设计和试验、对照例数见表 6-6。对照组的安慰剂为生理盐水。

表 6-6　青蒿琥酯 I 期临床试验剂量设计

剂量(mg/kg)		递增率(%)	试验例数	对照例数(安慰剂)
总量	每次量			
4.0	1.0		2	0
8.0[a]	2.0[a]	100.0	6	2
12.0	3.0	50.0	4	2
15.0	3.75	25.0	4	2
16.8	4.2	12.5	2	2

a. 预测治疗量

药物每包装内含 1 瓶 100mg 青蒿琥酯和 1ml 5%碳酸氢钠。临用时把碳酸氢钠注入青蒿琥酯瓶内，充分振摇约 2min，待青蒿琥酯完全溶解后，用 1ml 注射器准确吸取所需药量，加生理盐水至 10ml 作静脉注射，3min 注完。配好的药液在 1h 内使用。对照组志愿者只注射 10ml 生理盐水。当预测治疗量以上某一剂量组志愿者出现明显临床不良反应或检测指标异常时，停止下一剂量组的试验。犬的试验研究资料表明，网织红细胞下降、碱性磷酸酶活性增高是青蒿琥酯最敏感的毒副反应指标，故以网织红细胞较用药前下降 50%以上，或碱性磷酸酶超过正常值，作为停止试验下一剂量组的指征。

3. 观察方法

1) 以抽签分组和双盲法进行试验。

2) 每例志愿者住院观察 9 天(–1、0、1～7)。

3) 体温、脉搏、呼吸每 4h 记录一次，每天早晚测血压。记录 24h 尿量、大便次数及性状。第 4～7 天每天上午、下午检查体温、脉搏、呼吸一次。

4) –1、3、7 天检查视力和眼底。

5) 每天上午、下午查问记录食欲，胃肠道症状，睡眠，中枢神经系统、心血管系统、皮肤等症状，并准确记录其发生时间和消失时间。其余时间如有不适，随时查询和记录。

6) 全部志愿者均在给药后第 1、3、7、14、28 天复查心电图和各项实验室指标，如 28 天仍有异常改变者，对异常项每周复查一次至正常为止。

4. 结果

静注青蒿琥酯时，除 3 例(4mg/kg 组 2 例，8mg/kg 组 1 例))外，其余 15 例均出现轻度口苦，静脉注射完毕后 10min 内自行消失。静脉注射青蒿琥酯时 5 例(8mg/kg 组 2 例，12mg/kg 组、15mg/kg 组、16.8mg/kg 组各 1 例)出现注射部位轻度疼痛，注射完毕后疼痛消失。每次注射前和注射后 2h 查血压、心电图，均未见异常改变。未出现心血管、胃肠道、中枢神经系统或其他器官、系统的症状。

除网织红细胞外的其他血液学指标，以及血液生化、尿液、粪便和心电图(含每次药后 2h)等全部检查无异常改变。

用药后网织红细胞出现异常。8mg/kg 组 6 例中有 2 例于用药后第 3 天降至 0.5%(正常值低限为 0.5%)，下降幅度均为 29%，第 7 天回升至用药前水平，其余 4 例未见明显改变；15mg/kg 组 4 例中有 1 例于用药后第 3 天降至 0.5%，下降幅度为 29%，第 7 天回升至用药前水平，其余 3 例未见明显改变；16.8mg/kg 组 2 例均降至正常值以下，1 例于用药后第 3、5、6 天降至 0.5%、0.36%、0.35%，另 1 例于第 3、5、6 天降至 0.55%、0.45%、0.15%，2 例均于第 7 天回升至用药前水平。如图 6-1 所示，图例数字表示青蒿琥酯每次剂量(mg/kg)。

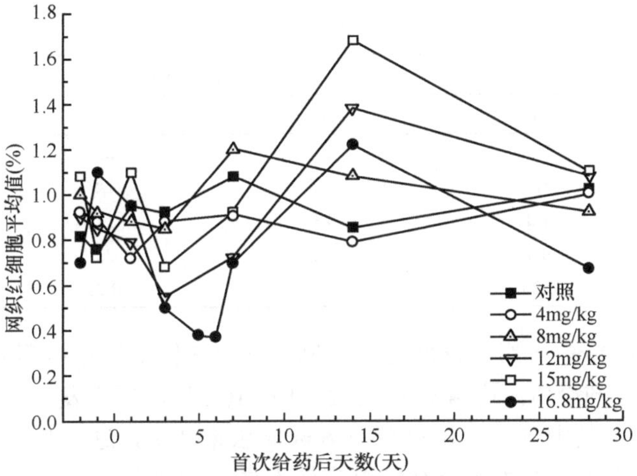

图 6-1　青蒿琥酯用药前后各组网织红细胞的改变

5. 讨论

青蒿琥酯静脉注射 I 期临床试验结果表明，仅在静脉注射时有轻微口苦感觉，但数分钟内消失，未见有任何不良反应。实验室检查除网织红细胞外，血液学、血液生化、尿和粪便检查，用药后亦未见异常。

网织红细胞改变是青蒿琥酯引起机体反应的非常敏感的指标，在预测治疗量的 8mg 组 6 人中就有 2 人出现网织红细胞轻度下降，但仍在正常值范围内。当剂量增加至 16.8mg/kg 时，2 例均于用药后第 5、6 天降至略低于正常值，第 7 天均回升至用药前水平。

15mg/kg 组和 16.8mg/kg 组共 6 例志愿者的药液浓度，每 10ml 内含青蒿琥酯分别为 191mg、203mg、221mg、224mg、260mg 和 291mg。注射速度均为 3min 注完。注射后心血管系统症状，血压、脉搏和心电图均未出现异常改变。表明青蒿琥酯 2%左右的浓度 3min 注完 10ml 是安全的。青蒿琥酯静脉注射对心血管毒性如此之低，是现有其他抗疟药注射剂不能比拟的。

试验结果表明，从安全方面考虑，青蒿琥酯静脉注射的治疗量，可暂定为，3 天疗程总量 8～12mg/kg(每次 2～3mg/kg)。

（二）II 期临床试验[3]

1. 青蒿琥酯静脉注射治疗恶性疟的剂量探索

设计 5 个剂量组，预定每组治疗 10 例。任何一组用药后如有 3 例的原虫纤细环状体发育为粗大环状体，或用药后第 6 天原虫无性体不转阴，则表示未能控制原虫发育或剂量不足，即停止该组试验。以平均清除 95%原虫所需的时间作为主要的疗效比较指标，参考平均原虫转阴时间，判定其适宜治疗量。过去的研究资料表明，青蒿琥酯肌内注射或静脉注射，总量 8mg/kg 治疗脑型疟获得良好疗效，但究竟多少剂量是适宜剂量，则尚无依据。故本试验的剂量组是从总量 8mg/kg 的剂量往下递减。剂量分组见表 6-7。

表 6-7　各剂量组给药方案

总量(mg/kg)	每次给药剂量(mg/kg)			
	首剂	4h	24h	48h
8.0	2.0	2.0	2.0	2.0
6.0	1.5	1.5	1.5	1.5
4.0	1.0	1.0	1.0	1.0
2.0	0.5	0.5	0.5	0.5
1.0	0.25	0.25	0.25	0.25

结果：3 天总量 1mg/kg 组治疗恶性疟 5 例，其中 3 例于治疗后第 6 天原虫未转阴，4 例于纤细环状体期首剂给药，这 4 例中的 2 例于 16h 后，原虫发育为粗大环状体；总量 2mg/kg 组治疗 8 例，其中 5 例于治疗后第 6 天原虫未转阴，这 5 例中的 2 例用药后 16h 原虫发育为粗大环状体。上述两个剂量组疗效不佳，说明剂量不足，因而停止这两组的试验。3 天总量 4mg/kg 组、6mg/kg 组和 8mg/kg 组分别治疗 16 例、12 例、16 例，平均清除 95%原虫的时间均为 16h，每组 6 例于纤细环状体期首剂给药，原虫均未能发育为粗大环状体。退热时间、原虫转阴时间见表 6-8，杀灭原虫速度见表 6-9 和图 6-2。在治疗过程中，各剂量组均未见不良反应，亦无患者诉说注射时有口苦感觉或注射部位疼痛。

表 6-8　青蒿琥酯各剂量组治疗恶性疟的疗效

剂量组(mg/kg)	治疗例数	平均退热时数(h)	平均原虫转阴时数(h)
8.0	16	17.4±9.2	60.4±10.1
6.0	12	21.2±13.7	57.6±10.2
4.0	16	19.7±6.4	60.6±14.0
2.0	8	20.2±10.9	—[a]
1.0	5	29.8±21.3	—[b]

a. 5 例 6 天原虫不转阴；b. 3 例 6 天原虫不转阴；表内数据为均值±标准误

表 6-9　青蒿琥酯各剂量组杀虫速度比较

剂量组(mg/kg)	治疗例数	原虫尚存率(%)					
		4h	8h	12h	16h	20h	24h
8.0	6	85.6±5.1	44.5±6.6	7.6±2.5	1.8±0.6	0.6±0.2	0.2±0.1
6.0	6	79.5±5.4	42.0±7.9	6.5±0.9	1.8±0.9	0.3±0.2	0.1±0.1
4.0	6	81.6±6.1	49.2±4.5	6.4±0.3	2.0±0.4	0.3±0.2	0.1±0.1
2.0	5	78.3±3.8	55.9±6.4	16.3±4.4	4.5±1.3	1.9±0.9	0.8±0.4
1.0	4	78.7±7.3	73.6±8.4	30.2±8.4	8.2±5.5	2.8±1.7	1.0±0.6

注：表内数据为均值±标准误

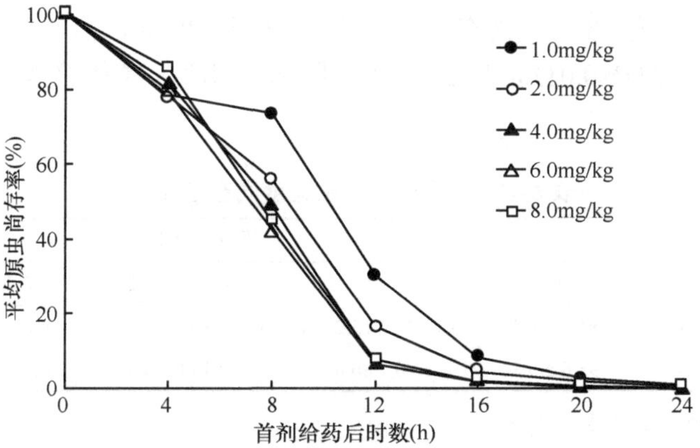

图 6-2　青蒿琥酯各剂量组杀虫速度比较

青蒿琥酯静脉注射主要用于重症患者治疗。1978 年以来的资料表明，3 天疗法近期效果已很满意，根据本次剂量探索结果，推荐 3 天疗程总量 240mg 进行Ⅱ期临床试验。为了便于按年龄组计算药量，推荐青蒿琥酯静脉注射治疗恶性疟的适宜剂量为每次 60mg（1.2mg/kg），首剂注射后隔 4h、24h 和 48h 各给药 1 次，对原虫严重感染者（感染率≥6%），首剂加倍，即成人 3 天疗程总量 240～300mg（4.8～6mg/kg），7 岁以下儿童每次 1.5mg/kg（表 6-10）。

表 6-10　青蒿琥酯静脉注射给药剂量

年龄组	总量	每次给药量			
		首剂	4h	24h	48h
≥16 岁	240mg	60mg	60mg	60mg	60mg
11～15 岁	180mg	45mg	45mg	45mg	45mg
7～10 岁	120mg	30mg	30mg	30mg	30mg
7 岁以下	6mg/kg	1.5mg/kg	1.5mg/kg	1.5mg/kg	1.5mg/kg

注：原虫严重感染者（感染率≥6%）首剂加倍

2. 青蒿琥酯静脉注射与奎宁静滴治疗恶性疟的随机比较

青蒿琥酯静脉注射和二盐酸奎宁静滴各治疗成人恶性疟 30 例，随机分组。

注射用青蒿琥酯（粉针剂）由桂林第二制药厂提供，每瓶 60mg，配有 5%碳酸氢钠 1ml。用时将碳酸氢钠注入青蒿琥酯瓶内，反复摇匀约 2min，待完全溶解澄清后，插入针头排气，加入注射用生理盐水或 5%葡萄糖溶液 4ml，使每毫升含青蒿琥酯 12mg，然后按所需剂量准确吸取所需药液静脉推注，2～3min 注完。

二盐酸奎宁首次剂量 20mg/kg（因副反应较大，后 10 例减为 10mg/kg），以后每 8h 给 10mg/kg，3 天疗程总量为 90～100mg/kg。

治疗结果表明，平均清除 95%原虫所需时间，青蒿琥酯组 16h，奎宁组 28h，青蒿琥酯组杀虫速度显著快于奎宁组（表 6-11，图 6-3）。青蒿琥酯的平均退热时间为

17.9h，原虫转阴时间为 58.8h；而奎宁分别为 29.2h 和 78.8h，前者退热时间和原虫转阴时间均明显快于后者（$P<0.01$），原虫复燃率则两组相似（青蒿琥酯组 56.7%，奎宁组 50.0%）。

表 6-11 青蒿琥酯杀虫速度同奎宁比较

药物	观察例数	平均原虫数（$10^3/\mu l$）	原虫尚存率（%）							
			4h	8h	12h	16h	20h	24h	28h	32h
青蒿琥酯	6	41.3	81.4±4.6	47.5±10.6	15.2±4.7	4.0±1.6	2.0±1.1	0.8±0.4	0.3±0.1	0.1±0.05
奎宁	6	34.8	98.6±5.8	98.1±8.0	86.4±5.5	80.1±14.0	34.4±9.9	9.3±5.7	1.2±0.3	0.8±0.3

注：原虫尚存率为均值±标准误

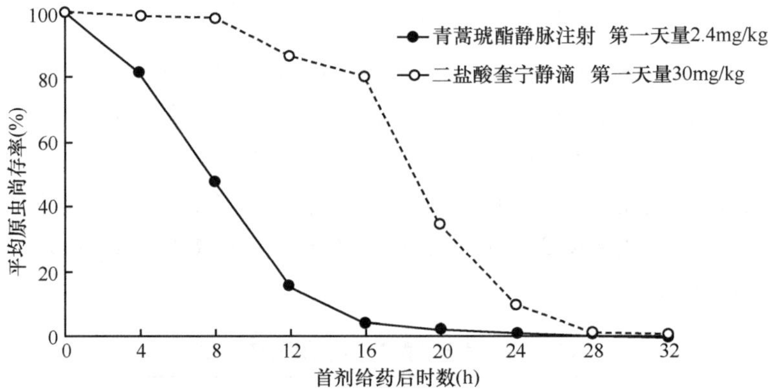

图 6-3 青蒿琥酯杀虫速度同奎宁比较

青蒿琥酯组未见任何不良反应。奎宁组出现耳鸣 12 例、耳聋 8 例、恶心 5 例、呕吐 4 例、头晕 2 例、头痛 1 例，停药后症状均逐渐消失。两组血液学、血液生化和尿常规检查均未见与药物有联系的异常改变。心电图检查：青蒿琥酯组未见明显异常改变；奎宁组出现 2 例不完全性右束支传导阻滞；治疗后 3 天出现窦性心动过缓者，青蒿琥酯组 3 例，奎宁组 12 例；治疗后 6 天出现窦性心动过缓者青蒿琥酯组仅 1 例，奎宁组仍有 11 例。

（三）Ⅲ期临床试验[4]

1985～1986 年，在海南岛和云南西双版纳地区，青蒿琥酯静脉注射按Ⅱ期临床推荐剂量（表 6-10），治疗疟疾 346 例，其中恶性疟 289 例（含脑型疟 31 例），间日疟 56 例（含脑型疟 1 例），三日疟 1 例（为脑型疟），结果如下。

1. 治疗普通恶性疟 258 例

258 例普通恶性疟中，属疟区人口 196 例（76.0%），非疟区人口 62 例（24.0%）；男性 154 例（59.7%），女性 104 例（40.3%）；年龄最小 2 个月，最大 66 岁，其中<16 岁者 78 例（30.2%），≥16 岁者 180 例（69.8%）。14 例入院时处于退热期，余 244 例中，

<38℃者 23 例(8.9%)，38～38.9℃者 58 例(22.5%)，≥39℃者 163 例(63.2%)。肝肿大 124 例(48.1%)，脾肿大 89 例(34.5%)，溶血 2 例，严重肝损害 1 例。258 例恶性疟原虫无性体计数为 1045～467 677/μl，平均 23 928/μl；红细胞计数<200 万/μl 者 15 例(5.8%)，200 万～299 万/μl 者 40 例(15.5%)，其余皆 300 万/μl 以上。

青蒿琥酯治疗恶性疟 258 例，均能迅速控制临床症状和清除疟原虫。疗效详见表 6-12。

表 6-12　青蒿琥酯治疗恶性疟疾 258 例的疗效

临床试验单位	例数	退热时间(h)	原虫转阴时数(h)
广州中医学院	173	16.1±8.3	56.4±14.5
云南西双版纳州医院	41	20.8±12.5	37.7±10.8
昌江、东方县、通什农垦医院	44	14.6～27.0[a]	32.3～53.8[a]

a. 三地医院的最高数和最低数

注：表内数据为均值±标准误

追踪观察 28 天者 89 例，复燃 44 例，复燃率 49.4%。研制青蒿琥酯静脉注射剂主要是为了发挥其迅速杀灭原虫和控制症状的速效优势，用于治疗重症疟疾患者。当患者能口服时，应同时服用长半衰期药如哌喹等(当今的青蒿素复方)一疗程以防止原虫复燃。

2. 青蒿琥酯和 fansimef 治疗儿童恶性疟的随机比较[5]

fansimef 每片含甲氟喹(mefloquine) 250mg、周效磺胺(sulfadoxine) 500mg、乙胺嘧啶(pyrimethamine) 25mg，是 WHO 推荐的抗氯喹恶性疟治疗药，故设此药为对照组。两药随机分组，各治疗儿童恶性疟 40 例。青蒿琥酯给药方案见本文表 6-10。fansimef 按不同年龄组分别一次口服 1 片(7～10 岁)、1.5 片(11～15 岁)或 2 片(16 岁以上)。治疗结果表明，退热时间青蒿琥酯组(15.5±7.5) h 与 fansimef 组(16.1±11.4) h 相似；原虫转阴时间青蒿琥酯组(54.1±15.2) h 显著快于 fansimef 组(90.7±38.9) h；青蒿琥酯组未见临床副反应，fansimef 组 10%病例出现恶心呕吐。但观察 28 天原虫复燃率，青蒿琥酯组为 40%，fansimef 组无复燃。

3. 治疗脑型疟 33 例[6]

33 例脑型疟中，属疟区人口 13 例(39.4%)，外来人口 20 例(60.6%)。年龄最小 4 岁，最大 55 岁，<16 岁者 10 例(30.3%)，≥16 岁者 23 例(69.7%)。2 例(6.1%)无发热(体温偏低)，余 31 例中，<38℃者 4 例(12.1%)，38～38.9℃者 8 例(24.2%)，≥39℃者 19 例(57.6%)。肝肿大 13 例(39.4%)，脾肿大 7 例(21.2%)。治疗前平均昏迷时间(12.1±7.9) h。其中 13 例有一种或数种并发症。中、晚期妊娠 2 例，产褥期 1 例。31 例为恶性疟，1 例为间日疟，1 例为三日疟。原虫密度为 1375～1 425 000/μl。33 例中，普通型 17 例(51.5%)，重型 13 例(39.4%)，极重型 3 例(9.1%)。

33 例脑型疟，治愈 31 例(93.9%)，死亡 2 例(6.1%)。退热时间(29.9±35.8)h，原虫转阴时间(54.9±30.6)h，治疗后清醒时间(28.5±38.9)h。1 例合并脑干损害、休克、肾损害、呼吸衰竭、心衰、严重贫血、酸中毒、产后感染，原虫密度 141 708/μl，末梢血液涂片大滋养体和裂殖体计数高达 48 441/μl；另一例原虫密度 1 425 000/μl，红细胞原虫感染率 30.9%，合并休克、酸中毒。经使用青蒿琥酯及相应治疗措施，原虫被迅速控制，2 例均获痊愈。2 例中晚期妊娠患者亦无早产及死胎。2 例死亡患者于治疗 5 天内基本清醒，原虫分别于 67h 和 77h 转阴，但因其他并发症于 11 天和 12 天死亡。

4. 治疗间日疟 55 例

55 例间日疟中，属疟区人口 39 例(70.9%)，非疟区人口 16 例(29.1%)。男性 39 例，女性 16 例。年龄 1～66 岁，<16 岁者 22 例(40%)，≥16 岁者 33 例(60.0%)。入院时 9 例(16.4%)处于退热期，其余 46 例均有发热，其中<38℃者 3 例(5.5%)，38～38.9℃者 8 例(14.5%)，≥39℃者 35 例(63.6%)。肝大 14 例(25.5%)，脾大 13 例(23.6%)。平均原虫密度 7750/μl。

治疗 55 例间日疟均能迅速控制临床症状，退热时间(9.9±6.4)h，原虫转阴时间(44.7±11.9)h。30 例追踪复查 28 天，16 例复燃，复燃率 53.3%。

5. 青蒿琥酯静脉注射 7 天疗程治疗恶性疟 40 例[7]

青蒿琥酯静脉注射 3 天疗程总量 240mg，首剂 60mg，4h、24h、48h 各注射 60mg 治疗恶性疟，原虫复燃率为 56.7%(见“青蒿琥酯静脉注射与奎宁静滴治疗恶性疟的随机比较”)。为了进一步观察延长疗程能否降低原虫复燃率，以 7 天疗程治疗恶性疟 40 例。给药方法：每天静脉注射一次，第 1 天注射 120mg，第 2～7 天，每天注射 60mg，总量 480mg。40 例皆为无并发症恶性疟成人患者。退热时间(14.3±6.1)h，原虫转阴时间(51.5±12.2)h；观察 28 天，36 例中有 2 例原虫复燃，复燃率 5.6%。临床未见不良反应。血液学、谷草转氨酶、谷丙转氨酶、胆红素、肌酐、尿常规和心电图检查，均未发现用药后的异常改变。

6. 毒副反应

青蒿琥酯静脉注射经Ⅱ、Ⅲ期临床试验，共治疗 500 例疟疾患者，1 例恶性疟患者于治疗第 3 天出现皮疹，但尚未证实是与同时使用“维丙胺”和“肝太乐”有关还是与青蒿琥酯有关，余均未见全身或局部不良反应。即使首剂加倍(120mg)在 2～3min 注射完毕亦相当安全。经注射前后心率、血压和心电图检查，均未见有心血管系统的副反应。

87 例于治疗前和药后 3 天和 6 天检查血液学未见异常改变。86 例于药前和药后 3 天、6 天检查尿常规，未见异常改变。

药前和药后 3 天、6 天，86 例检查血清胆红素和肌酐，50 例检查碱性磷酸酶，均未见异常。

谷丙转氨酶检查，3 天疗程总量 240mg 组 50 例，治疗前 2 例轻度升高，治疗后 6 天 4 例轻度升高，14 天恢复正常；谷草转氨酶治疗前 7 例升高，第 6 天 3 例恢复正常，余 4 例 14 天恢复正常。为降低复燃率而设置的 7 天疗程总量 480mg 组 40 例，有 36 例检测了心电图，治疗后无异常改变；谷丙转氨酶检查 36 例，治疗前后均正常；谷草转氨酶治疗前 1 例升高，6 天 3 例轻度升高，第 14 天均恢复正常。从谷丙转氨酶和谷草转氨酶这样的改变情况来分析，尚未能证明与药物不良反应有必然联系，可能是疟疾病情本身引起的改变。另外，联系 33 例脑型疟的转氨酶改变情况来分析，治疗前 20 例中的 7 例谷丙转氨酶升高，给药后第 3 天 20 例中的 9 例升高，第 6 天 20 例中的 7 例升高，这种改变显然是恶性疟原虫严重感染常导致多器官损害而引起的病理性升高。

心电图检查 82 例，仅少数病例出现轻度窦性心动过缓，1 例于第 3 天出现 I 度房室传导阻滞，第 6 天恢复正常。但这种改变并不随着疗程延长和总剂量提高(7 天总量 480mg)而增加。联系到 I 期临床研究，4 例志愿者剂量提高至每次量 3.75mg/kg(相当于 3 天总量 750mg)，2 例志愿者提高至每次量 4.22mg/kg(相当于 3 天总量 844mg)，仍未见心电图有异常改变，因此认为，3 天疗程 240mg 这一剂量对心脏是安全的。

二、青蒿琥酯肌内注射治疗恶性疟疗程探索及与哌喹的随机比较[8]

注射用青蒿琥酯治疗疟疾的给药方法过去采用静脉注射，其疗效可靠。但是静脉注射给药方法不便于应用。1988～1989 年，在海南东方县采用青蒿琥酯肌内注射治疗恶性疟，对 3 天疗程总量 240mg、5 天疗程总量 360mg 和 7 天疗程总量 480mg 3 个不同疗程剂量组的疗效进行评价。同时，设口服磷酸哌喹对照组进行随机比较。

1. 病例选择条件

①有疟疾临床症状，发病 5 天以内，恶性疟原虫无性体≥1000/μl 者，不限年龄；②本次发病 5 天以上而原虫密度≥5000/μl 者，亦作为研究对象；③本次发病后未用过任何抗疟药或有抗疟作用的其他药物，如磺胺、四环素、砜类等。

2. 青蒿琥酯规格及给药方案

青蒿琥酯粉针剂，每瓶 60mg；5%碳酸氢钠注射液，每安瓿 1ml，批号均为 8701133，由桂林第二制药厂提供。临用时把二者相加配置成青蒿琥酯钠，按青蒿琥酯 60mg 加 5%碳酸氢钠 1ml 的比例配制药液，充分振摇 2～3min，待青蒿琥酯完全溶解澄清后，插入针头排气，加入注射用水 2ml，使每毫升含青蒿琥酯 20mg，然后按所需剂量准确吸取药液作肌内注射。每天注射一次，成人每次 60mg，首剂加倍，儿童剂量按年龄递减。给药方案见表 6-13。

表 6-13 青蒿琥酯 3 天疗程、5 天疗程、7 天疗程给药方案

年龄组（岁）	总量			每次剂量	
	3 天疗程	5 天疗程	7 天疗程	第 1 天	第 2～7 天
≥16	240mg	360mg	480mg	120mg	60mg
11～15	180mg	270mg	360mg	90mg	45mg
7～10	120mg	180mg	240mg	60mg	30mg
＜7	6mg/kg	9mg/kg	12mg /kg	3mg /kg	1.5mg /kg

3. 磷酸哌喹

磷酸哌喹（piperaquine phosphate）糖衣片是上海第十一制药厂产品，批号 860801，每片含基质 150mg，成人总量 1500mg，首剂 600mg，6h 300mg，24h 600mg。儿童剂量按年龄递减，见表 6-14。

表 6-14 磷酸哌喹给药方案

年龄组（岁）	总量（mg）	每次剂量（mg）		
		首剂	6h	24h
≥16	1500（10 片）	600（4 片）	300（2 片）	600
11～15	1125（7 1/2 片）	450（3 片）	225（1 1/2 片）	450
7～10	750（5 片）	300（2 片）	150（1 片）	300
4～9	562.5（3 3/4 片）	225（1 1/2 片）	112.5（3/4 片）	225
1～3	375（2 1/2 片）	150（1 片）	75（1/2 片）	150

4. 结果

（1）基本情况

4 组病例的基本情况见表 6-15。

表 6-15 4 组病例情况的可比性

分组	例数	平均年龄(岁)	平均发病天数（天）	平均体温（℃）	平均原虫密度（10^4 个/μl）	外来人口所占比例（%）
青蒿琥酯 3 天	30	18.8±9.8	5.9±3.1	38.9±1.0	3.1±3.8	16.7
青蒿琥酯 5 天	100	16.0±10.8	5.7±4.1	39.0±1.5	4.2±7.1	16.0
青蒿琥酯 7 天	50	18.5±9.5	5.0±2.8	38.9±1.0	4.2±9.3	32.0
磷酸哌喹 2 天	51	18.5±8.8	5.7±4.3	39.1±0.9	3.0±4.1	23.5

注：表中数值为均值±标准误

（2）疗效

青蒿琥酯 3 天组、5 天组和 7 天组分别治疗恶性疟 30 例、100 例和 50 例，均获临床治愈。3 组平均退热时间和原虫转阴时间均相似（$P>0.05$）。完成 28 天追踪观察者，3 天组 25 例，复燃 13 例（52.0%）；5 天组 82 例，复燃 9 例（11.0%）；7 天组 40 例，复燃 1 例（2.5%）。5 天组和 7 天组复燃率无显著差异（$P>0.05$），5 天组、7 天组与 3 天组比较差异非常显著（$P<0.01$）、磷酸哌喹治疗恶性疟 51 例，平均退热时间和原虫转阴时间均显

著慢于青蒿琥酯 3 个组(表 6-16)。磷酸哌喹组有 13 例治疗后 48h 未能控制症状，原虫未见明显减少或继续上升，另 11 例虽能控制症状，但治疗第 7 天原虫仍不转阴，故均改用其他药治疗。磷酸哌喹组 51 例按氯喹临床敏感性 4 周观察法评价疗效，敏感(治愈)17 例(33.3%)，一级抗性(RⅠ)10 例(19.6%)，二级抗性(RⅡ)11 例(21.6%)，三级抗性(RⅢ)13 例(25.5%)。

表 6-16　4 组病例的疗效

分组	治疗例数	退热时间(h)	原虫转阴时间(h)	28 天治愈率(%)
青蒿琥酯 3 天	30	22.4±12.0	66.4±8.5	48.0
青蒿琥酯 5 天	100	21.6±10.7	68.2±8.7	90.2
青蒿琥酯 7 天	50	19.5±11.8	64.1±8.1	97.5
磷酸哌喹	51	37.3±16.8[a]	104.6±16.8[a]	63.0[b]

a. 与 3 组青蒿琥酯比较 $P<0.01$；b. 只统计敏感和一级抗性 27 例

(3)毒副反应

青蒿琥酯 3 个组部分患者在肌内注射给药过程中注射部位有疼痛感，但可以忍受，局部无肿块和硬结，3 组患者均未发现其他不良反应。磷酸哌喹治疗过程中 1 例出现恶心，2 例出现头痛、头晕。

1)实验室检查：4 组病例治疗后血液学、血液生化学和尿液检查，均未发现明显改变。

2)心电图检查：青蒿琥酯 5 天组观察 50 例、7 天组观察 40 例。5 天组治疗后 6 天有 1 例，7 天组治疗后 3 天和 6 天均有 4 例，出现窦性心动过缓(均不少于 50 次/min)。哌喹组观察 31 例，治疗后 3 天和 6 天出现频发和偶发性房性早搏各 1 例，治疗 3 天出现Ⅰ度房室传导阻滞 1 例。

5. 讨论

1)青蒿琥酯肌内注射 3 天疗程总量 240mg、5 天疗程总量 360mg、7 天疗程总量 480mg，共治疗恶性疟 180 例，均获临床治愈。3 组均能迅速控制临床症状和快速杀灭疟原虫。其退热时间 19～22h，原虫转阴时间 64～68h，与青蒿琥酯静脉注射结果相似。3 天疗程总量 240mg 肌内注射的复燃率为 52%，静脉注射的原虫复燃率为 56.7%，说明青蒿琥酯采用肌内注射和静脉注射给药，其治疗恶性疟的疗效相似。肌内注射 5 天疗程总量 360mg 和 7 天疗程总量 480mg 组，原虫复燃率分别为 9.3%和 2.5%，显著低于 3 天疗程组。提示适当延长疗程增加剂量可降低复燃率。

2)对照组磷酸哌喹治疗 51 例，治愈 17 例(33.3%)，RⅠ　10 例(19.6%)，RⅡ　11 例(21.6%)，RⅢ　13 例(25.5%)，3 年前在相同地区采用磷酸哌喹治疗恶性疟 53 例，治愈率 83.0%，RⅠ 13.2%，RⅡ 3.8%，无 RⅡ病例。说明该地区恶性疟对磷酸哌喹的敏感性下降，同时也说明青蒿琥酯治疗抗氯喹哌喹恶性疟疗效良好。

3)青蒿琥酯肌内注射给药过程中，部分患者注射部位疼痛，患者可以忍受，不影响治疗，此外未见其他不良反应。3 天、5 天和 7 天疗程治疗后检查血液学、血液生化和尿液均未发现明显异常改变。心电图检查，治疗后 7 天疗程组 40 例中的 4 例（10%）和哌喹组 31 例中的 3 例（9.7%）出现窦性心动过缓。过去资料显示，奎宁治疗亦有 30 例中的 12 例（40%）和复方磷酸咯萘啶 18 例中的 4 例（22.2%）出现窦性心动过缓，可能是这些药物对心脏兴奋性的抑制作用或是恶性疟病程本身所致。

4）青蒿琥酯注射液静脉注射和肌内注射疗效相似，但肌内注射使用方便。通过适当增加剂量，延长疗程，治愈率达 90%以上，所以青蒿琥酯既是凶险型疟疾的速效急救药，又是高效的治疗药。

三、青蒿琥酯片的临床试验

（一）I 期临床试验[9]

研究健康人对青蒿琥酯片的耐受性和不良反应，为制定安全的治疗方案提供依据。

1. 志愿者选择

志愿者 22 人，均为男性，年龄 18～45 岁，平均 29.7 岁，体重 50～70kg，平均 59.4kg。无血液、心血管、肝胆、胃肠道、寄生虫等疾病，无过敏性疾病，无高度近视和视网膜炎，不嗜酒，营养状况良好，眼底检查正常，体格检查无病理征。胸部 X 线透视无异常，心电图、血液学、血液生化、尿和粪常规在受试前两次检查均正常。

2. 剂量组和给药方法

青蒿琥酯片（每片含有青蒿琥酯 50mg）和安慰剂，均由桂林制药厂提供。设单次给药（4 个剂量组）和 5 天疗程（3 个剂量组）给药方案。预测治疗量为 2mg/kg，每天一次，连服 5 天，首剂加倍。具体给药方法和剂量见表 6-17。

表 6-17 青蒿琥酯片 I 期临床试验方案与剂量设计

服药方法	总剂量（mg/kg）	每次剂量（mg/kg）					试验例数	对照组例数
		1 天	2 天	3 天	4 天	5 天		
单次	2	2	—	—	—	—	2	0
	4	4	—	—	—	—	2	0
	8	8	—	—	—	—	2	1
	12	12	—	—	—	—	2	1
连服 5 天	12	4	2	2	2	2	3	1
	24	8	4	4	4	4	3	1
	36	12	6	6	6	6	3	1
合计例数							17	5

每例受试者均按体重计算服药量，对照组志愿者口服与青蒿琥酯片无法区别的安慰剂。

3. 观察指标与方法

①以抽签分组和双盲法进行试验；②每例志愿者住院观察 9 天(服药前 1 天至服药后 7 天)并于第 14，21，28 天复查；③体温、脉搏、呼吸每 4h 记录 1 次，每天早、晚测血压，记录小便、大便次数及性状，直至服药后第 4 天。第 5～7 天上午、下午检查体温、脉搏、呼吸各 1 次，并记录小便、大便次数及性状；④服药前 1 天，服药后第 3、7 天检查视力及眼底：⑤每天上午、下午查问和记录食欲，胃肠道症状，睡眠，中枢神经系统、心血管系统和皮肤等症状，并准确记录其发生时间和消失时间。其余时间如有不适，随时查询和记录；⑥心电图、血液学、血液生化、尿粪常规全部志愿者在给药后第 1、3、7、14、28 天复查，如第 28 天仍有异常改变者，对异常项目每周复查 1 次，直至正常。

当预测治疗量以上某一剂量组在临床症状或实验室指标方面出现毒副反应时，停止下一剂量组的试验。按照试验设计，网织红细胞下降 50%以上，或转氨酶活性增强超过正常值，7 天内未恢复正常，作为停止下一剂量组试验的指征。

4. 结果

单次服药 8mg/kg 组和 5 天疗程总量 24mg/kg 组及其以下各剂量组，在临床症状及实验室检查方面均未出现停止试验的指征，故按计划依次完成了单次服药 12mg/kg 组和 5 天疗程总量 36mg/kg 组的试验。

青蒿琥酯片口服后，出现发热 3 例；单次服药 12mg/kg 组 1 例，发生在服药后 12h，持续 8h；5 天疗程总量 12mg/kg 组 1 例，出现在首次服药后 12h，持续 4h；5 天疗程总量 36mg/kg 组 1 例，出现在首次服药后 32h，持续 8h。最高体温 38℃，同时伴乏力、全身不适症状，均未经治疗自行下降至正常。其余各例均未发生临床症状。全部受试者用药后 3 天网织红细胞下降，除最高剂量组外，于第 7 天回升至正常。用药前后网织红细胞的变化曲线，单剂量组见图 6-4，5 天疗程组见图 6-5。

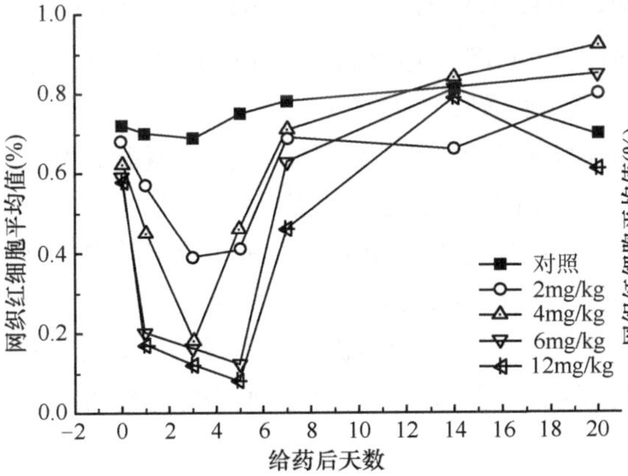

图 6-4 青蒿琥酯片单次服药前后各组网织红细胞的变化

0 是首剂服药当天，–2 表示服药前 2 天

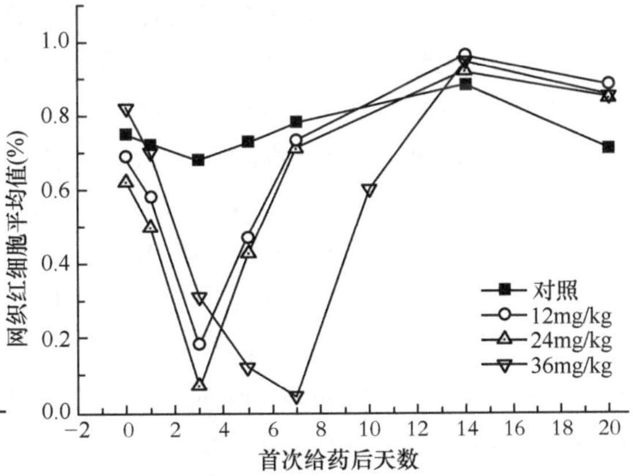

图 6-5 青蒿琥酯片 5 天疗程服药前后各组网织红细胞的变化

0 是首剂服药当天，–2 表示服药前 2 天

有 2 例出现转氨酶轻度升高。5 天疗程总量 24mg/kg 组和总量 36mg/kg 组各 1 例于用药后 3 天谷丙转氨酶和谷草转氨酶轻度升高，第 7 天降至正常。其余各例转氨酶未见升高。

实验室检查的其他项目及心电图，在用药后多次复查，均无异常改变。

5. 讨论

青蒿琥酯片口服 I 期临床试验结果表明，除 3 例出现短时间低热外，其余各例均未发现临床症状和体征。发热的出现率为 3/17(17.6%)。

青蒿琥酯静脉注射的药物动力学研究表明，青蒿琥酯进入体内后，很快转变为双氢青蒿素。青蒿琥酯的 $T_{1/2\beta}$ 为 30min 左右，3h 后难以在血中检出；双氢青蒿素的 $T_{1/2\beta}$ 为 50min 左右，6h 后难以在血中检出。本试验中出现的发热均在服药 8h 以后，可见发热不是青蒿琥酯本身作用的结果，可能与代谢产物有关。

对网织红细胞的观察结果表明，网织红细胞下降是青蒿琥酯片引起机体反应的非常敏感指标。除单次服药 2mg/kg 组 1 例用药后仅轻度下降外，其余各组受试者用药后 3 天均有明显下降。而且，随着试验剂量的增加，网织红细胞下降的幅度加大、持续时间延长。一般于用药后 7 天回升至用药前水平，只有最大剂量组(36mg/kg)在第 10 天才回升至正常。

血清酶学检测结果表明，ALT、AST 的改变也是青蒿琥酯片引起机体反应的一个敏感指标。

全部试验结果表明，健康人对青蒿琥酯片口服的最大耐受量单次服药为 12mg/kg，5 天疗程总量为 24mg/kg。推荐青蒿琥酯片口服的治疗量可暂定为 5 天疗程总量 12mg/kg。

(二) II 期临床试验[10,11]

II 期临床试验是选择磷酸哌喹片和青蒿琥酯片进行对比试验，选择有疟疾症状，恶性疟原虫无性体≥1000/μl，或本次发病 5 天以上而原虫密度≥5000/μl 者。本次发病后均未用过抗疟药及有抗疟作用的其他药物，如磺胺、四环素、砜类等。

设青蒿琥酯 3 天疗程组、5 天疗程组和磷酸哌喹(2 天)对照组。青蒿琥酯片由桂林制药厂提供，每片 20mg，首剂服 80mg，隔 6h 服 40mg，以后每天上午、下午各服 40mg。成人 3 天疗程组总量 280mg，5 天疗程组总量 440mg，各年龄组给药剂量为 11～15 岁用成人量的 3/4， 7～10 岁用 1/2，3～6 岁用 3/8，≤2 岁用 1/4。

对照药磷酸哌喹，每片含基质 150mg。成人 2 天疗程口服 10 片(首剂 4 片，6h 2 片，24h 4 片)，总量 1500mg。各年龄组给药剂量同上。病例治疗前情况见表 6-18，疗效见表 6-19。

表 6-18　3 组病例治疗前情况

组别	例数	平均体温(℃)	平均原虫密度(个/μl)	外来人口所占比例(%)	脾肿大者(%)
青蒿琥酯(3 天 280mg)	50	39.1±1.1	29 648	20.6	17.5
青蒿琥酯(5 天 440mg)	50	39.0±1.2	30 284	28.0	16.0
磷酸哌喹(2 天 1500mg)	50	38.9±1.3	29 380	22.0	22.0

表 6-19　青蒿琥酯片和磷酸哌喹治疗恶性疟结果

分组	例数	退热时间(h)(M±SD)	原虫转阴时间(h)(M±SD)	28 天追踪		
				观察例数	复燃例数	复燃率(%)
青蒿琥酯(3 天 280mg)	50	17.9±9.3	61.7±14.9	41	21	51.2
青蒿琥酯(5 天 440mg)	50	18.2±8.6	65.5±16.9	45	2	4.4
磷酸哌喹(2 天 1500mg)	50	27.5±21.6	100.3±20.3[a]	39	7	17.9

a. 48 例均值

结果表明，青蒿琥酯片治疗恶性疟其退热时数和原虫转阴时数两组相近($P>0.05$)。3 天疗程 280mg 组追踪 28 天 41 例，复燃 21 例，复燃率 51.2%，平均复燃天数 20.5 天。5 天疗程 440mg 组追踪 28 天 45 例，复燃 2 例，复燃率 4.4%，平均复燃天数 27 天。5 天疗程原虫复燃率低于 3 天疗程($P<0.01$)。磷酸哌喹组退热时间和原虫转阴时间均慢于青蒿琥酯片 5 天疗程组($P<0.01$)；其原虫复燃率(17.9%)高于青蒿琥酯片 5 天疗程组($P<0.05$)，平均复燃天数 26 天。磷酸哌喹治疗 50 例还出现 RⅡ 2 例(即 7 天内原虫不转阴)。

毒副反应观察结果：青蒿琥酯片治疗恶性疟两组均未见不良反应。磷酸哌喹组出现恶心 3 例，呕吐 3 例，头晕 2 例，头痛 2 例。胃肠道副反应率为 12%，中枢神经副反应率为 8%。3 组于治疗前和治疗后 3 天、7 天进行血液学检查，血清总胆红素、谷丙转氨酶、谷草转氨酶、碱性磷酸酶和肌酐检查，以及尿液分析、心电图检查，均未发现明显的异常改变。

青蒿琥酯片治疗结果表明，两组退热时间、原虫转阴时间均相似，但 5 天疗程组原虫复燃率明显低于 3 天疗程组。青蒿琥酯片采用 5 天疗程总量 440mg(相当于 8.8mg/kg)治疗恶性疟患者，临床上亦未见有明显毒副反应，血液学、血液生化、尿液分析、心电图各项检查，均未发现用药后有异常改变，说明患者对此剂量耐受良好。

青蒿琥酯片两组病例，首剂给药后平均清除原虫 95%以上所需时间为 20h。显示了青蒿琥酯口服给药速效的优点。其使用方法较注射剂简便易行，5 天疗程 440mg 方案，原虫复燃率较低，是一种较好的治疗疟疾方案。

青蒿琥酯治疗恶性疟未见明显毒副反应，而磷酸哌喹出现胃肠道副反应率 12%，中枢神经系统副反应率 8%，提示青蒿琥酯在毒性方面低于磷酸哌喹。

(三) Ⅲ期临床试验[12]

20 世纪 90 年代，青蒿琥酯 5 天疗程总量 600mg 为治疗恶性疟疾的给药方案，用于治疗半免疫力的恶性疟患者，28 天治愈率可达 90%以上，但如用于治疗无免疫力患者，其治愈率可能下降。为寻找青蒿琥酯治疗恶性疟的合适剂量和疗程，我国广州中医药大学热带医学研究所在越南南方以 5 天疗程总量 600mg 与 7 天疗程总量 800mg 作随机比较，试图探索一个青蒿琥酯治疗恶性疟无免疫力患者的标准疗程和剂量。

1. 病例选择与分组

1）纳入标准：①有疟疾临床症状，年龄 7～65 岁；②恶性疟原虫无性体≥1000/μl，或大环状体≥100/μl，并伴有发热；③本次发病以来未用过抗疟药或有抗疟作用的药物如四环素或磺胺类等；④尽可能选择外来人口或无/少疟疾病史的患者。

2）排除标准：妊娠患者；严重恶心、呕吐者；年龄<7 岁和年龄>65 岁者。

3）病例分组：采用随机方法将 100 名纳入病例分配到两个剂量组中，每组 50 例。

2. 药物剂量和给药方法

青蒿琥酯片由桂林制药厂生产，批号 940801，每片含量 50mg，每天服药 1 次，每次 100mg，首剂加倍，5 天疗程总量 600mg，7 天疗程总量 800mg；儿童剂量依年龄递减（表 6-20）。每次给药均由研究者看服，服药后 2h 内呕吐者补服 1 剂。

表 6-20 青蒿琥酯片治疗恶性疟的给药方案

年龄（岁）	第一天（mg）	第 2～7 天（mg）	5 天总量（mg）	7 天总量（mg）
≥16	200	100	600	800
11～15	150	75	450	600
7～10	100	50	300	400

3. 结果

全部病例住院 28 天，以排除患者 7 天出院后再感染的可能性。5 天疗程组和 7 天疗程组各收治患者 50 例，治疗前情况见表 6-21。

表 6-21 两组病例治疗前情况

组别	例数	年龄/岁（M±SD）	无免疫力例数（%）	体温（℃）	原虫密度（个/μl）	脾大（%）	肝大（%）	白细胞（千/μl）	红细胞（万/μl）
5 天疗程	50	24.9±9.5	88.0	38.7±0.8	17 229±23 776	30.0	16.0	5 864±1463	345±64
7 天疗程	50	25.4±9.1	80.0	38.8±1.0	13 622±14 101	32.0	30.0	6 151±1874	324±73

注：无免疫力患者见病例选择④

药后全部病例临床症状均被迅速控制，退热时间和原虫转阴时间两组无显著性差异。完成 28 天住院观察者，5 天疗程组 47 例，9 例复燃，复燃率 19.1%；7 天疗程组 48 例，2 例复燃，复燃率 4.2%。两组有非常显著性差异（$P<0.01$）（表 6-22）。

表 6-22 青蒿琥酯两方案治疗恶性疟结果

组 别	例数	退热时间(h)(M±SD)	原虫转阴时间(h)(M±SD)	治愈率(%)	复燃率(%)
5 天疗程	50	24.0±13.6	61.7±21.1	80.9	19.1
7 天疗程	50	20.0±10.1	55.8±15.8	95.8	4.2

药后两组全部患者未见不良反应，检查血液学、血液生化、心电图、尿常规均未见任何异常。

4. 讨论

青蒿素类药自 20 世纪 80 年代初已开始作为疟疾治疗药投入使用，迄今尚未有人报道以无免疫力恶性疟患者为主，具有一定样本量的接近 100%治愈率的青蒿素类药给药方案。Danai 等[13]曾报道青蒿琥酯 5 天总量 1200mg 获 100%治愈。但仅治疗 6 例，样本数太少；郭兴伯等用蒿甲醚肌内注射 5 天疗程总量 480mg 治疗恶性疟 105 例半免疫力患者，治愈率为 96.2%，但治疗 85 例无免疫力患者的治愈率却为 88.2%，两者有显著性差异。双氢青蒿素 II 期临床试验结果表明，7 天疗程 480mg 治疗半免疫力患者 205 例，治愈率可达 98%；双氢青蒿素III期临床试验结果亦表明，同样疗程剂量治疗半免疫力患者 117 例，治愈率达 95.7%，但治疗无免疫力患者 30 例，治愈率仅有 86.7%。评价一个抗疟药的疗效，以无免疫力患者为主要试验对象，其结论更为可靠。

青蒿素及其衍生物的接近 100%治愈率的标准疗程和剂量尚未被研究确定。本项研究正是为此而进行的青蒿琥酯口服疗程和剂量再探索。试验结果表明，在无免疫力患者的比例较高的条件下，青蒿琥酯口服 5 天疗程总量 600mg 的治愈率为 80.9%，7 天疗程总量 800mg 则达 95.8%。两组经统计学处理有显著性差异。这一试验结果结合以往青蒿素类药物临床应用实践，青蒿琥酯口服 7 天疗程总量 800mg 可作为临床给药方案，推荐为标准疗程剂量。

参考文献

[1] 郭兴伯， 符林春， 简华香，等. 健康人静脉注射青蒿琥酯的耐受性和毒副反应研究—— I 期临床试验.中药新药与临床药理，1991， 2(2): 29-31

[2] Guo Q L，G X B，Jin R，*et al*. Clinical studies on treatment of cerebral melaria with qinghaosu and its derivatives. Journal of Traditional Chinese Medicine，1982，2(2): 125

[3] 李国桥，郭兴伯，符林春，等. 青蒿琥酯静脉注射治疗疟疾临床研究总结. 青蒿素类药临床研究专辑，1990， 8: 80-84

[4] 郭兴伯，符林春，刘光平，等. 青蒿琥酯静脉注射治疗恶性疟疾 173 例. 广州中医药大学学报，1988， 5(1): 9-12

[5] Guo XB，Arnold K，Fu LC，*et al*. Doule-blind dose finding study of mefloquine-sulfdoxine-pyrimethamine in children with acute falciparum malaria.Trans of the Ray.Soc of Trep Med and Hyg，1988，82:538-540

[6] 郭兴伯，符林春，范太涛，等. 青蒿琥酯静脉注射治疗脑型疟 33 例临床报告. 青蒿素类药临床研究专辑，1990，8: 28-30

[7] 郭兴伯，苻林春，李国桥. 青蒿琥酯静脉注射 7 天疗程治疗恶性疟疗效观察. 广州中医学院学报，1989， 6(1): 39-41

[8] 符林春，郭兴伯，符永新，等. 青蒿琥酯肌肉注射治疗恶性疟疗程探索与哌喹的随机比较. 青蒿素类药临床研究专辑，

1990，8: 33-38

[9] 张俊才，郭兴伯，钱本顺，等. 健康人对青蒿琥酯片的耐受性和不良反应. 新药与临床，1992，11(2): 70-72

[10] 郭兴伯，符永新，陈沛泉，等. 青蒿琥酯片治疗恶性疟疾 100 例的临床观察. 中华医学杂志，1998，15(2): 81-83

[11] 符林春，李广谦，郭兴伯，等. 青蒿琥酯片治疗恶性疟的剂量再探索. 广州中医药大学学报，1998，15(2): 81-83

[12] 李广谦，符永新，卞维秀，等. 青蒿琥酯片不同疗程治疗恶性疟疾疗效比较. 中国中西医结合杂志，1997，17(3): 143

[13] Danai B，Chaisin W，Somhai L，*et al*. Clinical trial of artesunate and artemether on multidrug resistant falciparnm malaria in Thailand: a preliminary report. Southeast Asian J Trop Med Pub，1991(20): 380-385

（郭兴伯　李国桥）

第三节　蒿甲醚的临床试验

蒿甲醚是中国科学院上海药物研究所研制的一种青蒿素衍生物。于 1978～1980 年采用各种治疗方案肌内注射蒿甲醚油注射液，在海南、云南、广西、河南、湖北等现场共治疗了现症疟疾患者 1088 例，其中恶性疟 829 例[1,2]，间日疟 259 例。结果表明，临床治愈率为 100%。采用总剂量 600～640mg 治疗 457 例恶性疟，随访一个月 343 例，复燃率为 7.8%。在蒿甲醚使用过程中，尚未发现肯定与该药有关的毒性反应。为了进一步评价该药的疗效和毒性反应，探索其适宜治疗剂量，1986 年按《药品审批法》的要求，广州中医学院疟疾研究室和海南省及云南省有关临床研究单位对昆明制药厂生产的蒿甲醚油注射液进行了Ⅰ期、Ⅱ和Ⅲ期临床试验。

（一）Ⅰ期临床试验[3]

选择健康男性成人志愿者 32 人，以抽签分组和双盲法进行试验。分 3 天和 5 天疗程，其给药方案见表 6-23。给药组按等容积不等浓度给药，每次肌内注射 2ml，对照组每次肌内注射油媒 2ml。每例志愿者住院观察 9 天(即给药前 2 天至给药后 7 天)，每天观察、记录志愿者临床反应，并于药前 2 天、前 1 天和用药后 1 天、3 天、7 天、14 天和 28 天检查心电图、血液学(5 项)、血液生化(12 项)和尿常规，而粪便常规查至第 7 天。

表 6-23　蒿甲醚油注射液Ⅰ期临床试验剂量设计

总量(mg/kg)	每次剂量(mg/kg)					试验例数	对照例数
	第 1 天	第 2 天	第 3 天	第 4 天	第 5 天		
5 天 7.2	2.4	1.2	1.2	1.2	1.2	3	1
5 天 9.6	3.2	1.6	1.6	1.6	1.6	5	2
5 天 12.0	4.0	2.0	2.0	2.0	2.0	4	2
3 天 12.0	6.0	3.0	3.0	—	—	6	2
3 天 16.0	8.0	4.0	4.0	—	—	5	2
合计倒数						23	9

结果：蒿甲醚注射 3 天疗程和 5 天疗程各剂量组在临床症状和实验室检查方面，均出现不同程度的异常反应。主要表现在以下 3 个方面。

1. 发热

各试验组均有一例或数例受试者于首次给药后第 2 天出现不同程度的发热，见表 6-24。此外，各试验组凡出现发热反应者，均同时有不同程度的食欲减退。部分有一过性白细胞总数和中性白细胞比例轻微偏高，仅见于用药后第 1 天。

表 6-24 志愿者注射蒿甲醚后发热情况

剂量组(mg/kg)	试验例数	发热例数	最高体温均值(℃)	发热持续时间(h)
5 天 7.2	3	1	37.8	32
5 天 9.6	5	1	37.8	4
5 天 12.0	4	1	38.5	24
3 天 12.0	6	4	38.5	50.5
3 天 16.0	5	4	39.1	59
空白对照组	9	1*	38.5	4

* 该志愿者伴有上呼吸道症状

2. 网织红细胞下降

各组受试者在给药后第 3 天开始出现网织红细胞下降，第 5 天较为明显。5 天疗程 7.2mg/kg 组、9.6mg/kg 组和 12mg/kg 组网织红细胞均有不同程度下降，但仍在正常值低限以上水平。3 天疗程 12mg/kg 组和 16mg/kg 组给药后第 3 天，均分别下降至 0.4% 和 0.46%，第 5 天为 0.47%和 0.36%，第 7 天开始回升，第 14 天恢复至给药前水平，见图 6-6。

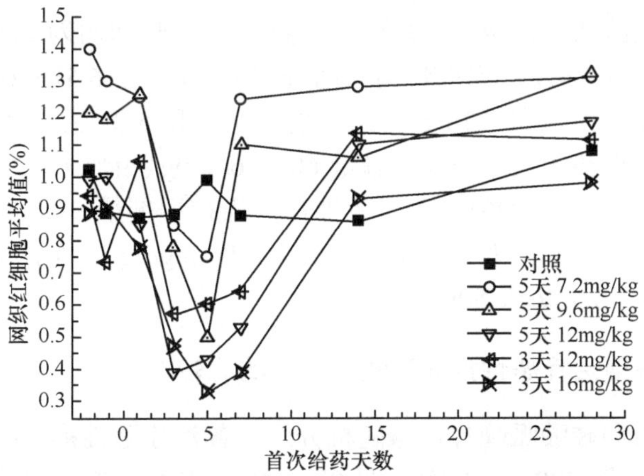

图 6-6 志愿者注射蒿甲醚前后网织红细胞的变化

3. 转氨酶活性升高

5 天疗程 7.2mg/kg 组和 9.6mg/kg 组给药后谷草转氨酶和谷丙转氨酶的活性均未出现异常。5 天疗程 12mg/kg 组 4 例，在给药后第 7 天，其中 2 例谷草转氨酶轻度升高，第 14 天仍有 1 例轻度升高，第 28 天恢复正常。3 天疗程 12mg/kg 组 6 例，给药后 1 天，其中 2 例谷草转氨酶轻度升高，第 3 天 5 例升高，第 7 天恢复正常；谷丙转氨酶于给药后第 3 天，1 例轻度升高，第 7 天恢复正常。3 天疗程 16mg/kg 组 5 例，给药后第 3 天，4 例谷草转氨酶升高，1 例谷丙转氨酶升高，第 7 天仅 1 例谷草转氨酶升高，第 14 天全部正常。

除以上 3 方面异常反应外，3 天疗程和 5 天疗程各剂量组志愿者未见其他不良反应和检测指标异常。

蒿甲醚注射液肌内注射的 I 期临床试验结果表明，5 天总剂量 9.6mg/kg 给药方案，可推荐作为 II 期临床第一阶段的治疗方案。

（二）II 期临床试验[3]

病例选择：①有疟疾临床症状，年龄 7～65 岁；②本次发病 5 天以内，恶性疟原虫无性体≥1000/μl，或大环状体≥100/μl 并伴有发热；③本次发病以来未用过抗疟药或有抗疟作用的药物如四环素或磺胺类药物等；④下列情况不列入研究对象：妊娠、严重恶心、呕吐者；年龄<7 岁和>65 岁者。

1. 蒿甲醚油注射液治疗恶性疟剂量探索

根据 I 期临床试验结果，选择 5 天剂量 9.6mg/kg 和 7.2mg/kg 给药方案进行疗效比较。

5 天剂量 9.6mg/kg 组和 7.2mg/kg 组分别治疗 10 例和 7 例恶性疟，给药后全部于 6 天内原虫转阴。首剂给药后，两组平均清除原虫 95%的时间均为 20h，退热时间分别为(22.2±8.1)h 和(26.1±7.4)h；原虫转阴时间分别为(76.5±16.5)h 和(77.6±17.0)h，两组无明显差别。9.6mg/kg 组和 7.2mg/kg 组分别有 9 例和 5 例完成 28 天追踪观察，均未复燃。因过去采用 3 天和 4 天疗程成人总量 600～640mg(相当于 12～12.8mg/kg)治疗恶性疟，随访一个月尚有 7.8%的复燃率，故推荐 5 天疗程剂量 9.6mg/kg 方案作为 II 期临床的对照治疗试验给药方案。为了便于临床应用，9.6mg/kg 相当于成人总量 480mg，即第一天 160mg，第 2～5 天每天 80mg。

2. 蒿甲醚肌内注射治疗恶性疟同磷酸哌喹片的比较[4]

蒿甲醚肌内注射和磷酸哌喹片口服随机分组，各治疗恶性疟 30 例。蒿甲醚注射采用 5 天疗程成人总量 480mg 方案，见表 6-25，磷酸哌喹片按标准疗程成人总量 1500mg(基质)，分 0h(600mg)、6h(300mg)和 24h(600mg)3 次口服给药。两组 7～15 岁患者均按年龄组计算药量。

表 6-25 蒿甲醚油注射液治疗恶性疟给药方案

年龄组(岁)	总量	每天用量				
		第 1 天	第 2 天	第 3 天	第 4 天	第 5 天
≥16	480mg	160mg	80mg	80mg	80mg	80mg
11～15	360mg	120mg	60mg	60mg	60mg	60mg
7～10	240mg	80mg	40mg	40mg	40mg	40mg
<7	9.6mg/kg	3.2mg/kg	1.6mg/kg	1.6mg/kg	1.6mg/kg	1.6mg/kg

结果表明，蒿甲醚组平均退热时间和原虫转阴时间分别为 20.6h 和 75.9h，显著快于磷酸哌喹组的 35.2h 和 92.8h。两组复燃率分别为 4.2%(1/24)和 10.3%(3/29)。对磷酸哌喹组中 2 例复燃者用蒿甲醚注射液治疗，观察 28 天无复燃。

毒副反应观察：蒿甲醚组 1 例经治疗体温恢复正常后，又出现一次短暂性升高，可能是药物所致的发热反应。蒿甲醚和磷酸哌喹组于治疗前分别有 4 例和 3 例 ALT 升高，治疗后 3 天分别有 2 例和 1 例升高，治疗后 6 天分别有 4 例和 6 例 ALT 升高，但尚未证明和药物有关。

3. 蒿甲醚肌内注射治疗恶性疟同复方磷酸咯萘啶的比较

蒿甲醚肌内注射和复方磷酸咯萘啶口服随机分组，分别治疗恶性疟 34 例和 33 例。

蒿甲醚注射液采用 5 天疗程总量 480mg 方案，复方磷酸咯萘啶剂量每次磷酸咯萘啶 300mg，周效磺胺 500mg 和乙胺嘧啶 25mg，于 0h、6h 和 24h 各服药一次。两组 7～15 岁患者均按年龄计算药量。

结果表明，蒿甲醚组和复方磷酸咯萘啶组平均退热时间分别为 22.1h 和 21.3h，平均原虫转阴时间分别为 74.1h 和 71.1h，无显著差别。追踪 28 天，蒿甲醚组 30 例中 2 例复燃(6.7%)，复方磷酸咯萘啶组 33 例均未发现复燃。

毒副反应观察：蒿甲醚注射液组有 1 例经治疗体温恢复正常后，又出现二次短暂升高，此外，未见其他临床副反应。复方磷酸咯萘啶组治疗过程中，出现胃肠道反应 3 例(9.1%)，其中，腹泻 1 例、恶心 2 例、呕吐 1 例，这些症状未经任何处理而自行消失。蒿甲醚组治疗后有 10 例网织细胞下降至略低于正常低限值。复方磷酸咯萘啶治疗后网织细胞无异常改变。血液学其他项目检查，两组均未见异常。

血液生化检查，蒿甲醚注射液组治疗前 2 例 ALT 升高，治疗后恢复正常，另 2 例治疗前正常，治疗后 6 天轻度升高；AST 检查治疗前 2 例升高，治疗后 1 例恢复正常；另 2 例治疗前正常，治疗后 6 天升高。

复方磷酸咯萘啶组治疗后 3 天有 1 例 ALT 升高，6 天恢复正常；2 例治疗前升高，治疗后 6 天恢复正常。AST 检查 3 例治疗前升高，治疗后恢复正常。ALT 和 AST 的升高可能是恶性疟本身所致，因两组病例的个别患者的两种酶升高，并不因蒿甲醚注射或复方磷酸咯萘啶治疗而加剧。

(三) 蒿甲醚油注射液 III 期临床试验[3]

蒿甲醚油注射液的剂量和用法：蒿甲醚注射液由昆明制药厂提供，批号为 850615-26、860502、860520，每安瓿 1ml 含蒿甲醚 100mg。5 天总量 480mg，给药方案为成人每天肌内注射 80mg，第 1 天加倍，儿童用药量见表 6-25。

体温观察：患者服药前和服药后每隔 4h 测量体温 1 次，直到第 7 天出院为止；给药后患者体温降至正常并于 24h 内未回升者为退热。若在体温正常后 24h，体温重新升高并可排除其他原因者，即可认为体温升高与药物有关。

疟原虫观察：在首剂给药前用厚血膜计算出每微升血液中无性体疟原虫数，给药后每天早上 8 时、下午 4 时各查原虫 1 次；连续 3 次血检阴性后，改为每天血检 1 次，直到第 7 天。查完整个厚血膜而未发现疟原虫无性体者确定为阴性。从首剂给药到原虫开始转阴时间，即为原虫转阴时间。

1. 治疗恶性疟 234 例

234 例中，属疟区人口 141 例(60.3%)，非疟区人口 93 例(39.7%)。男性 171 例(73.1%)，女性 63 例(26.9%)。年龄<16 岁者 54 例(23.1%)，≥16 岁者 180 例(76.9%)。9 例(3.8%)入院时处于退热期，余 225 例均发热。234 例的原虫数为 7097～70 131/μl。234 例中，重症疟疾 13 例，其中 7 例脑型疟中，5 例属普通型，1 例属重型，另 1 例属极重型，原虫密度达 1 332 840/μl，红细胞感染率为 43.2%，合并有严重肝肾功能损害、溶血、消化道出血及脑水肿。

蒿甲醚油注射液治疗普通型恶性疟 221 例(含晚期妊娠 2 例)和重症疟疾 13 例，均能迅速控制临床症状和清除原虫。疗效详见表 6-26。2 例中晚期孕妇未见早产或死胎及其他不良反应，7 例脑型疟分别于治疗后 7～48h 清醒。

表 6-26　蒿甲醚油注射液治疗恶性疟 234 例的疗效

临床试验单位	治疗例数	退热时间(h)(M±SD)	原虫转阴时间(h)(M±SD)	28 天复燃情况		
				观察例数	复燃例数	复燃率(%)
广州中医学院	57	21.1±10.8	76.2±14.3	48	2	4.2
东方县人民医院	90	23.4±16.5	70.9±16.6	56	4	7.1
海南尖峰岭职工医院	31	21.3±12.8	69.3±13.4	31	0	0
云南省疟疾防治研究所	27	27.9±12.2	31.9±13.3	27	2	7.4
西双版纳自治州医院	29	29.7±11.2	53.8±23.5	28	6	21.4
合计	234	20～30	48～76	190	14	7.4

对复燃的 14 例患者，复燃率与人群免疫力的关系进行分析，当地人口的复燃率为 3.8%，外地人口为 11.8%(表 6-27)，这表明复燃率高低同免疫力有关。

表 6-27　蒿甲醚注射液治疗当地人口与外来人口恶性疟复燃情况

人口地域	观察例数	复燃例数	复燃率(%)
当地人口	105	4	3.8
外来人口	85	10	11.8

同时对 30 例恶性疟原虫，用体外法对氯喹进行敏感性测定，结果抗氯喹病例占 56.7%，由此说明蒿甲醚注射液治疗抗氯喹恶性疟疾疗效良好。

2. 毒副反应

蒿甲醚注射液肌内注射 5 天总量 480mg 方案在 234 例治疗过程中，出现 4 例体温正常后又短暂性升高，这可能与药物不良反应有关。3 例轻度腹泻，4 例腹痛和 1 例耳鸣，但均于疗程未结束前自行消失，未能说明这些症状与药物有关。

76 例进行网织红细胞检查，治疗后 3 天和 6 天分别有 9 例和 8 例轻度下降。

39 例进行心电图检查，治疗后 3 天 3 例出现心动过缓，1 例出现房室传导阻滞，6 天分别增至 5 例和 2 例，第 2 周均恢复正常心电图。

226 例患者于治疗前和药后 3 天和 6 天进行血常规检查，43 例进行碱性磷酸酶、胆红素、肌酐、ALT、AST 检查，37 例进行尿液分析，药后均未发现明显异常改变。

3. 蒿甲醚油注射液临床试验小结

1) I 期临床试验的结果表明，蒿甲醚注射液肌内注射剂对于健康成人，其安全量为 9.6mg/kg，相当于成人 5 天疗程总量 480mg。

2) 蒿甲醚油注射液肌内注射剂 5 天总量 480mg 方案，在Ⅱ期、Ⅲ期临床试验中共治疗恶性疟疾 308 例(含凶险型 13 例)，均获临床治愈，退热时间为 20～30h，原虫转阴时间为 32～76h。对其中的 253 例追踪观察至 28 天，复燃 17 例，复燃率为 6.7%。

3) 蒿甲醚注射液治疗剂量毒副反应轻微，比较安全。

4) 蒿甲醚注射液既是高效的疟疾治疗药，又是速效低毒的重症疟疾救治药。

参考文献

[1] 李国桥，郭兴伯，王文龙，等. 蒿甲醚治疗恶性疟疾的临床研究. 中华医学杂志，1982，62(5): 293-294

[2] 顾浩明，刘明章，吕宝芬，等. 蒿甲醚治疗恶性疟疾与磷酸哌喹的比较.中国药理学报，1981，2: 138-144

[3] 郭兴伯，符林春，李国桥，等. 蒿甲醚油注射液治疗恶性疟疟疾临床研究总结. 青蒿素类药临床研究专辑，1990，8: 85-90

[4] 郭兴伯，符林春，符永新，等. 蒿甲醚治疗恶性疟疾与磷酸哌喹的比较. 新药与临床，1989，8(4): 248-250

(郭兴伯　李国桥)

第四节　双氢青蒿素片的临床试验

(一) Ⅰ期临床试验[1,2]

健康成人志愿者 24 人(男性 13 人，女性 11 人)，以抽签分组和双盲法进行试验。每例志愿者住院观察 5 天(即 0 天、1～4 天)。并于 7 天、14 天和 28 天复查。用药前 4 天、用药前 2 天和用药后 1 天、3 天、7 天、14 天和 28 天检查心电图、血液学、血液生化、尿常规和粪便常规。剂量设计见表 6-28。每天一次，连服 3 天，首剂加倍。

表 6-28　双氢青蒿素片Ⅰ期临床试验剂量设计

总量(mg/kg)	第 1 天(mg/kg)	第 2 天(mg/kg)	第 3 天(mg/kg)	递增率(%)	试验例数	对照例数
0.5	0.2	0.15	0.15			
1.5	0.6	0.45	0.45		1	0
3.0	1.2[a]	0.90	0.90	100.0	2	1
5.0	2.0	1.50	1.50	66.7	5	2
7.0	3.0	2.00	2.00	40.0	3	1
9.0	4.0	2.50	2.50	28.6	3	1
11.0	5.0	3.00	3.00	22.2	3	1

a. 预测治疗量

结果：药后各剂量组临床上未见任何不良反应。除网织红细胞一项外，心电图、血液学、血液生化(包括血清蛋白、葡萄糖、胆红素、尿素氮、肌酐、胆固醇、甘油三酯、钾、钠、钙、磷、氯、碱性磷酸酶、胆碱酯酶、谷丙转氨酶、谷草转氨酶)、尿常规和粪便常规检查，药后各剂量组未见任何异常改变。总量 9mg/kg 组和 11mg/kg 组于用药后 1 天和 3 天出现网织红细胞均值在正常值范围内轻度下降，其中 11mg/kg 组于用药后 1 天下降至正常值低限水平，第 7 天两组均基本回复到药前水平。可以认为，健康人对双氢青蒿素 3 天连续给药的最大耐受量为 11mg/ kg(相当于成人 3 天总量 550mg)。

(二) Ⅱ期临床试验

1. 双氢青蒿素治疗恶性疟剂量探索[3]

青蒿琥酯注射剂和片剂的研究资料提示，每天一次给药和分多次给药，3 天疗程治疗恶性疟的疗效无显著性差异，复燃率 50%左右，适当延长疗程、增加总量是提高治愈率、降低复燃率的可行方法。故双氢青蒿素治疗剂量探索设 3 天疗程总量 240mg(3 天组)与 5 天疗程总量 360mg(5 天组)进行比较，每天服药一次，见表 6-29。两组儿童剂量按年龄递减。

表 6-29　两个剂量组给药方案

分组	观察例数	总量（mg）	每天剂量(mg)				
			第 1 天	第 2 天	第 3 天	第 4 天	第 5 天
3 天组	30	240（1.2mg/kg）	120	60	60	—	—
5 天组	30	360（1.2mg/kg）	120	60	60	60	60

3 天组和 5 天组各治疗恶性疟 30 例，两组成人均为 22 例，儿童均为 8 例。两组皆全部临床治愈，退热时间分别为（18.5±8.9）h 和（23.4±15.1）h，原虫转阴时间分别为（68.6±11.8）h 和（64.2±14.8）h。28 天原虫复燃率，3 天组为 52.0%，5 天组为 5.6%，两组复燃率相比差异极显著（$P<0.01$）。5%复燃率已达到目前国际上恶性疟治疗药的较好水平，唯例数尚少，有待扩大试验和进一步与 7 天疗程作比较。

杀虫速度：成人一次口服双氢青蒿素 120mg，观察 7 例，结果平均清除 95%原虫所需时间为 16h，与前面提及的青蒿琥酯静脉注射和蒿甲醚肌内注射杀虫速度相似。

2. 双氢青蒿素治疗恶性疟 5 天和 7 天疗程比较及其对照治疗试验[4]

双氢青蒿素 5 天疗程总量 360mg 和 7 天疗程总量 480mg（第 6、7 天每天 60mg）各治疗恶性疟 50 例。对照组为当时国内标准治疗药磷酸哌喹（首剂 600mg 哌喹基质，6h 300mg，24h 600mg），治疗 51 例。3 组病例中，成人分别为 36 例、35 例、37 例，儿童分别为 14 例、15 例和 14 例。结果，双氢青蒿素 5 天和 7 天两组退热时间（16.3±6.6）h 和（19.7±13.2）h 和原虫转阴时间（64.0±12.0）h 和（66.5±10.4）h 均无明显差异，原虫复燃率 5 天组为 6.3%（2/32），7 天组未见复燃（0/42）。磷酸哌喹组治疗后 11 例未能控制临床症状，原虫未见明显减少或反而增多（三级抗性 RⅢ）；13 例治疗后虽能控制症状，但 7 天原虫不转阴（二级抗性 RⅡ）；另 10 例治疗后 28 天出现原虫复燃（一级抗性 RⅠ）；只有 17 例治愈（敏感 S），占 33.3%。可见，双氢青蒿素 5 天疗程和 7 天疗程的疗效均显著优于磷酸哌喹（当地恶性疟原虫对哌喹产生明显抗药性），见表 6-30。

表 6-30　双氢青蒿素两组与磷酸哌喹治疗恶性疟结果

分组	例数	退热时间（h）（M±SD）	原虫转阴时间（h）（M±SD）	28 天随访结果					
				例数	S	RⅠ	RⅡ	RⅢ	治愈率（%）
双氢青蒿素 5 天组	50	16.3±6.6	64.0±12.0	32	30	2	0	0	93.7
双氢青蒿素 7 天组	50	19.7±13.2	66.5±10.4	42	42	0	0	0	100.0
磷酸哌喹组	51	37.3±16.8[a]	104.6±16.8[b]	51	17	10	13	11	33.3

a. 与两组双氢青蒿素比较 $P<0.01$；b. 7 天原虫未转阴和无效病例共 24 例未包括在内

双氢青蒿素 7 天疗程组 2 例治疗过程中，出现麻疹样皮疹，不痒，无痛苦，症状较轻，其中 1 例皮疹约 12h 后自行消退，另 1 例于 9 天（疗程结束后 2 天）消退。

网织红细胞检查：双氢青蒿素 5 天组和 7 天组首次给药后第 3 天分别有 13 例（26.0%）和 19 例（38.0%）轻度下降；第 6 天，5 天组全部恢复正常，7 天组 3 例未复常，但均值已恢复至药前水平。

心电图检查：双氢青蒿素 5 天组首剂给药后 6 天，29 例中有 1 例出现偶发性房性早搏，7 天组 3 天和 6 天 32 例中各有 1 例出现偶发室性早搏；首剂给药后 6 天，32 例中有 3 例还出现Ⅰ度房室传导阻滞，其中 1 例第 14 天检查复常，另 2 例一个月复查正常。磷酸哌喹组首剂给药后 6 天 31 例中各有 1 例频发和偶发性房性早搏，其中 1 例 3 天还出现Ⅱ度房室传导阻滞。这些改变是否与药物有关，建议在扩大试验中作进一步观察。

双氢青蒿素 5 天疗程和 7 天疗程的原虫复燃率，本组未显示统计学上的差异性。但考虑到 5 天组复燃率显著低于 3 天组，而 7 天组和 5 天组的差异不显著可能和观察例数尚少有关。另外，即使药物总量增加至 480mg，疗程延长至 7 天仍未见明显毒性作用。结合青蒿琥酯和蒿甲醚延长疗程可提高治愈率的启示，因此推荐 7 天疗程总量 480mg 作为Ⅲ期临床试验给药方案。

（三）Ⅲ期临床试验

1988～1989 年，在海南东方地区和三亚地区（均为抗氯喹和抗哌喹恶性疟流行区）采用双氢青蒿素 7 天疗程总量 480mg 治疗恶性疟 189 例[1, 5~7]。其中成人 119 例，儿童 70 例，有 2 例为 5～6 个月的孕妇患者。

1. 疗效

189 例患者均被迅速控制临床症状和清除原虫，复燃率较低，详见表 6-31。

表 6-31　双氢青蒿素治疗恶性疟 189 例的疗效

临床试验单位	例数	退热时间（h）（M±SD）	原虫转阴时间（h）（M±SD）	28 天复燃情况	
				观察例数	复燃率（%）
广州中医学院	69	19.5±10.2	69.2±16.1	63	1.6
广坝农场医院	44	24.7±13.0	66.4±9.5	34	2.9
南新农场医院	30	18.8±12.9	65.3±10.0	22	0
天安卫生院	46	14.5±7.6	64.9±15.9	44	4.5

2. 毒副反应观察结果

1 例首剂给药后 2 天，胸腹及双下肢出现麻疹样皮疹，经抗过敏处理后，皮疹第 4 天消退。其余未见任何临床副反应。2 例中期妊娠患者未见流产和其他不良反应。

113 例进行网织红细胞检查，首剂给药后 3 天有 10 例（8.8%）轻度下降。首剂给药后 6 天基本恢复至药前水平。说明网织红细胞的短暂下降，主要同首剂加倍量有关。而以后的每天维持量对网织红细胞无明显影响。

43 例进行心电图检查，首剂后 3 天和 6 天各出现 4 例窦性心动过缓。首剂给药前有 2 例出现房性早搏，首剂给药后 3 天和 6 天增加至 5 例。在Ⅱ期临床试验中，磷酸哌喹对照组首剂给药后 3 天和 6 天也出现 2 例房性早搏。治疗过程中出现早搏或早搏增多，是否与这两个药物有关，有待今后进一步观察。

178 例药前与首剂后 3 天和 6 天检查血常规，39 例检查谷丙转氨酶、谷草转氨酶、碱性磷酸酶、胆红素、肌酐，50 例进行尿液分析，均未出现治疗后明显异常改变。

（四）小结

1）Ⅰ期临床试验结果表明，双氢青蒿素口服对健康成人的最大耐受量为 11mg/kg（相当于成人 3 天总量 550mg）。

2）在抗药性恶性疟流行区，双氢青蒿素显示高效和速效特点，5 天总量 360mg 方案 28 天治愈率 90%以上，7 天总量 480mg 方案 28 天治愈率 98%以上。

3）双氢青蒿素 5 天疗程总量 360mg 和 7 天疗程总量 480mg 治疗过程中，有 104 例进行心电图检查，其中治疗前有 2 例（1.9%）出现房性早搏，1 例（1.0%）出现Ⅰ度房室传导阻滞。治疗后出现房性早搏 4 例（3.8%），室性早搏 1 例（1.0%）；Ⅰ度房室传导阻滞 3 例（2.9%），其中 1 例第 14 天复查正常，另 2 例一个月复常。双氢青蒿素对心脏是否有影响，根据现有的资料，尚难以作出明确的结论。但是，双氢青蒿素Ⅰ期临床试验表明，健康志愿者 3 天给药总量 550mg，明显高于Ⅱ、Ⅲ期临床用药量，但未发现对心脏产生不良影响。另外，磷酸哌喹对照组治疗过程中亦同样出现心脏方面的变化。其中房性早搏 2 例（6.5%），Ⅰ度房室传导阻滞 1 例（3.2%）。治疗前和对照组患者均出现心脏方面的异常改变，以及双氢青蒿素在健康人试验无心脏方面的明显变化，据此可以认为，心电改变是疟疾本身引起的心脏异常变化。

双氢青蒿素治疗恶性疟疾过程中出现皮疹（0.9%）和网织红细胞轻度下降，但很快恢复正常。说明双氢青蒿素用药比较安全。

4）双氢青蒿素给药方法简便，是高效、速效的疟疾治疗药，对于抗氯喹或哌喹恶性疟有良好疗效，副反应轻微。双氢青蒿素 7 天疗程总量 480mg，可作为临床治疗疟疾方案。

参 考 文 献

[1] 郭兴伯，符林春，李国桥. 口服双氢青蒿素片治疗恶性疟疾临床研究总结. 青蒿素类药临床研究专辑，1990，8: 91-94

[2] 中国中医研究院西苑医院.双氢青蒿素片剂Ⅰ期临床试验.双氢青蒿素片剂申报材料. 1991: 25

[3] 符林春，王文龙，符永新，等. 口服双氢青蒿素治疗恶性疟剂量探索. 青蒿素类药临床研究专辑，1990，8: 52-57

[4] 郭兴伯，符林春，符永新，等. 双氢青蒿素与磷酸哌喹治疗恶性疟的随机比较.中华医学杂志，1993，73（10）: 602-604

[5] 张俊才，姚邓居，林少平，等. 口服双氢青蒿素治疗恶性疟 44 例临床验证. 青蒿素类药临床研究专辑，1990，8: 58-59

[6] 王文龙，张祖光，郑心正，等. 双氢青蒿素片剂治疗恶性疟疾 30 例临床报告. 青蒿素类药临床研究专辑，1990，8: 61-62

[7] 符永新，符林春，谢带嫦，等. 双氢青蒿素片治疗恶性疟 59 例临床观察. 青蒿素类药临床研究专辑，1990，8: 63-65

（郭兴伯　李国桥）

第五节 抗疟药的杀虫作用速度观察和疗程探讨

一、杀虫作用速度观察

抗疟药对疟原虫无性体杀虫作用速度的观察，应结合恶性疟原虫的发育期和形态，明确用药前原虫处于发育周期 48h 的哪一发育期，用药后原虫发育停止于哪一阶段？对各种抗疟药或在研抗疟药，包括氯喹、奎宁、常山乙硷、咯萘啶、周效磺胺–乙胺嘧啶(fansidar)、青蒿素、哌喹、甲氟喹、青蒿琥酯、蒿甲醚、双氢青蒿素等，服药后使原虫发育停止在哪一发育期，就能准确地评价抗疟药对原虫作用于哪个阶段；同时结合每 4h 计算原虫数评价其杀虫速度。

正常原虫发育至裂殖周期第 26h 后，大环状体发育为晚期滋养体，继而至第 40h 细胞核开始分裂而成早期裂殖体，直至第 48h 裂殖体发育成熟而破裂。即第 26～48h，由于此期原虫(晚期滋养体和裂殖体)黏附滞留(sequestation)于微静脉血管壁，外周血液涂片一般检查不到此期原虫。故从 28～32h，外周血液的粗大环状体在 4～6h 内原虫密度急剧下降，以至全部消失，因为整批原虫在 4～6h 内发育为大滋养体而黏附滞留。自 1972 年起作者采用皮内血片法，可以从皮内血片(常规染色)中容易查到第 26～48h 的各发育期原虫，从而可以判断慢效药使原虫发育停止在晚期滋养体或早期裂殖体或晚期裂殖体。图 6-7 是作者历年对各种抗疟药用药前和用药后每 4h 涂血片的观察结果[1]。

图 6-7 表明，各种抗疟药均选择患者的原虫处于第 1 次发热(R 热)后约 6h 即小环状体(R_1)期开始投药(口服或注射或肛门塞入)，然后每 4h 涂外周血片一次，至第 26h 后改涂皮内血片，如果药物对晚期滋养体无效，则第 38h 后每 2h 涂皮内血片，还可观察核分裂停止在什么时候。这样可观察原虫停止在哪一发育阶段。各种药物的杀虫作用速度大致分成三大类。

1. 慢效抗疟药

周效磺胺–乙胺嘧啶片(fansidar)：从纤细环状体(又称小环状体，R_1)期单剂顿服 fansidar 3 片后，原虫能正常发育为中等环状体(R_2)和大环状体(R_3)，于第 28～32h，原虫发育为晚期滋养体黏附滞留于微静脉血管壁，必然出现第 2 次发热(滋聚热)，原虫继续发育至早期裂殖体，原虫细胞核分裂成 4～6 核后，不能继续发育为晚期裂殖体，当原虫被大量清除时又引起一次高热，称为药杀热。这样的慢效药，不应该用于治疗无免疫力的恶性疟患者，因为原虫红细胞感染率达 6%的患者，服药次日若原虫发育为晚期滋养体，那么患者可能出现昏迷等凶险型症状。这种昏迷与晚期大滋养体黏附滞留阻塞微血管有关，称为 T 昏迷。如果发生在孕妇身上往往导致死胎和流产。

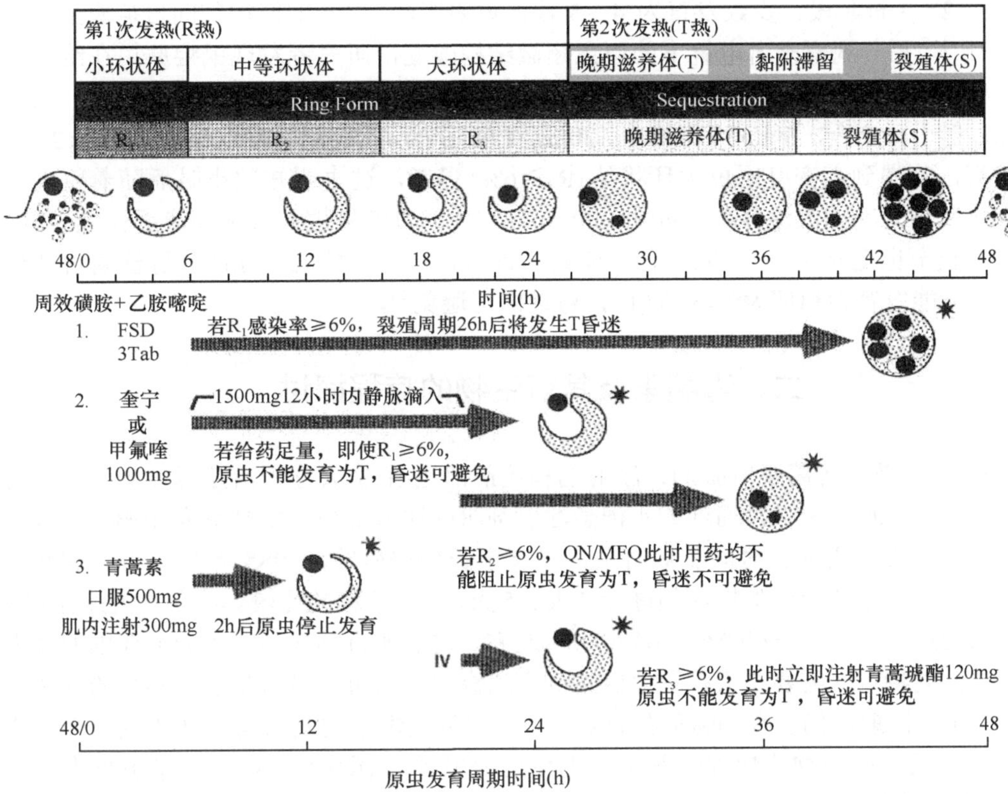

图 6-7　抗疟药对疟原虫无性体作用的临床和形态学研究

2. 中效抗疟药

氯喹、哌喹、奎宁、甲氟喹、常山乙硷均属此类药，奎宁首剂足量给药(在 12h 内静脉滴注 1500mg，即每 4h 500mg，而不是每 8h 500mg)，或甲氟喹首剂 4 片(1000mg)顿服，均可使原虫发育停止在大环状体(R_3)阶段，不能发育为晚期大滋养体，因而可使高密度原虫血症者(红细胞感染率≥6%)避免昏迷。氯喹(对非抗性株)、哌喹和咯萘啶的杀虫速度略快于奎宁和甲氟喹，首剂足量使用可使原虫停止在中等环状体到大环状体之间。但这类药物若遇到患者原虫处于大环状体期且原虫密度≥6%，则即使立刻静脉滴注奎宁或口服足够的氯喹、哌喹或甲氟喹，也不能阻止原虫发育为晚期滋养体，T 昏迷不可避免。

3. 速效抗疟药

青蒿素及其衍生物均属此类药。无论是小环状体还是大环状体投药 2h 后，原虫都停止发育，从形态学上看到原虫小环状体不能发育为中环状体(R_2)，若是大环状体(R_3)则不能发育为晚期滋养体。根据间日疟早期裂殖体时投药的观察：当原虫细胞核刚开始分裂为 2～3 个核时服用青蒿素，服药后 2～7h，每小时涂血片一次，观察到大多数原虫停滞在 2～3 核阶段，少数发育为 4～5 核，说明服药后 2h 即能控制间日疟原虫裂殖体的发育[2]。另一观察来自电镜下的原虫超微结构改变，研究者发现鼠疟原虫在给药后 2h，开始损坏其膜系结构[3,4]。因此，自从 1980 年青蒿琥酯静脉注射剂问世以来，由于其静脉注射十分安全，5min 可将首剂 120mg 注射完毕，此剂量将足以使疟原虫在 2h 内停止发育，若遇到高密度原虫大环状体(R_3≥6%)患者，过去明知数小时后随着粗大环状体(R_3)发育为晚期大滋养体(late trophozoite，T)，患者将进入昏迷而束手无策(立即静脉注射奎宁也无此速效)，现在有了速效药青蒿素，用青蒿琥酯立即静脉注射可使患者的原虫不能发育为晚期大滋养体(T)，昏迷即可避免[5]。

二、青蒿素及其衍生物的疗程探讨

1985 年以前，青蒿素口服剂、注射剂和栓剂都是用 3 天疗程治疗恶性疟，口服给药的复燃率为 50%～85%，而油或水混悬注射剂肌内注射给药，复燃率为 10%～25%，这显然同药物在体内滞留时间长短有关。受奎宁长疗程启发，1985 年后用青蒿琥酯水溶性注射液和口服各种衍生物片剂进行 3 天、5 天、7 天疗程的比较。结果 5 天疗程和 7 天疗程的 28 天复燃率分别降至 10%和 3%左右。这表明青蒿素与短半衰期药物的奎宁有相似的共同特点，需要 7 天疗程才能达到高治愈率，这可能是短半衰期药物的共性。但并非 100%治愈，仍会有 5%左右的复燃率，因为复燃率的高低与机体免疫力高低成反比关系。同一种药物的疗程和剂量，无免疫力患者(儿童)的复燃率较半免疫力患者(高疟区当地成人)高。

参考文献

[1] Li GQ，Guo XB，Fu LC，*et al*. Clinical trials of artemisinin and its derivatives in the treatment of malaria in China. Trans R Soc Trop Med Hyg，1994，88 (Suppl 1): S5-6

[2] 李国桥. 黄蒿素治疗疟疾 18 例总结. 广东地区《疟疾防治研究资料汇编》，1975:30

[3] 中医研究院中药研究所药理研究室. 青蒿素的药理研究. 中医杂志，1979，(1):23

[4] 李锐等. 青蒿琥酯钠对猴疟原虫超微结构的影响. 中草药，1981，(4):31

[5] 李国桥，郭兴伯，靳瑞，等. Clinical studies on treatment of cerebral malaria with qinghaosu and it’s derivatives. 中医杂志(英文版)，1982，2(2): 125

(李国桥　郭兴伯)

第六节　青蒿素类抗其他寄生虫病的探索

青蒿素能强力杀灭寄生在红细胞内的疟原虫，使人联想到它也可能杀灭寄生在血液或其他部位的其他寄生虫。从 20 世纪 80 年代起，我国科研人员就开展了青蒿素类化合物抗其他寄生虫病的探索并取得一些重要进展。

（一）预防血吸虫病

血吸虫病是一种流行于热带和亚热带国家的人畜共患寄生虫病。我国是日本血吸虫病流行区，长期来全国血吸虫病人有百万人左右，受到血吸虫威胁的约有六七千万人。吡喹酮(Praziquantel)是当前唯一的治疗药，但近年来效果较前降低。在证实青蒿素的抗疟活性后不久，我国的科研人员就进行了青蒿素治疗动物（小鼠、兔、犬、猴）日本血吸虫(*Schistosoma japonicum*)的实验[1]。以后在筛选一些青蒿素衍生物的抗血吸虫作用时，发现大多衍生物的活性高于青蒿素本身，其中蒿甲醚、青蒿琥酯的杀虫效果更为突出，但对血吸虫成虫的效果不及吡喹酮[2~4]。以后在对血吸虫不同发育阶段的敏感试验中，发现蒿甲醚对小鼠感染尾蚴后的第 7 天的童虫最敏感，对 35 天的童虫也有效，而吡喹酮仅在服药后 2～8h 内有预防作用[5]，由此，蒿甲醚和青蒿琥酯的研究方向从治疗血吸虫病转向为预防血吸虫病[6,7]。

中国预防医学院寄生虫病研究所和浙江省医学科学院寄生虫病研究所经过多年与江西、湖南、安徽、云南等当地的血吸虫病防治机构合作进行人数超过 1 万的临床试验。他们将观察对象分成两组，一组在接触疫水后一周开始服用蒿甲醚或青蒿琥酯(6mg/kg)，每二周（蒿甲醚）或每周（青蒿琥酯）服一次，另一组服用安慰剂（淀粉）。在停止接触疫水后再服一次。末次用药一个月后作粪检，两组虫卵的阳性率差异很大，证明在蒿甲醚和青蒿琥酯有理想的预防日本血吸虫的效果[8~15]。1996 年蒿甲醚胶囊和青蒿琥酯片被我国批准为日本血吸虫病预防药。这一成果引起 WHO 和国际同行的关注，他们在实验室证明蒿甲醚和青蒿琥酯对曼氏血吸虫(*Schistosoma mansoni*)和埃及血吸虫(*Schistosoma haematobia*)的童虫也同样有效后，已在泰国、埃及、坦桑尼亚、科威特、摩洛哥等国进行了临床试验，证明蒿甲醚和青蒿琥酯是广谱的预防血吸虫病药物[16~21]。

青蒿素类药物预防血吸虫的作用机制的研究也是值得注意的。据报道青蒿素影响虫体的糖代谢，而蒿甲醚不仅影响虫体皮层的葡萄糖摄入、干扰虫体的能量代谢，而且还影响其肠管消化功能，糖原减少及碱性磷酸酶活力的抑制[22]。以后又发现青蒿素类药物对血吸虫的童虫和成虫的作用有差异，提示对血吸虫不同发育阶段有不同的杀虫机制[23]。近年发现在体外试验中蒿甲醚和血红素加在一起可导致血吸虫死亡，如蒿甲醚或血红素单独与血吸虫作用就没有体外杀虫的作用[24，25]。

（二）治疗弓形虫病

弓形虫病(toxoplasmosis)也是一种人畜共患的原虫病。一般人体多为隐性感染，当机体免疫力下降时，可转为急性发作。目前的治疗药物如乙胺嘧啶、磺胺嘧啶和乙酰螺旋霉素可抑制增殖期弓形虫的生长。

在我国，青蒿素及其衍生物在体外和动物模型上抑制弓形虫生长的实验结果先后被报道。在体外，蒿甲醚抗弓形虫的最低有效浓度为 0.1μg/ml，当蒿甲醚浓度为 4μg/ml 时，作用 48h 以后，多数弓形虫虫体已变形，胞质内出现空泡、颗粒。对照组乙酰螺旋霉素的作用不如相同浓度的蒿甲醚[26]。数个研究组观察了蒿甲醚、双氢青蒿素对急性弓形虫感染小鼠的治疗作用，发现与对照组磺胺嘧啶的作用相仿[27~29]。国外也有报道青蒿素及其衍生物对鼠弓形虫有抑制作用[30,31]。

江苏省医生曾用双氢青蒿素治疗临床已确证的弓形虫病例及近期活动性感染者 18 例[32]。成人剂量 40mg，一天二次服药，6 天(480mg)为一疗程。间隔 5～7 天，再重复一疗程作为全程单元，18 例患者服用一疗程(其中 1 例用二疗程)，二个月后复查，12 例 IHA 及 ELISA 系列全部阴性；4 月后又有 4 例全部转阴，有效率达 88.9%。

(三)治疗焦虫病

寄生在家畜红血球中的焦虫与疟原虫有着相似的发育史。西北农学院为寻找治疗牛环形泰勒焦虫病的特效药物，曾于 20 世纪 80 年代初用新鲜的黄花蒿(*Artemisia annua* L.)全部治愈了 18 头自然发病的病牛[33]。新鲜黄花蒿幼嫩枝叶经铡细，冷水浸泡 30～60min 后，每头牛每日喂食 2～3kg，直到红细胞染虫率下降至 1%以下，停药观察。一般病牛用药前的体温在 40℃以上，有的接近 42℃，经过 1～2 天的治疗，病牛体温可降至正常。经过 2～6 天的治疗均可使红细胞染虫率下降至 1%以下。经过 2～4 天的治疗，观察到配子体变形、变色、体积变小。至 1986 年用新鲜黄花蒿治疗牛环形泰勒焦虫病 66 例、牛双芽巴贝斯焦虫病 12 例；用阴干的黄花蒿治疗牛环形泰勒焦虫病 6 例，总治愈率为 97.6%[34]。

以后又用青蒿琥酯口服治疗牛环形泰勒焦虫病 134 例和牛双芽巴贝斯焦虫病 3 例，蒿甲醚治疗牛双芽巴贝斯焦虫病 2 例，结果治愈率为 99.3%，各项指标明显优于新鲜黄花蒿[34]。

奶牛环形泰勒焦虫病的发病率和死亡率均较高，试用青蒿琥酯(口服用量为 3～5mg/kg)治疗 131 例病奶牛，结果治愈率高达 99.2%，疗程仅为(3.47±0.75)天[35]。

在羊泰勒焦虫病防治方面，用青蒿琥酯和蒿甲醚也得到很好的效果[36]。

(四)治疗肺吸虫病

人们生吃水产品易导致食源性寄生虫病并殖吸虫病(paragonimiasis)，即肺吸虫病，这是一种人兽共患寄生虫疾病。有报道称青蒿琥酯单用或与吡喹酮合用治疗了 16 例肺吸虫病患者，有一定效果[37]。

(五)抗华支睾吸虫作用

肝吸虫病是由华支睾吸虫(*Clonorchis sinensis*)寄生于胆道所引起的以肝胆病变为主的一种人兽共患性寄生虫病。主要通过吃没烧熟的水产而感染。国内流行较广。青蒿素及其衍生物曾被试验在感染华支睾吸虫的大鼠模型上测定其杀灭作用，发现一些衍生物的活性比青蒿素高数倍[38]。

参考文献

[1] 陈德基，傅丽芳，邵萍萍，等. 青蒿素实验治疗动物血吸虫病的研究. 中华医学杂志，1980，60(7)：422-425

[2] 乐文菊，尤纪清，梅静艳，等. 一些青蒿素衍生物的抗日本血吸虫作用. 药学学报，1981，16(8)：561-563

[3] 乐文菊，尤纪清，杨元清，等. 蒿甲醚治疗动物血吸虫病的实验研究. 药学学报，1982，17(3)：187-193

[4] 乐文菊，尤纪清，梅静艳，等. 青蒿琥酯对动物血吸虫病的治疗实验. 药学学报，1983，18(8)：619-621

[5] 肖树华，尤纪清，焦佩英，等. 蒿甲醚早期治疗小鼠血吸虫病的疗效. 中国寄生虫学与寄生虫病杂志，1994，12(1)：7-12

[6] Xiao SH，You JQ，Yang YQ，*et al.* Experimental studies on early treatment of schistosomal infection with artemether. Southeast Asia J. Trop. Med. Pub. Health，1995，26：306-318

[7] 吴玲娟，徐潘生，宣尧仙，等. 口服青蒿琥酯早期治疗预防日本血吸虫病的实验研究. 中国血吸虫病防治杂志，1995，7(3)：129-133

[8] 吴玲娟，李思温，宣尧仙，等. 青蒿琥酯预防日本血吸虫病 459 例的现场试验. 中国血吸虫病防治杂志，1995，7(6)：323-327

[9] 肖树华，石中谷，卓尚炯，等. 蒿甲醚预防日本血吸虫感染的现场观察. 中国寄生虫学与寄生虫病杂志，1995，13(3)：170-173

[10] 刘志德，胡林生，刘跃民，等. 口服青蒿琥酯预防日本血吸虫病扩大试验研究. 中国寄生虫病防治杂志，1996，8(1)：37-39

[11] 宋宇，肖树华，吴伟，等. 蒿甲醚预防抗洪抢险人群感染血吸虫病的观察. 中国寄生虫学与寄生虫病杂志，1997，15(3)：133-137

[12] 王家龙，肖树华，杨忠，等. 云南山区血吸虫病流行区用口服蒿甲醚控制血吸虫病的观察. 中国寄生虫学与寄生虫病杂志，1997，15(3)：138-142

[13] 田子英，肖树华，肖俊文，等. 口服蒿甲醚降低洲垸型血吸虫病流行区人群感染血吸虫的效果. 中国寄生虫学与寄生虫病杂志，1997，15(4)：208-211

[14] 徐明生，肖树华，宋璆，等. 湖沼型血吸虫病流行区用蒿甲醚预防日本血吸虫感染的现场研究. 中国寄生虫学与寄生虫病杂志，1997，15(4)：212-215

[15] 李思温，吴玲娟，张绍基，等. 青蒿琥酯预防日本血吸虫病系列研究报告. 浙江省医学科学院学报，2005，(61)：153-158

[16] Utzinger J，N'Goran EK，N'Dri A，*et al.* Oral artemether for prevention of *Schistosoma mansoni* infection：randomized controlled trial. Lancet，2000，355(9212)：1320-1325

[17] Utzinger J，Xiao SH，N'Goran EK，*et al.* The potential of artemether for the control of Schistosomiasis. Int J Parasitol，2001，31：1549-1562

[18] Utzinger J，Xiao SH，Keiser J，*et al.* Current progress in the development and use of artemether for chemoprophylaxis of major human Schistosome parasites. Curr Med Chem，2001，8：1841-1860

[19] De Clercq D，Vercruysse J，Kongs A，*et al.* Efficacy of artesunate and praziquantel in *Schistosoma haematobium* infected schoolchildren. Acta Trop，2002，82(1)：61-66

[20] Utzinger J，Chollet J，Tu Z，*et al.* Comparative study of the effects of artemether and artesunate on juvenil and adult *Schistosoma mansoni* in experimentally infected mice. Trans R Soc Trop Med Hyg，2002，96：318-323

[21] Utzinger J，Keiser J，Xiao SH，*et al.* Combination chemotherapy of Schistosomaiasis in laboratory studies and clinical trials. Antimicrob Agents Chemother，2003，47(5)：1487-1495

[22] 尤纪清，郭惠芳，梅静艳，等. 蒿甲醚对日本血吸虫糖原、蛋白质、碱性磷酸酶和酸性磷酸酶的影响. 中国寄生虫学与寄生虫病杂志，1994，12(4)：275-278

[23] 吴玲娟，宣尧仙，郭尧，等. 青蒿琥酯对日本血吸虫体内 4 种酶活性的影响. 中国血吸虫病防治杂志，1996，8(5)：267-269

[24] Xiao SH，Chollet J，Utzinger J，*et al.* Artemether administered together with haemin damages schistosomes *in vitro*. Trans R Soc Trop Med Hyg，2001，95：67-71

[25] Xiao SH，Wu YL，Tanner M，*et al.* Schistosoma-Japonicum-*In-vitro* effects of artemether combined with Haemin depend on cultivation media and appraisal of artemether products appearing in the media. Parasitol Res，2003，89(6)：459-466

[26] 刘杨，张永浩，李哲，等. 蒿甲醚体外抗弓形虫作用的实验研究. 中国寄生虫学与寄生虫病杂志，1997，15(6)：366-369

[27] 刘杨，张永浩，李哲，等. 蒿甲醚对实验兔弓形虫病的疗效观察. 寄生虫与医学昆虫学报，1996，3(2)：84-88

[28] 刘翠梅，欧阳颗. 蒿甲醚治疗实验型弓形虫病. 湖南医学，1998，15(5)：264-266

[29] 严笠，甘绍伯，齐志群. 双氢青蒿素治疗急性弓形虫感染小鼠疗效的进一步观察. 寄生虫与医学昆虫学报，2002，9(7)：70-75

[30] D'Angelo JG，Bordón C，Posner GH，*et al.* Artemisinin derivatives inhibit *Toxoplasma gondii in vitro* at multiple steps in the lytic cycle. J Antimicro Chemother，2009，63：146-150

[31] Hencken CP，Jones-Brando L，Bordón C，*et al.* Triazol，Oxadiazole，and carboxamide derivatives of artemisinin are highly and potent inhibitors of *Toxoplasma gondii*. J Med Chem，2010，53：3594-3601

[32] 王崇功，吴菁，周永华，等. 双氢青蒿素治疗弓形虫病的研究和临床治疗效果的初步观察. 中国人兽共患病杂志，1997，13(1)：79-80

[33] 丁景昌，岳治权，张仿杰，等. 新鲜青蒿治疗牛环形泰勒焦虫病的实验. 中国兽医杂志，1984，10(4)：38-40

[34] 岳治权. 黄花蒿制剂在兽医临床上的应用. 中兽医医学杂志，1989，(1)：6-8

[35] 刘宗汉，李春成，杨伟松，等. 青蒿酯治疗奶牛环形泰氏焦虫病的试验. 中兽医医药杂志，1990，(5)：1-2

[36] 马绍林，董玉华，张世珍，等. 青蒿琥酯与贝尼尔对羔羊血孢子病防治效果的比较观察. 中兽医医药杂志，1997，(6)：7-8

[37] 望西玉，樊中丽，王过渡，等. 青蒿琥酯与吡喹酮治疗肺吸虫病的初步观察. 实用寄生虫病杂志，1997，5(4)：187

[38] 陈荣信，屈振骐，曾明安，等. 青蒿素及其衍生物驱大鼠华支睾吸虫的效果观察. 药学通报，1983，18(7)：410-411

（李　英）

第七章　复方蒿甲醚

复方蒿甲醚是由两个抗疟新药蒿甲醚和本芴醇按固定比例组成的复方抗疟药，由军事医学科学院微生物流行病研究所发明，后与昆明制药集团股份有限公司(原昆明制药厂)联合研发，1992 年在中国新药注册，名称为“复方蒿甲醚”。经国家科委批准，1994 年 10 月，中方(军事医学科学院微生物流行病研究所、昆明制药集团股份有限公司、中国中信集团技术公司)由中信技术公司牵头与瑞士诺华制药股份公司(前身为瑞士汽巴嘉基公司)开展专利许可技术合作，按国际标准开发并开拓国际市场。中瑞合作研究的重点是，本芴醇药效学和药代动力学、复方蒿甲醚的临床药代动力学及在世界多地域的临床试验。随着复方蒿甲醚的广泛应用，又引发国际一些学者的关注和在不同地域的临床试验，使该复方药物的研究在深度和广度上得到很大提高，2002 年，复方蒿甲醚以“Artemether and Lumefantrine”(简称 AL，商品名 Coartem® 和 Riamet®)列入 WHO 基本药物目录，2006 年列入 WHO 的《疟疾治疗指导原则》，作为首选的青蒿素类复方疗法(ACT)的药品被推荐用于疟疾发病率高的非洲疟区及抗药性严重的东南亚疟区恶性疟的治疗。至 2009 年包括美国在内的全球共 86 个国家(地区)完成药品注册。截至 2013 年销售了 6 亿多人份的药品，挽救了上百万患者的生命。国内外发表有关论文 200 多篇，但有关本芴醇和复方蒿甲醚中国自主研究的技术资料，当时出于保密和申报专利等要求，研究资料没有公开发表，本文将国内自主研发申报新药证书时和国际合作以来发表的有关研究内容综述如下。

第一节　本芴醇的研究

一、本芴醇的化学合成

军事医学科学院微生物流行病研究所抗疟药药学组在邓蓉仙教授领导下，先后合成了多种类型的化合物达数百个。后来发现以芴环为母核的氨基甲醇类化合物显示了较好的抗疟活性，以此为先导，设计合成了 60 多个化合物，最后确定代号为 76028 的化合物，发展成新的血液裂殖体杀灭剂，即本芴醇(Benflumetol，后改称 Lumefantrine)，化学名称为 α-(二正丁氨基甲基)-2, 7-二氯-9-(对氯苯亚甲基)-4-芴甲醇(图 7-1)[1~3]。经抗疟药医学组进行临床前和临床

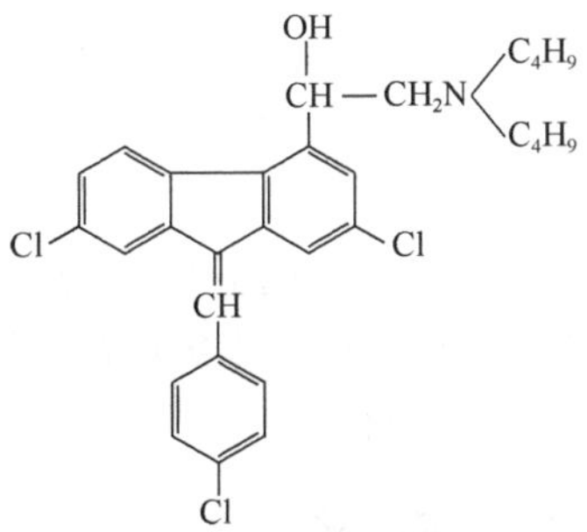

图 7-1　本芴醇的化学结构式

研究，表明本芴醇毒性极低，临床耐受良好，与氯喹无明显的交叉抗药性。本芴醇于1987年获得中国一类新药证书，1990年获国家发明一等奖。

1. 设计思想

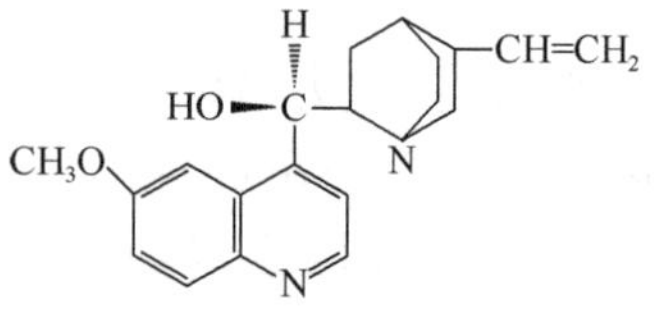

图 7-2　奎宁的化学结构式

芳基甲醇类化合物可以看成是从经典抗疟药奎宁（图 7-2）派生出的新化合物。奎宁对抗氯喹的恶性疟至今仍然有较好的活性，但不良反应较大，对其进行结构改造的工作屡有报道。奎宁的化学结构特点是喹啉母核与侧链氮杂环通过羟甲亚基[—CH(OH)—]相连，羟基与侧链氮原子相隔 2 个碳原子（图 7-2）。

因此，考虑以不同的母核取代奎宁的喹啉环，并保留侧链的基本特征，设计合成了不同类型的化合物。以芴环作为母核的化合物仅有少量报道[4]。为了寻找新的对抗氯喹恶性疟有效的药物，设计合成了不同取代基的芴环为母核的芳基甲醇类化合物[1, 2]。首先合成了芴环 7-Br、1,6-Cl_2、2, 7-Cl_2 取代的芴环化合物，其中 R_1 和 R_2 为单或双烷基，碳原子数为 C_3~C_{10}，或吡咯烷基，环状烷胺基等（图 7-3）。

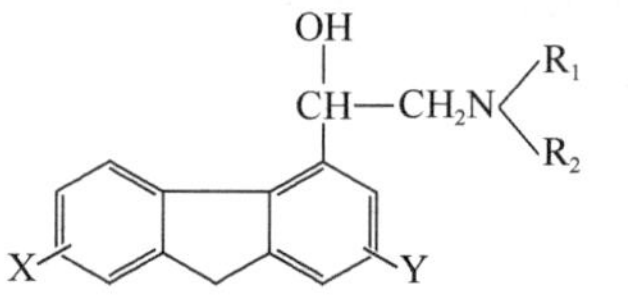

图 7-3　芴环为母核的芴基甲醇类化合物

对首批合成的 40 多个化合物用感染伯氏疟原虫（*P. berghei*）的小鼠皮下给药测定抗疟活性，筛选结果显示有多个化合物在 2.5~5.0mg/kg 的抑制率达 100%。其中以 2, 7-二氯取代的芴环化合物效果较好。侧链胺基（NR_1R_2）以脂肪胺取代的活性较好，如为含氮杂环活性降低或消失。口服给药时则以中等长度的烷基侧链活性较高。

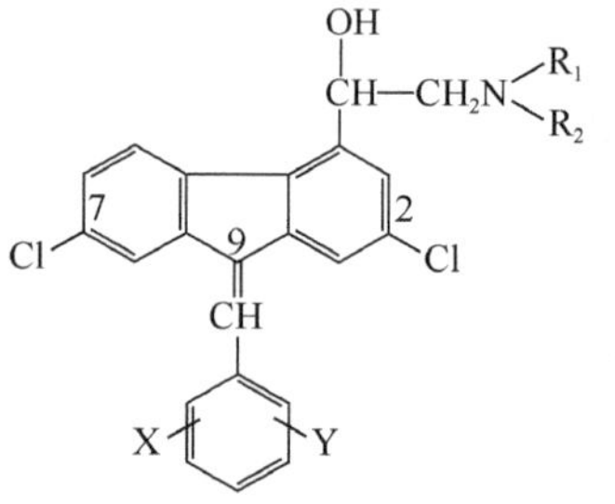

图 7-4　2, 7, 9-三取代的芴甲醇类化合物

为了进一步提高芴甲醇类化合物口服给药的抗疟活性，又对其中活性较好的化合物进行了结构修饰，合成了 2,7,9 位-三取代的芴甲醇类化合物[5]。其中 NR_1R_2 为—$N(C_4H_9)_2$、—$N(C_5H_{11})_2$、—$N(C_9H_{19})_2$、—NHC_8H_{19}。X、Y 分别为 H、2(4)-Br、2(4)-Cl、2, 4-Cl_2、3(4)—OCH_3、3,4—OCH_2O—等，共合成了 24 个新化合物（图 7-4）。

其中氮原子上的取代基为—$N(C_4H_9)_2$，苯环上 X、Y 为-H、2-Br、4-Cl、2, 4-Cl_2 时，抗疟活性最高。其中 5 个化合物口服对伯氏疟原虫 NK65 株，3 天抑制性试验的剂量在 6.25mg/kg 时，抑制率达到 100%。最后确定化合物 α -(二正丁氨基甲基)-2, 7-二氯-9-(对氯苯亚甲基)-4-芴甲醇（代号 76028）即本芴醇作为候选药物进行了深入的研究。

2. 合成线路

本芴醇的合成先后采用了 2 条合成路线。最初依照文献的类似物的合成方法，以邻氨基苯甲酸为起始原料，共有 12 步之长[1,3]。该路线不仅步骤长，成本高，而且有严重的环境污染，不适宜规模化生产。

后来发现工业煤焦油的副产品“芴”，不仅来源方便，价格也便宜。因此又设计了一条以芴为起始原料的 5 步法工艺，与 12 步法路线对照，对应的中间体和最终产品，经过高效液相色谱、核磁共振谱、红外光谱和质谱对照检测完全相同，证实了 5 步法的可行性[6]。

5 步法新工艺，以芴(Ⅱ)为原料，在 $FeCl_3$ 存在下，冰醋酸作溶剂，通氯气制得 2, 7-二氯芴(Ⅲ)，Ⅲ以无水 $AlCl_3$ 为催化剂，在 CH_2ClCH_2Cl 中用氯乙酰氯进行酰化反应，得到 2, 7-二氯芴-4-氯乙酰芴(Ⅳ)，用 KBH_4 还原Ⅳ制得 2, 7-二氯芴-4-环氧乙烷(Ⅴ)，Ⅴ与二正丁胺缩合得前体化合物 α-(二正丁氨基甲基)-2, 7-二氯-4-芴甲醇(Ⅵ)，Ⅵ与对氯苯甲醛缩合，制得本芴醇(Ⅰ)(图 7-5)。该合成路线获得了国家发明专利[7]。

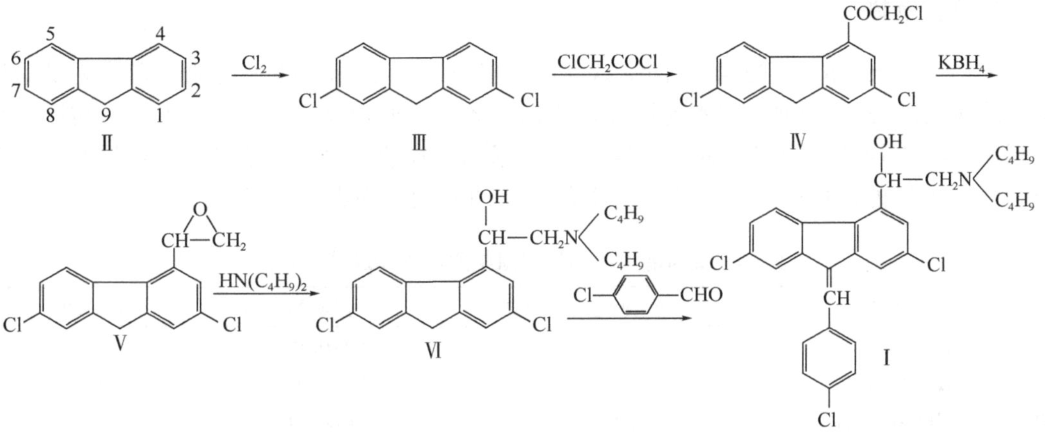

图 7-5　本芴醇的合成路线

3. 本芴醇制剂

本芴醇是一种黄色的结晶性粉末，熔点为 130～132℃。它难溶于水和油，但能溶于不饱和脂肪酸，如油酸和亚油酸。临床上应用的是口服亚油酸软胶丸剂。亚油酸软胶丸与粉剂相比，可以将本芴醇的生物利用度提高 1 倍[8]。

本芴醇溶于亚油酸后可生成一定量的本芴醇-亚油酸酯。其生成量与温度有关，80℃加热时酯的生成率为 2.77±0.15%，因此在生产中要控制适当的条件[9]。

4. 本芴醇结构特征及对抗疟作用的影响

用 X-单晶衍射测定了本芴醇的化学结构，并与已知抗疟药奎宁进行了比较[10]。再一次说明了氨基甲醇类抗疟药的三维空间结构特征。本芴醇的平面与对氯苯基平面的二面角为 52.8°，分子内 N—O 的距离为 2.709Å，奎宁的 N—O 的距离为 3.04Å。本芴醇侧链中 N–C–C–O 的扭转角为 47.6°，奎宁的则为 61°。

本芴醇分子由于存在烯键，理论上存在 Z 式和 E 式的几何异构体，通过单晶衍射的测定，其产品为Z式异构体。本芴醇单晶结构中存在分子内氢键。

由于本芴醇分子中存在一个不对称碳原子，因此有右旋和左旋两种光学异构体存在。通常合成得到的是消旋体，通过测定两种对映体和消旋体对恶性疟疟原虫的抗疟作用，证明(+)-本芴醇与(−)-本芴醇及消旋体的抗疟活性无明显差别[11]。而有些抗疟药的对映体，特别是末端氮原子在环内的药物，如奎宁和甲氟喹的光学异构体的活性是不同的。(+)-本芴醇与(–)-本芴醇的抗疟活性无明显差别，可能与侧链有很大的空间柔韧性有关。

二、本芴醇的药理毒理学

(一)药效学研究

1. 剂型选择

采用 Peters1965 年的 4 日抑制试验法，以鼠疟原虫 NK65 株感染小白鼠为试验模型，选本芴醇 3 种剂型，即本芴醇亚油酸液、本芴醇吐温 80 水悬液、本芴醇羧甲基纤维素钠悬液进行效价测定，试验重复 3 次，求出平均值，结果见表 7-1。可见亚油酸剂型明显优于另外两种剂型，以此确定本芴醇亚油酸剂型为进一步研究剂型。

表 7-1 本芴醇 3 种剂型对鼠疟原虫 NK65 株的效价

剂型	ED_{50}(mg/kg,M±SD)	ED_{90}(mg/kg, M±SD)	ED_{90}比值
本芴醇亚油酸液	0.58±0.12	1.28±0.15	1.0
本芴醇吐温 80 水悬液	2.35±0.50	3.55±0.05	2.7
本芴醇羧甲基纤维素钠悬液	3.80±0.53	7.07±1.24	5.5

2. 对抗氯喹株的药效

以伯氏疟原虫 K173 正常株(N)及其低抗氯喹株(NS)和高抗氯喹株(RC)感染小白鼠为试验模型，以氯喹和甲氟喹作对照平行试验，试验重复 3 次求出平均值，以抗株与正常株的 ED_{50}剂量比作为抗性指数(I_{50})，结果(表 7-2)表明 3 种药物对正常株的 ED_{50}相当，而对低抗氯喹株本芴醇和甲氟喹均敏感；对高抗氯喹株本芴醇与甲氟喹都表现出与氯喹有一定的交叉抗性。

表 7-2 本芴醇、甲氟喹对鼠疟 K173 抗氯喹株的效价

药物	ED_{50}(mg/kg)			I_{50}(1)	I_{50}(2)
	N	NS	RC		
本芴醇亚油酸液	1.02	0.61	18.69	0.6	18.2
甲氟喹水悬液	1.43	0.98	28.48	0.7	19.9
氯喹水溶液	1.35	2.80	72.80	2.1	53.9

注：I_{50}(1)对 NS 株的抗性指数，I_{50}(2)对 RC 株的抗性指数

3. 杀虫速度

以伯氏疟原虫 K173 正常株感染小鼠，当原虫寄生率达 10%左右时，一次口服大剂量的药物(ED_{90}×20)，药后每 6h 涂血片一次至原虫转阴，计算原虫下降 50%、90%和原虫转阴的时间，设本芴醇亚油酸和氯喹水溶液两组(每组 10 只小鼠)平行比较。结果本芴醇原虫下降 50%和 90%的时间分别为 74.9h 和 90.1h，原虫转阴时间为 108h，而氯喹组分别为 38.2h、46.2h、78h。表明本芴醇的杀虫速度比氯喹慢。

4. 治愈效果

采用 1979 年 Raether 等的 5 日给药连续观察 28 天的方法，原虫转阴且未复燃为治愈，比较本芴醇与氯喹对鼠疟 K173 正常株的治愈效果，结果本芴醇亚油酸剂治愈 50%动物(CD_{50})的剂量为 11.56mg/kg，治愈 90%(CD_{90})的剂量为 23.19mg/kg，全部治愈剂量(CD_{100})为 30mg/kg，而氯喹的剂量分别是 CD_{50} 6.66mg/kg、CD_{90} 17.49mg/kg、CD_{100} 30mg/kg，表明两药均能治愈，但本芴醇所需剂量要大于氯喹。

5. 对诺氏猴疟药效

采用 1976 年 Davison 等的 7 日治疗观察 105 天的试验方法，本芴醇亚油酸剂设 3 组(48mg/kg、24mg/kg、12mg/kg)，每组 3 只猴进行平行对比试验。结果本芴醇 48mg/kg 组 3 只猴全部治愈(105 天内无复燃)，24mg/kg 和 12mg/kg 组中 3 只猴各有 2 只原虫转阴后 30 天内复燃，其杀虫速度见表 7-3。

表 7-3 本芴醇口服对诺氏猴疟原虫的杀虫效果

药物	剂量(mg/kg)	平均原虫下降时间(h)		原虫转阴时间(h)
		50%	90%	
本芴醇亚油酸	48	16.07	40.7	100
	24	13.37	38.2	100
	12	47.40	70.6	108

6. 体外抗疟活性的研究

自 1992 年军事医学科学院微生物流行病研究所与瑞士汽巴–嘉基公司合作以后，对本芴醇的药效学进行了补充深入研究。

(1)本芴醇异构体及外消旋体抗疟活性的研究

本芴醇的光学异构体，除外消旋体还有右旋体和左旋体。1998 年 Wernsdorfer 等[11]用本芴醇外消旋体及其两个光学异构体，对 29 个从东非坦桑尼亚 Muheza 地区新鲜分离到的恶性疟原虫株，用 WHO 标准微量试验法观察对裂殖体成熟的抑制，进行药物敏感性试验。本芴醇右旋体、左旋体和外消旋体的 EC_{50} 平均值分别为 8.87nmol/L、9.71nmol/L 和 12.44nmol/L，EC_{90} 平均值分别为 42.39nmol/L、41.12nmol/L 和 46.98nmol/L。结果显示，3 种化合物的活性十分接近，临床用药使用的是外消旋体，不需要将异构体分开。

(2) 本芴醇对不同地区恶性疟原虫株的抗疟活性

1) 对喀麦隆恶性疟原虫株的抗疟活性：Basco 等[12]用同位素微量试验法(isotopic microtest)研究了本芴醇对非洲喀麦隆 Yaoundé 地区临床新分离到的 60 个恶性疟原虫株的抗疟活性。结果显示，本芴醇 50%抑制浓度(IC_{50})几何平均值为 11.9nmol/L，本芴醇对 15 个氯喹敏感株和 23 个抗性株的 IC_{50} 分别为 12.4nmol/L 和 10.2nmol/L，二者无显著差异($P>0.05$)。作者引用 Bindschedler 等[13]报道，健康人服用单剂量的复方蒿甲醚后，所测得的本芴醇血药浓度的平均峰值(禁食后为 0.38μg/ml，进油脂性餐后为 5.10μg/ml)大大高于此 IC_{50} 值。作者认为，本芴醇对以上地区恶性疟原虫株的体外抗疟活性的强度可以和甲氟喹相比，与本芴醇初步的临床结果是一致的。

2) 对坦桑尼亚和泰国恶性疟原虫株的抗疟活性：Wernsdorfer 等[14]用微量试验法，比较了本芴醇对在疟疾发病率高而持续的坦桑尼亚东北部 Muheza 地区(1992)，和发病率低的泰国西北部 Mae Hong Son 地区(1997)分离到的恶性疟原虫株的敏感性。从坦桑尼亚东北部 Muheza 地区分离到的 64 个虫株，当本芴醇浓度为 10～3000nmol/L 时，得到的 EC_{50} 和 EC_{90} 分别为 9.8nmol/L 和 38.0nmol/L，其中 80%以上的虫株在浓度为 30nmol/L 时就完全被抑制了。从泰国西北部 Mae Hong Son 地区分离到的 72 个虫株，本芴醇浓度为 300nmol/L 时可完全被抑制，其 EC_{50} 和 EC_{90} 分别为 29.7nmol/L 和 128.8nmol/L。结果显示，对泰国的原虫株比东非的原虫株的敏感性差，可能和这个地区的虫株一般对芳基氨基醇类抗疟药的敏感性都较低有关。

3) 对塞内加尔恶性疟原虫株的抗疟活性：Pradines 等[15]研究了本芴醇对从塞内加尔的 Fatick 地区和 Pikine 地区分离到的 158 个虫株的抗疟活性，并比较了对氯喹抗性株和敏感株的活性。结果认为，本芴醇对 158 个塞内加尔恶性疟原虫株 IC_{50} 的平均值为 55.1nmol/L。其中有 10 个虫株显示出敏感性下降($IC_{50}>150$nmol/L)。158 个恶性疟原虫株中有 78 个是氯喹抗性株(抗性阈值：$IC_{50}>100$nmol/L)。本芴醇对氯喹抗性株和敏感株 IC_{50} 的平均值分别为 47.9nmol/L 和 63.4nmol/L($P<0.025$)。结果见表 7-4。

表 7-4 塞内加尔 158 个恶性疟原虫株对多个抗疟药的体外敏感性[15]

药物	氯喹敏感株(n=80)		氯喹抗性株(n=78)		P
	IC_{50}(nmol/L)[a]	95% Cl	IC_{50}(nmol/L)[a]	95% Cl	
氯喹	35.7	30.2～40.9	245	221～269	
本芴醇	63.4	53.1～73.7	47.9	38.4～57.9	<0.025
奎宁	157	128～186	302	131～473	<0.001
阿莫地喹	9.6	6.1～13.1	14.3	11.9～16.7	<0.025
咯萘啶	2.9	2.3～3.5	4.9	3.8～6.0	<0.002
蒿甲醚	5.3	4.1～6.5	5.2	3.6～6.8	>0.45
乙胺嘧啶	279	0～1485	347	0～1710	<0.45

a 为 IC_{50} 的平均值。氯喹的抗性阈值为>100nmol/L

本芴醇对 158 个原虫株的 IC_{50} 为 12.5～240nmol/L，IC_{50} 平均为 55.1nmol/L，其中 10/158(6%)原虫株的 IC_{50}＞150nmol/L。从以上结果看，本芴醇的抗疟活性为氯喹的 2～5 倍，对氯喹抗性株比氯喹敏感株的抗疟活性稍强。奎宁、咯萘啶和阿莫地喹则对氯喹敏感株比氯喹抗性株的抗疟活性稍强。蒿甲醚对氯喹敏感株和抗性株的抗疟活性是一样的。

(3)本芴醇与其他抗疟药抗疟活性比较及相关性

Wernsdorfer 等[16]自 1994 至 1997 年在泰国西北部 Mae Hong Son 用 WHO 标准试验法(Mark II)测定了市售的抗疟药氯喹、奎宁、奎尼丁、甲氟喹、卤泛曲林、阿托喹酮、青蒿素、本芴醇和咯萘啶等，对 400 多个新分离虫株的抑制裂殖体成熟的浓度 EC_{50} 和 EC_{90} 平行进行测定。相关性是用 Pearson 及 Pearman 试验法测定。结果显示，抗疟活性有很明显的正相关关系的是本芴醇和甲氟喹(n=71，EC_{50} P＜0.0001，EC_{90} P＜0.0001)、本芴醇和奎宁(n=20，EC_{50} P＜0.005，EC_{90} P＜0.005)。本芴醇和卤泛曲林只在 EC_{50} 显著正相关(n=20，P＜0.001)，EC_{90} 则不是正相关。令作者感到惊奇的是，青蒿素和本芴醇之间高度正相关(n=49，EC_{90} P＜0.001)。本芴醇和氯喹、本芴醇和萘咯啶之间没有正相关关系。

Basco 等[12]用同位素微量试验法研究了本芴醇对喀麦隆 Yaoundé 地区临床分离的 61 个新恶性疟原虫株的抗疟活性的同时，也对本芴醇、青蒿琥酯和卤泛曲林、甲氟喹的抗疟活性进行了比较。结果显示，青蒿琥酯和卤泛曲林的体外抗疟活性最高，在所试验的 61 个虫株中，其 IC_{50} 平均值分别为 1.28nmol/L 和 1.60nmol/L；本芴醇和甲氟喹的抗疟活性相近，其 IC_{50} 平均值分别为 11.9nmol/L 和 11.7nmol/L。本芴醇在 61 个虫株中，对氯喹敏感株和抗性株的 IC_{50} 平均值分别为 12.4nmol/L 和 10.2nmol/L。

Basco 等[12]以药物浓度对抑制率线性回归曲线分析，显著性水平设定为 0.05，比较了本芴醇和其他两个氨基醇同系物甲氟喹（r=0.688）和卤泛曲林（r=0.677）青蒿琥酯（r=0.420）等的体外活性反应，证明它们之间明显正相关，表明这些药物之间有潜在体外交叉抗性的可能。

Pradines 等[15]在研究了本芴醇对从塞内加尔的 Fatick 地区和 Pikine 地区分离到的 158 个虫株的抗疟活性的同时，也对本芴醇和蒿甲醚、奎宁、咯萘啶、阿莫地喹、氯喹和乙胺嘧啶 6 个药物的抗疟活性关系进行了研究，未有充分证据证明本芴醇和这些药之间有交叉抗性，结果见表 7-4。

(二)一般药理学研究

采用了鼠疟效价 10 倍 ED_{90} 剂量的本芴醇亚油酸剂，观察对小鼠、大鼠、家兔及猫的神经系统、心血管系统和呼吸系统的影响。

设本芴醇亚油酸剂大剂量组 148mg/kg(鼠疟 ED_{90}×10，即 3.7mg/kg/d×4×10=148mg/kg)(mg/kg/d 以下简称 MKD)，亚油酸基质液组(溶媒对照)、生理盐水对照组，每组 20 只小鼠，均一次灌胃给药。观察对小白鼠自发活动、对苯丙胺中枢兴奋作用、对士的宁及印防己毒素致惊厥作用、对戊巴比妥钠和水合氯醛引起的睡眠作用(催眠及觉醒)的影响。结果显示给药组与对照组比较均无明显差别。表明本蒿醇亚油酸剂对小鼠的神经系统无明显影响。

对大鼠体温的影响，以小鼠剂量为基础按 Paget 报告的体表面积计算法计算大鼠的给药剂量，设本蒿醇亚油酸大剂量(10 倍 ED_{90})组及小剂量(ED_{90})组和对照组，每组 10 只动物，一次灌胃给药，于药前及药后 1h、2h、4h、6h、8h 测体温，计算各组每次体温的平均值，结果显示各组间统计学比较无显著差别。

分别对大鼠、家兔及猫进行了本蒿醇给药前及药后不同时间血压、心率、心电及呼吸影响的测定，按 Paget 报告的体表面积计算法计算出大鼠、家兔及猫的给药剂量，每种动物均设大剂量、小剂量及对照组。大鼠每组 10 只，家兔和猫每组 5 只，结果显示本蒿醇亚油酸剂对这 3 种动物的血压、心率、心电及呼吸均没有影响。

(三)毒理学研究

1. 急性毒性试验

小鼠一次口服本蒿醇水悬液 10g/kg 或腹腔注射 10g/kg、5g/kg、2g/kg，同时设溶剂和生理盐水对照组。40 只/组，雌雄各半，药后连续观察 2 周，活杀尸检。结果口服 10g/kg 及腹腔注射 5g/kg 和 2g/kg 组的动物一切正常，没有出现死亡。腹腔注射 10g/kg 组部分动物(14/40)死亡，死亡率低于 50%。小鼠一次口服本蒿醇亚油酸液 10g/kg 或皮下注射 5g/kg、2.5g/kg，60 只/组，雌雄各半，药后观察 2 周全部存活，均未见毒性表现。小鼠口服 LD_{50} 大于 10g/kg，腹腔注射 LD_{50} 大于 5g/kg。

大鼠一次口服本蒿醇亚油酸液 10g/kg，同时设溶媒和空白对照组，每组各 30 只动物，药后观察 2 周，此试验重复一次，每组共计 60 只动物，均未见任何毒性反应，没有出现死亡，LD_{50} 大于 10g/kg。

按 Deichmann & Leblanc 法观察犬单次口服本蒿醇亚油酸剂的急性毒性试验，剂量为 1.0 g/kg、1.5 g/kg、2.2 g/kg、3.3 g/kg 及 5.0g/kg(剂量递增率为 50%)，每剂量 1 只犬，药后观察 2 周，除临床表现的观察外，进行血液(7 项)、血生化(13 项)、尿(8 项)等化验检查。结果除服 2.2g/kg 犬于药后 8.5h 呕吐、5.0g/kg 的犬于药后 5~10h 出现舔舌及干呕外，无其他毒性反应；所做血液学、血液生化、尿液、心电等检查均未见异常。犬的急性毒性最大耐受剂量为 2.2~5.0g/kg。

结论：本蒿醇亚油酸制剂口服对小鼠 LD_{50}>10g/kg，大鼠 LD_{50}>10g/kg，未出现毒性反应。犬的最大耐受剂量>2.2g/kg，5.0g/kg 未致死，按化学物质毒性分级标准，该药为微毒或基本无毒。

2. 长期毒性试验

(1) 大鼠口服给药 13 周的毒性试验

试验设本蒿醇亚油酸剂 250MKD、500MKD、1000MKD 3 组及溶媒对照组、空白对照组，每组 24 只动物(雌雄各半)。每天给药 1 次，连续给药 13 周，药后每组即杀 16 只(雌雄各半)，余下 8 只继续观察 4 周后活杀。观察项目：生理指标(7 项)、血液学(7 项)、血生化(13 项)、眼底、心电等，组织学检查(27 个组织部位和骨髓细胞计数)。结果 1000MKD 组有轻度中毒反应，表现为雄鼠 AST 和 ALT 轻度升高，血钙下降，1 例雄鼠骨髓造血轻度抑制，3 例睾丸精元细胞及精母细胞空泡变性，11 只动物肾小球囊壁增厚等；500MKD 组仅雄性鼠血钙轻度下降，肾小球有轻度退行性变；250MKD 组未发现任何异常。停药后 28 天活杀鼠，1000MKD 组除 1 只动物有睾丸及肾小球病变，其他指标均正常；500MKD 组未见异常。本试验 1000MKD 有轻度毒性，500MKD 有轻微毒性，250MKD 无毒，可视为安全剂量，主要损伤在肾，敏感指标为 AST 和 ALT，损伤是可逆的。

(2) 犬 28 天毒性试验

设本芴醇亚油酸剂 120MKD、240MKD 及 480MKD 3 组和溶媒对照、空白对照，共计 5 组，每组 6 只动物，雌雄各半，每天口服给药 1 次，连服 28 天，第 29 天各组活杀 4 只，留 2 只继续观察 28 天后活杀，观察恢复期的情况，观察项目同大鼠长期毒性试验。结果 480MKD 组仅出现稀便及肾小球轻度可逆性病变，其余指标均正常，240 MKD 及 120MKD 组除部分动物偶尔出现稀便外，无任何其他毒性反应，所有检查指标均在正常范围。认为 480MKD 毒性轻微，240MKD 为安全剂量。

结论：长期毒性试验的结果可以看出本芴醇亚油酸剂毒性甚低，而且在大鼠及犬之间无明显种属差异，主要损伤组织是肾小球，主要血液生化变化是雄性鼠的 AST 和 ALT 增高和血钙下降，但这些变化仅发生在 500MKD(大鼠)和 480MKD(犬)以上的剂量。

3. 特殊毒性试验

(1) 致突变试验

本芴醇在 1000μg/皿浓度下诱变试验(Ames 试验)结果阴性；小鼠骨髓细胞染色体畸变试验，本芴醇亚油酸剂 2.0g/kg(相当临床剂量 250 倍)未见对染色体畸变率有明显影响；微核试验，小鼠口服 100mg/kg(相当临床剂量 12.5 倍)未见对骨髓多染红细胞中微核出现率有影响；小鼠显性致死试验，本芴醇亚油酸剂 800mg/kg(相当于临床剂量 100 倍)未见对受孕率、植入数、活胎数、早期死胎数、晚期死胎数及突变指数有明显影响。上述试验结果均为阴性，提示临床用药是安全的。

(2) 生殖毒性试验

致畸试验：按 Wilson 法于妊娠第 6～15 天给大鼠口服本芴醇亚油酸剂，剂量为 150MKD 及 300MKD 两组，以环磷酰胺为阳性对照药(腹腔注射 15mg/kg)，第 20 天处死母鼠，检查着床数、活胎数、死胎数及吸收胎数，并对活胎数进行外观、骨骼及软组织的畸形检查，结果本芴醇两个剂量组的活胎率分别为 99.1%、97.3%，活胎外观、骨骼及软组织检查均未发现畸形，活胎发育正常；而阳性对照药环磷酰胺的活胎率仅 79.3%，全部活胎出现外观、骨骼及内脏畸形。

雄性生殖试验：雄性大鼠口服本芴醇亚油酸剂，分为 250MKD、500MKD 及 1000MKD 3 个剂量组，溶剂和空白为对照组，每组 12 只雄性大鼠。3 个剂量组连续服药 60 天起与雌鼠交配，交配期雄鼠继续给药，直到满 13 周时每组活杀 8 只，取生殖器官(睾丸、附睾、输精管)进行组织学检查，每组余下 4 只，停药 28 天后活杀，观察病变恢复情况。溶剂组和空白组同样处理。各剂量组妊娠母鼠于妊娠第 12 天及第 20 天分别处死一半，对受孕情况及胎鼠情况进行检查(项目及方法同致畸试验)。结果在 8 只服 1000MKD 13 周活杀的雄鼠中有 3 只鼠睾丸出现局灶性曲细管内精原细胞及初级和次级精母细胞细胞质肿胀疏松，核内细小空泡变性，停药 28 天后的 4 只鼠中仍有 1 只有同样病变；500MKD 及 250MKD 组的雄鼠未见睾丸有异常变化。各组母鼠的交配受孕率、着床指数、活胎率及胎鼠平均体重与空白对照组和亚油酸溶剂对照组无明显差别，只是 1000MKD 组 10 窝 51 只受检胎鼠中有 2 只单侧睾丸发育不全，1 只单侧睾丸未降，这 3 只胎鼠分别各属一窝；500MKD 组受检的 10 窝 49 只胎鼠中也有 2 只单侧睾丸未降，但未见睾丸发育不全；250MKD 组及两个对照组未发现类似情况。上述结果说明 1000MKD 对雄鼠有生殖毒性，能影响精子细胞的正常结构，对胎鼠的睾丸发育有影响，500MKD 影响轻微，250MKD 无明显影响。从生殖毒性角度来看 250MKD 是无毒剂量。

三、本芴醇非临床药代动力学

小鼠口服本芴醇亚油酸剂(125mg/kg)的药时曲线下面积(*AUC*)为 145.5μg·h/ml，而同剂量的本芴醇羟甲基纤维素钠混悬液口服的药时曲线下面积为 51.8μg·h/ml，说明前者比后者的生物利用度高约 3 倍，和鼠疟药效评价前者的药效(ED_{90})是后者的 5 倍左右是一致的，所以选择亚油酸剂型。

以同位素示踪结合 TLC 法对 ^{3}H-本芴醇亚油酸剂口服在小鼠体内药代动力学研究的结果说明，该药口服吸收慢，平均 8h 血药浓度才达高峰，在所试剂量范围内(30.8~277.5mg/kg)，峰浓度(C_{max})随剂量增加而增高，但进入血球速度较慢，药后 24h 球/浆比值才达 1.3，而组织含量比血浆高 4~9 倍，血浆蛋白结合率在 90%以上。体内分布很广，以肺、肝、脾、肾为主，6~8h 含量最高，自体内清除较慢，血浆半衰期为 78～187h，排除途径以粪为主，排出率较低，5 天累计排出量仅为服药的 32%～40%，且绝大部分是在头 24h 内排出的。胆汁在药后 24h 内排出 10%以上，72h 累计排出 12.5%，尿排出很少，5 天累计排出 0.2%～1.3%。粪及胆汁排出的主要是原形药，尿中排出的主要是本芴醇的代谢产物。

四、本芴醇亚油酸胶丸的临床试验

(一) Ⅰ期临床安全性及耐受性试验

选健康成年男性志愿者 16 人，随机双盲口服胶丸每天一次连服 4 天。首天 16 粒，第 2～4 天 8 粒/天。胶丸分两种，即本芴醇亚油酸胶丸(100mg/粒)和亚油酸空白胶丸，外观一致，按剂量分组，凡由于本芴醇剂量限制胶丸粒数不足者以空白胶丸补足，试验按剂量梯度分两批进行，分别为 500mg(1 人)、1000mg(1 人)、2000mg(4 人)、3000mg(2 人)、4000mg(4 人)，安慰剂(亚油酸空白胶丸 4 人)。住院观察 9 天，药后第 14 天复查。给药前后观测志愿者临床表现和生命指征外，还进行心电图、血液(7 项)、血生化(16 项)、尿(8 项)及便常规等化验检查。结果，所有 16 名志愿者未见不良反应，2000mg 组和 1000mg 组各有 1 人于服药后 14 天 AST 和 ALT 轻度升高，但第 21 天检查恢复正常；3000mg 组 1 人，4000mg 组 2 人于药后第 2 天和第 7 天甘油三酯轻度升高，第 14 天恢复正常，其他各项指标未见明显变化，可以认为本芴醇胶丸的毒副作用小，成人口服 4 天总量 4000mg 耐受良好。

(二) I 期临床药代动力学研究

采用高效液相色谱法测定 8 名男性成年健康志愿者，单次口服本芴醇胶丸 800mg 后，检测血浆中不同时间的药物浓度。药后约 1.5h 血浆便可测出药物，然后血药浓度迅速上升，于 5h 左右达到高峰，峰浓度大都在 2000～4000ng/ml 波动，最高者达 7000ng/ml 以上，最低者 1300ng/ml，药物消除半衰期在 24.7～72.1h，平均为 46h，用电子计算机拟合的血浆药物浓度的药时曲线表明，该药在人体内的处置符合二室模型，口服胶丸后有一个明显的滞后时间(约 1.5h)，8 例中最短的 1h，长的 2h，该药在人体内分布较快，其分布半衰期多为 2～3h(个别人为 9.2h)，平均为 4h。

2 名男性成年健康志愿者 4 天 4 次口服本芴醇胶丸，每次 400mg，首次加倍，饭后 1h 服药，每次药前及药后 6h 和末次给药后 24h 各抽一次血，测定其血浆药物浓度，由于其中 1 例年龄 47 岁，体重 71kg；另一例为 27 岁，体重 50kg，两例受试者所测结果差别较大，药物消除半衰期分别是 38.5h 和 9.0h，药时曲线下面积分别为 511.6μg·h/ml 和 578.0μg·h/ml，蓄积因子分别为 2.85 和 1.19。由于试验例数太少，对多次服药对药物吸收过程中的影响因素尚待进一步研究。在复方蒿甲醚(蒿甲醚–本芴醇)的国际合作研究中本芴醇的药代动力学得以深入研究，研究证实饮食，尤其是油脂饮食可以明显提高本芴醇的吸收。

(三) II、III期临床试验

本芴醇亚油酸胶丸的临床试验，在海南和云南抗氯喹恶性疟流行区历时两年(1981～1982 年)完成，具体结果分述如下。

1. 治疗恶性疟的剂量疗程探索和对比试验

4 天方案和 6 天方案，成人 400mg，每日 1 次，首次加倍，连服 4 天(总量 2.0g)或连服 6 天(总量 2.8g)，分别在海南和云南进行平行对比试验。云南 6 天方案观察 19 例，4 天方案观察 20 例，均全部治愈，随访 28 天无复燃，两种方案的退热和原虫转阴时间相似；海南两个方案各观察 20 例，均临床治愈，其杀虫速度及退热时间两种方案无差别，4 天方案有 2 例原虫复燃，6 天方案有 1 例原虫复燃(表 7-5)。由于病例数较少，难以肯定方案，因此在海南、云南再次进行临床对比观察，同时与氯喹标准疗法 1.5g 3 天方案进行平行比较试验。4 天方案与 6 天方案治疗效果无差别，但都明显优于氯喹方案(7-6)，因 4 天方案和 6 天方案疗效相当，但疗程短两天，剂量少 0.8g，故最后选定 4 天方案(7-6)。

表 7-5　本芴醇治疗恶性疟两种方案的疗效比较

地区	方案	例数	退热时间 (h) (M±SD)	原虫转阴时间 (h) (M±SD)	24h 原虫下降率 (%)	复燃例数
云南	6 天	19	42.3±13.1	66.5±11.3	53.4	0
	4 天	20	41.8±12.2	67.6±9.7	59.2	0
海南	6 天	20	43.9±18.7	66.4±22.4	66.9	1
	4 天	20	43.2±19.2	58.6±17.4	60.2	2

表 7-6　本芴醇和氯喹治疗恶性疟疗效比较

地区	药物方案	观察例数	治疗效果					退热时间 (h) M±SD)	原虫转阴时间 (h) (M±SD)	24h 原虫下降率/%
			S	R_I	R_{II}	R_{III}	治愈率 (%)			
云南	本芴醇 6 天	25	25	—	—	—	100	38.6±19.8	63.4±9.4	61.5
	本芴醇 4 天	25	25	—	—	—	100	39.7±19.6	64.3±3.5	61.8
	氯喹 3 天	25	8	4	9	4	32	53.8±14.8	89.3±20.9	68.9
海南	本芴醇 6 天	32	31	1	—	—	96.8	34.5±17.8	62.1±15.2	73.6
	本芴醇 4 天	32	31	1	—	—	96.8	31.9±19.3	58.6±10.6	74.6
	氯喹 3 天	32	18	5	8	1	56.2	37.5±18.5	61.5±15.2	74.3

注：S 为敏感、R_I 一级抗性、R_{II} 二级抗性、R_{III} 三级抗性

2. 4 天方案治疗恶性疟的临床观察

本芴醇 4 天方案治疗 208 例恶性疟患者，208 例中疟区人口 191 例(91.8%)、非疟区人口 17 例(8.2%)，男性 112 例、女性 96 例，15 岁以下 86 例、16 岁以上 122 例。结果见表 7-7，云南、海南两地用本芴醇 4 天 2.0g 方案治疗恶性疟，治愈率均在 95%以上，药后未见与药物相关的明显不良反应。另对已证实为抗药性恶性疟 9 例患者(抗氯喹 6 例，多药抗性 3 例)，原虫密度最高为 253 344/mm^3，最低为 48 965/mm^3，药后全部治愈，平均退热时间 34.6h，平均原虫转阴时间 56.6h，随访 28 天未复燃。

表 7-7　本芴醇 4 天疗法治疗恶性疟的疗效

地区	例数	治疗效果					退热时间(h) (M±SD)	原虫转阴时间(h) (M±SD)
		S	R_I	R_{II}	R_{III}	治愈率 (%)		
云南	133	130[a]	3	—	—	97.7	46.5±12.8	68.2±11.9
海南	75	72[b]	3	—	—	96.0	38.2±18.3	61.2±16.2

注：a. 在随访期间 5 例出现间日疟原虫；b. 在随访期间 4 例出现间日疟原虫

本芴醇亚油酸胶丸 4 天 4 次，首次加倍，总量 2.0g，在海南和云南抗氯喹恶性疟流

行区治疗恶性疟现症病人共计 305 例，均取得全部临床治愈，退热时间 31～46h，原虫转阴时间 62～72h，24h 原虫下降率在 53%～69%，随访 28 天治愈率在 90%～100%，疗效明显优于氯喹。

本芴醇 4 天总量 2.0g 观察 305 人，6 天总量 2.8g 观察 96 人，均未见不良反应；54 例检查血象、肝肾功能及心电图，药后均无明显改变。结合临床前药效、毒理等研究表明，该药的突出特点是毒性低、无明显不良反应，还具有杀虫彻底、复燃率低的优点，对抗氯喹恶性疟的疗效明显。但其控制症状(退热)和杀虫速度慢是主要的缺点。本芴醇亚油酸胶丸治疗疟疾的临床用药为 4 天总量 2.0g 方案为宜。

第二节 复方蒿甲醚的研究

一、药 效 学

研究重点为选择本芴醇与蒿甲醚的最佳配比，评价复方与组方单药的药效。

1. 鼠疟两药配比试验

以伯氏鼠疟 K173 株感染小白鼠、采用正交设计及“4 天抑制试验”法，对蒿甲醚与本芴醇不同剂量配伍进行药效试验。结果表明，蒿甲醚 0.25～4.0mg/kg 与本芴醇 0.38～1.5mg/kg 为两药配比范围(在此剂量内伍用的 ED_{50} 和 ED_{90} 剂量均小于单药的 ED_{50} 和 ED_{90} 剂量)。通过两药最佳配比试验结果表明，蒿甲醚与本芴醇的最佳配比为 2∶0.75(增效指数 $ED_{50}>5$，$ED_{90}>6$)，数据见表 7-8。按 Peters1986 年的相加线图示法判定蒿甲醚与本芴醇配伍具有协同增效作用。

表 7-8 蒿甲醚与本芴醇对鼠疟不同配比的增效指数

药物	ED_{50}的增效指数				ED_{90}的增效指数			
	1∶1	2∶1	2∶0.75	2∶0.5	1∶1	2∶1	2∶0.75	2∶0.5
蒿甲醚(A)	1.59	1.23	1.35	0.70	1.90	1.52	1.73	0.29
本芴醇(B)	1.74	2.66	3.88	0.43	2.00	3.13	4.79	1.19
A+B	3.33	3.89	5.23	1.23	3.93	4.65	6.52	1.48

注：增效指数为单药 ED_{50} 或 ED_{90} 的药量/复方 ED_{50} 或 ED_{90} 所含相应的单药的药量

采用“4 天抑制试验”法，测定蒿甲醚单药灌胃 ED_{50} 为 0.88mg/kg，ED_{90} 为 2.79mg/kg；本芴醇单药灌胃 ED_{50} 为 0.99mg/kg，ED_{90} 为 2.61mg/kg；蒿甲醚与本芴醇按 2∶0.75 配伍灌胃 ED_{50} 为 0.44mg/kg，ED_{90} 为 0.89mg/kg。结果显示伍用的 ED_{50} 和 ED_{90} 明显小于单药，两药配伍使用具有增效作用。

2. 鼠疟治愈试验

采用 4 天抑制试验法，药后每天涂片观察原虫情况至 30 天。单药和复方各设两个剂量组，每组 10 只小鼠。蒿甲醚 13.56mg/kg 治愈率为 0；本芴醇 7.05mg/kg 治愈率 76%；而蒿甲醚 7.85mg/kg 与本芴醇 2.95mg/kg 配成复方 10.8mg/kg(2∶0.75)治愈率达 100%，可见蒿甲醚与本芴醇伍用降低了单药剂量而提高了治愈率。

3. 鼠疟杀虫速度试验

小鼠接种伯氏鼠疟 K173 株，当寄生率达到 10%左右时复方及组分单药均以等效剂量(ED_{90}×20)单次灌胃给药，每组 20 只小鼠。药后每 8h 涂一次血片，观察原虫下降 50%和 90%的时间，并以此判断杀虫速度。结果，蒿甲醚单药原虫下降 50%平均为 23.5h，原虫下降未达到 90%即回升；本芴醇单药原虫下降 50%平均为 54.3h，下降 90%的时间平均为 64.3h。而蒿甲醚与本芴醇按 2∶0.75 配伍组方原虫下降 50%的时间平均为 28.5h，下降 90%的平均时间为 49.7h。表明复方杀虫速度优于本芴醇相当于蒿甲醚。

4. 鼠疟延缓抗性试验

采用 Merkli 药物剂量递增方法进行抗性虫株培育。蒿甲醚、本芴醇及蒿甲醚与本芴醇配伍(2∶0.75)共 3 组，以 ED_{90}剂量作为起始剂量，各组每周连续给药 3 天，第 7 天涂片检查原虫后传代。每 5 代用 Peters“4 天抑制试验”法测定 ED_{90}与母株(第一代)平行对比求出抗性指数 I_{90}。本试验连续培育了 30 代，历时 210 天，结果见表 7-9。

表 7-9 蒿甲醚、本芴醇及其复方对鼠疟抗药性培育测定结果

药物	培育 10 代		培育 20 代		培育 30 代	
	ED_{90}(mg/kg)	I_{90}	ED_{90}(mg/kg)	I_{90}	ED_{90}(mg/kg)	I_{90}
蒿甲醚(A)	18.6	3.1	34.7	6.4	34.2	6.3
本芴醇(B)	>100	>40	>500	>205	>1000	>410
A+B	4.7	1.6	8.4	2.8	57.7	19.3

结果表明，无论是单药或复方均可产生抗性，但单药培育至第 10 代已产生轻度到中度抗药性，而复方仍敏感。复方具有延缓抗性产生的作用，在抗性培育后期，复方虽也出现轻度抗性，但抗性水平明显低于组分单药本芴醇的抗性水平。

5. 诺氏猴疟药效试验

鼠疟、猴疟及人疟原虫种属间对药物的敏感性存在差异。蒿甲醚和本芴醇以往的动物药效试验和临床治疗剂量显示，本芴醇对人疟的敏感性远低于对鼠疟的敏感性，本芴醇胶囊剂 3600mg(分 6 天 12 次口服)，相当于 72mg/kg，曾推荐为临床治疗方案，以此具体数字比较见表 7-10。

表 7-10 蒿甲醚、本芴醇对鼠疟与人疟的敏感性对比

药物	鼠疟 ED_{90}(mg/kg)	人疟治疗剂量(mg/kg)	鼠疟∶人疟
蒿甲醚	5.3	9.6	1∶1.8
本芴醇	2.7	72.0	1∶26.7

以鼠疟试验复方蒿甲醚中蒿甲醚与本芴醇的最佳配比 2∶0.75 换算成对人疟的适宜配比，蒿甲醚:本芴醇计算为(2×9.6/5.3)∶(0.75×72/2.7)=3.62∶20=1∶5.5。

猴疟原虫对药物的敏感性更接近于人疟原虫，故用对猴疟的疗效探索对人疟的适宜配比及疗法。

(1)蒿甲醚与本芴醇不同配比对猴疟疗效的探索

恒河猴接种诺氏疟原虫(*P. knowlesi*)后，当寄生率达到 3%～5%时开始灌胃给药。首次给药后每 12h 涂血片一次，原虫转阴后每日一次，15 天后隔日一次，连续观察 105 天。蒿甲醚与本芴醇在 1∶5.5 的基础上将其比例上下各进行微调成 1∶4 和 1∶6 比例组方。1∶4 即蒿甲醚每次 2mg/kg 与本芴醇每次 8mg/kg 伍用，3 天 4 次疗法，3 只猴观察 105 天全部治愈，原虫下降 90%的时间为(19.0±1.1)h，平均原虫转阴时间为 48h；1∶6 即蒿甲醚每次 2mg/kg 与本芴醇每次 12mg/kg，3 天 4 次疗法，3 只猴观察 105 天全部治愈，原虫下降 90%时间为(20±1.9)h，平均原虫转阴时间为 56h。结果显示蒿甲醚与本芴醇按 1∶4 和 1∶6 比例配比都是适宜的。

(2)复方与其组分单药的疗效比较

在上述试验中同时设蒿甲醚(每次 2mg/kg)组和本芴醇(每次 12mg/kg)组平行对比试验，每组也是 3 只猴。蒿甲醚组的 3 只猴原虫下降 90%的时间为(21±10) h，但给药后 3 只猴原虫均未转阴，分别于停药后 5～7 天原虫回升超过药前水平；本芴醇组的 3 只猴中 2 只猴治愈，1 只猴原虫转阴后第 15 天复燃，原虫减少 90%的时间为(52±18)h，平均转阴时间为 96h。可见复方显示出蒿甲醚的速效和本芴醇治愈率高的特点。

(3)不同方案给药的比较

蒿甲醚、本芴醇按 1∶4 比例组方，总剂量相同(蒿甲醚 8mg/kg，本芴醇 32mg/kg)，以 3 天 4 次或 4 天 4 次给药各治疗 3 只猴，分 4 天给药的原虫转阴较迟，3 只猴中有 1 只猴原虫转阴后第 9 天复燃。分 3 天给药的 3 只猴全部治愈。

6. 体外抗疟活性的研究

1987 年按 Trager 和 Jensen 微量培养法(1976)对中国海南分离的虫株(Fcc-1)进行单药和复方(1∶6)的体外药效对比研究。由于本芴醇在能溶解的终浓度下(20ng/ml)基本无效，故无法测出 IC_{90}。蒿甲醚 IC_{90} 为(10.67±9.57)ng/ml，复方 IC_{90} 为 (43.11±9.08)ng/ml，虽然复方剂量比蒿甲醚单药剂量约大 4 倍，但复方中两药配比为 1∶6，其中含蒿甲醚仅约 6ng/ml，低于单药蒿甲醚 IC_{90} 的量，可见复方的 IC_{90} 中包含了本芴醇的协同作用。

1999 年，Alin 等[17]用体外连续培养系统，比较了蒿甲醚、本芴醇单药和两药以一定比例配伍，对泰国多重抗性株(T-996)和印度抗氯喹株(LS-21)的敏感性，以研究两药之间的协同作用。结果，蒿甲醚在 0.001mol/L EMM～1000nmol/L EMM(即 0.0003～298ng/ml)EMM(红细胞培养基混合物，EMM)浓度范围，对 T-996 虫株的 IC_{50} 和 IC_{90} 分别为 0.28nmol/L EMM 和 35.45nmol/L EMM(即 0.08 ng/ml EMM 和 10.58ng/ml EMM)；对 LS-21 虫株的 IC_{50} 和 IC_{90} 分别为 0.18nmol/L EMM 和 7.11nmol/L EMM(即 0.05ng/ml EMM 和 2.12ng/ml EMM)。说明，LS-21 虫株对蒿甲醚的敏感性比 T-996 虫株高。本芴醇在 0.002nmol/L EMM～200nmol/L EMM(即 0.0011ng/ml EMM～106ng/ml EMM)的浓度范围，对 T-996 虫株的 IC_{50} 和 IC_{90} 分别为 2.30nmol/LEMM 和 293.03nmol/L EMM(即 1.2ng/ml EMM 和 154.70ng/ml EMM)；对 LS-21 虫株的 IC_{50} 和 IC_{90} 分别为 1.91nmol/L EMM 和 95.61nmol/L EMM(即 1.01ng/ml EMM~50.48ng/ml EMM)。LS-21 虫株对蒿甲醚和本芴醇的敏感性均比 T-996 虫株高。

蒿甲醚和本芴醇的协同作用：蒿甲醚以 0.01nmol/L、0.03nmol/L、0.10nmol/L、0.30nmol/L、1.00nmol/L、3.00nmol/L、10.00nmol/L、30.00nmol/L 和 100.00nmol/L EMM(即 0.003、0.009、0.030、0.090、0.298、0.895、2.984、8.952 和 29.840ng/ml EMM)的系列浓度，和本芴醇以 0.01、0.03、0.10、0.30、1.00、10.00、30.00 和 100.00 nmol/L EMM (即 0.0053nmol/L、0.0158nmol/L、0.0528nmol/L、0.1584nmol/L、0.5279 nmol/L、5.4374 nmol/L、15.8370nmol/L 和 52.7900ng/ml)EMM 的系列浓度混合后，其到达抑制终点(即 100%抑制)的浓度比单药的浓度低。例如，蒿甲醚对 LS-21 虫株 99.40%抑制生长时的浓度为 1000nmol/L EMM(即 298ng/ml EMM)，本芴醇对 LS-21 虫株 98.50%抑制浓度为 20.0nmol/L EMM(即 5.30ng/ml EMM)，但蒿甲醚-EMM 和本芴醇-EMM 的浓度配比(molar ratio)为 10∶0.03、30∶0.01 即本芴醇浓度很低而蒿甲醚浓度较高时，或 0.1∶100 即蒿甲醚浓度很低而本芴醇浓度很高时，均可 100%抑制 LS-21 虫株的生长。对 T-996 虫株而言，蒿甲醚-EMM∶本芴醇-EMM 为 10∶1 至 1∶30，达到 IC_{50} 时；和对 LS-21 虫株而言，蒿甲醚-EMM∶本芴醇-EMM 为 3∶1 至 1∶30，达到 IC_{50} 时，可以观察到两药有协同作用。在蒿甲醚-EMM∶本芴醇-EMM 为 100∶1 至 1∶100 的浓度配比范围，当抑制作用达到 IC_{90} 和 IC_{99} 时，对两种虫株均显示出协同作用。对泰国多重抗性株 T-996 活性而言，其 IC_{99}(即判断临床疟原虫疗效响应的阈值)的实测值平均是两药相加的预期值的 72 倍。结果见表 7-11。

表 7-11　不同浓度比例的蒿甲醚-本芴醇的红细胞培养基混合物（EMM）对恶性疟原虫 T-996 和 LS-21 生长抑制率(%)[17]

蒿甲醚-EMM nmol/L（ng/ml）	本芴醇-EMM nmol/L（ng/ml）							
	0.01（0.005）	0.03（0.016）	0.10（0.053）	0.30（0.0158）	1.00（0.528）	10.0（5.279）	30.00（15.838）	100.00（52 794）
T-996								
0.01（0.003）	11.5	14.0	22.5	30.0	39.5	39.0	49.5	93.0
0.03（0.009）	20.0	26.0	36.5	38.0	47.5	50.0	64.5	97.5
0.10（0.030）	44.5	45.5	37.5	50.0	65.5	64.0	74.5	100.0
0.30（0.090）	51.5	55.6	52.0	63.5	77.5	82.0	85.5	100.0
1.00（0.298）	62.5	64.0	70.5	79.5	83.5	84.0	90.0	100.0
3.00（0.895）	75.5	67.0	79.5	85.0	94.0	92.0	94.0	100.0
10.00（2.984）	95.5	97.5	98.5	97.5	100.0	94.5	100.0	100.0
3.00*（8.951）	100.0	100.0	100.0	100.0	100.0	100.0	100.0	100.0
LS-21								
0.01（0.003）	9.5	13. 5	15.5	29.5	36.0	37.5	63.0	96.0
0.03（0.009）	25.0	27.0	32.5	39.0	43.0	49.0	79.0	97.0
0.10（0.030）	37.0	40.0	49.5	44.0	54.5	51.5	86.5	100.0
0.30（0.090）	41.5	55.5	57.0	57.0	70.5	63.0	84.0	100.0
1.00（0.298）	65.5	73.5	67.5	71.5	81.5	79.0	95.0	100.0
3.00（0.895）	86.0	89.0	87.5	93.5	90.5	88.5	97.5	100.0
10.00（2.984）	95.5	100.0	98.0	95.5	100.0	98.0	100.0	100.0
30.00*（8.951）	100.0	100.0	100.0	100.0	100.0	100.0	100.0	100.0

注：所有数据均为 8 次读值的平均值，蒿甲醚和本芴醇各种浓度配比的交叉点就是它们的抑制率；*表示和 100nmol/L 一样全都是 100%的抑制率

二、一般药理学

复方蒿甲醚 112mg/kg（相当临床人拟用一次剂量的 10 倍，鼠疟 ED_{90} 的 20 倍），灌胃给药，观察对小鼠、大鼠及猫的神经系统、心血管和呼吸系统的影响。结果显示，单次口服复方蒿甲醚对小鼠自发活动、对苯丙胺中枢兴奋作用、对士的宁和印防己毒素惊厥作用、对阈下剂量戊巴比妥钠和水合氯醛的催眠作用、对热板致痛作用、对乙酸致痛作用及对大鼠的体温均无影响。对麻醉猫的心血管及呼吸系统也未见明显影响。

三、毒 理 学

1. 急性毒性试验

复方蒿甲醚小鼠口服给药及腹腔给药的急性毒性试验结果见表 7-12。同时进行了组分单药的急性毒性测定，采用 Smyth 等提出的按简单相加作用估价联合毒性，以理论计算值与实测值相比，按其比值确定联合毒性的方式，比值在 0.5～2.6 时为毒性相加，>2.7 为增毒，<0.4 为拮抗，结果见表 7-13。以口服 LD_{50} 值比较，复方中含蒿甲醚 651mg/kg，蒿甲醚单药量 929mg/kg，比值为 1.43，急性毒性为相加作用，无明显增毒。

表 7-12 复方蒿甲醚急性毒性试验 LD 值(mg/kg)斜率及相关系数

给药	LD_5	LD_{50}	LD_{95}	b	r
口服	2124 (2013～2240)	4555 (3843～5399)	9423 (8933～9940)	5.0838	0.9920
腹腔	1031 (945～1126)	1554 (1423～1697)	2341 (2144～2556)	9.2428	0.9909

表 7-13 复方蒿甲醚与组分单药对小白鼠的毒性

给药途径	LD_{50}(mg/kg)				复方蒿甲醚 LD_{50} 计算值/实测值	联合毒性方式
	蒿甲醚实测	本芴醇实测	复方蒿甲醚实测	复方蒿甲醚计算值		
口服	929	＞10 000	4555	6497	1.43	相加
腹腔	328	＞10 000	1554	1917	1.23	相加

蒿甲醚与本芴醇按临床 1∶6 配比口服，小鼠的 LD_{50} 值为 4555mg/kg，LD_5 值为 2124mg/kg，化疗指数为 871，安全系数约为 375，按化学毒物毒力分级标准判定为低毒级，与猴疟全治愈剂量 14mg/kg×4 次(总剂量 56mg/kg)相比较，前者分别是后者的 81 倍和 38 倍。可见中毒剂量与有效剂量相差很大，与临床预推荐的剂量 12mg/kg×4 次(总剂量 48mg/kg)相比亦相差悬殊。同时测定的联合毒性呈轻度相加作用，但与药效的协同增效作用相比，差距也很明显，且复方组分的剂量远低于单药的剂量，可见临床应用有较大的安全性。

2. 长期毒性试验

(1) 大鼠口服给药长期毒性试验

蒿甲醚与本芴醇以 1∶6 混合后常规配置试验所需浓度，试验设大、中、小 3 个剂量组及对照组，剂量分别为 1792MKD、896MKD、448MKD。Wistar 大鼠，每组 24 只，雌雄各半，每天灌胃给药一次，连续 14 天，对照组给等量的生理盐水。

每天观察记录动物的临床表现，最后一次给药后 24h，各组 16 只动物(雌雄各半)，股动脉放血活杀检查血液学(7 项)、血生化(12 项)；11 个脏器称重，33 个组织进行组织病理学检查。留 8 只动物，继续观察 28 天后活杀，进行各项指标检查，以判断损伤的可逆性。

结果：给药后各剂量组大鼠的进食量均有所减少，减少的程度与剂量呈正相关，与对照组比较摄食减少：小剂量组 2～3g/天，中剂量组 3～4g/天，大剂量组 7～8g/天，雌雄动物间无明显差别。大、中剂量组的体重与对照组比较，增长速度明显减慢($P<0.01$)，小剂量组体重增长未见异常。各剂量组给药 14 天及停药 28 天检查的其他临床表现均未见异常。血液学检查，大剂量组动物红细胞和网织红细胞计数均降低，与同期对照组相比差别显著($P<0.05$)，但停药 28 天后测定结果均已恢复正常。中、小剂量组药后即杀和停药 28 天，血液学检查结果均在正常范围(表 7-14 和表 7-15)。

表 7-14　复方蒿甲醚对大鼠红细胞总数的影响(M±SD)

剂量组(MKD)	性别	给药第 14 天(万/mm³)	停药 28 天后(万/mm³)
448	♀	657.4±80.7	586.0±20.1
	♂	667.3±119.1	538.5±10.2
896	♀	561.0±49.6	508.7±17.9
	♂	636.3±72.7	510.3±18.5
1792	♀	501.8±55.5*	544.0±58.1
	♂	540.6±55.2*	557.3±25.6
对照	♀	669.0±86.7	534.5±38.0
	♂	695.0±71.9	542.5±27.4

*与同期对照组相比 $P<0.05$

表 7-15　复方蒿甲醚对大鼠网织红细胞计数的影响(M±SD)

剂量组(MKD)	性别	给药第 14 天(万/mm³)	停药 28 天后(万/mm³)
448	♀	17.7±4.4	14.8±4.8
	♂	19.1±6.8	13.0±3.4
896	♀	16.6±5.1	12.5±4.4
	♂	13.8±8.9	11.5±7.1
1792	♀	8.8±7.0*	13.0±3.6
	♂	8.0±10.2*	11.3±6.1
对照	♀	17.3±9.1	15.3±3.2
	♂	19.6±5.2	14.8±1.7

*与同期对照组相比 $P<0.05$

病理检查、尸体解剖肉眼观察及主要脏器称重未见异常。组织学检查大剂量组动物肾脏镜下均可见肾小球轻度肿胀，包氏囊腔内有少量蛋白渗出，肾曲管上皮细胞脱落，核团缩变性；管腔内有少量蛋白性渗出物；肝细胞轻度肿胀，部分动物肝脏伴有空泡变性，肝窦淤血，汇管区有少量淋巴细胞浸润。停药 28 天后仅见肾脏的肾曲管轻度改变外，其他组织损伤已经恢复。中、小剂量组大鼠均未见明显药物损伤性变化。

(2) 犬口服给药长期毒性试验

Beagle 犬 24 只，雌雄各半。蒿甲醚与本芴醇以 1∶6 混匀装入胶囊。试验设 3 个剂量组即 1000MKD、556MKD、112MKD 和对照组，每天给药一次，连续 14 天。给药结束后每组即杀 2/3 动物进行各项指标检测，停药 28 天后即杀余下的 1/3 动物。

检测内容包括临床表现、心电图(9 导联)、血液学(10 项)、血生化(17 项)、尿常规(8 项)、眼底、骨髓及病理组织学(37 项)检查。临床表现每天观察并记录，心电、血液学、血生化、尿常规均在给药前 7 天、给药当天、给药第 7 天、给药第 14 天及停药后 14 天和 28 天各测定一次。眼视网膜电流图检查在给药当天及给药第 14 天各测一次，骨髓和病理检查在二次动物活杀时进行。

试验结果凡以数字表示的观察指标都列表进行给药前后及组间对比，并作统计学分析。

心电图：药后各组心率、心律和波形无明显改变，仅见给药第 7 天和给药第 14 天 1000MKD 组出现 Q-T 间期延长，与药前比差别显著。556MKD 和 112MKD 未见明显变化，结果见表 7-16。

表 7-16 复方蒿甲醚对犬 Q-T 间期的影响

测定时间		对照组	复方蒿甲醚组(MKD)		
			112	556	1000
给药前	D-7	0.195±0.012	0.198±0.012	0.203±0.020	0.198±0.004
	D0	0.192±0.013	0.205±0.008	0.200±0.013	0.200±0.011
给药期	D+7	0.200±0.011	0.200±0.011	0.208±0.010	0.215±0.010*
	D+14	0.200±0.014	0.198±0.012	0.208±0.010	0.218±0.004**
恢复期	D+28	0.200±0.002	0.200±0.014	0.200±0.080	0.205±0.007
	D+42	0.195±0.007	0.195±0.007	0.198±0.025	0.190±0.014

*与给药前相比 $P<0.05$；**与给药前相比 $P<0.01$

血液学：1000MKD 组网织红细胞数在给药期间有下降趋势，但与药前比较无明显差别，其数值仍在正常范围内。1000MKD 和 556MKD 组骨髓涂片红系细胞的中幼/早幼红的比值比对照组低，但组间未见明显差别。其他血液学指标均未见明显变化。

血生化：1000MKD 组药后 7 天 AST 和 ALP 升高，与同期对照组比差别显著($P<0.05$)，第 14 天检查这两项指标均已正常。其他剂量组各项生化指标均在正常范围，未见明显改变。

尿液检查：1000MKD 组有 3 只犬，556MKD 组有 1 只犬，药后 14 天检查出现尿胆原增加，达到 4～12mg/ml，其他指标未见变化。

眼 ERG 检查：各剂量组均未见 a、b 波振幅和峰时发生变化。

病理检查：1000MKD 组组织学检查可见肝细胞质疏松，轻度空泡变性；有 2 只犬肾小球部分萎缩、变性、渗出、包氏囊腔相对扩大，有少量淋巴细胞浸润，该组的另外 2 只犬也有类似变化，但程度较轻。112MKD、556MKD 和对照组均未见明显病理改变。

恢复期观察：停药 28 天后各组动物全部检测指标均正常，肝肾损伤已恢复。

大鼠和犬的亚急性毒性提示，大鼠 1792MKD、犬 1000MKD 为轻至中度中毒剂量；大鼠 448MKD、犬 556MKD 为安全剂量；中毒靶器官组织为骨髓和肝、肾；敏感指标为网织红细胞和 ALT、AST；复方所致的损伤是可逆的。

四、复方蒿甲醚片的临床研究

1. 中国早期临床研究

由于复方蒿甲醚片的两个组分药均已作为新药批准在中国上市，根据当时中国的《新药审批办法》规定复方蒿甲醚片属三类新药，无需进行Ⅰ期临床试验。1989～1991年军事医学科学院微生物流行病研究所在海南和云南抗氯喹恶性疟疾流行区组织了复方蒿甲醚片治疗恶性疟的临床试验。

(1) *试验方法*

病例选择：年龄 18～50 岁，性别不限，女性无妊娠征象，半月内未服其他抗疟药和对疟原虫有抑制作用的药物；具有发热症状的恶性疟现症患者，病程在一周以内，原虫无性体为 5000/mm^3 以上，无并发症，无明显心、肝、肾疾患，无药物过敏史。

疗效判断标准：参照 WHO 1967 年氯喹敏感性体内试验 28 天观察法及以退热时间、原虫转阴时间、24h 时原虫下降率，28 天内原虫复燃情况等综合评价疗效。

观察指标和方法：①原虫：给药前涂片镜检原虫，确诊原虫种类，按原虫与白细胞比例计算每立方毫米血原虫数。首次给药后每 8h 涂片镜检至原虫转阴(连续 3 次厚血膜 300 个视野未见原虫)，以首次阴性结果的时间为转阴时间。②体温：治疗前测体温，首次给药后每 4h 测一次，至体温正常(腋下 37℃以下)24h 后，每日上、下午各测一次。原虫消失和体温恢复正常后两天出院。③副反应：给药后密切观察，随时记录服药后的不良反应，记录反应性质、程度和起止时间。④随访：出院后每周随访一次(询问症状、测量体温、涂片镜检原虫)连续 4 周。

(2) *治疗方案的选择*

两药配比的选择：猴疟的试验结果表明，蒿甲醚与本芴醇的配比 1∶4 与 1∶6 是适宜的，为充分发挥两药疗效特点，提高治愈率，我们选择 1∶5 和 1∶6 两种配比进行临床试验。将蒿甲醚与本芴醇按 1∶5 和 1∶6 两种比例制成各自的片剂，前者每片含蒿甲醚 20mg、本芴醇 100mg，后者每片含蒿甲醚 20mg、本芴醇 120mg。将符合入组条件的病例按入院先后随机分配到两个治疗组。两组给药时间、次数、药片数及疗程一致，即首次 4 片，其后 8h、24h 和 48h 各 4 片，总量 16 片。蒿甲醚与本芴醇(1∶5)组服药的总剂量为 1920mg，蒿甲醚与本芴醇(1∶6)组的总剂量为 2240mg。两组各收治恶性疟 20 例。结果，1∶5 配比组 24h 原虫下降率(94.2±6.5)%，原虫转阴时间(36.0±6.5)h，退热时间(22.4±10.8)h，28 天有 4 例原虫复燃，治愈率 80%；1∶6 配比组 24h 时原虫下降率(96.3±8.1)%，原虫转阴时间(34.8±5.3)h，退热时间(23.2±8.4h)，随访观察 28 天无复燃，治愈率 100%。鉴于 1∶6 配比的治愈率明显好于 1∶5 配比组，确定以 1∶6 配比继续进行临床试验。

给药方案的选择：在确定了 1∶6 的配比后需进一步探讨不同给药方案的疗效。试验共设 3 种给药方案，即 3 天 4 次(0h、8h、24h 及 48h 各 4 片，总量 16 片)、2 天 4 次(0h、8h、24h、32h 各 4 片，总量 16 片)、3 天 3 次给药(0h、24h、48h 各 4 片，总量 12 片)。结果见表 7-17。从表中可以看出，近期疗效均满意，3 组无差别；但 28 天治愈率 3 天 4 次疗法明显优于另两个方案(表 7-17)，因此确定两药 1∶6 配伍3 天 4 次给药方案继续进行对比和扩大临床试验。

表 7-17 复方蒿甲醚不同给药方案的疗效

方案	例数	24h 平均原虫下降率(%)	平均原虫转阴时间(h)	平均退热时间(h)	28 天治愈率(%)
2 天 4 次	20	97.8±8.4	28.8±6.7	20.6±5.1	80.0
3 天 4 次	24	96.5±8.0	41.0±8.0	23.2±6.9	95.9
3 天 3 次	22	93.6±10.1	40.7±7.3	26.8±7.3	72.7

(3) 复方与组分单药疗效对比试验

复方蒿甲醚每片含蒿甲醚 20mg、本芴醇 120mg(1∶6)，单方蒿甲醚每片含蒿甲醚 20mg，本芴醇为粉剂胶囊剂型，每粒 120mg。复方和单药的给药时间、次数、疗程及药片(粒)数一致，即 0h、8h、24h 和 48h 各 4 片(粒)。每组收治恶性疟 20 例，随访 28 天，结果见表 7-18。从表中可以看出复方蒿甲醚的退热和杀虫速度与蒿甲醚相当，明显比本芴醇快；复方蒿甲醚的治愈率明显高于各单药。本试验充分表明复方蒿甲醚保持单药特点，达到高效、速效、治愈率高的效果，两药配伍具有互补增效作用。

表 7-18 复方蒿甲醚与组分蒿甲醚及本芴醇治疗恶性疟的疗效

方案	例数	24h 平均原虫下降率(%)	平均原虫转阴时间(h)	平均退热时间(h)	28 天治愈率(%)
复方蒿甲醚	20	97.3±3.8	35.6±7.8	23.8±5.4	95
蒿甲醚	20	95.1±5.2	38.7±8.2	19.7±8.4	45
本芴醇	20	74.5±15.7	68.4±14.7	40.2±13.9	65

本研究组曾在同地区(海南)做过蒿甲醚 480mg(分 3 天 6 次口服，即为单药疗程方案)治疗恶性疟患者 35 例，原虫转阴时间(21.9±4.6)h，退热时间(22.1±15.4)h，28 天治愈率为 55.7%；用本芴醇胶囊剂 3600mg(6 天 12 次，即为单药疗程方案)治疗恶性疟 108 例，原虫转阴时间(72.0±20.4)h，退热时间(45.4±16.2)h，28 天治愈率为 88.5%。从复方与组分单药的临床试验结果比较分析，证明复方蒿甲醚组分的合理性，具有高效、速效、治愈率高的特点。

(4) 与其他抗疟药的对比试验

a. 复方蒿甲醚和磷酸哌喹疗效比较

1989 年 7～11 月，在海南抗氯喹恶性疟流行区进行了复方蒿甲醚与磷酸哌喹平行对比治疗恶性疟的临床研究。复方蒿甲醚组(每片复方蒿甲醚含蒿甲醚 20mg 和本芴醇 120mg)采用 3 天 4 次疗法，即 0h、8h、24h、48h 各服 4 片，总量 16 片(2249mg)。磷酸哌喹组（每片磷酸哌喹含哌喹碱基 150mg）也是采用 3 天 4 次疗法，即首次 4 片，8h、24h、48h 各服 2 片，总剂量为 10 片（1500mg 哌喹碱基）。

复方蒿甲醚组治疗 40 例，全部临床治愈，平均原虫转阴时间为 40.0h，平均退热时间 23.7h，随访 28 天出现 3 例原虫复燃，治愈率为 92.5%。磷酸哌喹组治疗 30 例，其中 6 例一周内原虫未转阴，48h 体温有所下降但未恢复正常（属二级抗性 R_{II}）；有 2 例服药后 48h 体温仍在 39℃以上，原虫数量未见明显减少（属三级抗性 R_{III}），有 11 例在随访的 28 天中原虫复燃，28 天治愈率 36.7%（表 7-19）。

表 7-19 复方蒿甲醚和磷酸哌喹治疗恶性疟的疗效比较

药物	病例数	24h 原虫下降率(%)	平均原虫转阴时间(h)	平均退热时间(h)	随访结果				28 天治愈率(%)
					S	R_I	R_{II}	R_{III}	
复方蒿甲醚	40	94.5±9.3	40.0±7.7	23.7±3.3	37	3	0	0	92.5
磷酸哌喹	30	52.6±20.1	73.4±18.7*	41.8±8.0*	11	11	6	2	36.7

* 18 例一周内体温未正常，原虫未消失，实为 22 例的均数

两组病人的血常规、尿常规和心电图检查均未见异常。复方蒿甲醚组给药前有 2 例 ALT、AST 升高；磷酸哌喹组给药前有 2 例 ALT 升高，1 例 ALT，AST 升高，但治疗后第 3 天和第 6 天检查相继恢复正常，其他病例给药前后转氨酶均在正常范围。

20 世纪 70 年代，磷酸哌喹开始以单药和复方在海南省作为防治药使用。海南流行抗氯喹恶性疟已被证实，哌喹与氯喹均属氨基喹啉类化合物，本试验哌喹采用的是常用治疗剂量，治疗效果表明，海南已对哌喹产生抗性；同时本试验也看出复方蒿甲醚对抗磷酸哌喹恶性疟原虫有效。

b. 复方蒿甲醚和磷酸氯喹疗效比较

1989 年 8～10 月，在海南三亚南岛农场医院以复方蒿甲醚和磷酸氯喹平行对比治疗成人恶性疟患者。复方蒿甲醚 3 天 4 次疗法，总剂量为 2240mg。磷酸氯喹 3 天 4 次疗法，总量 1500mg（氯喹碱基）。复方蒿甲醚组 35 例，平均原虫转阴时间 37.3h，平均退热时间 24.2h，随访 28 天有 1 例复燃，治愈率 97.1%。磷酸氯喹组治疗 22 例，其中 2 例首次给药后 48h 内体温仍在 39℃以上，原虫无明显减少甚至增加（属三级抗性），6 例原虫在 7 天内不消失（属二级抗性），5 例随访 28 天内原虫复燃（属一级抗性）。仅 9 例治愈（表 7-20）。两组临床未见与药物有关的不良反应。

表 7-20 复方蒿甲醚和磷酸氯喹治疗恶性疟的疗效

药物	病例数	平均原虫转阴时间(h)	平均退热时间(h)	随访结果				28 天治愈率(%)
				S	R_I	R_{II}	R_{III}	
复方蒿甲醚	35	37.8±4.2	24.2±10.1	34	1	0	0	97
磷酸氯喹	22	87.3±24.7*	56.5±23.7*	9	5	6	2	40.9

* 8 例一周内体温未正常，原虫未消失，实为 14 例的均数

（5）扩大临床试验

1989 年 7～11 月，由成都军区后勤部卫生防疫队在云南西部与缅甸接壤的地区进行了复方蒿甲醚扩大临床试验。患者皆为恶性疟现症病人，原虫密度在 5000/mm^3 以上，性别不拘，年龄在 7 岁以上。复方蒿甲醚采用 3 天 4 次疗法，总量 16 片（2240mg），儿童按年龄递减，即 13～15 岁每次 3.5 片，10～12 岁每次 3 片，7～10 岁每次 2.5 片。设磷酸哌喹为对照药（3 天 4 次总量 1500mg）。复方蒿甲醚治疗组 61 例患者，24h 时原虫下降率平均（99.8±4.0）%，平均原虫转阴时间为（23.2±5.1）h，平均退热时间为（21.2±8.5）h，随访 28 天，61 例无一例复燃，治愈率达 100%，未见明显的不良反应，所做的心电图、肝、肾功能检查，也未见明显异常。磷酸哌喹治疗组 30 例患者，24h 平均原虫下降率（81.6±12.4）%，平均原虫转阴时间为（35.1±14.3）h，平均退热时间（32.2±18.7）h，随访 28 天也未见有复燃，治愈率 100%，也未观察到与药物有关的不良反应。由于本试验的患者绝大多数为（缅甸）境外感染，在该地区未用过哌喹，因此对哌喹敏感，但退热和杀虫速度复方蒿甲醚快于哌喹。

在上述临床试验的基础上，1990 年，在海南三亚南岛农场医院和乐东保国农场医院继续进行了复方蒿甲醚扩大临床试验，该地区属抗氯喹、抗哌喹恶性疟流行区。南岛农场医院共收治恶性疟 167 例，其中本地患者 150 例，外来无疟史者 17 例，年龄 7～50 岁，入院时原虫密度在 5000/mm^3 以上，其中 50 000/mm^3 以上者 35 例。20 例做了 AST、ALT、BUN 的药前药后测定，50 例做了网织红细胞的药前药后对比观察。167 例患者入院时均有不同程度的发热，其中 27 例超过 40℃。治疗后分别在 8～40h 体温降至正常，平均退热时间（20.4±8.4）h；药后 24h 原虫下降率为 97.4%，大部分病例原虫在 24～48h 转阴，平均转阴时间（37.9±7.8）h，167 例全部临床治愈。随访 28 天，10 例无性体复燃，复燃时间在 21～28 天，28 天治愈率为 94.1%。全部病例服药后未见明显不适。50 例网织红细胞计数，20 例 ALT、AST、BUN 测定结果均未见异常。

在保国农场医院收治恶性疟 33 例，其中 25 例为无免疫力的外来人口，年龄 7～15 岁 9 例，其余在 16～45 岁，有 18 例患者原虫密度在 30 000～100 000/mm^3 血。复方蒿甲醚采用 3 天 4 次总剂量 2240mg 疗法，儿童按年龄递减，33 例患者给药前均做了血液学检查，30 例做了 AST、ALT、BUN 和心电检测。33 例全部临床治愈，平均原虫转阴时间（29.0±7.9）h，24h 平均原虫下降率（96.2±4.3）%，平均退热时间（25.7±16.8）h，随访 28 天无一例复燃，治愈率 100%。

药后检查血生化、血常规、尿常规，AST、ALT、BUN、网织红细胞计数和心电图与服药前后无异常变化。

1990 年，海南省热带病防治研究所在海南乐东地区用复方蒿甲醚治疗当地流行的间日疟，也取得了满意的效果。共收治间日疟患者 48 例，原虫密度在 1000～60 000/ mm^3，其中 6～15 岁儿童 6 例，其余为 16～50 岁。复方蒿甲醚 3 天 4 次疗法，总剂量 2240mg。48 例间日疟患者药后均获临床治愈，平均退热时间（13.6±6.9）h，平均原虫转阴时间（22.8±9.5）h，有 4 例 21～28 天原虫复燃。观察期间未见与药物有关的不良反应，血、尿检查也未见异常变化。

1996 年 6～11 月，在海南对复方蒿甲醚片(3 天 4 次总剂量 2240mg)和本芴醇胶丸(4 天 4 次首剂加倍，总量 2400mg)治疗恶性疟的疗效进行对比观察。试验采用随机、平行对比方法，病人入院实行 28 天封闭观察，共收治 100 例，其中复方蒿甲醚组 51 例，本芴醇胶丸组 49 例，年龄在 13 周岁以上，结果见表 7-21，结果表明两药对恶性疟均有良好的治疗作用，但复方蒿甲醚片在杀虫速度和控制症状方面明显优于本芴醇胶丸。

表 7-21 复方蒿甲醚片与本芴醇胶丸治疗恶性疟的疗效

药物	病例数	平均退热时间(h)	平均原虫转阴时间(h)	治愈率(%)
复方蒿甲醚片	51	17.1±8.6	29.7±8.9	98.0
本芴醇胶丸	49	29.4±24.9	54.7±17.4	95.9

1996 年，在滇南抗药性恶性疟和间日疟混合流行区用复方蒿甲醚片(3 天 4 次总剂量 2240mg)治疗恶性疟 22 例，间日疟 24 例，年龄 5～68 岁，均为低疟区或无疟区迁入 1～3 年的移民。恶性疟平均退热时间(26.2±9.1)h，平均原虫转阴时间(33.4±8.3)h，22 例中仅 1 例在 24 天复燃。治疗前有 4 例配子体阳性，治疗后半月内配子体消失。间日疟平均退热时间(22.9±7.1)h，平均原虫转阴时间(28.9±8.3)h，24 例间日疟在 9 个月的观察中有 21 例出现复发，平均复发时间在 86.6 天(不能排除新感染)。临床结果证明复方蒿甲醚片治疗恶性疟、间日疟均显示速效、高效、不良反应轻的特点，但治疗间日疟应联合用伯喹根治。

1988 年，军事医学科学院微生物流行病研究所赴非洲索马里医疗组用复方蒿甲醚片治疗当地恶性疟 24 例，平均退热时间 25.7h，平均原虫转阴时间 29.9h，28 天治愈率为 100%，未见明显不良反应。

从 1989～1996 年，在中国海南和云南抗疟性恶性疟流行区，用复方蒿甲醚片口服，采用 3 天 4 次总量 16 片(2240mg)方案治疗恶性疟共 453 例，全部临床治愈，观察 28 天治愈率，7 个治疗试验组治愈率为 92.5%～98.0%，另两个治疗试验组治愈率为 100%。

2. 国际多中心临床研究[18]

1993～2007 年由瑞士诺华公司(及原汽巴–嘉基公司)组织完成了 20 个国际多中心临床试验，包括亚洲的中国、泰国、越南、印度、孟加拉国，非洲的冈比亚、坦桑尼亚、肯尼亚、尼日利亚、贝宁、马里、莫桑比克、塞内加尔、喀麦隆和南美洲的巴西等恶性疟流行国家。同时，还对欧洲的瑞士、德国、法国、意大利、荷兰和英国，以及南美洲哥伦比亚等国家至疟区旅行的无免疫患者也进行了临床研究，受试人数为 3599 人，其中包括 1572 例成年患者(＞16 岁)和 2027 例儿童患者(≤16 岁)，包括黄色、黑色、白色和拉美人种，地域包括亚洲、非洲、南美洲。以下是一些重要的临床试验及其疗效评价。28 天治愈率均为可评价群体经 PCR 校正计算，退热时间和原虫消除时间按中间值计算。

(1)复方与组分单药的临床疗效比较(AB/M02)

在军事医学科学院复方蒿甲醚临床研究的基础上，1994～1996 年，中国科学家和瑞士诺华公司按 GCP 要求在中国用 3 天 4 次给药方案比较了复方与两个组分单药的临床疗效。为避免新感染，所有病人均住在海南省海军医院单一中心封闭观察 28 天。两个单药的给药剂量与复方中单药剂量相同(蒿甲醚的总剂量为 320mg，本芴醇的总剂量为 1920mg，复方蒿甲醚的总剂量为 2240mg)。结果证明，复方蒿甲醚 28 天治愈率(未经 PCR 校正)为 100%(50 例)，蒿甲醚为 54.5%(44 例)，本芴醇为 92.2%(51 例)。24h 原虫下降率复方蒿甲醚为 99.3%，蒿甲醚为 99.9%，本芴醇为 78.2%。退热时间，复方蒿甲醚为 24.0h，蒿甲醚为 21.0h，本芴醇为 60.0h。原虫清除时间，复方蒿甲醚为 30.0h，蒿甲醚为 30.0h，本芴醇为 54.0h。由此证明，复方蒿甲醚疗效优于组方的两个单药。结果与军事医学科学院微生物流行病研究所之前的临床试验结果一致。

(2)4 次和 6 次给药方案的比较和评价(A025)

1995～1996 年，诺华将复方蒿甲醚 3 天 4 次给药方案用于英国和印度成人和少年患者，28 天治愈率(PCR 未校正)分别为 100%(12 例)和 95.4%(89 例)。但是在抗药性严重的泰国成人和少年的 3 次临床试验，28 天治愈率(未经 PCR 校正)分别仅为 69.3%(126 例)、82.1%(309 例)和 76.5%(87 例)；婴幼儿临床试验的 28 天治愈率仅为 60.8%(111 例)。此外，在非洲的冈比亚和坦桑尼亚临床试验的婴幼儿治愈率亦仅分别为 70.9%(60 例)和 63.6%(130 例)。说明复方蒿甲醚 3 天 4 次方案不同地域的疗效不完全相同。

基于以上结果，诺华研究人员于 1996～1997 年设计了 3 种给药方案，6 次 60h 给药方案(即 0h、8h、24h、36h、48h、60h，总剂量 3360mg)和 6 次 96h 给药方案(即 0h、8h、24h、48h、72h、 96h，总剂量 3360mg)与 4 次 48h 给药方案(即 0h、8h、24h、48h，总剂量 2240mg)在泰国曼谷和 Maela 共两个中心进行临床试验比较(A025)。结果 6 次 60h 和 6 次 96h 给药方案的 28 天治愈率分别为 96.9%(96 例)和 99.1%(106 例)，退热分别为 35.0h 和 21.8h，原虫清除时间均为 43.6h。两种 6 次给药方案的治愈率明显高于 4 次给药方案的治愈率 83.3%(102 例)。但 60h 6 次给药较 96h 6 次给药更容易患者遵循。临床结果说明，在泰国抗药性严重的地区，必须加大给药量至成人总剂量为 3360mg，才能取得满意的疗效。

(3)6 次给药方案对泰国幼儿及成人的疗效(A026，A028)

为避免不同地域用不同的给药方案，WHO 建议诺华公司对不同地域均采用统一的给药方案。1996～1997 年诺华公司将 6 次 60h 给药方案(以下简称“6 次给药方案”)用于观察泰国成人和≥2 岁儿童的临床疗效、安全性及其药代动力学(A026)。1998~1999 年，诺华公司为肯定最终确定上市药品的生产程序所生产的复方蒿甲醚片的疗效，而进行与临床试验（A026）同条件的临床试（A028），年龄在 16 岁以上为成人，16 岁以下为儿童。这两次临床试验均与甲氟喹+青蒿琥酯(MAS)进行疗效对比。儿童患者的复方蒿甲醚片的剂量按体重计算，体重分为 5kg～15kg、15kg～25kg、25kg～35kg 和≥35kg 4 个档次，一次剂量依次为 1 片、2 片、3 片和 4 片。临床试验（A026）和（A028）的复方蒿甲醚 28 天治愈率分别为 97.7%(133 例，其中儿童 38 例，治愈率为 94.7%)和 96.1%(154 例，其中儿童 15 例，治愈率为 93.3%)，退热时间分别为 22.0h 和 29.0h，原虫清除时间分别为 48.0h 和 29.3h，复燃率分别为 1.3%和 2.4%。MAS 治愈率分别为 100%(47 例，其中儿童 17 例)和 100%(53 例，其中儿童 12 例)，退热时间分别为 22.2h 和 23.0h，原虫清除时间分别为 48.0h 和 31.0h，无 1 例复燃。

(4) 6 次给药方案对非洲幼儿和儿童的疗效(A2403，B2303)

继泰国临床试验之后，2002~2003 年诺华公司和 WHO 合作，重新在非洲肯尼亚、尼日利亚和坦桑尼亚各一个中心用复方蒿甲醚 6 次给药方案对 5kg~35kg 体重的患儿以安全性为主，疗效为次进行临床试验(A2403)。由于 50%的患儿的年龄为 2 个月至 3 岁(5～<10kg)，他们代表着一个无免疫力而又是疟疾和死亡于疟疾的高危群体。28 天治愈率为 96.7%(299 例)，其中 5～<15kg 的幼儿治愈率为 96.9%(256 例)；退热时间为 7.8 h，原虫清除时间为 24h。在 42 个判断为失败的患儿中有 32 例恶性疟原虫复燃。

同时，诺华公司又在非洲撒哈拉的 8 个中心(贝宁 1 个，肯尼亚 3 个，马里 1 个，莫桑比克 1 个和坦桑尼亚 2 个)开展复方蒿甲醚 6 次给药方案治疗婴幼儿和儿童患者的临床试验(B2303)。患者年龄为 12 岁以下，体重≥5～35kg，60.8%为 5～<15kg 的患儿。所用的药片为诺华公司为儿童开发的分散片或常规药片碾碎后用。这个临床试验显示出较高的治愈率，28 天治愈率为 97.8%(412 例)，其中 5～<15kg 婴幼儿治愈率为 98.0%(244 例)，退热时间为 7.8h，原虫清除时间为 34.9h。

现将诺华所进行的 6 个 6 次给药的临床试验，在 Makanga 和 Krudsood[19]综述的基础上列表，可以看出复方蒿甲醚的临床疗效在多地域或同一地域的多中心不同人种和年龄的患者的临床效果(表 7-22)。其中编号 A2401 的临床试验(2001~2005 年)是在瑞士(5 个中心)、德国(4 个中心)、法国(4 个中心)、荷兰(1 个中心)和哥伦比亚(1 个中心)进行，患者主要是到恶性疟疟区旅行而感染的白人。

表 7-22 复方蒿甲醚 6 次给药方案的临床疗效[19]

试验编号	患者		试验方法	平均退热时间(h)	平均原虫清除时间(h)	治愈率*(%)
	人种	人群				
A025	黄	成人/儿童	随机双盲	35(59 例)	43.6(118 例)	96.9(96 例)
A026	黄	成人/儿童	随机开放	22(89 例)	48.0(149 例)	97.7(133 例)
A028	黄	成人/儿童	随机开放	29(76 例)	29.3(164 例)	96.1(154 例)
A2403	黑	儿童/幼儿	开放	7.8(309 例)	24.0(310 例)	96.7(299 例)
B2303	黑	儿童/幼儿	随机单盲	7.8(323 例)	34.9(425 例)	97.8(412 例)
A2401	黑/白	成人	开放	36.5(100 例)	41.8(162 例)	96.0(124 例)

*观察 28 天，经 PCR 校正

(5) 非诺华主持的临床试验

Makanga 和 Krudsood[19]对近 40 余个复方蒿甲醚独立临床研究的文献报道进行综述，这些文献主要是自世界卫生组织建议各抗药性疟区改用青蒿素类复方疗法(ACT)之后，有的人在临床上将复方蒿甲醚和原有的抗疟药或正在试用的青蒿素类复方进行比较，因而扩大了复方蒿甲醚的使用国家。作者分别介绍了复方蒿甲醚在非洲的乌干达、埃塞俄比亚、坦桑尼亚、桑吉巴尔、苏丹、赞比亚、莫桑比克、加纳、尼日利亚、塞内加尔、马里、冈比亚、布基纳法索、卢旺达、安哥拉、布隆迪和刚果共和国，以及亚洲的泰国、老挝、印度尼西亚、孟加拉国和尼泊尔的临床试验情况。

该作者并援引了 Jansen 等对 32 篇主要在非洲、南美洲和亚洲的文献报道，用 Bayesian 随机效果法进行统计处理，对复方蒿甲醚和其他青蒿素类复方进行了荟萃分析(meta-analysis)，结果表明，复方蒿甲醚是效果最好的青蒿素类疗法之一，其 28 天治愈率达 97.4%(表 7-23)。

表 7-23 各种复方疗法 28 天 PCR 校正的治愈率[19]

治疗用的复方	28 天的治愈率(%，经 PCR 校正)
蒿甲醚-本芴醇复方	97.4
甲氟喹+青蒿琥酯	96.9
阿莫地喹+青蒿琥酯	88.5
阿莫地喹+周效磺胺-乙胺嘧啶	85.7
周效磺胺-乙胺嘧啶+青蒿琥酯	82.6

(6) 复方蒿甲醚消除疟原虫配子体的疗效

军事医学科学院和诺华在临床试验的过程中发现复方蒿甲醚有清除原虫配子体的作用。Sutherland 等[20]报道了复方蒿甲醚能减少疟疾传播。该作者按随机对照临床试验，用氯喹＋周效磺胺–乙胺嘧啶(n=91)和复方蒿甲醚(n=406)治疗 1～10 岁恶性疟儿童患者，于第 7、第 14 和第 28 天做配子体检查。结果显示，复方蒿甲醚组的儿童在治疗后 28 天配子体携带率仅为 7.94%(P<0.001)，氯喹+周效磺胺-乙胺嘧啶的配子体携带率为 48.8%(P<0.001)。

(7) 复方蒿甲醚的耐受性和安全性评价

不良反应：Bakshi 等[21]以复方蒿甲醚广泛的临床试验数据为依据，对 1869 名患者(包括 243 名 5～12 岁和 368 名 5 岁以下的儿童患者)的耐受性和安全性进行综合性评价，并和其他抗疟药进行比较。与复方蒿甲醚有关的最常见不良反应以成人为例是在肠胃道(11.6%腹痛、13.2%厌食、6.3%恶心、2.4%呕吐、3.5%腹泻)、中枢神经系统(20.7%头痛、16.1%眩晕、12.5%睡眠失调)、皮肤瘙痒 2.4%、皮肤发红 1.3%，此外还有疲倦(6.1%)、虚弱(13.9%)、心悸(8.3%)、肌肉痛(11.6%)、关节痛(10.5%)和咳嗽(11.3%)。儿童则以腹痛(11%)、呕吐(6.7%)、腹泻(5.4%)、厌食

(9.5%)、咳嗽(11.3%)和头痛(8.7%)较为多见。在报道有不良反应的患者中，90%是和急性疟疾的临床症状重叠在一起，均属于轻微或是中度反应。以复方蒿甲醚的不良反应与氯喹的呕吐和瘙 痒，甲氟喹的眩晕、恶心和呕吐，周效磺胺–乙胺嘧啶的嗜睡，奎宁的呕吐和眩晕等比较，这些药的不良反应明显大于复方蒿甲醚。复方蒿甲醚没有严重的或持续的神经性不良反应。复方蒿甲醚没有导致任何与临床有关的血液、肝和肾试验数据的变化。713 名患者有系列的心电图数据，QT 间隔延长的频率和氯喹、甲氟喹或青蒿琥酯加甲氟喹类似；这些变化频率比奎宁和卤泛曲林少得多。所有有 QT 延长的患者无症状也没有临床心脏不良反应的报道。说明复方蒿甲醚对治疗儿童和成人的急性无并发症的恶性疟都是安全的。患者对复方蒿甲醚的耐受性，一般都比对氯喹、甲氟喹或青蒿琥酯＋甲氟喹、奎宁、乙胺嘧啶–周效磺胺和卤泛曲林的耐受性为好。

诺华公司通过 3400 余个患者(成年 1427 人，儿童 1992 人)按 4 次或 6 次给药方案服用复方蒿甲醚共 16 个临床试验的不良反应分析得出以下结论[18]：成人最常见的不良反应表现为头痛、虚弱、眩晕和厌食，这些反应常在发病 1～3 天内发生，可能就是疟疾的症状，与发烧相关。以 6 次给药方案计算，严重不良反应为 5.4%。儿童最常见的不良反应以 6 次给药方案看，是发热、呕吐和厌食，和成年人一样，咳嗽可能是呼吸道感染。这些不良反应均属轻微或中度不良反应。因此认为复方蒿甲醚的耐受性和安全性是好的，适用于广泛的患者群体。

关于神经毒性：由于过去有报道动物试验显示青蒿素类药物有神经毒性。McLean 等[22]从他们的试验中也证实神经毒性最大的是双氢青蒿素，蒿甲醚毒性则小得多。但是在临床上并没有找到青蒿素类药物有神经毒性的证据。该作者认为，许多早期的动物试验研究都是做成缓释剂型，用肌内注射给药，而临床上是口服或栓剂给药，药物在体内清除快，因而减少了药物作用于神经系统的时间，从而减少了毒性发生的危险。Toovey 等[23]提出服用复方蒿甲醚会引起无症状听力敏感下降，但根据诺华 16 个临床试验的结果，听力下降只占 0.7%(16/2318)其他抗疟药为 6%(23/1223)。由于急性疟疾也会导致一过性听力下降，因此关于可能的神经毒性的问题，作者认为还有待进一步研究。

Falade 等[24]依据诺华公司主持的临床研究和独立发表的文献报道，分析了复方蒿甲醚对 6300 多疟疾患者的耐受性和安全性。结果表明，绝大多数患者表现的不良反应都很轻微，主要为消化系统和神经系统方面的反应，而这些反应又多是疟疾本身所表现的典型症状，多次服用复方蒿甲醚也没有加重这些不良反应。并未发现其影响心脏、神经和血液学方面的安全性的情况，包括对听力方面的影响，作者认为这对高传播率地区的儿童很重要，因为他们一生可能要多次反复服用抗疟药(诺华公司还在进一步观察听力方面的影响[18])。只有一个患者发生与服用复方蒿甲醚有关的严重荨麻疹反应。此外，由于贫血和血小板减少多见于疟疾患者，Falade 等援引 Bakshi 等[21]对 15 个临床试验进行分析，结果表明，经过复方蒿甲醚治愈的患者，贫血或血小板均能得到恢复或显著改善。

孕妇用药：Manyando 等[25] 在赞比亚做了一个探索性的研究，比较了复方蒿甲醚

(AL)(n=495)和周效磺胺-乙胺嘧啶(SP)(n=506)对 1001 孕妇、胎儿和新生儿(AL n=466，SP n=467)的影响。结果表明，在围产期死亡率、新生儿死亡率、死产、生理缺陷和早产等两组没有与临床有关的差异。世界卫生组织认为，复方蒿甲醚可用于中三月和末三月的孕妇，在没有更多的数据以前，不能用于妊娠首三个月的孕妇。WHO 同时认为，尽管有这些不定因素，但是不能延误孕妇治疗。例如，对妊娠首三个月安全的奎宁，由于治疗时间长，延至中三月和末三月时会增加低血糖的危险，如果 ACTs 可以立即拿到，就应该给妊娠首三月孕妇用。如果将来能有关幼儿发育的进一步材料，WHO 的建议就可以有更坚实的基础[26]。

对心脏无毒性：本芴醇和卤泛曲林是同系物，卤泛曲林在治疗剂量时，有延长室性复极的心脏毒性作用，反映在心电图上是 QTc 间期延长。此外，狗和大鼠肌内注射蒿甲醚后也有延长 QTc 间期的作用。鉴于这个情况，van Vugt 等[27]对 150 个患者用复方蒿甲醚 6 次口服给药方案和 50 个患者用青蒿琥酯+甲氟喹治疗，比较治疗前后的心电图的 QTc 间期变化及其和剂量的关系。结果表明，所有的患者均无心电图 QTc 间期延长的情况，也和本芴醇的血药浓度无关。Bindschedler 等[28]在 13 个健康人中比较服用复方蒿甲醚和卤泛曲林对心电图 QTc 间期的影响。结果显示，卤泛曲林的服用者全部表现出 QTc 间期延长，最大值为 28ms，而且和卤泛曲林的浓度有关；复方蒿甲醚的服用者的 QTc 间期保持不变。两种治疗结果在统计处理上有显著差异。

五、复方蒿甲醚临床药代动力学研究

签署国际合作协议后，军事医学科学院与诺华公司共同进行复方与组分单药的临床药代动力学研究，为临床不同的给药方案治疗效果提供依据。并通过群体药代动力学分析，阐明了蒿甲醚和本芴醇在复方中的互补作用。证明快速退热和原虫清除是半衰期短的蒿甲醚起主导作用，提高治愈率和防止复燃则是半衰期长的本芴醇起主导作用。

1. 健康志愿者的药代动力学

（1）健康人单次口服复方蒿甲醚的药代动力学研究

Lefèvre 等[29]研究了健康人口服复方蒿甲醚后，同时测定蒿甲醚及其有效代谢物——双氢青蒿素和本芴醇三者的药代动力学参数。蒿甲醚和双氢青蒿素的血药浓度是用 Navaratnam 等[30]和 van Agtmael 等[31]建立的反相高效液相色谱还原型电化学检测法测定。本芴醇的血药浓度是用军事医学科学院 Zeng 等[32]及 Mansor 等[33]建立的反相高效液相色谱紫外检测法测定。

12 例白种人健康志愿者，服药前禁食，一次口服复方蒿甲醚(80mg 蒿甲醚+480mg 本芴醇)，于 0h、0.5h、1h、1.5h、2h、3h、4h、6h、8h、10h、12h、15h、24h、34h、48h、72h、96h 和 168h 收集血浆样品，测定了蒿甲醚及其代谢物双氢青蒿素和本芴醇的药代动力学参数。结果见表 7-24。

表 7-24 单次口服复方蒿甲醚后测得蒿甲醚、双氢青蒿素和本芴醇的药代动力学参数（M±SD）[29]

参数	蒿甲醚	双氢青蒿素	本芴醇
C_{max}	(34.2±26.6) μg / L	(55.0±31.6)μg / L	(0.50±0.74)mg/L
T_{max}*	0.75 h	1.0 h	4.0 h
AUC	$AUC_{0\sim15h}$(98.1±78.1) μg·h/L	$AUC_{0\sim15h}$(200±144) μg·h/L	$AUC_{0\rightarrow168h}$(10.3±15.9) mg·h/L
$T_{1/2\beta}$	(3.0±1.5) h	(2.0±0.9) h	(30.9±27.6) h

*为中间值

（2）食物对健康人单次口服复方蒿甲醚的药代动力学研究

16 例中国健康志愿者，用交叉试验法，比较了服药前禁食和服药前 15～25min 进食标准的高脂肪早餐，一次口服复方蒿甲醚(蒿甲醚 80mg+本芴醇 480mg)，然后同上取样并测定蒿甲醚、双氢青蒿素和本芴醇的药代动力学参数，结果见表 7-25[29]。

表 7-25 禁食和进食后单次口服复方蒿甲醚后测得蒿甲醚、双氢青蒿素和本芴醇的药代动力学参数(M±SD)[29]

	禁食	进油脂早餐	进油脂早餐和禁食之比值
蒿甲醚			
C_{max} (μg / L)	52.3±44.8	104±53	2.0
T_{max}(h)(中间值)	1.25	2.0	
$AUC_{0\sim16h}$ (μg·h/L)	143±110	338±175	2.4
$T_{1/2\beta}$ (h)	2.2±0.9	2.3±1.2	
双氢青蒿素			
C_{max}(μg/L)	33.3±21.2	49.7±23.3	1.5
T_{max} (h)(中间值)	1.5	2.0	
$AUC_{0\sim16h}$ (μg·h/L)	90.5±49.8	169±57.1	1.9
$T_{1/2\beta}$ (h)	2.5±1.1	3.1±1.6	
本芴醇			
C_{max} (mg/L)	0.38±0.15	5.10±1.90	13.3
T_{max} (h)(中间值)	6.0	6.0	
$AUC_{0\sim168h}$ (μg·h/L)	6.8±3.3	108±47	15.8
$T_{1/2\beta}$ (h)	35.1±19.1	71.3±20.7	

三个化合物的药时曲线下面积(AUC)和最高浓度(C_{max})比率在进食系统中的增加有统计学上的显著差异($P<0.05$)。和禁食者比较，进油脂早餐者蒿甲醚的口服生物利用度(以 AUC 计算)增加两倍多，本芴醇增加约 16 倍，双氢青蒿素和蒿甲醚差不多。本芴醇的消除半衰期($T_{1/2\beta}$)在进食油脂食物条件下从 35.1h 增加一倍达到 71.3h，事实上并不代表药物真正消除时间，而是消除加吸收的时间。因为没有非肠道剂型，所以无法计算出真正的消除时间。

2. 恶性疟患者口服复方蒿甲醚的群体药代动力学

(1)蒿甲醚、双氢青蒿素和本芴醇的群体药代动力学参数

van Agtmael 等[34]将中国海南岛 88 例符合要求的恶性疟患者分成口服蒿甲醚(48 例)和口服复方蒿甲醚(40 例)两组，目的是考察蒿甲醚的群体药代动力学特性的同时，用复方比较本芴醇对蒿甲醚的影响。选择条件为 28 天之内未经抗疟药治疗的无并发症恶性疟患者，排除怀孕或哺乳者，以及 14 天前用过预防、治疗或未知药品者。患者按 4 次给药的方案，即 0h、8h、24h 和 48h 给药。临床试验的第一部分患者，复方蒿甲醚组 12/40 患者每次服 4 片复方蒿甲醚片(每片含 20mg 蒿甲醚和 120mg 本芴醇)，蒿甲醚组 12/48 患者每次服 4 片蒿甲醚片(每片只含蒿甲醚 20mg)，每次给药前 2h 和药后 0.5h 不得进食。第 1 次给药后 0.5h、1.0h、1.5h、2.0h、4.0h 和 8.0h 收集血样；第 2 次给药后 1.0h、1.5h、8.0h 和 16.0h 收集血样；第 3 次给药后 1.0h、1.5h、8.0h 和 24.0h 收集血样；第 4 次给药后 1.0h、1.5h、2.0h、4.0h、8.0h、16.0h 和 32.0h 收集血样。其余 28/40 或 36/48 患者在给药前后可以少量用餐，同上述方法给 4 次药后，只在 1.5h 和 8.0h(即第一次给药后的浓度到达峰值和降到低谷时)收集血样。用 van Agtmael 等建立的反相高效液相色谱还原电化学检测法[34]，测定蒿甲醚和双氢青蒿素的血药浓度变化。从两组的蒿甲醚浓度–时间曲线明显地看出 C_{max} 和 AUC 值随着给药次数增加而依次下降；两组第 1 次给药后的浓度峰值平均是第 4 次(48h)给药后的浓度峰值的 3 倍，蒿甲醚组蒿甲醚 C_{max1}/C_{max4} 比值为 3.2，复方蒿甲醚组为 2.6。双氢青蒿素则相反，其 C_{max} 和 AUC 值在第 2 次给药后稍有增加，尤以复方蒿甲醚组第 4 次给药后的浓度峰值明显高于第 3 次给药，蒿甲醚组双氢青蒿素的 C_{max1}/C_{max4} 比值为 0.7，复方蒿甲醚组为 1.2。虽然蒿甲醚和双氢青蒿素的平均浓度均随给药次数增加而分别下降或上升，但个体差异是相当大的。见图 7-6 和图 7-7。

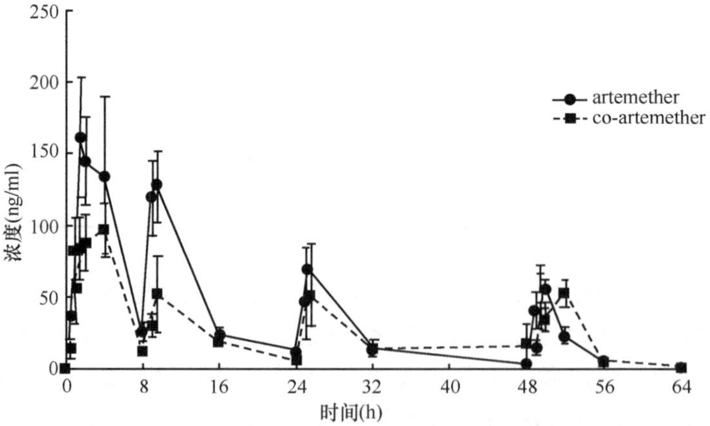

图 7-6 24 名患者 0h、8h、24h 和 48h 口服蒿甲醚(artemether)或复方蒿甲醚(co-artemether)后，蒿甲醚血浆浓度–时间曲线[34]

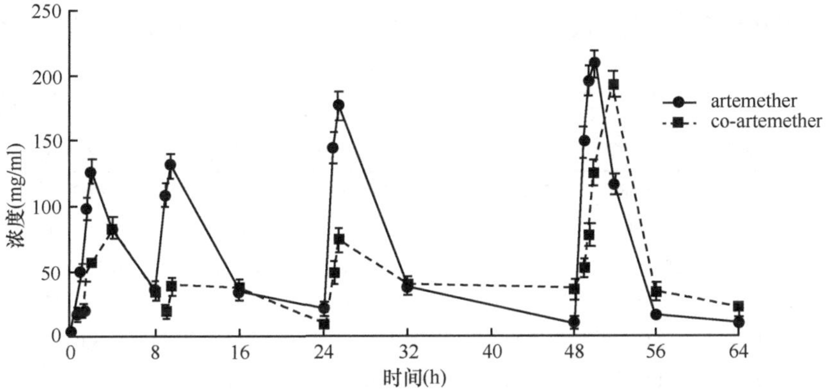

图 7-7 24 名患者 0h、8h、24h 和 48h 口服蒿甲醚(artemether)或复方蒿甲醚(co-artemether)后，双氢青蒿素血浆浓度–时间曲线[34]

两组的双氢青蒿素的 $AUC_{0\sim\infty}$(蒿甲醚组和复方蒿甲醚组分别为 2926ng·h/ml 和 3135ng·h/ml)均显著大于蒿甲醚的 $AUC_{0\sim\infty}$(蒿甲醚组和复方蒿甲醚组分别为 1834 ng·h/ml 和 2035ng·h/ml)，这主要是由于双氢青蒿素在第 3 和第 4 次给药后，两组的双氢青蒿素的峰值皆明显高于两组的蒿甲醚。蒿甲醚组和复方蒿甲醚组的双氢青蒿素 C_{max3} 分别为 260ng/ml 和 168ng/ml，C_{max4} 分别为 283ng/ml 和 171ng/ml；蒿甲醚组和复方蒿甲醚组的蒿甲醚 C_{max3} 分别为 85ng/ml 和 116ng/ml，C_{max4} 分别为 60ng/ml 和 58ng/ml。这些结果和双氢青蒿素的 $V_{d/f3}$ 和 $V_{d/f4}$ 值较低是一致的。与蒿甲醚和双氢青蒿素浓度的上述变化的同时，蒿甲醚的生物利用度也随时间而减少，双氢青蒿素的生物利用度则随时间而增加。作者认为上述现象可以解释为肠黏膜酶或肝脏酶的自身诱导(auto-induction)而造成蒿甲醚随时间而加快其首过代谢。由于蒿甲醚和双氢青蒿素都有抗疟作用，因此二者浓度的改变不会影响蒿甲醚的疗效。

蒿甲醚和双氢青蒿素的药代动力学参数：单独口服蒿甲醚经过一个平均滞后时间(T_{lag}=0.48h)后，浓度即迅速上升(T_{abs}=0.82h，T_{max}=1.73h，C_{max}=157ng/ml)，其后就迅速下降(T_{half} =1.16h)。双氢青蒿素则分别为 T_{lag}=0.35h、C_{max}=161ng/ml、T_{max}=1.86h、T_{half} =0.95h。根据文献报道，蒿甲醚的体外抗疟有效浓度 EC_{50} 约为 1ng/ml，双氢青蒿素约为 0.5ng/ml，结合本研究报告的所有 C_{max} 在 1～6h 均超过上述的 EC_{50} 值。尽管本研究所得的平均 C_{max} 的范围相当大(16～372ng/ml)，但所有的患者均获得有效杀灭原虫的浓度，其原虫平均清除时间为 30h。

Lefèvre 等[29]从 144 例中国患者中任选 36 例患者，随机双盲分为 3 组，每组 12 人，在军事医学科学院单一中心进行药代动力学研究。3 组分别服用复方蒿甲醚(4×80/480mg)、蒿甲醚(4×80mg)或本芴醇(4×480mg)。按 0h、8h、24h 和 48h 给药，饮食没有规定。23%的患者在前两次给药时没有进食，但几乎所有的患者在后两次给药前就已经进食了。在给药前 0h 和第一次给药后 0.5h、1h、1.5h、2h、4h、8h、9h、9.5h、16h、24h、25h、25.5h、32h、48h、49h、49.5h、50h、52h、56h、64h、80h、96h、120h、168h、336h、504h 和 672h 取血样。在其余 108 例患者中，只在服药前 0h 和每次给药后 1.5h 和 8h 取 5 个血样。36 例患者的药代动力学参数见表 7-26 和图 7-8。

表 7-26　口服蒿甲醚、本芴醇和复方蒿甲醚后测得蒿甲醚、双氢青蒿素和本芴醇的群体药代动力学参数[29] (M±SD)

		蒿甲醚		双氢青蒿素		本芴醇	
	给药次数	复方蒿甲醚	蒿甲醚	复方蒿甲醚	蒿甲醚	复方蒿甲醚	本芴醇
C_{max}(μg/ L)	1	150±58	225±177	105±42	154±71	3.10±3.16*	4.16±3.54*
	2	56±90	134±87	53±43	139±82	8.93±3.91*	9.41±4.01*
	3	65±92	83±62	105± 86	186±132	10.7±4.9*	12.8±3.6*
	4	84±62	69±38	218±66	221±119	13.4±5.7*	13.8±6.7*
T_{max}(h)(平均)	1	2.0	2.0	4.0	2.0	8.0	8.0
	2	1.5	1.5	8.0	1.5	8.0	8.0
	3	1.5	1.25	1.5	1.5	8.0	8.0
	4	2.0	2.0	4.0	2.0	8.0	8.0
$AUC_{(0-672h)}$ (mg·h/L)		1.7±0.77	2.3±1.2	6.6±12.4	3.7±1.2	925±403	955±385

*单位为 mg/ml

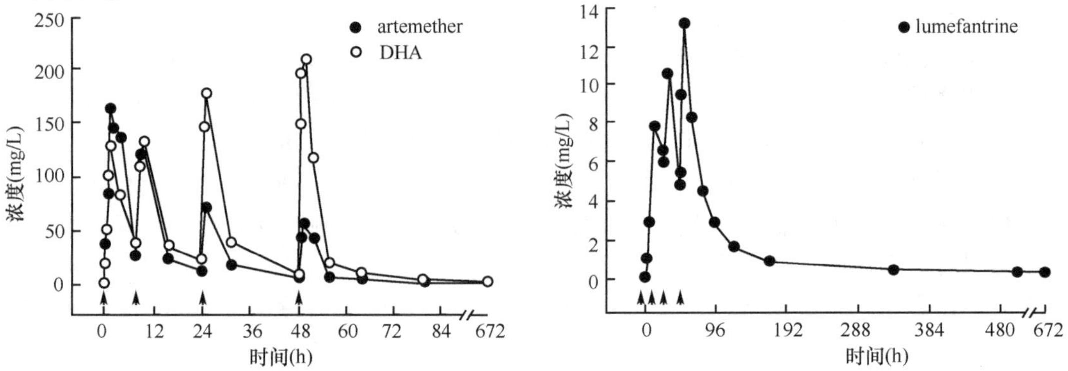

图 7-8　12 个中国疟疾患者 0h、8h、24h 和 48h 口服复方蒿甲醚(80mg/480mg)后，蒿甲醚(artemether)、双氢青蒿素(DHA)和本芴醇(lumefantrine)血浆浓度–时间曲线[29]

从以上结果看，本芴醇不论是单独给药或复方给药，随着给药次数增加血药浓度逐渐增加，相反地，蒿甲醚不论是单独给药或复方给药，随着给药次数增加而血药浓度逐渐下降，到第 4 次给药后的 C_{max} 仅为第 1 次的 1/2 或 1/3。但其代谢物双氢青蒿素血药浓度则逐渐上升，其第 4 次给药后的 C_{max} 比第 1 次给药后的 C_{max} 高 1.4 倍(单服蒿甲醚)和 2 倍(服复方蒿甲醚)，从 108 例患者中抽取的少量血样也证实了这个结果。这种由于蒿甲醚自身诱导或是本芴醇影响蒿甲醚的代谢将在后面代谢部分进行讨论。蒿甲醚的总生物利用度(根据 *AUC*)，单药要比复方高，二者之间的比值约为 0.72，但双氢青蒿素的总生物利用度却是复方比蒿甲醚单药高约 40%，这实际上并没有影响临床疗效。如果从治愈率、原虫清除时间(PCT)和退热时间(FRT)比较 3 种给药的临床疗效即可看出蒿甲醚单药和复方之间就有统计学上的显著差异。结果见表 7-27。

表 7-27 复方蒿甲醚与其组分单药疗效的比较[29]

	复方蒿甲醚 4×80mg/480mg	蒿甲醚 4×80mg	本芴醇 4×480mg
28 天治愈率(%)	100 (n=50)	54.5 (n=44)	92.2 (n=51)
平均 PCT (h)	30 (n=53)	30 (n=52)	54 (n=52)
平均 FRT (h)	24 (n=36)	21 (n=30)	60 (n=38)

(2) 蒿甲醚和本芴醇的 *AUC* 和复方蒿甲醚疗效的关系

疟疾治疗是以清除患者体内的疟原虫，使其彻底治愈，不再复燃为目的。因此治愈率和原虫清除时间是衡量临床疗效的两个治疗响应指标。复方蒿甲醚的 4 次给药方案在非洲、印度和中国都非常有效，但在泰国抗药性严重的地区，其疗效就差。临床结果显示，蒿甲醚或双氢青蒿素的 *AUC* 越高，能显著缩短原虫清除时间，尽管蒿甲醚的原虫清除时间快，但消除半衰期也短。Na-Bangchang 等[35] 从不同给药方案的患者中发现一个灵敏的治疗响应，即治愈患者的本芴醇血药浓度均显著高于治疗失败患者的血药浓度，亦即本芴醇可能是提高复方蒿甲醚治愈率的关键。Ezzet 等[36,37]通过比较泰国恶性疟患者 3 种不同的治疗方案，研究本芴醇的群体药代动力学，为提高复方蒿甲醚在泰国的治愈率提供依据。

1996 年 9 月至 1997 年 2 月 Ezzet 等[37]在泰国的曼谷和西北边境的 Mae La 开展研究。本芴醇药代动力学研究的目的，在于预测本芴醇的群体药代动力学，用双盲法比较 3 种复方蒿甲醚治疗方案。从而找出影响本芴醇血药浓度的因素，并预测提高复方蒿甲醚的剂量，以改进临床疗效。共有 266 例泰国无并发症恶性疟患者用复方蒿甲醚(每片含 20mg 蒿甲醚＋120mg 本芴醇) 按以下 3 种方案给药：

方案 A：0h、8h、24h 和 48h（4 次 48h）给药，本芴醇成人平均总剂量为 1920mg；

方案 B：0h、8h、24h、36h、48h 和 60h（6 次 60h）给药，本芴醇总剂量为 2880mg；

方案 C：0h、8h、24h、48h、72h 和 96h（6 次 90h）给药，本芴醇总剂量为 2880mg。

患者连续观察 5 天后，于第 7、14、21、28、35、42、49、56 和 63 天继续观察。在观察期间原虫重现作为复燃。用 PCR 方法区分复燃和新感染。

血样按以下时间抽取，经处理后，于–70℃下保存。

方案 A：药前及药后 4h、8h、24h、28h、32h、44h、48h、60h、72h、80h、120h、168h 和 240h；

方案 B：药前及药后 8h、24h、36h、44h、48h、60h、64h、72h、96h、108h、120h、168h 和 240h；

方案 C：药前及药后 8h、24h、32h、48h、52h、64h、72h、80、96h、108h、120h、168h 和 240h。

本芴醇血药浓度测定是用 Zeng 等[32]建立的反相高效液相色谱紫外检测法测定。主要是对 51 例曼谷住院成年患者作详细观察，其余很少数据是从 215 例年龄不同的 Mae La 患者中取得。其研究结果可归纳为以下几点。

a. 本芴醇的 AUC 和给药方案的关系：在疟疾流行的地区，有免疫力背景的患者群，其治愈率也常较无免疫力的人或儿童为高，3 天 4 次治疗方案 A 就可以得到很好的临床效果，所以作者认为这个方案对多数疟疾流行地区来说是一个满意的方案。泰国西部边境人的免疫力相对比较低，属于传播强度低和不稳定的地区。方案 A、B 和 C 的平均 *AUC* 值分别为 356 ng·h/ml、561 ng·h/ml 和 712ng·h/ml。这些 *AUC* 值用相当于生物利用度表示时，方案 B 和方案 C 分别比方案 A 的生物利用度高 60%和 100%，可以提供更可靠的生物利用度。

b. 本芴醇维持最低抑制浓度的时间和疗效的关系：在该文作者以前的剂量研究中认为给药后第 7 天如果能使本芴醇的血药浓度还保持在 280ng/ml 以上，就能避免临床治疗失败（即复燃）。280ng/ml 是一个接近体内最低抑制浓度（minimum inhibition concentration，MIC≈EC_{99}）的临界浓度，如果能保持本芴醇在这个阈值以上的时间越长，复燃的机会就越少，同时 *AUC* 值也相应增加[37]。本研究结果显示，本芴醇浓度降到 280ng/ml 以下的平均时间，在方案 A、B 和 C 中分别为 204h、252h 和 298h，即大约分别为 8 天、10 天和 12 天。因此方案 B 和方案 C 可以使保持这个阈值的时间分别比方案 A 增加 25%和 50%。

c. 患者进食情况不同对本芴醇生物利用度的影响：本芴醇是亲脂化合物，患者在疟疾的急性期时食欲不佳，本芴醇的生物利用度均比较低，Lefèvre 等[29]曾报道，如果健康人在服本芴醇以前，进富含油脂性的食物，则口服生物利用度可以增加约 16 倍。本文作者对患者（n=13）在第一次给药前正常进食和患者（n=24）只进液体作比较，前者口服生物利用度平均估算值是后者的 336%。如果患者在服药前进少量食或正常进食和只进液体的患者比较，前二者口服生物利用度平均估算值分别较后者增加 48%和 108%。如果患者正常进食和进少量食比较，前者比后者的生物利用度增加 42%。

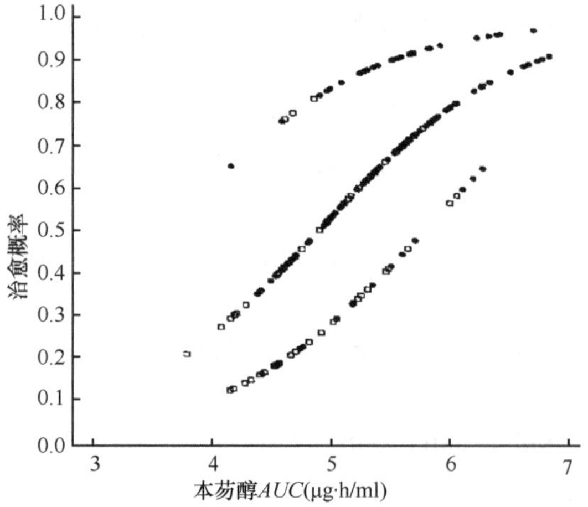

图 7-9　药时曲线下面积（*AUC*）对治愈概率的影响[36]

d. 本芴醇生物利用度、浓度和患者原虫基数的关系：该文作者曾发现[36]，曼谷患者入院时原虫基数越高，其 F_1、F_2、F_3 和 F_4 也随之越来越下降，但 F_5 至 F_8 并不如此。亦即患者之间的 F_1 值的偏差（η）和患者原虫基数对数之间存在一定的关系。此外，患者之间的 F_1 值的偏差（η）和患者体温也有类似的关系。作者以平均原虫基数和时间作图，15 个复燃的患者中有 12 个患者显示原虫基数高和维持本芴醇的浓度在 280ng/ml 以上的时间也最短。患者如果按原虫基数分为高、中和低 3 个档次（见图 7-9 上、中、下

3 条曲线)，本芴醇的浓度在 280ng/ml 以上，其治愈率将分别为 50%、74%和 95%，如果低于本芴醇的浓度阈值，则其治愈率将仅为 33%、56%和 71%(图 7-9)。

该作者同时也研究了本芴醇对原虫清除时间在统计学上没有显著差异，蒿甲醚、双氢青蒿素对治愈率的影响未见明显差异。该作者同时也研究了蒿甲醚和双氢青蒿素的 *AUC* 对治愈机会的影响，未见明显差异。本芴醇的 *AUC* 对 PCT 在统计学上没有显著意义。

从以上研究结果可以认为，通过群体研究方法证明了本芴醇和蒿甲醚的药代动力学和药效动力学在治疗疟疾方面所起的作用是明显不同的。蒿甲醚在快速被吸收后，在很短的半衰期内有效地清除原虫。本芴醇药时曲线下面积是保证治愈率的关键，本芴醇和蒿甲醚同用可以防止复燃，其作用方式和其较长的半衰期是一致的。

White 等[38]回顾了自 1992 年以来，复方蒿甲醚首先用在中国，然后又在非洲、印度和东南亚进行临床试验。给药方案是 4 次 48h 给药，开始治疗至 24h，90%的患者退热，53%的原虫血症消除。平均＜24h 即可使原虫血症降低 99%，平均原虫清除时间为 36h。这主要是蒿甲醚的作用。在传播率高而稳定的坦桑尼亚，1～5 岁儿童的 7 天和 14 天的治愈率分别为 94% 和 86%；在传播率低得多的冈比亚则分别为 100%和 93%；泰国是传播率低但又是世界抗药性最严重的地区，用上述给药方案，28 天治愈率为 85%，在泰国西北边境则仅为 69%。后给药方案改为 6 次 60h 给药或 6 次 96h 给药，治愈率分别提高到 97%和 99%。

White 等[38]和 Winstanley 等[39]评价复方蒿甲醚的优点，认为蒿甲醚迅速杀灭原虫使其数量锐减并解除临床症状，且退热快使患者感觉好转也快。由于蒿甲醚和本芴醇的作用部位完全不同，在本芴醇和疟原虫单独作用之前，蒿甲醚已将大部分的疟原虫杀灭，并很快从体内消除，这就减少了剩余的原虫对蒿甲醚、双氢青蒿素突变选择的机会。本芴醇单独清除剩余的疟原虫生物量最多是 10^5，这就减少了原虫对本芴醇突变选择和由此发展为抗药株的机会，从而达到延长药物有效寿命的目的。因此，蒿甲醚和本芴醇之间既是互补又是互保的关系 Koram 等[40]最早报道，复方蒿甲醚能明显减少配子体的携带率，减少产生抗药性的机会和传播，因此能减少恶性疟抗性株的扩散。

3. 蒿甲醚和本芴醇药物代谢和相互作用的研究

Giao 等[41]在药物代谢及抗疟药之间可能存在的相互作用方面做过一定的阐明和综述。

蒿甲醚经口服后，很快被吸收，大约 2h 后达到 C_{max}。蒿甲醚在肝脏可能也在肠道，经过广泛彻底的首过代谢，转化为双氢青蒿素。双氢青蒿素经过 2～6h 后达到 C_{max}。90%以上的蒿甲醚和蛋白结合，主要是和 α_1-酸性糖蛋白(α_1-acid glycoprotein)和白蛋白结合，但也和各种脂蛋白结合。

健康人口服蒿甲醚同时服用葡萄柚果汁可以增加蒿甲醚的生物利用度，因此认为蒿甲醚是肠道 CYP3A4 的底物。因为葡萄柚果汁可以抑制肠道 CYP3A4，此时，可视葡萄柚果汁为引发物，蒿甲醚就成为目的物或底物，由于肠道 CYP3A4 是催化蒿甲醚成为双氢青蒿素的酶，葡萄柚果汁抑制了肠道 CYP3A4，就可以抑制蒿甲醚的代谢，增加其血药浓度从而增加其生物利用度。但给药次数较多时，这种效应就消失了，因此认为，这种肠道 CYP3A4 催化分解是一种可饱和的反应过程。肠道 CYP3A4 在蒿甲醚的代谢中起作用，但测定尿里的 6β-羟基皮质酮/皮质酮的比例的结果，说明蒿甲醚并不影响肝脏 CYP3A4 活性，肝脏 CYP3A4 也不参与蒿甲醚时间依赖性血浆浓度下降的变化。CYP2D6 和 CYP2C19 也不参与蒿甲醚的代谢。Lefèvre 等[42]引 Zimmerlin 等的资料认为，体外试验显示，CYP1A1、CYP1A2、CYP2B6、CYP2C9 和 CYP2C19 也都能催化蒿甲醚的生物转化，特别是 CYP2B6，说明除了 CYP3A4 的作用之外，还存在其他的补偿性代谢途径。而 CYP2B6 很可能是随时间催化蒿甲醚的酶。可以预期蒿甲醚会参与药物的相互作用。潜在的互相作用机制是影响肠道 CYP3A4 催化蒿甲醚转化为双氢青蒿素，以及蒿甲醚的高蛋白结合率。由于蒿甲醚的治疗指数宽，蒿甲醚的有效作用不像是会受药物相互作用的影响。影响蒿甲醚首过代谢并由此而影响生物利用度，或影响清除率和催化代谢的可能是多种酶，这方面还有待进一步研究。

CYP 酶和本芴醇代谢的关系：本芴醇几乎完全和蛋白质（主要是脂蛋白）结合（＞99%）。在体外，本芴醇的代谢物为去丁基本芴醇（desbutyl lumefantrine），通过胆汁和粪便排出，CYP3A4 参与其代谢。关于本芴醇作为效应物方面的报道很少。健康志愿者口服复方蒿甲醚后，测定尿里的 6β-羟基皮质酮/皮质酮的比例（6β-hydroxycortisol/cortisol），结果显示，复方蒿甲醚中的蒿甲醚和本芴醇并不影响肝细胞的 CYP3A4 活性[42]。也有文献提到有一些抑制 CYP2D6 的作用，但临床意义不清楚[38]。

4. 复方蒿甲醚和甲氟喹的相互作用

在临床上可能因服用甲氟喹预防或治疗恶性疟失败后，改服复方蒿甲醚，而蒿甲醚，本芴醇和甲氟喹均为受 CYP3A4 催化代谢的抗疟药，因此，诺华公司的 Lefèvre 等[42]研究了健康人同时服用复方蒿甲醚和甲氟喹的药代动力学变化。

复方蒿甲醚按，6 次给药方案，在甲氟喹开始给药后 24h、32h、48h、60h、72h 和 84h 分别给复方蒿甲醚 80mg/480mg×4。甲氟喹的总剂量为 1000mg，为防止呕吐，分为 3 次给药，每次的间隔为 12h。42 例健康人分为 3 组，分别为复方蒿甲醚、甲氟喹和复方蒿甲醚+甲氟喹，进行平行比较。由于甲氟喹的消除半衰期长达数周，因此采取平行比较而不是交叉设计的方法。受试者按特定标准进食，不准饮用含咖啡因的饮料和葡萄柚果汁。分别在规定时间抽取血样进行药代动力学参数分析。

甲氟喹是一个 CYP3A4 的底物，如果和另一 CYP3A4 底物或抑制剂同时服用，就可能会产生药物间的相互作用。尽管蒿甲醚和本芴醇均为受 CYP3A4 催化其代谢，但是本研究结果显示，甲氟喹只影响本芴醇，单用复方蒿甲醚的本芴醇 C_{max} 为 (28.3±13.6) μg /ml，与甲氟喹同用时本芴醇 C_{max} 为 (20.0±8.3) μg /ml。但是因为本芴醇主要是受食物的影响，因此这种影响在临床上并不重要。

作者同时指出，复方蒿甲醚单用时，随着给药次数增加而出现的双氢青蒿素/蒿甲醚之比、C_{max} 和 AUC 都增加的情况，在复方蒿甲醚和甲氟喹同用时也同样出现，这个作用可能是蒿甲醚和本芴醇或本芴醇单独诱导 CYP3A4，从而导致增加蒿甲醚的代谢的结果。

5. 复方蒿甲醚和奎宁的相互作用

鉴于在临床上可能会因使用奎宁无效而改服复方蒿甲醚，Lefèvre 等[43]考虑到奎宁对心脏的毒性，以及复方蒿甲醚同用时是否会增强其心脏毒性；同时，奎宁主要是在肝脏中经 CYP3A4 的催化，在利福平(rifampicin，一种强的 CYP3A4 的诱导剂)作用下，可以增加其药物的消除，反之，受西咪替丁(cimetidine，一种 CYP3A4 抑制剂)的影响，会减少其清除率和延长其消除半衰期。因此作者用上述研究相同的设计，复方蒿甲醚用 6 次给药方案给药，在最后一次给药后静脉滴注奎宁，用量为 10mg/体重，滴注速度为 20ml/h，总量为 40ml/2h。按规定时间抽取血样，进行药代动力学参数分析。结果显示，除了复方蒿甲醚和奎宁同用时有轻微的心脏毒性增加，蒿甲醚和双氢青蒿素的血药浓度较低之外，其余在药代动力学和代谢方面没有影响。但均对临床疗效没有重要影响。

综上有关复方蒿甲醚代谢和药物之间的相互作用，正如一些作者认为的，从临床上未见有蒿甲醚和本芴醇之间的相互抑制的作用，但在两药的代谢方面，特别是蒿甲醚和双氢青蒿素之间随给药次数增加而出现的倒置现象，推测是受到自身诱导的影响。所幸的是，蒿甲醚和代谢物双氢青蒿素都是有效物，在临床实际上，这种变化对疗效没有影响。对于双氢青蒿素来说，似乎其代谢和 CYP 酶关系比较小。本芴醇作为引发物方面的了解也很少。

6. 复方蒿甲醚和酮康唑的相互作用

Lefèvre 等[44]研究了酮康唑(ketoconazole)对复方蒿甲醚药代动力学的影响，并观察了其对健康人心电图的影响。酮康唑是肝脏和肠道 CYP3A4 和肠道 P 糖蛋白的强抑制剂。16 例健康人随机两次交叉给药。给药方法是服单剂量的复方蒿甲醚(第 1 天)或和酮康唑同服(第 1 天 400mg，随后 4 天每次 200mg)。取样测定蒿甲醚、双氢青蒿素和本芴醇的血药浓度。

结果显示，酮康唑可以影响蒿甲醚、双氢青蒿素和本芴醇的药代动力学参数，表现为对蒿甲醚、双氢青蒿素和本芴醇的 $AUC_{0\sim\infty}$的增加，分别为由 320ng·h/ml 增加到 740ng·h/ml(2.4 倍)、由 331ng·h/ml 增加到 501ng·h/ml(1.7 倍)和由 207ng·h/ml 增加到 333ng·h/ml(1.7 倍)；C_{max}亦依次分别增加 2.2 倍、1.4 倍和 1.3 倍。蒿甲醚和双氢青蒿素消除半衰期亦有所增加，本芴醇则保持不变。但这些参数的增加远不如食物对复方蒿甲醚的影响(本芴醇增加约 16 倍)。在不良反应和心电图方面也没有影响。说明，如果患者服用复方蒿甲醚时，如和酮康唑或其他 CYP3A4 强抑制剂同时服用，可能可以不用调整复方蒿甲醚的剂量。

7. 蒿甲醚和本芴醇与血浆蛋白的结合

Colussi 等[45]采用超滤法(ultrafiltration，UF)和红细胞分配法(erythrocyte partitioning method，EPM)测定了蒿甲醚和本芴醇与蛋白结合的程度。蒿甲醚和本芴醇与血浆蛋白的结合率均很高，分别为 95%～98%和＞99%。在生理蛋白浓度条件下，蒿甲醚在全血中 33%是和 α_1-酸性糖蛋白结合，17%和白蛋白结合，12%和高密度脂蛋白结合，9.3%和低密度脂蛋白结合，12%和极低密度脂蛋白结合。本芴醇在全血中 77%是和高密度脂蛋白结合，7.3%和低密度脂蛋白结合，6.6%和极低密度脂蛋白结合。在红细胞中的结合率均为 10%。根据文献报道，蒿甲醚和本芴醇的表观分布容积分别为 1L/kg 和 2L/kg，说明这两个化合物和组织广泛结合，这是符合它们的亲脂性质的。

六、复方蒿甲醚的有效性和可依从性

1. 有效性

一种药物临床实施的有效性(effectiveness)是取决于其药效(efficacy)、价格有效性(cost-effectiveness)、患者获得的可能性(availability)、药物发送的可能性(deliverbility)和患者可接受性(acceptability)。因为疟疾实际上是穷人的病，要使复方蒿甲醚能够真正发挥其最大的治疗效果，就必须对上述的有效性的各方面进行研究，并加以完善。对复方蒿甲醚来说，药效问题已见临床评价，在价格有效性方面，诺华公司采取了以两种商品名将复方蒿甲醚分为低价出售给发展中国家疟区的 Coartem 和高价出售给发达国家私人市场的 Riamet，前者又分为出售给公共部门和私人市场的两种价格，亦即两种品牌三种价格的政策。在获得的可能性和送交的可能性方面，通过向世界卫生组织订货，由世界卫生组织发货的方式以保证供应[46]。

2. 可依从性

复方蒿甲醚的可依从性(compliance)是指药物到达患者或其监护人手中后，必须是能使患者，特别是对文化水平低的患者，十分明瞭其服用方法，或所规定的服用方法能在临床上实施，以保证最大程度发挥其治疗作用；能够防止由于服用不当(如未能按时或按要求服完全疗程的药物，或是未能每次服药后必须和油脂食品同用，以保证本芴醇的有效血药浓度等)，而影响疗效或造成对药物产生抗药性的因素；儿童的服用剂量指导是否明确和可以实施，孕妇能否服用等安全和有效地使用药物的说明。

乌干达的调查：Fogg 等[47]认为遵从服法(adherance)的基础水平，和鉴别没有遵从服法(non-adherence)的危险因素，是在引进一种新药以前的重要步骤。作者在乌干达西南部的 Mbarara 使用复方蒿甲醚时，对无并发症恶性疟患者给予复方蒿甲醚时，向患者解释如何服用此药，然后进行家访。家访时，要检查发给的药物包装是否还剩有没服完的药片，并向患者提问，以判断患者是否遵从服法。在 210 名可分析的患者中，21 人(10.0%)肯定或可能没有遵从服法，189 人遵从服法。没有遵从服法的患者(n=16)，其本芴醇血药浓度水平低于遵从服法的患者(n=171)，但是没有统计学上的意义。作者认为，复方蒿甲醚在 Mbarara 使用非常有效，患者能得到很清楚的服法解释，而且附有画面指导 10～14kg 体重的儿童服药量。从调查的结果看，教育水平低是导致患者没有遵从服法的主要原因。

Piola 等[48]同样在乌干达的 Mbarara，比较了在医生直接指导下的 313 名患者，和不在医生直接指导下的 644 名门诊患者(由医生提出营养建议)的治疗效果。结果显示，第 28 天的治愈率分别为 97.7%(296/303)和 98.0%(603/615)(其中 39 人失去随访联系)，说明二者没有差别。作者认为门诊患者就可以按照服法要求接受复方蒿甲醚的治疗，而且十分有效。只是价格方面还是问题。

其余情况如治疗两周后出现治疗失败，以及孕妇用药按青蒿素类复方治疗处理。

参考文献

[1] 邓蓉仙，余礼碧，张洪北，等. 抗疟药的研究 α-(烷氨基甲基)-卤代-4-芴甲醇类化合物的合成. 药学学报. 1981，16(12)：920-924

[2] 赵德昌，钟景星，耿荣良，等，抗疟药的研究Ⅱ.α-(烷氨基甲基)-1,6-二氯-4-芴甲醇类化合物的合成. 药学学报. 1982，17(1)：28-31

[3] 邓蓉仙，钟景星，赵德昌，等. 芴甲醇类化合物的合成及抗疟作用. 药学学报，1997，32(11)：874-878

[4] Edward R，Felix E. Antimalarial.3.fluorenemethanols. J Med Chem. 1974，17：1009~1021

[5] 邓蓉仙. 我国近几年抗疟药新进展. 中国医药工业，1989，20：372-376

[6] 邓蓉仙，钟景星，赵德昌，等. 抗疟药本芴醇的合成新路线. 药学学报 2000，35(1)：22-25

[7] 邓蓉仙，钟景星，赵德昌. 抗疟新药本芴醇的合成新工艺.：中国，CN1029680.1999

[8] 王云玲，丁德本，丁建新. 用油酸胶囊剂提高疏水性芴甲醇抗疟药的生物利用度. 药学通报. 1982，17(1)：4-7

[9] 王云玲，丁建新，耿荣良. 芴甲醇类抗疟药亚油酸软胶囊剂的稳定性研究. 药物分析杂志，1984，4(2)：84-87

[10] 钟景星，邓蓉仙，王俭，等.. 抗疟药 α-(二正丁氨基甲基)-2,7-二氯-9-对氯亚苄基-4-芴甲醇的晶体和分子结构. 药学学报，2000，35(1)：824-829

[11] Wernsdorfer WH，Landgraf B，Kilimali VA，*et al.* Activity of benflumetol and its enantiomers in fresh isolates of *Plasmodium falciparum* from East Africa . Acta Trop，1998，70(1)：9-15

[12] Basco LK，Bickii J，Ringwald P. *In vitro* activity of lumefantrine(benflumetol) against clinical isolates of *Plasmodium falciparum* in Yaoundé，Cameroon. Antimicrobial Agents and Chemotherapy. 1998，42(9)：2347-2351

[13] Bindschedler M. 1996. XIVth International Congress for Tropical Medicine and Malaria，17 to 22 November 1996，Nagasaki，Japan，abstr. P-01-96(*cf*(12))

[14] Wernsdorfer WH，Kilimali VAEB，Prajakwong S，*et al.* Sensitivity to benflumetol of *Plasmodium falciparum* from Muheza，North-eastern Tanzania，and Mae Hong Son，Northwestern Thailand，2nd European Congress on Tropical Medicine of the Federation of European Societies for Tropical Medicine and International Health，and 4th Residential Meeting of the Royal Society of Tropical Medicine and Hygiene，Liverpool，UK，1998，abstr. P35

[15] Pradines B，Tall A，Fusai T，*et al. In vitro* activities of benflumetol against 158 Senegalese isolates of *Plasmodium falciparum* in comparison with those standard antimalarial drugs，Antimicrobial Agents and Chemotherapy. 1999，43(2)：418-420

[16] Wernsdorfer G，Parajakwong S，Noedl H，*et al*，Sensitivity to benflumetol of *Plasmodium falciparum* and its relation to the response to other antimalarial drugs，2nd European Congress on Tropical Medicine of the Federation of European Societies for Tropical Medicine，International Heath，and 4th Residential Meeting of the Royal Society of Tropical Medicine and Hygiene，Liverpool，UK. 1998，abstr. P36

[17] Alin MH，Björkman A，Wernsdorfer WH. Synergism of benflumetol and artemether in *Plasmodium falciparum*，Am. J. Trop. Med. Hyg. 1999，61(3)：439-445

[18] Cousin M，Kummerer S，Lefèvre G，*et al.* Coartem®(artemether-lumefantrine) Tablets for the treatment of malaria in patients with acute，uncomplicated infection due to *Plasmodium falciparum* or mixed infection including *P. falciparum*，NDA 22-268. October 28，2008 and .Briefing Package，Division of Special Pthogen and Transplant Products Office of Antimicrobial Products，Center for Drug Evaluation and Research，FDA，NDA 22-268 Coartem(Artemether 20mg/Lumefantrine 120 mg Tablets) Applicant：Novartis Pharmaceuticals Corporation and Anti-Infectives Advisory Committee Meeting，December 3，2008

[19] Makanga M，Krudsood S. The clinical efficacy of artemether/lumefantrine(Coartem®)，Malaria Journal，2009，8(Suppl

1)：S5

[20] Sutherland CJ，Ord R，Dunyo S，*et al.* Reduction of malaria transmission to *Anopheles* Mosquitoes with a six-dose regimen of Co-artemther，PLoS Medicine www.plosmedicine. org. 2005，2(4) e92，0338-0345

[21] Bakshi R，Hermeling-Fritz I，Gathmann I，*et al.* An integrated assessment of the clinical safety of artemether-lumefantrine: a new oral fixed- dose combination antimalarial drug，Trans. R. Soc. Trop. Med. Hyg. 2000，94：419-424

[22] McLean WG，Ray DE，Smith SL，*et al.* Neurotoxicity of artemisinin derivatives：clinical hazard or experimental artefact，2nd European Congress on Tropical Medicine of the Federation of European Societies for Tropical Medicine and International Health，and 4th Residential Meeting of the Royal Society of Tropical Medicine and Hygiene，Liverpool，UK. 1998，abst.381

[23] Toovey S，Jamieson A. Audiometric changes associated with the treatment of uncomplicated falciparum malaria with co-artemether，Trans. R. Soc. Trop. Med. Hyg. 2004，98：261-267

[24] Falade C，Manyando C. Safety profile of Coartem®：the evidence base，Malaria Journal，2009，8(Suppl 1)：S6

[25] Manyando C，Mkandawire R，Puma L，*et al.* Safety of artemether-lumefantrine in pregnant women with malaria; results of a prospective cohort study in Zambia，Malaria Journal. 2010，9：249

[26] World Health Organization. Guidelines for the Treatment of Malaria. 2006

[27] Van Vugt M，Ezzet F，Nosten F，*et al.* No evidence of cardiotoxicity during antimalarial treatment with artemether-lumefantrine，Am. J. Trop. Med. Hyg. 1999，61(6)：964-967

[28] Bindschedler M，Lefèvre G，Degen P，*et al.* Comparison of the cardiac effects of the antimalarials co-artemther and halofantrine in healthy participants，Am. J. Trop. Med. Hyg. 2002，66(3)：295-300

[29] Lefèvre G，Thomsen MS. Clinical pharmacokinetics of artemether and lumefantrine (Riamet®)，Cli Drug Invest. 1999，18(6)：467-480

[30] Navaratnam V，Manor SM，Chin LK，*et al.* Determination of artemether and dihydroartemisinin in blood plasma by high-performance liquid chromatography for application in clinical pharmacological studies，Journal of Chromatography B. 1995，669：289-294

[31] van Agtmael MA，Butter JJ，Portier EJ，*et al.* Validation of an improved reversed phase high performance liquid chromatography assay with reductive electrochemical detection for the determination of artemisinin derivatives in man，Ther Drug Monit. 1998，20：109-16 (*cf* (27))

[32] Zeng MY，Lu ZL，Yang SC，*et al.* Determination of benflumetol in human plasma by reversed-phase high-performance liquid chromatography with ultraviolet detection. Journal of Chromatography B. 1996，681：299-306

[33] Mansor SM，Navaratnam V，Yahaya N，*et al.* Determination of a new antimalarial drug，benflumetol，in blood plasma by high-performance liquid chromatography，Journal of Chromatography B. 1996，682：321-325

[34] van Agtmael MA，Shan QC，Jiao XQ，*et al.* Multiple dose pharmacokinetics of artemether in Chinese patients with uncomplicated falciparum malaria，International Journal of Antimicrobial Agents. 1999，12：151-158

[35] Na-Bangchang K，Karbwang J，Thanavibul A，*et al.* Pharmacokinetics of benflumetol given as a fixed combination artemether–benflumetol (CGP 56697) in Thai patients with uncomplicated falciparum malaria，Int J Clin Pharmacol Res. 1999，19(2)：41-46

[36] Ezzet F，Mull R，Karbwang J. Population pharmacokinetics and therapeutic response of CGP 56697 (artemether + benflumetol) in malaria patients，Br J Clin Pharmacol. 1998，46：553-561

[37] Ezzet F，van Vugt M，Nosten F，*et al.* Pharmacokinetics and pharmacodynamics of lumefantrine (benflumetol) in acute falciparum malaria，Antimicrobial Agents and Chemotherapy，Mar. 2000：697-704

[38] White NJ，van Vugt M，Ezzet F. Clinical Pharmacokinetics and pharmacodynamics of artemether-lumefantrine，Clin Pharmacokinet. 1999，37(2)：105-125

[39] Bindschedler M，Degen P，Lu ZL，*et al.* Comparative bioavailability of benflumetol after adminstration of single oral dose of co-artemether under fed and fasted conditions to healthy subjects . XIVth International Congress for Toical Medicine and Malaria，1996 Nov 17-22，Nagasaki，Japan，346 (*cf* 28)

[40] Koram KA，Abuaku B，Duah N. Comparative efficacy of antimalarial drugs including ACTs in the treatment of uncomplicated malaria among children under 5 years in Ghana，Acta Tropica. 2005，95：194-203

[41] Giao PT，de Vries PJ，Pharmacokinetic interactions of antimalarial agents，Clin Pharmacokinet. 2001，40(5)：343-373

[42] Lefèvre G，Bindschedler M，Ezzet F，*et al.* Pharmacokinetic interaction trial between co-artemether and mefloquine，

European Journal of Pharmaceutical Sciences. 2000，10：141-151

[43] Lefèvre G，Carpenter P，Souppart C，*et al.* Interaction trial between artemether lumefantrine (Riamet®) and quinine in healthy subjects，J Clin Pharmacol. 2002，42：1147-1158

[44] Lefèvre G，Carpenter P，Souppart C，*et al.* Pharmacokinetics and electrocardio-graphic pharmacodynamics of artemether-lumefantrine (Riamet®) with concomitant administration of ketoconazole in healthy subjects，Br J Clin Pharmacol. 2002，54：485-492

[45] Colussi D，Parisot C，Legay F，*et al.* Binding of artemether and lumefantrine to plasma proteins and erythrocytes，European Journal of Pharmaceutical Sciences. 1999，9：9-16

[46] Procument of artemther-lumefantrine (Coartem®) through WHO

[47] Fogg C，Bajunirwe F，Piola P，*et al.* Adherence to a six-dose regimen of artemether-lumefantrine for treatment of uncomplicated *Plasmodium falciparum* malaria in Uganda，Am. J. Trop. Med.Hyg. 2004，71 (5)：525-530

[48] Piola P，Fogg C，Bajunirwe F，*et al.* Supervised versus unsupervised intake of six-dose artemether-lumefantrine fortre-atment of acute， uncomplicated *Plasmodium falciparum* malaria in Mbarara， Uganda： a randomised trial， www.thelancet.com. 2005，365：1467-1473

（宁殿玺 钟景星 曾美怡）

第八章 复方磷酸萘酚喹

复方磷酸萘酚喹片(ARCO®)是由军事医学科学院微生物流行病研究所抗疟药课题组研制。1992 年，课题组完成了磷酸萘酚喹研究，1993 年获国家新药证书。1996 年获国家发明二等奖。为保护新药，延缓抗药性产生，1989 年起进行磷酸萘酚喹复方的探索研究，通过对多组药物配伍的研究，最终确定了磷酸萘酚喹与青蒿素以 1∶2.5 的比例组成复方。该复方研究历时 10 余年，于 2003 年获国家新药证书，2004 年转让昆明制药集团股份有限公司，2005 年获生产批文后开始进行国际注册，到 2013 年 5 月为止已完成 13 个国际多中心临床试验，获得 22 个国家的注册/许可。复方磷酸萘酚喹片是目前国内外唯一只需口服一次便可治愈抗药性恶性疟的 ACT(artemisinin-based combination therapy)。该药 1997 年申请发明专利，2001 年获专利授权。1998 年完成了临床前研究，同年国家批准进入临床研究。该项目的研究获得了军队“八五”、“九五”及国家科学技术部新药研究及产业化科技攻关项目的资助。

下面分别对磷酸萘酚喹及其复方的临床前研究及临床研究进行介绍。

第一节 磷酸萘酚喹的研究

一、磷酸萘酚喹的化学合成

1. 磷酸萘酚喹的化学结构设计

萘酚喹二磷酸盐二水合物(**1**)的化学名为 4-[(7-氯喹啉-4-基)氨基]-2-[(1，1-二甲基乙基)氨基甲基]-5, 6, 7, 8-四氢萘-1-酚二磷酸盐二水合物(简称磷酸萘酚喹)，是由军事医学科学院微生物流行病研究所李福林等合成的新抗疟药物。

1978 年 Schmidt 等发现 6-苯基-4-叔丁基-2-二乙基氨基甲基苯酚(**2**)抗疟作用较弱，但如果用叔丁氨基和氯原子分别替代 2 位二乙氨基和 6 位苯基上 4′位氢原子，得到的化合物(**3**)的抗疟作用显著提高，对多种抗药性越南恶性疟 Smith 株具有很强的抗疟效果[1]。这表明在氨基酚类化合物中叔丁基对抗疟作用具有特殊的影响。

张明立等合成的 4-[(7-氯喹啉-4-基)氨基]-2-(四氢吡咯-1-基甲基)-5, 6, 7, 8-四氢萘-1-酚(**4**)不仅抗疟作用较强，而且对伯氏鼠疟原虫抗氯喹株有一定的作用，在 2.5mg/kg 和 20mg/kg 剂量时可分别 100%抑制敏感株和抗氯喹株鼠疟原虫[2]。图 8-1 为磷酸萘酚喹(**1**)及化合物(**2**)，(**3**)和(**4**)的结构式。

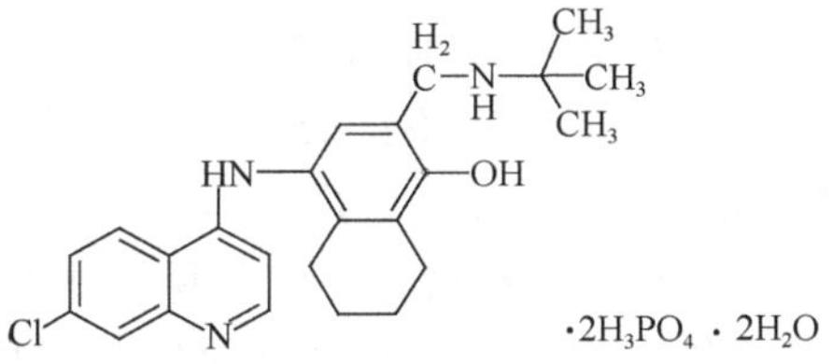

1

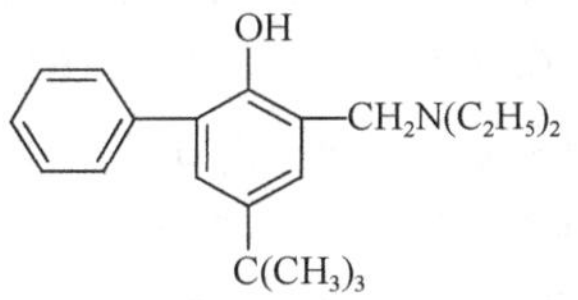

2

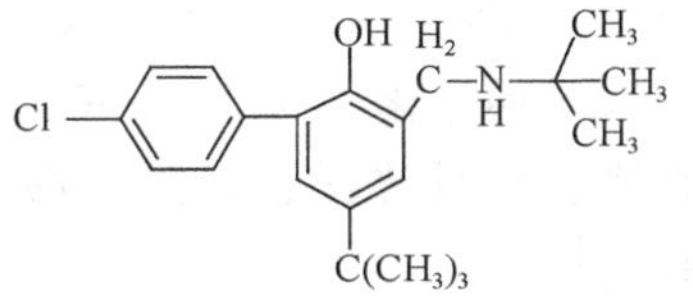

3

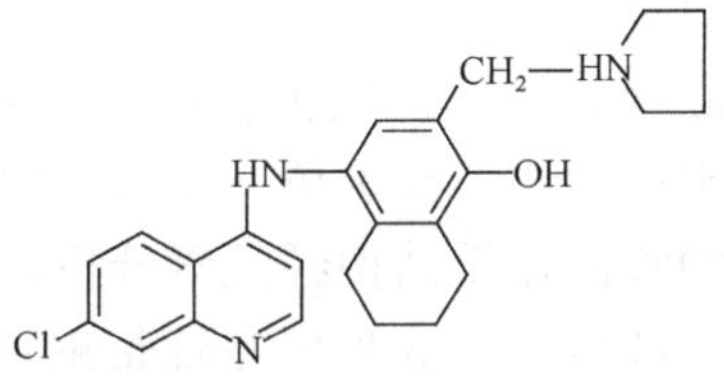

4

图 8-1 磷酸萘酚喹及其同类化合物的结构式

1981 年李福林等以叔丁氨基代替化合物(**4**)中的四氢吡咯基，并以喹啉、吖啶、1, 10-二氮杂蒽等不同芳香杂环为母核，设计合成了系列化合物，希望找到抗疟作用强、与氯喹无交叉抗药性的新型抗疟药。结果发现，萘酚喹二盐酸盐抗疟效果最佳。皮下给药，其对鼠疟敏感株 ED_{50} 为 0.33mg/kg，氯喹对照组 ED_{50} 为 1.12mg/kg，比氯喹强 3～4 倍；其对鼠疟抗氯喹株 ED_{50} 为 3.86mg/kg，氯喹对照组 ED_{50} 为 34.5mg/kg[3]。之后，李福林等又合成了萘酚喹一盐酸盐与萘酚喹二磷酸盐二水合物(**1**)。由于(**1**)收率高，含结晶水稳定，生物利用度好，因此对它的合成、分析、制剂、药效、毒理学和临床方面进行了全面深入的研究。

2. 磷酸萘酚喹的合成路线

以 α-萘酚为起始原料，经 5 步反应制得磷酸萘酚喹(**1**)[4]。具体步骤见图 8-2。

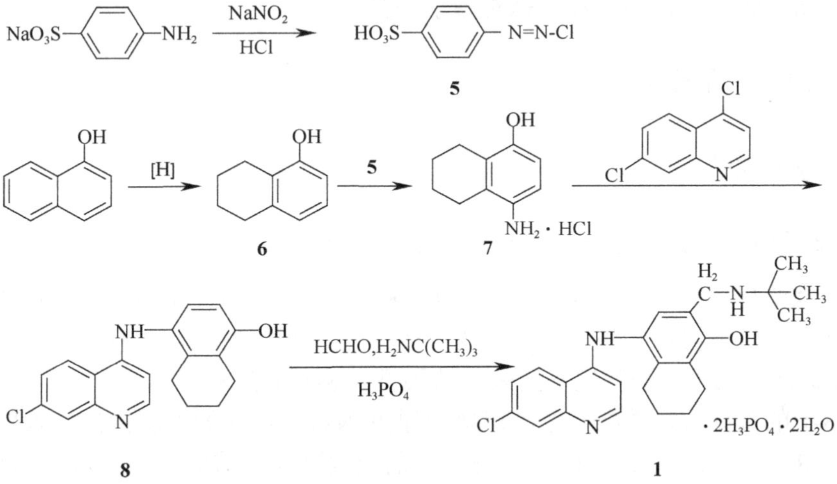

图 8-2 磷酸萘酚喹的合成路线

先将对氨基苯磺酸钠进行重氮化反应，得到其重氮盐(**5**)。α 萘酚经铝镍合金还原，得到 5, 6, 7, 8-四氢萘-1-酚(**6**)。在(**5**)与(**6**)偶联后不经分离直接用连二亚硫酸钠还原、成盐，得到 4-氨基 5, 6, 7, 8-四氢萘-1-酚盐酸盐(**7**)。(**7**)与 4, 7-二氯喹啉缩合，制得 4-(-氯喹啉-4-基)氨基-5, 6, 7, 8-四氢萘-1-酚(**8**)。**8** 与叔丁胺、甲醛进行 Mannich 反应，再与磷酸成盐，得到(**1**)。这一生产工艺方法简便、原料立足国内，成本较低，总产率约 30%[4]。

磷酸萘酚喹为淡黄色或黄色粉末，无臭，味苦，遇光易变色。熔点为 266～272℃(分解)。在水中微溶，在氯仿、无水乙醇、乙醚或苯中不溶。可溶于 50%乙醇。

磷酸萘酚喹的化学结构经元素分析、红外光谱、紫外光谱、核磁共振(氢谱和碳谱)及质谱确证，此后又经 X 射线单晶衍射进一步确定[5]。

参 考 文 献

[1] Schmidt LH，Crosby R. Antimalarial activities of WR-194，965，an α-amino-o-cresol derivative. Antimicrobial Agents and Chemotherapy，1978，14(5): 672-679

[2] 张明立，沈季华，王云玲，等. 2-二烷氨甲基-4-杂环氨基-5, 6, 7, 8-四氢萘酚衍生物的合成及抗疟活性. 医药工业，1985，16(2): 8-12

[3] 李福林，王丽华，丁德本，等. 疟疾治疗药物——4-芳胺基-2-特丁胺甲基酚类化合物的合成. 药学学报, 1982，17(1): 77-79

[4] 李福林，李玉兰，何闺华，等. 萘酚喹盐类的制备方法，专利申请号 CN93103887.1(1993.4.6),授权公告号 CN1077102C (2002.1.2)

[5] 军事医学科学院微生物流行病研究所磷酸萘酚喹课题组. 磷酸萘酚喹化学结构确证. 磷酸萘酚喹申报材料之二.1992

(李福林 张志祥)

二、磷酸萘酚喹的药理毒理学研究

磷酸萘酚喹的药理学研究包括药效学、一般药理学、药代动力学和作用机理的研究；毒理学研究含一般毒理学和特殊毒理学研究。

(一) 药理学研究

1. 药效学研究[1]

(1) 磷酸萘酚喹对鼠疟原虫的治疗、预防和根治作用

1) 抑制性治疗：以伯氏疟原虫(*P. berghei* K173 株)正常(N)株/抗氯喹(RC)株及瑞士种昆明远交系小鼠体内试验系统。用氯喹等 8 种抗疟药为对照药平行对比。采用 Peters 氏“4 天抑制性”试验方法测定其药效，结果见表 8-1 和表 8-2。

从表 8-1 的数据看，磷酸萘酚喹对鼠疟原虫 N(正常)株的抑制性治疗效果最好，其效价是其他 8 种抗疟药的 2～103 倍。表 8-2 的数据则显示磷酸萘酚喹对 RC(抗性)株的疗效也最高，其效价是其他 8 种抗疟药的 15～33 倍。对抗性指数 I_{90} (I_{90}=RC 株 ED_{90}/N 株 ED_{90})进行比较，磷酸萘酚喹为 1.7，其他抗疟药为 3.4～224.0，表明磷酸萘酚喹对

RC 株的敏感性优于其他抗疟药。

表 8-1　磷酸萘酚喹与其他抗疟药对伯氏鼠疟原虫 N 株的抗疟效价

药物	ED_{50}(mg/kg/d)	ED_{90}（mg/kg/d)	ED_{90} 比值*(效价倍数)
磷酸萘酚喹	0.40±0.04	0.69±0.06	1.0
磷酸哌喹	1.09±0.10	1.53±0.15	2.2
氨酚喹	1.29±0.03	2.25±0.07	3.3
本芴醇	1.56±0.19	2.44±0.34	3.5
甲氟喹	1.43±0.01	2.94±0.05	4.3
磷酸氯喹	1.35±0.01	3.25±0.13	4.7
蒿甲醚	2.06±0.33	5.42±0.56	7.9
青蒿素	18.78±2.21	56.59±7.26	82.0
盐酸奎宁	35.10±0.75	71.50±4.75	103.6

注：ED_{50}和 ED_{90}分别为抑制原虫 50%和 90%的有效剂量(碱基)。其数据为均值±标准差。

* 以萘酚喹 ED_{90}为 1.0 时，计算各药剂量比值，即萘酚喹的抗疟效价为各药的倍数

表 8-2　磷酸萘酚喹等对鼠疟原虫 RC 株的抗疟效价

药物	ED_{90}(mg/kg/d)		I_{90}*
	RC 株	N 株	
磷酸萘酚喹	1.20	0.69	1.7
蒿甲醚	18.30	5.42	3.4
盐酸奎宁	367.40	71.50	5.7
青蒿素	401.20	56.59	7.1
氨酚喹	18.60	2.25	8.3
甲氟喹	182.52	2.94	62.1
本芴醇	182.70	2.44	74.9
磷酸氯喹	291.60	3.25	89.7
磷酸哌喹	342.73	1.53	224.0

注：I_{90}=RC 株 ED_{90}/N 株 ED_{90}；1980 年 Merkli 鼠疟抗性强度分级标准为 $I_{90}\leq 2$ 表示敏感(S)，I_{90}=2～10 表示轻度抗性(R+)，I_{90}=10～100 表示中度抗性(R++)，I_{90}>100 表示高度抗性(R+++)

2)治愈试验：设磷酸氯喹(当时公认的标准药)为对照药。两药各设 7 个剂量组，动物随机分配，每组 15 只。采用 1979 年 Raether 5 天给药观察 28 天的试验方法。结果表明，磷酸萘酚喹的半数(CD_{50})和 90%(CD_{90})治愈剂量分别为 3.54mg/kg/d 和 5.97mg/kg/d；对照药氯喹的 CD_{50}和 CD_{90}分别为 6.16mg/kg/d 和 10.40mg/kg/d，表明磷酸萘酚喹对 N 株的治愈效果优于磷酸氯喹。

3)杀虫速度试验：设磷酸氯喹为对照药，药物剂量均为对 N 株 ED_{90}的 10 倍，采用 3 日治疗试验方法。接种 N 株原虫后，当疟原虫红细胞寄生率达 3%～5%时开始给药，每天 1 次，连给 3 天。首次给药后每 12h 分别取尾血涂薄血膜，吉氏染色镜检，直至原虫转阴(2 万个红细胞中未见原虫)为止。以首次给药时原虫寄生率为 100%，计算给药

后不同时间原虫下降率(%)。以原虫下降 50%和 90%及原虫转阴时间评价药物杀虫速度。结果见表 8-3。数据显示，原虫下降 50%和 90%的时间，磷酸萘酚喹比磷酸氯喹快 10h；原虫转阴时间，磷酸萘酚喹比磷酸氯喹早 17h，表明磷酸萘酚喹的杀虫速度比磷酸氯喹的快(P<0.05)。

表 8-3 磷酸萘酚喹对伯氏鼠疟 N 株的杀虫速度

药物	原虫下降时间(h)(M±SD)		原虫转阴时间（h）
	50%	90%	(M±SD)
磷酸萘酚喹	14.4±41.7	25.9±2.1	52.8±6.6
磷酸氯喹	25.7±7.7	35.9±3.1	69.0±6.0

注：药物剂量为各药对 N 株 ED_{90}×10；磷酸萘酚喹组原虫下降 50%、90%及转阴时间与磷酸氯喹组比较 P<0.05

4)抑制性预防试验：设磷酸哌喹(当时药效最长)为对照药。两药各设 2 个剂量组，每组 150 只动物。采用一次口服给药，药后 1、2、3 和 4 周，分别取 24～31 只动物接种 N 株伯氏疟原虫，检查动物原虫血症情况。全组动物均为阴性为全保护，部分动物原虫阴性为部分保护。以给药和接种原虫的间隔时间确定预防效果。结果显示，磷酸萘酚喹 100mg/kg 组或 40mg/kg 组对动物的全保护或部分保护时间，比同剂量的磷酸哌喹长 1 周(表 8-4)。

表 8-4 磷酸萘酚喹和磷酸哌喹抑制性预防试验结果

药物	剂量(mg/kg)	检查结果(阳性数/动物总数)				全保护时间（周）	部分保护时间（周）
		1 周	2 周	3 周	4 周		
磷酸萘酚喹	100	0/28	0/28	0/30	9/29	3	4
	40	0/27	0/28	24/30		2	3
磷酸哌喹	100	0/28	0/29	23/24		2	3
	40	0/27	25/31			1	2

5)对约氏疟原虫子孢子感染的作用：试验用约氏鼠疟原虫 By265 株(*P.Y.yoelii* by265)—C57BL/6Jax 黑色纯系小鼠—斯氏按蚊(*A.stephensi Horstrain*)为体内试验系统，用磷酸伯氨喹等为对照药。采用皮下和口服两种途径给药，以最小有效量(MED-3/5 动物阴性)和最小全有效量(FMED-全部动物阴性)为评价指标。结果见表 8-5。磷酸萘酚喹 5mg/kg 即能保护小鼠免受感染，虽不及乙胺嘧啶效果好，但明显优于磷酸氯喹和磷酸伯氨喹。

表 8-5 磷酸萘酚喹对约氏鼠疟原虫子孢子感染作用

药物	MED(mg/kg)		FMED(mg/kg)	
	皮下	口服	皮下	口服
磷酸萘酚喹	5.0	5.0	10.0	5.0
磷酸氯喹			100(无效)	100(无效)
磷酸伯氨喹	10～20	20.0	20～40	>40
乙胺嘧啶	0.625	0.625	1.25	1.25

注：MED=3/5 动物镜检原虫阴性；FMED=全部动物镜检阴性

6)对约氏鼠疟原虫子孢子感染的长效病因性预防作用：采用 1980 年 Peters 氏的长

效病因性预防试验方法，分两步进行。第一步为 3 日长效预防试验；第二步进行长效病因性预防作用比较。设磷酸哌喹为对照药。于子孢子接种前 6 周、5 周、4 周、3 周、2 周和 1 周，每只小鼠给药一次，接种子孢子后 7 天和 14 天涂片检查，以各组受试小鼠的保护数确定药效。3 日长效预防试验结果见表 8-6。由表可知，磷酸萘酚喹对子孢子感染具有明显的长效病因性预防作用。对比试验结果见表 8-7。从表内数据可以看出，在相同的剂量下，磷酸萘酚喹的预防效果比磷酸哌喹长 1～2 周。

表 8-6 磷酸萘酚喹口服对子孢子感染的 3 日长效预防试验结果

药物	剂量（mg/kg/d）	阳性数/动物数	
		7 天	14 天
磷酸萘酚喹	80	0/10	0/10
	40	0/10	0/10
	20	0/10	0/10
	10	0/10	0/10
空白对照		10/10	10/10

表 8-7 磷酸萘酚喹和磷酸哌喹对子孢子感染的 6 周长效预防试验结果

药物	剂量（mg/kg）	阳性数/动物数					
		1 周	2 周	3 周	4 周	5 周	6 周
磷酸萘酚喹	250	0/10	0/10	0/10	0/10	0/10	2/10
	100	0/10	0/10	2/10	5/10	10/10	10/10
	40	0/10	4/10	8/10			
磷酸哌喹	250	0/10	0/10	0/10	0/10	8/10	10/10
	100	0/10	2/10	10/10			
	40	4/10	10/10				
空白对照		20/20					

7）病因性预防作用和残效作用鉴别：采用 1970 年 Peters 氏改良法，对磷酸萘酚喹、磷酸伯氨喹和氯喹在约氏鼠疟原虫-C57BL/6Jax 小鼠–斯氏按蚊系统进行病因性预防作用和残效作用鉴别。结果表明，磷酸萘酚喹 5mg/kg 及以上剂量具有显著持效作用；磷酸伯氨喹具有病因性预防作用；氯喹既无持效作用又无病因性预防作用。

8）对约氏疟原虫组织期的作用：采用约氏鼠疟原虫尼日利亚株-斯氏按蚊-Wistar 大白鼠试验系统，设磷酸伯氨喹和氯喹为对照药。结果于子孢子接种后 47～48h 检查，在 3 只不给药对照组大白鼠的肝脏均查见红外期原虫，裂殖子胚形成并发育为成熟裂殖子。红外期裂殖体原虫外形为圆、近圆或椭圆形，裂殖子核为紫红或紫黑色，核径 0.4～0.5μm，核数目很多，难以计数，裂殖子核大小和分布均匀；氯喹 80mg/kg 治疗，鼠肝脏的原虫密度、大小和形态与不给药对照大鼠肝脏的红外期裂殖体基本相同，均发育为成熟裂殖体。

伯氨喹 10mg/kg 剂量组红外期裂殖体内出现空泡，虫体改变呈不规则，但有的虫体仍可见到裂殖子胚；当剂量增至 20mg/kg 以上时，红外期裂殖体才呈现严重退化。

磷酸萘酚喹 20mg/kg 组动物的红外期裂殖体大部发育正常，仅见轻微变化；

40mg/kg 剂量组，红外期裂殖体大部分出现变化，有的空泡化明显，虫体改变多为椭圆，有的虫体内出现空泡，但裂殖子胚仍能形成；当剂量增加至 80mg/kg 时，红外期裂殖体均有变化，个别虫体难以分辨出是否含裂殖子胚。

9) 对约氏疟虫配子体和孢子体的作用：用约氏疟原虫(*P. yoelii* By265) –瑞士种昆明远交系小白鼠–斯氏按蚊–C57BL/6Jax 纯系黑色小鼠试验系统，观察磷酸萘酚喹对约氏疟原虫配子体和子孢子的作用。

对配子体的作用：小鼠接种约氏疟原虫后 2.5～3 天检查，剔除配子体密度较低者，每组选 3 只，空腹给药 2 次，间隔 4h。末次给药后 12h 检查，计数 100 个白细胞内含配子体数，与药前(100%)比较，求其抑制率并计算出 ED_{50} 剂量。结果磷酸萘酚喹对约氏疟原虫配子体的 ED_{50} 为 26mg/kg，比对照药伯氨喹(ED_{50} 为 3.7mg/kg)大 7 倍。

对子孢子的作用：蚊虫血餐感染前饥饿 24h，然后吸食带有原虫配子体的小鼠血，再喂以不同浓度药物水。取血餐感染后 8～9 天蚊虫(每笼抽样)，解剖蚊胃，镜下计数卵囊数量、发育情况和是否退化等。结果显示，磷酸萘酚喹在 0.01%浓度下，可略减胃卵囊密度；但同批蚊虫血餐后 14 天再去叮咬 C57BL/6Jax 小鼠，7 天后检查全部原虫阳性。

多次试验结果证明，磷酸萘酚喹对约氏鼠疟原虫配子体有一定的作用，但不如伯氨喹；对子孢子基本无效。

(2) 对猴疟原虫的治疗、预防和根治作用

1) 对食蟹猴疟原虫 C 株的疗效：采用食蟹猴疟原虫(*P.cynomolgi* C 株)—恒河猴(*Macaca mulatta*)输血感染体内试验系统。以氯喹为对照药。采用 1976 年 Davidson7 天治疗试验观察 105 天方法。药后定期检查原虫，以原虫下降 50%、90%及原虫转阴时间，确定药物杀虫速度；以能否使原虫转阴不复燃或复燃判断药物的治愈效果。其标准为：无效(I)——原虫血症与给药前无明显差别或继续上升；轻度抑制(SS)——原虫血症暂时受抑制，以后又增高；显著抑制(MS)——原虫血症转阴至少 20 天，但 30 天内复燃；完全抑制(CS)——原虫转阴后 30～105 天内复燃；治愈(C)——原虫转阴后 105 天内无复燃。结果显示，磷酸萘酚喹使原虫下降 50%、90%及原虫转阴时间，虽然比氯喹快 3～18h，但无明显差别(P>0.05)；治愈结果见表 8-8，最小痊愈剂量磷酸萘酚喹为 5mg/kg/d，磷酸氯喹大于 10mg/kg/d，表明磷酸萘酚喹对食蟹猴疟原虫的疗效优于磷酸氯喹。

表 8-8　磷酸萘酚喹和磷酸氯喹口服对食蟹猴疟原虫的治疗结果

药物	剂量 (mg/kg/d)			最小治愈剂量 (mg/kg/d)	最小痊愈剂量 (mg/kg/d)
	10.00	5.00	3.16		
磷酸萘酚喹	C	C	C	3.16	5.00
	C	C	C		
	C	C	CS(40)		
磷酸氯喹	C	MS(27)	MS(27)	10.00	>10.00
	C	MS(27)	MS(21)		
	MS(27)				

注：C，治愈；CS，完全抑制；MS，显著抑制；括号内数字为原虫复燃天数

2）对诺氏疟原虫的疗效：恒河猴输血感染诺氏疟原虫（*P.knowlesi* Nuri）后，当原虫寄生率达 2%～5%时给药，每天给药一次，连给 3 天或 2 天或单次。其评价标准同食蟹猴疟原虫。诺氏疟原虫 3 天给药治疗效果见表 8-9 和表 8-10。在相同剂量下，原虫下降 50%、90%时间，磷酸萘酚喹比磷酸氯喹快 3～4h；原虫转阴时间，磷酸萘酚喹比磷酸氯喹提前 12～36h。表 8-10 显示，最小治愈剂量，磷酸萘酚喹为 3.16mg/kg/d，磷酸氯喹为 10mg/kg/d。磷酸萘酚喹对诺氏疟原虫的单次或两次口服疗法的试验结果见表 8-11。原虫转阴时间，10mg/kg 的“2 天疗法”及 20mg/kg 单次疗法相近（44～50h）。总量达 20mg/kg 及以上，无论“单次”还是“2 天疗法”均能治愈诺氏疟原虫的感染。据此，磷酸萘酚喹在一定剂量下，缩短疗程也能获得良好的治愈效果。

表 8-9 磷酸萘酚喹和磷酸氯喹口服对诺氏疟原虫的杀虫速度

药物	剂量（mg/kg）	动物数（只）	原虫下降时间（h）（M±SD）		原虫转阴时间
			50%	90%	（h）（M±SD）
磷酸萘酚喹	10.00	3	5.4±1.6	14.5±3.5	60±12.0
	6.00	3	8.9±2.0	20.3±2.2	56±6.9
	3.16	3	7.6±2.7	15.7±4.9	60±0.0
磷酸氯喹	10.00	3	9.5±3.0	20.6±3.5	72±20.7
	6.00	3	11.9±1.3	20.7±13.9	76±6.9
	3.16	2	47.8±2.2	58.8±2.4	96±16.9

表 8-10 磷酸萘酚喹和磷酸氯喹口服对诺氏疟原虫的治疗结果

药物	剂量（mg/kg/d）			最小治愈剂量（mg/kg/d）	最小痊愈剂量（mg/kg/d）
	10.00	6.00	3.16		
磷酸萘酚喹	C	MS（22）	C	3.16	10.00
	C	C	MS（13）		
	C	MS（24）	MS（13）		
磷酸氯喹	C	MS（9）	MS（6）	10.00	>10.00
	C	MS（8）	MS（6）		
	MS（19）	MS（9）			

注：C，治愈；MS，显著抑制；括号里数字为原虫复燃天数

表 8-11 磷酸萘酚喹单次或两次口服疗法对诺氏疟原虫的疗效

剂量（mg/kg/d）	疗法（次）	动物（只）	原虫转阴时间（h）（M±SD）	治愈数/动物数
10	1	3	44±13.8	1/3
10	2*	3	44±13.8	3/3
20	1	3	48±20.8	3/3
30	1	4	50±15.1	4/4

*每天一次，连续两天

3）对食蟹猴疟原虫的病因性预防作用：采用 1963 年 Schimidt 方法观察磷酸萘酚喹对食蟹猴疟原虫（C 株和 B 株）子孢子感染的病因性预防作用，同时设伯氨喹等 4 个药和空白为对照。给药组于子孢子接种前一天和前 2h 各给药一次，接种后再连续给药 5 天。药后 7～105 天进行血检，观察原虫出现情况并以此判断药效。结果见表 8-12。由表可知，磷酸萘酚喹 10mg/kg，对食蟹猴疟原虫 C 株孢子体感染具有保护作用，3.16mg/kg 仅延缓原虫出现时间，其效果不如磷酸伯氨喹和乙胺嘧啶，但比磷酸哌喹和磷酸氯喹的预防效果好。磷酸哌喹 10mg/kg，子孢子接种后 8～9 天，2 只猴子的外周血液均出现原虫血症，连续 3 天出现原虫血症后即转阴，直至 105 天。这种情况出现，一方面可能是该药在体内的残效作用，另一方面可能是该虫株的继发性红外期缺乏或较少。

表 8-12 磷酸萘酚喹对食蟹猴疟原虫（C 株、B 株）的病因性预防作用

虫株	药物	药物剂量（mg/kg/d）	保护数/动物数	原虫出现前期（天）	原虫出现延缓时间（天）
C 株	磷酸萘酚喹	31.6	1/1		105（–）
		10.0	3/3		105（–）
		3.16	0/3	15～19	6～20
	乙胺嘧啶	2.5	2/2		105（–）
	磷酸伯氨喹	0.316	2/2		105（–）
	磷酸哌喹	10.0	0/2	8～9	0*
	磷酸氯喹	31.6	0/1	76	68
	对照		0/2	8～9	
B 株	磷酸萘酚喹	31.6	0/2	40～60	31～51
	磷酸伯氨喹	0.316	2/2		105（–）
	对照		0/2	9	

*磷酸哌喹组 2 只猴，在原虫出现 3 天后转阴至 105 天仍为阴性

磷酸萘酚喹对食蟹猴疟原虫 B 株，即使剂量达 31.6mg/kg/d 仍不能保护动物，2 只试验猴均在 40～60 天出现原虫血症；而磷酸伯氨喹 0.316mg/kg/d 就能使动物免受感染。因此可以推断，磷酸萘酚喹不是理想的疟原虫孢子体和组织期裂殖体灭杀剂，但由于其在体内具显著的持效作用，作为长效预防药物仍有希望。

4）对食蟹猴疟原虫的根治作用：采用 1982 年 Davidson 试验方法，观察磷酸萘酚喹对食蟹猴疟原虫（B 株、C 株）的根治效果，同时设磷酸萘酚喹、磷酸氯喹+磷酸伯氨喹为对照药。子孢子接种后 7～9 天，待外周血原虫寄生率升至 1.2%～4.8%时开始给药，每天一次，连给 3 天。给药后每 12h 检查原虫一次至原虫转阴。以后定期检查原虫至 105 天。未见原虫者为根治；原虫转阴后 20 天出现原虫者为复燃；转阴后 21～105 天出现原虫血症则为复发。结果见表 8-13。数据显示，磷酸萘酚喹 10mg/kg/d，即能根治食蟹猴疟 C 株，而氯喹和哌喹在此剂量均复发。但磷酸萘酚喹对食蟹猴疟原虫 B 株的根治效果不理想，20mg/kg/d 剂量仅延缓出虫时间。不论是磷酸萘酚喹还是氯喹定要与磷酸伯氨喹配伍使用才能根治食蟹猴疟原虫 B 株。因此其根治效果与病因性预防结果

相类似，因虫株而异。

表 8-13 磷酸萘酚喹对食蟹猴疟原虫（B 株、C 株）根治试验结果

虫 株	药物	剂量(mg/kg/d)	复发数/观察数	复发天数（天）
B	磷酸萘酚喹	20	3/3	57、61、67
		10	3/3	38、42、38
		5	2/2	24、27
	磷酸氯喹	20	2/2	24、24
	磷酸萘酚喹+磷酸伯氨喹	10.0+1.5	0/2	105(–)
	磷酸氯喹+磷酸伯氨喹	10.0+1.5	0/2	105(–)
C	磷酸萘酚喹	31.6	0/2	105(–)
		10.0	0/4	105(–)
		3.16	2/3	20、30
	磷酸哌喹	10.0	2/2	21、25
	磷酸氯喹	31.6	0/2	105(–)
		10.0	2/2	25、102

(3)对体外培养人恶性疟原虫的作用

采用 Fcc-1/HN 株恶性疟原虫，培养基为 RPMI1640，按 Trager-Jensen 方法连续培养 48h。结果，试验空白对照组原虫发育良好，各期原虫均有，增殖在 3 倍左右，且裂殖体超过 5%。从两药的剂量与效应关系看，磷酸萘酚喹对 Fcc-1/HN 株的原虫抑制率较氯喹高，且在高浓度(4.5×10^{-9}mol/L)时杀虫彻底。两个药物用简单回归法求得 IC_{50}、IC_{90} 及 IC_{95}(分别为 50%、90%和 95%抑制浓度)，磷酸萘酚喹分别为 1.62×10^{-9}mol/L、3.209×10^{-9}mol/L 和 3.90×10^{-9} mol/L，分别比磷酸氯喹小 2～3 倍。试验证明磷酸萘酚喹的药效优于氯喹，与体内动物试验结果一致。

(4)抗药性研究

采用伯氏疟原虫 N 株(*P. berghei* K173)–瑞士种昆明远交系小鼠体内试验系统，以 1983 年 Merkli 药物剂量递增连续培养方法，培育抗萘酚喹株(RNQ/K173)。起始剂量为该药对鼠疟原虫 N 株的 ED_{90}，每周传一代，每 5～10 代测定抗性一次。当培养到具有一定抗性水平时，再停药连续传代，观察抗性消失情况。将培育的抗萘酚喹株对常用抗疟药进行敏感性测试，判定交叉抗药性及其程度。磷酸萘酚喹抗药虫株的形成见表 8-14。由表可知，伯氏鼠疟原虫 K173N 株，从培养的第 10 代开始出现轻度抗性，到第 35 代为重度抗性；随着原虫抗药性的增强，原虫对药物的耐受剂量也增加，至 20 代的 24.94mg/kd/d(增加了 36.1 倍)，到 40 代增加到 164.5 倍。从 40 代后原虫耐受量增加不明显，只是随着抗性程度相对稳定，原虫的耐药量在一定的范围内波动；随着抗药性形成，抗性原虫疟色素消失并伴随毒力下降。

表 8-14 伯氏疟原虫 K173 株对磷酸萘酚喹抗性的形成

代数	ED_{90} (mg/kg/d)	I_{90}
5	0.59	0.9
10	2.30	3.3
15	8.02	11.6
20	24.94	36.1
25	34.18	49.5
30	57.66	83.6
35	136.11	197.3
40	113.50	164.5
50	133.40	193.2
60	125.04	181.2

抗性稳定性结果见表 8-15。由表可知，所培育的重度抗萘酚喹 RNQ/K173 系，停药后连续血传 15 代抗性完全消失。交叉抗药性测定，RNQ/K173 系在测试的 9 种抗疟药中，除对磺胺和磷酸伯氨喹敏感外，对其他几种药物均有轻度的交叉抗药性(表 8-16)。

表 8-15 抗磷酸萘酚喹虫系的抗性稳定性测试结果

停药后血传代数	ED_{90} (mg/kg/d)	I_{90}
5	110.90	160.7
10	11.44	16.6
15	0.64	1.0

表 8-16 抗磷酸萘酚喹虫系对常用抗疟药敏感性测量结果

药物	ED_{90} (mg/kg/d)	I_{90}	抗性程度
磷酸萘酚喹	125.04	181.2	R+++
氨酚喹	5.73	2.5	R+
磷酸氯喹	7.16	2.2	R+
盐酸奎宁	359.33	5.0	R+
磷酸哌喹	5.86	3.8	R+
本芴醇	18.02	4.2	R+
青蒿素	142.58	2.5	R+
蒿甲醚	12.76	2.4	R+
磺胺	0.96	0.6	S
磷酸伯氨喹	3.05	1.2	S

药效学研究结论：通过磷酸萘酚喹对鼠疟原虫生殖周期的每个环节、对猴疟输血感染和子孢子感染及对体外培养人疟原虫等实验观察，证实该药对这些疟原虫有肯定的疗效，而且具有高效、速效和长效抗疟作用；对某些虫株组织期原虫和配子体也有作用，

但对子孢子无效；该药对抗氯喹株原虫也有很好的治愈效果；该药容易培育出原虫的抗药性且抗性程度为重度，但去除药物压力后很快恢复敏感。

2. 一般药理学研究[2]

磷酸萘酚喹的一般药理学试验，药物均用生理盐水配制。根据磷酸萘酚喹对鼠疟的 CD_{90} 剂量，设大、小两个剂量组(下同)，小剂量为 $CD_{90}\times1$，大剂量为 $CD_{90}\times10$；有效剂量的计算以口服 5 天疗程总量即 $CD_{90}\times5$ 为基础。用 Paget 体表面积推算方法计算出大鼠、家兔和猫的口服给药量，然后再折算成体重(mg/kg)给药。静脉给药按口服药量的 1/10。静脉给药用恒速蠕动泵控制给药速度，小剂量 1min 内给完，大剂量在 10min 内给完。对中枢神经系统的试验，实验室要保持安静；对心血管和呼吸系统试验，大鼠和猫用乌拉坦腹腔麻醉，家兔用普鲁卡因局麻。

(1)对小鼠自发活动的影响

试验用瑞士种昆明远交系小白鼠，试验分 3 组(大、小剂量和对照)，每组 10 只，再分 5 个亚组，每亚组 2 只动物。口服给药后 45min 放入三光道小鼠自发活动计数仪的观察缸中，每缸放一个亚组，观察 10min 内小鼠自发活动次数，再计算 5 个亚组的平均数。结果显示，各组小鼠的自发活动次数无明显差别，外观亦无异常表现，表明萘酚喹不影响小鼠的自发活动。

(2)对苯丙胺中枢兴奋作用的影响

试验分 4 组(对照、对照+苯丙胺、大剂量+苯丙胺、小剂量+苯丙胺)，每组 10 只小鼠，各分 5 个亚组，每亚组 2 只。给药后 45min 注射苯丙胺 4mg/kg，对照组注射生理盐水，15min 后观察小鼠自发活动次数。结果显示，注射苯丙胺各组动物自发活动次数明显增加，与对照组差异显著($P<0.01$)，但注射苯丙胺各组间无显著差异，说明萘酚喹不影响苯丙胺的中枢兴奋作用。

(3)对士的宁、印防己毒素惊厥作用的影响

磷酸萘酚喹对士的宁、印防己毒素惊厥作用的影响试验，分 6 组，即对照+士的宁、对照+印防己毒素及磷酸萘酚喹大剂量+士的宁、磷酸萘酚喹大剂量+印防己毒素、磷酸萘酚喹小剂量+士的宁、磷酸萘酚喹小剂量+印防己毒素。磷酸萘酚喹给药 45min，分别给对应组皮下注射士的宁 1mg/kg 或印防己毒素 7.5mg/kg。结果显示，各组动物出现惊厥的时间无明显差别，表明磷酸萘酚喹不影响士的宁、印防己毒素的惊厥作用。

(4)对注射催眠剂量戊巴比妥钠、水合氯醛催眠作用及时间的影响

对催眠作用试验分 6 组，即对照+戊巴比妥钠、对照+水合氯醛、磷酸萘酚喹大剂量+戊巴比妥钠、磷酸萘酚喹大剂量+水合氯醛、磷酸萘酚喹小剂量+戊巴比妥钠、磷酸萘酚喹小剂量+水合氯醛。每组 10 只小鼠。给药 45min，分别腹腔注射戊巴比妥钠 20mg/kg 或水合氯醛 190mg/kg，以翻正反射消失为入睡指标，观察 15min 内动物入睡数。结果显示，大小剂量组与对照组入睡动物数无差别。对两药催眠时间的

影响，试验分组和动物数同上，药后 45min 分别腹腔注射戊巴比妥钠 30mg/kg 或水合氯醛 300mg/kg，以翻正反射消失和恢复作为入睡和觉醒指标，观察入睡潜伏期和睡眠时间。结果显示，对照组与给药组基本一致。说明磷酸萘酚喹不影响戊巴比妥钠、水合氯醛的催眠作用和睡眠时间。

(5) 对热板致痛作用的影响

选择痛反应为 5～30s 的雌性小鼠，分 4 组(对照、大小剂量组和阳性对照杜冷丁)。每组 10 只动物，放入恒温[(55±0.5)℃]水浴烧杯内，以小鼠出现舔后足或踢后腿的时间为痛反应指标，分别测定各组动物给药前和给药后 1h 及 2h 痛反应时间。结果表明，各组动物给药前后的痛反应时间与空白对照比较无明显差别。阳性药物杜冷丁(20mg/kg) 皮下注射则有明显镇痛作用。说明磷酸萘酚喹对热板致痛无影响。

(6) 对乙酸致痛作用的影响

试验分 4 组(对照+乙酸、大剂量+乙酸、小剂量+乙酸、阿司匹林+乙酸)。每组 10 只小鼠，药后 45min(磷酸萘酚喹大小剂量和阿司匹林 625mg/kg) 腹腔注射 1%乙酸 0.2ml。以乙酸刺激后产生的扭体反应为指标，观察 15min 内各组动物的扭体数。结果显示，阿司匹林组动物扭体次数明显减少并与对照+乙酸组差异显著，其余两组与对照组无明显差别。说明磷酸萘酚喹不影响乙酸的化学致痛作用。

(7) 对大鼠体温的影响

试验用 Wistar 大鼠，分 4 组(空白对照、磷酸萘酚喹大小剂量及氯丙嗪)，每组 5 只动物。用针型半导体测温仪刺入大鼠后肢肌肉 1.0～1.5cm，由刻度表读取体温值。药前测定 3 次取平均值，药后 30min、90min、150min、210min 和 270 min 各测定一次。结果显示，磷酸萘酚喹组与对照组无明显差别，氯丙嗪组大鼠体温下降与其他组差别明显($P<0.05$)。

(8) 磷酸萘酚喹对心血管和呼吸系统的影响

试验用 Wistar 大鼠、日本大耳白家兔和猫 3 种动物。磷酸萘酚喹各设大小两个剂量组，均用静脉给药，每组 5 只动物。以动物血压、心率、心电和呼吸作为指标，观察给药前及药后 15min、30min、45min 和 60min 对上述指标的影响。结果显示，3 种动物两个剂量药后与药前比较无明显改变，表明磷酸萘酚喹对大鼠、家兔和猫的血压、心率、心电和呼吸等均无明显影响。

总之，磷酸萘酚喹在 10 倍 CD_{90} 抗鼠疟有效剂量下，对小鼠和大鼠的神经系统均无明显影响，外观精神行为活动也无异常表现。同样剂量对大鼠、家兔和猫的心血管和呼吸也未见阳性反应，与给药前相比无明显差别，说明磷酸萘酚喹对神经、心血管和呼吸系统没有明显作用。

3. 在动物体内的药代动力学[3]

(1) ^{3}H-磷酸萘酚喹灌胃给药药代动力学

以瑞士种昆明远交系小白鼠(雌雄不拘，体重 25～30g，禁食 12～18h 为试验对象

（下同）。^{3}H-磷酸萘酚喹设 3 个剂量组，10.5mg/120μCi/kg、42mg/480μCi/kg 和 168mg/1920μCi/kg。灌胃给药，药后不同时间眼球取血，以肝素抗凝，分离血浆。用乙酸乙酯提取(在 100ng 平均回收率为 93.7%)，在水浴上干燥，以薄层层析（TLC）法(硅胶 60F254 板，E.Merck，展开剂为正丁醇：冰醋酸：水=60：15：25，下同)，分离测定原形药含量，每时间点 5 只小鼠。

动力学参数见表 8-17。表中数据表明该药的血药时程符合开放二房室动力学模型，低、中、高三剂量的平均出峰时间分别为 15min、30min 和 30min，峰浓度为(0.36～6.67) ng/ml；$T_{1/2\alpha}$分别为 0.091 64 天、0.089 41 天和 0.098 04 天；而 $T_{1/2\beta}$分别为 3.33 天、5.69 天和 12.75 天，以上结果表明该药在小鼠消化道内吸收快，消除慢。

表 8-17　小鼠灌胃 ^{3}H-磷酸萘酚喹后的动力学参数

参数	10.5mg/120μCi/kg	42mg/480μCi/kg	168mg/1920μCi/kg
A (ng/ml)	0.253 45	1.321 17	7.312 98
B (ng/ml)	0.094 48	0.128 81	0.149 72
α (d^{-1})	7.563 46	7.752 74	7.069 82
β (d^{-1})	0.208 12	0.121 90	0.054 37
Ka (d^{-1})	574.984 19	77.816 66	109.347 25
$T_{1/2\alpha}$ (d)	0.091 64	0.089 41	0.098 04
$T_{1/2}\beta_{i}$ (d)	3.330 49	5.685 99	12.748 56
$T_{1/2}Ka$ (d)	0.001 21	0.008 91	0.006 34
$K_{21}\,a$ (d^{-1})	2.224 39	0.866 43	0.204 57
K_{10} (d^{-1})	0.707 71	1.090 70	1.879 04
K_{12} (d^{-1})	4.839 98	5.91 74	5.040 58
$AUC_{0\sim120}$ (n g·h/ml)	0.486 87	1.208 44	3.719 87
$CL(s)$ ml/d	21.566 24	34.755 42	45.162 81
T_{max} (min)*	15	30	30
C_{max} (ng/ml)	0.363 00	1.017 00	6.667 00
V/f (c) (ml)	30.473 34	31.862 62	24.039 99

*为实际观察值

(2) 组织分布

小鼠灌胃 ^{3}H-磷酸萘酚喹 42mg·480μCi/kg 后，不同时间点测定各组织放射性。结果(表 8-18)表明，该药在组织中分布较广，如按整个器官比较，肝脏最高。药后 2h 肝放射量是胃的 6 倍、肺的 7 倍及脾的 25 倍；药后 336h 仍以肝脏最高。肝匀浆提取物，经层析展开有一个放射性主峰与标准品的 Rf 值相同，表明肝脏累积的放射性物质主要是原形药。

表 8-18 小鼠灌胃 ^{3}H-磷酸萘酚喹(42.0mg/kg)后组织分布(n=5)

组织	药后时间（h）			
	2	4	168	336
心	0.042±0.004	0.042±0.011	0.010±0.000	0.000±0.000
肝	3.886±0.567	0.378±0.133	0.880±0.084	0.582±0.049
脾	0.158±0.037	0.308±0.039	0.080±0.041	0.060±0.000
肺	0.556±0.009	0.864±0.078	0.150±0.041	0.080±0.007
肾	0.642±0.060	0.588±0.151	0.134±0.031	0.054±0.015
脑	0.116±0.017	0.084±0.009	0.020±0.000	0.000±0.000
胃	0.696±0.265	0.118±0.008	0.026±0.005	0.015±0.007
十二指肠	0.244±0.044	0.076±0.011	0.016±0.005	0.000±0.000
生殖器	0.050±0.014	0.060±0.023	0.038±0.034	0.030±0.007
眼球	0.010±0.000	0.010±0.000	0.002±0.001	0.000±0.000
脂肪*	0.543±0.082	0.336±0.085	0.200±0.034	0.158±0.013
骨髓*	0.126±0.057	0.082±0.029	0.013±0.005	0.000±0.000
肌肉*	0.274±0.022	0.140±0.016	0.045±0.007	0.000±0.000

*每克组织中放射性物质含量占给药量的百分比

^{3}H-磷酸萘酚喹在红细胞与血浆中的分布：小鼠分别灌胃 3 种剂量后不同时间眼球取血，分离血浆和血细胞(用生理盐水冲洗两次)，以乙酸乙酯提取浓缩，用 TLC 法测血浆和血细胞中原形药，每时间点 5 只小鼠。结果(表 8-19)表明，药物在不同时间分布不一，3 个剂量在药后 0.5h 内球浆比多数小于 1；但给药 1h 后直至 7 天球浆比均大于 1，尤以中、大剂量更明显。

表 8-19 ^{3}H-磷酸萘酚喹原形在红细胞与血浆中分布　　(单位：cpm/ml)

时间（h）	10.5mg 120μCi/kg			42.0mg 480μCi/kg			168mg 1920μCi/kg		
	血细胞	血浆	球/浆	血细胞	血浆	球/浆	血细胞	血浆	球/浆
0.083	3685	7450	0.49	9415	8 090	1.17	53 675	87 290	0.62
0.250	5950	9200	0.65	18 340	17 180	1.07	73 850	87 570	0.84
0.500	10315	7805	1.33	21 920	25 795	0.85	150 530	169 160	0.89
1	9065	6910	1.31	29 625	23 510	1.26	170 965	167 030	1.02
2	7730	5295	1.46	22 815	21 610	1.06	179 295	148 125	1.21
4	6845	4075	1.68	20 860	14 980	1.39	93 750	50 235	1.87
8	4920	3035	1.62	18 835	4895	3.85	43 775	18 470	2.37
12	4870	2590	1.88	11 665	4365	2.68	27 730	12 495	2.22
24	2180	1710	1.27	7595	2925	2.60	22 790	12 264	1.86
72	1540	1345	1.14	5490	1980	2.77	6825	2681	2.55
168	865	570	1.52	3670	1940	1.89	4170	2473	1.69
336	—	—	—	1178	562	2.10	3325	1839	1.81
504	—	—	—	—	—	—	2225	1246	1.79

(3) 排泄

小鼠灌胃 3 种剂量后不同时间收集尿、粪，经乙酸乙酯提取，TCL 测定尿、粪中原形药。结果表明，主要排泄途径为尿，7 天内排出 40%，而粪便排出 23%左右。3 种剂量排出百分率无明显区别。

大鼠胆汁排泄：Wistar 大鼠，体重 250～300g，禁食 12～18h，在 2%戊巴比妥钠麻醉下进行胆道插管。待清醒后 12h 给 ^{3}H-磷酸萘酚喹 40mg/80μCi/kg，每 6h 收集胆汁一次，用均相法测定放射性。结果表明，药物主要在前 24h 从胆汁中排出，以后排出较少，3 天共排出 27.61%；另取含 ^{3}H-磷酸萘酚喹浓度高的胆汁，直接注入受试鼠十二指肠内，12h 后取肝、血和胆汁测定放射性。并以肝匀浆提取物浓缩、分离，用 TLC 测得一个放射性主峰与标准品 Rf 值相同，表明主要以原形药排出。

(4) 血浆蛋白结合率（平衡透视法）

^{3}H-磷酸萘酚喹不同浓度，加入新鲜大鼠血浆混匀后，装入透析管（10MM×6.4dia），阻断分子质量 12 000～14 000，以 1/15mol/L 磷酸缓冲液（pH 7.4）为外液，在 37℃条件下恒温振荡 17h（150～200 次/min），测袋内外药物含量。结果表明，药物与蛋白质结合率为 87%～89%。将血浆点在醋酸纤维薄膜上，电泳（电压 100V，室温 25℃）50min，按不同区带测其放射性强度。结果表明，药物主要与白蛋白结合，占 60%以上，其次为 γ 球蛋白和 α-2 球蛋白。

总之，采用同位素示踪结合 TLC 法，观察磷酸萘酚喹在动物体内的吸收、分布和排泄过程。结果表明，小鼠口服 ^{3}H-磷酸萘酚喹后吸收较快，出峰时间为 15～30min，峰浓度为 0.36～6.67ng/ml。吸收较完全，1h 从胃肠道吸收 50%左右；组织分布较广泛，以肝脏最高，肾、肺、脾次之，脑中亦有发现。给药 60min 后，红细胞内原形药高于血浆，球浆比值可达 2.55～3.85；消除慢，消除半衰期为 3.3～12.7 天；排泄尿占 44.3%～44.7%，粪占 23.8%～27.8%，胆汁排出 24%左右并存在肝肠循环；与血浆蛋白的结合率为 87%～89%。

4. 作用机理的探索研究

在药效研究中已经证实磷酸萘酚喹具有高效、速效和长效抗疟作用，且对抗氯喹虫株也有很强的杀灭能力。该药作用环节多，特点突出，很值得进一步探究缘由。

(1) 从药代动力学的角度探讨磷酸萘酚喹的作用机理 [4]

1) 在正常小鼠体内的药代动力学：瑞士种昆明远交系小白鼠，体重（25±2）g，随机分 17 组，每组 3 只。分别于给药前和给药（10mg/kg 一次灌胃）后 0.17h、0.33h……144h 眼球取血，按 1985 年邹镜等建立的方法分离红细胞和血浆，按 1988 年卢志良等建立的方法分离提取，用高效液相色谱法测定磷酸萘酚喹量。结果见表 8-20。药后 2h，磷酸萘酚喹在红细胞和血浆中达峰值，以后逐渐下降，144h 仍可测到。总体上看，红细胞中的药物浓度高于血浆，这一结果与同位素示踪法所得结果基本一致。用 3p87 程序计算动力学参数，结果见表 8-21。

表 8-20　磷酸萘酚喹在正常小鼠血浆和红细胞中测定结果

采样时间（h）	浓度(ng/ml)		红细胞/血浆
	血浆	红细胞	
0	0	0	—
0.17	63.10	79.13	1.25
0.33	86.20	122.45	1.42
0.50	91.83	90.13	0.98
0.75	169.17	208.59	1.23
1.00	271.07	198.57	0.73
2.00	300.84	273.29	0.91
4.00	197.42	209.46	1.06
6.00	198.97	231.03	1.16
12.00	159.32	197.73	1.24
24.00	100.89	211.43	2.10
36.00	105.55	137.48	1.30
48.00	79.68	79.91	1.00
72.00	51.11	101.49	1.99
96.00	45.30	78.24	1.73
120.00	42.15	55.59	1.32
144.00	39.69	38.96	0.98

表 8-21　磷酸萘酚喹在正常小鼠血浆中的药动学参数

参数	单位	数值
A	ng/ml	190.905 15
α	h	0.050 10
B	ng/ml	63.492 18
β	h	0.003 49
Ka	h	1.366 37
$V/F(c)$	ml	0.040 45
$T_{1/2\alpha}$	h	13.834 29
$T_{1/2\beta}$	h	198.619 46
$T_{1/2}Ka$	h	0.507 29
K_{21}	h	0.015 43
K_{10}	h	0.011 33
K_{12}	h	0.026 83
$AUC_{0\sim120}$	ng · h/ml	21 817.722 70
$CL(s)$	ml/day	0.000 46
T_{max}	h	2.720 00
C_{max}	ng/ml	223.289 75

由表可见，药物自肠道吸收的 $T_{1/2}Ka$ 为 0.51h，说明药物的吸收较快；

$K_{12}>K_{21}>K_{10}$，说明该药由中央室进入周边室的速度大于周边室进入中央室的速度，因此有较广泛的组织分布；而自中央室消除的速度缓慢，因此具有较长的半衰期，$T_{1/2\beta}$为 199h。

2) 在感染小鼠体内药代动力学：取感染率为 2%～5%(伯氏疟原虫 K173 株)的小鼠 48 只，随机分 16 组，每组 3 只，按 10mg/kg 体重一次灌胃给药。分别于给药前及药后 0.33h、0.75h、1.0h……168h 眼球取血，结果见表 8-22 和表 8-23。

表 8-22 磷酸萘酚喹在感染小鼠的血浆和红细胞中检测结果

采样时间（h）	磷酸萘酚喹浓度(ng/ml)		红细胞/血浆
	血浆	红细胞	
0	0	0	—
0.33	61.50	185.4	3.01
0.75	87.60	260.9	2.98
1.00	119.62	364.0	3.04
2.00	156.04	495.8	3.18
4.00	65.23	719.9	11.04
6.00	53.29	1271.3	23.86
12.00	80.19	1881.8	23.47
24.00	13.73	1870.8	136.26
36.00	16.15	2979.2	184.47
48.00	12.94	1624.7	125.56
72.00	11.05	558.3	50.52
96.00	21.79	1439.3	66.05
120.00	17.79	4099.9	230.47
144.00	17.03	5851.7	343.61
168.00	9.20	2133.6	231.91

由表 8-22 可知，药后 2h 磷酸萘酚喹在血浆达峰值以后逐渐下降，96h 药物浓度回升，到 168h 血浆中仍可测到药物。在红细胞中的药物浓度达峰值时间为药后 36h，随后下降至 72h 抵峰谷，而后药物浓度又重新回升，至 144h 又得一峰值，168h 红细胞中药物浓度仍很高。与正常小鼠比，感染小鼠红细胞内药物浓度远远高于正常小鼠，最高达 343 倍。动力学参数见表 8-23。表内数据显示，吸收半衰期 $T_{1/2}(K_a)$为 0.245h，说明药物自肠道可快速吸收；消除半衰期 $T_{1/2\beta}$长达 474h。表观分布容积 $V/F(c)$为 83L/kg，$K_{12}>>K_{21}>K_{10}$，表明药物具有广泛的组织分布，而自中央室消除的速度缓慢。感染小鼠血中药物浓度与正常小鼠血中药物浓度相比，存在显著差异，说明感染后药物动力学过程发生了改变。

表 8-23 磷酸萘酚喹在感染小鼠血浆中的药动学参数

参数	单位	数值
A	ng/ml	111.185 96
α	h	0.144 74
B	Ng/ml	14.810 20
β	h	0.001 46
Ka	h	2.827 74
lag time	h	0.074 23
$V/F(c)$	L/kg	83.13
$T_{1/2}\alpha$	H	4.788 97
$T_{1/2}\beta$	h	473.880 19
$T_{1/2}Ka$	h	0.245 12
K_{21}	h	0.019 09
K_{10}	h	0.011 09
K_{12}	h	0.116 02
$AUC_{0\sim120}$	ng·h/ml	10 848.842 80
$CL(s)$	ml/d	0.000 92
T_{max}	h	1.200 00
C_{max}	ng/ml	104.045 64

为了解感染小鼠红细胞中药物浓度下降后又回升的原因，也为弥补没同时检查原虫的缺欠，补做了检测感染小鼠红细胞药物浓度的同时、检查原虫寄生率试验。结果见表8-24。由表可知，测得的红细胞中药物浓度与感染率呈现相同的消长趋势。由于药量不足，原虫没有被完全控制，也正因如此，使人们看到感染原虫红细胞对药物具有浓聚作用。

表 8-24 感染小鼠的红细胞原虫寄生率及红细胞中的药物浓度

采样时间（药后小时，h）	取血时的原虫寄生率（%，平均数）	红细胞中药物浓度（ng/ml，平均数）
2.0	0.5	156.4
4.0	1.2	367.5
6.0	2.1	819.2
12.0	1.9	780.6
24.0	4.2	1528.4
36.0	4.1	1515.2
48.0	0.8	214.9
72.0	3.5	610.3
96.0	5.8	1192.4
120.0	6.5	1713.8

为进一步证明感染率与血药浓度的关系，取 24 只感染小鼠，随机分为 2 组，分别

于感染后 4 天和 6 天灌胃给药，均于各自药后 1.0h、2.0h、4.0h 和 8.0h 眼球取血，检查原虫密度及血浆和红细胞药物浓度和球浆比值。结果（表 8-25）表明，药后不同时间采样，红细胞中药物浓度随感染率上升而增加，相对血浆却随感染率的上升而减少。

表 8-25　原虫感染率与红细胞中和血浆中药物浓度检测结果

药后采样时间（h）	感染 4 天给药				感染 6 天给药			
	感染率（%）	血浆浓度（ng/ml）	红细胞浓度（ng/ml）	球/浆	感染率（%）	血浆浓度（ng/ml）	红细胞浓度（ng/ml）	球/浆
1.0	10.9	45.4	461.1	11.1	18.7	66.2	1531.6	23.1
2.0	32.5	32.4	6911.6	213.3	38.3	48.5	11502.4	237.1
4.0	16.7	79.6	5905.3	74.0	29.3	44.5	5705.8	128.1
8.0	10.1	45.0	2286.2	50.8	12.6	28.3	3810.0	134.9

（2）从原虫的超微结构变化探索磷酸萘酚喹的抗疟作用[5]

从感染伯氏疟原虫 K173 正常株的小鼠中选择寄生率为 25%～35%小鼠 10 只，随机分为 2 组，一组给磷酸萘酚喹，一组给磷酸氯喹（剂量为各药对鼠疟 ED_{90}×10，一次灌胃给药），药前及药后 1.0h、2.0h、4.0h、8.0h、16.0h、24.0h 和 48.0h 取样观察原虫超微结构。结果，磷酸萘酚喹组药后 1.0h 原虫疟色素颗粒减少并有少数原虫复合膜间隙增宽；药后 2.0h，原虫结构已发生改变，食物泡融合并出现空泡，复合膜变得模糊不清，线粒体出现肿胀；药后 4～16h，原虫结构渐进性改变更加明显，食物泡不见，核膜肿胀出现小囊，核质也出现改变；药后 24～48h，原虫滋养体已瓦解，核区仅见轮廓，核质瓦解。

氯喹组原虫发生改变比磷酸萘酚喹晚 2～4h，首先出现的是食物泡的改变，整个原虫结构改变出现在药后 16～24h，药后 48h 原虫结构变化明显。

总之，磷酸萘酚喹在正常和感染原虫小鼠体内的药代动力学存在显著性差异，感染红细胞内的药物浓度明显高于正常红细胞，且红细胞内的药物浓度随感染率的增加而升高，说明感染红细胞对磷酸萘酚喹有较强地浓集作用；此外，从磷酸萘酚喹对原虫超微结构作用看，该药不仅作用于原虫的摄食系统，而且还作用于原虫膜系统，由于膜的破坏，增加了药物进入原虫体内的通透性。因此感染红细胞对药物的浓集作用和破坏原虫的膜系结构可能是该药高效、速效和克服氯喹抗药性的原因。正常小鼠血浆消除半衰期为 198h、感染小鼠则延长至 473h；该药有广泛的组织分布，且在组织中的药物浓度比血浆高出数倍，加之存在有效的肝肠循环，这可能是该药的长效原因。

（二）毒理学研究

毒理学研究包括一般毒理和特殊毒理两部分。一般毒理含单次（急毒）和多次（长毒）给药毒理；特殊毒理包括生殖毒理（雄性生殖和致畸胎）和诱变（突变、微核、染色体畸变）毒理。

1. 一般毒理

(1) 急性毒性试验[6]

磷酸萘酚喹对小鼠急性毒性试验分口服和腹腔注射两种给药途径。动物按体重随机分组，每组 20 只，雌雄各半。药后每天观察，连续两周，记录动物临床表现和死亡情况。用 Finney 氏概率单位分析法计算出 LD_{50}、LD_5、LD_{95} 及各自 95%可信限和 b 值。结果，小鼠口服磷酸萘酚喹后 6h 出现惊跑、惊厥，出现症状的动物数与剂量成正比关系，$LD_{50}\pm SD$ 为 (794±27) mg/kg；小鼠腹腔注射磷酸萘酚喹后未见明显症状，$LD_{50}\pm SD$ 为 (127±3) mg/kg。给药后死亡及活存动物经剖检肉眼观察，有不同程度的肝、肾充血现象。

口服给药，雌性动物死亡数稍多于雄性；腹腔注射给药，动物死亡数性别间没有明显差异。

小鼠口服磷酸萘酚喹后 6h 开始出现死亡，随着剂量逐渐增加，死亡时间延长到第 4 天；腹腔注射给药，死亡时间在 1h 内。

磷酸萘酚喹对大鼠的急性毒性试验方法同小鼠急性毒性试验。结果显示，大鼠口服磷酸萘酚喹 LD_{50} 为 (1018±102) mg/kg。磷酸萘酚喹中毒鼠食量明显减少，出现渐进性精神萎靡、体重减轻、摄食量减少、大便稀溏；中毒严重鼠口鼻有血性分泌物，两后肢呈迟缓型瘫痪，尤以死前 1～3 天明显。死亡多在给药后 3～7 天。中毒致死鼠大部分及高剂量活存鼠小部分经剖检肉眼可见肝脏淤血和结节性肝坏死，呈灶状分布，有一定的量毒关系。

犬口服磷酸萘酚喹急性毒性，参照 1943 年 Deichmann 和 Le Blanc“6 只动物求致死剂量法”。经预试验，选择磷酸萘酚喹 100mg/kg、70 mg/kg、55 mg/kg 和 33mg/kg 4 个剂量，动物随机分组，每剂量组 1 只犬。空腹一次口服给药，给药后 1h 喂饲，观察 14 天。每天观察记录动物临床表现；食量和体重每 7 天测一次。对死亡犬当天和存活犬第 14 天活杀，肉眼观察病理改变。毒力判定标准为能使动物中毒死亡的最低剂量为近似致死剂量(ALD)；临床观察无明显毒性反应的最高剂量为最大耐受剂量(AMD)。结果显示，犬口服磷酸萘酚喹 100mg/kg 后 9h 出现全身强直性抽搐，持续 15min，然后症状自行缓解，给药后 72h 症状消失。犬口服磷酸萘酚喹 70mg/kg 后 6h 出现全身强直性抽搐，呈角弓反张状态，流涎，持续 20min，然后转为痉挛性小抽搐，给药后 10h 死亡。犬口服磷酸萘酚喹 50mg/kg 及 33mg/kg 后未见中毒症状，精神、食量、活动均正常。

犬口服磷酸萘酚喹 100mg/kg 后白细胞总数升高，但白细胞分类尚属正常；血清谷草转氨酶（SGOT）在药后有一过性轻度升高，给药后第 7 天恢复正常。犬口服磷酸萘酚喹 50mg/kg 后，第 7 天及第 14 天嗜酸性粒细胞增高，其他各项均未见明显改变。犬口服磷酸萘酚喹 33mg/kg 后，各项化验检查均未见异常变化。

磷酸萘酚喹 70mg/kg 中毒致死犬，尸检时可见肝、胃肠轻度淤血，其他剂量给药后第 14 天活杀未见异常病变。

结论：小鼠口服给药 $LD_{50}\pm SD$ 为 (794±27) mg/kg，小鼠腹腔给药 $LD_{50}\pm SD$ 为

(127±3)mg/kg；大鼠口服给药，LD_{50}±SD 为(1018±102)mg/kg；犬口服磷酸萘酚喹后近似致死剂量为 70mg/kg，最大耐受量为 50mg/kg。按化学物质毒力分级，磷酸萘酚喹属低毒级。由于该药抗疟效果较好，对伯氏鼠疟抑制疗效 ED_{50} 为 0.4mg/kg，ED_{95} 为 0.69mg/kg，故其化疗指数(LD_{50}/ED_{50})为 1985，安全指数(LD_5/ED_{95})为 726。从急性毒性动物尸检可见较明显的肝损伤来分析，肝脏可能是值得注意的靶器官之一。

(2)长期毒性试验[7]

1)大鼠长期毒性试验：磷酸萘酚喹设 80mg/kg/d、40mg/kg/d 和 20mg/kg/d 组和空白对照组。试验用 Wistar 大鼠，随机分组，每组 24 只，雌雄各半。每天给药一次，连续 14 天。第 15 天各组随机留 8 只(雌鼠 4 雄鼠 4)继续观察 28 天，2/3 鼠眼球取血测定血液（9 项）、血生化（16 项）及病理学检查，病理进行系统尸检外，9 个脏器称重、42 个组织部位做组织学检查。结果表明，磷酸萘酚喹 80mg/kg/d 组大鼠食量明显减少、体重减轻，少数鼠给药期表现皮毛松散、稀便，其中 1 只雌鼠于第 10 次给药后死亡；40mg/kg/d 组大鼠食量亦减少，体重增长也较对照组缓慢；20mg/kg/d 组大鼠食量和体重增长情况基本与对照组相似。

血液学检查，磷酸萘酚喹 80mg/kg/d 组白细胞总数及中性分叶白细胞数轻度增加；40mg/kg/d 组有增加趋势；20mg/kg/d 组基本正常。

血液生化学检查，磷酸萘酚喹 80mg/kg/d 组谷草转氨酶（GOT）、谷丙转氨酶（GPT）、乳酸脱氢酶（LDH）升高，血糖降低，尤以雌鼠变化较明显，且雌鼠磷酸肌酸激酶（CK）也高；40mg/kg/d 组 GOT、LDH 轻度升高，血糖轻度下降；20mg/kg/d 组各项指标基本正常。

系统尸检，停药后即杀鼠 9 个器官称重，并分别与体重相比计算出相对质量。磷酸萘酚喹 80mg/kg/d 组肝、肺、脑质量高于对照组，雌鼠胸腺质量低于对照组；40mg/kg/d 组肝、肺质量稍高于对照组。尸检可见此两组大鼠肝大、淤血明显，部分鼠肝有坏死化脓结节，少数动物有脑淤血、脾大和胸腺变小。但 20mg/kg/d 组各器官质量及尸检所见与对照组相似，未见明显异常。

组织学检查，磷酸萘酚喹对肝脏的损伤表现为肝细胞空泡变性和气球样变，可见片状或灶状坏死，亦见脓肿形成及肝窦和静脉淤血；肾脏损伤表现为肾浊肿、淤血，肾小管上皮变性；心肌呈轻度变性；骨髓呈轻度抑制现象；胸腺上皮细胞减少；淋巴结淋巴细胞减少。上述变化以 80mg/kg/d 组明显、发生率较高，40mg/kg/d 组较轻，20mg/kg/d 组基本正常。此外，磷酸萘酚喹各剂量组大鼠肺脏可见肺泡腔、肺泡壁或接近胸膜的肺组织内出现程度不等的泡沫样细胞(II 型细胞)，无明显剂量效应关系。

损伤的可逆性，停药后 28 天活杀鼠，磷酸萘酚喹各剂量血液及血液生化检查均在正常值范围内；病理组织学观察，口服磷酸萘酚喹鼠除肺 II 型细胞有轻度增多，以及 80mg/kg/d 组鼠肝、肾损伤好转但尚未完全恢复外，其他损伤均恢复。同时也未见新的损伤。

2)犬长期毒性试验：磷酸萘酚喹对犬的长期毒性试验，药品为片剂，每片含磷酸萘酚喹碱基 0.1g。试验犬随机分为 4 组，3 个给药组（5mg/kg/d、10mg/kg/d 和

20mg/kg/d 和一个空白对照组。每组 6 只，雌雄性各半。每天给药一次，连续 14 天，第 15 天各组活杀 2/3，留 1/3(1 雄性 1 雌性)继续观察 28 天。从给药前 7 天起至停药后 28 天(第 42 天)，每天观察记录动物临床表现，每 7 天测体重一次；血液学检查 11 项(含中毒死亡犬和活杀犬骨髓细胞检查)、血生化检查 16 项、尿常规 7 项及心电图描记 9 个导联，于药前 7 天，给药当天，药后 7 天、14 天、28 天和 42 天各检测一次；眼底检查，20mg/kg/d 和对照犬于药前和杀前各检查一次；病理检查于第 15 天和第 42 天进行，其中 10 个脏器称重，组织病理学检查包括神经、循环、消化、呼吸、泌尿、生殖、腺体、骨骼、肌肉、淋巴结等 44 个组织部位。结果表明，20mg/kg/d 组在给药 6～10 天，4/6 犬出现全身震颤，尤以后肢为主，持续 5～9 天，停药后自行缓解，恢复正常。10mg/kg/d 组有 2/6 犬出现相似症状，但程度比 20mg/kg/d 组轻；5mg/kg/d 组和对照组未见类似症状。给药后各组犬的食量、体重、肛温、呼吸、心率等未见异常。

10mg/kg/d 及以上组犬给药后 Q-T 间期延长，2/3 的犬 T 波电压减低；5mg/kg/d 组与对照组相似，未见明显改变。

20mg/kg/d 组在给药 7 天、14 天，GPT 和 GOT 增高，尤以 GPT 变化明显；10mg/kg/d 组 GPT 和 GOT 有升高趋势，但仍在正常范围内；5mg/kg/d 组与对照组相似，血液学和血液生化其他指标均未见明显改变。

骨髓涂片，20mg/kg/d 组药后骨髓造血系统未见明显影响。

眼底检查，20mg/kg/d 组犬给药前后眼底未见异常改变。

病理检查，20mg/kg/d 组第 15 天活杀犬可见肝细胞肿胀，细胞质疏松，空泡变性，汇管区淋巴细胞浸润。脂肪和胆汁染色均呈阴性反应。10mg/kg/d 以下各剂量均未见与药物有关的病理改变。

恢复期观察，停药 28 天检查，各剂量组各指标均未见异常改变；肝脏病理改变亦已恢复正常；未见新的损伤。

试验结果表明，磷酸萘酚喹口服，大鼠 80mg/kg/d 为严重中毒剂量；大鼠 40mg/kg/d，犬 20mg/kg/d 为中度中毒剂量；大鼠 20mg/kg/d，犬 5mg/kg/d 为基本安全剂量；犬 10mg/kg/d 仅有轻微的、一过性的异常改变。而对照药氯喹(磷酸萘酚喹对大鼠和犬的长毒试验均设氯喹对照组进行平行对比)口服：大鼠 80mg/kg/d 为中毒致死剂量，20mg/kg/d 已有心肌损伤；犬 15mg/kg/d 口服 2 次即有 4/5 只犬中毒致死。由此证明磷酸萘酚喹毒性比氯喹要小。氯喹临床上为 3 天 4 次给药总量 1500mg，相当于 30mg/kg，第 1 天用量 900mg，相当于 18mg/kg。磷酸萘酚喹预计临床用量 800～1000mg，首剂 600mg，相当于 12mg/kg。磷酸萘酚喹临床应用剂量和疗程都小于氯喹，可见磷酸萘酚喹的临床应用安全剂量范围大于氯喹。

磷酸萘酚喹的中毒靶器官主要是肝，其次是心、肾等组织，但这种损害是可逆性的，一般在较短时间内可以恢复。磷酸萘酚喹虽然口服，但胃肠道症状不明显；心电图 Q-T 间期延长，血浆 GPT、GOT 升高等较为敏感。因此，建议临床应用时注意这些指标的观察。

大鼠试验中发现磷酸萘酚喹组动物出现肺Ⅱ型细胞增多，其机理尚不清楚，但已知肺Ⅱ型细胞增多是许多中毒性肺损伤的普遍非特异性、适应性组织修复反应。这是一种药物副反应，但在犬毒性试验中未见到这种现象。因此，建议Ⅰ期临床研究中注意肺功能有关指标的检查。

2. 特殊毒性试验

(1)生殖毒性试验[8]

1)致畸试验：参考 Wilson 的方法，观察了磷酸萘酚喹对小鼠胚胎有无致畸作用或胚胎毒性。试验分 4 组，磷酸萘酚喹设 100mg/kg/d、50mg/kg/d 和 25mg/kg/d 组与生理盐水对照组。每组孕鼠 20 只，于妊娠 6～15 天器官形成期给药，每天一次。妊娠第 17 天处死孕鼠，检查记录总着床数、活胎数、死胎数，观察有无外观畸形；对活胎鼠再按结构畸形学方法观察骨骼及软组织的发育。结果表明，各给药组的活胎率、死胎率和吸收胎率与对照组无明显差别。检查胎鼠外观和骨骼亦未见异常，但 100mg/kg/d 组出现腭裂和单侧睾丸未下降，总畸形率为 10.87%，与对照组差异显著($P<0.05$)。

总之，磷酸萘酚喹 100mg/kg/d、50mg/kg/d、25mg/kg/d 分别相当于 1/10、1/20、1/40 小鼠口服 LD_{50}，在此剂量下磷酸萘酚喹无胎毒作用。

在 100mg/kg/d 组(相当于临床拟用剂量的 10 倍)可见到软组织畸形，主要是腭裂发生率较对照组高。在此剂量下，连续给药 6 次后出现一只母鼠死亡；此外，该组母鼠体重，胎鼠身长、体重比对照组和中小剂量给药组略为减少；因此可以认为软组织畸形发生率增高，可能与药物对母鼠的毒性有关。50mg/kg/d(相当于拟用临床剂量 5 倍)剂量则为安全剂量。

2)雄性小鼠口服磷酸萘酚喹的生殖毒性试验：磷酸萘酚喹设 2.5 mg/kg/d、5.0mg/kg/d 和 10.0mg/kg/d 组及生理盐水对照组，每组雄性小鼠 20 只，每天给药一次，连续 13 周。给药满 8 周后与未给药的雌性性成熟小鼠交配，阴栓阳性者定为妊娠，每组得孕鼠 20 只。雄鼠于交配期间继续给药直满 13 周，将每组 2/3(14 只)动物活杀，取睾丸、附睾、输精管和前列腺等进行组织病理学检查。余 1/3 继续观察 4 周做恢复期观察。各组孕鼠于妊娠第 12 天和 17 天分别处死一半动物，剖腹检查子宫着床受孕数、着床总数、活胎数、吸收胎数及死胎数；测量胎鼠的身长和体重，对活胎鼠做外观、骨骼和软组织检查。结果表明，磷酸萘酚喹 2.5mg/kg/d、5.0mg/kg/d、10.0mg/kg/d 等组的交配受孕率、着床指数、活胎率、胎鼠身长及胎鼠平均体重与对照组相比均无显著性差异。可以认为磷酸萘酚喹对雄性小鼠生殖功能无影响。

磷酸萘酚喹 2.5mg/kg/d、5.0mg/kg/d 和 10.0mg/kg/d 组分别对 121 个、140 个和 134 个胎鼠进行了性别检查，雌性比例分别为 44.6%、41.4%和 49.3%，雄性胎鼠分别为 55.4%、58.6%和 50.7%；对照组雌胎鼠为 43.2%，雄胎鼠为 56.8%，各给药组与对照组比较无显著性差异。胎鼠外观、骨骼发育及软组织发育均无异常发现。

磷酸萘酚喹 3 个剂量给药 91 天和停药后 28 天，对小鼠睾丸称重并且对睾丸、附睾、输精管和前列腺进行病理检查，结果与对照组无明显差异。

(2)致突变试验[9]

微生物回复突变试验：用 1975 年 Ames 方法，选择组氨酸缺陷型鼠伤寒沙门氏菌 4 株(TA97、TA98、TA100、TA102)；磷酸萘酚喹设 0.1μg/皿、1.0μg/皿、10.0μg/皿和

100.0μg/皿 4 个剂量组，同时设溶剂蒸馏水为阴性对照及已知突变原（*N*-甲基-*N′*-硝基-*N* 亚硝基胍）(NTG)、9-氨基吖啶、丝裂霉素 C 和黄曲霉素 B1（AFTB1）等为阳性对照药。用诱导剂处理后的哺乳动物肝脏微粒体酶（S9）进行活化，即在加 S9 和不加 S9 平行条件下测评。直接计数培养基上的回变菌落数。

凡加入待检物后长出的回变菌落数比对照组的回变菌落数增加一倍以上，且有剂量效应关系，记为阳性反应，否则为阴性。

结果表明，该药对 4 株细菌无明显诱变性；而几种诱变剂则表现出明显的诱变性。

微核试验：试验用瑞士种昆明远交系成年雄性小鼠，体重 25～35g，每组 5 只。磷酸萘酚喹设 10mg/kg、50mg/kg 和 100mg/kg 剂量组，给药后不同时间（16h、24h、48h 和 72h）处死动物取材观察；同时设溶剂对照及丝裂霉素 C 阳性对照。

试验动物处死后，取出股骨，用小牛血清冲洗骨髓两次，离心取沉淀物涂片、染色，每只动物标本油镜下观察 1000 个完整的多染红细胞中的微核数，一个细胞中出现多个微核仍计为 1，以千分率表示。微核细胞出现的频率与对照组相比有统计学意义的增加并有剂量反应关系时记为阳性。结果，磷酸萘酚喹 3 个给药组小鼠骨髓多染红细胞中微核出现率与溶剂对照组比无显著差异。不同时间取材的微核率与溶剂对照也无明显差别。

染色体畸变试验：试验用中国仓鼠肺成纤维细胞（CHL）；磷酸萘酚喹设 2.5μg/ml、5.0μg/ml 和 10.0μg/ml 3 组，其中高浓度为抑制 50%细胞生长浓度；同时设生理盐水、为阴性对照，丝裂霉素 C、环磷酰胺（CP）、S9 + CP 为阳性对照；培养 24h 和 48h 进行测试。结果表明，磷酸萘酚喹在 3 个不同浓度、两个时段及不同处理条件下，所检测的染色体畸变率均在 2%以内，低于正常对照的 2.5%及生理盐水的 3%，表明磷酸萘酚喹在本试验条件下未见诱发 CHL 细胞染色体的致突变活性。

三、磷酸萘酚喹片的临床试验[10]

Ⅰ期临床在国家新药临床试验基地解放军 307 医院实施。Ⅱ、Ⅲ期临床试验由国家抗寄生虫药临床药理基地重庆医科大学主持，有 5 个医疗科研单位参加。

（一）Ⅰ期临床试验

Ⅰ期临床试验旨在了解健康人对磷酸萘酚喹片的剂量耐受性和药物动力学参数，为设计临床安全有效方案提供依据。

1. 剂量耐受性试验

（1）受试者选择条件和人数

1）具有初中以上文化程度，志愿参加本试验，男性，体重 55～70kg；
2）X 线胸透、心电图描记、呼吸功能、血尿常规和血生化各项指标正常。
3）营养状况良好，血压、呼吸、脉搏正常，神经系统和眼底检查正常，无药物过敏史，无病态体征及嗜酒习惯。

按上述条件选择志愿者 20 人。试验设 6 个剂量组和 1 个安慰剂对照组，各组受试人数 2～4 人(表 8-26)。由试验监督者将受试者随机分配于各组。

表 8-26　磷酸萘酚喹片剂量耐受试验剂量组

总剂量(g)	给药时间各剂量(片)			递增率(%)	志愿者人数
	0h	8h	24h		
0.4	4	—	—	—	2
0.6	6	—	—	50	2
0.8	6	—	2	35	4
1.0	6	—	4	25	4
1.2	6	3	3	20	2
1.4	6	4	4	17	2
安慰剂	6	4	4	—	4

注：0h 不足 6 片、8h 和 24h 不足 4 片的均用安慰剂补齐，磷酸萘酚喹每片含量 0.1g

(2)药物剂量和给药方法

磷酸萘酚喹为片剂，每片含碱基 0.1g；同时提供与药片形、色、味相似的安慰剂片。实行双盲给药，于进食前送药看服。服用剂量和时间见表 8-26。

(3)耐受性观察内容与方法

受试者于给药前 2 天入院，给药日为零天，给药后观察 14 天，共住院观察 16 天，具体观察内容与方法如下。

1)一般临床观察：药前及药后 1 周每日查房询问不适反应，并记录反应性质、程度及持续时间；同时测体温、血压、呼吸和脉搏，一周后隔日测记 1 次。

2)实验室检查：血液生化 17 项，包括总蛋白、白蛋白、血糖、胆红素、尿素氮、肌酐、胆固醇、甘油三酯、磷酸肌酸激酶、碱磷酶、谷丙转氨酶和谷草转氨酶、乳酸脱氢酶、高铁血红蛋白及 Ca^{2+}、Na^{+}和 K^{+}； 血液学检查血红蛋白，红细胞白细胞和血小板计数，白细胞分类和网织红细胞；尿测定比重、pH、蛋白质、糖、酮体、尿胆元和尿胆素、沉渣镜检；大便检查潜血和虫卵。以上指标于药前和药后 2、4、7 和 14 天各检查一次。

3)物理检查：X 线胸透和呼吸功能，药前和药后 14 天各检查一次。心电图检查时间和次数同血液生化。药后 14 天若某项异常，以后该指标每周检查一次，直至正常。为安全起见，试验从小剂量开始，分批进行，若在某剂量出现明显副反应或检测指标异常则停止下一剂量组试验。

(4)结果

住院观察期间，2 人体重无增(对照组和 0.8g 组各 1 人)外，其余体重增加 1～2.3kg，平均增重 1.4kg。血压、呼吸、脉搏、眼底及神经系统无异常。16 人服磷酸萘酚喹，其中 0.4g、0.8g 及 1.2g 组各 1 例，于首次服药后 1h 感上腹部轻微饱胀，同时肛门排气次频。另外，1.0g 组 1 人除上腹不适外还有轻微呃逆。凡腹部不适者均现肠鸣声轻度亢进，不需处理，不影响食欲，均于 2～4h 消失。

血液生化检查，0.8g 及对照组各 1 人于药后 14 天磷酸肌酸激酶(CK)水平高于正常，一周内恢复正常。另外，1.2g 和 1.4g 组各 1 人分别于给药 7 天及 14 天谷丙转氨酶（GPT）及谷草转氨酶(GOT)升高，均于 1～2 周恢复正常。其余生化指标无明显异常。

血液 10 项指标，各剂量组的受试者于服药前后均无异常；尿液分析，0.8g 和 1.4g 组各 1 人分别于服药后 4 天及 14 天显现尿蛋白阳性，一天后正常。

呼吸功能检查，0.6g 组 1 人于给药前和给药后 14 天均显肺通气功能异常，表现为 1s 用力呼气容积及用力呼气容流量低于正常。给药前后 X 射线胸透及心电图描记均无明显异常。

Ⅰ期临床试验结果表明，磷酸萘酚喹片 1.0g 为安全剂量。临床前毒理试验结果提示，该药主要毒性靶器官为肝脏；本试验两大剂量组出现一过性谷丙转氨酶和谷草转氨酶升高，因此在后阶段的临床试验中应注重观测肝功能指标。

2. 药代动力学研究[11]

药物与受试者：磷酸萘酚喹片，每片含碱基 0.1g；4-7-氯-4-喹啉氨基-2-6-(二羟基特丁氨甲基)苯酚(内标)。受试者为 14 名健康(经体检)志愿者，均为男性，年龄 18～37 岁，体重 54～68kg。

给药方法与剂量：14 名受试者单次口服(约 50ml 温开水)磷酸萘酚喹 6 片(0.6g)。其中空腹 8 例，半空腹 6 例，于药后 1h 进早餐。

样本收集与提取:给药前与给药后 0.33h、0.67h、1h、2h、3h、4h、6h、8h、10h、12h、18h、24h、36h、48h、72h、96h、120h、168h，分别于肘静脉取血 2.5～3.0ml，以 1mol/L 草酸钾抗凝，分离血浆，贮存于低温冰箱，待分析。血浆 1ml 加内标 125 毫微克，磷酸缓冲液(pH 8)0.6ml，混合溶剂(石油醚∶二氯乙烷∶异丁醇=10∶7∶l)2.5ml，振摇离心，取有机相；水相中再加混合溶剂 2.5ml 振摇离心，合并有机相，用 0.1 当量盐酸 150μl 回抽，弃有机相，盐酸层做 HPLC。分析柱 300 mm×3.9mm(I.D)，装柱填料 YWG-C6H5，流动相为甲醇∶三乙胺∶水∶磷酸(50∶1∶50∶0.65)，流速 0.5ml/min，纸速 25cm/min，检测波长 340mm。本法药物最低检测浓度为 5ng/ml，在 7.8～500ng/ml 内呈线性关系，相关系数为 0.9999，平均回收率在 95%以上，日内和日间变异系数在 5%左右。用 IBM 计算机按 3p87 程序处理数据。结果表明，空腹受试者口服该药后，8 名受试者在血浆中出峰时间为 2.4h，峰值为 98.89～245.19ng/ml，以后逐渐下降，直到 120h，仍能测到 7.56ng/ml。药物动力学主要参数见表 8-27。血浆药时数据拟合呈二室模型；该药口服吸收较快，平均吸收半衰期为 1.210 225h；消除较慢，清除半衰期为 40.93h；分布较快，分布半衰期为 2.713 95h。它的转运速率常数 K_{12}(0.856 80h)，明显大于 K_{21}(0.067 72h)和 K_{10}(0.302 63h)，说明该药进入组织速度较快。

表 8-27　磷酸萘酚喹空腹血浆药代动力学参数（n=8）

参数	单位	值
A	ng/ml	180.766 914
α	h	0.255 401
B	ng/ml	39.314 118 2
β	h	0.016 935
Ka	h	0.572 743
lag time	h	0.702 543
$V/F(c)$	L/kg	0.698 749
$T_{1/2\alpha}$	h	2.713 955
$T_{1/2\beta}$	h	40.930 374
$T_{1/2}Ka$	h	1.210 225
K_{21}	h	0.067 722
K_{10}	h	0.302 633
K_{12}	h	0.856 804
$AUC_{0\sim120h}$	ng · h/ml	2 837.356 7
$CL(s)$	ml/h	0.211 464
T_{max}	h	2.510 000
C_{max}	ng/ml	127.216 255

半空腹受试者口服该药后，达峰时间为 2h，此时峰值为 96.37ng/ml，以后逐渐下降直至 168h，仍能测到 5ng/ml 左右。根据血浆药时数据，按 3p87 程序处理拟合呈二室模型，其主要药代动力学参数见表 8-28。由表可知，该药消除半衰期为 57.43h，分布半衰期为 4.53875h。药后 4h 红细胞药物浓度高于血浆 3～4 倍。磷酸萘酚喹与人血浆蛋白结合率为 89%～98%。

表 8-28　磷酸萘酚喹半空腹血浆药代动力学参数（n=6）

参数	单位	值
A	ng/ml	119.115 67
α	h	0.152 72
B	ng/ml	29.607 08
β	h	0.012 07
Ka	h	0.524 16
lag time	h	0.328 16
$V/F(c)$	L/kg	5.293 99
$T_{1/2}\alpha$	h	4.538 75
$T_{1/2\beta}$	h	57.434 84
$T_{1/2}Ka$	h	1.322 39
K_{21}	h	0.047 96
K_{10}	h	0.038 43
K_{12}	h	0.078 40
$AUC_{0\sim120h}$	ng · h/ml	2 949.51
$CL(s)$	ml/h	0.203 42
T_{max}	h	4.18
C_{max}	ng/ml	74.659 65

（二）Ⅱ期临床试验[10]

磷酸萘酚喹Ⅱ期临床试验，包括临床有效剂量探索和对比试验。

1. 治疗恶性疟有效剂量（方案）探索试验

（1）病例选择和排除条件

恶性疟患者，恶性疟原虫无性体（以下简称原虫）每立方毫米血中不低于 0.5 万；病程 5 天以内，无合并症，无明显心、肝、肾疾患；无药物过敏史。

年龄 16 岁以上，性别不拘，女性无妊娠征象；半月内未服其他抗疟药或对原虫有抑制作用的药物，如磺胺等。

药后半小时内呕吐；治疗过程中出现明显不良反应；药后 48h 内原虫数量无明显减少，为保障患者安全停止观察，改用其他抗疟药治疗。

（2）剂量组和治疗方法

设 0.6g、0.8g 和 1.0g（碱基，下同）3 个剂量组。磷酸萘酚喹每片含碱基 0.1g。0.6g 组单次口服给药；0.8g 和 1.0g 组，首剂均服 0.6g，24h 分别口服 0.2g 和 0.4g。试验从小剂量开始，当低剂量的药效达不到预期效果时，进行高剂量试验。

（3）疗效判定标准

参照 1973 年 WHO 氯喹敏感性体内试验 28 天观察方法，以退热、原虫消长及观察 28 天原虫复燃情况进行综合评价，其原虫评价标准如下。

治愈（S）：给药后，原虫于 1 周内消失，28 天内无复燃；
临床治愈（RⅠ）：给药后，原虫于 1 周内消失，但 28 天内复燃；
有效（RⅡ）：给药后，原虫数量明显减少，但 1 周内原虫不消失；
无效（RⅢ）：给药后 48h 内原虫数量无明显减少或增加。

（4）观察指标和方法

1）原虫：给药前检查原虫，确定原虫发育阶段，按原虫与白细胞比例计数每立方毫米血中原虫数。首次给药后每 8h 血检原虫一次，至原虫连续 3 次转阴（厚血膜 300 视野未见原虫），以首次原虫阴性时间为原虫转阴时间；并与首次药后 7 天、14 天、21 天和 28 天各血检原虫一次，观察原虫复燃情况。

2）体温：给药前测定体温，首次给药后每 4h 测定一次至体温正常（24h 内体温未回升），计数体温恢复正常的时间，其后每日上午、下午各测定一次。

3）副作用：给药后每天观察记录不良反应（项目、程度和起止时间）至患者出院；给药前及药后 3 天、7 天和 14 天分别检测血、尿常规和肝肾功能（GPT、GOT、血尿素氮 BUN）及心电图；如出现异常查至正常为止。

3 个剂量组分别治疗恶性疟 12 例、18 例和 30 例。年龄 18～52 岁；近两年内均有疟疾史；病程 1～5 天、半月内未服其他抗疟药；无明显心、肝、肾疾病，无药物过敏史；体温 38.5～40.4℃；原虫密度 0.8～6.2 万/μl。影响药效因素如免疫状态、体温和原虫血症程度在各组间的分布大体一致。

3 个剂量组共治疗恶性疟 60 例，服药后无明显不良反应，各项检测指标正常。0.6g 组 12 例，9 例治愈(75%)，2 例临床治愈，1 例无效，不宜选作临床治疗剂量；0.8g 和 1.0g 组均获得较高治愈率(表 8-29)，但 0.8g 组 1 例于一周内原虫未能转阴。而 1.0g 组均获治愈，所以选定此剂量方案继续进行临床试验。

表 8-29 磷酸萘酚喹片不同剂量治疗恶性疟结果

剂量(g)	例数	原虫转阴时间(h)(M±SD)	退热时间(h)(M±SD)	28 天治愈率（%）
0.6	12	73.5±13.7*	36.4±11.7	75.0
0.8	18	68.3±24.5**	33.6±18.2	94.4
1.0	30	65.7±16.5	37.1±20.4	100.0

*11 例均值；**17 例均值

2. 对照治疗试验

为评价磷酸萘酚喹片治疗恶性疟的临床疗效及毒副反应，设磷酸哌喹片对照药组，于 1989 年在海南省东方县进行临床观察。患者年龄扩大至 7 岁，其他选择条件、观察指标和方法及疗效判定标准等同剂量探索试验。

药物剂量及用法：磷酸萘酚喹每片 0.1g(碱基)，成人总量 10 片，首次 6 片，24h 后 4 片；磷酸哌喹每片 0.15g(碱基)，成人总量 10 片，首次 4 片，此后 6h 服 2 片，24h 服 4 片。儿童，磷酸萘酚喹 20mg/kg、哌喹 30mg/kg，均按成人方案比例分服。

磷酸萘酚喹片和磷酸哌喹片各治疗恶性疟 30 例。磷酸萘酚喹片组男 26 例、女 4 例，22 例属当地半免疫力患者，8 例外来人口，镜检恶性疟原虫阳性，平均原虫无性体密度 2.7 万/μl；磷酸哌喹片组男 22 例、女 8 例，外来人口 9 例，21 例为当地半免疫力患者，镜检恶性疟原虫阳性，其无性体平均密度为 3.1 万/μl。磷酸萘酚喹片治疗恶性疟 30 例，均获临床治愈，平均退热和原虫转阴时间分别为 31.2h 和 90.3h，继续观察 28 天无原虫复燃，均获治愈；磷酸哌喹片治疗恶性疟 30 例，给药后 15 例一周内原虫未能转阴，属Ⅱ～Ⅲ级抗药性。另 15 例观察 28 天，又有 6 例原虫复燃，28 天治愈率为 30%。以上结果表明磷酸萘酚喹片的临床疗效显著优于磷酸哌喹片(表 8-30)。

表 8-30 磷酸萘酚喹片和磷酸哌喹片治疗恶性疟结果

药物	例数	退热时间（h）(M±SD)	原虫转阴时间（h）(M±SD)	28 天治愈率（%）
磷酸萘酚喹片	30	31.2±18.0	90.3±21.1	100.0
磷酸哌喹片	30	36.9±17.5*	107.8±16.1**	30.0

*18 例均值；**15 例均值

不良反应：磷酸哌喹组服药后出现恶心、头晕和头痛症状的各 1 例，此外，两组患者均无其他不适反应。实验室检查除磷酸萘酚喹片组 1 例服药后谷丙转氨酶轻度一过性升高外，两组患者给药后血液学、血液生化(包括药前磷酸萘酚喹组 6 例 GPT 高者)、心电图和尿常规检查均无明显异常。

（三）Ⅲ期临床试验

本阶段试验旨在扩大试验单位和治疗观察病例数，并设磷酸氯喹片为对照药，观察当地恶性疟原虫株对氯喹的抗性程度，以及磷酸萘酚喹片在抗氯喹地区的临床疗效；同时观察该药对间日疟的疗效和对疟疾的预防效果。

1. 磷酸萘酚喹与磷酸氯喹治疗恶性疟比较试验

磷酸萘酚喹每片 0.1g(碱基)成人总量 10 片，首剂 6 片，24h 再服 4 片；磷酸氯喹每片 0.15g(碱基)成人总量 10 片，首剂 4 片，8h、24h 和 48h 各服 2 片。两药收治患者随机分组，其他如患者选择和排除条件、疗效判断标准、观察指标与方法等同Ⅱ期临床试验。

结果磷酸萘酚喹片治疗 40 例，全获临床治愈，平均退热和原虫转阴时间分别为 35.9h 和 61.7h，随访 28 天无原虫复燃，均获治愈。磷酸氯喹治疗 37 例，28 例获临床治愈，9 例一周内原虫未能转阴；获临床治愈的 28 例，于 28 天内 7 例原虫复燃，28 天治愈率 56.8%(表 8-31)。试验结果表明，当地恶性疟原虫对磷酸氯喹有较高抗药性；同时也证明，磷酸萘酚喹片在高度抗氯喹恶性疟流行地区疗效满意。药后两药观察对象未见不良反应，各项检测指标未见异常。

表 8-31　磷酸萘酚喹片与磷酸氯喹片治疗恶性疟结果

药物	例数	退热时间（h）（M±SD）	原虫转阴时间（h）（M±SD）	28 天治愈率（%）
磷酸萘酚喹片	40	61.7±18.1	35.9±16.7	100.0
磷酸氯喹片	37	63.5±15.2	37.5±28.5	56.8

2. 磷酸萘酚喹治疗恶性疟 205 例临床观察

为进一步观察总量 1.0g 两次给药方案的临床疗效和毒性作用，由海南省寄生虫病研究所和南岛农场医院组织对该方案继续扩大临床试用。

此期临床有关病例选择、观察指标及方法和疗效判定标准等同Ⅱ期临床试验。

结果南岛农场医院观察 104 例，全部临床治愈，随访 28 天无原虫复燃，治愈率为 100%；海南寄研所观察的 101 例中，临床治愈 98 例，有 3 例一周内原虫没转阴，但 14 天、21 天和 28 天检查原虫全部阴性；在 98 例临床治愈中有 1 例于药后 17 天原虫复燃，总治愈率为 99%(表 8-32)。

表 8-32　磷酸萘酚喹片治疗恶性疟 205 例结果

观察单位	观察例数（例）	退热时间（h）（M±SD）	原虫转阴时间（h）（M±SD）	治愈率（%）
海南寄研所	101	58.1±21.2	50.1±38.8*	99
南岛农场医院	104	66.7±19.6	37.6±18.4	100

*98 例均值

205 例患者服药后无明显不良反应，部分患者自诉有头痛和头晕症状，但均随体温恢复正常和原虫转阴而缓解。实验室检查，服药后血、尿常规无异常；药前检查肝功能 80 例中 10 例谷丙转氨酶偏高，药后 3 天和 7 天复查大部分恢复正常，1 例仍偏高，第 14 天恢复正常；药前肝功能正常者，药后 3 天和 7 天仍属正常。给药前后尿素氮和心电图均正常。

3. 磷酸萘酚喹片总量 0.8 克治疗恶性疟的临床疗效

在Ⅱ期临床有效剂量探索试验中，曾以总量 0.8g 两次给药治疗观察恶性疟 18 例，其中 1 例 7 天内原虫未转阴；同时以总量 1.0g 治疗 30 例，原虫均于 7 天内消失，而且 28 天内无原虫复燃，所以确定该剂量为进一步研究方案。经扩大临床试验单位和观察例数后发现，总量 1.0g 也有个别病例 7 天内原虫不转阴，所以有必要进一步观察 0.8g 的临床疗效。

磷酸萘酚喹片成人总量 0.8g(首次 0.6g，24h 0.2g)；儿童剂量随年龄递减。其病例选择、疗效制定标准和观察指标与方法等均同Ⅱ期临床试验。

用该方案治疗观察 100 例恶性疟现症患者，男 71 例，女 29 例；年龄 6～50 岁，其中小于 15 岁者 30 例，大于等于 16 岁者 70 例；外来无免疫力 30 例，70 例属久居疟区的半免疫力患者；病程 1～5 天；治疗前均有不同程度发热，其中体温低于 38℃者 11 例，38～39℃者 22 例，39.1～40℃者 47 例，大于 40℃者 20 例；镜检恶性疟阳性，其密度每立方毫米血小于 1 万者 9 例，1 万～5 万者 48 例，5.1 万～10 万者 30 例，大于 10 万者 13 例。

患者服药后无明显不适反应，各项检测指标正常。治疗开始后 24h 平均原虫下降 75%，退热和原虫转阴时间分别为(46.2±21.6)h 和(63.4±17.2)h，随访 28 天无原虫复燃，均获治愈。结果表明，总量 0.8g 的临床疗效与 1.0g 方案基本一致。

4. 磷酸萘酚喹片治疗间日疟的疗效

(1)与磷酸氯喹片对比试验

磷酸萘酚喹成人总量 0.6g(6 片)，单次口服；磷酸氯喹每片 0.15g(碱基)，成人总量 10 片，首次 4 片，8h、24h 和 48h 各 2 片；两药的儿童剂量随年龄递减；将符合条件(注)的病例按入院先后随机分配于两组。

观察指标和方法：间日疟现症患者，血检间日疟原虫≥3000 个/μl，病程一周以内，随访观察 8 周；其他条件、观察指标与方法同Ⅱ期临床试验。

结果：磷酸萘酚喹片和磷酸氯喹片各治疗间日疟 35 例，均获临床治愈。磷酸萘酚喹片组平均退热和原虫转阴时间分别为 22.7h 和 46.4h，随访 8 周无原虫复发；磷酸氯喹片组平均退热和原虫转阴时间分别为 19.1h 和 41.6h，随访 8 周原虫复发 9 例，56 天治愈率为 74.3%(表 8-33)。

表 8-33 磷酸萘酚喹片和磷酸氯喹片治疗间日疟结果

药物	例数（例）	退热时间（h）（M±SD）	原虫转阴时间(h)（M±SD）	随访 56 天结果	
				复发例数	治愈率（%）
磷酸萘酚喹	35	22.7±7.4	46.4±9.3	0	100
磷酸氯喹	35	19.1±8.3	41.6±9.2	9	74.3

(2) 扩大临床试验

扩大试验旨在扩大观察病例数，进一步评价磷酸萘酚喹片 0.6g 单次给药对间日疟的疗效，儿童剂量随年龄递减。

81 例间日疟患者，72 例属疟区半免疫力患者，9 例为外来人口；男 56 例，女 25 例；年龄 5～55 岁，其中 10 岁以下者 11 例，10～16 岁者 23 例，大于 16 岁者 47 例；入院时 16 例处于间歇期而无发热，65 例均有不同程度发热，其中体温小于 38℃者 17 例，38～40℃者 41 例，大于 40℃者 7 例；原虫密度，每立方毫米血小于 1 万者 59 例，1 万～3 万者 21 例，大于 3 万者 1 例。

间日疟 81 例患者药后均获临床治愈，药后 24h 平均原虫下降 92.5%，原虫转阴时间为（47.7±11.1）h；退热时间为（19.7±9.4）h。随访 6 周，于 42 天间日疟原虫阳性 1 例，42 天治愈率为 98.8%。

5. 磷酸萘酚喹片预防疟疾现场试验

磷酸萘酚喹对鼠疟有长期预防作用，在相等剂量下，预防效果比磷酸哌喹长 1～2 周。为了探讨磷酸萘酚喹对人疟的预防效果，于 1991 年 8～10 月在海南省三亚市郊进行了现场预防疟疾效果观察。

(1) 试验点自然和人群状况

本试验在三亚市郊南岛农场进行。当地疟疾终年流行，以恶性疟为主，流行高峰季节为每年 6～10 月，大劣按蚊是主要媒介。居民从事水稻和橡胶种植。试验选发病高的 3 个自然村和两个橡胶种植队为观察点；自然村的当地居民为黎族，对疟疾均有一定的免疫力，农场橡胶种植队均为外来无免疫力人群，无论是自然村还是橡胶种植队防疟措施均较薄弱。

(2) 给药和观察方法

设 2 个预防剂量，以自然村和橡胶种植队为单位，每单位服用一个剂量，并于同一个人群随机选定 2/3 人数作对照(不服药)。服药前对观察人群进行原虫血检，以了解人群感染状况。

(3)结果

自然村两个剂量组(0.4g 组 96 人，0.5g 组 112 人)观察 30 天均无发病，而对照组发病率分别为 19.7%、7.3%和 18.2%(表 8-34)。

表 8-34　磷酸萘酚喹预防疟疾结果(30 天)

观察地点	观察人数	剂量组（g）	发病人数	发病率（%）
前进队	96	0.4	0	0
扎套队	60	0.5	0	0
扎拌队	52	0.5	0	0
前进队	66	对照	13	19.7
扎套队	41	对照	3	7.3
扎拌队	33	对照	6	18.2

橡胶种植队两个剂量组 0.4g 组 54 人，0.5g 组 50 人，观察 45 天。30 天内无发病，45 天发病率分别为 1.9%和 4.0%；而同期对照发病率为 17.6%和 20.0%(表 8-35)。

表 8-35　磷酸萘酚喹预防疟疾结果(45 天)

观察地点	观察人数	剂量组(g)	发病人数	发病率(%)
富平队	54	0.4	1*	1.9
富和队	50	0.5	2*	4.0
富平队	34	对照	6	17.6
富和队	35	对照	7	20.0

*于药后 40～43 天发病

观察结果表明，一次口服磷酸萘酚喹片 0.4g 或 0.5g，在高疟区的流行高峰季节对人体至少有 30 天的保护作用。

6. 磷酸萘酚喹片预防疟疾扩大现场试验

根据 1991 年该药预防疟疾现场试验结果，此次扩大现场预防疟疾试验选择该药 0.4g 单一剂量。于 1994 年 7 月 10 日至 8 月 25 日在海南省抗药性恶性疟流行区的东方县和保亭县两县，在当地居民中采用单盲随机对比试验。服药组成人单次口服磷酸萘酚喹 0.4g，儿童按年龄递减；对照组服用等量安慰剂。药后共观察 45 天，结果见表 8-36。由表可知，磷酸萘酚喹 0.4g 一次口服，两地一个月内无发病，45 天内发病小于 1%，与同期对照组相比，差别非常显著(P<0.01)。通过扩大现场试验，进一步肯定了磷酸萘酚喹的预防作用。

表 8-36 磷酸萘酚喹片预防疟疾扩大现场试验结果

观察地点	组别	观察人数	30 天结果		45 天结果	
			发病人数	发病率（%）	发病人数	发病率（%）
东方县	服药组	551	0	0	2	0.36
	对照组	546	16	2.9	52	9.5
保亭县	服药组	540	0	0	1	0.19
	对照组	540	20	3.7	60	11.1

（四）讨论与结论

1）恶性疟原虫对氯喹和其他抗疟药抗药性的产生，使全球抗疟形势变得更加严峻，研究磷酸萘酚喹的目的就是针对抗药性疟疾的治疗与预防。该药Ⅱ、Ⅲ期临床试验证实当地恶性疟对氯喹和哌喹均有较高的抗药性，其抗性水平，RⅠ～RⅡ36.7%～40.5%，RⅢ2.7%～33.3%，而磷酸萘酚喹在高抗药性疟区的治愈率为 99%～100%，表明该药对抗氯喹和抗哌喹的恶性疟有良好的治愈效果，这与该药同时作用于原虫摄食系统和膜系统(氯喹只作用于原虫摄食系统)有关。

磷酸萘酚喹片的杀虫速度不如青蒿素类药物快，但杀虫彻底，治愈率明显高于青蒿素类。经每个参试单位观察，磷酸萘酚喹成人总量 0.8～1.0g 两次给药治疗恶性疟 423 例，治愈率 99%～100%，其疗效与甲氟喹相似，但毒性作用却明显低于甲氟喹。

2）对间日疟的疗效，磷酸萘酚喹治疗间日疟的试验现场选在海南岛，按间日疟虫株的地理分布，海南岛的间日疟虫株有可能属溪桑株(Chesson)。该虫株的特点是潜伏期短、复发频繁、中间无较长的潜隐期，且对药物不如其他虫株敏感。用磷酸萘酚喹 0.6g 单次给药和磷酸氯喹标准疗法平行对比，各治疗间日疟 35 例，两药的即时疗效良好，退热和原虫转阴时间无明显差别；但随访 8 周，萘酚喹组无复发，而氯喹组复发 9 例(25.7%)，表明萘酚喹的远期效果明显优于氯喹($P<0.01$)。萘酚喹的生物半衰期较氯喹长 3 倍以上，其远期疗效可能是因为该药于体内消除缓慢，而产生的抑制性治疗作用。氯喹早已被证实对间日疟无根治效果。临床前药效学评价提示，萘酚喹对某种动物疟原虫株却有根治作用，但对人的间日疟是否亦能根治，尚需进一步研究。萘酚喹即使对人疟的组织期无效(不根治)但对间日疟的疗效较氯喹优越，用药剂量小且单次给药。

3）对疟疾预防，磷酸萘酚喹预防疟疾现场试验选在抗药性恶性疟流行区的疟疾流行高峰季节，同时在有一定免疫力和无免疫力人群采用随机对比试验方法进行观察，其结果说服力强。在药效试验中已证实，磷酸萘酚喹有长效预防作用，且相同剂量比哌喹长 1～2 周。哌喹已证实有 20～30 天预防效果，萘酚喹 0.4g 和 0.5g 预防疟疾 30 天全保护，45 天保护率为 96%～99%，虽然观察人数较少，但选择观察的时间、地点和方法设计严谨，结果真实可靠。

4）毒性作用，萘酚喹成人总量 1.0g 治疗恶性疟 305 例，0.8g 治疗恶性疟 118 例，0.6g 治疗间日疟 116 例，药后均未见明显不良反应。实验室检查血、尿常规 151 例，肝功能和心电图 110 例，除 1.0g 组 1 例药后谷丙转氨酶轻度升高外，其余各项指标均未发现异常。此例谷丙转氨酶的变化可能与药物无关，因为疟原虫的组织期在肝脏发育，常伴有肝脏损害，而导致谷丙转氨酶的升高。在检查肝功能的 110 例中，服药前已有 16 例转氨酶偏高，服萘酚喹后并未见转氨酶继续升高，而是逐趋正常。虽然临床前毒理学研究结果提示，萘酚喹的毒性靶器官是肝脏，但有明显的剂量-毒性效应关系；而且 I 期临床和药物动力学试验中，1.0g 组的肝功能指标亦未显异常，所以可认为总量 1.0g 是安全剂量。

总之，磷酸萘酚喹片 0.8～1.0g，首剂量 0.6g，24h 后服 0.2～0.4g 方案，对恶性疟包括抗氯喹、哌喹的恶性疟均有良好治愈效果，总治愈率99%以上；该药 0.6g 单剂对间日疟疗效良好，6～8 周治愈率为 98.8%～100%；磷酸萘酚喹片一次口服 0.4g，可预防疟疾一个月。

参考文献

[1] 磷酸萘酚喹课题组. 申报新药(证书、生产)资料之五，主要药效学试验资料及文献资料. 内部资料，1992，资料保存在军事医学科学院五所档案室
[2] 磷酸萘酚喹课题组. 申报新药(证书、生产)资料之六，一般药理试验资料及文献资料. 内部资料，1992，资料保存在军事医学科学院五所档案室
[3] 磷酸萘酚喹课题组. 申报新药(证书、生产)资料之十五，动物药代动力学试验资料及文件资料. 内部资料，1992，资料保存在军事医学科学院五所档案室
[4] 田建广，卢志良，焦岫卿. 磷酸萘酚喹在正常和感染疟原虫小鼠体内药代动力学研究. 内部资料，1996，资料保存在军事医学科学院五所档案室
[5] 时云林，孔惟惟，焦岫卿. 磷酸萘酚喹对鼠疟原虫超微结构的影响. 内部资料，1992，资料保存在军事医学科学院五所档案室
[6] 磷酸萘酚喹课题组. 申报新药(证书、生产)资料之七，动物急性毒性试验资料及文献资料. 内部资料，1992，资料保存在军事医学科学院五所档案室
[7] 磷酸萘酚喹课题组. 申报新药(证书、生产)资料之八，动物长期毒性试验资料及文献资料. 内部资料，1992，资料保存在军事医学科学院五所档案室
[8] 磷酸萘酚喹课题组. 申报新药(证书、生产)资料之十二，生殖毒性试验资料及文献资料. 内部资料，1992，资料保存在军事医学科学院五所档案室
[9] 磷酸萘酚喹课题组. 申报新药(证书、生产)资料之十一，致突变试验资料及文献资料. 内部资料，1992，资料保存在军事医学科学院五所档案室
[10] 磷酸萘酚喹课题组. 申报新药(证书、生产)资料之二十五，临床研究试验资料及文献资料. 内部资料，1992，资料保存在军事医学科学院五所档案室.
[11] 磷酸萘酚喹课题组. 申报新药(证书、生产)资料之二十，健康人药代试验资料及文献资料. 内部资料，1992，资料保存在军事医学科学院五所档案室

注：磷酸萘酚喹药理、毒理和临床研究负责人如下。

总负责人：焦岫卿。其余各项研究负责人，药效学：丁德本、时云林、高徐生、李国福、王淑芬。一般药理：叶洪金。动物药代：邹镜。一般毒理：邬伯安、宁殿玺、乌增炎。生殖毒理：石笑春。诱变毒理：王治乔、高沛永。临床研究：刘光裕、王淑范、庞学坚、符林春和陈继峰。临床药代：卢志良。

（焦岫卿）

第二节　复方磷酸萘酚喹片的研究

一、临床前药理毒理学

（一）药效学研究

配伍试验：通过伯氏疟原虫 K173 株/小鼠体内模型，取青蒿素和磷酸萘酚喹系列剂量，采用“正交试验设计”进行剂量配伍。小鼠灌胃给药，用国际标准的“4 天抑制试验”法[1]测定各系列组的 90%有效剂量(ED_{90})，确定配伍增效的剂量范围；用相加线图示法判断配伍作用特点。结果显示，磷酸萘酚喹和青蒿素 ED_{90} 分别为 0.63mg/kg 和 42.76mg/kg；两药配伍增效的剂量范围(两药在该剂量范围内配伍的 ED_{90} 均小于单药的 ED_{90})，磷酸萘酚喹为 0.2～0.4mg/kg、青蒿素为 10～20mg/kg。各系列配方组 ED_{90} 的点均在相加线附近及下方，表明磷酸萘酚喹和青蒿素配伍具有增效作用。

最佳配比试验：通过伯氏疟原虫敏感株和抗氯喹株(RCQ)/小鼠体内模型，分别取磷酸萘酚喹 0.2～0.4mg/kg 和青蒿素 10～20mg/kg 进行配比，用“4 天抑制试验”法测定各组 ED_{50}(50%有效剂量)和 ED_{90}。以单药 ED_{50} 或 ED_{90} 与配伍组相应组分药物 ED_{50} 或 ED_{90} 之比计算增效指数，选配伍组中两药增效指数均大于 2 的比例为最适剂量配比。结果显示，磷酸萘酚喹与青蒿素 1∶50 配伍两组分药的 ED_{50} 和 ED_{90} 增效指数均大于 2。表明磷酸萘酚喹与青蒿素配伍，在鼠疟模型的最佳剂量配比为 1∶50，其 ED_{90} 的增效指数，敏感株为 4.2(表 8-37)，抗氯喹株为 8.2(表 8-38)。

表 8-37　磷酸萘酚喹(NQ)、青蒿素(QHS)及其不同比例配伍对鼠疟敏感株抑制性试验

	药物	$ED_{50}\pm SD$ (mg/kg/d)	$ED_{90}\pm SD$ (mg/kg/d)	增效指数	
				ED_{50}	ED_{90}
	QHS	17.33±5.23	34.57±3.48	—	—
	NQ	0.39±0.10	0.76±0.18	—	—
NQ＋QHS					
1∶100	QHS	10.58±1.95	23.29±1.17	1.6	1.5
	NQ	0.11±0.02	0.23±0.01	3.5	3.3
1∶50	QHS	8.35±3.84	17.31±3.56	2.1	2.0
	NQ	0.17±0.08	0.34±0.06	2.3	2.2
1∶25	QHS	7.56±3.48	11.72±2.76	2.3	2.9
	NQ	0.31±0.15	0.48±0.12	1.3	1.6

表 8-38 磷酸萘酚喹、青蒿素及其不同比例配伍对鼠疟抗氯喹株(RCQ)抑制性试验

	药物	$ED_{50}\pm SD$ (mg/kg/d)	$ED_{90}\pm SD$ (mg/kg/d)	增效指数	
				ED_{50}	ED_{90}
	QHS	74.76±21.55	280.18±29.37	—	—
	NQ	0.75±0.15	9.69±2.77	—	—
NQ＋QHS					
1∶100	QHS	29.23±5.24	155.21±57.76	2.6	1.8
	NQ	0.28±0.07	1.55±0.58	2.7	6.3
1∶50	QHS	22.31±1.57	94.05±4.34	3.4	3.0
	NQ	0.45±0.04	1.88±0.08	1.7	5.2
1∶25	QHS	15.94±3.40	64.86±4.43	4.7	4.3
	NQ	0.84±0.15	2.37±0.14	0.9	4.1

杀虫速度试验：将伯氏疟原虫接种小鼠，待寄生率达 5%～10%时一次灌胃给药，试验设磷酸萘酚喹、青蒿素及两药 1∶50 配伍组，3 组均取其 ED_{90}的 20 倍，药后每隔 6h 取尾血涂片镜检原虫寄生率，并与给药前寄生率比较计算原虫下降 90%和原虫转阴时间。结果显示，原虫下降 90%的时间，两药配伍组为 25.9h，与青蒿素组的 24.1h 比较差异不显著（P>0.1），与磷酸萘酚喹组的 31.1h 比较差异非常显著(P<0.001)。原虫转阴时间，两药配伍组为 49.8h，与青蒿素组的 51.4h 差异不显著(P>0.05)，与磷酸萘酚喹组的 65.3h 差异非常显著(P<0.001)。原虫转阴率，两药配伍组为 100%，青蒿素组与磷酸萘酚喹组均为 80%(表 8-39)。

表 8-39 磷酸萘酚喹、青蒿素及两药配伍（NQ+QHS）对鼠疟敏感株的杀虫速度

药物	$20\times ED_{90}$(mg/kg)	原虫下降 90% 时间(h) (M±SD)	原虫转阴时间(h) (M±SD)	转阴率（%）
QHS	691.4	24.1±2.8	51.4±5.2	80.0
NQ	15.2	31.1±2.8	65.3±4.1	80.0
NQ＋QHS	6.8+346.2	25.9±2.9	49.8±7.1	100.0

治愈试验：小鼠接种原虫后立即灌胃给药，采用一次给药连续观察 30 天的试验方法。药后每 3～4 天分别取尾血涂片镜检原虫，直至 30 天查不到原虫为完全治愈。分别取两药配伍组、磷酸萘酚喹组和青蒿素组，3 个药 ED_{90}的 5 倍、10 倍、20 倍和 30 倍 4 个剂量。药后 30 天的结果显示，复方组的 $30\times ED_{90}$剂量与磷酸萘酚喹组治愈率均为 100%，而青蒿素组为 0%。复方组的 $20\times ED_{90}$剂量治愈率为 75%，磷酸萘酚喹组为 79%。以上两个剂量的治愈率显示，复方与磷酸萘酚喹单药的治愈率基本相同(表 8-40)。但达到同样药效，复方组的磷酸萘酚喹剂量仅为单药组的一半。

表 8-40 磷酸萘酚喹、青蒿素及两药配伍(NQ＋QHS)对鼠疟治愈效果

药物	剂量（mg/kg）	相当 ED_{90}倍数	动物数（只）	治愈数（只）	30 天治愈率（%）
QHS	1037.1	30	24	0	0
	691.4	20	24	0	0

续表

药物	剂量(mg/kg)	相当 ED_{90} 倍数	动物数(只)	治愈数（只）	30 天治愈率(%)
	345.7	10	24	0	0
QHS	172.9	5	24	0	0
NQ	22.8	30	24	24	100.0
	15.2	20	24	19	79.2
	7.6	10	24	16	66.7
	3.8	5	24	0	0
NQ＋QHS	10.2+519.3	30	24	24	100.0
（1∶50）	6.8+346.2	20	24	18	75.0
	3.4+173.1	10	24	0	0
	1.7+86.6	5	24	0	0

交叉抗药性试验：采用鼠疟敏感株、高度抗氯喹株、高度抗磷酸萘酚喹株和低度抗青蒿素株，采用“4 天抑制试验”法进行药物敏感性测定，以抗性株 ED_{90} 与敏感株 ED_{90} 之比求抗性指数 I_{90}($I_{90}<2$ 为敏感，$10>I_{90}>2$ 为轻度抗性，$100>I_{90}>10$ 为中度抗性，$I_{90}>100$ 为高度抗性)。结果见表 8-41。

表 8-41　磷酸萘酚喹、青蒿素及伍用对抗氯喹株、抗青蒿素株及抗磷酸萘酚喹株的抗性指数测定

药物	抗性指数(I_{90})		
	抗氯喹株	抗青蒿素株	抗磷酸萘酚喹株
青蒿素	8.1	6.1	2.4
磷酸萘酚喹	12.8	1.1	312.3
青蒿素+磷酸萘酚喹	5.4	2.3	3.2

表中结果可以看出，3 个药对抗氯喹株的抗性指数配伍组最低，说明配伍可以降低磷酸萘酚喹和青蒿素与氯喹的交叉抗性程度。特别是磷酸萘酚喹对抗磷酸萘酚喹株的抗性指数为 312.3，呈高度抗性，而两药配伍后抗性指数降低到 3.2，可明显降低组分单药磷酸萘酚喹的抗性水平。

分别将磷酸萘酚喹、青蒿素、磷酸萘酚喹与青蒿素配伍、磷酸氯喹、阿莫地喹、磷酸哌喹、蒿甲醚和本芴醇 8 个药在鼠疟抗氯喹株(RCQ)模型上进行抗性指数的测定，以比较磷酸萘酚喹与青蒿素配伍组与其他抗疟药对氯喹抗性株的交叉抗性程度。结果见表 8-42。RCQ 株是氯喹高度抗性株($I_{90}>170$)，在此模型上磷酸萘酚喹呈中度交叉抗性(I_{90} 为 25.4)，而磷酸萘酚喹与青蒿素配伍组其呈轻度交叉抗性(I_{90} 为 3.0)，证明配伍后可以降低磷酸萘酚喹对抗氯喹株的交叉抗药性程度。

表 8-42　对鼠疟抗氯喹株抗性指数的测定

药物	敏感株 ED_{90}（mg/kg）	抗氯喹株 ED_{90}（mg/kg）	I_{90}
磷酸氯喹	2.12±0.26	>360	>170
磷酸萘酚喹+青蒿素	19.72±1.07	59.83±4.43	3.0
磷酸萘酚喹	0.60±0.05	15.21±5.07	25.4

续表

药物	敏感株 ED_{90}（mg/kg）	抗氯喹株 ED_{90}(mg/kg)	I_{90}
青蒿素	43.36±3.57	184.90±21.14	4.3
阿莫地喹	1.67±0.02	51.95±3.21	31.1
磷酸哌喹	1.67±0.18	6.27±1.51	3.8
蒿甲醚	4.21±0.18	23.29±1.05	5.5
本芴醇	2.40±0.19	23.16±0.58	9.7

延缓抗性试验：在鼠疟模型上采用小剂量药物递增、连续血传法培育抗药虫株，平行比较鼠疟原虫对单药和配伍用产生抗性的速度及程度。本试验历时 700 天，连续培育 100 代。结果(表 8-43)培育到 20 代时，配伍组的 I_{90} 为 1.5(仍敏感)，青蒿素组 I_{90} 为 4.4(轻度抗性)，磷酸萘酚喹组 I_{90} 为 32.8(中度抗性)。可见，磷酸萘酚喹与青蒿素配伍能延缓单药抗性产生的速度；培育到 100 代，复方的抗性指数均小于组分单药，证明复方降低了单药的抗性强度。

表 8-43　磷酸萘酚喹(NQ)、青蒿素(QHS)及两药伍用(NQ+QHS)对鼠疟抗药性的培育

培育代数	抗萘酚喹株(RNQ)		抗青蒿素株（RQHS）		（RNQ+RQHS）	
	ED_{90}	I_{90}	ED_{90}	I_{90}	ED_{90}	I_{90}
0	0.76	—	34.57	—	17.71	—
20	24.94	32.8	153.32	4.4	26.51	1.5
50	133.40	175.5	100.00	2.9	104.19	5.9
100	152.23	200.	194.85	5.6	77.29	4.4

猴疟模型药效试验：猴疟模型药效试验剂量设计是根据鼠疟试验中，磷酸萘酚喹与青蒿素配伍具有增效作用的最适剂量配比为 1∶50；已知磷酸萘酚喹的人用剂量 20mg/kg 是鼠疟治疗剂量(2.52mg/kg)的 7.9 倍；青蒿素的人用剂量 50mg/kg 是鼠疟治疗剂量(171.04mg/kg)的 0.29 倍，按两药配伍对鼠疟适宜剂量配比 1∶50 推算出人疟最适剂量配比近似 1∶2，具体计算如下：两药人疟最适剂量配比＝（1×7.9)∶(50×0.29)≈1∶2。

根据人疟和猴疟有较好的药效相关性，复方磷酸萘酚喹猴疟试验药物剂量配比可模拟人疟剂量配比 1∶2 进行药物剂量设计。然而人疟与猴疟种属不同，为确保试验成功，找出较为合适的比例，在 1∶2 的基础上向下移动一个剂量比 1∶1，向上移动本应为 1∶3，但考虑青蒿素剂量偏大，故选择 1∶2 和 1∶3 的中间值即 1∶2.5。

以磷酸萘酚喹 10mg/kg 分别与青蒿素 10mg/kg、20mg/kg、25mg/kg 组成 1∶1、1∶2 和 1∶2.5 三个组方；另设磷酸萘酚喹 10mg/kg、青蒿素 30mg/kg 单药组；每组 3 只猴，一次口服给药治疗感染诺氏疟原虫的恒河猴，观察原虫血症的变化至 105 天。结果显示，24h 原虫下降率，三个复方组间及与青蒿素、磷酸萘酚喹间无明显差别；原虫转阴时间三个复方组相近似，但比磷酸萘酚喹组快 13～16h，青蒿素组 3 只猴原虫均未转阴(表 8-44)。105 天治愈效果，复方 1∶1、1∶2 组各治愈 2 只猴，1∶2.5 组 3 只猴全部治愈，而磷酸萘酚喹和青蒿素单药组各 3 只猴均未治愈。表明磷酸萘酚喹和青蒿素以低于有效剂量组方对猴疟有明显增效作用，适宜剂量配比为 1∶2.5。

表 8-44　磷酸萘酚喹、青蒿素及两药配伍单次口服对诺氏猴疟的疗效

药物	剂量(mg/kg)	剂量比例	24h 原虫下降率(%)(M±SD)	原虫转阴时间(h)(M±SD)	105 天治愈数/动物总数
磷酸萘酚喹+青蒿素	10+10	1∶1	98.7±1.1	56.0±16.0	2/3
	10+20	1∶2	98.7±1.0	53.3±4.6	2/3
	10+25	1∶2.5	99.0±0.7	56.0±8.0	3/3
磷酸萘酚喹	10	...	95.2±3.7	69.3±4.6	0/3
青蒿素	30	...	96.6±3.4	未转阴	0/3

（二）一般药理学试验

观察了磷酸萘酚喹与青蒿素配伍对小鼠、大鼠及麻醉猫的神经系统、心血管系统及呼吸系统的影响。

小鼠试验的剂量是依据磷酸萘酚喹对鼠疟“4 天抑制试验”的 ED_{90} 剂量 0.76mg/kg/d，磷酸萘酚喹的总剂量为 0.76mg/kg/d×4=3.04mg/kg，以此为 1；青蒿素则乘以 2.5 倍，为 7.6mg/kg。试验设两个剂量组，小剂量组磷酸萘酚喹为 3.04mg/kg，青蒿素为 7.6mg/kg，即 ED_{90} 的剂量（指磷酸萘酚喹）；大剂量组则为 ED_{90}×10，即磷酸萘酚喹为 30.4mg/kg、青蒿素为 76mg/kg。小鼠口服复方磷酸萘酚喹的大小剂量分别为 106.4mg/kg 和 10.64mg/kg，对照组口服等体积蒸馏水，以此剂量对小鼠进行了自发活动和热板致痛作用的影响。

根据体表面积计算方法[2]，通过小鼠计算出大鼠和猫的口服给药剂量，然后再按体重用 mg/kg 表示。复方磷酸萘酚喹大鼠的大小剂量分别为 74.6mg/kg 和 7.46mg/kg，以此剂量测定了对大鼠体温的影响。对猫的给药大小剂量分别为 31.6mg/kg 和 3.16mg/kg。对麻醉猫进行了给药前及给药后不同时间血压、心率、心电及呼吸系统影响的测定。

在本试验条件下动物单次口服 10 倍 ED_{90} 剂量的复方磷酸萘酚喹，未见对神经系统、心血管系统和呼吸系统有影响。

（三）毒性试验

1. 急性毒性试验

小鼠急性毒性试验：磷酸萘酚喹与青蒿素配伍对小鼠口服给药及腹腔注射给药的急性毒性测定结果见表 8-45，口服半数致死剂量(LD_{50})为 2907mg/kg(2670～3166mg/kg)，腹腔注射 LD_{50} 为 428mg/kg(381～482mg/kg)，按化学物质急性毒性分级标准，本复方属轻度毒性物质，口服化疗指数 341，故安全范围较大。磷酸萘酚喹和青蒿素单独口服给药的急性毒性结果见表 8-46，LD_{50} 分别为 897mg/kg(828～972mg/kg)及 4475mg/kg(4022～4979mg/kg)。用 Finney 氏公式[3]计算两药配伍的混合毒力，计算公式如下：

$$\frac{1}{\text{混剂理论LD}_{50}}=\frac{a}{\text{LD}_{50}(A)}+\frac{b}{\text{LD}_{50}(B)}+\cdots\cdots$$

A 代表 A 药、B 代表 B 药，a 和 b 为各单剂在混剂中的百分含量，复方磷酸萘酚喹中磷酸萘酚喹与青蒿素的比例为 1∶2.5

A 药磷酸萘酚喹的 LD_{50} 为 879mg/kg、B 药青蒿素的 LD_{50} 为 4475mg/kg

$$\frac{1}{\text{混剂理论LD}_{50}}=\frac{1/3.5}{897}+\frac{2.5/3.5}{4475}+\cdots\cdots=$$

$$=0.2857/897+0.7143/4475=0.0003185+0.0001596=0.0004781$$

混剂理论 LD_{50}=1/0.0004781=2092

混剂实测 LD_{50} 为 2907

按此公式求出混剂理论 LD_{50}，如与混剂实测 LD_{50} 比值大于 2.7 则为两药增毒，小于 0.4 为拮抗，在 0.5～2.6 内为两药毒性相加。计算得到本品理论 LD_{50} 与实测 LD_{50} 的比值为 0.71，表明磷酸萘酚喹与青蒿素配伍两药毒性仅轻度相加。

表 8-45　磷酸萘酚喹配伍青蒿素对小鼠的 LD 值　　（单位：mg/kg）

给药途径	LD_{50}	LD_5	LD_{95}
口服	2907	1718	4745
	（2670～3166）	（1467～2163）	（3950～5700）
腹腔	428	239	768
	（381～482）	（192～297）	（617～957）

注：每组 20 只动物，雌雄各半，括号内为 95%的可信限

表 8-46　小鼠口服组分单药的 LD 值　　（单位：mg/kg）

给药途径	LD_{50}	LD_5	LD_{95}
磷酸萘酚喹	897	583	1379
	（828～972）	（491～691）	（1182～1609）
青蒿素	4475	2592	7727
	（4022～4979）	（2062～3257）	（6111～9769）

注：每组 20 只动物，雌雄各半，括号内为 95%的可信限

大鼠急性毒性试验：大鼠口服复方磷酸萘酚喹，LD_{50} 为 3197.1mg/kg，95%的可信限为 2816.9～3628.6mg/kg（表 8-47），主要毒性表现为抽搐等神经系统症状。

表 8-47　大鼠口服复方磷酸萘酚喹 LD 值　　（单位：mg/kg）

性别	LD_5	LD_{50}	LD_{95}
雌	2229.9	3616.7	5866.1
	（1708.5～2910.3）	（3123.3～4188.1）	（4490.8～7662.6）
雄	1228.3	2796.5	6366.7
	（738.6～2042.8）	（2258.7～3462.4）	（4204.5～9641.0）
雌+雄	1622.4	3197.1	6300.2
	（1250.9～2104.3）	（2816.9～3628.6）	（4932.5～8047.1）

注：每剂量组动物各 20 只，雌雄各半，括号内数字为 95%可信限

犬的急性毒性试验：试验用 Beagle 犬，按 Deichmann 等[4]50%剂量递增法，选 6 只犬，随机分组，每剂量 1 只犬。口服给药一次，连续观察 14 天。观察并记录中毒表现和特点，记录死亡时间，未发现中毒表现的最高剂量为最大耐受剂量(MTD)，引起死亡的最低剂量为近似致死剂量(ALD)。结果表明，复方磷酸萘酚喹对 Beagle 犬的 MTD 为 160mg/kg，ALD 为 550mg/kg。一次给药，最早出现的毒性症状是胃肠道反应，表现为呕吐，呕吐物主要为黏液及胃内容物。大剂量组动物除胃肠道反应外，还表现为神经系统的毒性，具体表现为严重的强直性抽搐。致死剂量的动物，死亡前主要表现为神经系统症状，强直性抽搐导致呼吸循环急性衰竭死亡。将死亡动物尸解，主要脏器肉眼未见器质性病变。

2．长期毒性试验

（1）大鼠长期毒性试验

药物与动物：复方磷酸萘酚喹对大鼠的长期毒性试验设 3 个给药组和一个溶剂对照组。剂量设计主要参考磷酸萘酚喹单药对大鼠长期毒性评价剂量(80mg/kg/d、40mg/kg/d 和 20mg/kg/d)；并参考复方最佳比(磷酸萘酚喹：青蒿素=1：2.5)，故青蒿素药量为磷酸萘酚喹的 2.5 倍，则复方剂量为两单药对应量相加，即复方大、中、小剂量分别为 280mg/kg/d、140mg/kg/d、70mg/kg/d。动物为 Wistar 大鼠，随机分组，每组 24 只，雌雄各半。各组动物每天灌胃给药(对照组给同容积溶媒)一次，连给 14 天。第 15 天各组动物活杀 2/3(雌雄各 8 只)，留 1/3 动物继续进行恢复期观察至 42 天活杀。

观察指标及方法：每天观察并记录动物的临床表现至 42 天；血液学(7 项)、血液生化(12 项)、病理(大体解剖、11 个脏器称重、33 个组织部位组织检查)和骨髓(涂片和切片)等检查均在第 15 天和 42 天进行；其中网织红细胞在第 7 天增测一次。

结果：药后第 4 天开始，280mg/kg/d 和 140mg/kg/d 两组动物出现精神不振、活动减少和无力等症状，其后大剂量组动物出现稀便、食量和体重下降，药后 12 天死亡 1 只雄性动物；70mg/kg/d 和对照组动物未见异常。血液学检查，280mg/kg/d 组网织红细胞下降($P<0.01$)，白细胞总数和中性粒细胞升高，140mg/kg/d 组中性粒细胞也升高，大、中剂量组血液学其他指标未见异常，小剂量组与对照组未见明显差异。血液生化，除 280mg/kg/d 组谷草转氨酶(AST)、碱性磷酸酶(ALP)、胆固醇(CHO)及 140mg/kg/d 组 AST 和 CHO 升高外，其他无明显改变，小剂量组与对照组无明显差异。

病理检查：病理解剖，280mg/kg/d 组，肉眼可见肝脏黄腻，有的伴有肝脓肿及灶状或片状坏死。脑、肺、肝、脾和肾的相对质量增加；140mg/kg/d 组除上述脏器外，胸腺相对质量亦增加；70mg/kg/d 与对照组未见病理变化。组织学检查，280mg/kg/d 组 9/16(56.3%)有融合性支气管肺炎，有的形成化脓灶，泡沫样细胞增多，有的融合成片；肝细胞肿胀变性 16/16(100%)，有的肝细胞肿胀，空泡气球样变性，4/6 例伴有较大面积坏死灶；6/16(37.5%)胸腺和淋巴结网状细胞轻度增生；

5/16(31.3%)轻度肾间质炎。140mg/kg/d 组上述病理改变存在，但程度较轻。70mg/kg/d 与对照组未见组织病理学变化。骨髓涂片，280mg/kg/d 组红系成熟指数、有丝分裂指数等都有明显影响(P <0.001)，可见胞核溶解、核碎裂及核固缩；粒系各阶段细胞形态均有明显损伤(P <0.001)，表现为胞核肿胀、核棘突、核碎裂、核溶解及细胞质空泡样变性等，其他各组骨髓涂片未见异常。各剂量组对淋巴细胞、网状细胞、巨核细胞、浆细胞和单核细胞均未见明显影响。骨髓切片，140mg/kg/d 有 1/8 动物和 280mg/kg/d 有 2/8 动物可见骨髓组织疏松，骨髓造血细胞减少的小灶性坏死病变。

停药后 3 天和 6 天，280mg/kg/d 组各有一只动物死亡；该组其他动物和 140mg/kg/d 组动物于停药后 6 天，毒性症状消失，摄食量和体重增加。第 42 天检查血液和血液生化，各项指标与对照组无明显差别。第 42 天病理检查除 280mg/kg/d 组动物肺、肝、脾、肾、心肌和骨髓的损伤明显好转但未恢复外，其他均已基本恢复正常；未发现新的损伤。

大鼠长期毒性试验结论：大鼠连续 14 天口服复方磷酸萘酚喹 280mg/kg/d 为中毒致死剂量，140mg/kg/d 为中度中毒剂量，70mg/kg/d 为基本安全剂量。复方磷酸萘酚喹中毒的靶器官主要为肝脏、骨髓。复方磷酸萘酚喹中毒敏感指标为 AST、ALP、CHO 和网织红细胞计数。复方磷酸萘酚喹造成的损伤是可逆的。

（2）犬长期毒性试验[5]

复方磷酸萘酚喹对 Beagle 犬的长期毒性试验设 3 个给药组和一个对照组。剂量设计主要参考磷酸萘酚喹单药对犬的长期毒性剂量，磷酸萘酚喹单药对犬的安全剂量为 5mg/kg/d，以此为最小剂量，按与青蒿素 1∶2.5 的比例，青蒿素为 12.5mg/kg/d，则复方的最小剂量为 17.5mg/kg/d，大剂量定为最小剂量的 8 倍即 140mg/kg/d，再取一个中间剂量 87.5mg/kg/d。每组 6 只动物，雌雄各半。动物每天口服给药一次，连续 14 天，第 15 天每组活杀 2/3，余 1/3 再继续观察 28 天后活杀。试验期间观察动物一般状态、中毒表现，给药前 7 天、给药当天，药后 7 天、14 天、28 天、42 天进行血液学(8 项)、血液生化(13 项)、尿(8 项)、心电图(9 个导联)等检测；给药前及给药结束后各检测眼底一次；动物活杀时对 12 个组织进行称重；43 个部位进行组织学检查及骨髓检查。犬长期毒性试验结果如下。

临床观察：140mg/kg/d 组给药后当天至第 10 天，5/6 只犬出现恶心、呕吐、食欲缺乏，3/6 只犬在给药后当天至第 3 天出现阵发性强直性抽搐，持续 2～3min 自行缓解。该组第 14 天体重降低，6/6 只犬在第 7 天和第 14 天摄食量减少(P<0.05)；87.5mg/kg/d 组 1/6 只犬在给药当天有恶心、呕吐。第 7 天和第 14 天摄食量减少(P<0.05)；17.5mg/kg/d 组未见明显不良反应。该复方各剂量组对犬体温、心率、呼吸均无明显影响。

血液学：140mg/kg/d 组的白细胞总数在第 14 天和第 28 天及中性粒细胞数第 7 天和第 14 天升高。其他组的各项指标检查均在正常范围内波动。

血液生化：140mg/kg/d 和 87.5mg/kg/d 组在第 7 天和第 14 天，谷丙转氨酶 ALT 和

谷草转氨酶 AST 明显升高。其他指标均在正常范围内。

心电图：140mg/kg/d 组，第 7 天和第 14 天 Q-T 间期延长(P<0.05)。其他各项指标均在正常范围内。

骨髓：140mg/kg/d 组有一只犬(1/4)，红系各阶段都受到抑制，总数明显减少。骨髓形态的变化表现为早幼红细胞核着色不匀，部分溶解相，中幼红细胞核碎裂；早幼粒细胞部分核溶解，胞核空泡形成，中幼粒细胞细胞核变性，细胞质内满布紫色中毒颗粒；嗜中性分叶核呈现核固缩和棘形成，胞核肿胀、淡染，嗜中性杆状粒细胞细胞质空泡形成；网状细胞胞体肿胀、胞核溶解，网状细胞吞噬大量有核红细胞及其碎核和脂肪滴；浆细胞细胞质内可见黑色、折光、大小不等的圆形颗粒；巨核细胞也见轻度胞核肿胀。87.5mg/kg/d 组红系细胞轻度核溶解和核固缩；粒系细胞轻度空泡样变性，中毒颗粒不明显；网状细胞吞噬红系、淋巴及其碎核较大剂量组少。17.5mg/kg/d 与对照组无明显变化。

病理解剖：140mg/kg/d 组肝表面和切面油腻呈黄色，亦可见白色点状小结节；少数动物肺点状或小片状暗红区；肝、脾、肾质量均增加。87.5mg/kg/d 组肝表面和切面油腻呈黄色，但程度较大剂量轻，肝质量增加。病理组织学检查：140mg/kg/d 组 4/4 只犬肝组织病变明显，肝细胞普遍肿胀，肝小叶内散在结节状坏死灶及坏死区。4/4 只犬肺呈轻度间质炎改变，并可见泡沫样细胞。4/4 只犬仅在肾皮质和髓质交界处部分肾曲管上皮细胞可见空泡变性及腔内少量蛋白质。4/4 只犬免疫组织病变明显，表现为淋巴结滤泡生发中心扩大，其内部单核-巨噬细胞异常增生。胸腺组织结构紊乱，皮质成分减少。停药 28 天，上述病变减轻，但恢复不完全，在肝小叶内仍可见散在的坏死灶，淋巴结和肺仍有轻度病变。87.5mg/kg/d 组：病变性质和特点与 140mg/kg/d 组类似，但病变程度明显减轻。停药后 28 天，肝组织病变基本恢复正常，仅偶见小结节坏死灶，免疫组织的损伤明显恢复。17.5mg/kg/d 和空白对照组，未见明显病理变化。

其他：凝血时间、尿液及眼底检查均未见异常。

犬长期毒性试验结论：①Beagle 犬连续 14 天口服复方磷酸萘酚喹，140mg/kg/d 为重度中毒剂量，87.5mg/kg/d 为中度中毒剂量，17.5mg/kg/d 为基本安全剂量。②复方磷酸萘酚喹毒性的靶器官为肝脏和骨髓。敏感指标为 ALT 和 AST。③复方磷酸萘酚喹所致损伤是可逆的。未见新的损伤。

二、临床试验

1. Ⅰ期临床耐受性、安全性试验

1998 年国家食品药品监督管理局批准复方磷酸萘酚喹片进行临床试验，在解放军 307 医院国家临床药理试验基地进行。选择健康男性志愿者 28 名，随机分配至 350mg、700mg、1400mg、2100mg 4 个剂量组，350mg 组为 4 人，其他各组均为 8 人。

口服给药一次，各剂量组试验由低至高进行，各组给药间隔一周。除每天进行临床观察和常规的生理指标检查外，分别于给药前及药后 24h、72h 进行血液生化(17 项)、血液学(13 项)、尿液(8 项)、心电图(9 个导联)检查，在确定前一剂量组安全后，方可进行下一剂量组试验。每例受试者只接受一个剂量试验。

28 名健康成年男性志愿者，体重指数为 19～24。所有受试者年龄都在 30～40 岁，没有吸烟史。试验前经过全面体检，检测肝、肾功能，血、尿常规，凝血功能正常，心电图正常，血清学检查正常，并于试验前签署书面知情同意书。单剂量口服复方磷酸萘酚喹片受试者的性别、平均身高、平均体重、体重指数(BMI)等见表 8-48。

表 8-48　单剂量口服复方磷酸萘酚喹片受试者各剂量组一般情况表

剂量组	人数	M±SD			
		年龄(岁)	身高(m)	体重(kg)	体重指数（kg/m^2）
350mg	4	36.0±3.2	1.64±0.02	59.3±3.6	22.0±1.4
700mg	8	32.9±3.1	1.69±0.04	61.5±5.0	21.5±1.4
1400mg	8	37.5±2.0	1.67±0.07	60.4±6.6	21.7±1.3
2100mg	8	35.9±2.4	1.71±0.07	63.8±7.7	21.8±1.3
合计	28	35.6±1.9	1.68±0.03	61.2±1.9	21.7±0.2
	范围	30～39	1.60～1.78	51～75	20.2～24.0

入选到本试验中的 28 名受试者根据方案全部完成了试验，均可进行安全性评价。在整个不良反应的观察中，有 2 例与药物可能有关的不良事件，350mg 组 1 例给药后第 1 天、第 3 天 ALP 及 AST 轻度升高，药后第 7 天恢复正常，为一过性升高；2100mg 组 1 例给药后第 3 天 ALP 轻度升高，药后第 7 天复查恢复正常，亦为一过性升高。这可能与复方磷酸萘酚喹中的磷酸萘酚喹有关，但没有量效关系，且可自行恢复。

口服复方磷酸萘酚喹片各剂量组平均体温、心率、呼吸、血压在给药前后都没有明显变化。各剂量组心电图在给药前与给药后 1h、24h、72h 测定的结果均未见有临床意义的改变。总之，健康受试者单次口服复方磷酸萘酚喹片 350～2100mg，血液、尿、血液生化、心电图、生命体征均未见有临床意义的变化，均安全且能够很好地耐受。

2. Ⅰ期临床药代动力学试验

Ⅰ期临床药代动力学研究仍在解放军 307 医院国家临床药理试验基地进行。选择健康男性受试者 40 名，其中 30 人单次口服复方磷酸萘酚喹片，剂量分别为 700mg、1400mg、2100mg，每组 10 名男性健康受试者。试验采用单剂量开放试验，受试者禁食 10h，排空膀胱后用 250ml 温开水一次性服用研究药物。受试者于给药前及给药后不同时间点，在肘静脉取血 5ml 测定磷酸萘酚喹、青蒿素血药浓度。并于给药前及给药后不同时间段留取尿液以测定尿药浓度。用药 2h 后方可饮水，4h 后统一进低脂膳食。

另 10 名健康男性受试者，进行组分单药的药代测定，给药剂量为青蒿素片 1000mg，磷酸萘酚喹片 400mg。试验采用双周期自身交叉单次口服药代动力学研究。受试者于给药前及给药后不同时间点，在肘静脉取血 5ml 测定青蒿素、磷酸萘酚喹血药浓度。并于给药前及给药后不同时间段留取尿液以测定尿药浓度。

各组受试者分别于给药前、给药后 15min、30min、45min、1h、1.5h、2h、3h、4h、6h、8h、12h、18h、24h、48h、72h、120h、168h、216h 采集静脉血 5ml，置肝素试管中，离心分离血浆于–20℃保存备用。分别于给药前，给药后 0～2h、2～4h、4～8h、8～12h、12～24h、24～48h、48～72h、72～120h、120～168h、168～216h 为一时段，将各时段尿液收集于一容器中低温保存，记录每时段尿液总量并留取部分标本于–20℃冰箱保存直至进行检测。

生物样本的药物测定，仪器为 Q-TrapTM 型三重四极杆串联质谱仪，配有电喷雾离子源及 Analyst 1.3.2 数据处理系统，美国 Applied Biosystem 公司；Agilent 1100 高效液相色谱输液泵，自动进样器，美国 Agilent 公司；色谱柱为 Zorbax extend C18 柱(4.6mm×150mm，5μm 粒径)，美国 Agilent 公司。对建立的方法分别进行了特异性、灵敏度、精密度与准确度、提取回收率、标准曲线、稳定性、质量控制等检测，合格后进行了生物样品的测定。表 8-49、表 8-50 为单次空腹口服复方磷酸萘酚喹 700mg、1400mg、2100mg 后磷酸萘酚喹和青蒿素的药代动力学参数。表 8-51 为组分单药的药代参数。

表 8-49　口服不同剂量的复方磷酸萘酚喹片后血中磷酸萘酚喹的动力学参数(n=10)

参数	700mg	1400mg	2100mg
Ke(h^{-1})	0.003 5±0.001 5	0.002 9±0.001 3	0.004 6±0.002 9
$T_{1/2}$ (h)	256.44±179.37	276.35±107.50	233.27±190.74
C_{max}（μg/L）	11.40±4.45	27.44±16.21	59.83±20.03
T_{max} (h)	3.50±5.23	3.03±1.92	2.50±1.05
$AUC_{0\sim21d}$（μg/L/h）	479.95±153.94	955.03±352.05	1874.99±257.57
$AUC_{0\sim\infty}$（μg/L/h）	1002.34±381.95	2011.28±958.69	3709.33±1860.28
MRT（h）	499.55±359.04	674.03±534.38	366.85±159.39
CL/F（L/h）	324.91±120.50	182.51±71.40	107.41±56.29
V/F(L)	107439.17±53932.20	65553.64±20 670.12	26 760.64±9254.23

表 8-50　口服不同剂量的复方磷酸萘酚喹片后血中青蒿素的动力学参数(n=10)

参数	700mg	1400mg	2100mg
Ke (h^{-1})	0.18±0.03	0.19±0.03	0.16±0.04
$T_{1/2}$ (h)	4.01±0.63	3.69±0.60	4.90±1.85
C_{max}(μg/L)	427.30±143.01	697.70±246.51	892.60±219.78
T_{max}(h)	2.20±1.06	2.38±1.09	2.10±1.63
$AUC_{0\sim21d}$（μg/L/h）	2642.42±1293.25	4746.70±2085.43	6736.12±2551.60
$AUC_{0\sim\infty}$（μg/L/h）	2708.87±1320.48	4842.57±2172.61	6820.63±2524.43
MRT (h)	6.86±1.02	6.73±1.21	8.31±1.46
CL/F(L/h)	148.23±81.56	91.92±61.64	71.52±70.11
V/F(L)	847.09±444.78	476.83±315.64	515.55±631.24

表 8-51　口服青蒿素片或磷酸萘酚喹片的药代动力学参数(n=10)

参数	青蒿素 1000mg	磷酸萘酚喹 400mg
Ke (h^{-1})	0.203 6±0.048 8	0.004 2±0.002 5
$T_{1/2}$ (h)	3.58±0.86	298.55±294.57
C_{max} (μg/L)	466.50±120.15	13.41±6.37
T_{max} (h)	2.15±0.91	3.43±3.16
$AUC_{0\sim21d}$ (μg · h/L)	2 785.00±847.84	423.75±162.74
$AUC_{0\sim\infty}$ (μg · h/L)	2 825.37±866.56	854.00±528.39
MRT (h)	5.89±0.80	248.03±347.96
CL/F (L/h)	381.29±102.97	622.24±294.39
V/F (L)	1 929.95±618.93	188 762.21±90 230.48

*青蒿素：$AUC_{0\sim24h}$

口服复方磷酸萘酚喹后尿中可检测到原形药物的排出，随着给药剂量的增加，药物的排泄量相应增加，结果见表 8-52、8-53。口服组分药磷酸萘酚喹或青蒿素后药物的排泄量见表 8-54、8-55。

表 8-52　受试者口服不同剂量复方磷酸萘酚喹片后尿中磷酸萘酚喹排泄量

剂量 / 时间(h)	700mg		1400mg		2100mg	
	排泄量(mg)	排泄百分比(%)	排泄量(mg)	排泄百分比(%)	排泄量(mg)	排泄百分比(%)
0～2	0.0067	0.0034	0.0049	0.0024	0.0868	0.0058
2～4	0.0077	0.0038	0.1695	0.0422	0.1614	0.0108
4～8	0.0329	0.0165	0.2450	0.0645	1.0754	0.0717
8～12	0.0695	0.0347	0.1585	0.0582	0.6895	0.0460
12～24	0.1402	0.0701	0.9490	0.2245	2.4532	0.1635
24～48	0.1199	0.0600	0.3312	0.0773	1.0078	0.0672
48～72	0.2193	0.1096	0.3798	0.1092	1.0382	0.0692
72～120	0.2461	0.1231	0.7570	0.1946	1.8950	0.1263
120～168	0.4396	0.2198	0.7274	0.1754	2.3513	0.1568
168～216	0.2457	0.1229	0.2239	0.0425	0.6201	0.0413

表 8-53　受试者口服不同剂量复方磷酸萘酚喹片后尿中青蒿素排泄量

剂量 / 时间(h)	700mg		1400mg		2100mg	
	排泄量(mg)	排泄百分比(%)	排泄量(mg)	排泄百分比(%)	排泄量(mg)	排泄百分比(%)
0～2	0.0052	0.0010	0.0167	0.0017	0.0237	0.0016
2～4	0.0097	0.0019	0.0279	0.0028	0.0520	0.0035
4～8	0.0070	0.0014	0.0179	0.0018	0.0267	0.0018
8～12	0.0049	0.0010	0.0074	0.0007	0.0133	0.0009
12～24	0.0168	0.0034	0.0108	0.0011	0.0165	0.0011

表 8-54　受试者口服青蒿素片 1000mg 后尿中药物排泄量

时间(h)	排泄量(mg)	排泄百分比(%)
0～2	0.0112	0.0011
2～4	0.0153	0.0015
4～8	0.0157	0.0016
8～12	0.0066	0.0007
12～24	0.0049	0.0005

表 8-55　受试者口服磷酸萘酚喹片 400mg 后尿中药物排泄量

时间(h)	排泄量(mg)	排泄百分比(%)
0～2	0.0148	0.0037
2～4	0.0377	0.0094
4～8	0.1018	0.0254
8～12	0.1754	0.0438
12～24	0.3066	0.0767
24～48	0.8730	0.2183
48～72	0.8218	0.2054
72～120	0.5748	0.1437
120～168	0.3191	0.0798
168～216	0.0790	0.0198

单次口服复方磷酸萘酚喹片 700mg、1400mg、2100mg 的药代动力学试验结果表明，磷酸萘酚喹的血药浓度在 0.50～500μg/L 内线性关系良好(r=0.9956)，最低定量浓度为 0.50μg/L，血药浓度为 5ng/ml、50ng/ml 和 400ng/ml 时，提取回收率(n=3)分别为 78.3%±4.99%、86.0%±2.72%、87.9%±1.85%，日内及日间精密度<15%；青蒿素的血药浓度在 4.00～1000μg/L 内线性关系良好(r=0.9990)，最低定量浓度为 4.00μg/L，血药浓度为 10ng/ml、100ng/ml 和 800ng/ml 时，提取回收率(n=3)分别为 93.3%±9.81%、86.1%±5.29%、89.2%±3.50%，日内及日间精密度<15%。磷酸萘酚喹的尿药浓度在 0.50～500μg/L 内线性关系良好(r=0.9991)，最低定量浓度为 0.50μg/L，相对回收率分别为 84.3%±3.31%、81.9%±5.53%、84.7%±4.42%，日内及日间精密度<15%。青蒿素的尿药浓度在 4.00～1000μg/L 内线性关系良好(r=0.9975)，最低定量浓度为 4.00μg/L，相对回收率分别为 80.2%±4.19%、88.6%±2.78%、88.5%±4.89%，日内及日间精密度<15%。

单剂口服复方磷酸萘酚喹 700mg、1400mg、2100mg 时，磷酸萘酚喹的 C_{max}、$AUC_{0\sim216h}$、$AUC_{0\sim\infty}$与给药剂量的相关系数分别为 0.9815、0.9835、0.9894。青蒿素的 C_{max}、$AUC_{0\sim216h}$、$AUC_{0\sim\infty}$与给药剂量的相关系数分别为 0.9956、0.9998、0.9997。表明血浆中磷酸萘酚喹及青蒿素的 C_{max} 和 AUC 随剂量的增大而增加，并且有很好的线性关系。结果还显示，随着药物剂量的增加，磷酸萘酚喹及青蒿素的 $T_{1/2}$ 及 T_{max} 无显著改变。

10 名健康男性志愿者采用双周期自身交叉进行组分单药青蒿素和磷酸萘酚喹的药

代动力学测定。空腹口服青蒿素片 1000mg，清洗一周后再空腹口服磷酸萘酚喹片 400mg。本试验磷酸萘酚喹片的主要药代动力学参数：C_{max} 为(13.41±6.37) μg/L，$AUC_{a/d}$ 为 (423.75±162.74) μg/L·h，$AUC_{0\sim\infty}$ 为 (854.00±528.39) μg/L·h，$T_{1/2}$ 为（298.55±294.57）h，T_{max} 为（3.43±3.16）h，CL/*F* 为（622.24±294.39）L/h，*V/F* 为（188 762.21±90 230.48)L。青蒿素片的主要药代动力学参数：C_{max} 为（466.50±120.15）μg/L，$AUC_{0\sim24h}$ 为（2785.00±847.84）μg/L/h，$AUC_{0\sim\infty}$为（2825.37±866.56）μg/L/h，$t_{1/2}$ 为（3.58±0.86)h，T_{max} 为（2.15±0.91）h，*CL/F* 为（381.29±102.97）L/h，*V/F* 为（1929.95±618.93）L。

3. Ⅱ期临床试验

由重庆医科大学抗寄生虫病药物临床基地牵头制定“复方磷酸萘酚喹片Ⅱ期临床试验”方案，由海南省热带病研究所、海南省南岛农场医院、东方市天安医院实施临床研究。海南省第三人民医院和东方市人民医院承担临床生化指标检测。本研究于 1998 年 5 月至 2000 年 7 月完成。

复方磷酸萘酚喹片Ⅱ期临床试验，在随机、开放、对比条件下，通过复方磷酸萘酚喹片对恶性疟疗效及安全性评价，确定其治疗疟疾适宜剂量；以该剂量与组分单药对恶性疟疗效及安全性对比观察，为组方的合理性提供临床依据。在此基础上进行多中心、扩大治疗恶性疟病例数并用于治疗间日疟，以确定本复方对恶性疟和间日疟的治疗方案。

(1)剂量探索试验

复方磷酸萘酚喹片 175mg/片(含磷酸萘酚喹碱基 50mg、青蒿素 125mg)设 3 个剂量组，即复方磷酸萘酚喹片 700mg、1400mg、2100mg，每组 30 例，各剂量组均为一次顿服。受试者住院 3～7 天，给药前及给药后每天观察并记录患者症状和体征至出院。出院后如有发热、不适随时来院检查，随访至 28 天。分别于给药前及给药后第 3 天、第 7 天、第 14 天各进行一次血液学(9 项)、血液生化(6 项)、尿(8 项)检查。心电图常规 12 导联，分别于给药前及给药后第 1 天、第 3 天、第 7 天、第 14 天各检测一次。患者的一般情况见表 8-56，各组患者年龄、发病天数、体温、原虫密度等情况相近(P > 0.05)，无显著差异。

表 8-56　复方磷酸萘酚喹片不同剂量组治疗恶性疟患者给药前基本情况

剂量 (mg)	例数 (例)	年龄 (岁)	疟史		发病天数(天)	体温 (℃)	原虫密度 (万/μl)
			有	无			
700	30	21.6±7.3	21	9	3.6±1.9	38.3±1.4	3.02±3.68
1400	30	28.0±12.7	18	12	3.3±1.5	38.1±1.3	3.31±3.16
2100	30	24.6±9.1	22	8	3.4±1.5	38.0±1.2	3.03±3.73

表 8-57 显示了 3 个剂量组治疗恶性疟的疗效。3 个剂量组的患者近期均获临床治愈，药物退热快、杀虫迅速。28 天治愈率大、中、小剂量组分别为 96.7%、 93.3%和 83.3%。大、中、小剂量组复燃例数分别为 1/30、2/30 和 5/30。小剂量组与中剂量、大剂量组治愈

率比较，差异极显著(P<0.01)，而中剂量和大剂量组治愈率比较差异不显著(P>0.05)。

表 8-57 复方磷酸萘酚喹片不同剂量对恶性疟疗效观察

剂量(mg)	例数(例)	退热时间(h)	24h 原虫下降率(%)	原虫转阴时间(h)	28 天复燃例数(例)	28 天治愈率(%)
700	30	17.1±12.4	97.7±7.5	32.1±10.6	5	83.3[a]
1400	30	13.5±7.4	99.0±2.4	29.6±9.2	2	93.3[b]
2100	30	1 1.8±7.8	99.2±2.9	30.0±10.3	1	96.7

a.小剂量与中剂量和大剂量组比均 $P < 0.01$；b.中剂量与大剂量组比 $P > 0.05$

在剂量探索性试验中的安全性评价，各组患者给药前及给药后 1～2 天均有不同程度头痛、头晕、全身乏力及食欲减退等症状。但随着疟疾病情好转上述症状自行缓解。3 组患者药后检查血液学、血液生化、心电图和尿常规等未见有意义的改变。

试验结果表明，复方磷酸萘酚喹片 3 个剂量对恶性疟均具有疗效高、安全性好的特点。28 天治愈率随剂量增加而提高，其疗效与剂量有明显量效关系。中剂量和大剂量组治愈率均高于 90%，两者治愈率统计学无显著性差异。据此选择复方磷酸萘酚喹片中剂量组 1400mg(8 片)为成人临床拟用剂量。

(2)复方与组分单药对比试验[6]

在确定临床拟用剂量后，为证明组方的合理性而进行了复方与组分单药疗程方案的对比试验。试验分 3 组，第一组复方磷酸萘酚喹片一次顿服 1400mg；第二组磷酸萘酚喹片 1000mg，分两次口服，首次 600mg，24h 后 400mg；第三组青蒿素片 2500mg 分 4 次口服，首次 1000mg，8h、24h、48h 分别各服 500mg。3 组按 3∶3∶1 随机分组，基本情况见表 8-58。

表 8-58 复方磷酸萘酚喹片及其组分单药治疗恶性疟患者给药前基本情况

药物	总剂量(mg)	例数(例)	年龄(岁)	发病天数(天)	体温(℃)	原虫密度(万/μl)
复方	1400	100	27.7±11.5	3.1±1.5	38.7±1.2	3.54±3.90
磷酸萘酚喹	1000	100	29.0±10.7	2.7±1.3	38.2±3.2	2.73±3.05
青蒿素	2500	30	23.5±8.9	3.3±1.1	38.3±1.1	2.66±3.19

结果列于表 8-59，数据显示复方磷酸萘酚喹片在退热时间、24h 原虫下降率及原虫转阴时间方面均与速效药青蒿素相当，而 28 天治愈率远优于青蒿素，与磷酸萘酚喹相当。表明复方磷酸萘酚喹片既具有青蒿素速效的特点又具有磷酸萘酚喹持效、治愈率高的特点，同时又克服了两药的缺点。

表 8-59 复方磷酸萘酚喹片及其组分单药对恶性疟疗效观察

药物	剂量(mg)	疗程(次)	退热时间(h)	24h 原虫下降率(%)	原虫转阴时间(h)	28 天治愈率(%)
复方	1400	1	17.5±12.3	96.9±12.9	30.0±8.8	97.0
磷酸萘酚喹	1000	2	32.7±17.7	81.4±17.6	45.5±10.0	100
青蒿素	2500	4	18.1±9.7	98.7±2.3	29.1±6.0	66.7

3 组患者治疗期间均未见与药物有关的临床症状及体征。血液学检测的各项指标均在正常范围内，网织红细胞计数未见异常。尿液及心电图检查均未见异常。

复方磷酸萘酚喹片是由磷酸萘酚喹和青蒿素以 1∶2.5 的比例组成的复方。青蒿素单药疗程总剂量是 2500mg，分 4 次口服，特点是速效，但由于复燃率高，在选作对照药时考虑了患者的接受程度，故只设了 30 例。磷酸萘酚喹单药的疗程总剂量是 1000mg，分两次口服，特点是持效，杀虫彻底，治愈率高，但起效慢。复方磷酸萘酚喹总量 1400mg，其中含青蒿素 1000mg，磷酸萘酚喹 400mg，一次顿服。从以上结果可以看出，复方磷酸萘酚喹降低了单药的用药剂量、缩短了疗程，具有青蒿素的速效及磷酸萘酚喹杀虫彻底、治愈率高的特点。故本品取两药之长，补两药之短。本品在大大降低单药用药剂量(仅为各自单药临床剂量的 1/2.5)下达到高效、速效和持效作用，进一步证明复方磷酸萘酚喹具有协同增效作用。从临床各项化验结果看，复方磷酸萘酚喹增效不增毒。上述结果从临床药理学方面进一步证明了复方磷酸萘酚喹片组方的合理性。

4. Ⅲ期临床试验[7]

Ⅲ期临床试验在海南省由 3 个医院组织实施。确定复方磷酸萘酚喹总量 1400mg 单次口服进行治疗疟疾扩大临床使用。3 个医院共收治恶性疟病例 220 例，其中男性 129 例，女性 91 例，平均年龄（26.4±11.3)岁，有疟史 173 例，无疟史 47 例，发病天数(2.7±1.3)天，体温（39.0±1.3)℃，原虫密度（28 107±31 411)/μl。药后平均退热时间为（17.4±10.8)h、24h 原虫下降率为（95.3±15.1)%、原虫转阴时间为(29.8±8.8)h，28 天内复燃 5 例，复燃天数分别为第 10 天、17 天、18 天、19 天和 24 天，28 天治愈率为 97.7%。220 例患者在治疗期间，未发现与药物有关的不良反应，患者对药物耐受良好。

在扩大的多中心临床试验中同时收治了 109 例间日疟患者，其中男性 83 例，女性 26 例，年龄（23.02±9.0)岁，有疟史 100 例，无疟史 9 例，发病天数（2.6±1.4）天，体温(37.9±1.5)℃，原虫密度（6782±7861)/μl。受试者均顿服复方磷酸萘酚喹片 1400mg。结果表明，退热时间为（13.0±5.5）h、24h 原虫下降率为（99.99±0.05)%，原虫转阴时间为（18.1±5.7)h，56 天内复发 11 例，复发天数为 47～56 天。近期治愈 98 例，近期治愈率 90%。在观察的 56 天期间未发现与服药有关的症状和体征，患者对药物耐受良好。与治疗恶性疟相比，复方磷酸萘酚喹片治疗间日疟的退热时间、24h 原虫下降率及转阴时间均快于恶性疟。共收治间日疟 109 例，56 天内复发 11 例，提示本复方对间日疟没有根治作用，由于在流行区，也不能排除再次感染的可能性。

小结：通过复方磷酸萘酚喹片的Ⅱ、Ⅲ期临床试验，确定了本复方治疗疟疾的适宜方案为总量 1400mg 单次口服。整个临床试验共收治恶性疟 320 例、间日疟 109 例，均获临床治愈，未见与药物有关的明显不良反应。恶性疟 28 天治愈率为 97.5%，间日疟 56 天治愈率 90%(表 8-60)。复方与组分单药的对比试验显示，磷酸萘酚喹与青蒿素以 1∶2.5 的比例组成的复方具有两药的优点，克服了两药的缺点，达到优势互补。复方大大降低了两单药的用药剂量，这不仅降低了药物的毒性，还克服和延缓了单药抗药性的产生，对保护新药具有重要意义。

复方磷酸萘酚喹片不仅具有高效、速效、治愈率高及低毒等特点，而且疗程方案只需一次口服，是一个依从性好、患者易接受的新型固定比例复方抗疟药。

表 8-60 复方磷酸萘酚喹片顿服 1400mg 多中心治疗疟疾的疗效

疟疾类型	例数（例）	退热时间（h）	原虫转阴时间（h）	治愈率（%）*
恶性疟	320	18±11	30±9	97.5
间日疟	109	13±6	18±6	90

*恶性疟观察 28 天治愈率，间日疟观察 56 天治愈率

5. 国外多中心临床试验[8~18]

本品商品名为 ARCO®。由昆明制药集团股份有限公司负责完成 13 项国际多中心临床试验，到 2013 年 5 月共观察疟疾患者 2037 例，其中 ARCO®组 1153 例，对照组 884 例，ARCO® 治疗恶性疟平均 28 天治愈率大于 96%(表 8-61)。显示本品在不同人种中也是安全、有效的。本品已获得 22 个国家的注册或许可(表 8-62)。ARCO®为一次服药，可大大提高患者的依从性，在全球起到示范和带动作用。

表 8-61 复方磷酸萘酚喹片(ARCO®)国外临床试验结果

序号	试验名称	试验国家	ARCO / 对照药 (例数)，ARCO 恶性疟治愈率
1	ARCO 对比复方双氢哌喹片治疗恶性疟、间日疟随机多中心III期临床研究	印度尼西亚	201/200 例，ARCO 为 97%
2	ARCO 对比氯喹+法西达治疗恶性疟临床研究	巴布亚新几内亚	51/49 例，ARCO 为 100%
3	ARCO 对比蒿甲醚、蒿甲醚+法西达治疗恶性疟临床研究	苏丹	129/65/71 例，ARCO 为 100%
4	ARCO 对比 Coartem 治疗恶性疟临床研究	乌干达	107/105 例，ARCO 为 100%
5	4 个月至 16 岁以下儿童使用 ARCO、Coartem 治疗恶性疟的有效性和安全性对比研究	乌干达	87/77 例，ARCO 为 100%
6	ARCO 治疗恶性疟的临床研究	尼日利亚	121 例，ARCO 为 96%
7	ARCO 对比复方蒿甲醚片及青蒿琥酯氨酚喹片治疗恶性疟的研究	尼日利亚	56/56/50 例，ARCO 为 100%
8	ARCO 对比 Coartem 治疗 5～14 岁恶性疟的研究	尼日利亚	55/55 例，ARCO 非矫正治愈率 90%
9	ARCO 对比 Coartem 治疗恶性疟的临床研究	科特迪瓦	60/60 例，ARCO 为 100%
10	ARCO 治疗疟疾的临床疗效观察	缅甸	55 例，ARCO 为 98.1%
11	ARCO 治疗疟疾的临床疗效观察	贝宁	50 例，ARCO 为 100%
12	ARCO 对比复方蒿甲醚片治疗儿童疟疾的研究	贝宁	93/96 例，ARCO 为 97.85%
13	ARCO 治疗成人恶性疟的临床疗效观察	喀麦隆	88 例，ARCO 为 100%

表 8-62 复方磷酸萘酚喹片(ARCO®)注册或许可国家目录

注册或许可国家	注册或许可国家
柬埔寨	贝宁
刚果(布)	尼日利亚
科特迪瓦	乍得

续表

注册或许可国家	注册或许可国家
乌干达	肯尼亚
多哥	缅甸
利比里亚	喀麦隆
巴布亚新几内亚*	中非共和国
萨摩亚*	刚果(金)
所罗门群岛*	加蓬
瓦奴阿图*	坦桑尼亚
斐济*	赞比亚

*南太平洋岛国对药品实行的是许可

参考文献

[1] Peters W. Drug resistance in *Plasmodium berghei* vincke and Lips , 1948. I. Chloroquine resistance. Exp Parasit , 1965, 17:80.

[2] 徐叔云，卞如濂，陈修， 药理实验方法学，北京，人民卫生出版社 1982： 1184

[3] 杨瑞典. 混合制剂联合毒力测定方法. 农药, 1981, 2: 36-37

[4] Deichmann WB， LeBlanc TJ. Determination of the approximate lethal dose with about six animals. Journal of Industrial hygiene and Toxicology .1943, 25(9): 415-417.

[5] 王京燕，郭伯安，徐在海，等. 复方磷酸萘酚喹对比格犬的长期毒性. 军事医学科学院院刊，2003，27（3)：196-199

[6] 王京燕，单成启，符大东，等. 复方磷酸萘酚喹及其组份单药治疗恶性疟的临床研究. 中国寄生虫学与寄生虫病杂志，2003，21（3)：131-133

[7] 王京燕，单成启，符大东，等. 复方磷酸萘酚喹片治疗恶性疟的临床研究.中国寄生虫病防治杂志，2003，16（3)：134-136

[8] Mworozi EA, Maganda A, Masembe V, *et al.* An Open Label Randomized Study Comparing Arco - A New Act and Coartem in Treatment of Uncomplicated Malaria in Adults in Uganda. 13th International Congress on Infectious Diseases Abstracts, Poster Presentations e313 doi:10.1016/j.ijid.2008.05.839

[9] Offianan AT, Louis KP, Jean-Didier Y, *et al.* A comparative, randomized clinical trial of artemisinin/naphtoquine twice daily one day versus artemether/lumefantrine six doses regimen in children and adults with uncomplicated falciparum malaria in Côte d'Ivoire. Malaria Journal. 2009, 8:148

[10] Tjitra E, Hasugian AR, Siswantoro H, *et al.* Efficacy and safety of artemisinin-naphthoquine versus dihydroartemisinin-piperaquine in adult patients with uncomplicated malaria: a multi-centre study in Indonesia. Malaria Journal. 2012,11 :153

[11] Tun T, Tint HS, Lin K, *et al.* Efficacy of oral single dose therapy with artemisinin–naphthoquine phosphate in uncomplicated falciparum malaria. Acta Tropica. 2009,111(3):275-278

[12] Martin M, Friday O. Open-label randomised trial of a fixed dose combination of artemisinin and naphthoquine for treating uncomplicated falciparum malaria in Calabar, Nigeria. [MIM Nairobi, 16205673]

[13] Francis WH, Huang QY: Artemisinin-Naphthoquine Combination (ARCO®): An Overview of the Progress. Pharmaceuticals, 2010, 3（12）: 3581-3593

[14] Francis WH, David L, Adolf S, *et al.* Artemisinin-naphthoquine combination (ARCO™) therapy for uncomplicated falciparum malaria in adults of Papua New Guinea: A preliminary report on safety and efficacy. Malaria Journal.2009, 8:196 doi:10.1186/1475-2875-8-196

[15] Bakri YM Nour, Naser Mahmoud M. Hamed, Ali Babekir Habour, *et al.* Efficacy and safety of artemisinin-naphthoquine (ARCO®) in the treatment of uncomplicated *Plasmodium falciparum* among Sudanese adults. Global Advanced Research Journal of Medicine and Medical Science.2014, 3(1)：7

[16] Rujumba J, Mworozi EA, Maganda AK, *et al.* A comparative study of Arco and Coartem in the treatment of uncomplicated malaria in patients aged 4 months to 16 years attending Mulago hospital, Kampala, Uganda. Int J Infect Dis. 2010, 14,. e332

[17] Same Ekobo, Huang QY, Dr Kuete Thomas, *et al.* Etude de l'efficacité et de la tolérance de Arco®(Artémisinine-Naphtoquine

Phosphate) dans le traitement du paludisme simple à *Plasmodium falciparum* au Cameroun. Unpublished data of KPC 2011

[18] Gazard DK, Massougbodji A, Capo-chichi L, *et al*. Etude de l'efficacité et de la tolérance de la combinaison fixe Artémisinine-Naphthoquine (ARCO®) en prise unique versus Arthemether-Luméfantrine(COARTEM®) pour la prise en charge du paludisme non compliqué à Plasmodium falciparum au Bénin. Unpublished data of KPC 2009

注：此项目的鼠疟药效试验由李国福负责，猴疟药效试验由丁德本负责，小鼠急性毒性试验由邬伯安负责，大鼠和犬的急性毒性试验及一般药理学试验由王京燕负责，大鼠及犬的长期毒性试验由王京燕负责，Ⅰ期临床由解放军307医院国家临床药理基地刘泽源负责，Ⅱ期、Ⅲ期临床试验由王京燕负责组织在海南实施，国外临床试验及国外注册由昆明制药集团股份有限公司负责组织实施。

（王京燕　丁德本　李国福）

第九章 青蒿素类药物与磷酸咯萘啶联合应用

中国疾病预防控制中心寄生虫病预防控制所接受全国“523”领导小组下达的“研究与氯喹无交叉抗药性的急救抗疟新药”的任务后，在原来研究的基础上，于 1970 年设计合成了一种作用于疟原虫红内期的高效、低毒、与氯喹无交叉抗药性的抗疟新药磷酸咯萘啶，简称咯萘啶。可口服、肌内注射和静脉滴注治疗各种疟疾和救治脑型疟等重症疟疾。按照 WHO/TDR 提出青蒿素类抗疟药应与其他抗疟药联合应用的要求，又发展成青蒿素衍生物与咯萘啶联用治疗恶性疟和抗药性恶性疟，克服了两药单用的缺点而取得理想的效果。

一、磷酸咯萘啶的合成

在抗疟新药的发展史中，氯喹(chloroquine)是口服治疗疟疾最好的一种药物，但自恶性疟原虫对氯喹产生抗药性后，氯喹便失去了原有疗效。继氯喹之后，曾出现阿莫地喹(amodiaquine)、环喹(cycloquine)和阿莫吡咯喹(amopyroquine)等抗疟药(图 9-1)。研究者曾以氯喹为对照，比较了这些抗疟药的结构与疗效的关系，从而设计合成了新抗疟药。

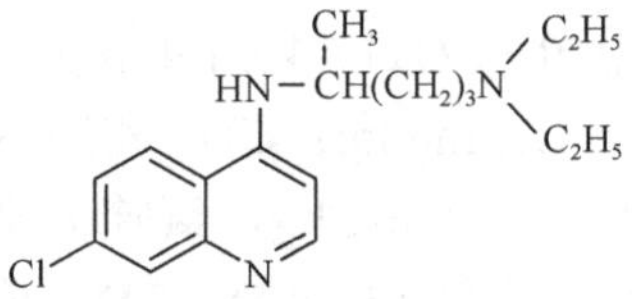

氯喹

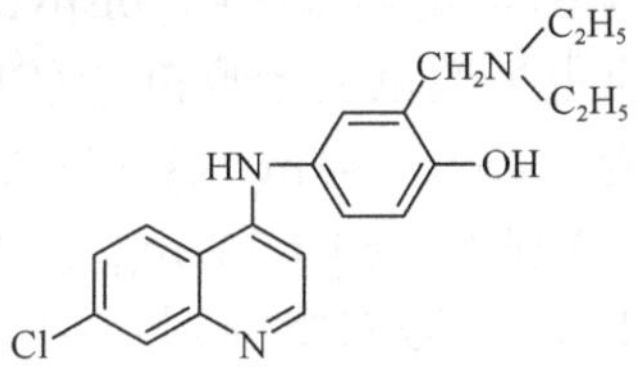

阿莫地喹

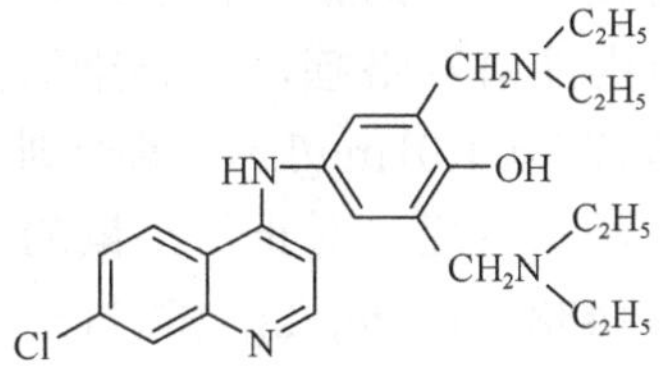

环喹

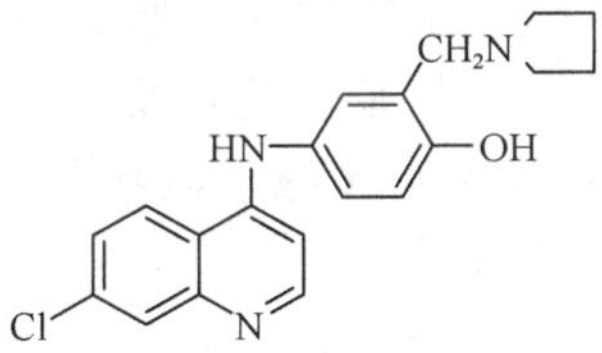

阿莫吡咯喹

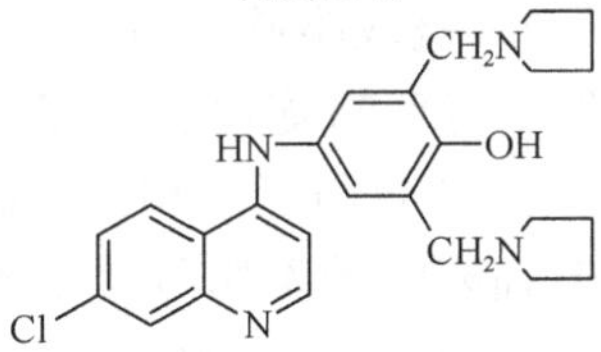

双咯喹

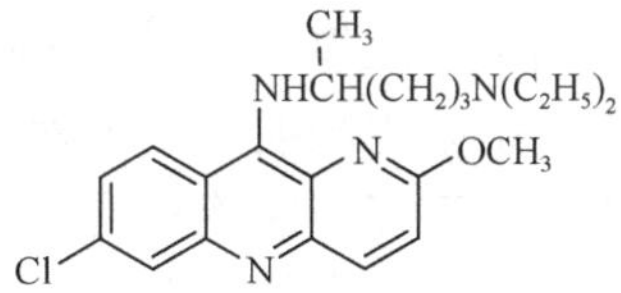

azacrin

图 9-1 氯喹和有关抗疟药的化学结构

(一)抗疟新药化学结构的设计

对感染伯氏疟原虫(*Plasmodium berghei*)的小鼠，分别灌胃氯喹、阿莫地喹和环喹，半数感染鼠的原虫被完全清除的有效剂量(半数转阴量 ED_{50})依次为(15.8±4.1) mg/kg、

(45.0±3.4) mg/kg 和 (4.6±1.2) mg/kg[1]。在治疗间日疟儿童带虫者时，清除疟原虫的最低有效剂量，分别为 2.5mg/kg、>5mg/kg、5mg/kg[1]。显示环喹的疗效较阿莫地喹为优，但临床疗效均逊于氯喹。环喹具有双边二乙氨基侧链，阿莫地喹仅有一个相同的单边侧链(图 9-1)。这个例子说明双边二乙氨基侧链较单边的为优。

阿莫吡咯喹灌胃对鼠疟伯氏原虫的 ED_{50} 和对正常小鼠的 LD_{50} 分别是 (13.7±3.4) mg/kg 和 (781±98) mg/kg，而氯喹则分别为 (42.9±15.4) mg/kg 和 (478±95) mg/kg[2]。说明阿莫吡咯喹对鼠疟的疗效优于氯喹。肌内注射治疗恶性疟和间日疟平均原虫转阴时间，阿莫吡咯喹分别为 31.3h 和 31.4h，氯喹分别为 34.1h 和 34.2h。但当 1 例 6 岁儿童肌内注射氯喹单剂 40mg，1 例成人肌内注射氯喹单剂 120mg，2 例均于数分钟后死亡，而肌内注射阿莫吡咯喹，患者全可耐受，因而阿莫吡咯喹被推荐为肌内注射的选用药物，成人肌内注射单剂为 90～150mg[3]。表明阿莫吡咯喹的毒性远低于氯喹，但临床疗效与氯喹相当。在儿童带虫者的治疗中，阿莫地喹和环喹的临床疗效均不如氯喹[1]。阿莫吡咯喹为单边的五元环吡咯烷(图 9-1)。表明阿莫吡咯喹中的闭环吡咯烷侧链较阿莫地喹和环喹中的开环的二乙氨基侧链为优。

阿莫吡咯喹中的五元环吡咯烷被六元环的哌啶、环己烷亚胺、4-甲基哌嗪等其他环状侧链代替的类似物在对小鸡感染的鹇疟原虫(*P. lophurae*)的疗效试验中，都比不上阿莫吡咯喹的作用[4]，说明侧链碱基以吡咯烷为好。

鉴于上述的双边侧链较单边的为优；具有闭环的吡咯烷侧链较开环的二乙氨基的为优的试验结果，1964 年中国医学科学院寄生虫病研究所合成一种以双边的和闭环的吡咯烷为侧链的新化合物，代号 M6407，定名双咯喹(bispyroquine，图 9-1)[5,6]。口服和肌内注射双咯喹，对感染伯氏疟原虫半数鼠的治愈剂量(CD_{50})分别为 (17.4±1.4) mg/kg 和 (7.3±1.0) mg/kg，氯喹则分别为 (54.0±1.4) mg/kg 和 (52.8±1.2) mg/kg；口服和肌内注射双咯喹，对正常小鼠的 LD_{50} 分别为 (664±24) mg/kg 和 (128±7) mg/kg，氯喹分别为 (488±14) mg/kg 和 (71±5) mg/kg。口服双咯喹对鼠疟的治疗指数($TI=LD_{50}/CD_{50}$ 或 ED_{50})为 37，氯喹则为 9；肌内注射双咯喹对鼠疟的 TI 为 17.5，氯喹则为 1.3。双咯喹对鼠疟的疗效与毒性均优于氯喹[7]。口服双咯喹治疗间日疟，临床疗效则与氯喹的相似，副反应比氯喹低[5]；继而又在豫南将双咯喹口服治疗恶性疟和间日疟，均以氯喹作对照，结果也表明双咯喹对两种疟疾的疗效与氯喹相当，临床副反应明显低于氯喹[8]。证实了双咯喹与氯喹相比，双咯喹的临床疗效确切可靠，毒性低于氯喹。

比较双咯喹和阿莫吡咯喹灌胃对氯喹的抗性。对伯氏鼠疟原虫氯喹敏感株 的 ED_{50}，双咯喹为 15.4mg/kg，阿莫吡咯喹为 65.3mg/kg；对氯喹抗性株的 ED_{50}，双咯喹为 56.5mg/kg，而阿莫吡咯喹则为 306mg/kg；它们对氯喹的交叉抗性指数，双咯喹为 3.67，阿莫吡咯喹为 4.69 倍。证明有双边的吡咯烷侧链的双咯喹确比单边的吡咯烷侧链的阿莫吡咯喹的作用强。抗性指数提示，双咯喹比阿莫吡咯喹更利于降低与氯喹的交叉抗药性。

以上双咯喹或阿莫吡咯喹的抗性指数表明它们与氯喹仍具有一定的交叉抗药性。这是否是它们化学结构式中存在着与氯喹共有的喹啉母核(图 9-1)所致？如果将此母核更换为不同的其他母核，是否能使设计的化合物与氯喹的交叉抗性进一步下降甚至消失？于是，作者决定改换共有的喹啉母核，比较了多种具有抗疟作用化合物的不同母核，从中选用 Azacrin(图 9-1)的母核苯并萘啶环。当它连接苯酚后，再引入双边的吡咯烷侧链，就生成一种新化合物，化学名为 10-[3′,5′-双(吡咯烷-1-甲基)-4′-羟基苯基]氨基-7-氯-2-甲氧基苯并[*b*]1,5-萘啶(13,图 9-2)。定名为咯萘啶(pyronaridine)，代号 7351。

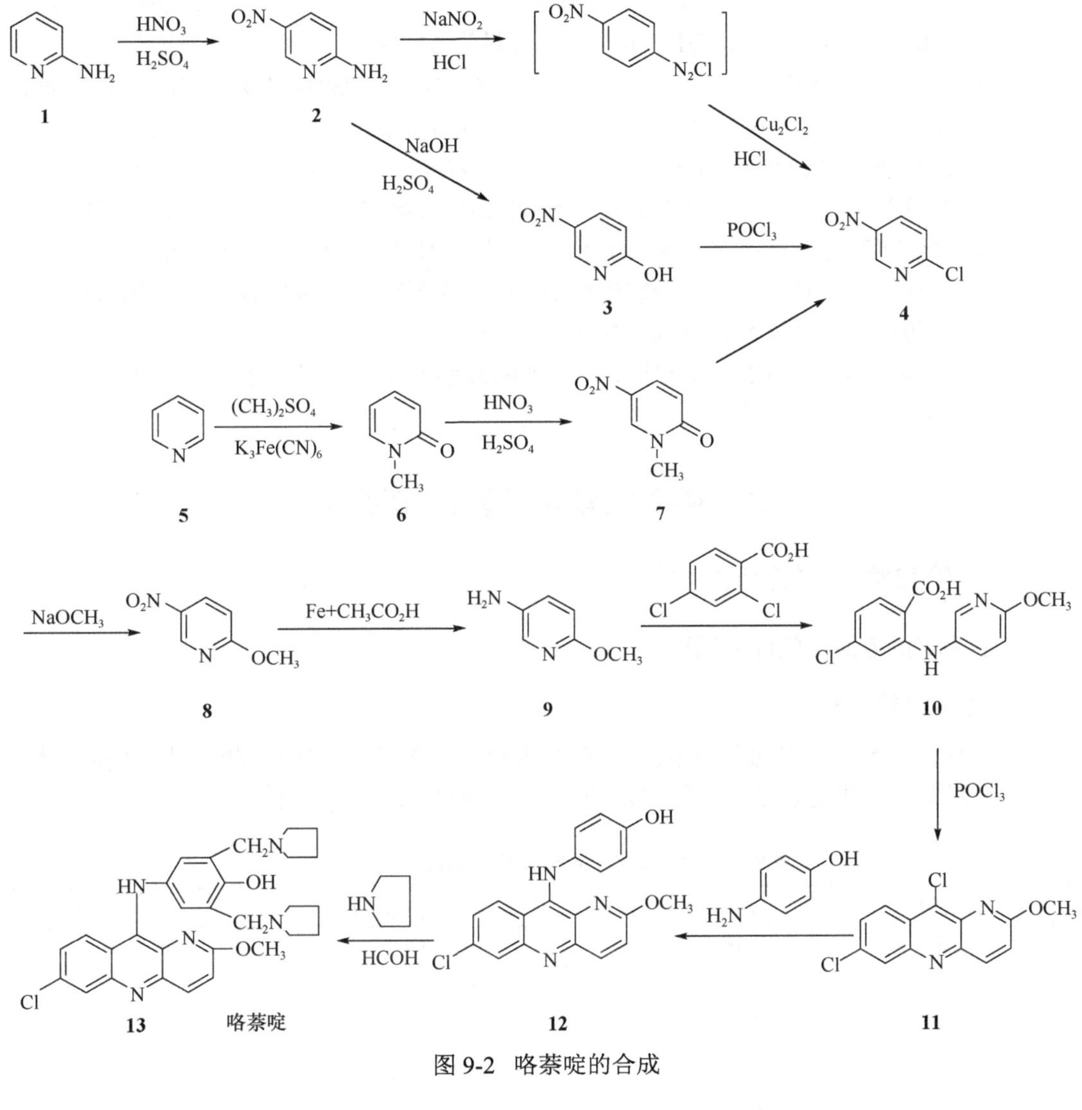

图 9-2 咯萘啶的合成

(二)咯萘啶的合成

咯萘啶的合成从 2-氨基吡啶或吡啶开始(图 9-2)[9~11]。将 2-氨基吡啶(**1**)的 5 位行单硝基化，得 2-氨基-5-硝基吡啶(**2**)后，水解成 2-羟基-5-硝基吡啶(**3**)，再氯化得 2-氯化合物 **4**。**4** 也可用 **2** 经重氮化而得。**4** 还可用吡啶(**5**)氧化成 *N*-甲基吡啶-2-酮(**6**)，再硝化得 **7**，进而氯化为化合物 **4**。**4** 再与甲醇钠作用，生成 2-甲氧基化合物 **8**，还原 **8** 得 5-氨基化合物 **9**，再与 2,4-二氯苯甲酸缩合成 **10**，经环合得化合物

11，继与对-氨基苯酚缩合成 10-(4′-羟苯基)-氨基-7-氯-2-甲氧基-苯并[*b*]1，5-萘啶(**12**)，最后行 Mannich 反应，得咯萘啶(**13**)。咯萘啶与磷酸作用，形成咯萘啶四磷酸盐，称磷酸咯萘啶(pyronaridine phosphate)。

经各种分析和光谱检测试验，确证合成的咯萘啶的化学结构式与设计的结构式完全相符。分子式为 $C_{29}H_{32}ClN_5O_2 \cdot 4H_3PO_4$，碱基含量为 56.89%。

以后，又合成了咯萘啶的许多衍生物和类似物，其中有 WHO/TDR/CHEMAL 要求合成的 3 种化合物。经抗小鼠伯氏疟原虫试验，它们的抗鼠疟作用均不如咯萘啶[10,12~14]。

在完成磷酸咯萘啶的质量规格标准草案后，1975 年，经全国“523”在上海召开的“523 化学合成药物评价鉴定会”通过磷酸咯萘啶的鉴定。经与杭州民生药厂协作，1979 年，通过咯萘啶生产技术鉴定。1985 年，磷酸咯萘啶及其片剂和注射液经注册批准为疟疾治疗药。从 1990 年起，磷酸咯萘啶及其片剂和注射液均载入《中华人民共和国药典》，在药典中的外文名为 malaridine phosphate。

用于以下所有的各项试验和临床治疗患者的磷酸咯萘啶及其对照药物的剂量，均为药物的碱基量。

二、磷酸咯萘啶的药理学研究

(一)磷酸咯萘啶的药效学

1. 咯萘啶抗疟原虫的体内试验[15]

(1)对鼠疟的疗效

小鼠感染伯氏疟原虫的第 4 天，单剂灌胃给药，第 7 天血检，测定其 ED_{50}，设氯喹平行对照组。结果见表 9-1。显示咯萘啶对鼠疟的疗效优于氯喹。

表 9-1 两种药物对正常株鼠疟伯氏原虫的疗效

药 物	给药途径	($ED_{50}\pm SD$)(mg/kg)	治疗指数(TI)
咯萘啶	灌胃	6.8±1.4	201.5
氯喹	灌胃	45.6±6.2	14.5
咯萘啶	肌内注射	4.9±0.6	50.4
氯喹	肌内注射	30.9±5.8	2.9

WHO/TDR 疟疾化疗合作中心以皮下注射咯萘啶，对鼠疟伯氏原虫的完全治愈剂量为 20mg/kg。国内曾对感染 *P. berghei* KSP Ⅱ株原虫的小鼠，灌胃咯萘啶，完全治愈剂量为 10mg/kg，皮下注射为 5mg/kg。灌胃咯萘啶对蚊传感染约氏疟原虫(*P. yoelii*)小鼠的 ED_{50} 为 2.67mg/kg，表明咯萘啶对约氏疟原虫红内期有较强的杀灭作用，但对配子体无明显作用[16]。

(2)对小鼠疟原虫红内期的持效作用

小鼠接种约氏疟原虫之前 15 天，一次灌胃咯萘啶 100mg、10mg 和 5mg/kg，抑制红内期原虫血症出现的有效时间或保护时间分别为≥15 天、≥7 天和≥3 天。肌内注射给药的保护时间比灌胃的要延长 2～3 天。小鼠接种伯氏疟原虫前 6 天、5 天和 3 天，灌胃咯萘啶 10mg/kg，分别有 5/9、6/9 和 8/8 鼠均呈现原虫血症阴性。相应的氯喹组灌胃 67mg/kg，仅在接种前 2 天给药，只有 1/9 鼠呈现原虫血症阴性。接种原虫不给药对照组的 9 鼠均出现原虫血症。试验表明，咯萘啶抑制伯氏疟原虫红内期的持效时间明显长于氯喹的时间[17]。

(3)对鼠疟伯氏原虫抗氯喹株的疗效

小鼠灌胃咯萘啶 4h 后感染抗氯喹株的伯氏疟原虫，第 2、3 天再各喂药 1 次，第 8 天查血。同时与感染氯喹敏感株(即正常株)的伯氏疟原虫作对照。咯萘啶对氯喹抗性株和敏感株 ED_{50} 的结果见表 9-2。

表 9-2 小鼠灌胃对伯氏疟原虫抗氯喹株和敏感株的疗效

药 物	敏感株($ED_{50}\pm SD$)(mg/kg)	抗性株($ED_{50}\pm SD$)(mg/kg)	抗性指数 I_{50}
咯萘啶	2.01±0.19	1.99±0.27	0.99
	2.40±0.26	2.66±0.36	1.11
	2.61±0.44	2.88±0.48	1.1
氯喹	15.90±4.2	840*	>52

*用药至 840mg/kg，原虫未消失，鼠全部死亡

表 9-2 的结果说明咯萘啶与氯喹之间未呈现交叉抗药性。

WHO/TDR 疟疾化疗合作中心用 3 天疗法皮下注射咯萘啶，测定抑制原虫 90%剂量(SD_{90})，对氯喹敏感株为 2.34mg/kg，对氯喹抗性株为 3.0mg/kg，抗性指数为 1.28；氯喹则分别为 2.7mg/kg 和 200mg/kg，抗性指数为 74.1。另有 4 天疗法的试验[18]表明，咯萘啶对氯喹抗性株(*P. yoelii* NS)的 ED_{50} 和 ED_{90} 分别为 0.6mg/kg 和 1.2mg/kg，氯喹则为 2.4mg/kg 和 56.0mg/kg；同时测得对照的氯喹敏感株(*P. berghei* N)的 ED_{50} 和 ED_{90}，咯萘啶分别为 0.4mg/kg 和 0.9mg/kg，而氯喹测分别为 1.8mg/kg 和 3.1mg/kg；咯萘啶的抗性指数(I_{90})为 1.3，氯喹则为 18.1[18]。以上结果说明咯萘啶与氯喹之间无交叉抗药性。

咯萘啶灌胃 4 天疗法对 ANKA、K173 的敏感株和抗性株的作用[19~21]，试验证明咯萘啶对氯喹、哌喹和羟基哌喹均无交叉抗药性，咯萘啶的抗性指数也明显低于同时参比的青蒿素衍生物、甲氟喹等抗疟药的抗性指数。

(4)对猴疟的疗效

恒河猴(*Macaca mulata*)经血液分别感染豚尾猴疟原虫(*P. inui*)、食蟹猴疟原虫(*P. cynomolgi*)和诺氏猴疟原虫(*P. knowlesi*)。咯萘啶口服或肌内注射或静脉滴注给药，进行猴疟疗效试验。静脉滴注用生理盐水稀释咯萘啶注射液，形成 0.05%浓度的盐水溶液，用等速推进器，在 1h 内等速注入。设氯喹为对照组。各组的疗效见表 9-3。由此可见，咯萘啶对 *P. inui*、*P. cynomolgi* 和 *P. knowlesi* 均有一定作用。提高咯萘啶的剂量，每次肌内注射 10mg/kg，给药 2 次，治疗食蟹猴疟原虫感染的阳性猴 5 只，原虫转阴时间均在首次给

药后 24～72h 内，持续观察 3 个月，5 猴均未见原虫复燃（表 9-3），全部治愈[22]。

表 9-3 对猴感染各种猴疟原虫的疗效

药 物	剂量 (mg/kg)	给药途径	疟原虫	原虫转阴时间 (h)	复燃时间 (天)
咯萘啶	28×1（3 猴）	po	*P. inui*	4~48	11~33
	20×1（3 猴）	po	*P. inui*	168*	11
	4.5×2**（4 猴）	im	*P. cynomolgi*	48~120	15~18
	3.0×2（4 猴）	im	*P. cynomolgi*	72~120	10~15
	3.0×1（3 猴）	im	*P. cynomolgi*	73~97	7~8
	1.5×1（1 猴）	im	*P. cynomolgi*	72	4
	10.0×2（5 猴）	im	*P. cynomolgi*	24~72	>3 个月未复燃
氯 喹	4.5×2（2 猴）	im	*P. cynomolgi*	73、96	10、14
	3.0×2（2 猴）	im	*P. cynomolgi*	96、120	10、14
	3.0×1（3 猴）	im	*P. cynomolgi*	93~120	1~2
咯萘啶	5.0×1（5 猴）	iv drip	*P. knowlesi*	48~72	7~11
	2.0×1（2 猴）	iv drip	*P. knowlesi*	48、72	4、8
	1.5×2（1 猴）	im	*P. knowlesi*	72	11
	1.5×1（1 猴）	im	*P. knowlesi*	72	4

注：Po，口服；Iv drip，静脉滴注；im，肌内注射；*有 2 猴原虫未转阴；**×2 为每天给药 2 次，间隔 4～6h

用咯萘啶 40mg/kg 肌内注射，分 2 次给药，间隔 6h，治疗 1 只感染恶性疟原虫（*P. falciparum*）的夜猴（*Aotus trivirgatus*），第 1 次给药后 3 天，恶性疟原虫全部消失，观察 3 个月后，未查见原虫复燃[23]。

恒河猴接种食蟹猴疟原虫子孢子后，第 7 天用咯萘啶喂服治疗。能抑制或阻断环状体进一步发育，在 10～20 天或更长的时间内未能查见滋养体。氯喹对照组治疗的猴无此种现象。因此，可以认为咯萘啶抑制或阻断环状体发育至裂殖体而发挥其对红内期裂殖体的持效作用[24]，但对组织期的裂殖体无作用。

2. 对抗药性恶性疟原虫的体外试验

用 48h 体外微量测定法，测得咯萘啶对安徽、江苏、海南现场分离的氯喹敏感恶性疟原虫株 50%的抑制浓度 IC_{50} 为（15.0±1.7）nmol/L，而对我国海南和柬埔寨分离的抗氯喹恶性疟原虫株 IC_{50} 为（15.4±2.5）nmol/L，抗性指数 I_{50} 为 1.02。氯喹对两种原虫的 IC_{50} 分别为（56.0±7.8）nmol/L 和（322±69）nmol/L，抗性指数 I_{50} 为 5.75。表明咯萘啶与氯喹之间无交叉抗药性[25]。

从云南现场 4 例抗氯喹恶性疟患者中分离出的抗氯喹恶性疟原虫株，用体外微量法，测得咯萘啶的 IC_{50} 为 1.25pmol/井，氯喹则为 6.42pmol/井，两者之比为 1∶5.1。云南现场反映 4 例恶性疟对氯喹存在抗性，对咯萘啶仍敏感[26]。又测得当地恶性疟原虫对氯喹的抗性率为 97%～100%；测得咯萘啶对滇南现场 24 例抗氯喹恶性疟患者中分离出的抗氯喹恶性疟原虫株 IC_{100} 的平均抑制浓度为 3.26pmol/井，咯萘啶对分离的恶性疟氯

喹敏感株 IC_{100} 的浓度为≤4.0pmol/井；证明咯萘啶对抗氯喹恶性疟原虫敏感[27]。

WHO/TDR 疟疾化疗中心将分离出的恶性疟原虫氯喹敏感株克隆 D-6 和氯喹抗性株克隆 W-2 进行体外试验，测得咯萘啶对 D-6 的 ED_{50} 为 0.51ng/ml，氯喹为 3.42ng/ml；对 W-2 的 ED_{50} 为 0.45ng/ml，氯喹为 15.58ng/ml。咯萘啶的抗性指数小于 1，氯喹则为 4.55，证明咯萘啶与氯喹之间无交叉抗药性。

对咯萘啶与氯喹、2 种氯喹对映体和去乙基氯喹，对从坦桑尼亚病例中分离出的恶性疟原虫氯喹敏感株 F_{32}，以及从泰国病例中分离的恶性疟原虫氯喹抗性株 KI 的作用进行比较，咯萘啶和其他比较试验的 4 种药物对敏感株 F_{32} 均敏感，对氯喹抗性株 KI，5 种药物只有咯萘啶敏感，咯萘啶的作用高于对比的 4 种药物($P<0.05$)。表明咯萘啶是可用于治疗抗氯喹恶性疟的药物[28]。

在抗氯喹恶性疟流行的泰国，从抗氯喹恶性疟患者 73 例中，将 43 例分离出的抗氯喹恶性疟原虫株，进行体外微量法试验；同时将 30 例分离出的抗性虫株进行连续培养，测定咯萘啶的抗性率。两种试验结果表明，咯萘啶的抗性率均为 0；氯喹均为 100%；甲氟喹则分别为 7%和 3%。证明当地抗性虫株对咯萘啶敏感；对氯喹和甲氟喹有抗性；咯萘啶和氯喹或甲氟喹之间无交叉抗性[29]。

又从泰国东部抗性地区的恶性疟患者中分离出具有多种抗药性的恶性疟原虫株，经体外试验，测得氯喹、奎宁和乙胺嘧啶的 IC_{50} 分别为 316nmol/L、388nmol/L、11 800nmol/L；咯萘啶则为 8.40nmol/L。从泰国北部对药物相对敏感地区的恶性疟患者中分出的虫株，体外试验测得咯萘啶的 IC_{50} 为 10.1nmol/L；而上述其他 3 种药物的抑制浓度则分别为 167nmol/L、248nmol/L、1980nmol/L，呈现一定的抗药性，而咯萘啶却敏感。进而又在泰国东部同一地区，从甲氟喹和 Enpiroline 治疗失败的恶性疟病例中，分别分离出的抗性恶性疟原虫株，经体外试验，对上述两种抗疟药均呈现抗药性；咯萘啶对此抗性虫株的 IC_{50} 分别为 9.59nmol/L 和 8.78nmol/L，证明咯萘啶与甲氟喹和 Enpiroline 之间也无交叉抗药性。并认为咯萘啶是一种能抗击多种抗药性的抗疟药[30]。

对从柬埔寨多种抗药性的恶性疟病例中分离出的抗氯喹、乙胺嘧啶、环氯胍和甲氟喹的恶性疟原虫株的体外试验，也证明咯萘啶均敏感[31]。

在非洲，从 31 例抗氯喹恶性疟患者中分离出的虫株和从 12 例氯喹敏感的恶性疟患者中分出的虫株，体外试验表明咯萘啶对两种分离物的 IC_{50} 分别为 7.7nmol/L 和 8.4nmol/L，证明咯萘啶与氯喹间无交叉抗药性。而且还证实咯萘啶对不同地域的抗氯喹恶性疟原虫株都有较高的作用。并认为咯萘啶可能是一种治疗抗药性恶性疟很有前途的潜在药物[32]。

3. 咯萘啶对疟原虫的作用机制

(1)对伯氏疟原虫敏感株红内期超微结构的观察

将感染伯氏疟原虫的小鼠，灌胃咯萘啶 6mg/kg 单剂，15～30min 后，发现咯萘啶最早作用于疟原虫食物泡(food vacuole)，引起食物泡融合、增大、核膜和线粒体肿胀、色素凝集等多种变化。此外，还发现咯萘啶作用于红内期滋养体复合膜(pellicular complexe)，使滋养体复合膜肿胀，形成多层次螺纹膜，呈进行性加重。药后 4～16h 滋养体崩解。裂殖体在药后 1～2h 发生类似滋养体的变化，16h 后难于寻获原虫[33]。对照组氯喹最早是作用于疟原虫的食物泡，使食物泡发生上述的变化，16h 后查见原虫结构瓦解，但对滋养体复合膜却无明显作用。

(2)对伯氏疟原虫抗氯喹株红内期超微结构的观察

对感染伯氏疟原虫抗氯喹株的小鼠灌胃咯萘啶 6mg/kg 单剂后，15mim～24h，首先是滋养体复合膜肿胀，形成多层次螺纹膜，呈进行性加重，最后仅见小的、破裂的死虫；但原虫的食物泡却未见明显变化。说明咯萘啶对抗氯喹株原虫可能通过破坏复合膜的结构和生理功能而杀虫。感染抗性虫株的小鼠灌胃氯喹 400mg/kg 的对照组，原虫红内期的超微结构无明显变化，说明氯喹对食物泡和复合膜二者均无明显作用。这可能是咯萘啶对抗氯喹疟原虫无交叉抗药性的原因[34]。

(3)对恶性疟原虫形态的观察

用培养的人恶性疟原虫进行体外试验，很快观察到咯萘啶对恶性疟原虫食物泡和复合膜的作用。药物作用后约 8h 出现一些坏死的原虫。氯喹和甲氟喹对原虫的食物泡有作用，但对复合膜均无明显作用。这些结果可能说明咯萘啶对抗氯喹和多重抗药性恶性疟有效的原因[35]。

(4)对夜猴感染的恶性疟原虫形态的观察

感染恶性疟原虫的 1 只夜猴，肌内注射咯萘啶 20mg/kg，2 次给药，间隔 6h。给药 30min 后，疟原虫滋养体和裂殖体的食物泡发生很明显的变化，食物泡的变化导致血红蛋白变性。也见到裂殖子的复合膜肿胀，呈现多层膜的变化[23]。

(5)对多重抗药性恶性疟原虫的作用

用抗氯喹和抗乙胺嘧啶的恶性疟原虫 KI 株进行体外试验，发现咯萘啶有抑制抗药性恶性疟原虫 KI 株 DNA 拓扑异构酶(topoisomerase) II 的作用，完全抑制浓度为 11μmol/L，说明抗药性恶性疟原虫 DNA 拓扑异构酶 II 也可能是咯萘啶作用的靶标[36]。

(6)对巨噬细胞吞噬功能的影响

小鼠灌胃咯萘啶 1 次 2mg，共给药 3 次，观察小鼠腹腔巨噬细胞吞噬功能的变化；同时与体外试验进行比较。体内和体外试验的结果一致，两种结果均显示咯萘啶组的平均吞噬率和吞噬指数分别显著高于已知阳性对照药物体内外试验的平均吞噬率和吞噬指数($P<0.01～0.001$)。说明咯萘啶能非特异性增强巨噬细胞的吞噬功能。并且在该试验中观察到疟原虫被巨噬细胞吞噬后 2h 内已被消化，只剩下原虫的残骸和疟色素。可以认为咯萘啶治疗疟疾的效果，可能与其促进巨噬细胞吞噬功能有关[37]。

4. 咯萘啶的药代动力学研究

(1) 咯萘啶在兔体内的吸收

两组兔分别灌胃咯萘啶 30mg/kg 和 60mg/kg 单剂，每组 3 只兔。用荧光分光法(spectrofluorometric method)测定血药浓度，结果显示，给药后药物吸收较快。两组达峰时间分别为(1.38±0.22)h 和(1.62±0.37)h，峰浓度分别为(768.0±17.0)ng/ml 和(1514.0±376.0)ng/ml，两组生物利用度均为 34.6%。消除半衰期分别为(56.0±7.0)h 和(54.0±4.0)h。

每兔肌内注射咯萘啶单剂 6 mg/kg，共注射 4 只兔，药物吸收快而完全。达峰时间为(0.75±0.44)h，峰浓度为 1534.0ng/ml。生物利用度极高，达 100%。肌内注射的半衰期为(52.0±8.0)h。

每兔静脉注射咯萘啶单剂 6mg/kg，共 4 只兔。测得药物的消除半衰期为(59.0±10.0)h。从咯萘啶静脉注射后的药物动力学参数中，可以看出咯萘啶在血液成分中的分布呈不均一性，红细胞中的浓度明显高于血浆，药后 1～96h，红细胞和血浆中浓度的比值分别为 3.36 和 6.07，在 72～96h，两者的浓度趋于平稳，分别为 6.01 和 6.07[38]。

(2)^{3}H-咯萘啶在小鼠体内的分布与排泄

每只小鼠灌胃和皮下注射 ^{3}H-咯萘啶均为 30mg/kg 单剂，每组 3 只鼠。用上述方法测得灌胃的平均放射量为 103～128μCi/鼠，皮下注射为 72～95μCi/鼠。灌胃后 24h，肝中的平均放射性含量最高，为剂量的 18%，小肠和大肠及其内容物含 1.7%、肾含 1.4%、肺含 1.1%、心含 0.16%，脑和眼球仅含痕量，在躯体中的含量为 12%。由尿及粪中排出的平均量分别为 21.3%和 33.6%。皮下注射后 24h 的药物分布，在肝中平均为 20%，其余均与灌胃的药物分布相似，在躯体内为 20%。在尿中的排泄量为 21%～22%，粪中的排泄量为 17.9%。咯萘啶排泄缓慢，在体内持续时间较长，96h 后，陆续有少量放射性物质排出，至 11 天时，在尿、粪中仍可检出放射性。以前研究曾表明，咯萘啶对鼠体内约氏疟原虫红内期有持效作用，这可能与咯萘啶在小鼠体内的缓慢排泄有关[39]。

(3)咯萘啶在兔全血中的分布

应用 HPLC 检测法，测定咯萘啶在兔全血中的分布。用咯萘啶 20mg/kg 给 1 只兔灌胃，药后 6h 测得咯萘啶在血浆中的浓度为 0.21μg/ml，在全血中的浓度为 1.61μg/ml。说明咯萘啶主要分布于红细胞中[40]。

(4)用 HPLC 电化学检测法(electrochemical detection)测定咯萘啶在猴体内的血药浓度

对恒河猴每周肌内注射咯萘啶 160mg 单剂，连续注射 3 周。在此高剂量下，未见猴有不适反应。给药后 1h，咯萘啶血药浓度达到高峰，为 1983ng/ml，然后迅速下降，药后 2h 为 1319ng/ml，8h 为 701ng/ml，1 天为 290ng/ml，3 天为 155ng/ml，7 天为 71ng/ml，14 天为 27ng/ml，21 天和 28 天均<20ng/ml，药物浓度已低于测定的极限。测得咯萘啶消除半衰期为 64h。药后 24h 尿中浓度为 5.72μg/ml。在尿液提取物的吸收峰中，呈现 1 个极其微弱的可能为咯萘啶代谢物的吸收峰，其浓度过低，未能测得。研究者认为此 HPLC 电化学检测法，适用于颇有前途的咯萘啶的临床药代动力学的研究[41]。

(5)咯萘啶在疟疾患者体内的药代动力学研究

现症疟疾患者 10 例，恶性疟 3 例，间日疟 7 例。其中 4 例患者接受肌内注射咯萘啶 204mg(即 3.8mg/kg)单剂。用荧光分光法测得咯萘啶吸收快而完全。药后(0.66±0.2)h

达高峰，平均药物峰浓度为(525±104) ng/ml，半衰期(63±5) h。另 3 例口服咯萘啶肠溶片，剂量为 0.6g(即 11.1mg/kg) 单剂，药后(14.0±0.3) h 达吸收高峰，平均药物峰浓度为(130±32) ng/ml，半衰期为(65±6) h。最后 3 例口服咯萘啶胶囊，剂量 0.6g(即 10.1mg/kg) 单剂，药后(4.72±0.26) h 达吸收高峰，平均药物峰浓度为(255±144) ng/ml，半衰期(63±6) h。以肌内注射作参比，两种口服制剂的相对生物利用度，分别为 19%±7%和 32%±7%[42]。

(6) 咯萘啶在人体内的药代动力学参数

1998 年，应用一种新的灵敏的 HPLC 荧光检测法(fluorescence detection) 测定咯萘啶在人体内的药物动力学参数。10 名泰国健康男性受试者，5 例口服咯萘啶水溶液。另 5 例口服咯萘啶明胶胶囊，剂量均为 6mg/kg 单剂，口服后，两组对药物耐受性均好。测得不同剂型的药代动力学参数均相似，无统计学的差异($P>0.05$)。口服咯萘啶水溶液后达峰时间为(6.3±7.3) h，峰浓度为(154.2±85.6) ng/ml，口服胶囊后达峰时间为(11.9±13.3) h，峰浓度为(120.4±41.3) ng/ml。水溶液组的药物消除半衰期为(160.3±59.4) h，口服胶囊的半衰期为(191.2±49.7) h，比国内研究报道的半衰期长 3 倍。我国国内观察的时间仅 72h，而此试验观察 336h，因为药后 2～6 天，咯萘啶的浓度仍达 50ng/ml 和 60ng/ml，所以延长观察时间是值得考虑的；另外，检测方法的测定极限不同，也会产生差异。

(7) 临床药理学研究咯萘啶的 HPLC 测定法

采用 HPLC 荧光检测法，对 1 名健康成年男性志愿者进行咯萘啶的临床药代动力学研究[43]。受试者口服咯萘啶胶囊单剂 400mg(即 8mg/kg)，测得咯萘啶血药浓度达峰时间为 0.5h，峰浓度为 495.8ng/ml。测得咯萘啶的消除半衰期为 251h。并提出该分析法有高度的专一性、选择性和敏感性，方法简便、快速。已成为泰国检测血浆中咯萘啶和进行咯萘啶临床药代动力学研究的一种常规检测技术。

(二) 磷酸咯萘啶的毒理学

1. 急性毒性试验[15]

(1) 对小鼠和大鼠的急性毒性

咯萘啶灌胃对小鼠的半数致死剂量(LD_{50}) 为(1277±16.2) mg/kg、(1369.0±234.2) mg/kg 或 1729.4mg/kg，对照组氯喹为(663.4±76.7) mg/kg；肌内注射咯萘啶对小鼠的 LD_{50} 为(250.6±33.1) mg/kg，氯喹为(89.7± 34.0) mg/kg。咯萘啶对大鼠灌胃的 LD_{50} 为 1281mg/kg。

(2) 对兔的急性毒性

肌内注射咯萘啶单剂量 20mg/kg、40mg/kg 及 80mg/kg 3 个剂量组，分别用 5 只兔、4 只兔和 5 只兔。仅在 80mg/kg 组的 5 只兔中有 1 只兔死于给药后 40min，各组其余的 13 只兔全存活。在氯喹 80mg/kg 组共 3 只兔，全部死于药后 25～72min，40mg/kg 和 20mg/kg 两组的 4 只兔和 5 只兔中，分别于给药后 18min 和 24h 各有 1 只兔死亡。咯萘啶在 40mg/kg 剂量以上时，心电图出现心搏缓慢，P-R、QRS 及 Q-T 延长等可逆性变化，并随剂量增加出现心室早搏，甚至心室纤颤。氯喹在 20mg/kg 时，即呈现上述变化。其剂量在 20mg/kg 和 40mg/kg 时，即出现严重的心律不齐。

(3)对犬的急性毒性

口服咯萘啶总剂量 120mg/kg 及 240mg/kg，两组均在 3 天内等分 4 次服，首日喂服 2 次，2 天、3 天均服 1 次，每组 2 只犬，均出现呕吐，但无其他不良反应，血液检查无异常。肌内注射咯萘啶单剂 60mg/kg、40mg/kg 及 20mg/kg 分别于 5 只犬、5 只犬和 3 只犬的 3 组。仅在 60mg/kg 组的 5 只犬中，1 只犬死于注射后 23min；另 1 只犬出现呕吐，约 20min 后，有 1～2min 的阵发性抽搐，15min 后平静，次日恢复常态；第 3 只犬的血清谷丙转氨酶由 22.5 升至 85 单位，1 周内恢复。其余 2 只犬及 40mg/kg 组和 20mg/kg 组的 8 只犬，均无不良反应，心电图及血液常规检查均无异常。对存活的犬继续检查、观察 1 个月，也无异常发现。肌内注射氯喹单剂量 5mg/kg、10mg/kg 及 20mg/kg，分别为 2 只犬、3 只犬和 3 只犬。20mg/kg 组中的 3 只犬，在给药后半小时内全部死亡；10mg/kg 组 3 只犬中死亡 1 只，其余 2 只犬全身颤抖、恶心、口吐白沫、不能站立，1～4h 后逐渐好转。5mg/kg 组的 2 只犬也有类似反应，但恢复较快。氯喹组犬的心电图主要是心电传导抑制，在 2h 内恢复。

以上各项急性毒性试验，均证明咯萘啶毒性明显低于氯喹。

(4)对猴的急性毒性

口服咯萘啶 240mg/kg，在 3 天内等分 4 次服，首日喂 2 次，2 天、3 天各服 1 次。4 只猴中 1 只猴的 SGPT 由 25 单位增至 107 单位，1 周恢复至 20 单位，其余 3 只猴均未见不良反应，心电图及生化检查也无异常，对药物的耐受性好。

2. 亚急性毒性试验[15]

(1)对大鼠生长的影响

灌胃咯萘啶 200mg/kg 和 40mg/kg 剂量组，各组均 15 只鼠，均为每天喂药 1 次，连喂 14 天，观察大鼠的生长与发育。咯萘啶的两组连服 7 天时，大剂量组的大鼠平均体重增加 6g，服药 14 天时，平均增加 22g，14 天内死亡 3 只鼠；低剂量组喂服 7 天和 14 天时，分别增加体重 27g 和 45g，13 天时死亡 1 只鼠。不给药正常喂养的大鼠在以上 2 个时间点，平均增加体重分别为 22g 和 46g。说明咯萘啶大剂量组能阻滞大鼠生长，低剂量组则无影响。氯喹喂服 100mg/kg 和 20mg/kg 剂量组，每组 15 只鼠作对照，大剂量组鼠在上述 2 个时间点的体重分别平均增加 4g 和减少 2g，14 天内死亡 3 只鼠，影响较咯萘啶明显。氯喹低剂量组的平均体重分别增加 22g 和 45g，低剂量组也没有影响。药后 24h 解剖，表明两种药对大鼠的主要脏器均无明显影响。

(2) 对兔的亚急性毒性

静脉滴注咯萘啶 10mg/kg 1 次，首日滴注 2 次，间隔 6h，每次在 1h 内滴完。以后每天 1 次，共滴注 7 天。所试 5 只兔均未见不良反应，继续观察 1 个月，定期进行的心电图及生化测定均正常。在同剂量氯喹组 5 只兔中，1 只兔死于第 5 次滴注后 20min，解剖后肉眼见到心房肿大充血，肺部有散在性气肿及病变。

(3) 对犬的亚急性毒性

咯萘啶分别灌胃 12mg/kg 及 24mg/kg，1 天给药 1 次，连给 30 天。每组 2 只犬，均无不良反应，心电图及生化检查均正常。氯喹 24mg/kg 组的 2 只犬均出现间歇性颤抖，2 周内全部死亡。12mg/kg 组的 2 只犬在第 4 次给药后，均有食量减少、颤抖、吐白沫等反应，1 只犬的 SGPT 由 16 增至 62.5 单位，此 2 只犬也于 30 天内死亡。1 只犬死前出现严重的心力衰竭。

3. 静脉快速注射对心血管系统的毒性试验[15]

(1) 对麻醉兔的毒性

将 10 只麻醉兔的颈部切开，插入气管套管和颈动脉套管，记录兔的呼吸、动脉血压和心电图。每隔 2min 经兔的股静脉快速推注咯萘啶 2ml(含 4mg)溶液。血压降至 40mmHg 和出现明显的心律失常时的累积剂量为中毒剂量。咯萘啶达平均累积中毒剂量和兔血压降至 40mmHg 时，心电图表现为 T 波与 P 波合并，P-R、Q-T 延长，QRS 增宽。其后发展为 2∶1 房室传导阻滞或窦性心搏减慢，室性早搏，逐渐为心室自主节律，直至死亡，记录平均累积致死剂量。相应的氯喹组和 10 只麻醉兔出现以上相似变化时的各项累积剂量，两组有显著性差异。见表 9-4。

(2) 对麻醉犬的毒性

用上述相同的方法，对 5 只麻醉犬每隔 2min 静脉快速注射咯萘啶 5ml(10mg)溶液，犬血压降低至 40mmHg 时，心电图的变化与麻醉兔表现相似。记录出现该变化时的平均累积剂量及平均累积致死剂量。氯喹组的 5 只犬相应的平均累积剂量，与咯萘啶组相比，均有显著性差异，见表 9-4。

表 9-4　静脉快速注射对麻醉动物心血管系统的毒性

药物	动物数量(只)	平均累积中毒剂量(mg/kg)		致死剂量(mg/kg)
		开始产生严重心律失常	血压降至 40mmHg 以下	
咯萘啶	兔(10)	23.3±4.0	39.8±9.3	64.6±10.1
氯喹	兔(10)	11.8±1.9	11.4±3.1	20.7±3.8
		(P<0.05)	(P<0.025)	(P<0.001)
咯萘啶	犬(5)		97.8±18.7	116.0±22.3
氯喹	犬(5)		28.8±4.4	47.4±6.7
			(P<0.01)	(P<0.025)

以上各项试验都说明咯萘啶对心血管的毒性和对血压的影响，均明显低于氯喹。

4. 模拟临床静脉注射和滴注的安全性观察

(1) 静脉注射对麻醉兔的安全性

按照上述对麻醉动物的试验方法，观察试验兔的呼吸、血压及心电图在给药时和停药后 1h 的变化。咯萘啶组及氯喹对照组各用 5 只麻醉兔，给药时应用等速推进器，每分钟注入剂量为 1mg/kg 的稀释液，连续 15min 等速注完，即在 15min 内注入 15mg/kg。在注射过程中，咯萘啶组试验兔的血压有不同程度下降，5 只兔中有 2 只兔血压降至 40mmHg 以下时又回升，注入的累积剂量达 15mg/kg 后，5 只兔的血压均恢复或近于原水平，无一死亡。氯喹组 5 只兔在此累积剂量以前，血压降至 40mmHg 以下，其中 2 只兔的血压迅速降至零而死亡；其余 3 只兔恢复正常或接近原水平。

(2) 慢速静脉注射对麻醉兔的安全性

按以上对心血管系毒性试验的方法，用等速推进器经耳静脉给药。咯萘啶和氯喹组各 5 只麻醉兔，每分钟注入稀释的药液 4.5ml，相当于 30mg/kg 的总剂量，在 1h 内注入。咯萘啶组 5 只兔的血压均无明显变化或略有下降，心电图仅是 T 波与 P 波合并，P-R 及 QRS 延长，未见异位节律，全部动物无一死亡。氯喹组(等剂量) 2 只兔在注入药物 3min 后血压逐渐下降，其中 1 只兔在继续注药至 7～9min 时血压下降 25%，其后又回升接近原水平，并在停药后迅速恢复；另一只兔注药至 32min 时，血压降至零而死亡，该兔在注药 10min 时，心电图呈现 P-R 间期延长及 QRS 显著增宽，S 波增宽加深几近一倍，心搏逐渐减慢，进而血压降至零。其他存活的 4 只兔在给药过程中也可见 P-R 及 QRS 延长，但未见异位节律。

(3) 静脉滴注对兔的安全性

咯萘啶总剂量 80mg/kg，对 5 只非麻醉的健康兔进行静脉滴注试验，耳静脉给药，设氯喹等剂量对照组。药物均用生理盐水稀释至 0.1%的浓度，每次静脉滴注给药 10mg/kg，在 1h 内滴完。首日滴注 2 次，间隔 6h，以后每天 1 次，连续滴注 7 天。咯萘啶组 5 只兔在给药期间及停药后 48h，均未见不良反应，给药前后的心电图和血液检查，均无异常变化；继续观察 1 个月，定期进行的心电图及血液检测也无变化。氯喹组 5 只兔中的 1 只兔死于第 5 次滴注后 20min，解剖后肉眼见到心房肿大充血，肺部有散在性气肿及病变；其余各兔均未见异常。停药后对两组的存活兔继续观察，药后 20 天测兔体重，2 组兔都有增加；药后 10 天、20 天、30 天进行心电图检查，与给药前的比较，2 组兔均未查见异常。

试验证明，咯萘啶对心血管的毒性，不仅取决于剂量的大小，还与注射给药的速度有密切关系。采用一次快速静脉推注，10mg/kg 的剂量可使家兔致死；但当剂量增至 30mg/kg，并将注入速度延长至 1h 时，5 只家兔无一死亡；给药过程中，血压无改变，心电图仅见轻度可逆性变化。显示咯萘啶给药的注射速度适当减慢，不仅可保持疗效，而且增加了用药的安全性，说明肠道外给药是安全的。

5. 特殊毒性试验

(1) 诱变性试验

用 Ames 法，对 5 株组氨酸缺陷型的鼠伤寒沙门氏菌(*Salmonella typhimurium*)菌株 TA100、TA98、TA1535、TA1537、TA1538 进行试验，咯萘啶剂量为 100～1000μg/皿。结果显示，咯萘啶仅对 TA1537 引起回复突变，在该剂量内，每皿回变菌落数呈剂量相关性增加。氯喹 100～250μg/皿时对 TA1537 即引起回复突变。咯萘啶对其余 4 个菌株均无诱变性[44]。

(2) 致畸性检测

咯萘啶设 1100mg/kg 单剂量组，以及 330mg/kg、165mg/kg、84mg/kg 3 个低剂量组，在受孕大鼠妊娠第 7 天开始灌胃，大剂量单剂 1 次灌胃，3 个低剂量组每天喂药 1 次，连喂 3 天。另设已知致畸的阳性药物对照组。鼠妊娠后 20 天解剖，检查胚胎。结果表明，咯萘啶可引起胚胎早期吸收率升高，有随剂量递增而升高的趋势，可延迟大鼠胚胎胸骨与枕骨骨化，具有一定的胚胎毒。但咯萘啶各组与阳性药物对照组相比，咯萘啶的胚胎毒明显低，有显著或极显著的差异($P<0.05$，$P<0.001$)，在咯萘啶 4 个剂量组中，均未见胎鼠内脏及其他骨骼畸形[45]。为了进一步观察咯萘啶对大鼠的胚胎毒性，又进行了咯萘啶对大鼠三代生殖影响的试验。亲代雌雄大鼠每天灌胃 10mg/kg 及 20mg/kg，连喂 60 天后，喂药大鼠交配生殖的第一代及第一代所生第二代鼠均未见外观或骨骼等畸形，胎鼠生长发育也未见受到影响[46]。

(3) 对雄性小鼠显性致死试验

设 3 个试验组，每组 10 只雄性鼠，分别用咯萘啶 343mg/kg、171.5mg/kg、86mg/kg 连续喂 3 天，每天喂药 1 次。测定喂药鼠交配后，各剂量组 10 只雌鼠的受孕率、平均着床数、平均活胎数与着床后致死率。试验结果均未查见异常，证明咯萘啶对雄鼠精细胞的成熟与活力也无明显影响[47]。

(4) 光毒作用试验

灌胃咯萘啶 1 次给药 600mg/kg 和 800mg/kg 单剂，分别给 20 只和 18 只试验小鼠，2 组试验小鼠经紫外光照射 24h，均未见光毒反应，但灌胃氯喹 300mg/kg 单剂的小鼠，却呈现轻度光毒反应[48]。另有试验，用咯萘啶 300mg/kg 一次灌胃给 10 只小鼠，结果也证明咯萘啶未产生光毒反应，无光毒作用[49]。

三、磷酸咯萘啶的临床试验

临床前药理毒理试验证明，磷酸咯萘啶对鼠疟及体外培养的人恶性疟原虫均有显著效果，而毒性低于氯喹。鉴于氯喹治疗间日疟的总剂量为 1.2g，恶性疟为 1.5g，均为 3 天疗法，推荐临床口服咯萘啶治疗疟疾的总剂量为 1.2g，治疗重症疟疾为 1.6g，均为 3 天等分 4 次疗法，1 天服 1 次，首日服 2 次，间隔 4～6h。治疗重症疟疾可用注射给药，肌内注射为 2～4mg/kg，静脉滴注为 2～6mg/kg，均为 1 天分 2 次给药，间隔 8～12h。静脉滴注即将咯萘啶注射液注入 150～500ml 的 5%葡萄糖液或 5%葡萄糖盐水液中，充分振摇，于 1～3h 内滴注完毕。对照药为氯喹 1.5g 的 3 天常规疗法，即 1.5g 分 4 次服，首日服 2 次，间隔 4～6h，首剂加倍，第 2 天和第 3 天各服 1 次；氯喹肌内注射总剂量 2mg/kg，1 次注射或分 2 次注射，间隔 4～6h。按临床试验的常规要求收治患者，原虫转阴后每 7 天或 10 天追踪复查 1 次，追踪 28 天或 1 个月。观察患者用药后的副反应，给药前后进行心电图及血、尿等常规检查。

20 世纪 70 年代初期，临床试用前，研究人员当健康者志愿者，在医院和医生的监护下，按上述推荐咯萘啶的用药方案进行试用。结果仅个别试用者有头昏或胃区不适，但较轻微，停药后即消失；肌内注射和静脉滴注的副反应则更轻。试用前后的心电图、血、尿等各项检查，均未见明显变化。证明推荐的药物剂量是安全的。此后在浙江、海南试用于治疗疟疾现症患者，进一步证明推荐的剂量与用法是安全和有效的。并与海南、云南、浙江、河南、安徽、山东、四川、江苏和湖北等省(自治区)的研究单位协作，在疟疾流行季节进行临床试用或扩大现场试用。

(一)治疗间日疟的疗效

咯萘啶对间日疟的疗效见表 9-5[50~56]。口服咯萘啶治疗间日疟 244 例，注射给药 324 例，患者全部退热和疟原虫转阴。口服和注射的平均退热时间和原虫转阴时间与氯喹对照组相似。追踪 28 天或 1 个月的近期复发率约 10%，但由于追踪在流行季节，不能排除再感染的可能。咯萘啶的临床副反应明显低于氯喹组。11 例中，晚期妊娠的间日疟患者，用咯萘啶全部治愈，未出现副反应。

表 9-5 咯萘啶治疗间日疟 568 例的疗效

给药途径	总剂量	疗程(天)	病例数(例)	平均退热时间(h)	平均原虫转阴时间(h)	复燃数/追踪数
口服	1.2g	3	194	18～36	40～64	7/94
	1.6g	3	50	13～18	–	–
肌内注射	2mg/kg	1	37	18～30	47.5±17.2	3/16
	4mg/kg	1	260	17～48	28～43	4/29
静脉滴注	2mg/kg	1	14	20.3±7.8	60.1±29.3	2/10
	6mg/kg	1	13	21.3±9.8	50.7±21.2	0/7

(二)治疗恶性疟的疗效

咯萘啶治疗恶性疟 651 例的疗效见表9-6[50~58]，平均退热时间和平均原虫转阴时间与氯喹对照组相似。在咯萘啶的治疗中，有 4 月龄婴儿，77 岁老人，4 例孕妇，12 例脑型疟患者呈现高热抽搐、昏迷等症状，全部临床治愈。追踪 1 个月的复燃率约 11%，在流行季节不能完全排除再感染的可能。对氯喹治疗后症状未消失、原虫未转阴的病例，改用咯萘啶治疗，全部退热和原虫转阴，追踪 1 个月，未见原虫复燃。

表 9-6 咯萘啶治疗恶性疟 649 例的疗效

给药途径	总剂量	疗程(天)	病例数(例)	平均退热时间(h)	平均原虫转阴时间(h)	复燃数/追踪数
口服	0.8g[a]	2	32	27.0±14.1	57.2±10.2	0/32
	1.2g	2	64	30.2±43.5	57.9±41.4	6/60
	1.6g	3	57	41.2±32.9	58.8±48.3	9/54
肌内注射	2mg/kg	1	46	26.4±14.8	53.3±15.6	4/30
	3mg/kg	1	17	24.5±15.5	51.3±15.3	–
	4mg/kg	1	329	19～34	32～56.7	3/44
	6mg/kg	2	11	36	53	–
	9mg/kg	2	11	26	41	–
静脉滴注	2mg/kg	1(单剂)	22	27.2±16.0	72.1±25.5	4/6
	4mg/kg	1(2 剂)	18	19.4	53.6	–
	6mg/kg	1(2 剂)	42	27.8±17.8	58.1±14.7	0/4

注：a. 为普通片，分 2 次口服，第 1 天服 0.5g，第 2 天服 0.3g；其余均用肠溶片

口服咯萘啶的副反应有头昏、头痛、恶心、呕吐、胃区不适和便稀等，反应均较轻，停药后可自行消失，副反应率明显低于氯喹。肌内注射大多数病例均无明显反应，少数的副反应为轻度头昏、头痛、恶心、呕吐等，个别出现心跳或皮疹，皮疹经对症处理 2 天后消失。静脉滴注未见明显副反应。口服和肠道外给药的患者，给药前后的心电图、血、尿等常规检查，均未见明显变化，患者对药物易耐受。

在治疗恶性疟的过程中，试验证明对氯喹有 RⅠ～ RⅢ级抗性的病例或氯喹治疗失败的病例，咯萘啶均治愈[52,54,55,60~64]。

(三)救治脑型疟等重症疟疾的疗效

咯萘啶肌内注射 4mg/kg 或静脉滴注 4～6mg/kg，分次给药，同时处理各种合并症和加强支持疗法，救治脑型、胃肠型、黄疸型、高热抽搐者、妊娠后期严重感染及昏迷的重症病例 121 例[50~52,54,55,59~64]，全部获得治愈。广州中医学院疟疾防治研究小组用咯萘啶抢救 14 例脑型疟，平均退热时间为 46.6h，平均原虫转阴时间为 77.4h，并认为该药对恶性疟环状体的作用速度快，救治过程中未见明显不良反应。

(四)在抗氯喹恶性疟流行区治疗恶性疟的疗效

咯萘啶肠溶片治疗首例多重抗药性恶性疟的病例，始于 1981 年。法国医生对 1 例从印度尼西亚旅游返回法国的女性，经不同药物治疗后，确证是抗氯喹和抗法西大(fansidar)多重抗药性的恶性疟患者，用口服咯萘啶肠溶片 1.2g 3 天疗法治疗，第 3～4 天滋养体即消失，观察 6 个月，未见原虫复燃。治疗期间未见副反应[65]。

在泰国多重抗药性恶性疟流行区，用咯萘啶肠溶片治疗恶性疟，将总剂量提高至

1.8g，等分6剂，每日服1剂，首日服2剂，连服5天，治疗无并发症恶性疟32例，平均退热时间为(81.4±52.2)h，平均原虫转阴时间为(86.7±24.4)h，追踪检查28天，有3/26例复燃。药物副反应轻。另1组用咯萘啶总剂量1.2g 3天疗法治疗69例恶性疟患者，也全部退热和原虫转阴，与1.8g组比较无明显差异，但1.2g组的复燃率较高。认为咯萘啶在泰国治疗多重抗药性恶性疟是很有前途的药物；也是和其他抗疟药联合治疗的选用药物[66]。

1986～1987年，在非洲桑给巴尔(Zanzibar)恶性疟流行区，用咯萘啶4mg/kg深部肌内注射，6h后重复给药1次，48h后原虫未转阴者，再肌内注射1次。同时设氯喹常规疗法对照组。咯萘啶治疗当地恶性疟患者140例，年龄从6月龄到65岁，其中儿童117例，成人23例，均住院治疗，给药前后作实验室检查。咯萘啶组平均退热时间为(22.1±4.3)h，平均原虫转阴时间为(39.8±4.8)h；氯喹常规疗法治疗30例儿童恶性疟的对照组，平均退热时间和平均原虫转阴时间分别为(66.0±7.9)h和(180±23.7)h，以咯萘啶的疗效为优($P<0.01$)。咯萘啶的临床副反应小。所有病例检查ECG和尿常规分析，70例检查肝功能，未见明显异常。8例氯喹治疗未愈的患者，也用咯萘啶治愈。在咯萘啶治疗的病例中，有10例脑型疟和4例妊娠中期的孕妇，均获治愈。孕妇治后随访近1年，母子均无异常，婴儿发育良好[63]。

在西非马里的医院用咯萘啶1次静脉滴注3～6mg/kg，隔4～6h重复静脉滴注1次。在1～2天内即消除症状，19例恶性疟患者全部治愈[64]。

法国学者在非洲中部的喀麦隆雅温得(Yaounde)收治恶性疟病例，随机分配入咯萘啶和氯喹组，咯萘啶肠溶片3天总剂量32mg/kg分4次服，首日服2次，第2、3天各服1次，治疗40例。平均退热时间为(33.5±14.3)h，平均原虫转阴时间为(76.8±14.6)h；追踪14天均未见原虫复燃。氯喹3天总剂量25mg/kg，每日服1次，第1、2天各服10mg/kg，第3天服5mg/kg，治疗41例。氯喹组除未退热或原虫未转阴的病例外，其余病例的退热时间为(40.0±20.8)h，原虫转阴时间为(70.0±14.9)h；追踪14天，复燃率为41%。对氯喹治疗失败病例的恶性疟原虫分离株的体外试验，证明这些病例属于RⅠ～RⅢ的氯喹抗性。认为咯萘啶治疗非洲恶性疟作用快，未见严重副反应，患者耐受好，是治疗抗氯喹恶性疟的可选药物[67]。

(五)治疗非洲儿童恶性疟的疗效

1996年，法国学者在喀麦隆雅温得，收治5～15岁儿童恶性疟88例，随机分入咯萘啶组和氯喹组。口服咯萘啶肠溶片3天总剂量32mg/kg，治疗44例，退热时间为(35.71±15.3)h，原虫转阴时间为(72.6±15.6)h；41例追踪14天均未见原虫复燃。氯喹口服3天总剂量25mg/kg，治疗44例，退热时间为(31.3±15.2)h，原虫转阴时间为(70.9±16.1)h；40例追踪14天，16例原虫复燃。体外试验证明，从咯萘啶治疗的40例患者中分离出的恶性疟原虫株，有23例对氯喹呈现抗药性。咯萘啶副反应轻而短暂。认为儿童对咯萘啶耐受性好，在已确认恶性疟对氯喹有抗药性的非洲，咯萘啶是治疗儿童恶性疟安全和高效的抗疟药[68]。

(六)治疗卵形疟和三日疟的疗效

在喀麦隆雅温得，法国学者用咯萘啶肠溶片治疗感染卵形疟原虫(*P. ovale*)的现症患者(7～38 岁)8 例和感染三日疟原虫(*P. malariae*)的现症患者(8～45 岁)14 例，均服咯萘啶 3 天，总剂量 32mg/kg。对卵形疟和三日疟的平均退热时间分别为 44.6h 和 49.8h，平均原虫转阴时间分别为 58.3h 和 60.9h，追踪观察 14 天，2 种疟疾病例均未见原虫复燃。咯萘啶治疗的 22 例病例中，有 9/14 例和 3/8 例分别有轻度的腹部不适(腹痛、腹泻)和瘙痒，停药后这些副反应均自行消失，临床副反应轻微。取患者体内的疟原虫进行体外试验，结果证明其对氯喹和咯萘啶均敏感。认为咯萘啶可能是治疗非洲次撒哈拉(sub-Saharan)部分地区恶性疟、卵型疟和三日疟的有效替代药物[69]。

四、青蒿素衍生物与咯萘啶联用治疗恶性疟的疗效

抗疟药合并联用，不仅可以提高抗疟疗效，而且有可能延缓或抑制疟原虫对药物产生抗药性。甲氟喹与法西大合并组成的复方称为 Fansimef，可以延缓甲氟喹抗性的发展[70]。咯萘啶的半衰期长，曾经与半衰期长的法西大合并联用，经药理试验，证明两种药联用对抗鼠疟伯氏原虫裂殖体的疗效与对小鼠、大鼠的毒性均呈相加作用；能延缓两种药抗性的发展；临床试用治疗恶性疟证明两药联用具有增加疗效、缩短疗程、极少病例复燃、副反应轻和患者易于耐受等优点[71]。

WHO/TDR 一再强调青蒿素衍生物不宜单独应用于治疗恶性疟，倡导以青蒿素类药物为基础，与其他抗疟药联用的疗法，通称 ACT(artemisinin-based combination therapy)。故将青蒿素衍生物分别与咯萘啶联用，进行临床试验。

(一)青蒿素衍生物分别与咯萘啶联用治疗恶性疟的疗效

1996 年和 1997 年，在海南乐东、云南勐腊县和元江哈尼族彝族傣族自治县多重抗性恶性疟流行区，用双氢青蒿素(DHA)、蒿甲醚(ATM)和青蒿琥酯(ATS)分别与咯萘啶(PR)联用，口服治疗恶性疟现症病例。

双氢青蒿素总剂量为 200mg，蒿甲醚和青蒿琥酯总剂量均为 300mg，分别与咯萘啶总剂量 800mg 联用，所有总剂量均等分 2 剂，间隔 12～24h，两种药同时口服。服药前后均作心电图、血和尿等常规检查，药后追踪观察 28 天和 40 天，均未见复燃，疗效见表 9-7。副反应轻，个别患者出现暂短的轻度腹痛、恶心、胃区不适等，未经处理均自行消失，心电图及血、尿检查均未见异常。在蒿甲醚与咯萘啶联用中，治愈 1 例妊娠 6 个月的孕妇，药后无不良反应。

表 9-7　青蒿素衍生物分别与咯萘啶联用治疗恶性疟的疗效

联用药物	病例数(例)	平均退热时间(h)	平均原虫转阴时间(h)	复燃数/追踪数
DHA+PR	10	23.1±12.7	34.4±10.0	0/10*
ATM+PR	10	22.2±13.7	35.9±12.9	0/9
ATS+PR	9	15.2±6.8	29.9±9.6	0/6**

* 其中 7 例追踪 40 天；** 均追踪 30 天，其余病例均追踪 28 天

双氢青蒿素与咯萘啶联用组有 3 例药前查到原虫配子体，密度为 3～158/μl，其低密度的 1 例于给药后 3 天配子体转阴，其他在药后 14 天和 20 天转阴。蒿甲醚+咯萘啶组药前查见原虫配子体 3 例，密度为 50～265/μl，其中 2 例于药后 4 天和 5 天转阴，另 1 例药后 5 天仍查见配子体。青蒿琥酯与咯萘啶联用组药前 1 例有原虫配子体，密度为 345/μl，药后 4 天转阴。

青蒿素衍生物中任何一种与咯萘啶联用，均可降低单药使用的剂量，缩短疗程，提高治愈率，药物副反应轻。避免青蒿素衍生物单药疗程长和复燃率高的缺点，故两药联用是治疗抗药性恶性疟的理想用药[72,73]。

(二) 双氢青蒿素与咯萘啶联用和分别单用治疗恶性疟的疗效

在海南乐东县抗药性恶性疟流行区，用双氢青蒿素与咯萘啶联用，并设双氢青蒿素、咯萘啶分别单用作对照。收治的 81 例恶性疟患者住院治疗，随机分配入 3 组进行临床试验，疗效见表 9-8。全部退热和原虫转阴，全部病例追踪观察 28 天，双氢青蒿素单药组有 1 例恶性疟原虫复燃，并伴有 39.6℃体温；还有 4 例出现间日疟原虫。双氢青蒿素与咯萘啶联用组和咯萘啶单用组均未见原虫复燃。可见联用能克服双氢青蒿素单用时复燃率高的缺点，同时减少药量，缩短疗程。药物副反应轻，仅个别病例有轻微的头痛、头昏，1～2 天自行消失。

表 9-8　DHA 与 PR 联用和分别单用治疗恶性疟的疗效

药物总剂量(mg)	疗程(天)	病例数(例)	退热时间(h)	原虫转阴时间(h)	复燃数/追踪数
DHA 200+PR 800	3 a	32	35.7±24.7	23.8±10.1	0/32
DHA 480	7 b	24	52.6±38.9	22.9±6.5	5/24 d
PR 1600	3c	25	35.8±16.5	49.4±20.3	0/25

注：a.首剂同服 DHA 和 PR 各 1 剂，4～6h 后单服 PR 1 剂，第 2、3 天均同服 DHA 和 PR 各 1 剂；b.首日服 2 剂；c.首日服 2 剂，以后均每天服 1 剂；d.1 例恶性疟原虫并伴有 39.6℃体温，4 例间日疟原虫

双氢青蒿素与咯萘啶联用组药后的原虫配子体出现率为 20%，平均配子体密度为 4/μl，平均配子体转阴时间为 5.7 天。单服双氢青蒿素组配子体出现率为 16.7%，平均密度为 3/μl，平均转阴时间为 3.5 天。单服咯萘啶组配子体出现率为 60.9%，平均密度为 12/μl，平均转阴时间为 11.5 天。单服咯萘啶组的配子体出现率高于联用组和双氢青蒿素组，差异显著(P<0.01)[74]。

（三）双氢青蒿素与咯萘啶联用在非洲治疗抗氯喹恶性疟的疗效

2000 年，在非洲厄立特里亚(Eritrea)的太塞尼(Tessenei)抗氯喹恶性疟流行区，以双氢青蒿素与咯萘啶联用，收治恶性疟患者进行住院观察，同时设咯萘啶单药治疗组作对照。按照 WHO 恶性疟对氯喹敏感性测定的体内二周法进行测试，以口服标准剂量氯喹 3 天疗法治疗后 3～14 天治疗失败的病例为研究对象(无性体原虫未转阴或 14 天复燃者)。治疗效果见表 9-9。

表 9-9 DHA 与 PR 联用和 PR 单用治疗非洲抗氯喹恶性疟的疗效

药物总剂量(mg)	疗程(天)	病例数(例)	平均无性体原虫转阴时间(h)
DHA 200+ PR 800	2[a]	13	27.69
PR 1200	3[b]	11	50.18

注：a.药物等分每天服一剂；b.首日服 2 剂，间隔 4～6h，第 2、3 天，各服 1 剂

两组药物对当地抗氯喹恶性疟均全部治愈，在 14 天内无复燃。药物副反应轻微。两组药物治疗后，仍存在配子体。两种药联用组仍有 2 例(15.4%)携带配子体，咯萘啶单用组 5 例(45.5%)带配子体，高于联用组。联用组在非洲抗氯喹恶性疟地区，不失为一种可供选择的治疗恶性疟的疗法。为了及时消灭传染源控制传播，两组均加服适量伯氨喹杀灭配子体[75]。

总之，青蒿素衍生物分别与咯萘啶联用，经国内外临床试用，证明是一种理想的联用，值得进一步应用研究。

WHO/TDR 支持两种抗疟药联用治疗疟疾。2001 年，TDR 已与韩国新丰 (Shin Poong) 制药公司联合开发咯萘啶-青蒿琥酯项目[76]，其产品的商品名为 Pyramax®，2012 年获 WHO 的质量预认证。

参考文献

[1] 任道性，孙金琳，黄文洲，等. 环喹啉、氨酚喹啉与氯喹疗效的比较研究. 中国医学科学院寄生虫病研究所年报，1962：216

[2] 任道性，潘玉蓉，黄再松. 4-氨基喹啉类新药 M6303 的实验研究 I.对伯氏疟原虫(*Plasmodium berghei*)和对小鼠毒性观察. 中国医学科学院寄生虫病研究所年报，1963：122

[3] Hoekenga MT. Intramuscular amopyroquin for acute malaria. Am J Trop Med Hyg，1962，11：1

[4] Nobles WL，Tietz RF，Koh YS，*et al*. Antimalarial agents VIII. Synthesis of amopyroquine. J Pharmaceu Sci，1963，52：600

[5] 黄兰孙，郑贤育，陈昌，等. 新抗疟药 M6407 的合成. 药学学报，1979，14(9)：561

[6] 郑贤育，陈昌，黄兰孙. 抗疟药双咯喹及其类似物的合成. 中国医药工业杂志，1990，21(5)：200

[7] 任道性，黄兰孙，郑贤育，等. 双咯喹的合成、毒性与抗疟作用. 中国药理学报，1983，4(1)：69

[8] 黄再松，沈大勇，邓明华，等. 双咯喹治疗 42 例疟疾的疗效. 新药与临床，1987，6(4)：244

[9] 郑贤育，夏毅，高芳华，等. 抗疟新药 7351 的合成. 药学学报，1979，14(12)：736

[10] 郑贤育，陈昌，高芳华，等. 抗疟新药咯萘啶及其类似物的合成. 药学学报，1982，17(2)：118

[11] 陈昌. 抗疟新药磷酸咯萘啶的合成. 医药工业，1981，(9)：12

[12] 陈昌，郑贤育，朱佩蓴，等. 抗疟新药的研究——具有对-氨基酚双 Mannich 碱的杂环化合物的合成. 药学学报，1982，

17(2)：112
[13] 陈昌，高芳华，朱佩荨，等. 抗疟新药的研究——苯并[b]1,5-萘啶衍生物的合成. 药学学报，1982，17(5)：344
[14] 陈昌，郑贤育，郭惠珠. 抗疟药咯萘啶有关化合物的合成及抗疟活性比较.药学学报，1993，28(8)：594
[15] 原疟疾研究室新药组. 抗疟新药 7351 的疗效和毒性的实验研究. 药学学报，1980，15(10)：630
[16] 邵葆若，叶秀玉，郑浩. 咯萘啶等 4 种抗疟药对约氏鼠疟原虫配子体与孢子增殖的影响. 寄生虫学与寄生虫病杂志，1984，2(1)：28
[17] 邵葆若，叶秀玉，郑浩. 咯萘啶对鼠疟原虫红内期裂殖体的持效作用. 寄生虫学与寄生虫病杂志，1984，2(4)：232
[18] Peters W，Robinson BL. The chemotherapy of rodent malaria. XLVII. Studies on pyronaridine and other Mannich base antimalarials. Ann Trop Med Parasitol，1992，86(5)：455
[19] 戴祖瑞，马志明，陈林. 伯氏疟原虫 ANKA 株抗羟基喹哌系的培育. 第二军医大学学报，1986，7(4)：265
[20] 李高德. 伯氏疟原虫 K173 株对喹哌抗药性的实验研究. 药学学报，1985，20(6)：412
[21] 李高德，瞿逢伊，陈林. 伯氏疟原虫 ANKA 株抗喹哌系的培育. 寄生虫学与寄生虫病杂志，1985，3(3)：189
[22] 叶秀玉，邵葆若. 三氟乙酰伯氨喹杀疟原虫组织期的作用及其毒性. 中国药理学报，1990，11(4)：359
[23] Satoru K，Shigeyuki K，Chen C. The effects of pyronaridine on the morphology of *Plasmodium falciparum* in Aotus trivirgatus. Am J Trop Med Hyg，1996，55(2)：223
[24] 张家埙，林宝英，陈克涌，等. 咯萘啶对食蟹猴疟原虫持效作用的探讨. 寄生虫学与寄生虫病杂志，1986，4(2)：129
[25] 李军，黄文锦. 青蒿酯钠、咯萘啶和羟基哌喹对恶性疟原虫氯喹敏感株和抗性虫株的体外效应. 中国药理学报，1988，9(1)：83
[26] 车立刚，黄开国，杨恒林. 抗氯喹恶性疟原虫株对咯萘啶敏感性的测定. 寄生虫学与寄生虫病杂志，1984，2(4)：280
[27] 杨恒林，杨品芳，何慧，等. 恶性疟原虫对咯萘啶、青蒿琥酯敏感性现场体外测定. 中国寄生虫病防治杂志，1989，2(3)：169
[28] Fu S，Bjorkman A，Wahlin B，*et al. In vitro* activity of chloroquine，the two enantiomers of chloroquine，desethylchloroquine and pyronaridine against *Plasmodium falciparum*. Br J Clin Pharmac，1986，22：93
[29] 汤林华，Sucharit P. 泰国恶性疟原虫对咯萘啶、氯喹及甲氟喹的敏感性研究. 中国寄生虫学与寄生虫病杂志，1988，(增刊)：16
[30] Childs GE，Hausler B，Milhous W，*et al. In vitro* activity of pyronaridine against field isolates and reference clones of *Plasmodium falciparum*. Ann J Trop Med Hyg，1988，38(1)：24
[31] Basco LK，Le Bras J. *In vitro* susceptibility of Cambodian isolates of Plasmodium falciparum to halofantrine，pyronaridine and artemisinin derivatives. Ann Trop Med Parasitol，1994，88(2)：137
[32] Basco LK，Le Bras J. *In vitro* activity of pyronaridine against African strains of *Plasmodium falciparum*. Ann Trop Med Parasitol，1992，86(5)：447
[33] 吴莉菊. 咯萘啶对伯氏鼠疟原虫红内期超微结构的影响. 中国药理学报，1985，6(4)：280
[34] 吴莉菊. 咯萘啶对伯氏疟原虫抗氯喹系红内期作用的超微结构观察. 寄生虫学与寄生虫病杂志，1986，4(4)：263
[35] Wu LJ，Rabbege JR，Nagasawa H，*et al.* Morphological effects of pyronaridine on malarial parasites. Am J Trop Med Hyg，1988，38(1)：30
[36] Chavalitshewinkoon P，Wilairat P，Gamage S，*et al.* Structure-activity relationship and modes of action of 9-anilinoacridines against chloroquine- resistant *Plasmodium falciparum in vitro*. Antimicrob. Agents Chemother，1993，37(3)：403
[37] 黄美芳，吴光武，程道新. 咯萘啶对小鼠腹腔巨噬细胞吞噬功能的影响. 中国寄生虫学与寄生虫病杂志，1989，7(3)：218
[38] 冯正，江乃雄，王翠英，等. 抗疟药咯萘啶在兔体内的药代动力学. 药学学报，1986，21(11)：801
[39] 冯正，吴祖帆，王翠英，等. ^{3}H-咯萘啶在小鼠体内的分布和排泄. 药学学报，1988，23(8)：629.
[40] 刘星荣，吴如金. HPLC 法测定咯萘啶和伯喹的血药浓度. 中国药科大学学报，1989，20(4)：240
[41] Wages SA，Patchen LC，Churchill FC. Analysis of blood and urine samples from Macaca mulata for pyronaridine by high-perfor-mance liquid chromatography with electrochemical detection. J Chromatog，1990，527：115
[42] 冯正，吴祖帆，王翠英，等. 咯萘啶在疟疾病人体内的药物动力学. 中国药理学报，1987，8(6)：543
[43] Jayaraman SD，Ismail S，Nair NK，*et al.* Determination of pyronaridine in blood plasma by high-performance liquid chromatography for application in clinical pharmacological studies. J Chromatog B，1997，690：253
[44] 倪奕昌，徐月琴，邵葆若. 抗疟药咯萘啶在鼠伤寒沙门氏菌/微粒体系统中的诱变性. 中国药理学报，1982，3(1)：51
[45] 倪奕昌，湛崇清，哈淑华，等. 抗疟新药咯萘啶对大鼠胚胎毒性的观察. 药学学报，1982，17(6)：401

[46] 邵葆若，湛崇清，哈淑华. 磷酸咯萘啶对大鼠三代生殖的影响. 中国药理学报，1985，6(2)：131
[47] 邵葆若，湛崇清，哈淑华，等. 咯萘啶对雄性小鼠的显性致死试验. 寄生虫学与寄生虫病杂志，1983，1(2)：121
[48] 邵葆若，湛崇清，哈淑华. 五个抗疟药与吡喹酮的小鼠光毒试验. 中国药理学报，1986，7(3)：273
[49] 袁伯俊，李保春，沈念慈. 氯喹等 12 种抗疟药对小鼠的光毒检测. 中国药理学报，1986，7(5)：468
[50] 黄在松，刘德全，王元昌，等. 咯萘啶抗疟效果观察. 中华医学杂志，1985，65(6)：366
[51] 许永湘，刘德全，王元昌，等. 磷酸咯萘啶针剂治疗疟疾的临床观察. 中华医学杂志，1982，62(11)：686.
[52] 许永湘，王元昌，刘德全，等. 磷酸咯萘啶静脉滴注治疗疟疾的临床观察. 中华内科杂志，1982，21(11)：655
[53] 康万民，杨仁政，黄瑞芝，等. 咯萘啶治疗间日疟的疗效观察. 寄生虫学与寄生虫病杂志，1984，2(4)：263
[54] 翁其琳，刘运彩. 咯萘啶治疗恶性疟 30 例的疗效. 新药与临床，1987，6(4)：246
[55] 咯萘啶研究协作组. 磷酸咯萘啶治疗 510 例疟疾现症病人的观察. 中华内科杂志，1985，24(11)：646
[56] Shao BR. A review of antimalarial drug pyronaridine. Chin Med J，1990，103(5)：428
[57] 黄在松，冯正，蒙锋，等. 磷酸咯萘啶普通片与肠溶片对恶性疟疗效的比较. 中国寄生虫学与寄生虫病杂志，1989，7(1)：19
[58] 陈林，戴祖瑞，钱永乐，等. 几种新抗疟药联合应用治疗海南恶性疟的效果观察. 中国寄生虫学与寄生虫病杂志，1989，7(2)：81
[59] 张家埙，许永湘，尤伯英，等. 三例危重脑型恶性疟的救治. 寄生虫学与寄生虫病杂志，1983，1(1)：59
[60] 罗振辉，高健，戴祥章，等. 一例抢救成功的脑型恶性疟疾伴肾衰病例. 中国寄生虫学与寄生虫病杂志，1992，10(2)：158
[61] 韦珪. 抢救脑型疟疾 60 例的体会. 海南医学，1991，2(4)：6
[62] 蔡贤铮，庞学坚，陈文江. 磷酸咯萘啶治疗抗氯喹恶性疟 10 例. 中国寄生虫学与寄生虫病杂志，1987，5(3)：228
[63] 熊人杰. 磷酸咯萘啶治疗恶性疟疾 140 例临床疗效观察. 南京医学院学报，1988，8(3)：208
[64] 吴文仙. 2102 例恶性疟疾临床分析. 中国寄生虫病防治杂志，1992，5(3)：215
[65] Lapierre J. Paludisme à *Plasmodium falciparum*，polychimiorésistant，traité avec succès par la benzonaphthyridine. La Nouvelle Presse Médicale，1982，11(9)：673.
[66] Looareesuwan S，Kyle D E，Viravan C，*et al.* Clinical study of pyronaridine for the treatment of acute uncomplicated falciparum malaria in Thailand. Am J Trop Med Hyg，1996，54(2)：205
[67] Ringwald P，Bickii J，Basco L. Randomised trial of pyronaridine versus chloroquine for acute uncomplicated falciparum malaria in Africa. Lancet，1996，347：24
[68] Ringwald P，Bickii J，Basco LK. Efficacy of oral pyronaridine for the treatment of acute uncomplicated falciparum malaria in African children. Clin Infect Dis，1998，26：946
[69] Ringwaid P，Bickii J，Same-Ekobo A. Pyronaridine for treatment of *Plasmodium ovale* and *Plasmodium malariae* infections. Antimicrob Agents Chemother，1997，41(10)：2317
[70] Merkli B，Richle R，Peters W. The inhibitory effect of a drug combination on the development of mefloquine resistance in *Plasmodium berghei*. Ann Trop Med Parasitol，1980，74：1
[71] Shao BR，Huang ZS，Shi XH，*et al.* Antimalarial and toxic effect of triple combination of pyronaridine，sulfadoxine and pyrimethamine. Southeast Asian J Trop Med Pub Helth，1989，20(2)：257
[72] 蔡贤铮，陈昌，郑贤育，等. 双氢青蒿素与咯萘啶联用治疗恶性疟的初步研究. 实用寄生虫病杂志，1999，7(3)：104
[73] 蔡贤铮，车立刚，陈昌，等. 蒿甲醚或青蒿琥酯与咯萘啶联用治疗恶性疟的临床效果观察. 实用寄生虫病杂志，1999，7(4)：156
[74] 刘德全，林世干，冯晓平，等. 双氢青蒿素与咯萘啶伍用治疗抗性恶性疟的研究. 中国寄生虫学与寄生虫病杂志，2002，20(4)：193
[75] 尚乐园，韩庆霞. 磷酸咯萘啶及其合并双氢青蒿素治疗疟疾效果观察. 中国寄生虫病防治杂志，2001，14(3)：171
[76] Kanyok T. Support for the development of two antimalarial combinations：The pyronaridine-artesunate project for treatment of uncomplicated malaria. TDR news，2001，(65)：10

（陈　昌）

第十章　青蒿素类—哌喹复方

第一节　双氢青蒿素磷酸哌喹复方

双氢青蒿素磷酸哌喹复方在研发阶段和进入市场的早期名为 artekin，现国际市场称为 Duo-Cotexin®。WHO 于 2009 年 8 月将其列入第八版抗疟药目录(EOI)。

一、磷酸哌喹和哌喹的化学合成

国外曾报道，实验室研究发现肌内注射羟萘酸环氯胍(CI501)有长达半年以上的抗疟效果，但有严重的局部刺激作用[1]。鉴于长效抗疟药对保护部队战斗力和疟区群众健康具有十分重要的意义，上海医药工业研究院和第二军医大学将此作为重点研究方向。

1965 年，国外报道一类具有哌嗪基侧链和双分子 7-氯-4-氨基喹啉类的新化合物对伯氏疟原虫有长效抑制作用[2]。其中，新化合物 13228RP 与 12494RP 以 3∶1 比例混合配制的复方(代号 16，126R.P.)，曾在西非进行抑制性长效预防试验，长效预防作用可长达 3 周[3]。但此后再未见到有关它的临床报道。

1966 年，上海医药工业研究院仿制了 13228RP，定名为哌喹(**1**)。它的化学名称为 1,3-双[4-(7′-氯喹啉-4-基)哌嗪-1-基] 丙烷，其分子式为 $C_{29}H_{32}Cl_2N_6$，CAS 登记号为[4085-31-8]。之后，上海医药工业研究院又合成了带有 4 个结晶水的哌喹四磷酸盐，简称磷酸哌喹(**2**)。其分子式为 $C_{29}H_{52}Cl_2N_6O_{20}P_4$，CAS 登记号为[915967-82-7]。

1. 性状

哌喹(**1**)为类白色或淡黄色结晶粉末，无臭无味。遇光易变色，熔点为 199～204℃(分解)。易溶于氯仿，在乙醇中微溶，在水中几乎不溶，具有高脂溶性($\lg P$=6.16)，(**1**)的离解常数为 pK_a=8.92[4]。

磷酸哌喹(**2**)为类白色或淡黄色结晶粉末，无臭，味微苦，有引湿性，遇光易变色。易溶于 90℃以上的热水，微溶于冷水，几乎不溶于无水乙醇和氯仿。熔点为 246～252℃(分解)。

2. 制备方法

国内外报道的哌喹及其中间体的合成方法很多[2,5~9]，但均有各种缺点，如收率太低、原料价格昂贵或不易得到、操作繁琐、污染环境、损害工人健康等。经上海医药工业研究院研究，最后采用图 10-1 的合成路线。

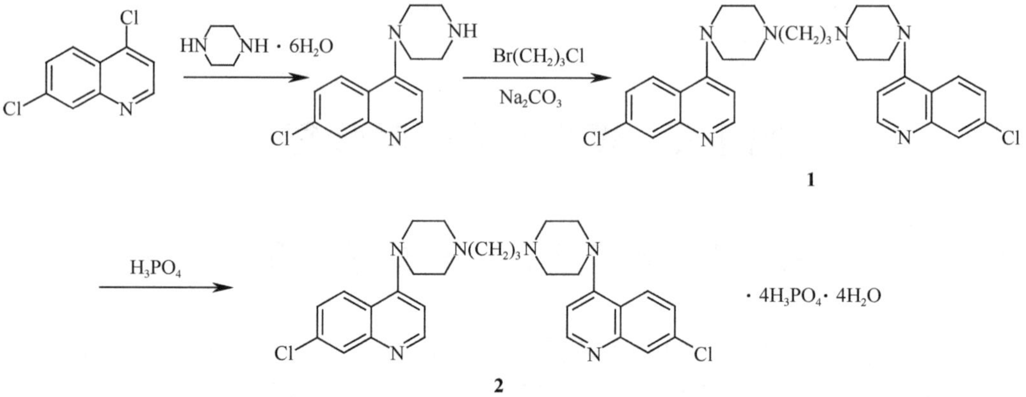

图 10-1　磷酸哌喹的合成路线

将 4,7-二氯喹啉与过量的六水哌嗪缩合，得到 4-哌嗪基-7-氯喹啉，回收多余的哌嗪；再与 1,3-溴氯丙烷和碳酸钠在乙醇中反应，制得粗哌喹。然后与磷酸成盐，精制得磷酸哌喹成品。

上述工艺方法与法国 Rhone Poulenc S.A. 公开报道的制备方法[2]相比，有 3 处改进：①在第一步反应中加入 4～5 倍量的六水哌嗪，以避免双取代的副产品生成，在反应结束后有 40%～50%的哌嗪可以回收套用。②在第二步反应中，用 1,3-溴氯丙烷和乙醇替代价格昂贵的二溴丙烷和丁酮(当时还需进口)，并以碳酸钠替代三乙胺作去酸剂，降低了成本。③最后一步成盐、精制，原来分两步进行，现在合并成一步，直接在水中成盐和重结晶，省去了大量异丁醇，再次节省了成本。1970 年交上海第十四制药厂按这一生产工艺进行生产[10]。从 1977 年起磷酸哌喹被《中国药典》收载，以后曾有多家药厂生产。

2007 年军事医学科学院张志祥等对上述制备 4-哌嗪基-7-氯喹啉的方法作了改进。将 4,7-二氯喹啉与过量的无水哌嗪、无水碳酸钠于无水乙醇中反应；反应结束后，滤除无水碳酸钠并回收乙醇；残留物用水洗涤；分出的油状物经简单处理即得到淡黄色结晶，收率和质量明显提高。

3. 磷酸哌喹中的杂质分析

上海医药工业研究院曾用薄层层析检查哌喹的质量，发现在哌喹的上方和下方各有一个杂质点。上方的杂质点(即图 10-2 中的杂质 **2**)已经证明是中间体与 4,7-二氯喹啉反应生成 1,4-双-(4,7-二氯喹啉基)哌嗪。在制备中间体过程中，用酸碱法或用乙醇处理，可以除去大部分杂质 **2**。如不加处理，混入磷酸哌喹成品，配制成的“防疟片 3 号”在临床使用时，发现毒副反应(如头痛、头昏、乏力、恶心、腹痛等)有所增加，脸麻的比例也会上升[11]，由此推断，所述毒性作用可能与杂质 **2** 有关。

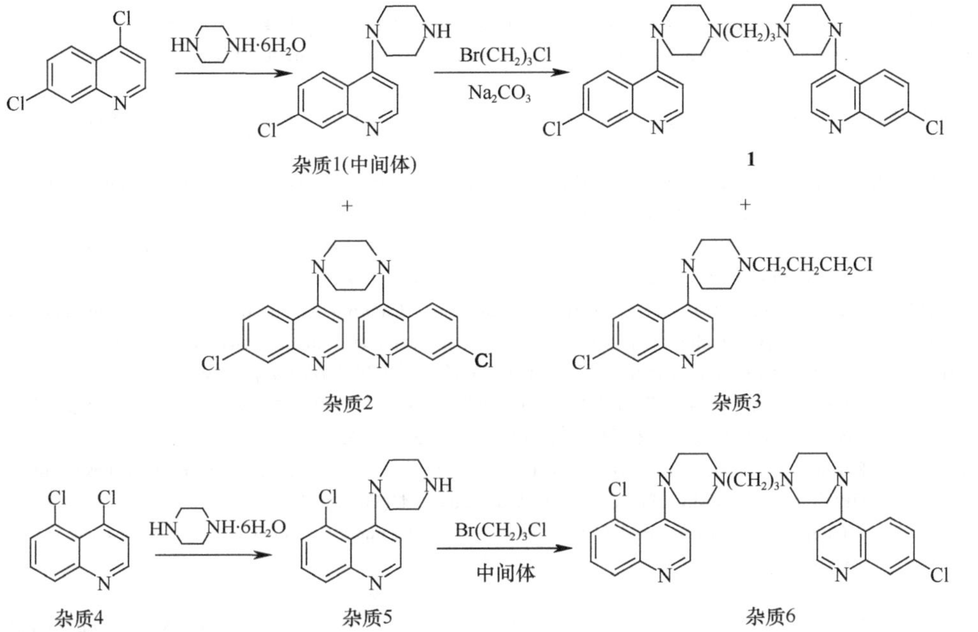

图 10-2　哌喹制备过程中产生的杂质

国外报道，原料药磷酸哌喹中主要存在 4 个杂质(图 10-2)，2007 年 Donger 等用质谱(MS、MS/MS)等波谱方法测定了磷酸哌喹的结构式并推定了其中杂质 **1**、**2**、**3**、**6** 的结构式[12]。杂质 **1** 推定为 7-氯-4-哌嗪基喹啉，它是合成哌喹过程中微量存在的未反应的中间体。杂质 **3** 是中间体与溴氯丙烷反应生成，在合成哌喹过程中未全部消耗而留存下来的。杂质 **6** 是哌喹的位置异构体。它是由起始原料中存在的杂质 **4**(4,5-二氯喹啉)经杂质 **5** 衍生出来的。

Lindegardh 等报道[13]，用核磁共振谱和液相色谱-质谱测定后发现，临床上应用的 Artekin (双氢青蒿素-磷酸哌喹复方)中含有杂质 **6**，其含量可达 1.5%～5%。Artekin 在东南亚地区广泛试用，疗效令人满意，并有良好的安全性。这提示杂质 6 没有明显的毒副反应。但是，生产中应该按照 GDP 药品生产质量管理规范和 FDA 食品药品监督管理指导原则，严格监控该杂质。如果严格规定起始原料中的（4,5）-（二氯喹啉）的含量，应该可以解决这个问题。

Donger 等[12]用合成的杂质 **1**、**2**、**3**、**6** 和磷酸哌喹进行梯度反相色谱测定，杂质 **1**、**2**、**3**、**6** 对应主峰的相对保留时间(RRT)分别为 0.20min、0.85min、0.90min、1.10min。

致谢： 陈文彬参与了化学合成的早期工作。

参考文献

[1] 沈念慈，姜渭，唐惠兰，等. 新抗疟化合物的临床前毒性研究 II. 磷酸哌喹及其复方“防疟片 3 号”的临床前毒性研究. 第二军医大学学报，1981，2(1)：40-46

[2] Rhone-Poulenc SA.Quinoline derivatives：Brit Patent，991，838，1965.05.12

[3] Lafaix C，Rey M，Diop MI，*et al.* Essai de traitement curatif du paludisme pour un nouvel antipaludigue de synthese. Le 16126 R.P. Bull Soc Med Afr Noire Langue Fr，1976，12(3)：546-551

[4] Davis TME，Hung TY，Sim IK，*et al.* Piperaquine-A resurgent antimalarial drug. Drugs，2005，65(1)：75-87
[5] Yadav GC，Srinivasan S，Bhovi MG，*et al.* Preparation of bisquinoline compound：US Patent，20060270852，2006.11.30. 2005
[6] Singh T，Stein RG，Hoops JF，*et al.* Antimalarials. 7-Chloro-4- (substituted amino) quinolines，J Med Chem，1971，14(4)：283-286
[7]Vennerstrom JL，Ager AL Jr.，Dorn A，*et al.* Bisquinolines 2. Antimalarial. *N*，*N*-Bis (7-Chloroquinolin-4-yl) heteroalkane-diamines.J Med Chem，1998，41(22)：4360-4364
[8] Tripathi RC，Saxena M，Chandra S，*et al.* Synthesis of 4-arylsulphonyl/ piperazinyl-7-Chloro-quinolines and related compounds as potential antimalarial agents. Indian J Chem，1995，34B：164-166
[9] Agrawal VK，Sharma S. Antiparastic agents：Part VI. Synthesis of 7-Chloro-4- (4- substituted-phenylamino)-and 7-Chloro-4-(4-substituted-piperazin-1-yl) quinolines as potential antiparastic agents. Indian J Chem，1987，26B：550-555
[10] 上海医药工业研究院. 喹哌磷酸盐(生产单位：上海第十四制药厂). 全国原料药工艺汇编(内部资料)，1980：305-307
[11] 上海医药工业研究院，中国人民解放军后字 243 部队，上海第二制药厂，等. “防疟片 3 号”的化学合成、药理及现场防治试验.《疟疾研究》化学合成与临床观察专集(内部资料)，1975：1-23
[12] Donger VG，Karmuse PP，Ghugare PD，*et al.* Characterization and quantitative determination of imperities in piperaquine phosphate by HPLC and LC/MS/MS. J Pharm Biomed Anal，2007，43(1)：186-195
[13] Lindegardh N，Giorgi F，Galletti B，*et al.* Identification of an isomer impurity in piperaquine drug substance. J Chromatogr A，2006，1135(2)：166-169

(张秀平　张志祥)

二、磷酸哌喹和哌喹的药理毒理研究[1-3]

(一) 磷酸哌喹和哌喹的抗疟作用

哌喹对鼠疟原虫 ANKA 株的 ED_{50} 为 1.71(1.59～1.83)；氯喹为 3.09(2.77～3.44)；青蒿琥酯为 9.13(7.72～10.80)。感染食蟹猴疟原虫(*Plasmodium cynomolgi*)的恒河猴(rhesus monkey)用哌喹或氯喹进行治疗，其原虫转阴率与转阴时间均无明显区别。

(二) 磷酸哌喹的抗疟作用机理[4,5]

用电镜观察：用哌喹对伯氏疟原虫 ANKA 株治疗后，原虫滋养体食物泡膜发生明显变化，说明药物首先作用于原虫滋养体的食物泡，食物泡内可见圆形或椭圆形球状的色素凝集，其形状与由氯喹作用后出现的典型规则结晶明显不同，说明其结晶组成与氯喹所致结晶明显不同。

受染小鼠磷酸哌喹灌胃给药后 24h 内对疟原虫环状体、裂殖体和配子体作用不明显，而晚期滋养体则形态改变明显。

给药后 1h：与不给药对照组(图 10-3O)比较，小部分滋养体内食物泡明显肿胀并呈波纹状，食物泡中血红蛋白轮廓清晰，电子密度均匀一致(图 10-3A)，色素颗粒仍为单个矩形晶状体(图 10-3B)。

给药后 2h：滋养体食泡膜肿胀加剧，呈多层螺纹膜，色素颗粒形态变异不一，多呈长梭形并开始聚集(图 10-3C)。

给药后 4h：大多数滋养体内食泡膜呈螺纹膜(图 10-3D)，线粒体肿胀，有的呈蘑菇状，基质电子密度降低(图 10-3E)，腔内有 1～2 个多层膜小体(图 10-3F)，核膜间隙增宽(图 10-3D)，食物泡内有圆形或椭圆形色素颗粒凝集(图 10-3F)。一个滋养体内有一至数个凝集色素块，团块外周为单层膜包绕，每个团块中有色素颗粒 10～20 个，色素颗粒电子密度增大(图 10-3G)。

给药后 8h：形态改变如前，裂殖体内残余体的色素仍呈矩形结晶(图 10-3H)。

给药后 12h：大多数滋养体损伤严重，核膜肿胀，间隙增宽，核内染色物质呈星状聚集。线粒体肿胀，电子密度下降明显(图 10-3I)。部分原虫瓦解，有的仅留下膜残体，有的出现自噬泡，有的自噬泡已由虫体排出至红细胞内(图 10-3J)。

给药后 16h：绝大多数滋养体损伤更为严重，圆颗粒状色素凝集明显成团，外有单层膜包绕，色素颗粒电子密度明显增大(图 10-3K)，胞质内出现较多自噬泡。

给药后 20～24h：全部滋养体结构多已瓦解，仅留下膜残体及大小不等的空泡，但环状体、裂殖体及配子体未见明显变化。

给药后 36～48h：很少能找到原虫，找到的个别原虫多已瓦解为碎片，仅留下膜残体及空泡(图 10-3L)。

同时观察了氯喹对伯氏疟原虫 ANKA 株红内期超微结构的影响：给药后 4h 极少数滋养体食物泡膜增宽，色素颗粒凝集呈矩形结晶(图 10-3M)。给药后 8h 多数滋养体食物泡膜损伤加重。给药后 12h，大多数原虫自噬泡形成，有的已排出虫体，虫体内有多个膜性消化残余物(图 10-3N)，但虫体轮廓完整，细胞器可辨认。给药后 16h 虫体已瓦解，仅见大小不等的自噬泡，有的仅有膜性消化残余物，但裂殖体、配子体形态未见明显异常。至给药后 24h 已很难找到崩解虫体。

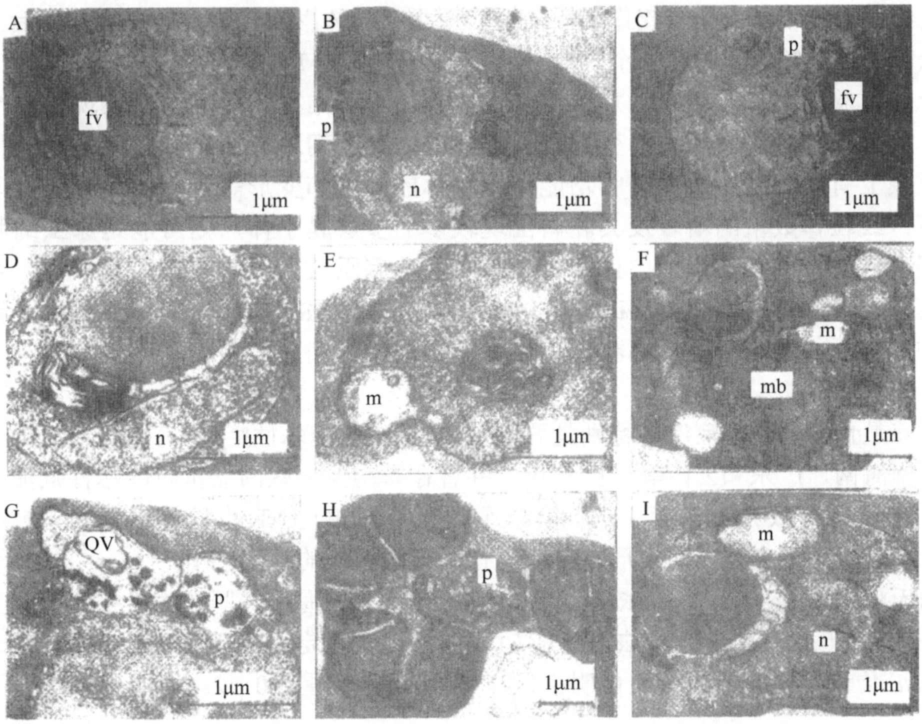

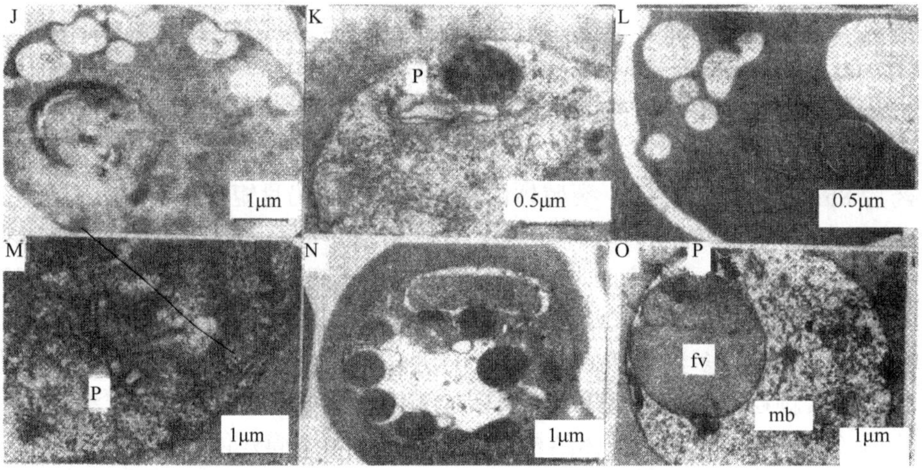

图 10-3 哌喹 6.4mg/kg（图 A~L）、氯喹 40mg/kg（图 M，N）小鼠灌胃后，血中伯氏疟原虫 ANKA 株和不给药的正常滋养体（图 O）的电子显微镜照片

A,B.哌喹给药 1h 后滋养体：食物泡（fv）膜（A）肿胀，正常色素（p）条（B）；C.给药 2h 后滋养体：多片状螺旋体和变异色素颗粒形成；D~G.给药 4h 后滋养体：线粒体肿胀（m，E），多层膜小体增多（mb，F），变异的色素颗粒凝集成团状（G）；H.给药 8h 后滋养体：残余体内出现正常团状色素条；I,J.给药 12h 后滋养体：核膜肿胀，核膜间隙增宽（I），一些原虫瓦解留下膜残体（J）；K.给药 16h 后滋养体：自噬泡出现，圆形或者卵圆形色素颗粒凝集成团，电子密度增加；L.给药 36h 后滋养体：细胞质内明显螺旋膜。M.氯喹给药 4h 后滋养体：色素条正常分散；N.给药 12h 后滋养体：膜性消化残余物。

将哌喹与氯喹引起的疟原虫超微结构的变化进行比较，发现两者都可引起食泡膜的改变；对环状体、裂殖体和配子体的作用都不明显。不同的是：①哌喹作用后，色素颗粒为圆形或椭圆形颗粒凝集成团；氯喹作用后，仍为矩形晶状体的色素凝集，说明构成结晶的组分可能不同。②哌喹作用后，对疟原虫线粒体影响较明显；氯喹作用后，线粒体则未见明显异常。③综观各个时期，氯喹杀虫作用似较哌喹为快。

上述试验结果说明哌喹对疟原虫晚期滋养体超微结构的影响主要表现在食泡膜和线粒体的改变与疟色素形态的变异。食泡膜的内外膜间隙增宽、肿胀或呈螺纹膜，可能通过膜上有关酶系而改变了膜功能。线粒体的肿胀和变形等变化，导致其生理功能的破坏；线粒体数量的增多及其腔内出现较多的多层膜小体，则可能是原虫细胞结构遭到损伤后的一种代偿反应，Howells 认为这是疟原虫克服药物作用的一种方式。原虫质膜及红细胞形态均无明显改变，这表明哌喹有较强的选择作用。至于色素颗粒由散布在细胞质中的单个矩形晶状体逐步变成圆形或椭圆形，并凝集成团，其原因有待进一步研究。

哌喹是预防和治疗疟疾，特别是恶性疟(包括抗氯喹恶性疟)的有效药物，已广泛应用于我国海南、广东和云南等地区多年，并曾在东南亚一些国家抗氯喹恶性疟流行区使用，均取得良好效果。作者于 1984 年用伯氏疟原虫 ANKA 株建成了抗哌喹系(PR line)，并对此系原虫红内期的形态特征进行了超微结构的观察。

伯氏疟原虫 ANKA 株抗哌喹系(PR/ANKA)，由上海第二军医大学抗疟药研究室于 1983～1984 年用小剂量递增法培育成功，抗性比较稳定，且能经斯氏按蚊(*Anopheles stephensi*)传代。本研究用健康昆明小鼠 5 只，每只体重(20±2)g，腹腔接种鼠间血传培育，抗性指数为 197.2 的原虫，接种量为 1×10^7 受染红细胞。接种后 7 天检查，选原虫感染率达 20%以上 3 只小鼠备用。试验小鼠用摘眼球法取血，分别滴于平底玻璃瓶内，每只小鼠 3～4 滴，待血液凝固后，立即加入 3%戊二醛(pH 7.25) 2ml，5min 后切成 $1mm^3$ 大小的小块，继续固定 1h，用缓冲液浸洗 3 次，每次 15min。然后移换至 1.5%锇酸中固定 1h，再用缓冲液及蒸馏水洗涤 1h，洗涤后用 50%～100%丙酮逐级脱水。以上各步骤均在 4℃条件下进行。脱水后用 Quctol-812 环氧树脂包埋，再置于恒温干燥箱内聚合(35℃ 24h，45℃ 24h 及 60℃ 48h)，用 LKB V 型超薄切片机切片，乙酸铀及枸橼酸铅双染色，H-600 型透射电镜观察。

结果与讨论：在电镜下能完整地观察到伯氏疟原虫 ANKA 株敏感系红内期各个阶段(环状体、滋养体、未成熟和成熟裂殖体、雌、雄配子母体)，疟色素为矩形晶状体(图 10-4)，对 ANKA 株抗哌喹系(PR/ANKA)红内期的超微结构，从 226 个疟原虫电镜形态观察结果，有如下特点。

1) PR/ANKA 结构：PR/ANKA 系疟原虫滋养体结构尚完整，但食物泡数量增多(3～4 个)(图 10-5，图 10-6)，食泡膜肿胀明显，并呈波纹状，有的出现螺纹膜，食物泡中红细胞胞质轮廓清楚，电子密度与红细胞相似，核膜肿胀，内膜与外膜间隙明显增宽，核内染色质呈星状聚集(图 10-7)。线粒体数量增多至 6～7 个，且线粒体膜肿胀，线粒体电子密度明显下降，并常呈哑铃状(图 10-5，图 10-8)，有的线粒体含多层膜小体。内质网较正常株明显丰富，核糖体呈条块状聚集似蚯蚓状(图 10-8)。疟色素多呈圆形或椭圆形，且聚集成团，色素颗粒 10 多个，电子密度有的增强，有的减弱，外有吞噬泡单层膜包绕(图 10-9)。少数色素颗粒为长梭形，有聚集趋势。

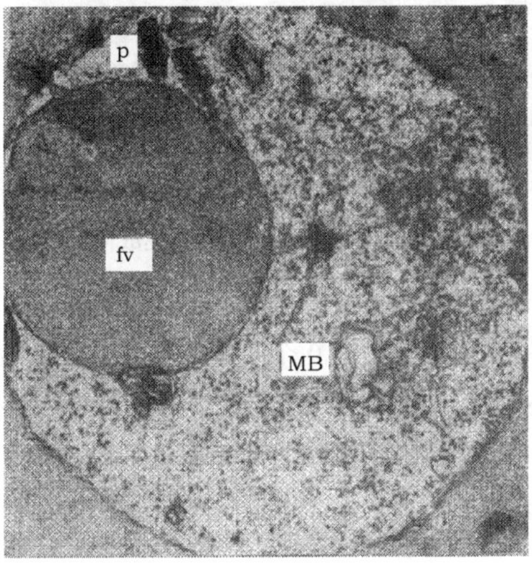

图 10-4 伯氏疟原虫 AKNA 株滋养体 (×15 000)

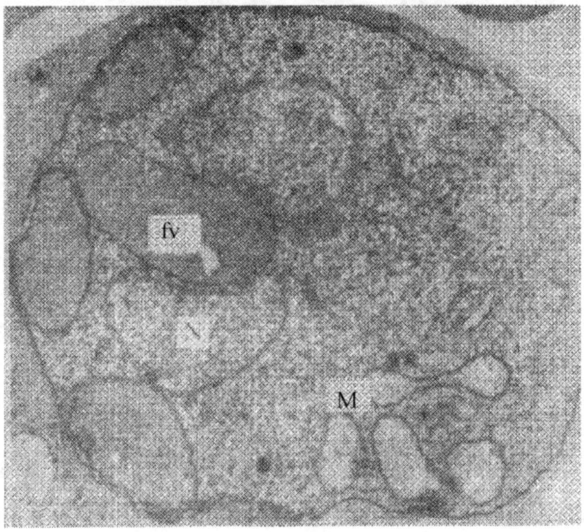

图 10-5 食物泡(fv)和线粒体(M)增多(×12 000)

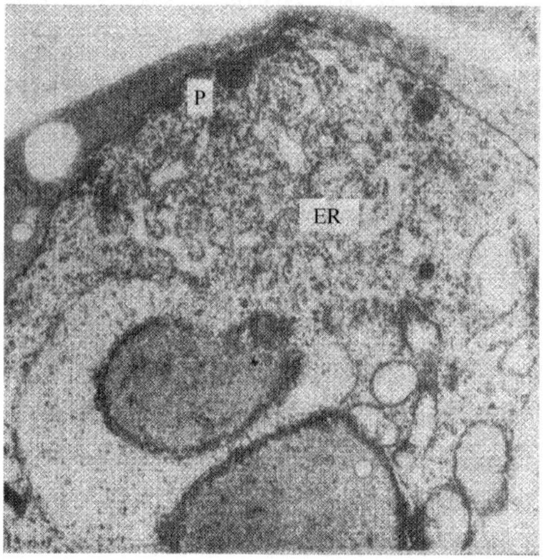

图 10-6 内质网(ER)(×15 000)

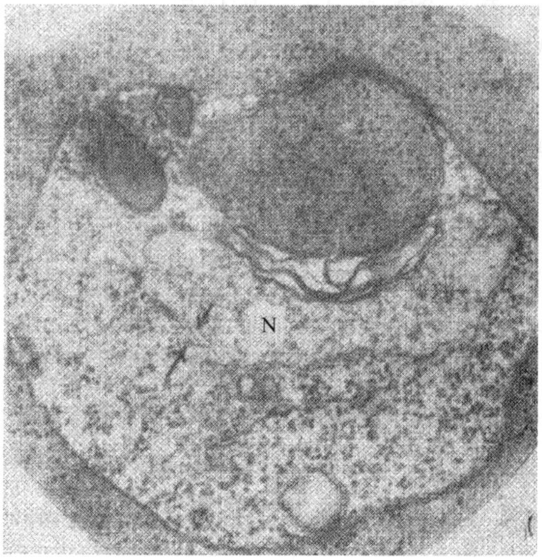

图 10-7 核膜肿胀，核内染色质粒呈点状聚集(×20 000)

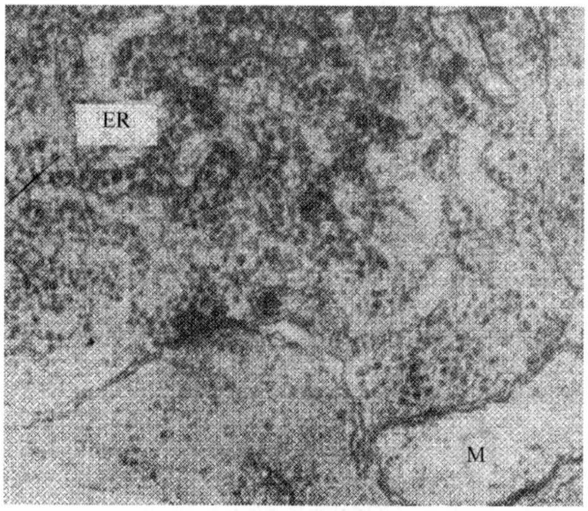

图 10-8 线粒体(M)肿胀及核糖体呈条块状聚集(×35 000)

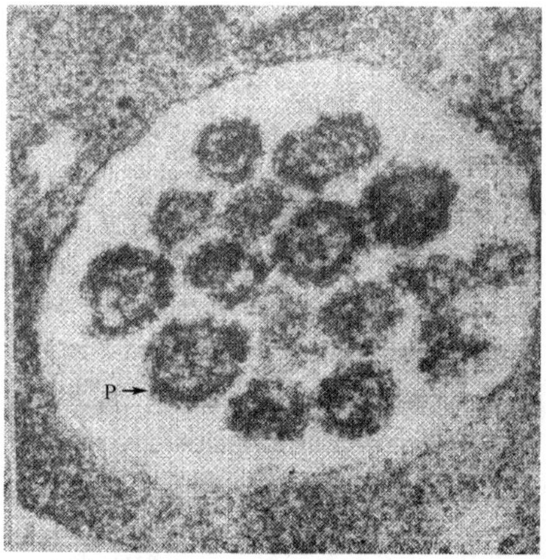

图 10-9 疟色素颗粒(P)凝集成团

2)成熟裂殖体结构：基本正常，一个成熟裂殖体内有 6～10 个裂殖子及残余体，裂殖子可见成对棒状体和微管。配子体结构也基本正常，胞核及线粒体明显可见，并可见粗面内质网。

3)虫体状况：部分虫体已崩解，仅残留膜残体，出现大小不等的空泡。这些特点在伯氏疟原虫 ANKA 株敏感系中未曾见到，与对伯氏疟原虫 ANKA 株红内期超微结构的作用有明显差异。这些特点与 1968 年 Howells 等曾报道伯氏疟原虫抗氯喹系色素明显减少或消失等特点也不尽相同，这可能是因为哌喹和氯喹抗性系消化血色素的能力及分解、代谢途径各异。此外，抗哌喹系和 1965 年 Peters 报道的伯氏疟原虫抗氯喹系相同，线粒体数量明显较敏感系增多，这说明抗性系代谢和呼吸的功能明显增强。

(三)磷酸哌喹的毒理

急性毒性：哌喹的 LD_{50} 灌胃给药为 800mg/kg，皮下给药为 2500mg/kg。ED_{50} 哌喹是 4mg/kg/d，而氯喹则为 11mg/kg/d，哌喹对 Berghei 疟原虫的药效是氯喹的近 3 倍。静脉注射给药哌喹和氯喹均连续给药 5 天，哌喹的 LD_{50} 是 95mg/kg(5 天累计，下同)，但氯喹为 35mg/kg，即其毒性比氯喹低 2.7 倍(法国 Aventis 提供的资料 1962.8)。

根据上海医药工业研究院等全国协作组有关“防疟片 3 号”的综合研究资料(1966～1972 年)介绍，哌喹小鼠灌胃给药的 LD_{50} 为 1098.5mg/kg，ED_{50} 为 4.0mg/kg/d，而氯喹的 LD_{50} 为 437.0mg/kg，ED_{50} 为 10.5mg/kg/d，哌喹的疗效指数(LD_{50}/ED_{50}，表示安全性)为 274.6，明显大于氯喹(41.9)。犬 4 只，200mg/kg 哌喹口服(其中 2 只加周效磺胺 8mg/kg)，死亡 1 只；另 9 只犬哌喹口服 100mg/kg，其中 8 只加周效磺胺 10mg/kg，无一死亡。猴 1 只哌喹口服 200mg/kg，2 只哌喹口服 100mg/kg，无一死亡。由于家兔对氯喹类的心血管毒性反应较犬更接近临床情况，故哌喹的心血管毒性以兔为试验动物进行观察。以每隔 2min 静脉注射相等剂量的哌喹和氯喹，比较两药产生的血压严重下降(40mmHg)、死亡(0mmHg)，所需的累计剂量。结果表明，哌喹分别为(42.1±8.5)mg/kg 和(45.1±8.7)mg/kg，氯喹分别为(16.2±3.1)mg/kg 和(23.0±3.2)mg/kg，差异非常显著。充分说明哌喹对兔的心血管毒性显著小于氯喹。

长期毒性：大鼠灌胃给药每天 25mg/kg 和 50mg/kg，连续 35 天，受试狗的体重一直维持稳定，未发现不良反应(无呕吐)，所有血液学检查(包括凝血)一直正常。除了在多种血细胞和某些器官如肝、肾、肾上腺和肺中发现嗜碱性颗粒之外，大鼠和犬对哌喹具有良好的长期耐受性。所有这些嗜碱性颗粒被推测是哌喹的某种代谢物在细胞内的存在形式，颗粒所在的细胞未见其他任何异常(法国 Aventis 提供的资料 1962.8)。

根据上海医药工业研究院等全国协作组资料(1966～1972 年)，对 4 只犬用肠溶片(防呕吐)每隔 7 天灌服哌喹 100mg/kg，连服 14 周，总剂量为 1400mg/kg，每次给药后 2 天检查肝功能，3 只犬的 ALT 始终在正常范围，只有 1 只犬在第 2 次和第 12 次给药后显著升高，但停药后迅速恢复。说明肝脏所受影响是轻微的，是可恢复的。每次给药后的血象基本正常，给药期间每月检查肾功能也基本正常，停药后 3 个月宰杀，对重要脏器做病理检查，也未发现与药物有关的病变。另为“防疟 3 号片”长期毒性试验，犬 6 只，每周口服给药一次磷酸哌喹(碱基)25mg/kg+周效磺胺 2.5mg/kg，连续半年，共 26 次。主要的毒性反应是药物对肝脏的损害，肝功能指标 ALT 出现一过性升高，但在继续给药过程中，仍可下降至正常范围，而非长期持续性。血象检查：给药过程中均有白细胞总数和中性粒细胞百分比减少现象，均不严重，骨髓检查未见骨髓抑制现象。猴 2 只，用相同药物和剂量，每周一次，连续 3 个月共 13 次，另 3 只猴其剂量加倍，隔周一次给药，半年共 10 次，肝功能试验均正常，肝脏病理检查有轻微病变，血压和心电图均未发现异常改变，血象亦有白细胞总数和中性粒细胞百分比减少现象，停药后均逐渐恢复，骨髓未见抑制现象。

上述试验对比后来的临床治疗口服哌喹剂量，(第 1 天 12mg/kg，第 2、3 天各

9mg/kg)，只相当于犬每周给药一次，连续给药 14 周，每次 100mg/kg 的 1/8。

三、磷酸哌喹长效预防疟疾现场试验[6]

1972～1974 年，连续 3 年暑季在海南某县用磷酸哌喹进行较大规模的现场观察，以验证其预防疟疾的长效作用。包括半免疫力或无免疫力人群共 4000 余人。当地 1～4 月为旱季，5～9 月为雨季。现场分为 9 个试验点。均为山林区，并且均捕获到传疟媒介大劣按蚊。各试验点于服药前进行带虫率调查，当地流行以恶性疟为主，有少数间日疟，居民带虫率在 10%左右，有的高达 20%以上。抽查了 157 人，脾肿率为 39.5%。一些点在试验前 3～4 年，每年 2 次服用氯喹+伯氨喹 4 天双疗程或用乙胺嘧啶+伯氨喹。根据门诊记录，年发疟率为 16%～28%，疟疾一年四季皆有发病，以 6～9 月发病率最高。

（一）验证方法

1. 服药对象

大多数为进入该地区不满 3 年的外来人口或在本岛出生的儿童(6 周岁以上者)。成人组和儿童组分别进行观察和统计。

2. 服药剂量和方法

哌喹片每片含哌喹 0.3g，成人每次服 2 片。儿童 6～9 岁者，每次服 1 片；10～15 岁者每次服 1 片半。于疟疾流行季节(6～9 月)连续服药 4 个月，每隔 30 天服同一药物 1 次，均在每月上旬进行。服药人群以林业生产队为单位，基本采取全体服药(部分孕妇及患心、肝、肾病者不服药)。服药时逐个送药且看其服下。

3. 观察方法

1) 自服药日起至满 30 天止为服药观察期，在观察期内凡有发热 37.5℃以上者均及时涂厚血片镜检。查完厚血膜全片仍未发现疟原虫者定为阴性。如查见原虫无性体(并鉴别虫种)，则确诊为疟疾现症患者，统计入发疟率。未确诊前不投抗疟药，但严密观察，以防意外；确诊者及时给予治疗。超过观察期未继续服药而发疟者，列入未服药人群统计发疟率。

2) 选择部分试验点，在每隔 30 天服药的同时，每人涂制厚、薄血膜，第 4 次服药后 30 天再血检 1 次，共 5 次，以观察整个服药过程中带虫率的变化。

3) 参照世界卫生组织(WHO)介绍的 7 天敏感性观察方法，凡有疟疾临床症状，血中查见恶性疟原虫无性体≥1000/μl，发病前半个月及发病后未服药的现症患者，均选作治疗研究观察对象。服药剂量为 16 岁以上者服哌喹 6 片(1.8g)，5～15 岁者服 5 片，均为 2 次分服(相隔 8～24h)。于服药前当天和服药后 1～7 天，每人每天涂制厚、薄血膜进行镜检，检查厚血膜 100 个视野，未查见原虫无性体者作为阴性。此外，视病情需要，每日测体温 1～4 次。自服药后 24h 起，3 天内逐个询问副反应表现，统计发生率并进行比较。

(二)防疟效果

1. 发疟率

1)1972年6～9月在1000余人的人群中，连续服药观察4个月，总共4958人次，发疟97人次，平均发疟率为1.96%(1.43%～2.31%)，其中乙醇处理工艺哌喹(批号720405)1128人次，发疟26人次，平均发疟率2.30%(2.01%～3.07%)；酸碱处理工艺哌喹1122人次，发疟16人次，平均发疟率1.43%(0.51%～2.11%)。同时、同地、同人群中未服药者共观察416人次，发疟51例，平均发疟率12.26%(9.79%～19.11%)。这说明服用哌喹后有明显的防疟效果。

2)1973年6～9月在3000余人的人群中共验证12 094人次，其中成人10 282人次，儿童1842人次。在12 094人次中连续服药满4个月且资料完整者，总数为6052人次。

各试验点成人与儿童分别以随机分组的方法，编成A、B、C、D 4个组。编入A组的服哌喹：酸碱处理工艺，批号730401。编入B组的服哌喹：乙醇处理工艺，批号730402。编入C组的服哌喹："精制品"，批号730404。编入D组的服"防疟3号片"(每片含哌喹碱基0.15g+周效磺胺0.05g，成人每次服4片。儿童6～9岁每次服2片；10～15岁每次服3片)。以同时、同地6岁以下儿童和因种种原因未服药的人群为对照。

对A、B、D3个服药组数据进行X^2测验：乙醇处理工艺与酸碱处理工艺哌喹的X^2值为1.918，"防疟片3号"与酸碱处理工艺哌喹的X^2值为1.157，相应的P值大于0.05，说明以上各服药组的发疟人次差异均不显著。但服药组与未服药组对比，X^2值为15.337，相应的P值小于0.01，有非常显著的差异。说明服用几种防疟药后，均有明显的防疟效果。各点服药组别和发疟人数见表10-1。

表10-1 6个试验点连续服药4个月的发疟情况

试验点编号	服药人次数				发疟人次数(发病率百分比)			
	A组	B组	C组	D组	A组	B组	C组	D组
成人								
01	264	284	300	300	7(2.7)	5(1.8)	5(1.7)	6(2.0)
02	400	412	396	396	10(2.5)	6(1.5)	6(1.5)	4(1.0)
03	48	40	64	48	0	0	1(1.6)	1(2.1)
04	160	160	136	148	2(1.3)	2(1.3)	3(2.2)	0
05	192	176	204	180	8(4.2)	3(1.7)	6(2.9)	1(0.6)
06	60	56	52	68	1(1.7)	1(1.8)	0	1(1.5)
合计	1124	1128	1152	1140	28(2.5)	17(1.5)	21(1.8)	13(1.1)
儿童								
07	112	104	96	104	3(2.7)	4(3.8)	5(5.2)	1(1.0)
08	136	124	124	112	5(3.7)	2(1.6)	0	0
09	8	12	12	4	0	1(8.3)	1(8.3)	1(1/4*)
合计	256	240	232	220	8(3.1)	7(2.9)	6(2.6)	2(0.4)

注：各试验点4个月共有1218人次未服药，发疟95人次，发疟率7.8%

* "服防疟片3号"4人，发疟1人

表 10-1 采用资料趋势相同各点的 X^2 值相加，自由度相加的统计方法，对各试验点的资料进行综合比较，无显著差异。成人和儿童各自比较 3 种工艺，均是 $P>0.05$，无显著差异，再将各点酸碱处理和乙醇处理哌喹的资料进行综合比较，$P>0.05$，也无显著差异。

由此可见：哌喹与“防疟片 3 号”之间，以及哌喹 3 种不同工艺之间的防疟效果，并未显示出本质的不同，但从发疟率的具体数字来看，服“防疟片 3 号”的发疟率较服 3 种不同工艺的哌喹稍低。

在同一疟区、同一流行季节的不同月份中，服哌喹及“防疟片 3 号”后的月发疟率如表 10-2 所示。

表 10-2　6～9 月份逐月服药后发疟情况

服药组	服药人数				发疟人数（月发疟率百分比）			
	6 月	7 月	8 月	9 月	6 月	7 月	8 月	9 月
A 组	550	529	507	470	18(3.3)	14(2.6)	13(2.6)	5(1.1)
B 组	544	539	508	472	18(3.3)	4(0.7)	7(1.4)	7(1.5)
C 组	441	419	415	387	13(2.9)	3(0.7)	13(3.1)	6(1.6)
D 组	420	422	404	402	5(1.2)	1(0.2)	5(1.2)	6(1.5)
合计	1955	1909	1834	1731	54(2.8)	22(1.2)	38(2.1)	24(1.4)
未服药	264	309	326	319	21(8.0)	18(5.8)	23(7.1)	33(10.3)

从表 10-2 可知：①在 6～9 月中的任何一个月份，服药各组的发疟率逐月稳定下降，自 6 月的 2.8%降至 9 月的 1.4%；而不服药的发疟率则逐月上升，到 9 月达到 10.3%；②服 3 种不同工艺生产的哌喹的月发疟率虽稍有上下，然而经过 4 个月服药后至 9 月发疟率几乎相等。与“防疟片 3 号”相比，亦有类似情况，在服药期间的前 3 个月，服“防疟片 3 号”的发疟率比服哌喹的低，但至 9 月则又基本相同。

2. 防疟有效时间

在所有现症疟疾患者中，除去未服药及个别服药不确实者外，统计其自服药后第 2 天起的发疟时间。A 组发疟 39 例，平均发疟时间为(18.5±8.4)天；B 组发疟 29 例，平均发疟时间为(18.8±6.8)天；C 组发疟 35 例，平均发疟时间为(19.4±7.8)天；D 组（“防疟片 3 号”）发疟 19 例，平均发疟时间为(19.1±9.6)天。4 组相比无明显差异。如按 1～10 天、11～20 天、21～30 天分别统计，半数左右患者是在服药后 21～30 天发疟的。说明哌喹及“防疟片 3 号”的有效防疟时间为服药后 20 天左右较为确切。

哌喹在广西恶性疟和间日疟混合流行地区验证，还在湖北、河南、山东和江苏等间日流行地区验证，结果都说明哌喹对间日疟也有良好的持久预防效果。

3. 带虫率

1974 年 6～9 月进行了连续服哌喹 4 个月，每次服药后 30 天检查人群带虫率，逐月带虫的结果见表 10-3。

表 10-3 连续服哌喹 4 个月的人群逐月带虫情况

试验点编号	服药人数	带虫人数(带虫率百分比)				
		服药前	服药后			
			6 月初	7 月初	8 月初	9 月初
011						
成人	126	38(30.2)	36(28.6)	31(24.6)	25(19.8)	8(6.3)
儿童	70	24(34.3)	28(40.0)	21(30.0)	20(28.6)	15(21.4)
012						
成人	180	65(36.1)	48(26.7)	10(5.6)	14(7.8)	17(9.4)
合计	376	127(33.8)	112(29.8)	62(16.5)	59(15.7)	40(10.6)

表 10-3 显示，2 个试验点成人服药后 30 天的带虫率逐月下降，尤以 012 试验点的下降更为显著，但儿童的下降不明显。经过连续 4 个月服药后，与服药前相比，最后一次服药后的带虫率由服药前的 33.8%下降为 10.6%，下降极其明显。

4. 恶性疟原虫对哌喹的敏感性

在当时现场条件下，由于试验点在高疟区，很难避免再感染机会，因而只能采用世界卫生组织(WHO)推荐的 7 天敏感性观察方法。在一处现场观察恶性疟患者 43 例，经哌喹治疗，体温于服药后 3 天均降至正常，其中 24 例于服药后 34～48h 内原虫转阴；另 19 例于 58～72h 内原虫转阴，至服药后 7 天均未见原虫再现。

5. 副反应表现及其发生率

1973 年观察了服用 3 种不同工艺的哌喹和“防疟片 3 号”的副反应，成人 9347 人次，儿童 1831 人次。

神经系统副反应主要表现为头昏，其次为头痛、嗜睡等，少数人出现脸麻，以“防疟片 3 号”组较为多见(占 8.4%)，但一般半天到 1 天即可消失，不需对症处理。胃肠道副反应主要为恶心、呕吐、腹痛和腹泻等。少数人服药后出现心慌，个别有胸闷和气急等严重副反应，但经适当休息也可自行消失，不致影响正常生产劳动。出现副反应的时间，早的在服药后 1h，迟的可以到第 2 天。少数妇女服药后有月经不调现象，一般经过 2 个月可转为正常。

3 种不同工艺哌喹(批号 730401、730402、730404)与“防疟片 3 号”的副反应发生率进行比较，成人组 X^2=140.4，P<0.01，有极显著差异；儿童组 X^2=10.3，0.05>P>0.01，也有显著差异。说明无论成人还是儿童服“防疟片 3 号”引起的副反应均较服哌喹多。3 种不同工艺哌喹之间副反应发生率进行比较，X^2=2.85，P>0.05，说明无显著差异。

儿童各组服药后副反应发生率均较其成人组为低，且有显著差异，这可能与儿童主诉不全等因素有关。

总之，经过 3 年连续大规模现场验证，不论对恶性疟还是间日疟，哌喹都是一个较好的抑制性疟疾预防药，持效较长，可有效地降低发疟率。虽然哌喹的防疟持效时间为

20 天左右，但只需每月服药 1 次，其降低发疟率的效果还是令人满意的。并可作为治疗之用，副反应轻微，味不苦，易为大众所接受。

上海中国预防医学科学院寄生虫病研究所疟疾研究室报道，伯氏疟原虫对此类药物和氯喹有交叉抗药性。但 1976 年作者曾用此药治疗抗氯喹的恶性疟患者，疗效满意[7]。1978 年海南和云南的恶性疟对氯喹抗性严重蔓延，全国恶性疟流行区停止使用氯喹改用哌喹，最初几年，哌喹对恶性疟的临床疗效不错，后来疗效逐年下降，至 1988 年，恶性疟原虫对哌喹产生严重抗药性。

参考文献

[1] 陈林. 抗疟药的实验研究与临床应用. 上海：第二军医大学出版社，2001.10
[2] 陈林，戴祖瑞，马志明，等. 疟疾防治药物的研究——II 疟疾病因性预防药物筛选试验动物模型 1. 约氏鼠疟原虫-斯氏按蚊系统. 药学学报，1981.16(4)：260-266
[3] 戴祖瑞，陈林，李裕棠，等. 食蟹猴疟原虫—斯氏按蚊系统猴疟模型的一些生物学特性和对常用抗疟药物的生物效应. 药学学报，1983，18(12)：881-886
[4] 陈林，钱永乐，李泽琳，等. 伯氏疟原虫 ANKA 株抗哌喹系红内期超微结构的观察. 寄生虫学与寄生虫病杂志，1985，3(4)：281
[5] 陈林，钱永乐，李泽琳，等. 哌喹对伯氏疟原虫 ANKA 株红内期超微结构的影响. 中国药理学报，1986，7(4)：351
[6] 陈林，瞿逢伊，周元昌，等. 抗疟新药哌喹在海南岛现场防疟效果的观察. 解放军医学杂志，1979，4(2)：104-108
[7] 周明行，陈林，周元昌，等. 海南岛某地抗氯喹恶性疟 2 例报告. 解放军医学杂志，1979，(2)：125

(陈　林)

四、双氢青蒿素磷酸哌喹复方的药理毒理和药代研究

1. 双氢青蒿素磷酸哌喹片(Artekin)的组方依据

双氢青蒿素(DHA)是保留青蒿素有效过氧基团的衍生物，是合成蒿甲醚、青蒿琥酯的原料药，又是这两种药在体内的有效代谢产物，因此生产成本较两药低，而抗疟作用优于青蒿素。在当今已知抗疟药中，青蒿素类药起效特别快，复方选用青蒿素类药可大大减少凶险型疟疾的发生率，从而显著降低疟疾病死率。青蒿素类药的毒性作用甚低，非常安全。此外，青蒿素类药还有一大优点就是阻断恶性疟原虫配子体生成从而减少传播。但其不足之处是其半衰期较短，单药使用要 7 天疗程才能获得高治愈率，若要达到短疗程高治愈率，则必须配用长半衰期药以补其不足。

磷酸哌喹(PQP)是我国最先开发的产品，20 世纪 60 年代末期用于长效预防疟疾，并于 1978 年在全国恶性疟流行区全面取代氯喹，至今已在我国广泛使用 30 多年。磷酸哌喹与氯喹同属 4-氨基喹啉类药，但其效价高于氯喹而毒性明显低于氯喹。3 天疗程治愈率可达 90%以上，其不足之处是单药使用容易出现抗药性，起效明显慢于青蒿素类药。

2. 两药配比设计

DHA 和 PQP 的剂量配比来自多年的临床实践。自 1978 年以来全国用 PQP 取代氯喹治疗恶性疟已有成熟经验，首剂 600mg，6h 后 300mg，第 2、3 天各服 300mg，总剂

量 1500mg(均指碱基)，治疗恶性疟可获高治愈率，但首剂 600mg 引起中枢神经系统和胃肠道副反应仍有一定的发生率(较氯喹为轻)。复方的速效作用要靠 DHA，乃将 PQP 的 3 天总量改成 2 天 4 次服完，每次服药量比原首剂 600mg 减少 37.5%，因而大大减少副作用又确保疗效。DHA 的单药自 1989 年完成临床试验以来就有成熟经验，其治疗恶性疟的剂量为 5 天疗程总量 480mg，其单剂 60mg 就能使恶性疟原虫在 24h 内下降 95% 的效果，为确保对无免疫力患者的速效，本复方采用每次剂量 80mg，2 天 4 次总量 320mg。DHA 和 PQP 配伍经临床实践证明，发挥两药之长，互补不足，综合了两药的优点，克服了两药的缺点。组成一个既优于 DHA 又优于 PQP 的新药(表 10-4)。

表 10-4　Artekin 及其组方单药的作用特点

药物	优点					缺点		
	速效	短疗程	高治愈率	低毒	不易产生抗性	非速效	长疗程	易产生抗性
DHA	+			+	+		+	
PQP		+	+	±		+		+
Artekin	+	+	+	+	+	—	—	—

注：DHA 和 PQP 配伍成 Artekin，综合了 DHA 的速效、低毒和不易产生抗药性的特点，以及 PQP 短疗程可达到高治愈率的优点，通过优势互补，又克服了两单药的缺点

DHA∶PQ(碱基)是 1∶4.8，这一配比是 1999 年确定的，2000 年在实验室进行的对鼠疟原虫的配比试验中也得到证实。

1)缩短疗程提高治愈率：DHA 加上 PQP 可把 DHA 的 7 天疗程和 PQP 的 3 天疗程缩短为 2 天，而治愈率高于单药。

2)速效：DHA+PQP(artekin)表现出 DHA 的速效，最大限度防止重症疟疾发生，从而显著减少死亡，PQP 单药则无此优点。

3)增效不增毒：鼠疟 $ED_{50/90}$ 试验证明 DHA 和 PQP 有一定协同和增效作用。动物试验表明 DHA+PQP 的毒性仅为相加而不是增毒。由于 DHA 在临床上几乎无毒性反应，因此临床试验 Artekin 所表现的不良反应仅为 PQP 引起的轻度胃肠反应。恶心发生率<3%，呕吐<2%。

4)延缓抗药性：PQP 是长半衰期药，原虫对其比较容易产生抗药性。小鼠抗性培育证明，培育至 30 代原虫对 PQP 抗性指数 I_{90} 上升至 63.23。DHA 是短半衰期药，在中国已广泛应用 20 多年仍未出现抗药性，小鼠抗性培育 30 代，其抗性指数仍在 10 以下。Artekin 抗性培育 30 代，抗性指数 I_{90} 为 2.8。说明复方克服了 PQP 单药易产生抗药性的不足，具有延缓抗药性的作用。

3. Artekin 的药效学

(1)两药配比试验

以正交试验设计，采用 Peters 的 4 天抑制性试验方法，测得 DHA(0.08～0.8mg/kg)与 PQP(0.1～1.2mg/kg)对 K173 株的合适配比范围；通过调整两药比例试验确定 DHA 与 PQP 的最佳比例为 1∶5(两单药增效指数均大于 2)。该组方对 K173 株的 $ED_{50/90}$ 为

1.24/1.83MKD×4。用 Berenbaum 法计算增效指数均近于 1，说明两药配伍用对鼠疟的抑制试验为相加作用。

(2) 对鼠疟杀虫速度试验

Artekin 杀灭原虫的速度较其组方中两单药磷酸哌喹和双氢青蒿素稍快。以 CT_{90}(清除 90%原虫的时间)为例，Artekin 为 27.57h，较双氢青蒿素的 30.68h 快 3h，较磷酸哌喹的 32.75h 快 5h。

(3) 对鼠疟的 28 天治愈试验

Artekin 对鼠疟原虫 K173 株的 $CD_{50/90}$ 为 2.83/6.88MKD×5；其治愈效果明显优于组方两单药。较单药 DHA 增效 100 倍以上，较 PQ 增效 1 倍以上。

(4) 对鼠疟 RC 株的疗效

采用 Pebers4 天抑制性试验方法，测定 Artekin 对鼠疟 RC(氯喹高抗性)株的 ED_{50} 和 ED_{90} 分别为 2.2mg/kg 和 3.6mg/kg，抗性指数 $I_{50/90}$ 为 1.8/1.2，说明 Artekin 对 RC 株有良好的治疗效果。

(5) 鼠疟抗性培育

利用剂量递增法，以伯氏疟原虫 K173 为母株，同时平行培育 Artekin、磷酸哌喹和双氢青蒿素抗药虫株，以各自 ED_{90}×4 作为起始剂量，每隔 3～5 代递增 50%，共培育 30 代。每 5 代测定一次抗性指数。结果培育至 20 代和 30 代，PQP 的抗性指数分别为 21.2 和 63.2，DHA 的抗性指数分别为 4.5 和 9.9，Artekin 的抗性指数为 3.8 和 2.8，说明复方能降低原虫对单药产生的抗药性程度。

(6) 一般药理研究

中枢神经系统：采用 Artekin 13.36mg/kg(ED_{90}剂量)和 133.6mg/kg(10 倍 ED_{90}剂量)给小鼠一次灌胃给药。按 Irwin 行为分级和抖笼法均未发现该复方对小鼠神经系统有明显影响；戊巴比妥钠阈下催眠剂量试验结果表明，10 倍 ED_{90} 剂量有延长睡眠时间的倾向，提示该复方大剂量有一定的镇静作用。

心血管系统和呼吸系统：采用 Artekin7.97mg/kg(猴疟治愈量)和 23.9mg/kg(3 倍猴疟治愈量)给 Beagle 犬一次灌胃给药，对心率、血压、心电图、呼吸均无明显影响。

4. Artekin 的毒理学

(1) 小鼠急性毒性试验

对小鼠进行平行随机对照 Artekin 与组方单药 DHA 和 PQP 急性毒性试验，3 种药各设 6 个剂量组，均采用一次灌胃给药(Artekin 增加腹腔一次注射给药途径)。药后均观察 14 天。主要观察各药对小鼠的急性毒性表现和死亡分布情况。用 Bliss 法计算各药的 LD_{50}；用 Finney 公式计算 Artekin 的联合毒力作用方式。结果 Artekin 口服给药的 LD_{50} 为 961.7mg/kg(基质)；腹腔注射的 LD_{50} 为 527.6mg/kg。用 Finney 公式计算，Artekin 的 LD_{50} 理论值和实测值之比为 0.83，说明 Artekin 的毒性为相加作用。

(2) Beagle 犬急性毒性试验

采用 Deichmann 以 6 只动物测近似致死量方法。Artekin 剂量设置按 50%递增，分别为 33mg/kg、50mg/kg、75mg/kg、253mg/kg、378mg/kg 一次口服给药。结果表明，Artekin 的近似致死量(ALD)为 253mg/kg，最大耐受量(MTD)为 33mg/kg。

(3) Wistar 大鼠长期毒性试验

Artekin 对大鼠长期毒性试验设 41.62MKD、83.25MKD、166.49MKD 和 332.98MKD4 个剂量组和空白对照组，连续服药 14 天。结果表明，83.25MKD 为基本安全剂量，166.49MKD 为轻度中毒剂量，332.98MKD 为中度至重度中毒剂量。主要靶器官为肝脏，敏感指标为 AST。Artekin 引起大鼠的损伤是可逆的。

(4) Beagle 犬长期毒性试验

Artekin 对 Beagle 犬长期毒性试验设 6.93MKD、13.88MKD、27.75MKD 和 55.49MKD4 个剂量组和空白对照组，连续服药 14 天。结果表明，6.93MKD 和 13.88MKD 组为无毒反应剂量；27.75MKD×14 为轻度到中度中毒剂量，55.49MKD 为重度中毒剂量。中毒靶器官主要为肝脏，敏感指标为网织红细胞，但损伤是可逆的。

(5) 致突变试验

Ames 试验：用组氨酸缺陷型鼠伤寒沙门氏菌 TA97、TA98、TA100 和 TA102 四株，检测 Artekin 的致突变性。结果表明，Artekin 在 0.5～5000.0μg/皿浓度范围内，无论有无 S_9 活化，测试菌株回变菌落数与相应溶剂对照相比均无明显增加，表明 Artekin 对测试菌株无致突变性。

细胞染色体畸变试验：选用中国地鼠肺细胞(CHL)检测了 Artekin 对 CHL 染色体的致畸变作用。Artekin 浓度分别为 1.25μg/ml、2.5μg/ml、5μg/ml 和 8μg/ml，其中高浓度抑制 50%细胞生长。在非活化条件下，CHL 在含受试物的培养基中的培养时间分别为 24h 和 48h；S_9 活化条件下为 6h，去除受试物后再分别培养至 24h 和 48h 时收获细胞制作染色体标本。试验结果表明，在 S_9 活化和非活化条件下，Artekin 对 CHL 染色体均未显示致畸变活性。

微核试验：Artekin 对小鼠骨髓细胞微核试验中，时效关系研究结果表明，昆明小鼠灌胃 Artekin 480mg/kg 后 12h、24h、36h、48h、72h，骨髓嗜多染红细胞微核率与溶剂对照相比均无明显差异($P>0.05$，Dunnett t 检验)。在 480mg/kg、192mg/kg 和 48mg/kg 剂量下，小鼠一次性灌胃给予 Artekin 24h 后，骨髓嗜多染红细胞微核率与溶剂对照相比均无明显增加($P>0.05$，Dunnett t 检验)；同时高剂量组嗜多染红细胞与成熟红细胞的比值(PCE/NCE)与溶剂对照相比无明显下降($P>0.05$，Dunnett t 检验)。说明 Artekin 不诱发小鼠骨髓嗜多染红细胞微核率增加，对骨髓细胞无明显毒性。

5. 药代动力学试验

Hung 等[1]在柬埔寨对 38 例成人和 47 例儿童疟疾患者进行了哌喹的药代动力学研究，患者服用 Artekin 一疗程 2 天 4 次疗法，哌喹的总剂量为 32～35mg/kg。成人服药后的清除半衰期为 19～28 天，平均 23 天；儿童的清除半衰期为 10～18 天，平均 14 天。

参考文献

[1] Hung TY，Timothy M E. D，Kenneth F，*et al*. Population pharmacokinetics of piperaquine in adults and children with uncomplicated falciparum or vivax malaria. British Journal of Clinical Pharmacology，2003，57(3)：253-262

(李国桥)

五、双氢青蒿素磷酸哌喹片的临床试验

(一)对照治疗试验

1. 药物、剂量和用法

1) Artekin：每片含 DHA 40mg，PQP 320mg。0h、8h、24h 和 32h，成人每次服 2 片，总量 8 片。11～15 岁用成人量 3/4，7～10 岁用成人量 1/2。

2) Artekin+TMP：每片含 DHA 32mg，PQP 320mg，TMP 90mg。0h、8h、24h 和 32h，成人每次服 2 片，2 天疗程总量 8 片。11～15 岁用成人量 3/4，7～10 岁用成人量 1/2。

3) A+M 的剂量用法：A(青蒿琥酯) 4mg/kg+M(甲氟喹) 10mg/kg，于 0h、24h 和 48h 各服一次。

2. 对照试验

(1) 在柬埔寨实居省的随机对照治疗试验

Artekin 和 Artekin+TMP 两药各治疗无并发症恶性疟 50 例，治疗后患者退热时间和原虫转阴时间相似。追踪观察 28 天，两组均无复燃(表 10-5)。副作用发生率两药均较低。Artekin 组药后未见不良反应；Artekin+TMP 组药后发生恶心 3 例，呕吐、头晕、耳聋和瘙痒各 1 例。

表 10-5 Artekin 与 Artekin+TMP 治疗恶性疟结果

药物	例数	平均原虫转阴时间(h)(M±SD)	平均退热时间(h)(M±SD)	28 天治愈率(%)
Artekin	50	31.7±9.0	12.7±7.2	100
Artekin+TMP	50	32.8± 8.8	16.5±7.9	100

(2) 在马德望省的对照治疗试验

柬埔寨马德望省是多重抗药性恶性疟严重流行区，2001 年 Artekin 与 Artekin+TMP 的随机对照治疗试验在此地区进行，两药各治疗恶性疟 25 例，治疗后患者退热时间和原虫转阴时间相似(表 10-6)。追踪观察 28 天，Artekin 组完成 28 天随访 18 例，无一复燃；Artekin+TMP 组完成 28 天随访 20 例，1 例患者于 14 天复燃。两组的疗效见表 10-6。副作用发生率两药均较低(表 10-7)。

表 10-6 Artekin 与 Artekin+TMP 治疗恶性疟结果

药物	例数	原虫转阴时间(h)(M±SD)	退热时间(h)(M±SD)	28 天治愈率(%)
Artekin	25	36.3±19.9	41.6±25.2	100
Artekin+TMP	25	35.8±17.0	31.1±20.5	95

表 10-7 副作用观察结果

副作用	Artekin(n=24)	Artekin+TMP(n=25)	P值
恶心	2(8.3%)	3(12%)	>0.05
呕吐	1(4.2%)	0	>0.05
腹痛	2(8.3%)	3(12%)	>0.05
食欲缺乏	1(4.2%)	1(4%)	>0.05
皮疹	0	1(4%)	>0.05
腹泻	0	1(4%)	>0.05
瘙痒	0	1(4%)	>0.05

(3)在中国海南省的对照治疗试验

中国海南岛为抗氯喹恶性疟流行区，2001 年 Artekin 与 Artekin+TMP 的临床对照试验在此进行。两药各治疗恶性疟 30 例，药后患者退热时间和原虫转阴时间相似，住院观察 28 天，两组各有一例复燃(表 10-8)。副反应发生率两药均较低。

表 10-8 Artekin 与 Artekin+TMP 在中国海南岛的疗效

药物	例数	原虫转阴时间(h)(M±SD)	退热时间(h)(M±SD)	治愈率(%)
Artekin	30	56.7±16.3	20.2±11.3	96.7
Artekin+TMP	30	58.4±18.6	22.8±1.05	96.7

(4)在越南胡志明市的对照治疗试验

2001 年英国牛津大学热带医学部驻越研究组在越南胡志明市的左关医院研究基地，用 Artekin、Artekin+TMP、甲氟喹+青蒿琥酯按 2∶2∶1 随机分组，治疗无并发症恶性疟。Artekin 组 162 例，Artekin+TMP 组 156 例，甲氟喹+青蒿琥酯组 77 例。追踪观察 56 天，Artekin 组治愈率>97%，各种副作用<5%，肝肾功能无明显异常。

(5)Artekin 在对照治疗试验中的安全性评价

在对照治疗试验中，两药的临床不良反应观察结果见表 10-9，Artekin 的不良反应发生率低而轻微，似略低于 Artekin+TMP。

表 10-9 副作用观察结果

副作用	Artekin (n=104)	Artekin+TMP (n=105)
恶心	3 (2.9%)	8 (7.6%)
呕吐	1 (1.0%)	2 (1.9%)
食欲缺乏	1 (1.0%)	1 (1.0%)
腹痛	2 (1.9%)	3 (2.9%)
腹泻	0	1 (1.0%)
瘙痒	0	2 (1.9%)
皮疹	0	1 (1.0%)
头晕	0	2 (1.9%)
头痛	0	1 (1.0%)
耳聋	0	1 (1.0%)

(二) 扩大治疗试验

1. 疗效评价

缅甸国防部卫生厅进行的 Artekin 扩大治疗试验，治疗无并发症恶性疟 84 例，均为成人患者，观察 28 天，治愈率为 91.7%，复燃 7 例(未能排除部分为新感染)，复燃率 8.3%。平均原虫转阴时间(23.2±7.7)h，平均退热时间为(19.8±6.3)h。

柬埔寨国防部卫生厅进行的 Artekin 扩大治疗试验，采用 Artekin+TMP 为对照。Artekin 组治疗恶性疟 42 例，完成 28 天随访 11 例，没有复燃；Artekin+TMP 组治疗 34 例，完成 28 天随访 14 例，没有复燃。原虫转阴时间和退热时间两组相似。

2. 临床副反应

在扩大治疗试验的 126 例患者中，对临床副反应进行了观察记录，观察结果表明，发生率最高的恶心(3.2%)和呕吐(2.4%)，与 Artekin+TMP 对照组相似。恶心和呕吐症状为一过性的，不需对症状进行任何处理而自行停止。其他症状是疟疾急性期的常见症状，发生率低，未能排除与病情有关。

(三) 结论

1) Artekin 在中国、柬埔寨和越南等地，4 个研究中心进行治疗恶性疟临床试验，同时用 Artekin+TMP 和甲氟喹+青蒿琥酯作对照。用 Artekin 共治疗无并发症恶性疟 266 例，28 天治愈率为 96.7%～100%；Artekin+TMP 治疗无并发症恶性疟 261 例，治愈率为 95%～100%。Artekin 在柬埔寨和缅甸进行扩大治疗试验的 2 组患者中，治疗恶性疟 126 例，完成 28 天随访 95 例，治愈率为 92.6%(88/95)，复燃率为 7.4%(未能排除新感染)。

2) Artekin 的主要副作用是恶心、呕吐，恶心发生率为 2.88%(6/208)，呕吐发生率为 1.44%(3/208)。说明患者对 Artekin 具有良好的耐受性。

3) 柬埔寨、越南、缅甸、泰国为多重抗药性恶性疟严重流行区，是全球恶性疟治疗失败率和复燃率较高的地区。在这些地区治疗无并发症恶性疟能获得高治愈率，说明该区域原虫对 Artekin 高度敏感。与 Artekin+TMP 比较，疗效相似，而临床副作用稍低于 Artekin+TMP。

(李国桥 郭兴伯)

第二节 青蒿素哌喹复方

青蒿素与哌喹组成复方的设计思路始于 2003 年，为了采用青蒿素复方进行全民服药，快速消灭传染源以达到快速清除疟疾，则要求复方应具备高治愈率、低副作用、服用简便、成本低廉的优点。根据 1973 年以来 523 研究组积累的实践经验，磷酸哌喹去掉磷酸根，直接使用其碱基哌喹改为两次服用，可明显减少胃肠道副作用，可是青蒿素需用多少剂量，则是 2003 年通过临床再研究获得的新认识，从而确定了青蒿素与哌喹的合理配比为 1∶6，即每片含青蒿素 62.5mg，哌喹 375mg，并简化为 24h 两次服药，详见第一章第三节之三。

一、青蒿素哌喹复方的药理毒理和药代研究

青蒿素哌喹片(Artequick)对小鼠的急性毒性试验结果表明，小鼠口服给药的毒性表现与哌喹一致，其 LD_{50}，Artequick 为 1053.5mg/kg，PQ 为 928.7mg/kg，ART>7500mg/kg。青蒿素和哌喹配伍后，对鼠疟的药效有协同增效作用，毒性为相加作用，而非增毒。

青蒿素哌喹片连续给药 14 天对大鼠的毒性试验结果表明，30mg/kg/d 为基本安全剂量，115MKD 为中度中毒剂量；毒性作用的靶器官主要是肝脏，敏感指标为谷丙转氨酶(ALT)和谷草转氨酶(AST)。药物所致损伤是可逆的。

致突变试验：1981 年李广义和杨立新等报道了用鼠伤寒沙门氏菌 TA100、TA98、TA1535、TA1537 和 TA1538 五株，在加和不加 S_9 活化条件下对青蒿素进行细菌回复突变试验，结果证明青蒿素不是诱变剂。此外，杨立新等还报道了青蒿素对小鼠骨髓多染红细胞的微核试验(由于微核是由染色体畸变而形成的，其微核率的增高可以反映染色体的畸变情况)。该试验以环磷酰胺作阳性对照药，参照 Matter 和 Schimid 的微核试验方法进行（小鼠最大剂量用到 1/5 LD_{50})。结果表明，青蒿素对小鼠骨髓多染红细胞的微核率没有影响，而阳性对照药环磷酰胺各剂量组均引起骨髓细胞微核率的增加，且与剂量成正比。

Ames 试验和微核试验结果表明，青蒿素不是诱变剂。青蒿素在体内代谢为双氢青蒿素才能发挥抗疟作用，用双氢青蒿素进行微核试验、CHL 染色体畸变试验和 Ames 试验，结果均为阴性，进一步证明，青蒿素不是致突变剂。

哌喹是磷酸哌喹的碱基和活性成分，双氢青蒿素磷酸哌喹复方的致突变试验结果表明，Ames 试验、细胞染色体畸变试验和微核试验均为阴性(详见 Artekin 毒理学之致突

变试验)。根据 Artequick 组方单药无致突变作用，两药组方毒性呈相加而不是增毒，Artequick 与 Artekin 的活性成分相同，认为 Artequick 的致突变的可能性不大。

生殖毒性试验：青蒿素对大鼠、小鼠的致畸敏感期试验。青蒿素对大鼠的致畸试验每日药量(mg/kg)为 LD_{50} 的 1/40～1/25，在妊娠 6～15 天给药，第 20 天处死孕鼠。结果表明，对照组 200 个胎鼠中仅有 4 个吸收胎(占 2.0%)，余下均为活胎，全部胎鼠按结构畸胎学方法检察其骨骼及软组织均属正常。青蒿素除 1/400 LD_{50} 组有 35 只活胎外，其余各剂量组的胚胎 100%被吸收。大剂量组的母鼠在给药期间均有不同程度的阴道出血。

为观察青蒿素胎毒作用时间在器官发生期的哪个阶段最明显，分别于器官发生期的早期、中期、晚期给药，即妊娠第 6～8 天、第 9～11 天及第 12～14 天，剂量均为 1/25 LD_{50}。结果表明，在器官发生早期给药的有 22%胎鼠被吸收，在 164 个活胎中 10(6.1%)只胎鼠出现脐疝，其余活胎外现骨骼和软组织均正常；在器官发生中期、晚期给药，胚胎 100%被吸收。

为进一步观察青蒿素在大鼠妊娠早期、中期和晚期给药对胎鼠的影响，在大鼠妊娠第 1～6 天、第 7～14 天和第 15～19 天给药，剂量为 1/25 LD_{50}。结果表明，在妊娠器官发生期前 1～6 天给药，胎鼠多为活胎，仅有 6.4%胚胎被吸收；全部活胎发育正常，无畸形。说明早期给药对胎鼠发育的影响较小。在妊娠中期、晚期给药的均为吸收胎，对胎鼠有明显的毒性。

用小鼠重复上述试验，结果与大鼠基本相同。

总之，致畸试验的结果表明，青蒿素对大鼠、小鼠的胚胎具有明显的毒性；在器官发生前给药，对胎鼠的发育影响较小；在器官发生早期给药 6.1%的胎鼠出现脐疝。虽然这一结果尚待进一步证实，但应引起高度重视，因吸收胎和畸形的本质一样，只是胎毒表现程度上有差异；也可能因青蒿素的胚胎吸收作用强，而掩盖了其潜在的致畸作用。磷酸哌喹的致畸试验是以小鼠为试验动物，用 1/27～1/3 LD_{50} 剂量于妊娠第 9～14 天连给 6 天药，未见任何胚胎毒，无致畸作用。

同类药 Artekin(双氢青蒿素－磷酸哌喹片)已经完成有关致畸试验。以 SD 大鼠为模型，系统评价 Artekin 对动物潜在的发育毒性；共设 Artekin 15mg/kg、45mg/kg 和 135mg/kg 3 个剂量组及溶剂对照和环磷酰胺阳性对照组。试验结果表明，Artekin 对母鼠一般体征、体重及妊娠期增重均有一定影响；Artekin 对胎仔毒性作用主要表现为胚胎毒性，135mg/kg 组胎仔被全部吸收，45mg/kg 组吸收率也达 59.1%。同时 45mg/kg 组胎鼠畸形率为 5.4%，与溶剂对照相比差异显著。此外，Artekin 虽然对胎仔体格生长无影响，但胎仔的骨骼发育明显迟缓。在本试验条件下，Artekin 对 SD 大鼠的胎仔发育毒性最低无效应水平(NOEL)为 15mg/kg。

青蒿素哌喹片两种单药的化学结构与已知致癌物质无关，其代谢产物与致癌物质亦无相似之处；两种单药致突变试验结果均为阴性；两种单药相加的毒性试验显示仅呈相加作用，不增毒，故未做致癌试验。

青蒿素哌喹片的过敏性和溶血性：Artequick 由青蒿素和哌喹组成，这两种药均为上市多年的常用抗疟药。1973～1993 年，上海中西药厂共生产哌喹和磷酸哌喹 217.6t，全部用作生产口服抗疟药，相当于 1.2 亿人治疗量(成人 5000 万人，儿童 7600 万人)；国内外用青蒿素及其衍生物和 Artequick、Artekin 人数也已逾数千万。两种药均未见有溶血反应的报道；双氢青蒿素偶有引起轻度药疹的报道(1989～1994 年双氢青蒿素Ⅱ、Ⅲ期临床研究总结)，发生率为 0.17%～0.9%，一般不引起患者明显不适，不影响继续用药，也无需做任何处理，停药后自行消失，而青蒿素本身未见有过敏的报道。

哌喹的药代动力学：应用 ^{14}C 示踪法观察了磷酸哌喹和哌喹碱基给正常小鼠灌胃后的吸收、分布和排泄的动态过程。磷酸哌喹经胃肠道吸收后迅速选择性地聚集在肝、肾、肺、脾等组织脏器内。给药后 8h 内，肝脏的总聚集量可达给药量的 1/4 左右。该类药物在体内的消失速度较慢，大约 9 天减少一半。药物排泄的主要途径可能是随胆汁排出，并存在肝肠循环。这可能是延长药物在体内蓄积时间的重要因素。

小鼠试验表明，哌喹碱基的肝脏的聚集量较磷酸哌喹少，聚集速度也小。但是，在给药 1 天后的体内分布和消失速度与磷酸哌喹基本一致。

二、青蒿素哌喹片临床试验

临床试验包括：①健康人对青蒿素哌喹片的耐受性试验；②Ⅱ期临床试验的剂量探索；③Ⅲ期临床扩大治疗试验。

(一) Ⅰ期临床试验

选择 26 名健康志愿者作为口服青蒿素哌喹片(Artequick，ATQ)耐受性观察对象。采用随机双盲设计，试验程序从低剂量到高剂量组，分 3 批进行试验，每批试验中有 2 名志愿者服安慰剂作对照。在上一批给药后没有发生严重不良反应，即进行下一剂量组给药。各组给药方案见表 10-10。

表 10-10　青蒿素哌喹片(ATQ) Ⅰ期临床耐受性试验剂量设计及给药方案

剂量组(ART+PQ)	剂量(片)			剂量递增率(%)	试验量/预测治疗量	试验例数
	0h	24h	总量			
1 片(62.5mg+375mg)	1	1	2	−50	0.50	2 [a]
2 片(125mg+750mg)	2	2	4	预测治疗量	1.00	8 [a]
2½片(156.25mg+937.5mg)	2½	2½	5	+25	1.25	6 [b]
3 片(187.5mg+1125mg)	3	3	6	+20	1.50	4 [c]

注：ART 为青蒿素，PQ 为哌喹
a. 第一批给药；b. 第二批给药；c. 第三批给药

所有受试者给药后随访观察至 28 天。于第 1、2 天服药后 2h、4h、8h、24h、48h 和 72h 对受试者进行临床观察，记录不良反应。同时对受试者服药前(第 0 天)和服药后第 3、7、14、21 和 28 天的血液、生化、心电图、尿液进行检测。

结果显示，试验组服药后生命体征、血液学检查、尿液学检查和心电图检测，均未出现异常变化，与安慰剂组比较无显著性差异。

服药后发生不良反应情况如下。

1 片组 2 人 4 次服药未见任何不良反应。

2 片组（预测治疗量），出现轻微头晕和脸麻各有 1 例次。

2½片组出现嗜睡 2 例次，疲倦 3 例次，脸麻 1 例次，恶心 2 例次，腹痛、腹泻各 1 例次。

3 片组，头晕 4 例次，嗜睡 4 例次，疲倦 3 例次，脸麻 2 例次，恶心 2 例次，呕吐 1 例次，腹痛 1 例次。

不良反应的严重程度随剂量增加而加重。2½片组引起的症状一般持续数小时，3 片组引起的症状，个别持续 1 天。但这些症状均未进行任何处理而自行消失。

以上结果提示，健康受试者对2片组（预测治疗量）有良好的耐受性。不良反应发生率低而程度较轻。2½片组和3片组的不良反应发生率增加且反应程度加重，常见不良反应有头晕、疲倦、嗜睡、脸麻、恶心、呕吐。实验室各项检查和心电图描记，各剂量组给药后均未见异常改变。因此，建议在Ⅱ期临床试验中，青蒿素哌喹片的推荐治疗剂量为首剂2片，第2天再服2片，总量4片。

（二）Ⅱ期临床试验

1. 剂量探索

试验设两个剂量组，成人总量ART 200mg+PQ 1200mg组（下称1400mg组）和ART 250mg+PQ 1500mg组（预测治疗量，下称1750mg组）进行随机比较，评价其治愈率和安全性，为进一步确定青蒿素哌喹片临床治疗剂量提供依据。两组各治疗无并发症恶性疟50例，结果1400mg组和1750mg组的28天治愈率分别为82.0%和96.0%，1750mg组显著优于1400mg组（$P<0.05$）。

接受1400mg治疗的30例预试验患者，以及接受1750mg和1400mg治疗进行随机比较的各50例患者，对青蒿素哌喹片的耐受性良好，仅有个别患者出现腹泻、恶心、头晕等症状，且是自限性的（表10-11）；药前（第0天）与药后（第7天）检测的血液学、血液生化和心电图，药后未发现异常改变。

表 10-11 剂量探索试验中 1400mg 组和 1750mg 组的副作用

副作用	1400mg 组（n=80）	1750mg 组（n=50）
恶心	1	1
呕吐	0	0
腹泻	2	3
食欲差	1	2
头晕	1	0
疲倦	0	1

本试验显示青蒿素哌喹片成人总量1400mg治疗无并发症恶性疟，28天治愈率仅为82.0%，总量1750mg，治愈率达96%。患者对此剂量具有良好耐受性。因而，推荐Artequick 2天疗程总量1750mg，为下一步治疗方案。

2. 对照治疗试验

(1) Artequick与 Artekin和 Coartem的随机比较试验

Artequick每片含青蒿素62.5mg，哌喹375mg，总量4片；Artekin每片含双氢青蒿素40mg，磷酸哌喹320mg，总量8片；Coartem每片含蒿甲醚20mg，本芴醇120mg，总量24片。3种药的给药方案见表10-12。

表 10-12 3 种药的给药方案 （单位：片）

药名	D0		D1		D2		总量
	0h	8h	24h	32h	48h	56h	
Artequick	2		2				4
Artekin	2	2	2	2			8
Coartem	4	4	4	4	4	4	24

注：表中所列为成人剂量；7~15岁按年龄组计算给药剂量

Artequick与Artekin和Coartem 3种药按照2∶1∶1比例进行随机分组，分别治疗无并发症恶性疟110例、55例和55例。药后3组患者的平均原虫转阴时间和平均退热时间相似。28天治愈率3组分别为95.5%、98.2%和83.6%。Artequick组的28天治愈率与Artekin组相当而略高于Coartem组(表10-13)。但根据作者的经验和大量研究资料，Coartem总量24片5天疗程，其28天治愈率可达95%以上，与Artekin、Artequick的治愈率相当。

表 10-13 3 组的疗效比较

药 物	例数	原虫转阴时间(h)(M±SD)	退热时间(h)(M±SD)	28 天内新感染病例数	28 天内复燃例数	28 天治愈率(%)
Artequick	110	66.7±21.9	31.6±17.7	8	5	95.1
Artekin	55	65.6±27.3	34.6±21.8	0	1	98.2
Coartem	55	65.3±22.5	36.9±15.4	4	9	82.4

患者对Artequick、Artekin和Coartem耐受性良好，恶心、呕吐等胃肠道副反应发生率都在2%以内，且是自限性的；药前(D0)与药后(D7)检查的血液学、血液生化和心电图，未发现异常改变。

(2) Artequick和 Artekin治疗无并发症恶性疟的随机比较

本项研究在越南中部多重抗药性恶性疟流行区实施，目的是进一步评价 Artequick对抗药性恶性疟的疗效和安全性。共收治无并发症恶性疟患者 103 例：Artequick 组 52例，(7～15 岁儿童 13 例，成人 39 例)；对照组(Artekin)51 例，(7～15 岁儿童 13 例，成人 38 例)。两组患者服药后，发热等症状很快消失。两组病例全部完成追踪观察 28天，均未见原虫复燃，治愈率均为 100%。

不良反应：药后两组患者头晕的出现率相似，但不严重，不影响患者的生活，也未能排除与病情因素有关。此外，Artekin 组呕吐发生率为 9.8%。

(3) Artequick 在 II 期临床对照治疗试验中的安全性评价

在 II 期临床试验中，接受Artequick推荐治疗量治疗的无并发症恶性疟患者共212例，选择目前已上市抗疟药中最优秀的Artekin和Coartem为对照药，其中106例接受Artekin治疗，55例接受Coartem治疗。患者对3种药均有良好的耐受性，临床不良反应观察结果汇总见表10-14。Artquick的呕吐发生率略低于Artekin，但无显著差异($P>0.05$)。

表 10-14 Artequick 与对照药 Artekin 和 Coartem 的临床副作用观察结果

可能与药物有关的副作用	副反应例数(副反应率)		
	Artequick (n=212)	Artekin (n=106)	Coartem (n=55)
食欲差	8 (3.8%)	3 (2.8%)	4 (7.3%)
恶心	4 (1.9%)	7 (6.6%)	1 (1.8%)
呕吐	2 (0.9%)	7 (6.6%)	0
腹泻	6 (2.8%)	3 (2.8%)	2 (3.6%)
腹痛	3 (1.4%)	2 (1.9%)	1 (1.8%)
头痛	5 (2.4%)	3 (2.8%)	3 (5.5%)
头晕	8 (3.8%)	5 (4.7%)	3 (5.5%)
失眠	4 (1.9%)	3 (2.8%)	1 (1.8%)
疲倦	2 (0.9%)	1 (0.9%)	1 (1.8%)

比较D0与D7的血液学、血液生化、心电图检查结果，未发现青蒿素哌喹片有服药后的异常改变；Artekin组和Coartem组，亦无异常改变。

(4) II 期临床对照治疗试验结论

Artequick经 II 期临床试验结果表明，成人总量1750mg (ART 250mg+PQ 1500mg) 2天疗程2次服药方案治疗无并发症恶性疟，治愈率高，服用方法更简便，患者有良好耐受性，推荐继续进行扩大临床试验。

(三) III期临床试验

越南、柬埔寨、印度尼西亚3个国家的6个试验点，参与Artequick成人4片总量1750mg的扩大临床试验。

1. 印度尼西亚

国家卫生研究院在班卡岛 (Bangka island) 医疗中心采用Artequick与青蒿琥酯600mg+氨酚喹1500mg基质 (3天总量) 对照共收治恶性疟145例、间日疟174例。

145 例恶性疟患者中，Artequick 组 71 例，青蒿琥酯+氨酚喹组 74 例。28 天治愈率分别是 95.7% (66/69) 和 92.5% (62/67)，两者无统计学差异。两组的退热时间和原虫转阴时间都较快。

174 例间日疟患者中，Artequick 组和青蒿琥酯+氨酚喹组各治疗 87 例，28 天近期复发率前者为 0(0/83)，后者为 3.5%(3/85)。

Artequick 治疗恶性疟和间日疟 158(71+87)例，青蒿琥酯+氨酚喹治疗恶性疟和间日疟 161(74+87)例，患者服药后，后者出现头晕、恶心、呕吐的不良反应，分别为 4.4%(7/161)、16.2%(26/161)、5.6%(9/161)；Artequick 组出现恶心 3.8%(6/158)、呕吐 1.9%(3/158)。

2. 柬埔寨

国防部卫生厅在马德望省第五军区医院，用Artequick治疗无并发症恶性疟50例，全部住院观察21天，其中44例观察至28天，未见有复燃病例。

国家疟疾控制中心在菩萨省柬泰边境多重抗药性恶性疟流行区，共治疗无并发症恶性疟58例。其中44例完成28天随访，2例于D28复燃，治愈率为95.5%，未见有明显的不良反应。另外，在石居省采用Artequick治疗间日疟62例，患者服药后临床症状很快缓解，追踪观察28天，复发率为5.6%(3/54)。出现头晕、恶心、呕吐各1例，是自限性的。

3. 越南

卫生部归仁寄生虫昆虫研究院在Ninh Thuan省Ninh Hai县多重抗药性恶性疟流行区，用Artequick治疗6～15岁儿童无并发症恶性疟60例，全部追踪28天，未见原虫复燃。恶心、呕吐发生率为8.3%(5/60)，可能同该5例患者治疗前已有恶心呕吐症状有关。

同奈省春禄地区医院用Artequick治疗无并发症恶性疟20例，住院观察28天，原虫复燃1例(D22)，复燃率5.0%。1例出现恶心、呕吐，发生率为5.0%。

4. 小结

Ⅲ期临床试验Artequick共治疗无并发症恶性疟患者259例，药后均迅速临床治愈，追踪观察28天237例，治愈率97.5%(231/237)，复燃率2.5%(6/237)。治疗间日疟149例均临床治愈，追踪观察28天137例，近期复发率为2.2%(3/137)。

对扩大治疗试验的569例疟疾患者(Artequick 408例，青蒿琥酯+氨酚喹161例)的临床不良反应进行了观察记录，Artequick的恶心、呕吐发生率为3.4%和2.7%，而青蒿琥酯+氨酚喹的恶心、呕吐发生率为16.2%、5.6%，头晕发生率为4.4%，表明Artequick的安全性明显优于青蒿琥酯+氨酚喹。

(四)结论

1)青蒿素哌喹片(Artequick)2天4片总量1750mg(ART 250mg+PQ 1500mg)，共治疗无并发症恶性疟471例，控制临床症状迅速，28天治愈率在95%以上；Artequick治疗间日疟149例，28天复发率为2.2%。

2)Artequick推荐治疗剂量治疗疟疾患者共620例，恶心、呕吐的发生率在2%以内。Artequick对抗药性恶性疟虫株敏感，且具有高效、速效和低毒特点，同时服用简便，是治疗无并发症疟疾的优良药物。

(李国桥)

第三节　青蒿素哌喹伯喹复方临床试验

1991～1992 年，越南疟疾暴发流行，多重抗药性恶性疟也比较严重，尚没有一种理想的一线治疗药。中国广州中医学院三亚热带医学研究所和越南胡志明市 Cho Ray 医院热带病临床研究中心合作，研制了一种速效、高效、低毒和速杀配子体的青蒿素哌伯喹复方——CV8（C=China，V=Veitnam，通过临床联合用药确定的第 8 号配方）。

CV8 由双氢青蒿素（DHA）、磷酸哌喹（PQP）、磷酸伯氨喹（PMQ）和甲氧苄啶（TMP）组成。在中国和越南进行了动物毒性研究，证明其毒性低于 Chloroquine 和 Fansimef 而进入临床研究。

一、健康人对 CV8 的耐受性试验

选择健康男性成人志愿者 26 名，以抽签法分配入试验药 3 个剂量组和安慰剂对照组，按双盲法进行临床试验。每例志愿者住院观察 9 天（即 D-1、D0、D1～D7），并于 D14、D21 和 D28 进行复查。服药前（D0）和服药后 D3、D7、D14 和 D28 作血液学、血液生化及尿常规检查，D0、D1、D2、D3、D7、D14、D21 和 D28 作心电图检查。剂量设计和分组见表 10-15。

表 10-15　健康人试服 CV8 剂量分组和人数

剂量（胶囊）			增药率（%）	CV8 例数	安慰剂例数
每天量	疗程（天）	总量			
5*	3	15	—	8	2
6	3	18	20.0	6	2
7	3	21	40.0	6	2

* 5 粒胶囊为推荐治疗量，每天药量一次服

CV8 每胶囊含 DHA 17mg，PQP 170mg，PMQ 2.7mg，TMP 48mg。

健康人试验结果表明，CV8 的副作用主要表现为胃肠道症状，在推荐治疗量组 8 例受试者中，2 例出现轻度恶心，同时伴有疲倦感，但不影响受试者的正常活动。随着剂量增加 20%（6 胶囊组）和 40%（7 胶囊组），这些不良反应的出现率亦增高，见表 10-16。胃部副反应在服药后 30～60min 开始出现，为一过性，各剂量组均未作任何对症处理，副反应自行消失。

表 10-16　健康人试服 CV8 各组出现的副作用　　（单位：例）

组别	试验例数	恶心	呕吐	胃不适	食欲减退	头晕	疲倦
安慰剂	6	0	0	0	0	0	0
5 胶囊	8	2	0	0	1	0	2
6 胶囊	6	3	1	1	1	2	4
7 胶囊	6	5	3	1	2	4	5

20 名受试者于服药后 D3、D7、D14、D21 和 D28 进行血液学、血液生化检查，均未见明显的异常改变。心电图和尿常规检查亦未见任何异常改变。推荐治疗量增加 20%和 40%剂量的 12 名受试者中，尽管临床副反应增加，但肝肾功能等各项生化检查和心电图检查均未见异常改变。

结论：Ⅰ期临床试验结果表明，健康人对 1.2～1.4 倍推荐治疗量的 CV8 有较好耐受性，因而推荐的治疗量是安全的。

二、CV8 治疗恶性疟对照治疗试验

1. CV8 与 fansimef(FSM)比较

在 Xuan Loc 医院和 Qui Nhon 医院进行了 CV8 与 FSM 随机开放的对照治疗试验。CV8 三天疗程治疗恶性疟 76 例。FSM 一次服 3 片(每片含甲氟喹基质 250mg，磺胺多辛 500mg，乙胺嘧啶 25mg)，单剂疗法，治疗恶性疟 50 例。CV8 组的杀虫速度、原虫转阴时间和退热时间均快于 FSM。两组 28 天治愈率均在 90%以上，但 FSM 组出现 RⅡ、RⅢ各 1 例，CV8 组则全部迅速临床治愈(表 10-17，图 10-10)。

表 10-17 CV8 和 FSM 治疗恶性疟的结果

药物	例数	退热时间(h)(M±SD)	原虫转阴时间(h)(M±SD)	追踪 28 天疗效				
				例数	RⅠ	RⅡ	RⅢ	治愈率(%)
CV8	76	23.4±13.4	51.6±18.1	73	4	0	0	94.5
FSM	50	39.0±29.0	59.4±19.8	50	1	1	1	94.0

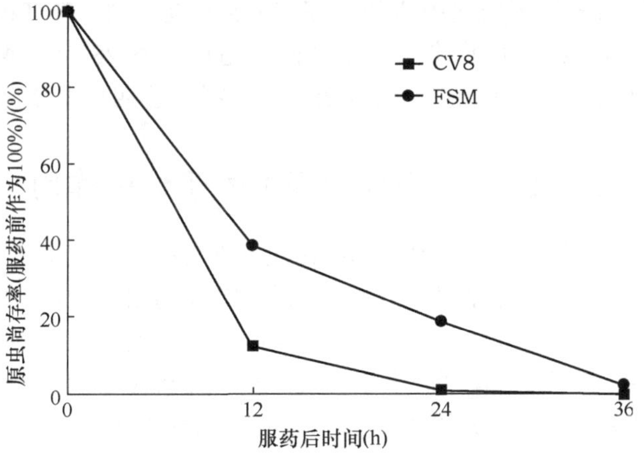

图 10-10 比较两药的原虫清除速度

2. CV8 与青蒿琥酯比较

Qui Nhon 医院用 CV8 治疗恶性疟与青蒿琥酯(Artesunate，ATS)进行了比较，ATS 用口服 5 天疗程总量 600mg。CV8 的退热时间、原虫转阴时间和治愈率均显著优于

ATS($P<0.05$)，见表 10-18。

表 10-18 CV8 和 ATS 治疗恶性疟的疗效

药物	例数	退热时间(h)(M±SD)	原虫转阴时间(h)(M±SD)	追踪 28 天复燃情况	
				例数	%
CV8	33	11.6± 6.7	22.9±10.1	1	3.0
ATS	23	24.0±12.0	30.3±10.2	5	21.7

三、CV8 扩大治疗试验

1. 治疗恶性疟

在 Tan Phu 医院、Xuan Loc 医院、Lam Dong 省第二医院和 Qui Nhon 医院用 CV8 三天疗程治疗恶性疟 163 例，平均退热时间为 19.7～26.0h，平均原虫转阴时间为 24.7～34.8h，147 例患者追踪观察 28 天，9 例复燃，治愈率 93.9%(未经 PCR 检测排除新感染)。

2. 治疗间日疟

Xuan Loc 医院用 CV8 三天疗程治疗间日疟 21 例，平均退热时间为(17.7±10.2)h，平均原虫转阴时间为(31.8±20.1)h。追踪观察 28 天，无 1 例复发，但有 1 例患者于 33 天复发。

3. CV8 治疗疟疾带虫者

Cho Ray 医院热带病临床研究中心和 Binh Tang 省抗疟站，在 Tanh Linh 县抗疟试点乡 Suoi Kiet，用 CV8 治疗恶性疟带虫者 154 例，追踪观察 28 天 134 例，复燃 7 例，治愈率 94.8%。治疗间日疟 78 例，追踪观察 28 天 71 例，近期复发 2 例(2.8%)。

四、CV8 对恶性疟原虫配子体的作用

在对照治疗试验的病例中，CV8 组和 FSM 组带恶性疟原虫配子体患者分别为 28 例和 23 例。经治疗后，配子体继续存在患者体内的天数 CV8 为 2～6 天，平均 3.9 天；FSM 为 7～>28 天，平均>17.8 天(表 10-19)。在抗疟试点村，33 例带恶性疟原虫配子体(*PfG*)的疟疾患者，经 CV8 治疗后，7 天复查配子体全部消失，28 天复查仅 1 例配子体阳性。以上结果表明 CV8 对恶性疟原虫配子体有迅速的杀灭作用，对于阻断疟疾传播控制流行有重要意义。

表 10-19 CV8 和 FSM 治疗后恶性疟原虫配子体在体内留存时间

药物	*PfG* 阳性例数	*PfG* (μl) (M±SD)	*PfG* 持续时间(天)	
			范围	M±SD
CV8	28	373±441	2～6	3.9±1.2
FSM	23	316±539	7～>28	>17.8±6.4

五、CV8 的安全性评价

1. 临床副作用观察结果

CV8 治疗患者 216 例，FSM 51 例，均详细记录了药物的临床副作用。失眠、头痛、头晕等中枢神经系统症状，2 种治疗方案的发生率相似；腹痛、腹泻、食欲减退等症状发生率较低。这些症状可能与病情有关，未能肯定是药物的副作用。恶心和呕吐的发生率：CV8 组 3 天疗程总量分 3 次服方案(0h、24h 和 48h，即每天服一次)分别为 16.5%和 14.9%，与 FSM 组 15.7%和 13.7%相似；CV8 组 3 天疗程总量分 4 次服方案(0h、6h、24h、48h，即每次量减少 25%)的恶心和呕吐发生率分别下降为 9.5%和 5.3%。

2. 心电图检查结果

CV8 3 天疗程 3 次服药 20 例，3 天疗程 4 次服药 15 例，在 D0、D3 和 D7 进行心电图检查，均未发现 CV8 引起心电图异常改变。

3. 实验室检查

血液学：149 例患者于 D0 和 D7(或 D5)进行红细胞和白细胞检查，未见异常改变。

血液生化：于 D0、D3 和 D7 检查 ALT、AST、胆红素和肌酐 40 例，未见异常改变。治疗前这些生化项目异常或显著异常的患者，经 CV8 治疗后，随着病情好转而于 D3、D7 恢复正常或明显好转。

结论：CV8 3 天疗程方案在抗药性恶性流行区治疗恶性疟 426 例，追踪观察 28 天 387 例，治愈率 94.6%，比 FSM 杀虫快，比青蒿琥酯 5 天疗程治愈率高，对恶性疟原虫配子体有较快的杀灭作用。治疗间日疟 99 例，追踪观察 28 天 92 例，近期复发率为 2.2%。疟疾患者采用 CV8 治疗，可出现恶心、呕吐一过性副反应，治疗量在 48h 内分 4 次服(0h、6h、24h、48h)，恶心发生率为 9.5%，呕吐为 5.3%，低于 fansimef 的发生率；药后心电图、血液学和血液生化检查结果未见异常，表明 CV8 治疗疟疾患者具有良好的安全性。

第四节　含伯氨喹的青蒿素复方

恶性疟疾的治疗，不仅要杀灭原虫无性体，迅速控制症状，还应使用原虫配子体迅速杀灭剂，防止传播。有人认为青蒿素类药对原虫配子体有效，用青蒿素复方治疗疟疾就不需要加用杀原虫配子体药物，其实不然。

青蒿素类药对恶性疟原虫配子体有效。对未成熟的在骨髓内的早期原虫配子体，给药后可使其在 7～10 天内消失；对于刚从骨髓进入外周血液而未具感染性的原虫配子体，青蒿素类药可迅速阻止其性成熟而不具感染性[1]。因此，它是防止原虫配子体成熟继而将其杀灭的优良药物。但是，许多患者已携带具有感染能力的原虫配子体，青蒿素对具有感染性的原虫配子体要在服药后 14 天才可使其 100%失去感染性[2~5]。详见表 10-20。也就是说，服青蒿素复方后 10～13 天内，若患者被蚊媒叮咬，其血中的原虫配子体仍可能在蚊体内形成子孢子而传播疟疾。因此，不能指望青蒿素复方能迅速阻断传播，而一定要配合使用速效抑杀原虫配子体的药物伯氨喹。

表 10-20　青蒿素类对恶性疟配子体感染性的影响

论文发表年代	组别	试验例数	按蚊感染阳性例数 D0	D4	D7	D10	D14	D21	D28
1993[3]	ATS	5	5/5	5/5	3/5	—	0/5	0/5	—
1994[2]	ART	9	9/9	9/9	4/9	—	0/9	—	—
	MFQ	9	9/9	9/9	8/9	—	4/9	1/9	—
	MFQ+PMQ	9	9/9	0/9	0/9	—	0/9	0/9	—
1996[4]	ATS	9	9/9	9/9	7/9	3/9	0/9	—	—
	QN	7	3/7	7/7	7/7	7/7	7/7	2/7	0/7
1999[5]	DHA	6	6/6	6/6	6/6	2/6	0/6	0/6	—
	QN	8	4/8	8/8	8/8	8/8	8/8	2/8	0/8

ATS=artesunate 青蒿琥酯；ART=artmisnine 青蒿素；MFQ=Mefloquine 甲氟喹；PMQ=primaquine 伯氨喹；Q=quinine 奎宁；DHA=dihydroartemisinin 双氢青蒿素

青蒿素类 29 例服药后 14 天 100%失去感染性

伯氨喹(Primaquine，PMQ)是已知的杀原虫配子体药物，但其常规量为一次服用 22.5～45mg，这个剂量可引起 G6PD(6 磷酸葡萄糖脱氢酶)缺乏者溶血。剂量低至 15mg，连服 4～5 天，G6PD 缺乏者亦难免溶血。作者于 1993～1996 年，在越南对伯氨喹抑制原虫配子体感染性的剂量进行了大量探索，证明伯氨喹单次服用 6～8mg 能使患者血液中的原虫配子体在服药后 24h 内失去感染性(表 10-21，表 10-22)，剂量低至 3.75mg 仍有一定效果，与青蒿素类联合使用有协同作用。因而在青蒿素复方每天剂量中加入伯氨喹 8mg。

表 10-21　PMQ+DHA+PQ 或 PMQ+PQ 或 PMQ+DHA 对 *P.fG* 的作用

药物、剂量(mg) PMQ	DHA	PQ	试验例数	*P.fG* 携带者致 Dirus 按蚊感染情况(例) 0h 卵囊	0h 子孢子	12h 卵囊	12h 子孢子	24h 卵囊	24h 子孢子	48h 卵囊	48h 子孢子	D7 卵囊	D7 子孢子
15.0	64×4	375×4	11	11	11	1	0	0	0	0	0	0	0
11.25	—	375×4	2	2	2	2	2	1	0	0	0	0	0
11.25	80×4	—	2	2	2	0	0	0	0	0	0	0	0
7.5	—	375×4	6	6	6	6	5	0	0	0	0	0	0
7.5	80×4	—	6	6	6	1	1	0	0	0	0	0	0
3.75	—	375×4	5	5	5	5	5	4	3	2	2	1	1
3.75	80×4	—	4	4	4	4	4	1	0	0	0	0	0
空白对照			6	6	6	6	6	6	6	6	6	6	6

注：PMQ 为伯氨喹，PQ 为哌喹，DHA 为双氢青蒿素；PMQ 7.5mg+DHA 80mg 可使 *P.fG* 于服药后 24h 失去感染性；PMQ3.75mg 抑制 *P.fG* 的感染性有低效作用，与 DHA 联用有协同作用

表 10-22 不同剂量 PMQ 联合 Artequick 首剂对 *P.fG* 感染性的影响

药物、剂量(mg)		试验例数	*P.fG* 携带者致 Dirus 按蚊感染情况(例)											
			0h		12h		24h		48h		D7		D14	
			卵囊	子孢子	卵囊	子孢子	卵囊	子孢子	卵囊	子孢子	卵囊	子孢子	卵囊	子孢子
PMQ	6	7	7	7	4	3	0	0	0		0	0	0	0
PMQ	7.5	3	3	3	2	1	0	0	0	0	0	0	0	0
PMQ	8	32	32	32	7	1	1[a]	0	1[a]	0	1[a]	0	1[a]	0
空白对照[6]		4	4	4	—	—	—	—	4	4	4	4	4	4

注：Artequick 首剂（即 ART 125mg+piperaquine 750mg）+PMQ 6mg 和 7.5mg 共 10 例，Artequick 首剂+PMQ 8mg 32 例，合计 42 例，均可使 *P.fG* 于服药后 24h 失去感染性。a.不同的患者。空白对照组 D21 仍有 3/4 例阳性，D28 仍有 2/4 例阳性

为了探索伯氨喹引起 G6PD 缺乏者溶血的量效关系，2003～2006 年根据泰国使用伯氨喹 15mg 连服 14 天，对 G6PD 缺乏者 23 例全部引起溶血的经验[5]，在柬埔寨收治 G6PD 缺乏的间日疟患者 4 例住院观察，采用 15mg×14 天疗程方案，全部患者在服药后 4～5 天出现溶血反应。后把剂量降低为 10mg 用于 G6PD 缺乏的间日疟患者 13 例，连服 8～14 天，仅有 1 例于服药后第 7～8 天出现轻度溶血。这与 15mg×14 天 27 例全部溶血比较，说明溶血反应有明显的量效关系。后又把伯氨喹 8mg 加入青蒿素—哌喹复方(Artequick)的每天剂量中，用于 4 例 G6PD 缺乏的恶性疟患者，连服 2 天，住院观察 2 周均未出现溶血。

上述事实说明，把伯氨喹的剂量降至 8mg 单次服药，与青蒿素或其复方联合使用，可使配子体在 24h 内失去感染性。而这个剂量连服 2 天，其引起溶血的风险大大减少。1997 年，CV8 在越南注册生产，第 1 天剂量(分 2 次服)含有伯氨喹 11.36mg，第 2、3 天各含 5.68mg，3 天总量 22.72mg。1997 年以来，越南已生产 CV8 超过 200 万人份，用于一线治疗药，未见 CV8 引起溶血的报道。

2005～2006 年柬埔寨用于全民服药的 Artequick，为了方便村抗疟员发药，确保服药后人群内的原虫配子体迅速失去感染性，以快速清除传染源，在 Artequick 中，每片加入伯氨喹 4mg，即成人每天服 2 片 Artequick 中含伯氨喹 8mg，连服 2 天。柬埔寨人群的 G6PD 缺乏率为 14.7%，共 28 000 多人全民服药 2 疗程，每月 1 疗程，均未见溶血发生。

2007 年在科摩罗莫埃利岛 36 000 多人全民服药 2 疗程，与柬埔寨的药物相同，科摩罗人群的 G6PD 缺乏率为 15.0%，也未出现溶血反应。由于伯氨喹的剂量降到常规剂量 30～45mg 的 1/5～1/4，因而出现其他副作用的可能性极少。

第五节 青蒿素复方快速灭源除疟

1991 年，应越南胡志明市 Cho Ray 医院邀请，我国广州中医药大学疟疾研究组到该医院进行青蒿素救治脑型疟的示范推广[7]。1991～1995 年在越南春禄医院用青蒿琥酯治疗脑型疟 168 例，治愈率 90.5%。通过救治重症疟疾患者及在越南中部和

南部医院考察，萌发了只有迅速降低疟疾发病率，才能从根本上减除疟疾死亡的想法。要减少发病，关键是阻断疟原虫配子体的传播。于是开始探索青蒿素对恶性疟原虫配子体(有性体，传染源)的作用。几年研究结果表明，青蒿素对早期原虫配子体有速效作用，能阻断原虫配子体发育成熟，但对外周血液中的成熟配子体抑杀作用较慢，在服药后 14 天才可使成熟配子体 100%失去感染性。由此开启了疟疾防治的另一思路。

1993 年，在探索短疗程的青蒿素复方 CV8 时，考虑到伯氨喹杀灭原虫配子体的疗效及其溶血副作用，对其安全有效的用量重新进行研究。剂量从临床常用的成人一次口服量 22.5mg 连服 3 天，递减为 15mg、11.25mg、7.5mg 单剂，都可使恶性疟原虫配子体在服药后 24h 失去感染性，当剂量降至 3.75mg 时仍有一定作用，与青蒿素联合服用则有协同作用。最后选定青蒿素复方中每次药量含伯氨喹 5.68mg(即磷酸伯氨喹 10mg)，诞生了第一个含伯氨喹的青蒿素复方 CV8(C=China，V=Veitnam)，1997 年获越南卫生部批准注册，由该国第 26 制药厂生产。CV8 连续多年发放至恶性疟流行区基层医院，免费用于恶性疟患者的治疗，显著降低了越南恶性疟发病率和病死率。从 CV8 研制和应用的效果中得到启示，需要改革疟疾防治策略。

长期以来，在恶性疟疾流行的热带、亚热带地区，都采用杀虫剂滞留喷洒灭蚊、杀虫剂浸泡蚊帐灭蚊防蚊，或流行高峰季节服药等措施以减少发病。2000 年以后，在对国内外几十年来疟疾防治的状况调查和分析的基础上，逐渐形成新的思路，即在阻断疟疾传播的各环节中，采用清除患者和带虫者体内疟原虫配子体，切断传染源的策略，可能比灭蚊切断传播途径的方法更为简捷、省钱又省力。

一、湄公河流域 6 国抗疟效果的历史回顾

在全球热带地区中，我国海南岛的疟疾防治工作是做得较好的，最新的信息是预期于 2015 年消除疟疾。但从 1955 年全面开展防治工作以来，年发病人数从 27.6 万人降至 1987 年的 1.4 万人，共用了 32 年的时间，平均每年递降 9%。32 年发病总人数为 186.8 万人，共死亡 1077 人。1987～2015 年预期消除疟疾，仍要 28 年的时间。前后共 60 年，这是非常漫长的抗疟路。

资料显示，越南、泰国、柬埔寨、老挝、缅甸同样走着这条漫长的抗疟路。根据 WHO 1990 年以来的统计数字，这些国家的抗疟效果也大致与我国海南相似(表 10-23)。各国发病人数平均每年递减幅度只有 5%～11%，其防治效果可想而知。

表 10-23　湄公河流域各国近 19 年来历年疟疾发病和死亡人数

国名	疟疾病例		19 年总下降幅度(%)	平均每年递降幅度(%)	19 年发病总人数(人)	19 年死亡总人数(人)
	1990 年	2008 年				
泰国	273 880	26 150	90.5	11.0	1 673 843	7551 [b]
越南	123 796	11 355	90.8	11.0	1 556 098	137 763
柬埔寨	123 796	42 124	66.0	5.5	1 372 055	12 939
老挝	41 048 [a]	17 648	57.0	4.6	635 483	6099
缅甸	989 042	411 494	58.4	4.5	8 598 650	31 566 [b]

注 a. 该数字为 1991 年；b. 仅为后 13 年的数字(World Malaria Report 2009 by WHO)

以上 6 国疟疾控制的历史经验教训表明，在普遍存在野栖蚊媒的情况下，蚊媒是难以控制的，以防蚊灭蚊为主的抗疟策略有较大的局限性，因此，对疟疾防治策略要改变思路，应该大胆改革传统的抗疟策略，采用以消灭传染源（带虫者身上的疟原虫）为主的抗疟策略，主动、快速而彻底地消灭传染源，从而达到快速控制以至消除疟疾的目的。因为疟原虫在人体内可存活 1～2 年或更长时间，而蚊子的寿命通常只有 1 个月，疟原虫随着蚊子寿命终结而消亡。因此，防治策略的重点应该针对人体内的疟原虫。

二、快速灭源除疟试验

2003 年，总结了热带地区我国海南岛和越南、柬埔寨的长期抗疟历程的经验教训。其时正是欧盟连续援助柬埔寨抗疟第 6 年，柬埔寨全国发病人数比 6 年前只下降 22.2%，全国年发病人数仍有 13.25 万人。当时，适逢作者在柬埔寨开展青蒿素复方的临床研究。柬埔寨国家疟疾控制中心主任与作者商讨如何迅速降低发病率的问题，建议用快速控制传染源的办法以快速降低发病率。得到柬埔寨卫生部部长和石居省主管卫生工作的副省长的支持，遂决定在该省高疟区阿那地区（平均人群带虫率 55.8%）和 Sprin 地区进行试验。经过在 2.8 万人口地区先后 3 个试点的试验，使当地人群带虫率一年下降了 95%从而快速控制了疟疾流行。

在此期间，继续研究低剂量伯氨喹对原虫配子体感染性的疗效及其致 G6PD 缺乏者溶血的量效关系。通过 42 例患者恶性疟原虫配子体对按蚊感染性的实验研究，证明了成人服伯氨喹单剂 6～8mg 联用青蒿素复方，可使恶性疟原虫配子体在服药后 24h 内失去感染性；又经 17 例 G6PD 缺乏的患者住院 2 周观察，结果表明伯氨喹引起 G6PD 缺乏者溶血存在明显的量效关系已如前述。

经 2004～2006 年在柬埔寨快速消灭传染源以快速控制疟疾的试验，获得 1 年使人群带虫率下降 95%，快速控制疟疾的较好效果[8,9]，从而总结出安全的快速灭源除疟法（fast elimination of malaria by source eradication，FEMSE）。

2007 年，非洲科摩罗岛国在 3.6 万多人的莫埃利（Moheli）岛，用 FESME 方法进行快速控制-清除疟疾试验[10]。Moheli 岛有 25 个自然村，是一个典型的高疟区，采取 FEMSE 方法前，人群带虫率平均为 23.0%，带虫率大于 30%的有 10 个村，最高的 6 个村人群带虫率分别为 94.4%、81.0%、65.0%、58.0%、52.0%和 50.0%。这 6 个村抽查血片阳性者 182 人，176 人感染恶性疟（96.7%），57 人感染三日疟（31.3%），多数是混合感染恶性疟，未见间日疟。采用 FEMSE 方法后 2 个月，人群带虫率下降了 93.9%（图 10-11），月发病人数下降了 93.2%（图 10-12）。采取 FEMSE 方法前蚊媒阳性率为 3.1%（8/258），采取 FESME 方法 4 个月后降至 0%，FEMSE 后 4、5、6 个月蚊媒阳性率分别为 0/400、0/456、0/517。当地人群 G6PD 缺乏率为 15.0%，全岛 3.6 万人进行 2 次全民服药青蒿素复方+伯氨喹 8mg，每疗程连服 2 天，未见溶血反应。该岛迅速转变为低疟区，4 年后发病人数和人群带虫率仍维持在较低水平。

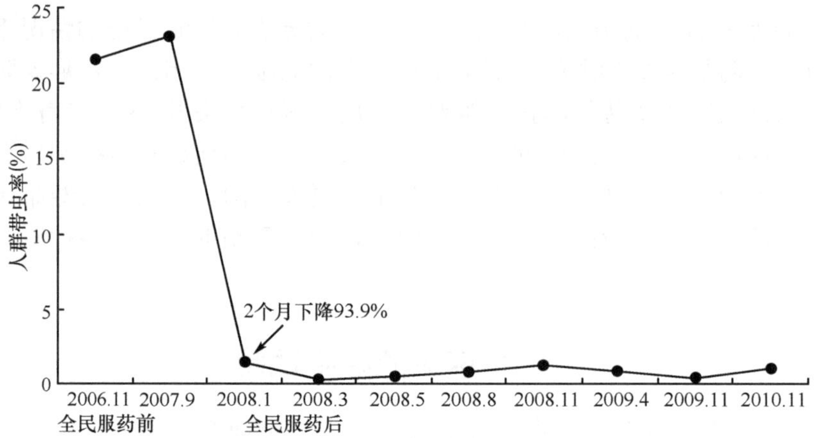

图 10-11 Moheli 岛采取灭源措施前后人群带虫率变化

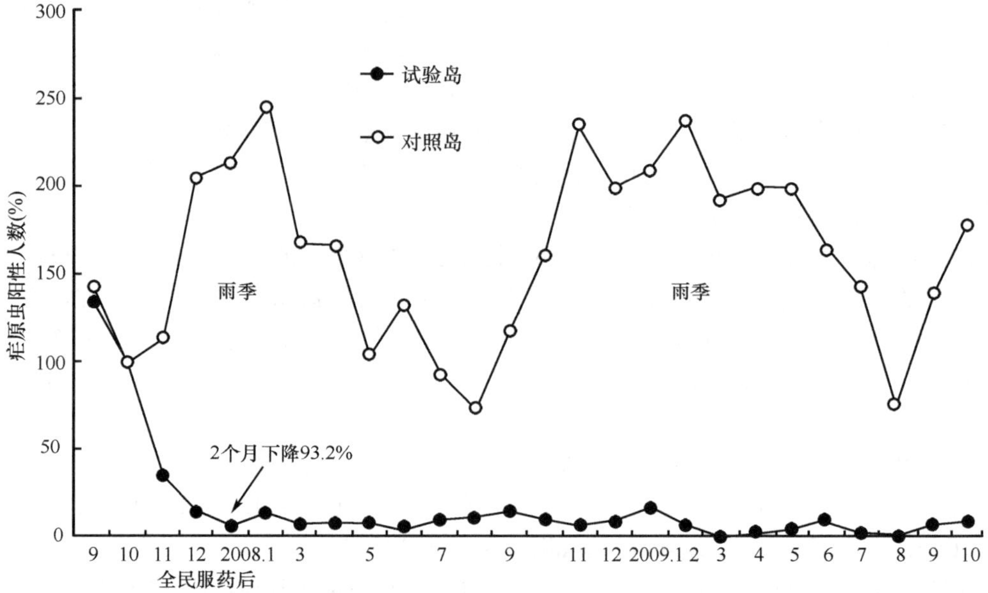

图 10-12 两岛定点医院逐月疟疾病人数比较

2012 年 10 月上旬，昂儒昂(Anjouan)岛全岛 35 万人启动 FEMSE。该岛 FEMSE 启动前后疟疾发病情况见图 10-13。

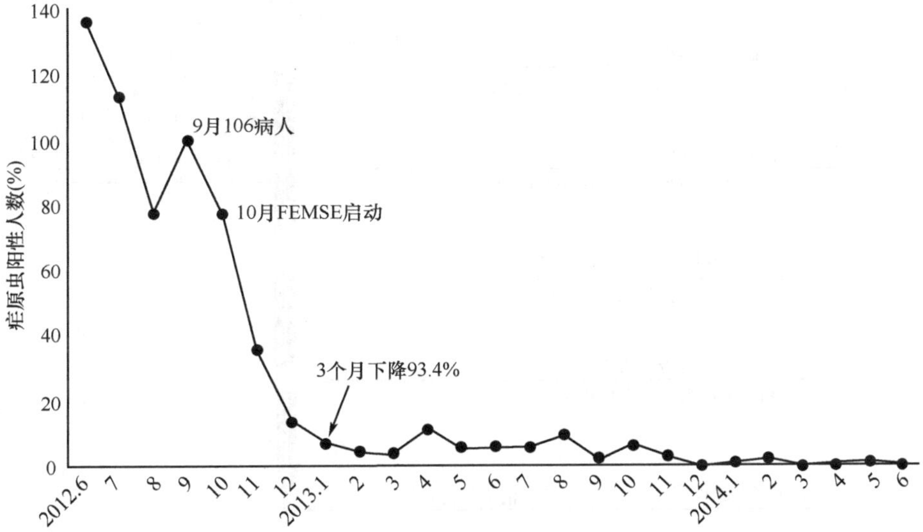

图 10-13 昂儒昂岛 FEMSE 启动前后疟疾逐月发病情况

2013 年 10 月下旬，大科(Grande Comores)岛全岛 40 万人启动 FEMSE。该岛 FEMSE 启动前后疟疾发病情况见图 10-14。

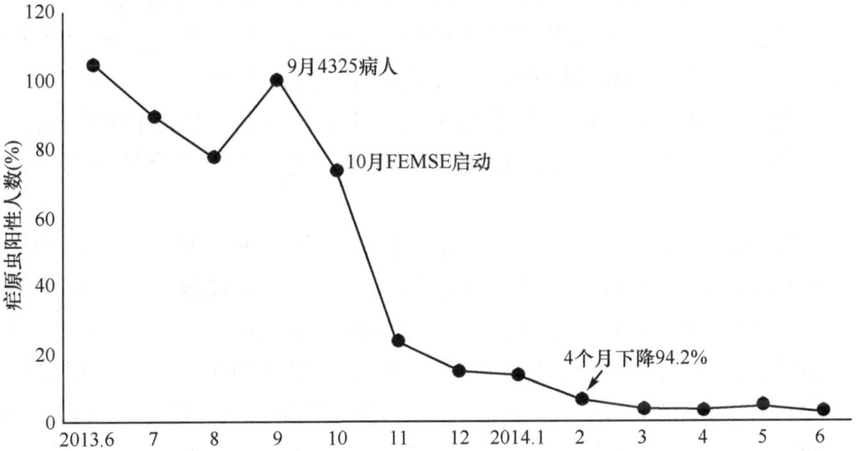

图 10-14 大科岛 FEMSE 启动前后疟疾逐月发病情况

2012～2013 年 10 月，昂儒昂岛和大科岛先后启动 FEMSE，大大减除了流动人口给莫埃利岛输入传染源之干扰，趁此机会，对莫埃利岛尚有个别疟疾病例的自然村用 PCR 诊断技术普查了近 6000 村民，发现 200 名低密度原虫的带虫者，随即给予 Artequick 3 天疗程总量 6 片，首剂加 9mg 伯氨喹治疗。服药后 5 天、7 天和 10 天复查，PCR 阳性转阴率分别为 92.2%、93.9%和 100%，对进一步消灭当地的传染源发挥了极其重要的作用。经科摩罗 3 个岛近 80 万人的 FEMSE 实践，形成了快速灭源除疟的三项措施和预期效果(图 10-15)。

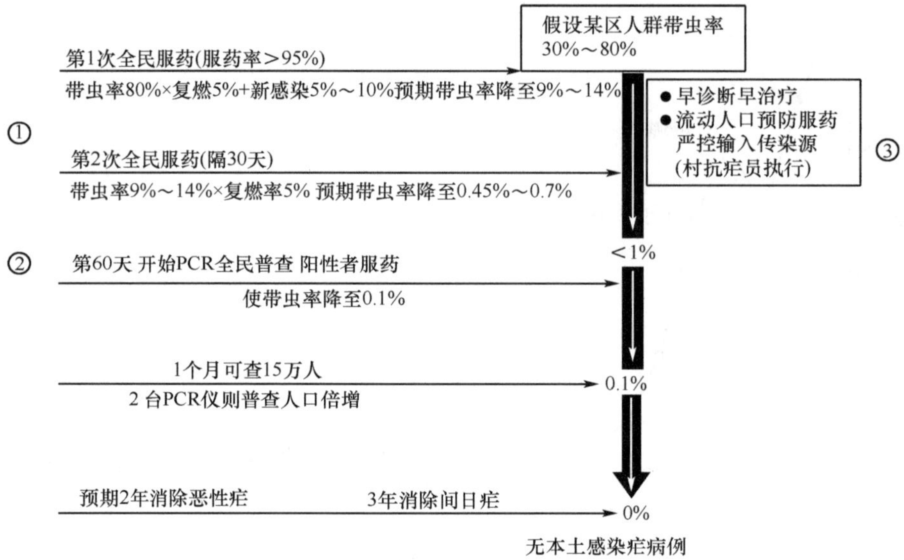

图 10-15　快速灭源除疟法的三项措施和预期效果

科摩罗的抗疟结果表明，改变传统的抗疟策略，把以控制蚊媒为主的疟疾控制策略改变为以消灭传染源为主的策略，确实可使一个高疟区迅速转变为低疟区，停止疟疾导致的死亡，有可能使一个地区或国家控制和消除疟疾的过程，从过去的几十年缩短至几年，大幅度降低抗疟成本，迅速解除疟疾造成的社会经济负担。

抗疟历史表明，由高疟区转变为低疟区需要几十年时间，低疟区的低带虫率仍可持续 10 年、20 年或更长时间，这是抗疟史上的难点，究其原因主要是没有采取快速消灭传染源的策略。

过去，以控制蚊媒为主的综合防治策略，在特定条件下，发挥了一定的作用，但在上百万人口的热带地区，尤其是有野栖蚊媒的流行区，控制蚊媒为主的抗疟策略，清除疟疾要经过几十年的漫长时间。以我国海南岛为例，从 20 世纪 70 年代到 80 年代中期，每年在高疟区逢 4 月、7 月、10 月采用全民服药氯喹(1978 年后改用哌喹)+伯氨喹 3 天疗程（服药率为 70%~80%），也只是为了降低发病率而不是消灭传染源的措施。《中国疟疾的防治与研究》(第 361 页，1991)指出：“在以中华按蚊(野栖蚊媒)为主要媒介的疟区……采取的防治对策须以消灭传染源为主……避免重蹈一些国家在相当长时间里只采用室内滞留喷洒杀虫剂抗疟，以致收效差的教训。”

FEMSE 是快速消灭传染源从而快速控制-清除疟疾的方法。蚊媒通常生命周期只有一个月，随着老一代带疟原虫的蚊媒死去，原虫传播也随之而消逝，而新一代蚊媒只有叮咬了带疟原虫配子体的人，才能形成蚊体内的原虫而传播给人。FEMSE 就是让新一代蚊媒不能叮吸到疟原虫配子体，从而阻断疟疾的传播。这种方法可使高疟区的人群带虫率和发病人数在几个月内下降 95%以上。但由于蚊媒仍是随处都有，或传染源未被彻底消灭，或输入性传染源(带虫者)不被发现，仍可引起局部重新流行甚或暴发流行，这是在疟疾清除阶段时有发生的事情。因此，在用 PCR 方法查源灭源后，必须建立强有力的村抗疟员制度，由村抗疟员持有快速简易诊断试剂条和 ACT、伯氨喹，对疟疾患者实施早诊断早治疗，这是彻底消灭当地传染源和及时发现、清除输入性传染源最重要的措施。这些举措的实施，可望在几年内在一个区域实现消除疟疾。

疟疾的控制和消除也与地区经济发展和社会进步密切相关，而 FEMSE 对于那些尚欠发展的地区疟疾控制-清除不失为一条省钱省时的捷径。湄公河流域 6 国虽然都走着漫长的抗疟路，一方面是限于社会经济条件，另一方面也由于当时未有今天的青蒿素复方等技术，如医者对伯氨喹的局限认识，尤其对其致溶血的副作用望而生畏，从而阻碍了其在阻断疟疾传播的应用。

三、快速灭源除疟技术方案

青蒿素复方快速灭源除疟（fast elimination of malaria by source eradication，FEMSE），是在高疟区采用快速消灭传染源为主的防治策略，替代传统的以控制蚊媒为主的防治策略，以求实现快速控制和消除疟疾。

蚊媒的生命周期为一个月左右，蚊体内的疟原虫随着蚊子生命终结而消逝，新一代蚊子不带疟原虫，必须叮吸病人血的配子体才能产生蚊的原虫而传播疟疾。疟原虫在人体内却可生存一年至数年，因此，清除人体内的疟原虫以阻断传播更为重要，而且清除人体的疟原虫比防控蚊媒容易，快速灭源除疟是基于此思路而设计。经过在高疟区 10 年试验的不断改进，取得前所未有的效果而确立快速灭源除疟法。FEMSE 启动后，居民发病率、带虫率和蚊媒带虫率迅速大幅下降，疟疾传播降至极低水平。此法可使一个几十万人口的疟疾高度流行区迅速转变为低疟区，疟疾 0 死亡。同时要建立强有力的抗疟系统（含 Anti-Malaria Volunteer, AMV）和疟情月报制度，可望在数年内消除疟疾。FEMSE 方法是目前控制和清除疟疾速度最快和最省钱的方法，该方法的主要措施如下。

1. 快速清除传染源

(1)青蒿素复方的标准治疗方案

2 或 3 天疗程的青蒿素复方，第 1 天应该加服伯氨喹 8mg，第 2、3 天只服青蒿素复方。

(2) 全民服药

建议选用 Artequick，因其具有高效、简便、副作用少的等优点。Artequick 用于治疗疟疾病人是采用两天疗程，第 1 天 2 片+Primaquine 8mg，第 2 天 Artequick 2 片，2 天 4 片为一疗程。FEMSE 的全民服药只需两疗程，隔 30 天服第 2 疗程。

(3) 两种患者的治疗要防止遗留传染源

重症患者：不能接受口服给药的重危疟疾病人，使用青蒿琥酯或蒿甲醚注射，当病人能口服时应改用青蒿素复方+Primaquine 标准治疗方案，以彻底清除疟原虫。

可能的抗药性病例：若发现同一患者在 2 个月内患疟疾 2 次，用 Artequick 治疗后仍然出现 RⅠ反应（28 天内原虫复燃）或 RⅡ反应者（D7 原虫不转阴，但 48 小时内原虫减少≥75%，症状控制），可能是由于原虫对氯喹、哌喹类药有耐药性，应采用 Artequick 3 天疗程总量 6 片治疗，以防止原虫复燃。

2. PCR 查源灭源

经过头 60 天（两疗程全民服药）对传染源的主动进攻期，人群带虫率通常降至 1%或更低。从第 60 天开始（只服 1 疗程者则从第 30 天开始），采用 PCR 疟疾诊断技术进行一次全民普查（每人取两滴血），找出低密度原虫携带者（PCR 阳性），对阳性者应在 24h 内给予口服 Artequick 3 天疗程总量 6 片（第 1 天加 Primaquine 8mg）治疗，以此加强剂量防止 5%左右的原虫复燃率。

3. 早诊断早治疗及时彻底消灭传染源

3.1 彻底消灭本地传染源

完成头 60 天的两疗程全民服药和 PCR 查源灭源后，还会有极少数复燃或新感染病例，在疟疾清除阶段，早诊断早治疗（及时控制配子体）是防止传播的关键措施，要求对所有发热病人应在 24h 内用疟疾快速诊断试剂或镜检诊断，阳性者立即给予 Artequick 3 天疗程总量 6 片治疗，第 1 天加服 Primaquine 8mg，以彻底消灭传染源。

3.2. 严格控制输入性传染源

(1) 来自疟疾流行国家或流行省、区的人员，可能带有疟原虫，因此在机场、港口必须设服药站，监督服药 A-P 片（Artemisinin 160mg+Primaquine 8mg），即时服 1 片（无副作用），停留期间，每 7 天服 1 片，以防止其可能带有的疟原虫配子体传播，和可能带有的无性体导致发病和配子体生成。

(2) 所有外来人员在本村患疟疾者，AMV 或基层诊所必须实施早诊断早治疗。

说明：

(1) 关于婴幼儿和孕妇参加全民服药的安全性

过去不主张婴幼儿和孕妇服 Primaquine，是因为剂量高，又多天疗程，对于 G6PD 缺乏者会引起溶血。现在只采用过去剂量 1/5 的低剂量（8mg），而且只是一次服药。经柬埔寨石居省和喷吓省 2.8 万人（G6PD 缺乏率 14.7%）的 FEMSE 试验（2004~2006 年）；2007 年 11 月至今，用于科摩罗 80 万人（G6PD 缺乏率 15.0%）的推广，均未见有溶血反应，充分证明其安全性。婴幼儿和孕妇由于免疫力较低，带虫率相对较高，他们在总体人群中占不少的比例。他们参与全民服药，及早清除其体内的疟原虫，其实是对他们最好的保护。反之，若他们不参与全民服药，无法清除他们体内的疟原虫，反而对他们不利，而且成为传染源。对于早期妊娠（3 个月以内）的孕妇，不服青蒿素复方（ACT），应服哌喹+伯氨喹（哌喹每天 500mg，连服 3 天，第一天加伯氨喹 8mg）。

(2)关于蚊媒控制

在巩固维持阶段，若经济条件许可，可加用蚊帐以减少人蚊接触的机会，对巩固抗疟成果有积极意义。

参考文献

[1] 简华香，陈沛泉，符林春，等. 青蒿琥酯对恶性疟原虫配子体的作用广州中医药大学学报，1998，15(1)：31-33

[2] 陈沛泉，李国桥，郭兴伯，等. 青蒿素对恶性疟配子体感染性的影响. 中华医学杂志，1994，74(4)：209-210

[3] 陈沛泉，李国桥，郭兴伯，等. 青蒿琥酯对恶性疟原虫配子体感染性影响的观察. 中药新药与临床药理，1993，4(3)：40

[4] Li GQ，Chen PQ,Li GQN，*et al*. Effect of artesunate on the infectivity of plasmodium falciparum gametocytes(PFG) and a randomied comparative study with quinine.XIVth Interational Congress for Tropical Medicine and Malaria ，Nagasaki,Japan.1966:211

[5] 陈沛泉，郭兴伯，李广谦，等.双氢青蒿素对恶性疟原虫有性生殖的影响.中药新药与临床药理.1999,11:333-335

[6] Buchachart K，Krudsood S，Singhasivanon P，*et al*. Effect of primaquine standard dose (15 mg/day for 14 days) in the treatment of vivax malaria patients in Thailand. Southeast Asian J Trop Med Public Health，2001，32(4)：720-6

[7] 符林春，王新华，郭兴伯，等. 青蒿琥酯治疗脑型疟的临床疗效. 广州中医药大学学报，1998，15(1)：27-30

[8] 宋健平，Duong Socheat，谈博，等. 高度疟疾流行区快速控制疟疾试验. 广州中医药大学学报，2006，23(2)：89-94

[9] Song JP，Duong Socheat，Tan Bo，*et al*. Rapid and effective malaria control in Cambodia through mass administration of artemisinine- piperaquine. Malaria Journal，2010，9：57

[10] Li GQ， Song JP，Peng CH，*et al*. One-year report on the fast elimination of malaria by source eradication project in moheli island of comoros. J of Guangzhou University of T C M，2010，1：90

（李国桥）

附录一　523任务和青蒿素等抗疟药研发的主要事记（1964年～2013年）

523任务和青蒿素当年的研发历史，已由原全国523领导小组办公室张剑方主编的《迟到的报告——五二三项目与青蒿素研发纪实》一书作了简要记述。为了客观全面反映历史，以及几十年来，我国科技工作者为青蒿素类抗疟药的研究发展作出的不懈努力和成就，本“主要事记”在搜集到当今能够搜集到的历史资料的基础上，以时间纵向将523项目和青蒿素类抗疟药的研究和发展的主要事件逐一介绍。

1964年

20世纪60年代，美国–越南战争爆发。抗药性恶性疟疾造成严重的非战斗减员。为解决抗药性恶性疟疾防治的难题，越南国家领导人来华求助。毛泽东主席答应了越方的请求。任务由周恩来总理交部队组织落实。总后勤部作为援外紧急战备任务，指示军事医学科学院和第二军医大学及广州、昆明和南京3个军区的卫生部军事医学研究所开展抗疟药的研究。

1964～1967年，军事医学科学院先后派出多批流行病学专家，赴越对疟疾的流行情况进行调查，并将应急的预防药“防疟1号片”和“防疟2号片”试用于现场，观察预防效果。这两种防疟片连同后来由第二军医大学和上海医药工业研究院联合研制的“防疟片3号”成为越南军民抗美救国战争中主要的抗疟药。我国先后为越南提供抗疟药100多吨。

1966年

鉴于任务的艰巨性和当时国内政治形势，该项任务只靠部队的科研力量在短期内难以完成。总后勤部商请国家科委组织卫生、医药工业、中国科学院所属的科研、医疗、教学、制药等单位，在统一计划下分工合作，共同承担此项任务。

1967年

5月23日，经周恩来总理批准，国家科委、总后勤部联合在北京召开了“疟疾防治药物研究工作”第一次全国协作会议（该任务后来称为523项目）。会前，针对热带地区抗药性恶性疟防治的要求，经过资料调查，由军事医学科学院起草了一个3年研究规划草案。防治药物的研究一方面是合成新化合物和广泛筛选化学物质，另一方面是继承中医用药经验，从天然药物中筛选。中医中药的研究规划中，确定的重点对象有常山、青蒿、马鞭草、鸦胆子等。

为了加强领导，会后成立了全国疟疾防治药物研究领导小组(即全国523领导组)，由国家科委、解放军总后勤部、国防科工委、卫生部、化工部、中国科学院6个部门组成。国家科委为组长单位，总后勤部为副组长单位。领导小组办事机构(即全国523办公室)设在军事医学科学院。

6月16日，国家科委、总后勤部联合下发“疟疾防治药物研究工作协作会议纪要”(以下简称纪要)及“疟疾防治药物研究工作协作规划”(以下简称规划)。“纪要”及“规划”报主管国防科工委的聂荣臻副总理阅批。

7月，在上海延安饭店召开针灸抗疟研究的专业座谈会。

1968年

2月9日，国家科委、总后勤部联合在浙江省杭州市屏风山工人疗养院召开3年规划部分承担单位任务的落实情况的汇报会议。

2月21～29日，国家科委、总后勤部会同卫生部、化学工业部、中国科学院等有关单位，联合召开“抗疟研究工作第二次(全国)协作会议”。部署了1968年的研究任务，明确地区、单位的分工，加强协作的组织领导。

1969年

1月，卫生部中医研究院中药研究所(以下简称中药研究所)加入北京地区中医药专业协作组。院领导决定屠呦呦任组长，组员为余亚纲，重点研究胡椒和辣椒加明矾。

1月21日，毛主席亲自审阅了《关于疟疾防治工作的情况报告和请示》。2月8日，周总理亲自签发了特急电报：“……经伟大领袖毛主席批准，同意在广州召开疟疾防治研究工作座谈会。参加会议的人员和有关问题，由国家科委、卫生部军管会商总后勤部办理”。

3月下旬，疟疾防治研究工作座谈会(第三次全国协作会议)在广州越秀宾馆召开。这次会议对部分承担523任务单因领导的更替而不够重视是有力的鞭策，523项目从此得到有关管理部门加倍重视。

11月，“防疟1号片”、“防疟2号片”和“防疟3号片”由卫生部委托上海卫生局组织鉴定。鉴定会在上海和平宾馆举行。中国药品生物制品检定所宋育文参加了鉴定会。

常山乙碱化学结构改造的研究，由北京制药工业研究所、中国医学科学院药物研究所(以下简称医科院药物所)和军事医学科学院微生物流行病研究所(以下简称军医科院五所)组成攻关小组，军医科院五所邓蓉仙和医科院药物所姜云珍领衔，在北京制药厂中心实验室开展工作，先完成了常山乙碱的全合成，并进行化学结构改造，先后合成了六大类近百个化合物。

同年，江苏省高邮县开展青蒿防治疟疾的群众运动，患者服用青蒿煮沸 3 分钟的汤水治疗疟疾，取得确实的疗效。该地有“得了疟疾不用焦，服用红糖加青蒿”的民谣在流传(江苏高邮县卫生局内部资料，1975 年 11 月)。

1970 年

年初，北京地区 523 领导小组讨论决定，由军事医学科学院派顾国明参加中医研究院中药研究所 523 小组工作。余亚纲从中医治疟方药中挑选出现频率最高的 8 种中药，与顾国明制备成乙醇提取物，经军事医学科学院焦岫卿等用鼠疟实验证明青蒿乙醇提取物的抑制率达 90%以上[10]。

5 月，在成功合成常山乙碱之后，合成了一系列结构改造的化合物。选出代号为 7002 的化合物，经过实验室的效价和毒性研究，医科院药物所科技人员试服后，由钮心懿带队，到海南陵水县南平农场、崖县立才农场和乐东县乐中农场进行临床试验。经后来几年的研究，7002 虽有较好的治疗效果，但恶心、呕吐的副作用发生率仍较高。在其改造物的研究中，军事医学科学院药理毒理研究所发明了一个有机磷神经性毒剂的解毒药。

中国科学院上海药物研究所在常山乙碱化学结构的大改造研究中，历经数年找到有较好抗疟效价的 56 号(后命名为常咯啉)，经 500 多病例的临床研究，证明抗疟效果较好，副反应较轻，但无免疫力患者复发率较高。同时发现具有抗心率失常的作用，后经沪、京 13 所医院治疗 489 人不同类型心律失常表明，对短阵室性心动过速和频繁室性早搏有较好的效果，有效率达 85%。

8 月，在海口召开“523 中草药防治疟疾专业座谈会”，北京、上海、广东、广西等地区中药协作组和海南建设兵团等有关卫生科技人员参加会议。会议总结提出鹰爪、鸦胆子根、绣球等有较好的疗效，被列入研究重点。

1971 年

4 月 15 日，国务院、中央军委下发(71)国发文 29 号文件，批复卫生部军管会、燃料化工部、中国科学院和总后勤部《关于疟疾防治研究工作情况的请示报告》。调整了全国 523 项目领导小组，由卫生部(组长单位)、石油化工部、中国科学院、总后勤部(副组长单位)组成，办事机构仍设于军事医学科学院。

5 月 21 日，根据(71)国发文 29 号文件精神，“疟疾防治研究工作座谈会”(第四次全国协作会议)在广州越秀宾馆召开。制订了 1971～1975 年 5 年规划，调整了计划和研究力量，进一步加强了各级对 523 工作的领导。5 月 28 日，会议即将结束时，传达了周恩来总理给时任上海市革委会副主任徐景贤来信的批示。徐的信中报告了西哈努克亲王的私人医生阿 · 里什献给中国的一个治疟方。周总理批示：“谢华、吴阶平同志，请将此信件阅后，交医学科学研究院和军事医学科学院有关单位，进行进一步研究，看可否拿此处方派一、二小组到海南岛和云南西双版纳有恶性疟地区进行实地试用，如有效，我们可大量供应印度支那战场，因为他们正为此所苦”。总理的批示对促进各单位重视和坚持承担任务，对当时青蒿的研究是有力的推动。

会后，各地区的523领导小组成员均作出调整，分别由各省(自治区)、市政府和各军区后勤部的主要领导担任正副组长。如上海的马天水、广东的雍文涛、云南的刘明辉……充分表明523任务得到进一步的重视。

6月，因卫生部担任全国523领导小组长单位，不同意属下中医研究院中药研究所的523工作中止下马。于是，中药研究所重新组织研究小组，继续中草药的抗疟筛选。

7月，由全国523办公室组织，军事医学科学院五所、中国医学科学院上海寄生虫病研究所和广州、昆明军区军事医学研究所共同组成现场试验小组，分别在云南和海南疟疾流区，对阿·里什医生提供的防疟方案的预防效果进行了观察。由于该预防方案与523项目1969年已鉴定投产的“防疟2号片”的药物组方相同，仅在药物含量和服用时间有所不同，因此，在现场试验时，用“防疟2号片”作对照。经连续两年现场试验，两者效果相似。

10月，中药研究所屠呦呦等复筛青蒿，青蒿乙醚中性提取物对鼠疟的抑制率达到99%～100%。

同年，云南省疟疾防治研究所与部队71医院孟昭都医生在盈江旧城治疗疟疾患者时首次证实当地恶性疟原虫对氯喹有抗药性。

1972年

3月，全国523办公室在南京召开化学合成药和中草药专业会议。在这两个专业会议上，有关承担任务单位分别报告了研究进展。中药研究所屠呦呦在中草药专业组会议上，报告了青蒿乙醚中性提取物对鼠疟的抑制率达99%～100%。会议要求中药研究所对提取方法、药效、安全性做进一步研究，在肯定临床疗效的同时，加快有效成分的分离提取。

专业会议制定了《抗疟药临床验证的指标要求》和《合成抗疟药鉴定投产前的一般要求》两个文件，统一规范了抗疟药研究的临床病例选择、观察方法、疗效标准并对患者免疫力分类作出规定。化学合成抗疟药鉴定投产前，对药效实验(鼠、鸡、猴疟)、毒性测定(鼠、犬、猴的急性和亚急性毒性)、健康志愿者试服、临床试验(治疗药不少于500例，预防药不少于5000例)和定型投产前鉴定等作出具体的规定。虽然这与现在的有关规定不能同日而语，却是那个时期国内新药物研究规范性管理文件的雏形。

8～10月，中药研究所的青蒿乙醚中性提取物(91#)，经动物试验和少数健康志愿者试服未发现明显毒副作用后，在海南昌江县对间日疟11例(含混合感染1例)和恶性疟9例进行临床试验，同时由全国523办公室协调安排，在北京解放军302医院也观察了间日疟9例。两地共观察29例，除恶性疟有2例无效外，其余均显示有较好的治疗效果。

10 月，山东省寄生虫病防治研究所向全国 523 办公室书面报告，南京中草药专业会议后，他们用本地黄花蒿制得的乙醚粗提物对鼠疟也有良好的抗疟作用。

11 月，中医研究院中药研究所 523 小组成员钟裕蓉分离得到抗疟有效单体“结晶Ⅱ”（后称“青蒿素Ⅱ”）对鼠疟抑制率达 100%。

年底，云南 523 办公室主任傅良书在各地区 523 办公室负责人会议上，得知中药研究所青蒿研究的信息后，到中药研究所参观，看到一些青蒿粗提物，他回去后向云南药物研究所有关人员传达了这一信息，并要求对本地的蒿属植物进行相关的研究。

1973 年

2 月 25 日，全国 523 领导小组向国务院、中央军委报告了落实(71)国发 29 号文件及 5 年计划的执行情况。时值南方和中原地区疟疾暴发流行。报告提出，为了适应国内疟疾防治的需要，523 研制的药物，除保证援外，在国内疟疾流行区推广使用，并请示召开一次全国 523 工作会议，检查 5 年规划前两年的进展，落实后 3 年的任务。李先念等国家领导人对请示报告做了批示。

4 月，云南省药物研究所罗泽渊用乙醚从当地的“苦蒿”中直接分离到对鼠疟有效的结晶物，名为“苦蒿结晶Ⅲ”，该“苦蒿”后经中国科学院昆明植物研究所植物学家吴征镒教授鉴定，学名为黄花蒿大头变型。“苦蒿结晶Ⅲ”改名称“黄蒿素”。10 月完成黄蒿素的药理毒性的初步研究。

5 月 28 日，经国务院、中央军委批准，全国 523 领导小组在上海召开“疟疾防治研究工作座谈会”（第五次全国协作会议），出席座谈会的有承担任务的省(自治区)、市、军区和部、委，军队总部机关和有关直属单位领导共 86 人。会议对 1971 年制订的 5 年规划的后 3 年任务进行调整和落实。中草药防治疟疾研究的主要任务有鹰爪、仙鹤草、青蒿等。尽管当时青蒿的研究尚处于初期，但明确提出了“组织力量，加强协作，争取一九七四年定出化学结构，进行化学合成的研究”的要求。

年中，云南省药物研究所詹尔益和戚育芳在重庆市药材公司购买了 500kg 来自酉阳的被认为不合格药材有叶无花的黄花蒿，经加工提取，意外地发现黄蒿素含量比大头黄花蒿高出 10 倍以上，由此也发现了酉阳的青蒿资源。从中提取了大量的结晶，保证了后来各地实验和临床研究的需要。

9 月，山东省 523 协作组用黄花蒿乙醚粗提物“黄 1 号”在巨野县对 30 例间日疟进行试验观察，近期临床效果超过氯喹 3 日疗法，未见明显副作用。

9～10 月，中药研究所在海南昌江县用“青蒿素Ⅱ”进行临床试验，观察间日疟 3 例，胶囊总剂量 3～3.5g 均有效；恶性疟 5 例，片剂总量 4.5g，2 例因出现心脏期前收缩停止观察，2 例无效，1 例有效，于停药 1 天后原虫再现，未能证实对恶性疟的疗效。

同年秋，全国 523 办公室周克鼎和中药研究所张衍箴到云南省药物研究所了解抗疟药研究进展，该所已提取到 140 余克黄蒿素结晶。他们赠送少量样品给中药研究所。

11 月，山东省中医药研究所魏振兴从当地黄花蒿中提取出有效结晶，命名为“黄花蒿素”。全国 523 办公室工作人员施凛荣与中药研究所蒙光容到山东了解情况，蒙光容与魏振兴互相交流，特别是对青蒿素的心脏毒性和提取工艺的温度问题进行了讨论。魏振兴介绍了他们的提取方法及药理实验研究等情况，并赠送青蒿素样品。

1974 年

2 月，中药研究所派倪慕云带该所的研究资料和青蒿提取结晶到中国科学院上海有机化学研究所(以下简称科学院上海有机化学所)，开始化学结构的协作研究。

2 月 28 日至 3 月 1 日，中药研究所、山东省中医药研究所/寄生虫病防治研究所、云南省药物研究所 3 地 4 单位在中药研究所举行“青蒿研究专题座谈会”，会议交流了各单位青蒿/黄花蒿研究工作情况，着重讨论当年研究任务和分工。全国 523 办公室和中药研究所领导出席会议。全国疟疾防治研究领导小组办公室编发当年的第一期《疟疾防治研究工作简报》，“青蒿专题研究座谈会情况简报”。主要内容如下。

“1973 年各单位先后都提到有效结晶，初步认为可能是同一个物质，建议由中医研究院中药研究所继续与上海有关单位协作，尽快搞清化学结构；临床前药理工作由云南药物研究所继续进行有效结晶临床前的有关药理研究，中医研究院中药研究所继续搞清有效结晶对心脏的影响；10 月前完成 150～200 人青蒿有效结晶的临床疗效观察，由山东省寄生虫病防治所和云南疟疾防治研究所负责；要抓紧临床药品的落实，由山东中医药所提取 150 人份、云南省药物研究所提取 30 人份，中药研究所提取 50 人份有效结晶。”座谈会后，山东、云南按会议分工完成提取结晶和进行临床试用，中药研究所当年未能提取到结晶。

年初，云南省药物研究所继续对青蒿提取工艺进行研究，经反复改进，确定了适用于工业生产用的黄蒿素“溶剂汽油制备法”，又通过后来的多批中试，完善了生产工艺。

5 月，山东黄花蒿素协作组在巨野县用黄花蒿素胶囊对 19 例间日疟患者进行临床试验，黄花蒿素作用快，未见明显副作用，但复燃率较高。

9 月，云南药物所课题组将黄蒿素制成片剂，由陆伟东、王学忠等 3 人临床协作组到临沧地区云县进行临床试验。

9～10 月，云南临床协作组只收到 2 例间日疟，1 例恶性疟。全国 523 办公室负责人张剑方一行 4 人到云南检查了解现场的工作，发现由李国桥带领的凶险型疟疾救治研究组在耿马收治了不少的恶性疟及脑型疟患者，即要求云南协作组到耿马与广州中医学院李国桥小组合作。

10 月中旬，云南协作组根据 523 办公室的指示，将黄蒿素带到耿马县医院交李国桥小组，该组收治了 3 例恶性疟患者，显示良好疗效后，云南协作组即回昆明。李国桥小组继续收治患者，至次年 1 月，共治疗恶性疟 14 例(其中重症黄疸型 2 例，脑型疟 1 例)间日疟 4 例。首次提出黄蒿素速效、近期高效、毒性低的特点，但原虫复燃较快。建议尽快制成针剂用于救治凶险型疟疾。

同年，鹰爪的研究取得重要进展。其水煎剂经实验室鼠疟筛选，抑制率高达 99%

以上；分离出的活性成分鹰爪甲素，经医科院药物所梁晓天、于德泉等结构鉴定，证明是一种新型的倍半萜过氧化物。在此基础上，医科院药物所、中山医学院、中国科学院华南植物研究所和广州中山大学化学系以鹰爪甲素为模板，合成了一系列类似物或简化物。鹰爪甲素的化学结构，为后来青蒿素的结构研究提供了有益的启发。

同年，全国 523 办公室编辑出版《疟疾研究》，包括《化学合成抗疟药研究资料》、《驱避剂研究资料》、《疟疾免疫研究资料》等。将 1967 年 523 项目立项以来的研究资料收集、整理、编印，由郭沫若题写了书名。

1975 年

2 月底，在北京召开各地区办公室和部分承担任务单位负责人会议。广东地区 523 办公室把广州中医学院 523 小组在云南耿马试验的“黄蒿素治疗疟疾 18 例总结”带到会议汇报。鉴于 3 年来实验研究的情况，尤其是云南恶性疟临床的良好疗效，青(黄花)蒿列入 1975 年 523 任务的重点。会议决定当年 4 月，在成都召开全国 523 中草药专业会议，对青(黄花)蒿及其提取的结晶物的研究进行全面部署，更大范围组织有关学科、专业参与这项研究。

4 月 14～24 日，全国 523 办公室在成都召开 523 中草药专业会议。这次会议上提出了“集中全国抗疟药研究的力量，攻下青蒿素，向毛主席汇报”的口号。为了让更多的单位参与研究，发挥专业优势，在全国更大范围内开展大协作，加快青(黄花)蒿及其结晶物的研究，会议制订了专项协作攻关计划，并具体组织落实研究任务。会后，各地区有关单位分工合作，在资源调查、提取及制剂工艺、检测方法、药理、毒理、结构测定、临床等全面开展研究。

5 月，中药研究所新任所长刘静明带队前往云南药物研究所学习他们的提取方法，并从重庆购买青蒿运回北京，提取到青蒿素 500g。

7 月，为了制订青(黄)蒿素统一的临床试验方案，全国 523 办公室安排，在海南乐东县医院，为各地区参研的医生举办学习班，请李国桥主持。

11 月，全国 523 办公室在北京召开青蒿研究工作专题会议，各地区参研单位汇报了研究工作的进展，讨论制订了 1976 年的研究计划。

11 月，中药研究所派人与四川省中药研究所和重庆中药八厂合作，就地取材提取青蒿素。

11 月 30 日，在中药研究所和科学院上海有机化学所测定青(黄花)蒿素化学结构的基础上，中药研究所与中国科学院生物物理研究所协作，该所李鹏飞等用 X 射线单晶衍射法先确证了青蒿素的初始结构。

12 月，全国 523 化学合成药评价与鉴定会议在上海召开，会上评价了常山乙碱衍生物(代号 7002)、常咯啉(代号 56)、咯萘啶(代号 7351)、脑疟佳、硝喹(代号 CI679)的临床试验效果。会议也介绍了青蒿素的动物试验，以及治疗 900 多例疟疾患者的临床研究结果，表明青蒿素的速效、高效、低毒的特点十分显著。

同年，广州中医学院 523 小组在海南岛组织救治脑型疟协作，用云南省药物研究所提供的黄蒿素鼻饲给药，共治疗脑型疟 36 例，治愈率为 91.7%。

在上海召开的 523 化学合成药评价鉴定会议期间，全国 523 办公室与中国科学院上海药物研究所(以下简称科学院上海药物所)就青蒿素化学结构的改造一事达成共识。

1976 年

1 月 23 日至 7 月 23 日，应柬埔寨的要求，我国派出主要承担 523 任务单位的疟疾研究专业技术人员周义清、李国桥、施凛荣等 13 人组成的疟疾防治考察团，赴柬埔寨协助开展疟疾防治。经全国 523 办公室的安排，由山东省中医药研究所制备少量黄蒿素的油混悬注射剂，由考察团带去柬埔寨备用，后试用于治疗脑型疟 14 例，全部治愈。表明青蒿素在抗药性严重的东南亚地区，用于救治脑型等凶险型疟疾效果非常优异。

2 月，全国 523 领导小组向科学院上海药物所下达了青蒿素化学结构改造的任务。该所立即围绕青蒿素化学结构与效价的关系及衍生物的合成开展研究。

2 月 20 日，中医研究院把青蒿素研究工作的有关情况报卫生部党组，获得批准公开发表中国科学家发现新化合物青蒿素的论文。

7 月，全国 523 办公室在江苏省高邮县召开青蒿群防群治现场会。确定青蒿素的研究重点是降低复发率，改进制剂工艺，组织地区间交叉扩大试用，抓紧进行药理毒性和代谢的研究，为青蒿素鉴定前做资料准备。

同年，由军医科院五所邓蓉仙教授等设计合成的 28 号化合物(本芴醇，代号 76028)证实对动物疟原虫有杀灭作用，对抗药性疟原虫也有效。

1977 年

2 月 18～30 日，由全国 523 办公室周克鼎主持，邀请了全国十几家有关单位参加，在山东省中医药研究所举办第一次青蒿素含量测定技术交流学习班。

3 月，经国务院、中央军委批准，全国 523 领导小组在北京(和平宾馆)又一次召开“疟疾防治研究工作座谈会”(第六次全国协作会议)总结了 523 项目 10 年来的工作，制订了 1977～1980 年的 4 年研究规划。会后，“三部一院”就会议情况向国务院、中央军委做了报告，再次明确“疟疾防治科研工作是国家医药科研项目”。李先念副主席作了“这项工作很重要”的批示。

青蒿素研究协作组的论文《一种新型的倍半萜——青蒿素》发表于《科学通报》第 3 期，是首次公开发表有关青蒿素的文章，被美国化学文摘收载，CAS 号为 63968-64-9。

4 月 22～29 日，全国 523 办公室在广西南宁召开了“中西医结合防治疟疾药物研究专业座谈会”，总结评价了成都会议两年来青蒿素研究的进展，科学院上海药物所虞佩琳报告了青蒿素衍生物的研究进展。会议对青蒿素化学结构改造提出解决水溶性的研究方向。广西地区 523 办公室决定组建广西青蒿素衍生物研究协作组。

5 月，广西 523 办公室下达“青蒿素结构改造的研究”科研任务给桂林制药厂。刘旭参加 523 课题组。

6 月，在上海召开 523 化学合成药专业会议。科学院上海药物所盖元珠和瞿志祥分别介绍了青蒿素衍生物的多种合成途径和包括水溶性青蒿酯类的设计思路，以及已合成的 20 多个青蒿素衍生物初筛结果，它们的抗疟活性都高于青蒿素。参加该会议的刘旭返桂林后首先仿制科学院上海药物所介绍的青蒿素衍生物 SM224(另命名为 887)和 SM105。后因 105 号的毒性问题，转而合成水溶性青蒿素新衍生物。

9 月，由周克鼎主持，请卫生部药品生物制品检定所有关专家参加，在中药研究所举办第二期“青蒿素含量测定技术交流学习班”，由中药研究所、山东省中医药研究所和云南省药物研究所等共同确定青蒿素的测定方法，制订青蒿素质量标准。

10 月，全国 523 办公室向全国 523 领导小组(“三部一院”)呈送了青蒿素研究工作基本情况的报告。

1978 年

年初，中国科学院生物物理研究所梁丽等在精细测定反常散射强度数据的基础上，确定了青蒿素的绝对构型。

1 月，523 办公室在桂林市召开了青蒿素应用问题的研究会议。会上提出了 3 种青蒿素剂型，桂林制药二厂根据该厂实际情况选择了注射剂，并生产青蒿素肌内注射油针剂(每支 150mg/2ml)供备战使用。

3 月，全国 523 办公室在北京香山召开了青蒿素成果鉴定的准备会议。决定把各单位的研究资料按专业综合在一起，分为 12 个专题，每专题推举一个单位整理，向鉴定会提交技术报告；起草了成果鉴定书(草稿)，成果排名经争论基本达成共识。

3 月，全国科学大会召开。青蒿素研究单位获全国科学大会奖。卫生部中医研究院中药研究所、山东省中医药研究所和山东省寄生虫病防治研究所、云南省药物研究所均获得奖状。

5 月，广西桂林制药厂刘旭探索合成水溶性青蒿素新衍生物，其中代号 804(后称青蒿酯或青蒿琥酯)的化合物效果显著。刘旭等与桂林制药二厂合作试制水溶注射液。

6 月 18 日，《深入宝库采明珠——记抗疟新药青蒿素的研制历程》在《光明日报》发表(王晨采写)。

7～9 月，SM224(蒿甲醚)经全国 523 办公室安排，由广州中医学院 523 小组在海南东方县人民医院首次进行临床试验。临床研究负责人为广州中医学院李国桥和东方县医院郭兴伯。共收治恶性疟 14 例，脑型疟合并溶血的凶险疟疾 1 例，间日疟 2 例。17 例患者全部治愈，迅速控制症状，复燃率较低。

10 月，广西桂林第二制药厂制成青蒿酯钠粉针剂，在宁明县进行临床试用的研究，其中恶性疟 9 例，间日疟 15 例，表明其有近期高效、速效和低毒副反应的特点，但复燃率较高。

10月，中国卫生部部长江一真和WHO总干事Mahler博士在北京签署了《中华人民共和国卫生部与世界卫生组织卫生技术合作备忘录》。

11月23～29日，全国523领导小组在江苏省扬州市(高邮县所在地区行署所在地)主持召开了青蒿素(黄蒿素)治疗疟疾科研成果鉴定会。领导小组有关部门、参研有关省(自治区)、市，军区、全国和各地区523办公室、主要研究单位和协作单位的领导和科技人员代表出席鉴定会议。会议邀请了中华医学会、国家药典委员会、中国药品生物制品检定所、《新医药学杂志》的代表共104人参加。提交鉴定会的资料分为12个专题，由14名代表报告。

12月，国务院颁布《中华人民共和国发明奖励条例》后，卫生部代表全国523领导小组向国家申报了青蒿素发明奖。

国务院批准颁发了《药政管理条例(试行)》，对新药的临床验证和审批作了专门规定。

中国科学院上海有机化学所开始青蒿素人工合成的研究。

1979年

1月23日，国家医药管理局、总后勤部、卫生部联合向有关省(自治区)、市有关部门发函，要求为紧急战备需要安排生产一批青蒿素制剂，几个月内昆明制药厂与云南省药物研究所合作，重庆中药八厂，四川省中药研究所及桂林芳香厂等生产出50kg青蒿素，制成和提供青蒿素油针剂20多万支。

2月，根据《中华人民共和国卫生部与世界卫生组织卫生技术合作备忘录》，卫生部拟定与WHO在青蒿素抗疟药方面进行技术合作会谈方案，提出合作计划。

中医研究院中药研究所和中国科学院上海有机化学研究所科研人员署名的《青蒿素(Arteammuin)的结构和反应》研究论文发表于《化学学报》1979年第2期。

中国科学院生物物理研究所抗疟药青蒿素协作组在《中国科学》A辑1979年第11期发表“青蒿素的晶体结构及其绝对构型”。

3月，经时任WHO副总干事陈文杰的建议和推荐，世界卫生组织热带病研究和培训特别规划署(WHO/TDR)来华对青蒿素的抗疟研究进行考察。

6月，全国疟疾防治研究领导小组办公室印发《疟疾防治研究工作简报》第一期《青蒿素研究工作通讯》，报道了青蒿素衍生物(上海药物所的224、108、242；广西桂林制药厂的水溶性青蒿素衍生物钠盐)，以及四川省中药研究所与武汉健民制药厂合作研制成功青蒿浸膏片和青蒿软胶囊。

9月，国家科委向卫生部中医研究院中药研究所、山东省中医药研究所、云南省药物研究所、中国科学院生物物理研究所、中国科学院上海有机化学研究所、广州中医学院6个单位颁发了由国家科委主任方毅签发的《抗疟新药——青蒿素》发明证书。奖励等级二等，是当年医药最高奖项。

国家医药管理总局发函[(79)国药工字第387号]致卫生部、总后勤部、军事医学科学院、全国523办公室和上海市医药管理局，《关于医药军工科研计划和523科研项目归口管理的函》提出："523 项目近年来承担任务不多，且属军民两用项目，自 1980 年起纳入各级民用医药科研计划之中，不再另列医药军工科研项目。"

12月，青蒿素研究协作组的题为《青蒿素抗疟作用》(*Antimalarial Studies on Qinghaosu*)的文章发表于《中华医学杂志》英文版1979年第12期，公开了实验研究和临床研究的数据。青蒿研究协作组另一篇内容相似的中文报道"抗疟新药青蒿素的研究"发表在《药学通报》1979年第2期。

由中国科学院上海药物研究所李英等 7 人署名的简报《青蒿素衍生物的合成》在《科学通报》1979 年第 14 期刊出。

卫生部根据 1978 年国务院颁布的《药政管理条例》中有关新药的规定，组织制定了《新药管理办法(试行)》。

1980 年

中国科学院生物物理研究所抗疟药青蒿素协作组的《青蒿素结晶的绝对构型》论文在《中国科学》(英文版) 1980 年第 3 期发表。

上海药物研究所顾浩明等的《青蒿素衍生物对伯氏原虫抗氯喹株的抗疟活性》论文在 1980 年《中国药理学报》创刊号上发表。

广西桂林制药厂刘旭在《药学通报》1980 年第 4 期报道了青蒿琥酯的合成。

8 月 27 日，卫生部、国家科委、医药管理局、总后勤部联名向国务院、中央军委呈报了《建议撤销全国疟疾防治研究领导小组的请示报告》，汇报了 13 年来 523 任务完成的情况及取得的科研成果，以及提供药品援外战备的情况。经国务院批准，这项科研任务继续作为国家医药卫生科研重点项目，纳入经常性科研计划之内。

11 月，广西有关部门对桂林制药厂研制的青蒿琥酯片剂和桂林制药二厂的青蒿琥酯注射剂进行药品鉴定，批准生产。

12 月 5 日，WHO 总干事 Mahler 博士致函我国卫生部钱信忠部长，提出 WHO 疟疾化疗工作组迫切希望尽快召开抗疟药青蒿素及其衍生物的研讨评价会议，探讨发展这类新药的可能性。我国卫生部对此表示同意，开始了与 WHO 长达 6 年的合作。

12 月 30 日全国疟疾防治研究领导小组办公室出版《疟疾研究，1967—1980 年成果选编(内部资料)》。

1981 年

年初，由科学院上海药物所与昆明制药厂合作自主研发的抗疟新药蒿甲醚通过鉴定。

2 月，WHO 总干事 Mahler 博士致卫生部部长表明其获悉中国科学家合成了其他抗疟药，其中两种是哌喹 Piperaquine(13228RP)和咯萘啶 Pyronaridine (7351)，而且信中透露 UNICEF(联合国儿童基金会)已从中国化工进出口公司获得哌喹效力的情报，要求卫生部提供详细研究资料，WHO 准备让会员国知道这些重要的进展。建议在青蒿素会议上非正式地提到这些化合物的基础工作。

3 月，四部、委、局在北京海军招待所召开各地区疟疾防治研究领导小组、办公室负责同志工作座谈会。卫生部黄树则副部长代表全国 523 领导小组做工作总结。总结报告指出："523 工作的特点是部门多，地区广，任务互相联系，工作互相衔接，把科技人员、各专业、现场和实验室，生产和使用，科研和防治等有机结合起来，有组织、有计划、有步骤地开展工作，是 523 多快好省地完成科研任务的关键。只有在大协作中，才能真正做到思想上目标一致，计划上统一安排，任务上分工合作，专业上取长补短，技术上互相交流，设备上互通有无，彼此互不设防，一方有困难，大家来支援，团结合作。"卫生部钱信忠部长、总后勤部张汝光副部长、国家科委武衡副主任、国家医药管理总局胡昭衡局长等负责同志在会上讲话。

至此，523 项目完成了历史使命。卫生部、国家科委、国家医药管理总局、中国人民解放军总后勤部联合向承担 523 任务作出重要贡献的 110 个门部、单位颁发了奖状；向长期从事组织管理工作的 105 名同志授予荣誉证书。

4 月，国务院副总理陈慕华等领导同志批准卫生部、国家医药管理总局、国家科委关于在北京召开青蒿素国际学术会议的报告。报告中提出了青蒿素有关生产、工艺、资源、制剂等作为技术保密内容。以中医研究院为主，会同广东、山东、上海等协作单位成立筹备组，筹备 WHO 疟疾化疗科学工作组第 4 次会议，介绍青蒿素研究，完成中方报告和翻译 14 篇，6 月审稿会，8 月定稿。

5 月，国家科委成果局发文[(80)国科成字 019 号]致广西科学技术委员会，指出广西植物研究所和广西桂林芳香厂在 1979 年 12 期《中草药通讯》上发表的《黄花蒿素生产工艺的研究》属泄露国家科学技术机密行为。

10 月 6～10 日，联合国开发署、世界卫生组织(WHO)化疗科学工作组(SWG-CHEMAL)第 4 次会议在北京举行，专题是青蒿素及其衍生物学术讨论会。这是该机构第一次在日内瓦总部以外召开的，专为我国发明的青蒿素类抗疟药进行全面评价和制订发展规划的一次重要的国际会议。WHO 疟疾化疗科学工作组成员印度中央药物研究所所长 N. Anand 教授、美国国立卫生研究院(National Institutes of Health，NIH)药物化学部主任 A. Brossi 博士、美国华尔特里德陆军研究院实验治疗部主任 C.J. Canfield 上校、英国伦敦热带病医学和卫生学院 W. Peters 教授、WHO 官员 W.H. Wernsdorfor 和 P.I. Trigg，以及东南亚地区疟疾顾问 D.F. Clyde 博士等出席此次会议。我国出席会议的有主要管理部门和研究单位的领导、代表，以及部分药理、药化专业的专家和一些列席代表。

学术会议由我国代表汇总全国的研究，分别以青蒿素化学结构、药理、毒理、代谢、临床和衍生物共 6 个专题进行报告。会议总结报告高度肯定和评价了我国研究成功的青蒿素及其衍生物的抗疟作用。报告指出青蒿素是合乎理想的新药应具有的新结构和作用方式的特点，有可能延缓抗药性的产生，从而可以有较长的使用期限，具有易耐受、安全、速效等特点，可用于治疗脑型疟等重症恶性疟疾。会议主席 N. Anand 教授指出："青蒿素的发现和青蒿素衍生物研发成功的重要性和意义，在于该类化合物的独特结构及抗疟作用方式，与任何已知抗疟药毫无雷同之处，为今后设计合成新抗疟药提供了新路子"。

会议迫切希望与我国合作共同推进这类化合物的研究与发展，制定并通过《青蒿素及其衍生物发展规划》。WHO 建议我国尽快成立相应的管理协调机构，以便与秘书处联系，协调国内规划的实施。

1982 年

2 月 1～14 日，WHO 疟疾化疗科学工作组派秘书 P.I.Trigg 博士和科学顾问 N. Heiffer、李振均(C.C. Lee)博士访华，先后参观北京、上海、桂林、广州有关科研单位和制药厂。陈海峰局长主持与他们会谈，就我国与 WHO 两年开发研究项目的技术要求和资助初步达成合作协议。按国际标准两年内完成青蒿素(口服剂)、蒿甲醚、青蒿琥酯(针剂)制剂的质控标准、临床前药理毒性实验资料和临床Ⅰ、Ⅱ和Ⅲ期等 7 项课题的研究工作，向中方提供人员培训、仪器设备和纯种动物。

3 月，WHO 疟疾化疗科学工作组在日内瓦召开全体会议，对 2 月签订的研究合作计划，只确认青蒿琥酯作为治疗脑型疟的优先开发项目，提出将派 FDA 技术人员访华，进一步了解药厂生产与管理方面的情况。

3 月 20 日，根据 WHO 的建议，卫生部、医药管理局决定联合成立“中国青蒿素及其衍生物研究开发指导委员会”(以下简称青蒿素指导委员会)，以加强与 WHO 等国际机构的合作与联系，组织和协调国内正在研究和开发的青蒿素及其衍生物等项目。

3 月，国家医药局科教司在上海召集上海医药工业研究院、桂林制药厂、桂林第二制药厂和昆明制药厂协商制备青蒿类药物的“标准化注射剂”。

7 月，青蒿素指导委员会从国家计划委员会获得 100 万元资助。在北京召开了青蒿素衍生物制剂专家评议会，50 多人参加。经讨论评议，从 4 个改进制剂方案中选定青蒿琥酯双针(青蒿琥酯粉和 5%碳酸氢钠)剂型，并对青蒿琥酯注射剂的 GMP 条件给予特别经费支持；安排上海、北京等多家研究院所给桂林两个药厂和广西的研究机构协助支持；按照 TDR 的要求从青蒿琥酯原料制备、工艺流程、质量标准、药理毒理和制剂开发进行深入的相关研究，由军事医学科学院负责毒理研究，上海医药工业研究院负责标准化制剂和 GMP 生产方面工作等。药理毒理实验要求符合 GLP 规范，药品生产贯彻执行 GMP 规范。会议经过讨论制订并下达 1982 年青蒿素及其衍生物开发研究计划，以及《青蒿素及其衍生物 1983 年研究计划进度表》。

8 月，由江静波、李国桥、Keith Arnold 等发表青蒿素与甲氟喹对照研究的论文《甲氟喹和青蒿素的抗疟作用》(*Antimalarial Activity of Mefloquine and Qinghaosu*)在世界著名的医药杂志、英国的《柳叶刀》(*Lancet*)头版头条位置发表。

9 月 21～28 日，美国 FDA 检查员 Tetzlaff 在 WHO 疟疾化疗科学工作组秘书 P. I. Trigg 博士和周克鼎、李泽琳、王大林的陪同下到昆明制药厂和桂林第一、第二制药厂进行 GMP 检查，后又对当时生产条件最好的上海信谊制药厂进行检查，均未获通过，与 WHO 的合作亮了“红灯”。

11 月 11 日，青蒿素指导委员会致函 WHO 疟疾化疗科学工作组，同意探讨在国外合作加工一批青蒿琥酯的可能性，同时表示还可考虑临床前药理毒性研究工作与国外进行全面合作。

青蒿素指导委员会为了推进青蒿素及其衍生物的研究，组织有关单位认真学习掌握国际标准和技术方法，同时，向国家财政部申请200万元拨款，资助有关单位按国际标准开展相关的研究，以及筹建生产基地。

同年，军事医学科学院微生物流行病研究所(军医科院五所)以宁殿玺、周义清为课题负责人的研究小组，开展了青蒿素及其衍生物与周效磺胺–乙胺嘧啶(SP)、本芴醇等药物配伍增效的探索研究。从中选出蒿甲醚与本芴醇配伍作为主要的研究课题。

1983年

1月4日，P. I. Trigg博士复信表示，将推荐美国华尔特里德陆军研究院与我国合作青蒿琥酯的开发研究。

5月10日，经P. I. Trigg博士磋商，美方决定派国防部国际卫生事务处主任M. Brown中校和华尔特里德陆军研究院N.Heiffer博士访问我国，讨论有关青蒿琥酯合作研究事宜。

5月24日，鉴于事前对美方的方案不了解，青蒿素指导委员会函告WHO推迟美方访问，并要求对方提前把合作方案送交我方。

6月，桂林制药二厂施光霞采用表面活性剂进行湿法过筛，制成青蒿酯钠冻干粉。

8月，青蒿素指导委员会厦门会议，研究讨论青蒿资源问题。

同月，青蒿素指导委员会在北京召开了工作座谈会，就与WHO合作事宜进行讨论。遵照邓副主席当时有关“千方百计利用国外智力，有原则的合作”的指示，会议认为，这项合作是对我有利的，首先是培养人才，二是引进技术，三是资助设备。合作的原则是，以我为主，对我有利；平等互利，政治上友好；自力更生，外援为辅；采取两条腿走路，一是利用WHO的资助与支持，以加速新药在国外注册的时间，二是加快国内研究工作的步伐，积极创造条件，争取尽快建成GMP制剂车间和提高实验和临床研究的水平。

10月，WHO聘请多名专家来华讲学，在中医研究院举办了“建立青蒿素及其衍生物在生物体液中含量测定方法学习班”。

10月，卫生部发文《关于调整中国青蒿素及其衍生物研究指导委员会成员的通知》，青蒿素指导委员会主任委员由卫生部科教司司长许文博出任。

12月22日，P.I.Trigg博士寄来正式的“青蒿琥酯合作研究协议书”，并称协议书已为WHO和美国防部同意，希望尽快安排三方会晤时间。1983年11月至1984年10月，我国与WHO对青蒿琥酯合作研究一事，因各方的权利和义务争议不断，最终以没有进行正式谈判而结束。

1984年

2月，广州中医学院青蒿抗疟团队完成青蒿素栓Ⅰ、Ⅱ、Ⅲ期临床试验，在358例恶性疟中，脑型疟 14 例，治愈率高达 92.8%。

7 月，时任卫生部长崔月犁访问南斯拉夫社会主义联邦共和国，与南斯拉夫联邦国务委员，人力、健康和社会福利联邦委员会主席 Dr. D. Jakovljevic 一致同意，双方可以合作开发青蒿素类药物。

10 月，在广州举行“青蒿素栓剂治疗疟疾的研究”鉴定会，研究单位为中医研究院中药研究所、广州中医学院、广州白云山制药厂，主持鉴定单位：卫生部中医研究院。

11 月，青蒿素指导委员会在北京召开青蒿琥酯开发研究工作会议，就青蒿琥酯针剂按照原与 WHO 合作及国家新药申报的标准，提出了 1985～1986 年主要任务和目标，编制下达了 1985 年研究计划。要求青蒿琥酯完成新药报批技术资料；双氢青蒿素研究的资助也列入其中。

上海有机化学所许杏祥等完成了青蒿素的全合成。

美国华尔特里德陆军研究院从美国本土的黄花蒿植物中提取出青蒿素。

1985 年

美国 *Science* 杂志发表华尔特里德陆军研究院 D. L. Klayman 的综述文章：*Qinghaosu*（*Artemisinin*）：*An Antimalarial Drug from China*，这是国际上被引用最多的有关青蒿素的文章。

2 月，青蒿素指导委员会在北京召开青蒿琥酯血药浓度含量测定方法评价会议。并聘请朱燕担任青蒿琥酯粉针剂 I 期临床试验监督员。

3 月，卫生部药政局批复通过青蒿琥酯粉针剂（静脉注射）在广州中医学院第一附属医院进行 I 期临床试验。

6 月，南斯拉夫科学家代表团访问北京，初步协商双方开发不与 WHO 冲突的另外青蒿素类药物，确定中方由青蒿素指导委员会与南斯拉夫最大的制药企业科尔卡制药公司（Krka Pharmaceutical）共同组成项目组，并由双方各自的卫生部指导工作。

6 月 16 日，卫生部药品审评委员会化学药分委员会召开第一次新药评审会议，对中医研究院中药研究所申请青蒿素栓的资料进行试评。青蒿素栓是我国执行《新药审批办法》的第一个新药。

7 月 1 日，《新药审批办法》开始实施。

1986 年

2 月，中华人民共和国卫生部科教司司长，中国青蒿素指导委员会主任许文博与南斯拉夫 Krka Pharmaceutical 制药公司管理委员会主席 M. Kovacic，在南斯拉夫签署《合作研究开发抗疟药复方蒿甲醚协议书》。

3 月，青蒿素指导委员会在北京召开青蒿琥酯申报工作会议。统一名称：注射用青蒿琥酯。

受青蒿素指导委员会1983年在厦门会议上的委托，四川中医药研究院南川药物种植研究所，四川省涪陵地区药品检验所完成《四川省酉阳县青蒿资源、生态生物学及青蒿素含量调查研究报告》。这是在酉阳建设青蒿素工业化生产设施的开始。

5月和6月，中–南(南斯拉夫)双方的合作由各自的政府批准。但协议中的“第五条：同意向中方一次性支付一笔金额”未兑现，于8月合作中止。

7月，由上海医药工业研究院牵头申报注射用青蒿琥酯的补充资料。

7月，在青蒿素指导委员会的建议推动下，四川省酉阳县开始筹建青蒿素提取厂。

8月，青蒿素指导委员会委托山东省中医药研究所魏振兴到酉阳进行当地品种的青蒿素含量验证。青蒿素指导委员会拨专款支持山东省中医药研究所进行青蒿素提取生产工艺的研究和解决武陵山制药厂的生产设备。

9月，青蒿素指导委员会秘书长周克鼎第一次到酉阳考察，并商议建设青蒿素提取车间，首先得到了四川省科委的资金支持。

10月，卫生部为中医研究院中药研究所颁发青蒿素和青蒿素栓新药证书，同时给广州白云山制药厂颁发青蒿素和青蒿素栓的新药生产批件。

11月，青蒿素指导委员会与桂林第二制药厂签署协议转让注射用青蒿琥酯。

11月，由四川省医药管理局和省卫生厅批准，成立了武陵山制药厂。

1987年

1月，卫生部、国家医药管理局联合发文《关于限制青蒿素类原料药出口的通知》，规定青蒿种子、种苗、干鲜全草，青蒿素及其3种衍生物原料药禁止出口，制剂产品可以出口。

1月，蒿甲醚初评会在昆明举行。

1月，中国科学院上海药物所姜纪荣、昆明制药厂刘羊华、广州中医学院李国桥在青蒿素指导委员会协调下签署《蒿甲醚转让备忘录》。

3月，在青蒿素指导委员会的支持见证下，军医科院五所和昆明制药厂签署《联合研制复方蒿甲醚协议书》，按3类新药研究由蒿甲醚–本芴醇组成的复方蒿甲醚片。昆明制药厂3年内共投入30万元。

3月，卫生部颁发《关于新药保护及技术转让的规定》，青蒿素及其衍生物都获得了8年的行政保护期。新药证书分正本和副本，副本可用于新药的技术转让。还规定：“研制单位在取得新药证书后，无特殊理由在两年内既不生产亦不转让者，该新药的保护期即自行失效。”

3月，中信公司召开董事会扩大会，对公司进入科技领域一致赞同；荣毅仁提出：从现在起，中信公司的业务范围由原来的生产、金融、贸易、服务改为生产、技术、金融、贸易、服务“五位一体”。中信技术公司即于12月5日正式成立。

4月，青蒿琥酯原料药(桂林制药厂)和注射用青蒿琥酯(上海医药工业研究院、桂林第二制药厂、广州中医学院）获卫生部颁发的新药证书。

4 月，青蒿素指导委员会秘书长周克鼎和昆明制药厂刘羊华副厂长在酉阳与武陵山制药厂黄殿宇商谈资助青蒿素工业化生产厂建设事宜。

5 月，军事医学科学院与昆明制药厂签署“抗疟新药本芴醇（76028）技术转让协议书”，转让新药证书、工艺技术（五步法）和小试等全套资料，昆明制药厂支付研究补偿费 20 万元，以及 5 年 5%的销售提成。

7 月，武陵山制药厂与山东省中医药研究所签订了“青蒿素原料药生产的工艺技术转让合同”。

同月，经周克鼎同志联系，青蒿素指导委员会为酉阳武陵山青蒿素项目向三峡总公司争取到 125 万元资金担保，武陵山青蒿素厂成为三峡库区移民第一个项目。

7 月，罗宣德和沈家祥等发表文章《青蒿素及其衍生物的化学、药理和临床应用》［*The Chemistry，Pharmacology and Clinical Applications of Qinghaosu（Artemisinin）and its Derivatives*］于 *Med. Research Reviews* 上。

9 月，国家医药管理局在新闻发布会上宣布，我国吨级的青蒿素厂建成投产。它也是世界上第一个工业化生产青蒿素的工厂。

9 月 5 日，上海药物研究所和昆明制药厂双方联合获得蒿甲醚原料药新药证书和蒿甲醚注射剂新药证书。

9 月 10 日，卫生部[（87）卫药政字第 284 号]发出《关于青蒿素原料药转由云南昆明制药厂生产的通知》的文件，指出“因白云山制药厂目前不生产青蒿素原料药，而云南昆明制药厂自 1979 年以来一直从事该药的试制工作，并曾向我部提出申报，经与两药厂协商同意，现决定将原发给广州白云山制药厂的青蒿素原料药批准文号（86）卫药试字 X-03 号及‘新药证书’副本转发给昆明制药厂，由昆明制药厂按我部批准的质量标准生产青蒿素原料药，试产期间由云南省药检所对该产品进行质量监督，试产期满时由昆明制药厂按规定办理该品转为正式生产的手续。”

9 月 11 日，卫生部召开新闻发布会，宣告从青蒿素改造的衍生物蒿甲醚油注射剂、青蒿琥酯注射剂和青蒿素栓剂研制成功，是治疗抗药性恶性疟和救治脑型疟等重症疟疾患者的特效药。

由军医科院五所疟疾室研发的抗疟新药本芴醇，具有新的化学结构，与氯喹无交叉抗药性，获国家一类新药证书。

10 月，国家医药管理局中国医药研究开发中心代表卫生部、国家医药管理局，与 WHO/TDR 主任 Godal 博士率领的代表团就蒿甲醚制剂和蒿乙醚原料药事宜进行谈判，中方参加的有卫生部科教司王秀峰和沈家祥、周克鼎、曾美怡、张逵、滕翕和。中方要求 TDR 帮助中国的蒿甲醚和青蒿琥酯在国外进行注册，TDR 支持的第一步是资助中方把两药的资料翻译成英文；TDR 还提出要在北京召开一次疟疾化疗科学工作组（CHEMAL）的会议。

10 月，我国的抗疟药蒿甲醚进入尼日利亚进行临床验证，军事医学科学院五所疟疾研究室主任焦岫卿和郭伯安及我国其他专家，与尼日利亚国家疟疾控制中心专家共同对蒿甲醚与氯喹进行随机比较。结果表明，疗效和副反应等方面均优于氯喹。

11月，国家科委郭树言副主任和国家医药管理局顾德馨教授一行访问非洲。在尼日利亚听了王嵎山大使对我国抗疟新药蒿甲醚治疗疟疾效果神奇，在尼引起轰动的介绍。回国后指定社会发展科技司丛众处长和陈传宏负责，着手抓紧我国青蒿素产品出口的协调工作，聘请青蒿素指导委员会秘书长、原全国523办公室周克鼎担任顾问。

12月，为了扩大青蒿素的产能，解决蒿甲醚等终端产品的原料来源，四川省涪陵地区批准武陵山制药厂新建青蒿素车间。昆明制药厂与武陵山制药厂建立合作关系，签订联合生产青蒿素的协议，负责质量把关，并拿出30万元作为原料药预付款投入到建设中，两年后，一个设计年产量更大的青蒿素工业化提取车间建成投产，为我国青蒿素及其衍生物走向世界创造了条件。

12月，中国科学院上海有机化学所“青蒿素及其一类物的全合成、反应和立体化学”获得国家自然科学奖二等奖。

1988年

1月20日，为进一步完善《新药审批办法》，卫生部颁发了《关于新药审批管理的若干补充规定》。

1月，国家科委向国务院办公厅报送了《关于抓紧我国青蒿素类抗疟药生产和国际市场销售工作的报告》，提出了若干措施、建议和有关部委的分工。

4月，昆明制药厂蒿甲醚针剂扩产工程初步设计审查，投资2943万元建设新的符合GMP标准的蒿甲醚注射剂车间(1991年7月建成投产)。

5月，科学院上海药物所白鲁东、昆明制药厂刘羊华，签署《抗疟新药蒿甲醚技术转让协议书》，转让费32万元。

5月24日，郭树言副主任就青蒿素等抗疟药的生产、销售和开拓国际市场等问题召开座谈会。卫生部、国家医药管理局，对外经济贸易部、农业部，以及昆明制药厂、桂林制药一厂和二厂及广州白云山制药厂等单位有关负责人出席座谈会。会后，国家科委制订了“加快青蒿素类抗疟药科研成果推广和出口创汇实施计划方案”，提出采取科、工、贸一体化等若干措施。

6月13日，卫生部、国家医药管理局联合发文《关于撤销中国青蒿素及其衍生物研究指导委员会的通知》。青蒿素指导委员会在完成蒿甲醚、青蒿琥酯、青蒿素栓剂国内药物注册尚未转入市场开发之际被宣告结束，有关青蒿素类抗疟药的研究开发，继续纳入各有关部门、单位管理。

7月16日，国家科委、国家医药管理局、对外经济贸易部、农业部、卫生部联合下发(88)国科发生字427号《关于加快青蒿素类抗疟药物科研成果推广和出口创汇的通知》，并出台了实施方案。

8月28～30日，国家科委组织中国医药保健品进出口总公司、中国国际信托投资公司等14家公司与昆明制药厂、桂林制药一厂和二厂等共同商议合作的有关事宜和分工。

11月，桂林制药厂获得青蒿琥酯片新药证书。

同月，国际医药管理局总工程师、WHO 疟疾化疗科学工作组成员沈家祥致信国家科委郭树言副主任，向中央领导同志就他们所关心的青蒿素问题做了汇报，其中提到：上海将蒿甲醚和蒿乙醚的资料发表，“随后 WHO 以我国发表的文章为基础，又在国外多方资助开发蒿乙醚；为了缓和后者和我方在国际市场上的矛盾和竞争，通过对 WHO 疟疾化疗科学工作组进行说服工作，争取到该组织的谅解和善意”。认为“与 WHO 这样的机构开展合作，对推动我国有关研究和帮助产品进入国际市场，都是必要的和有利的”。

同年，军医科院五所疟疾室丁德本、时云林赴东非索马里试用复方蒿甲醚取得满意的效果。

1989 年

4 月 24～26 日，WHO 疟疾化疗科学工作组第 2 次在北京举行青蒿素类抗疟药会议，中方有 10 余人参与学术交流，李英、宋振玉、周钟鸣、曾衍霖、李泽琳、李国桥、钟景星、滕翕和、陈昌及曾美怡等，报道了青蒿素类、咯萘啶、脑疟佳在合成、药理和临床方面的研究新进展及复方蒿甲醚的有关内容。

6 月，国家科委分别下发(89)国科社字 007 号《关于申请承担青蒿素抗疟药物国际合作项目的通知》和(89)国科发社字 330 号《关于印发‘加快青蒿素类抗疟药物科研成果推广和出口创汇实施计划方案’的通知》。

8 月，国家科委社会发展科技司与中信技术公司签署《关于青蒿素类抗疟药物进入国际市场合同》，中信技术公司正式参加国家科委推动的青蒿素类药品国际市场化工作。

11 月，中信技术公司与昆明制药厂签署了《蒿甲醚项目合作协议》，后扩展到复方蒿甲醚，并和军医科院五所组建了科工贸联合体。

12 月，抗疟新药青蒿琥酯获国家技术发明三等奖。

1990 年

3 月 9 日，在国家科委社会发展科技司抗疟药国际市场开拓事务顾问周克鼎的协调下，军医科院五所和昆明制药厂，会同中信技术公司，采取科、工、贸合作方式为一方，与瑞士诺华公司前身瑞士汽巴–嘉基公司签订了本芴醇–蒿甲醚复方合作的保密协议。

8 月，军医科院五所向中国专利局申请“增效抗疟药复方本芴醇”专利，专利权人为军医科院五所，发明人为周义清、宁殿玺等 7 人。

8 月，中信技术公司与法国 Rhone-Poulenc Rorer Inc.(现为 Sanofi-Aventis 公司)签署在国外销售昆明制药厂的蒿甲醚注射剂和桂林制药二厂的注射用青蒿琥酯的协议，1994 年法国品牌的蒿甲醚注射剂 Paluther 上市，而青蒿琥酯注射剂因 GMP 和投资难度，合作未能开展。

9月，四川武陵山制药厂共计生产青蒿素7845公斤，销售6620公斤，国家医药管理局在新闻发布会上宣布，我国吨级的青蒿素成建成投产。这也是世界上第一个工业化生产青蒿素的工作。

10月，在国家科委社会发展司的见证下，瑞士汽巴–嘉基公司和中信技术公司、军医科院五所及昆明制药厂，三方签署第一次商务谈判的会谈纪要，就开发复方蒿甲醚进行合作。

12月，WHO未按中方提出的对1989年4月在北京召开的第2次青蒿素类抗疟药会议文章保密要求，未经中方正式同意，将内容以WHO的技术报告(<Practical Chemotherapy of Malaria>，Report of a WHO Scientific Group. WHO Technical Report Series 805，WHO Geneva 1990)形式披露了复方蒿甲醚技术数据，曾一度给复方蒿甲醚国际专利申请造成困难。

12月，军医科院五所自主研发的抗疟新药本芴醇及其亚油酸胶丸制剂获国家发明一等奖。

1991年

3月，根据瑞士汽巴–嘉基公司的建议，中信技术公司、军医科院五所和昆明制药厂签署《关于暂时停止本芴醇作为单方药品生产和销售的协议》。

卫生部颁布复方蒿甲醚片试行标准WS-167(X-113)-91。

4月，军医科院五所再次向中国专利局申请“增效抗疟药复方本芴醇的制备方法”专利。为了申报国际专利，特别办理。

越南疟疾暴发流行，大量疟疾患者死亡。Keith Arnold向卫生部Cho Ray医院院长郑金影教授推荐，邀请李国桥研究小组帮助救治重症疟疾。越卫生部接受了李国桥的建议，在全国使用桂林制药厂生产的青蒿琥酯，次年疟疾死亡人数显著下降。

1992年

2月，中信技术公司，军医科院五所和昆明制药厂正式签署三方内部《关于复方蒿甲醚片(复方本芴醇片)合作协议》。

4月，蒿甲醚与本芴醇组成的“复方蒿甲醚片”获国家新药证书。

6月，北京市科学技术委员会正式批准成立北京市科泰新技术公司，同年9月该公司正式挂牌，主要从事双氢青蒿素的国际销售。

中药研究所双氢青蒿素片获得国家新药证书，并获得1992年度国家中医药管理局中医药科技进步一等奖，被评为1992年国家十大科学技术成就之一。对此，中国科学院上海有机化学研究所学部委员(院士)周维善和研究员吴毓林致函国家科委，对有人自称在1973年即首创双氢青蒿素提出质疑。双氢青蒿素的化学结构是在1978年初青蒿素的绝对构型确定后才得以确认的。其反应最佳条件也是中药研究所和科学院上海有机化学所合作研究期间(1974～1975年)才得以确定的。

10月，蒿甲醚胶囊获新药证书。

12月，国家科委(92)国科发社字830号文件，《关于继续抓好青蒿素类抗疟疾药物开拓国际市场工作的函》，重申禁止出口种子和全草，限制出口青蒿素原料药。

12月，国家科委社会发展科技司(92)国科社字035号发函“委托中信技术公司组建青蒿素开发集团”。

复方蒿甲醚开始获得国际专利。

1993年

5月，复方蒿甲醚临床试验按照瑞方GCP的设计方案，由焦岫卿主持，在我国海南省三亚市农垦医院完成102例恶性疟的临床观察，治愈率与我方原观察的400余例28天治愈率96%一致，复方蒿甲醚正式列入瑞士汽巴-嘉基公司开发计划。

由军医科院五所研制的抗疟新药磷酸萘酚喹获国家药品监督管理局颁发的新药证书。

1994年

2月，桂林制药厂与法国赛诺菲公司(Sanofi-Synthelabo)签署青蒿琥酯片剂国际市场销售协议。法国赛诺菲公司负责在非洲进行临床验证和办理注册，由桂林制药厂提供原料或大包装制剂，从1995年开始以法国公司Arsumax品牌在全球销售。

6月，李国桥、郭兴伯、符林春等在英国《皇家热带医学和卫生学》杂志发表文章，专门报道他们(1984～1988年)用青蒿素类单药，分别以3天、5天和7天的不同疗程，通过上千例患者的治疗比较，得出7天疗程可把28天治愈率提高至95%以上的结论，改变了以往对青蒿素复燃率高的片面认识。WHO邀请李国桥作为临时顾问，在1996年马尼拉会议上报告了这一结果，之后，会议文件把7天疗程的方案确定为青蒿素类治疗恶性疟疾的标准疗程。

6月，中医研究院中药研究所根据1986年独家获得的原料药青蒿素新药证书，起诉武陵山制药厂及其连带责任单位昆明制药厂生产青蒿素侵权。

9月，瑞士汽巴-嘉基公司和中信技术公司、军医科院五所、昆明制药厂三方签署许可和开发协议(Licence & Development Agreement)，为期20年。国家科委批准了复方蒿甲醚的“合作协议”。

10月，我国北京市科泰新技术公司的Cotexin(双氢青蒿素片)在肯尼亚注册成功，开始正式销售。

12月，中-瑞双方在北京举行中外记者新闻发布会，宣布中-瑞合作开发成功的复方蒿甲醚片，是我国自主研发的青蒿素类复方和瑞士汽巴-嘉基合作获得国际药物专利注册的新药。

受印度学者论文关于青蒿素对间日疟配子体作用研究的启发，李国桥研究小组得到瑞士罗氏基金会的资助，开展了青蒿素对恶性疟原虫配子体感染性影响的研究。1992～1994 年，在越南建立研究基地和按蚊感染实验方法，通过解剖几千只实验的按蚊，证明青蒿素对恶性疟原虫配子体有较好的抑杀作用，能迅速阻止其性成熟而不具感染性。此发现纠正了 1978 年以来因用青蒿素类药物治疗的患者，其血中成熟原虫配子体不转阴，误认为青蒿素类对配子体无作用的错误结论。

1995 年

4 月，中国科华技术贸易公司组团赴新德里办理青蒿琥酯在印度的注册手续。我国广州中医学院李国桥、王新华在印度卫生部药控总局和疟疾防治计划办公室组织的报告会上，介绍了青蒿琥酯治疗疟疾的速效、高效、低毒安全的特点，从容回答了对方的种种质询。同年 6 月，青蒿琥酯片和注射剂即获印度药控总局批准注册。

5 月，新昌制药厂(现浙江医药集团)成为复方蒿甲醚合作项目的本芴醇合同生产企业(1999 年 20t 产能的本芴醇车间建成)。

8 月，北京汽巴–嘉基制药有限公司获得卫生部颁发的复方蒿甲醚新药证书副本。

11 月，由广州中医学院热带医学研究所主办的第一届三亚热带医学学术研讨会在海南省三亚市举行，国内从事热带医学的主要人员和泰国、越南及美国 NIH 的专家参会。会前，该所印发了《青蒿素类药临床研究专辑》，收载论文 30 篇，后由 Roche 亚洲研究基金会主任 Keith Arnold 教授翻译成英文印本，发送至国际有关热带病研究机构。

为了给青蒿素打开市场，北京市科泰新技术公司逯春明和同事前往东非肯尼亚，期间他邀请李国桥前往肯尼亚各大城市，由各市医药协会组织，利用晚上的时间对全市医生讲解青蒿素类药的临床应用，与会者占全国医生的 80%以上。

12 月，和中药研究所同获国家科委颁发青蒿素发明奖的山东省中医药研究所、云南省药物研究所、中国科学院上海有机化学研究所、广州中医学院等有关参研人员向国家科委写信，对中药研究所起诉的侵权案表示不同看法，认为中药研究所独家申报青蒿素新药证书的行为本身就是侵害了其他五个单位的权益。

1996 年

3 月 18 日，广州中医药大学三亚热带医学研究所的“抗疟新药——复方青蒿素”(即复方哌喹)获“国家级火炬计划项目证书”。

6 月，瑞士汽巴–嘉基公司和山德士公司合并成立的瑞士诺华公司，继续推进复方蒿甲醚项目，并确定以 Coartem 的商品名注册。

8 月 30 日，为了表彰“青蒿素及其衍生物”这一项目对人类作出重大贡献的中国科学家集体，香港求是科技基金会颁发了“杰出科技成就集体奖——青蒿素”的奖励。受奖集体的代表是屠呦呦、李国桥、魏振兴、梁钜忠、周维善、李英、朱大元、顾浩明、刘旭、许杏祥。

12 月，军医科院五所研制的磷酸萘酚喹获国家技术发明奖二等奖。中国科学院上海药物所和昆明制药厂的蒿甲醚获国家技术发明奖三等奖

蒿甲醚胶囊和蒿甲醚片剂(1997 年)先后获国家新药证书。

1997 年

4 月，蒿甲醚油针剂被列入 WHO 第 9 版基本药物目录。

广州中药大学热带医学研究所李国桥主持研制的第一个由双氢青蒿素与磷酸哌喹和伯氨喹配伍的复方——CV8 由越南卫生部批准注册和生产。两年后列为越南国家抗疟的一线用药，免费发放至恶性疟流行区。

10 月，复方蒿甲醚的美国专利获得批准。

蒿甲醚油针剂被列入第 9 版 WHO 基本药物目录。

1998 年

CV8 在越南注册生产引起 WHO 的关注，驻西太平洋地区代表 Dr. Allan Schapira 专程访问了我国广州中医药大学，详细考察了 CV8 研制情况和临床评价的结果。

5 月，应北京市科泰新技术公司逯春明再次邀请李国桥带领专家组前往肯尼亚 3 个月，着重对青蒿素类药的临床应用进行示范推广。

1999 年

1 月，复方蒿甲醚在瑞士通过欧洲药品注册。完成了 25 个国家的药品注册，在 14 个国家实现销售。次年，瑞士诺华公司向中国专利持有单位支付第一笔专利使用许可费。

7 月，中国人民解放军总后勤部授予“抗疟新药复方蒿甲醚”科学技术进步奖二等奖。

2000 年

年初，WHO/TDR 在泰国清迈举行抗药性恶性疟防治会议，邀请李国桥为临时顾问参加会议，请他专题报告 CV8 的研制情况。随后，李国桥应 WHO/TDR 的要求，双方签订了“保密协议”，CV8 的研究资料提交 WHO/TDR 进行评价。

4 月，遏止疟疾行动(Roll Back Malaria)在尼日利亚召开非洲首脑会议，发表阿布贾宣言(Abuja Declaration)，提出到 2010 年降低疟疾死亡率 50%的目标。李国桥和逯春明参加了此次会议。

12 月，军医科院五所抗疟药课题组被总后勤部授予“科技创新模范”荣誉称号。

青蒿琥酯片剂被列入第 11 版 WHO 基本药物目录。

2001年

年初，重庆华立控股有限公司与广州中医药大学热带医学研究所/广州市健桥医药有限公司，达成合作研发双氢青蒿素磷酸哌喹新复方的意向。年底，成立广州市华立健药业有限公司，由华立控股有限公司投入资金研发双氢青蒿素磷酸哌喹复方。

5月，WHO/TDR向李国桥提出改进CV8配方的意向。Allan Schapira博士和英国牛津大学的Jeremy博士到广州商谈改进配方的具体建议。此时，李国桥拿出改进的新复方样品。改进后组方与他们提出的建议一致。他们共同把新复方暂定名为Artekin(双氢青蒿素磷酸哌喹复方)。

7月，蒿甲醚预防日本曼氏血吸虫病和埃及血吸虫病的应用及基础研究获国家科学技术进步奖二等奖。

11月，WHO总部分管疟疾控制的Schapira博士，在上海主持召开WHO抗疟药发展会议，会议高度重视和评价我国研发的青蒿素类复方抗疟药，鼓励生产单方药物的企业转向提供ACT药物；并称“治疗疟疾的最大希望来自中国”。

2002年

1月，昆明制药集团股份有限公司蒿甲醚原料药车间取得了澳大利亚药品管理局的GMP证书。蒿甲醚原料药可以在欧盟申请注册销售。这是中国青蒿素及其衍生物第一个国际认证证书。

3月14日，香港美国《远东经济评论》杂志上发表了一篇题为《中国革命性的医学发现：青蒿素攻克疟疾》的评论文章，作者R. Haynes盛赞青蒿素“这项研究是整个20世纪下半叶最伟大的医学创举”，“是中国人伟大的科学发现”，“是应该被授予诺贝尔奖的革命性创新”。

3月，Schapira博士在广州召开加快双氢青蒿素磷酸哌喹片(Artekin)国际化标准的研讨会。请来12名有关方面的权威专家，为推进和加快Artekin国际注册，建议李国桥与英国牛津大学N. White教授和WHO/TDR合作，联合申请疟疾风险基金(MMV)。

4月，WHO紧急强调疟疾抗药性严重的国家使用含有青蒿素组分的复方抗疟药(artemisinin-based combination therapies，ACT)。

蒿甲醚复方作为唯一的ACT列入第12版WHO基本药物核心目录，并由诺华公司采取依从性包装，被推荐为全球治疗抗药性恶性疟的首选药物。

5月，在广州市松园宾馆举行523项目35周年纪念活动。邀请各地523办公室老领导和部分老专家参加。大家提议编写一本反映523项目和青蒿素研发历史的书，让世人了解523成果和青蒿素是如何研究出来的。

12月，桂林制药厂青蒿琥酯片生产条件获WHO的GMP认可，这是中国医药企业第一次通过WHO的GMP认证；之后为法国赛诺菲生产青蒿琥酯片剂。

2003 年

1 月，广州中医药大学研制的双氢青蒿素磷酸哌喹片(Artekin)获国家新药证书，由华立健药业有限公司生产。

1 月，军医科院五所研制的复方磷酸萘酚喹获国家新药证书。2005 年由昆明制药集团股份有限公司生产，商品名为 ARCO®。

7 月，诺华完成复方蒿甲醚 2403 例儿童使用安全和有效性临床试验，与国际组织 MMV 签署合作开发儿童剂型的协议。

青蒿素、蒿甲醚、青蒿琥酯、双氢青蒿素原料药及制剂质量标准列入 WHO《国际药典》第 3 版，第 5 卷(2003)。

至 2003 年底，Artekin 在全球各个流行区与包括复方蒿甲醚在内的其他抗疟药对照试验中，共观察了 5000 多个病例，获得治愈率为 97%以上的效果。

12 月 17 日，中–柬联合抗疟工作组成立大会暨柬埔寨第一次村抗疟员(VMV)培训会在柬埔寨石居省召开。柬埔寨卫生部国务秘书蒙文兴(Dr. Mam Bunheng)、石居省副省长及卫生官员、村抗疟员百余人参会。我国广州中医药大学青蒿抗疟团队参会。

2004 年

1 月起，结合青蒿素哌喹复方(Artequick)的临床试验，广州中医药大学青蒿抗疟团队，在柬埔寨石居省高疟区，先后在 3 个地区对 2.8 万多人口进行快速灭源除疟试验。以 Artequick 加 9mg 伯氨喹单剂，40 天内全民服药 2 疗程，并经不断改进，最终使一个试验区的人群恶性疟带虫率，在 6 个月内从原来的 20.8%下降至 0%。

1 月，著名医学杂志《柳叶刀》报道 WHO 迫于美国和其他国家政府的压力，向非洲国家提供治疗疟疾低效无效的药物，仅仅是因为它们价格低廉。批评者宣称 WHO 批准了全球基金(GFATM)向非洲提供低效无效的氯喹和周效磺胺–乙胺嘧啶抗疟药的援助计划，而不是新型、高效的 ACT 类药物，不仅浪费了可贵的国际援助资金，而且是在杀死疟疾患者，特别是儿童。

WHO 发表新闻称复方蒿甲醚因原料青蒿素不能满足供应。诺华公司向中方提出超出原料生产能力的预测，正式致信昆明制药集团股份有限公司和浙江医药股份有限公司新昌制药厂确认扩大原料药和制剂的产能。此后，国内青蒿种植和青蒿素生产出现无序竞争，造成了严重的后果。

1 月，泰国以国王普密蓬·阿杜德名义为中国青蒿素及其衍生物研究协作组颁发了泰国最高医学奖——玛希敦亲王奖(2003 年度)，以表彰我国科技工作者发明青蒿素及其衍生物、青蒿素复方在治疗疟疾方面的杰出贡献。

年初，广州青蒿医药科技公司与广东新南方集团公司签订合同，成立广东新南方青蒿科技有限公司。青蒿素–哌喹新复方的研究顺利进行。广东新南方青蒿科技公司按 GAP、

GLP、GCP、GMP规范，从青蒿种质资源栽培，青蒿素提取，青蒿素哌喹复方的药学、药理学、安全性评价、临床试验，成品生产等的研究，以及国际市场开拓全面展开。

3月，Artekin获MMV资助的350万美元由华立控股运作，与意大利公司合作，结果意大利Sigma Tau公司的产品另立商品名(Eurartesim®)在国际销售。

7月，美国国立科学院医学研究所出版 *Saving Lives, Buying Time: Economics of Malaria Drugs in an Age of Resistance*(2004)一书，揭开了全球援助资金采购ACT抗疟药的序幕。

12月，“复方蒿甲醚成为国际抗疟援助计划的首选药品”列为2004年中国医药科技十大新闻。

12月，北京华立科泰医药有限公司(以下简称华立科泰公司)的双氢青蒿素磷酸哌喹片的商品名Duo-Cotein商标国际注册成功。

2005年

1月，经中信集团推荐，瑞士诺华公司总裁魏思乐(Daniel Vasella)先生因复方蒿甲醚项目而获得中华人民共和国国际科技合作奖。

5月，昆明制药厂蒿甲醚原料药通过WHO认证。

9月，中国国家主席胡锦涛在联合国大会发展筹资高级别会议上发表题为《促进普遍发展实现共同繁荣》的讲话。其中提出的中国进一步加强对其他发展中国家帮助的5项新措施中，第四条是：“中国将在今后3年内增加对发展中国家特别是非洲国家的相关援助，为其提供包括防疟疾特效药在内的药物，帮助他们建立和改善医疗设施、培训医疗人员。”

9月，WHO发表新闻强调：青蒿素类抗疟药应与其他药物联合使用，不要单独用药，防止出现抗药性。

9月，浙江新昌制药厂新建的200t本芴醇新车间竣工，通过了澳大利亚药品管理局(TGA)的现场检查。

12月21日，WHO官网公布《通过预认证的产品和制造商名单(抗疟药)》的正式文件，确认上海复星医药集团股份有限公司旗下桂林南药股份有限公司生产的青蒿琥酯片剂和青蒿琥酯+阿莫地喹联合用药通过了WHO的质量预认证，次年确定其预供应商资格。

复方磷酸萘酚喹片获国家新药证书，由昆明制药厂生产。

青蒿素-哌喹片(Arteqick)获国家新药证书。

2006年

1月，广州中医药大学李国桥团队的“抗药性恶性疟防治药青蒿素复方的研发与应用”，获2005年度国家科学技术进步奖二等奖。

1月，WHO出版《疟疾治疗指南》，为保护青蒿素类药物，延缓抗药性产生，停止使用青蒿素单药治疗无并发症恶性疟，必需使用以青蒿素类为基础的复方药物(ACT)。

蒿甲醚-本芴醇复方(Artemether and Lumefantrine)被 WHO 推荐为四种首选青蒿素类复方之一，并指出其优点为本芴醇从未作为抗疟单药市售，复方蒿甲醚既可用于非洲疟区，亦可用于抗药性严重的东南亚疟区；但需注意同时进食含脂肪的食物。

2～10 月，昆明制药厂与军医科院合作开发的复方磷酸萘酚喹片(ARCO®)在巴布亚新几内亚、柬埔寨、尼日利亚等多国获准注册和上市。

5 月，昆明制药厂产能达到 80t 的蒿甲醚新车间竣工。

6 月 6 日，李国桥团队总结柬埔寨石居省快速控制疟疾实施成果，形成快速灭源除疟法(fast elimination of malaria by source eradication，FEMSE)。柬埔寨在该省召开总结大会，表彰先进，卫生部长 Mam Bunheng 出席。

6 月 20 日，在“柬埔寨石居省快速控制疟疾试验国际研讨会”上，柬埔寨王国政府向李国桥教授颁发金质骑士级“莫尼沙拉潘勋章”，以表彰李教授团队多年帮助柬埔寨防治疟疾，开展青蒿素复方快速灭源除疟试点，成效显著，在基层抗疟人员培训、抗疟基层建设和药物捐赠等方面的重要贡献。

9 月，李国桥团队进入科摩罗，开展疟情调查，介绍快速灭源除疟法。

11 月，在中非合作论坛北京峰会上，胡锦涛主席宣布“为非洲援助 30 所医院，并提供 3 亿元人民币无偿援款帮助非洲防治疟疾，用于提供青蒿素药品及设立 30 个抗疟中心。”峰会期间举办了中非抗疟宣传展。

12 月，由原全国 523 领导小组办公室副主任张剑方为主编的《迟到的报告——五二三项目与青蒿素研发纪实》一书出版。

2007 年

1 月，由广州中医药大学和广东新南方集团联合主办的“青蒿素抗疟临床评价研讨会”在广州召开。来自十几个国家的学者、官员出席了会议。会议高度评价了快速控制疟疾的思路和方案。WHO 传统医药处张小瑞处长受总干事陈冯富珍的指派，出席会议并召集各国专家和代表，对快速控制疟疾方案进行咨询。一致认为应对该方案扩大试用和推广。会议期间张小瑞处长会见了应邀参加研讨会的 523 办公室老同志。她说：“没有 523 就没有青蒿素，没有青蒿素就无法挽救世界疟区千百万人的生命。谢谢你们！”

3 月，人民日报主办的《环球人物》杂志发表封面文章《拯救 5 亿人的中国发明家》。

3 月，广州中医药大学李国桥教授获得由越南卫生部颁发的“为了人民健康”奖章。获奖理由：推广应用青蒿琥酯，使越南疟疾病死率迅速下降。其发明的既治又防(含低剂量伯氨喹阻断传播)的第一个青蒿素复方(CV8)最早(1999 年)在越南被确定为抗疟一线用药，为该国近 10 年的疟疾控制发挥了重要作用。

4 月，中国卫生部印发《疟疾防治技术方案》(试行)，第一次列入青蒿素类复方药物。

5 月，纪念 523 项目 40 周年暨“酉阳青蒿”(国家地理标志产品保护)标准研讨会在酉阳举行，并为青蒿素发明人之一、原山东省中医药研究所的魏振兴教授设立雕像，以纪念他在青蒿素的发明和为酉阳青蒿素生产基地的建设作出的贡献。

10 月，在全球基金(The Global Fund)公布的最新一版推荐采购抗疟药产品名单中，包括华立科泰公司的双氢青蒿素磷酸哌喹片。

11 月 17 日，科摩罗莫埃利岛启动快速灭源除疟(FEMSE)项目，科摩罗联盟总统(Ahmed Abdallah Mohamed Sambi)在全岛各级干部动员大会上讲话，强调全体民众参与服药的重要性；青蒿素哌喹片(Arteqick)加小剂量伯喹快速控制清除疟疾的方法，在非洲进行试验，取得与柬埔寨一样的效果。蚊媒感染率从 FEMSE 启动前的 3.1%(8/258)，启动后 4 个月降至 0%(0/517)。

12 月，广东新南方青蒿药业丰顺生产基地竣工投产。生产青蒿素哌喹片(Artequick，商品名“粤特快”)，该药已在 50 多个国家申请专利和商标保护。

12 月，复方蒿甲醚项目获得 2007 年度国家科学技术进步奖二等奖。

12 月，周义清获得中国科学技术发展基金会药学发展基金委员会和中国药学联合会主办的中国药学发展奖天士力创新药物奖的突出成就奖。

2008 年

7 月，科泰复成为北京奥运会储备药。华立科泰东非子公司向肯尼亚奥林匹克委员会捐赠科泰复。

2009 年

1～3 月，复方蒿甲醚儿童片剂型上市，该药通过 WHO 质量预审，列入 WHO 第一版儿童基本药物目录。

4 月，复方蒿甲醚被美国 FDA 批准注册。

4 月，复方蒿甲醚发明人团队获欧洲发明人奖(非欧洲单元)。

6 月，广东新南方青蒿科技有限公司的青蒿素哌喹片(“粤特快”)在肯尼亚上市，标志着进入非洲市场。

12 月，WHO 最新发布的 2009 版全球疟疾报告中将“双氢青蒿素+磷酸哌喹”列入推荐用药目录中。

2010 年

3 月，WHO 发布 ACT 采购规范和《疟疾治疗指南》第 2 版，双氢青蒿素–磷酸哌喹(DHA-PQP)列入推荐复方，该复方药品在国内由华立科泰公司生产；同时李国桥团队在科摩罗和柬埔寨使用的 ACT+伯氨喹清除疟原虫的全民服药方法(mass drug administration，MDA)列入消灭疟疾方案之中。

2 月，应科摩罗联盟卫生部长 H. H. Inzouddine 邀请，李国桥教授与他一同访问卡塔尔，寻求国际资金援助科摩罗扩大项目。

4月，科泰复9片和科泰复6片儿童包装药品在非洲上市。

7月8日，中国驻科摩罗使馆王乐友大使，科摩罗联盟卫生部长Dr.Sounhadj Athoumanr签署商务部援科抗疟物资交接证书，援科抗疟团队承担疟疾防治中心培训任务。

9月，复方蒿甲醚获得美国盖伦最佳药物奖(Prix Galien USA–Best Pharmaceutical Agent)

2011年

4月，复方蒿甲醚已在86个国家/地区获得药品注册。供应数量超过5亿人份，其中2009年上市的儿童分散片剂型达1亿人份。

4月，世界卫生组织把源于中国的注射用青蒿琥酯作为重症疟疾治疗的首选用药收入其《疟疾诊断与治疗指南》。

同月，中央电视台“探索发现”栏目播放4集纪录片《抗疟记》。

6月，越南政府授予李国桥“友谊勋章”。

9月23日，屠呦呦获美国拉斯克奖。

12月，华立科泰在费城的美国热带病药物及卫生年会上，于12月7日举办主题为“双氢青蒿素哌喹的展望”卫星会，邀请牛津大学N. White教授为主席。

2012年

3月，华方科泰(原华立科泰)子公司浙江华立南湖制药有限公司青蒿素复方的口服制剂生产线通过WHO的GMP现场考查，南湖制药成为中国第二家制剂生产车间通过世界卫生组织GMP认证的工厂。

4月18日，广东省政府为支持广州中医药大学抗疟团队倡导的快速灭源除疟科摩罗全国扩大项目，向广东新南方青蒿科技有限公司采购的80万人份抗疟药(Artequick)及实验室物资的交接仪式在科摩罗国家大药房举行。科卫生部长M. M. Ahmed和王乐友大使签署抗疟物资交接证书。

5月，由MMV与韩国Shin Poong公司共同开发的青蒿琥酯–咯萘啶固定比例复方Pyramax®获得WHO的质量预认证(PQ)。

6月，世界卫生组织公布桂林南药青蒿琥酯片(50mg)+磺胺多辛/乙胺嘧啶片(500mg/25mg)片联合用药通过WHO-PQ认证。至此，桂林南药通过世界卫生组织质量预认证的抗疟药品种达到了5个(包括青蒿琥酯注射剂、青蒿琥酯片剂、阿莫地喹片剂、青蒿琥酯片+阿莫地喹片联合用药、青蒿琥酯片+磺胺多辛/乙胺嘧啶片联合用药)。

10月12～13日，纪念523项目立项45周年暨《青蒿素类抗疟药》编写工作会议在北京九华山庄举行。参加编写的30位专家出席了会议。

10月15～16日，由汕头大学医学院及惠康信托基金会(Wellcome Trust Foundation)

主办的另一纪念523任务45周年的活动，“青蒿素发现史，从传统中药青蒿到世界主流抗疟药——纪念中国523项目45周年研讨会”在汕头大学举行。本次会议邀请了当年“523任务”的主要管理者和参与青蒿素类抗疟药研发的主要研究者，以及国际资深的有关专家共聚一堂，以科学家的工作史实，由亲历者和史料研究者以事实为据，叙述回顾了他们当年的工作。报告内容包括523任务的起源、背景和组织结构，青蒿素的发现及临床实践，青蒿素衍生物及青蒿素类抗疟药的发明、应用，中国青蒿素走向世界等几个部分。

10月18日，科摩罗宣布昂儒昂岛35万人快速灭源除疟项目启动，全民服药开始，科摩罗联盟副总统努阿迪·布兰安、卫生部长M. M. Ahmed和中国驻科摩罗使馆王乐友大使，中方抗疟团队出席。快速灭源除疟的全民服药措施启动3个月后，全岛的每月发病人数下降95%以上。

12月，WHO发布《2012世界疟疾报告》提及，截至2012年7月，全球共批准采购2.69亿人份ACT药物，其中复方蒿甲醚占84.6%，包括诺华公司销售的原研药和印度3家企业的仿制药。

2013年

10月下旬，科摩罗大科岛40万人启动快速灭源除疟(FEMSE)项目。

12月，世界卫生组织发布《2013年世界疟疾报告》，自2000年以来，全球在控制和消除疟疾方面的努力估计已挽救了330万人的生命，全球范围内和非洲地区的疟疾死亡率分别下降了45%和49%。到2012年全球恶性疟流行的88个国家已有79个采取了ACT为一线药物，2012年在公立和私立市场上实现了3.31亿人份的ACT药品的采购，复方蒿甲醚占据其中77%的份额。

复方蒿甲醚片及其原料药质量标准列入WHO《国际药典》第4版(2013)。

主要参考资料

[1] 张剑方. 迟到的报告——五二三项目与青蒿素研发纪实. 广州：羊城晚报出版社，2006：112
[2] 原全国五二三办公室. 五二三与青蒿素资料汇集(1967～1996年). 2004-3
[3] 周克鼎. 生前的笔记手迹(1967～1989年). 北京：北京大学医学史研究中心，档案编号2010-005-043
[4] 王京燕. 复方蒿甲醚历程.(军事医学科学院微生物流行病研究所抗疟药课题组).2011-12
[5] 刘天伟. 青指实录和中国青蒿素类药物的国际市场. 汕头大学“青蒿素发现史学术研讨会”，纪念523项目45周年. 2012-10
[6] 刘旭. 发挥资源优势，创新青蒿琥酯. 汕头大学“青蒿素发现史学术研讨会”，纪念523项目45周年. 2012-10
[7] 毛菊英. 复方蒿甲醚国际化. 汕头大学“青蒿素发现史学术研讨会”，纪念523项目45周年. 2012-10
[8] 宁殿玺. 第一个ATC药物发明和青蒿素复方疗法. 汕头大学“青蒿素发现史学术研讨会”，纪念523项目45周年. 2012-10
[9] 黎润红，饶毅，张大庆. 523任务与青蒿素发现的历史探讨. 2012-2
[10] 焦岫卿，情况说明. 2012. 12.8

(施凛荣 刘天伟)

附录二　青蒿素的中国发明专利一览表

自从我国 1985 年 4 月 1 日实施专利法以来，国内有关青蒿的种植及生物工程、青蒿素及其相关物的提取工艺、青蒿素类抗疟药和其他抗疟药的生产工艺、青蒿素新衍生物及其合成方法和应用的专利的申请已达数百件（包括国外来华申请件），已授权的近 200 件。现将其中部分摘录如下：

序号	申请号 申请日	公开号 公开日	发明名称	申请（专利权）人	发明人	授权公告号 授权公告日
1	CN85100781 1985.04. 01	CN85100781A 1986.08.20	抗疟药物青蒿琥酯的制备方法	广西壮族自治区桂林制药厂	刘旭	CN85100781B 1988.07.06
2	CN88107666.X 1988.11.10	CN1042535A 1990.05.30	抗疟新药本芴醇的合成新工艺	中国人民解放军军事医学科学院微生物流行病研究所	邓蓉仙，钟景星，赵德昌	CN1029680C 1995.09.06
3	CN89103384.X 1989.05.25	CN1047503A 1990.12.05	青蒿素及次甲基青蒿素的提取方法	山东省中医药研究所	魏振兴	CN1030080C 1995.10.18
4	CN89109562.4 1989.12.21	CN1052673A 1991.07.03	一类含氮青蒿素衍生物的合成	中国科学院上海药物研究所	李英，吴时祥，姜洪建　等	CN1028294C 1995.04.26
5	CN90100224.0 1990.01.12	CN1053237A 1991.07.24	青蒿酸合成青蒿素的方法	中国科学院上海有机化学研究所	叶斌，吴毓林	CN1023603C 1994.01.26
6	CN91102575.8 1991.04.24	CN1065993A 1992.11.11	增效抗疟药复方本芴醇的制备方法	中国人民解放军军事医学科学院微生物流行病研究所	周义清，王云玲，宁殿玺 等	CN1085527C 2002.05.29
7	CN93112358.5 1993.03.05	CN1078237A 1993.11.10	甾体青蒿素	中国科学院上海有机化学研究所	戎娅菁，吴毓林，叶斌	CN1033274C 1996.11.13
8	CN93102934.1 1993.03.09	CN1092073A 1994.09.14	青蒿素的提取方法	云南省药物研究所，云南植物药厂	张嘉硕，范东武，马孝本 等	CN1039122C 1998.07.15
9	CN93102747.0 1993.03.19	CN1092293A 1994.09.21	抗弓形虫病的青蒿琥酯组合物	中国人民解放军军事医学科学院微生物流行病研究所	王明道，徐在海，孔惟惟 等	CN1043125C 1999.04.28
10	CN93112376.3 1993.03.25	CN1077455A 1993.10.20	4 位取代青蒿素类似物	中国科学院上海有机化学研究所	戎娅菁，吴毓林	CN1034017C 1997.02.12
11	CN93103887.1 1993.04.06	CN1093356A 1994.10.12	萘酚喹盐类的制备方法	中国人民解放军军事医学科学院微生物流行病研究所	李福林，李玉兰，何闺华 等	CN1077102C 2002.01.02
12	CN93103886.3 1993.04.06	CN1097422A 1995.01.08	3-N-烷基-3，4-二氢-2H-4-取代杂芳氨基-7，8，9，10(7，10)-四(二)氢萘并-(2，1-e)-(1，3) 恶嗪衍生物	中国人民解放军军事医学科学院微生物流行病研究所	李福林，李国福，王云玲 等	CN1052232C 2000.05.10
13	CN93106143.1 1993.05.19	CN1095381A 1994.11.23	从黄花蒿中提取青蒿素的新工艺	广州市医药工业研究所	葛发欢，王海波，梁敬国 等	CN1033588C 1996.12.18
14	CN93112454.9 1993.06.11	CN1087638A 1994.06.08	新型青蒿素衍生物及其制备方法	中国科学院上海药物研究所	李英，姜洪建，潘建平 等	CN1038416C 1998.05.20
15	CN93108649.3 1993.07.19	CN1114563A 1996.01.10	抗 AID 病毒的药物组合物	李泽琳，罗宣德，马林	李泽琳，罗宣德，马林　等	CN1051451C 2000.04.19
16	CN93108651.5 1993.07.19	CN1102413A 1995.05.10	新的青蒿素衍生物其组合物及应用	罗宣德，李泽琳，马林	罗宣德，李泽琳，马林	CN1035767C 1997.09.03
17	94101066.X 1994.01.28	CN1106011A 1995.08.02	回收双氢青蒿素醚类衍生物˜异构体的方法	中信技术公司	李志方，龚勇，朱宇 等	CN1040983C 1998.12.02

续表

序号	申请号 申请日	公开号 公开日	发明名称	申请（专利权）人	发明人	授权公告号 授权公告日
18	CN94101067.8 1994.01.28	CN1106012A 1995.08.02	制备双氢青蒿素醚类衍生物的改进方法	中信技术公司	李志方，龚勇，朱宇 等	CN1044370C 1999.07.28
19	CN94103007.5 1994.03.16	CN1108549A 1995.09.20	复方青蒿油外用制剂	昆明制药厂	杨兆祥	CN1067253C 2001.06.20
20	CN94113982.4 1994.11.09	CN1122806A 1996.05.22	含苯基和杂环基的青蒿素衍生物及其制备方法	中国科学院上海药物研究所	李英，杨永华，梁洁 等	CN1049435C 2000.02.16
21	CN97111840.X 1997.06.24	CN1203078A 1998.12.30	增效抗疟药复方磷酸萘酚喹的制备方法	中国人民解放军军事医学科学院微生物流行病研究所	丁德本	CN1075946C 2001.12.12
22	CN97120284.2 1997.11.12	CN1189496A 1998.08.05	一种新的青蒿素物理形态及其在药物制备中的应用	马来西亚理科大学	陈杰霖，袁家喜，苏尼尔·U.A.济那达萨 等	CN1096466C 2002.12.18
23	CN97114291.2 1997.11.18	CN1191113A 1998.08.26	抗疟疾新药复方萘酚喹	广州市健桥科技开发有限公司	李国桥	CN1081035C 2002.03.20
24	CN98110770.2 1998.04.08	CN1231288A 1999.10.13	12 位芳基取代的青蒿素衍生物、制备方法及其应用	中国科学院上海药物研究所	李英，山峰，肖树华 等	CN1109035C 2003.05.21
25	CN98113233.2 1998.06.02	CN1237416A 1999.12.08	复方哌喹片	广州市健桥科技开发有限公司	李国桥	CN1092048C 2002.10.09
26	CN98115332.1 1998.06.17	CN1238950A 1999.12.22	青蒿素类药物与咯萘啶的复方制剂抗疟药物	中国预防医学科学院寄生虫病研究所，昆明制药股份有限公司	肖树华，施晓华，李南高 等	CN1109546C 2003.05.28
27	CN99103346.9 1999.03.16	CN1266683A 2000.09.20	治疗红斑狼疮和光敏性疾病的含双氢青蒿素的药物组合物	屠呦呦，杨岚	屠呦呦，杨岚	CN1116036C 2003.07.30
28	CN99104738.9 1999.03.30	CN1262927A 2000.08.16	用于控制广谱疟疾的双氢青蒿素制剂及其制备方法	科学工业研究委员会	D.C. 贾殷，R.S. 巴克乌尼，R.P. 夏尔乌 等	CN1197568C 2005.04.20
29	CN99807416.0 1999.06.09	CN1305482A 2001.07.25	青蒿素衍生物，其制备方法以及含有它们的药物组合物	中国科学院上海药物研究所，瑟维尔实验室	李英，山峰，吴锦明 等	CN1111162C 2003.06.11
30	CN99109669.X 1999.07.05	CN1283458A 2001.02.14	抗疟新药复方双氢青蒿素	屠呦呦，杨岚	屠呦呦，杨岚	CN1137683C 2004.02.11
31	CN99810650.X 1999.07.14	CN1317006A 2001.10.10	抗寄生虫青蒿素衍生物，制备方法及组合物和用途	拜尔公司	R.K.郝能治，陈浩怀，林威伦 等	CN1122035C 2003.09.24
32	CN99124012.X 1999.11.12	CN1296009A 2001.05.23	含氮杂环基的青蒿素衍生物及其制备方法	中国科学院上海药物研究所	李英，廖细斌	CN1105722C 2003.04.16
33	CN00108330.9 2000.03.30	CN1315324A 2001.10.03	从植物黄花蒿中分离化合物东莨菪亭的方法	科学与工业研究委员会	D.C.杰恩，N.潘特，M.M.谷普塔 等	CN1173965C 2004.11.03
34	CN00120351.7 2000.07.08	CN1281859A 2001.01.31	微波提取青蒿素的方法	中国环境科学研究所，刘征涛，陈复	刘征涛，陈复	CN1108303C 2003.05.14
35	CN00113134.6 2000.08.23	CN1305810A 2001.08.01	抗疟药新药复方双氢青蒿素	重庆健桥医药开发有限公司	李国桥	CN1135974C 2004.01.28
36	CN01113407.0 2001.06.08	CN1390840A 2003.01.15	青蒿素芳香醚类衍生物及其制备方法	中国科学院上海药物研究所	李英，韩继烨，吴光韶 等	CN 1218949C 2005.09.14
37	CN01115980.4 2001.06.15	CN1392252A 2003.01.22	提高青蒿器官生物量和青蒿素含量的培养方法	中国科学院化工冶金研究所	王玉春，赵兵，杨成砚 等	CN1137992C 2004.02.11
38	CN02112750.6 2002.03.12	CN1382805A 2002.12.04	青蒿素类化合物生物转化制备方法	中国药科大学	余伯阳，陈有根，吴志峰	CN1189568C 2005.02.16
39	CN02111231.2 2002.04.02	CN1448133A 2003.10.15	瑞香素与青蒿素衍生物配伍的抗疟组合物	中国预防科学院寄生虫病研究所	倪奕昌，王美琴	CN1259913C 2006.06.21
40	CN02816453.9 2002.06.21	CN1545508A 2004.11.10	1，2，4-三噁茂烷抗疟药	疟疾药物公司	乔纳森.L.文纳斯特罗姆，雅克·肖莱，董玉湘 等	CN1545508B 2012.06.06

续表

序号	申请号 申请日	公告号 公告日	发明名称	申请人	发明人	授权公告日
41	CN02134272.5 2002.06.28	CN1465383A 2004.01.07	含有青蒿提取物的医疗外用制品	广州市华立健药业有限公司	朱宇同，胡英杰，符春林	CN1304020C 2007.03.14
42	CN02128494.6 2002.09.04	CN1405168A 2003.03.26	叔丁氧羰基二氢青蒿素、其制备方法及药物组合物	中国科学院上海药物研究所	李英，王方道，张瑜等	CN1165538C 2004.09.08
43	CN02829967.1 2002.11.29	CN1694887A 2005.11.09	青蒿素转化为蒿乙醚的单罐法	科学与工业研究委员会	R.S.巴克库尼，A.特瓦里，T. 辛格 等	CN1308330C 2007.04.04
44	CN02830147.1 2002.12.02	CN1720247A 2006.01.11	将青蒿素转变为青蒿琥珀酸酯的单反应器法	科学与工业研究委员会	拉金德拉·辛格·巴库尼，阿图尔·普拉卡什·考霍尔，塔伦·辛格 等	CN 1314687C 2007.05.09
45	CN03116762.4 2003.04.29	CN1448138A 2003.10.15	青蒿琥酯和二氢青蒿素抗血管生成作用的药物制剂和用途	浙江大学	周慧君，陈欢欢，王玮琴 等	CN1208061C 2005.06.29
46	CN03816795.6 2003.06.06	CN1668323A 2005.09.14	青蒿素相关性内过氧化物与携带铁的蛋白质之间的共价缀合物及其使用方法	华盛顿大学	H.C. 莱，T. 佐佐木，N.P. 辛格	CN1313145C 2007.05.02
47	CN03146951.5 2003.09.26	CN1528309A 2004.09.15	复方青蒿素	李国桥	李国桥，宋建平	CN1255106C 2006.05.10
48	CN03134915.3 2003.09.30	CN1602858A 2005.04.06	治疗妇科疾病的青蒿素制剂	昆明紫键生物技术有限公司	余娟	CN1264508C 2006.07.19
49	CN200380102693.5 2003.10.29	CN1711091A 2005.12.21	内过氧化物在制备治疗由黄病毒科病毒（包括丙型肝炎病毒、牛病毒性腹泻病毒和猪瘟病毒）引起的感染中的应用	凯敏食品公司	扬·范登凯尔克霍弗，贝内迪克特·萨斯，埃里克·派斯 等	CN10430061C 2008.11.05
50	CN200380110931.7 2003.12.29	CN1886520A 2006.12.27	鉴定产生青蒿素的植物的引物和筛选方法	科学与工业研究委员会	S. P. S. 康努佳，M.M. 古普塔，A.K. 沙萨尼 等	CN1886520B 2010.09.08
51	CN200310110318.7 2003.12.30	CN1555808A 2004.12.22	疟疾预防药物组合物	中国人民解放军军事医学科学院微生物流行病研究所	王京燕，李国福，王洪权 等	CN1218702C 2005.09.14
52	CN200410023737.1 2004.03.12	CN1559404A 2005.01.05	青蒿素及其脂溶性衍生物乳剂的制备方法	山东居仁生物医药技术研究所	阎勇，田景振，郭敬兰	CN1303997C 2007.03.14
53	CN200410096033.7 2004.11.26	CN1634475A 2005.07.06	青蒿油滴丸及其制备方法	北京正大绿洲医药科技有限公司	曲韵智	CN1325043C 2007.07.11
54	CN200510020150.4 2005.01.12	CN1680389A 2005.10.12	溴代二氢青蒿素	四川科伦药业股份有限公司	石雁羽，杨大陆，饶水元	CN1295231C 2007.01.17
55	CN200510020151.4 2005.01.12	CN1680390A 2005.10.12	卤代二氢青蒿素及其制备方法以及用途	四川科伦药业股份有限公司	石雁羽，杨大陆，饶水元 等	CN1312157C 2007.04.25
56	CN200510020152.6 2005.01.12	CN1679587A 2005.10.12	溴代二氢青蒿素的医药用途	四川科伦药业股份有限公司	石雁羽，杨大陆，饶水元	CN1311832C 2007.04.25
57	CN200510020153.3 2005.01.12	CN1680391A 2005.10.12	溴代二氢青蒿素的制备方法	四川科伦药业股份有限公司	石雁羽，杨大陆，饶水元 等	CN1307182C 2007.03.28
58	CN200510055368.9 2005.03.18	CN1833644A 2006.09.20	青蒿素及其衍生物二氢青蒿素、蒿甲醚、蒿乙醚、青蒿琥酯在制药中的应用	中国人民解放军第三军医大学	周红，王俊，郑江	CN1833644B 2010.07.21
59	CN200510040210.4 2005.05.25	CN1869037A 2006.11.29	一种提取青蒿素的方法	芜湖杉杉生物技术有限公司	王宪达，包勇，霍跃等	CN100445287C 2008.12.24
60	CN200510079278.3 2005.06.08	CN1706847A 2005.12.14	制备 10α-[4′-（S，S-二氧代硫代吗啉-1′-基）]-10-脱氧-10-二氢青蒿素的方法	赛拓有限责任公司	B.赫尔策尔	CN1706847B 2011.11.23

续表

序号	申请号 申请日	公告号 公告日	发明名称	申请人	发明人	授权公告日
61	CN200510021295.1 2005.07.20	CN1899283A 2007.01.24	一种含有青蒿素的药物组合物的质量控制方法	成都华高药业有限公司	张洁，刘智宇，张国芬	CN 1899283B 2010.04.21
62	CN200580037422.5 2005.10.14	CN101052392A 2007.10.10	可口服给药的抗疟药组合制剂及制备方法	新丰制药株式会社	李星泰，朴雨逸，鲁政烈 等	CN101052392B 2010.12.15
63	CN200510057349.X 2005.10.26	CN1771936A 2006.05.17	一种稳定的青蒿素及其青蒿素衍生物药物组合物	重庆医药工业研究院有限责任公司、上海复星医药（集团）股份有限公司	张彦，王显著，邓杰 等	CN100418524C 2008.09.17
64	CN200510048681.X 2005.12.08	CN1775781A 2006.05.24	青蒿素提取的方法	候金荣，罗波	罗波，候金荣，候金春 等	CN100341877C 2007.10.10
65	CN200680002368.5 2006.01.27	CN101103036A 2008.01.09	青蒿素衍生物、其制备方法和应用，以及包括该衍生物的药物组合物	中国科学院上海药物研究所	李英，左建平，杨忠顺 等	CN101103036B 2010.05.19
66	CN200680026325.0 2006.07.20	CN101233177A 2008.07.16	水溶性青蒿素衍生物、制法、药物组合物及用途	中国科学院上海药物研究所	李英，左建平，杨忠顺 等	CN101233177B 2011.11.16
67	CN200610110050.0 2006.08.04	CN101116665A 2008.02.06	青蒿素萘酚喹复方抗疟疾组合物	李国桥，宋健平	李国桥，宋健平	CN101116665B 2010.09.29
68	CN200610095017.5 2006.08.09	CN1904591A 2007.01.31	一种青蒿中青蒿素含量的测定方法	重庆医科大学	尚京川，杨俊卿，母昭德 等	CN100445726C 2008.12.24
69	CN200610030418.2 2006.08.25	CN101130548A 2008.02.27	一种提取制备高含量青蒿素的方法	上海诺德生物实业有限公司	范小兵，殷梦龙，董惟恺 等	CN101130548B 2010.11.03
70	CN200610037383.5 2006.08.31	CN1915217A 2007.02.21	复方蒿甲醚自乳化剂	广州市医药工业研究所	朱少璇，温新国，张霖泽 等	CN100463669C 2009.02.25
71	CN200610127374.5 2006.09.18	CN19444136A 2007.04.11	超临界 CO_2 萃取新工艺	叶明汤，叶姝	叶明汤，叶姝	CN100410258C 2008.08.13
72	CN200610116630.0 2006.09.28	CN1931860A 2007.03.21	从青蒿植物中提取分离纯化青蒿素的方法	上海交通大学	赵亚平，邓良，徐刚	CN100528880C 2009.08.19
73	CN200610152800.0 2006.09.29	CN101152162A 2008.04.02	一种含青蒿素或其衍生物的经皮给药制剂及其制备方法和用途	北京中研同仁堂医药研发有限公司	叶祖光，王乃婕，张志慧	CN101152162B 2011.05.11
74	CN200680036569.7 2006.10.19	CN101282722A 2008.10.08	用青蒿素及其衍生物治疗和预防良性色素斑（痣）	埃皮法姆有限责任公司	罗斯玛丽·西夫特卡特	CN101282722B 2011.03.30
75	CN200610095202.4 2006.11.14	CN101074443A 2007.11.21	携带质体转运肽的紫槐二烯合成酶融合基因及应用	西南大学	廖志华，陈敏，谌容	CN101074443B 2011.08.03
76	CN200610054600.1 2006.11.14	CN1995355A 2007.07.11	青蒿 1-羟基-2-甲基-2-(E)-丁烯基 4-焦磷酸还原酶蛋白编码序列	西南大学	廖志华，陈敏，谌容	CN1995355B 2010.11.24
77	CN200610054599.2 2006.11.14	CN101033470A 2007.09.12	携带质体转运肽的法呢基焦磷酸合成酶融合基因及应用	西南大学	廖志华，陈敏，谌容	CN101033470B 2011.08.31
78	CN200610144186.3 2006.11.29	CN101054383A 2007.10.17	溴代双氢青蒿素及其制备方法	四川科伦药业股份有限公司，石雁羽	石雁羽，程志鹏，梁隆 等	CN100480250C 2009.04.22
79	CN200610022599.4 2006.12.23	CN1985843A 2007.06.27	一种治疗疟疾的药物	桂林制药有限责任公司，云南省寄生虫病防治所	刘旭，杨恒林，严啸华 等	CN1985843B 2010.05.12
80	CN200610148211.5 2006.12.28	CN1985572A 2007.06.27	盐处理提高青蒿中青蒿素含量的方法	上海交通大学	凡克，钱正昊，张凌 等	CN100464629C 2009.03.04
81	CN200780001884.0 2007.01.03	CN101365952A 2009.02.11	用于检测青蒿素衍生物的分析方法、试剂盒和装置	伦敦卫生及热带医学学院	H.考尔，J.R.约瑟特	CN101365652B 2013.04.24
82	CN200710034403.8 2007.02.08	CN101011007A 2007.08.08	一种青蒿栽培方法	湖南诺德生物科技有限公司	肖文中，邓展来，朱卫平	CN101011007B 2011.08.17
83	CN200710078254.5 2007.03.02	CN101020056A 2007.08.22	青蒿素及其衍生物与抗菌药物的联合应用	中国人民解放军第三军医大学	周红，李斌，郑江	CN100586477C 2010.02.03
84	CN200710034499.8 2007.03.07	CN101015275A 2007.08.15	青蒿多倍体诱导及其栽培方法	曹庸	曹庸，姚茂君，于华中 等	CN101015275B 2011.04.20

续表

序号	申请号 申请日	公告号 公告日	发明名称	申请人	发明人	授权公告日
85	CN200780019611.9 2007.04.04	CN101454453A 2009.06.10	编码二氢青蒿酸生物合成中的酶的核苷酸序列	加拿大国家研究委员会	K.H.泰赫，D.W.里德，D.R.波利恰克 等	CN101454453B 2012.12.19
86	CN200780013054.X 2007.04.06	CN101421276A 2009.04.29	青蒿素衍生物的二聚物，它们的制备与它们的治疗应用	赛诺菲一安万特	A.科默康，J.张，A.希廷杰	CN101421276B 2012.11.14
87	CN200710025626.8 2007.08.08	CN101108161A 2008.01.23	盐酸阿莫地喹和青蒿琥酯复合三段栓	安徽新和成皖南药业有限公司	江浩舟，孙松，刘斐 等	CN100551355C 2009.10.21
88	CN200710066117.X 2007.08.16	CN101125127A 2008.02.20	一种青蒿素类衍生物的冻干制剂及制备方法	昆明制药集团股份有限公司	陈云建，黄照昌，张嗣昆 等	CN101125127B 2010.05.19
89	CN200710129699.1 2007.08.17	CN101367822A 2009.02.18	双氢青蒿素衍生物、其制备方法及其制备药物的应用	四川科伦药业股份有限公司	祝华军，李明验，赵忠琼 等	CN101367822B 2011.05.04
90	CN200710066127 2007.08.22	CN101125135A 2008.02.20	蒿甲醚巴布剂及其应用	昆明制药集团股份有限公司	丁江生	CN101125135B 2010.05.19
91	CN200710071185.5 2007.09.18	CN101125140A 2008.02.20	二氢青蒿素在增强化疗药物抗肿瘤疗效的药物中的应用	浙江大学	周慧君，李傲，王增	CN101125140B 2011.04.13
92	CN200710092712.0 2007.09.18	CN101390562A 2009.03.25	一种青蒿渣生物蛋白及其制备方法	重庆市万州方铭饲料有限责任公司	方顺兵	CN101390562B 2011.11.02
93	CN200710170422.3 2007.11.15	CN101182543A 2008.05.21	采用基因 cyp71av1 和 cpr 共转化提高青蒿中青蒿素含量的方法	上海交通大学	唐克轩，景福远，张凌 等	CN101182543B 2010.08.11
94	CN200710170423.8 2007.11.15	CN101182544A 2008.05.21	转 *ads* 基因提高青蒿中青蒿素含量的方法	上海柏泰来生物技术有限公司	唐克轩，景福远，张凌 等	CN101182544B 2011.09.21
95	CN200710170424.2 2007.11.15	CN101182545A 2008.05.21	hmgr 和 fps 共转化提高青蒿中青蒿素含量的方法	上海交通大学	唐克轩，景福远，张凌 等	CN101182545B 2010.08.11
96	CN200710170425.7 2007.11.15	CN101171915A 2008.05.07	脱落酸处理提高青蒿中青蒿素含量的方法	上海交通大学	唐克轩，景福远，张凌 等	CN101171915B 2010.06.02
97	CN200710170426.1 2007.11.15	CN101176430A 2008.05.14	采用微不定芽技术快速繁殖转基因青蒿的方法	上海柏泰来生物技术有限公司	唐克轩，张凌，景福远 等	CN101176430B 2011.08.24
98	CN200710170427.6 2007.11.15	CN101182546A 2008.05.21	用 RNA 干扰提高青蒿中青蒿素含量的方法	上海交通大学	唐克轩，张凌，景福远 等	CN101182546B 2010.08.11
99	CN200710179436.1 2007.12.13	CN101180952A 2008.05.21	中药青蒿的一种组织培养快速繁殖方法	中国科学院植物研究所	叶和春，李国凤，王红 等	CN101180952B 2011.03.30
100	CN200810069248.8 2008.01.15	CN101213915A 2008.07.09	一种保持高青蒿素含量的青蒿无性繁殖方法	重庆大学	胡宗利，陈国平，潘宇 等	CN101213915B 2012.05.23
101	CN200810114416.0 2008.06.02	CN101597296A 2009.12.09	一种离子液体高效提取生产青蒿素的新方法	中国科学院过程工程研究所	赵兵，夏禹杰，曾建立 等	CN101597296B 2011.12.14
102	CN200810069848.4 2008.06.20	CN101293889A 2008.10.29	水溶性青蒿素衍生物及其制备方法	重庆大学	胡宗利，任彦荣，陈国平	CN101293889B 2010.12.22
103	CN200810150353.4 2008.07.08	CN101623255A 2010.01.13	一种青蒿琥酯纳米乳药物组合物及其制备方法	中国农业科学院兰州畜牧与兽药研究所	张继瑜，李剑勇，周绪正 等	CN101623255B 2010.12.29
104	CN200810069951.9 2008.07.09	CN101307082A 2008.11.19	半乳糖一青蒿素及其制备方法	重庆大学	陈国平，任彦荣，胡宗利	CN101307082B 2011.04.20
105	CN200810040921.5 2008.07.24	CN101323569A 2008.12.17	倍半萜青蒿萜酯 AE 及其提取纯化方法	上海交通大学	钟建江，翟丹丹	CN101323569B 2011.01.26
106	CN200810120308.4 2008.08.25	CN101361711A 2009.02.11	注射用二氢青蒿素乳剂、冻干乳剂及其制备方法	浙江大学	梁文权，王硕，叶祖光 等	CN100579523C 2010.01.13
107	CN200880114154.6 2008.10.29	CN101842377A 2010.09.22	二螺 1，2，4-三氧杂环戊烷抗疟药	疟疾药物投资公司	J.L.韦纳斯特罗姆，Y.董，S.A.查曼 等	CN101842377B 2015.07.01
108	CN200810187307.1 2008.12.26	CN101756957A 2010.06.30	含有青蒿素及青蒿素类衍生物和组蛋白去乙酰化酶抑制剂的药物组合物及其应用	鼎泓国际投资(香港)有限公司	赵镭	CN101756957B 2012.11.14

续表

序号	申请号 申请日	公告号 公告日	发明名称	申请人	发明人	授权公告日
109	CN200810233375.7 2008.12.17	CN101756982A 2010.06.30	一种改善口感且稳定的青蒿琥酯复方药物组合物	重庆医药工业研究院有限责任公司	王显著，王海屿，邓杰等	CN101756982B 2012.07.04
110	CN200810237205.6 2008.12.23	CN101444158A 2009.06.03	青蒿种子的贮藏方法	重庆市中药研究院	李隆云，李红莉，吴叶宽等	CN101444158B 2012.01.11
111	CN200910094320.7 2009.04.09	CN101524029A 2009.09.09	一种高海拔地区人工栽培黄花蒿的方法	云南省农业科学院药用植物研究所	李绍平，杨丽英，谷安宇等	CN101524029B 2011.01.05
112	CN200980110970.4 2009.02.05	CN101980706A 2011.02.23	用于治疗急性疟疾的二噻唑盐或者其前体和青蒿素或者其衍生物的组合	赛诺菲-安万特，国家科学研究中心，蒙彼利埃第二大学	劳伦特·弗雷斯，亨里·维奥尔，沙伦·A.韦恩	CN101980706B 2013.11.27
113	CN200910050785.2 2009.05.07	CN101560519A 2009.10.21	利用 *pts* 基因和反义 *ads* 基因提高青蒿中广藿香醇含量的方法	上海交通大学	唐克轩，王玥月，唐岳立	CN101560519B 2011.01.12
114	CN200910011753.1 2009.05.27	CN101580510A 2009.11.18	青蒿素类衍生物及其应用	沈阳药科大学	赵临襄，杨学林，刘丹等	CN101580510B 2014.07.23
115	CN200910062882.3 2009.06.29	CN101642448A 2010.02.10	纳米青蒿琥酯胶囊的制备工艺	中南民族大学	洪宗国	CN101642448B 2011.07.20
116	CN200910158927.7 2009.07.07	CN101940569A 2011.01.12	含有索拉非尼和青蒿素及青蒿素类衍生物的药物组合物及其在制备治疗癌症的药物中的应用	鼎泓国际投资(香港)有限公司	赵镭	CN101940569B 2013.02.13
117	CN200910195435.5 2009.09.10	CN101647799A 2010.02.17	一种稳定的青蒿琥酯盐酸阿莫地喹复方片及其制备方法	上海复星普适医药科技有限公司，桂林南药股份有限公司，上海复星医药(集团)股份有限公司	何平，钱晓明	CN101647799B 2013.07.10
118	CN 200910198345.1 2009.11.05	CN102048728A 2011.05.11	青蒿素衍生物在制备治疗克罗恩病的药物中的应用	上海交通大学医学院附属仁济医院	杨川华	CN102048728B 2014.08.13
119	CN200910232634.9 2009.12.03	CN101731284A 2010.06.16	从黄花蒿中提取抑藻活性成份的方法及抑藻方法	河海大学	倪利晓，李时银，郝向阳等	CN101731284B 2013.06.05
120	CN201010105594.4 2010.02.04	CN101785406A 2010.07.28	通过壳聚糖处理提高青蒿中青蒿素含量的方法	复旦大学	唐罗欧，王玥月，孙小芬	CN101785406B 2011.08.31
121	CN201010119612.4 2010.03.08	CN102188698A 2011.09.21	核糖核酸酶和青蒿素的联用	上海南方模式生物科技发展有限公司	王庆诚，沈如凌，李俊等	CN102188698B 2014.10.01
122	CN201080017965.1 2010.04.23	CN102395362A 2012.03.28	含二氢青蒿素的舌下喷雾制剂	伦敦制药有限公司	卡尔文·约翰·罗斯	CN102395362B 2014.07.02
123	CN201010155993.1 2010.04.23	CN101845126A 2010.9.29	多孔微球硅胶表面青蒿素分子印迹聚合物及其制备和应用方法	华东理工大学	曹学君，龚小雁，郁晓娟	CN101845126B 2012.03.28
124	CN201010156001.7 2010.04.23	CN101831076A 2010.09.15	硅胶颗粒表面青蒿素分子印迹聚合物及其制备和应用方法	华东理工大学	曹学君，杨宝君	CN101831076B 2012.07.04
125	CN201010158257.1 2010.04.28	CN101975780A 2011.02.16	黄花蒿叶表面腺毛的观察及密度测定方法	湖南农业大学	刘硕谦，刘仲华，田娜等	CN101975780B 2012.01.11
126	CN201010186313.2 2010.05.31	CN101874823A 2010.11.03	运用活性酶诱导技术提高黄花蒿中青蒿素含量的方法	杭州柏希特医药科技有限公司	张琳，田景奎，陈润泽等	CN101874823B 2012.01.11
127	CN201010216620.0 2010.07.01	CN101879158A 2010.11.10	青蒿素衍生物的新应用	中国科学院广州生物医药与健康研究院	吴东海，朱强，杨松等	CN101879158B 2012.02.29
128	CN201010250672.X 2010.08.12	CN101899055A 2010.12.01	快速提制青蒿素的方法	湖南农业大学	刘硕谦，刘仲华，田娜等	CN101899055B 2011.05.25
129	CN201080049390.1 2010.09.01	CN102596967A 2012.07.18	制备青蒿素的光化学法	赛诺菲	J.戴瑙特，A.德拉，R.格维尔等	CN102596967B 2015.08.26
130	CN201080051228.3 2010.09.10	CN102612507A 2012.07.25	制备青蒿素中间体的方法	赛诺菲	V.克拉夫特，G.克雷奇马，K.罗森	CN102612507B 2015.04.22

续表

序号	申请号 申请日	公告号 公告日	发明名称	申请人	发明人	授权公告日
131	CN 201010284207.8 2010.09.16	CN101954090A 2011.01.26	双氢青蒿素 β-环糊精包合物及其制备方法和含有该包合物的抗疟疾药物	桂林制药有限责任公司	黄姝华，郑四清，潘梅	CN101954090B 2012.11.28
132	SM201010506489.1 2010.10.12	CN102440987A 2012.05.09	含有芹菜素及芹菜素类衍生物和青蒿素及青蒿素类衍生物的药物组合物及其应用	鼎泓国际投资(香港)有限公司	赵镭	CN102440987B 2012.11.28
133	CN201010506509.5 2010.10.12	CN102552908A 2012.07.11	含青蒿素及青蒿素类衍生物和 Bcl-2 抑制剂的药物组合物及其应用	鼎泓国际投资(香港)有限公司	赵镭	CN102552908B 2014.05.07
134	CN201010503558.3 2010.10.12	CN102010420A 2011.04.13	[(10S-9，10-二氢青蒿素-10-氧基]苯甲醛缩氨基（硫）脲系列物及其制备方法和用途	沈阳药科大学	郭春，刘杨，骆伟等	CN102010420B 2013.11.27
135	CN201010555294.6 2010.11.23	CN102010422A 2011.04.13	含有胍基的青蒿素类衍生物及其应用	沈阳药科大学	宫平，赵燕芳，翟鑫等	CN102010422B 2014.11.26
136	CN201010593768.6 2010.12.17	CN102127566A 2011.07.20	黄花蒿的遗传转化法	湖南农业大学	田娜，刘硕谦，刘仲华等	CN102127566B 2012.04.18
137	CN201010618561.X 2010.12.31	CN102166207A 2011.08.31	蒿甲醚在制备按蚊免疫系统抑制剂中的运用	中国人民解放军第三军医大学	张健，王艳艳，黄复生	CN102166207B 2012.10.03
138	CN201110034154.9 2011.01.31	CN102153564A 2011.08.17	含氮原子的青蒿素二聚体、其制备方法及用途	中国科学院上海药物研究所，上海计划生育学研究所	李英，朱焰，张瑜等	CN102153564B 2013.07.24
139	CN201110038895.4 2011.02.16	CN102153565A 2011.08.17	反相高效液相色谱法分离精制青蒿素、二氢青蒿酸和青蒿酸	湖南农业大学	刘硕谦，刘仲华，田娜等	CN10215365B 2012.04.25
140	CN201110053314.4 2011.03.07	CN102190665A 2011.09.21	利用非水系统的活性炭柱色谱法分离纯化青蒿素的方法	中国药科大学	孔令义，徐金娣，罗建光	CN102190665B 2013.05.08
141	CN201110114772.4 2011.05.05	CN102219790A 2011.10.19	青蒿素绿色提取工艺	广西仙草堂制药有限责任公司	黄盛群，刘无垢，黄宗延等	CN102219790B 2013.02.13
142	CN201110129482.7 2011.05.19	CN102318617A 2012.01.18	青蒿素作为抑藻剂的应用	河海大学	倪利晓，郝向阳，陈世金等	CN102318617B 2013.09.25
143	CN201110143423.5 2011.05.31	CN102273455A 2011.12.14	提高青蒿素含量的组合物及其制备方法	上海柏泰来生物技术有限公司	孙光新，叶忠	CN102273455B 2014.02.19
144	CN201110162888.5 2011.06.16	CN102267973A 2011.12.07	青蒿素中间体、合成方法和用途	中国科学院上海有机化学研究所	伍贻康，郝宏东，李云等	CN102267973B 2013.08.21
145	CN201110187602.9 2011.07.06	CN102258467A 2011.11.30	静脉注射用缓释青蒿素及其衍生物脂肪乳的配方及制备	西安力邦制药有限公司	马玉樊，陈涛，王汝涛等	CN102258467B 2014.06.18
146	CN201110258036.6 2011.09.02	CN102350293A 2012.02.15	一种硼氢化还原制备双氢青蒿素专用反应釜	江苏斯威森生物医药工程研究中心有限公司	张梅，彭学东，赵金召等	CN102350293B 2013.03.20
147	201110281330 2011.09.21	CN102614150A 2012.08.01	含 CdTe 量子点的纳米青蒿琥酯胶囊及其制备方法	中南民族大学	洪宗国，赵丹	CN102614150B 2013.07.17
148	201110388382 2011.11.29	CN102408431A 2012.04.11	青蒿素 B 的制备方法及其在免疫领域的用途	中国中医科学院中药研究所	朱晓新，杨岚，李玉洁等	CN102408431A 2014.07.16
149	201110436750 2011.12.23	CN102578110A 2012.07.18	青蒿素缓释体的制备方法	河海大学	倪利晓，任高翔，于东盛等	CN102578110B 2013.07.31
150	CN201110455698.2 2011.12.31	CN103183682A 2013.07.03	C-10 位脲基取代的青蒿素衍生物及其制备方法和用途	沈阳药科大学，沈阳药科大学（本溪）医药科技有限公司	郭春，骆伟，孙历	CN103183682B 2015.10.14
151	CN201210011774.5 2012.01.16	CN102614168A 2012.08.01	青蒿素衍生物及其药用盐用于制备治疗急性白血病的药物	上海血液学研究所，中国科学院上海药物研究所	糜坚青，李英，聂瑞敏等	CN102614168B 2015.05.13
152	CN201210012386.9 2012.01.16	CN103202837A 2013.07.17	青蒿素衍生物及其药用盐用于治疗白血病的药物	上海血液学研究所，中国科学院上海药物研究所	糜坚青，李英，聂瑞敏等	CN103202837B 2015.05.13
153	CN201210012204.8 2012.01.16	CN103202836A 2013.07.17	青蒿素衍生物及其药用盐用于制备治疗急性髓细胞性白血病的药物	上海血液学研究所，中国科学院上海药物研究所	糜坚青，李英，彭宇等	CN103202836B 2015.05.13

续表

序号	申请号 申请日	公告号 公告日	发明名称	申请人	发明人	授权公告日
154	201210013506 2012.01.17	CN102604987A 2012.07.25	转 *DBR2* 基因提高青蒿中青蒿素含量的方法	上海交通大学	唐克轩，王玥月，陈韵斐等	CN102350293B 2013.03.20
155	CN201210034078.6 2012.02.15	CN103251585A 2013.08.21	青蒿素及其衍生物在抑制血小板衍生生长因子受体 A 中的作用及其应用	中国科学院上海生命科学研究院	王慧，李晓光，陈培战	CN103251585B 2016.01.27
156	201210058716 2012.03.07	CN102603768A 2012.07.25	一种使用大孔树脂分离纯化青蒿素的方法	广州牌牌生物科技有限公司	袁晓，周东斌，林顺权等	CN102499037B 2013.05.01
157	201210181561 2012.06.05	CN102718773A 2012.10.10	一种由青蒿酸制备青蒿素的方法	上海交通大学	张万斌，刘德龙，袁乾家	CN102718773B 2013.05.08
158	CN201210216603.6 2012.06.27	CN102715003A 2012.10.10	在盐碱地获得高含量高产量青蒿的种植方法	上海交通大学	唐克轩，王玉亮，孙小芬等	CN102715003B 2014.03.05
159	CN201210223066.8 2012.07.02	CN102716491A 2012.10.10	青蒿素系列物与碱性环糊精的包合物及其制备方法	昆明理工大学	杨波，肖丹，廖霞俐等	CN102716491B 2013.12.18
160	CN201210237077 2012.07.10	CN102731523A 2012.10.17	一种制备蒿甲醚的方法	刘志强	刘志强	CN102731523B 2013.07.03
161	CN201210543775.4 2012.12.14	CN103864957A 2014.06.18	基于环糊精载体的青蒿素前药及其制备方法	昆明制药集团股份有限公司	杨波，陈云建，杨兆祥等	CN103864957B 2016.03.16
162	CN201210544032.9 2012.12.14	CN103864962A 2014.06.18	基于胺基修饰环糊精的青蒿素前药及其制备方法	昆明制药集团股份有限公司	杨波，陈云建，杨兆祥等	CN103113386B 2015.12.23
163	201310054304 2013.02.20	CN103113386A 2013.05.22	氮杂环取代二氢青蒿素衍生物及其应用	沈阳药科大学	赵临襄，刘丹，钟杭	CN103113386B 2015.12.23
164	CN201310069696.9 2013.03.05	CN104031060A 2014.09.10	青蒿素简化类似物及其制备方法和用途	中国科学院上海有机化学研究所	伍贻康，郝宏东	CN104031060B 2016.08.03
165	CN201310093417.2 2013.03.21	CN103168669A 2013.06.26	一种 $CoCl_2$ 处理提高青蒿中青蒿素含量的方法	上海师范大学	开国银，李青青	CN103168669B 2015.06.10
166	CN201310343120.7 2013.08.07	CN103570738A 2014.02.12	新型青蒿素衍生物及其制法和应用	中国科学院上海生命科学研究院，中国科学院上海药物研究所	王慧，柳红，李晓光	CN103570738B 2016.04.13
167	CN201310413155.3 2013.09.11	CN103602686A 2014.02.26	一种青蒿 MYC2 转录因子蛋白编码序列及其应用	上海交通大学	唐克轩，沈乾，陆续等	CN103602686B 2015.09.30
168	CN201310614725.5 2013.11.28	CN103788110A 2014.05.14	一种以青蒿酸为原料制备青蒿素的方法	湖南科源生物制品有限公司	林文彬，刘志强	CN103788110B 2015.10.28
169	CN201310680724.0 2013.12.12	CN103664985A 2014.03.26	β 型羟基青蒿烷基醚的立体选择性制备方法	华东理工大学	曾步兵，任江萌，杨西刚	CN103664985B 2015.12.09
170	CN201410056280.8 2014.02.17	CN103805594A 2016.06.29	一种细胞杂交生产青蒿素的方法	湖南农业大学	张学文，赵燕，肖浩等	CN103805594B 2016.06.29
171	CN201410063374.8 2014.02.17	CN103819485A 2014.05.28	一种快速制取青蒿素的分离制备方法	王喜军，李海军	王喜军，李海军	CN103819485B 2016.05.11
172	CN201410186340.8 2014.05.06	CN103940891A 2014.07.23	一种检测青蒿素的分子印迹传感器的制备方法及应用	济南大学	李慧芝，李志英，李燕	CN103940891B 2016.04.20
173	CN201410286603.2 2014.06.25	CN104082285A 2014.10.08	青蒿素乳油状抑藻剂及其制备方法和应用	河海大学	倪利晓，李时银，接晓婷等	CN104082285B 2016.02.24
174	CN201410397527.2 2014.08.13	CN104206267A 2014.12.17	油菜素内酯在提高青蒿素含量中的应用	中国科学院大学	王红，池剑亭，申亚琳	CN104206267B 2016.03.30
175	CN201410476922.X 2014.09.18	CN104206267A 2014.12.17	一种中药材青蒿的杂交育种方法	李国桥，胡四化	李国桥，胡四化	CN104206267B 2016.04.06
176	CN201410486319.X 2014.09.23	CN104262137A 2015.01.07	碱提酸沉法分离青蒿素生产废料中二氢青蒿酸	湖南农业大学	刘硕谦，曹娟，廖欢等	CN104262137B 2016.05.25
177	CN201410278312.9 2014.06.20	CN104059940A 2014.09.24	一种转 *iaaM* 基因提高黄花蒿中青蒿素含量的方法	赵燕	赵燕，荆风雪，张学文等	CN104059940B 2016.03.16

（李　英）

跋

《青蒿素类抗疟药》一书即将出版，作为当年523项目的参与者，我为之感到欣慰。本书从酝酿到成书经历了两年多的时间，是我国科学家半个世纪以来抗疟药研究的历史和学术成就的全面总结，对新药研究开发和教学都有重要的参考价值。本书在写作过程中遇到的最大困难，是当年亲历者也是本书的编者均已退休，收集当年研究的原始资料加以整理的工作量大；而有关历史的回顾方面，尽管有许多亲历者提供情况，但还需要多方面核实，以便尽可能客观地反映历史的原貌，工作细致繁复，编写者为此作出了很大的努力。

中医中药学和现代西方的医药学都是人类抗击疾病过程中宝贵经验的积淀。从本书对青蒿素发现的历史回顾可以看到，其得益于我国数千年的治疟实践经验的启发。青蒿素和衍生物单药及其复方的新药发明，则是现代医药学研究方法的灵活运用。由于实行了中西医药两者实践的有机结合，古老抗疟中药青蒿的应用效果和理论产生了质的飞跃，取得了青蒿素类抗疟药的丰硕成果。

青蒿素类抗疟药物的研发，涉及化学、药学、药理毒理、临床、制剂工艺和生产等多学科、多单位、多部门的合作，也是一项庞大的系统工程。

本书回顾了青蒿素类抗疟药研发在全国523领导小组和青蒿素指导委员会时期的科研组织管理，由于充分发挥了大协作的技术优势互补和计划环环相扣的"系统工程"科学管理模式，和同期国外研究抗疟药速度和成效相比，我国在较短时间内先后研发出一批自主创新、全球广泛应用的药物，并且超越西方。1960年周恩来总理就曾对负责航天技术研发的钱学森说过：高科技研究用系统工程理论指导，总体设计分工合作，在民用研究上也会有用的。青蒿素类新药的研发体现了这种科研管理的优越性。

本书在介绍当年的青蒿素类单药和复方的研发过程时，如实地反映了我国当年研发新药的水平，可以看出其在新药研发的要求、仪器设备和各学科的发展等方面与当前水平的差距，但是它们经历了我国新药审评法从无到有的过程，由此看到青蒿素类药物的研发在我国新药研发史中曾经起到过的推动作用。

从祖国医药学宝库发掘青蒿的抗疟作用，采用现代医药研究手段和系统工程组织管理方法，成功研究并发明青蒿素类抗疟新药，可誉为"古为今用，洋为中用"的典范。

宋書元

原中国药理学会中国毒理学会副理事长

索　引

S

其他